U0364942

国家出版基金资助项目
"十二五"国家重点出版规划
全军"十二五"重大专项资助

西南地区
自然疫源性疾病与医学动物

XINAN DIQU ZIRAN YIYUANXING JIBING YU YIXUE DONGWU -------

主　编　范泉水

副主编　胡小兵　郑　颖　邓成玉

编　者　（以姓氏笔画为序）

邓　波　邓成玉　古良琪　石清明　叶锋平　邱　薇　余　静

张　林　张志晓　张雪莲　张富强　张超雄　陈锚锚　范泉水

呼永河　周奕帆　郑　颖　郑钧丰　屈　琳　胡小兵　梁　栋

军事医学科学出版社
·北　京·

图书在版编目（CIP）数据

西南地区自然疫源性疾病与医学动物／范泉水主编.
—北京：军事医学科学出版社，2013.11
ISBN 978-7-5163-0377-1

Ⅰ.①西… Ⅱ.①范… Ⅲ.①自然疫源地 – 传染病 – 研究 – 西南地区
②自然疫源地 – 动物学 – 医药学 – 研究 – 西南地区 Ⅳ.① R18

中国版本图书馆CIP数据核字（2013）第 269998 号

策划编辑：孙　宇　盛　立　责任编辑：吕连婷
出　　版：军事医学科学出版社
地　　址：北京市海淀区太平路 27 号
邮　　编：100850
联系电话：发行部：（010）66931049
　　　　　　编辑部：（010）66931039，66931038，66931053
传　　真：（010）63801284
网　　址：http://www.mmsp.cn
印　　装：中煤涿州制图印刷厂北京分厂
发　　行：新华书店

开　　本：787mm×1092mm　1/16
印　　张：64.75（彩 17）
字　　数：1294 千字
版　　次：2014 年 5 月第 1 版
印　　次：2014 年 5 月第 1 次
定　　价：350.00 元

本社图书凡缺、损、倒、脱页者，本社发行部负责调换

内容提要

　　为了给从事自然疫源性疾病防控的工作人员提供参考工具，特编写此书。全书共两篇。

　　第一篇为西南地区流行病学，第一至第三章详细介绍了西南地区的自然地理、经济地理和医学地理，第四章至第四十章介绍了西南地区现发现的主要自然疫源性疾病，共37种，其中病毒性自然疫源性疾病包括肾综合征出血热、克里米亚－刚果出血热、流行性乙型脑炎、登革热、蜱传脑炎、基孔肯雅病毒病、严重急性呼吸系统综合征、狂犬病、水疱性口炎、禽流感。自然疫源性立克次体、衣原体病包括恙虫病、斑点热、北亚热、Q热、鼠型斑疹伤寒、埃立克体病、鹦鹉热。自然疫源性螺旋体病包括钩端螺旋体病、莱姆病。自然疫源性细菌病包括鼠疫、非结核分枝杆菌病、沙门菌病、土拉弗菌病、布鲁菌病、类鼻疽、李斯特菌病、炭疽。自然疫源性寄生虫病包括弓形虫病、内脏利什曼病、血吸虫病、并殖吸虫病、姜片吸虫病、华支睾吸虫病、包虫病、曼氏迭宫绦虫病、旋毛虫病、广州管圆线虫病。

　　第二篇为西南地区医学动物，对蚊类、蠓科、白蛉、蚋科、虻科昆虫、蝇类、蚤类、虱类、蜚蠊、蜱类、恙螨、革螨、蚂蝗、啮齿动物、食虫动物、蝙蝠、蛇类等共83科（亚科）314属（亚属）2232种及亚种医学动物的种类、分布进行了详细描述。

　　本书亦可作为医学院校学生和国境检验检疫人员的参考书。

前言

20世纪30年代，前苏联科学院院士巴甫洛夫斯基在对远东地区原始森林工人感染森林脑炎等疾病的调查中，首创性地提出了人类虫媒传染病的自然疫源性现象，认为自然疫源性是指病原体、特异媒介（节肢动物）和储存动物不依赖人类，独立存在于自然界生物群落中，不断循环延续和进化。经过数十年的研究和发展，我们现在认为，自然疫源性疾病（natural focus disease）是一类在特定自然条件下，以野生动物为主要传染源，病原体通过各种媒介感染动物宿主，长期在一定生态系统中循环延续，并可在一定条件下传染给人或家畜的一类动物源性传染性疾病。存在自然疫源性疾病的地域称自然疫源地（natural epidemic focus）。

近几十年来，世界自然疫源性疾病研究取得了令人瞩目的成就，其主要表现在对自然疫源性疾病的研究范围扩大了，先后发现了一些新的自然疫源性疾病和相应的自然疫源地；阐明了某些自然疫源性疾病的流行规律；在改造自然疫源地，控制和降低自然疫源性疾病在人间的发生和流行有了新的进展。我国20世纪五六十年代曾对危害严重的自然疫源性疾病，如鼠疫、黑热病、血吸虫病、钩体病、恙虫病、狂犬病、乙脑、森林脑炎、疟疾等，进行了大量的调查研究和防治工作，并取得了显著的成就。成都军区疾病预防控制中心从20世纪70年代末开始，一直致力于西南地区（云南、贵州、四川、西藏、重庆）自然疫源性疾病的调查和研究工作，特别是在云南和西藏取得了丰硕的研究成果，仅在西藏就发现自然疫源性疾病和人兽共患病共5类13种，其中类鼻疽、肾综合征出血热、森林脑炎、基孔肯雅出血热、辛德比斯病、莱姆病、蜱传斑点热和弓形虫病属在调查地域首次证实。

通常情况下，自然疫源性疾病（或自然疫源地）多存在于人烟稀少、人迹罕至的边远地区。西南地区是我国重要的自然疫源地，仅在西藏明确存在的自然疫源性疾病就有20余种，自然疫源地分布广泛、类型众多；宿主动物和生物媒介种属齐全、传播链完整；自然和社会因素非常适合自然疫源性疾病的传播。因此，如何在西南地区开展自然疫源性疾病的防控工作显得极为重要。但现在可获得的专著，要么过多注重于理论研究和探讨，实际指导的操作性不强；要么资料完整性不够，过于零散，甚至错误较多。鉴于此，我们组织了相关从事自然疫源性疾病和医学动物现场调查和研究的专家编写了此书，主要目的是为从事西南地区自然疫源性疾病防控的同仁提供一个参考工具，同时也可作为医学院校学生和医学科研机构研究人员的参考书。

全书共两篇。第一篇为西南地区流行病学，第一章至第三章详细介绍了西南地区的自然地理、经济地理和医学地理，第四章至第四十章介绍了西南地区现发现的主要自然疫源性疾病，共 37 种。第二篇为西南地区医学动物，对蚊、蠓类、白蛉、蚋类、虻类、蝇类、蚤类、虱类、臭虫、蜚蠊、蜱类、恙螨、革螨、蚂蝗、啮齿动物、食虫动物、蝙蝠、蛇等共 83 科医学动物的种类、分布进行了详细描述。

由于本书的定位是从事疾病预防控制的工作人员的参考书，因此，对于理论研究、学术争论，以及一些尚未达成基本一致意见的探讨性内容不进行罗列。根据疾病严重程度、防控难度的不同，对自然疫源性疾病的介绍也做到有简有繁，尽量提高内容的指导性和针对性。同时，由于参加编写的各位专家在写作风格、行文习惯上的差异，可能在内容选取、编写顺序和标题名称上不尽相同，也难免会存在一些谬误之处，希望使用此书的同仁包涵，并将错误之处告诉我们，以便再版时加以更正。

编　者

2014 年 1 月

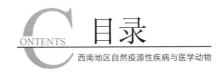

目录

西南地区自然疫源性疾病与医学动物

C目录

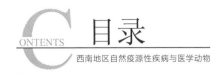

目录
西南地区自然疫源性疾病与医学动物

第二篇

西南地区医学动物

C 目录
ONTENTS
西南地区自然疫源性疾病与医学动物

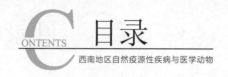

目录
Contents
西南地区自然疫源性疾病与医学动物

第一篇 西南地区流行病学

XINAN DIQU LIUXINGBINGXUE

第一章　西南地区自然地理

云南自然地理

一、地形

云南简称滇或云，位于东经 97°32′ ~ 106°12′、北纬 36°40′ ~ 29°15′ 之间，在我国西南地区的南部。东与黔桂接壤，西与缅甸，南与越南、老挝相邻，北部为川、藏两省。国境线长达 4061 km，面积约 394 000 km^2。

云南省地处云贵高原，西北部与青藏高原相接，全省地形错综复杂，地势差异极大：西北部玉龙雪山最高海拔 5500 m 以上，而东南部的河口峡谷最低处海拔在 100 m 以下，横断山脉自北向南连绵数千里，贯通本省西部的有高黎贡山、怒山、云岭、无量山、哀牢山等，东部的乌蒙山脉自东北向南斜插，使本省形成北高南低的地势，北部拔海一般在 2500 m 以上，中部在 2000 m 左右，南部在 1500 m 以下，盆地、峡谷布于群山之间，全省山区、半山区占总面积的 90% 以上。

根据大地构造、地貌类型、形态以及区域性等原则，本省大致以红河大断层谷地为界，西部为川滇纵谷区，东部为云贵山原区。

（一）川滇纵谷区（横断山脉区）

1. 滇西北横断高山峡谷

大致在仁和街以西，大理、昌宁、保山、腾冲一线以北，总地势由北向南倾斜，北部地势高，雪山多，气温低。大理以北海拔多在 4000 m 以上，大理以南多在 3000 m 以下。本区除永胜、剑川、中甸一带为高原地貌外，其余广大地区江河深陷，两岸高耸，具有山谷狭窄、坡度陡险、地势险要等明显的峡谷特征。本区道路多沿河谷行走，东西交通极不方便，谷底为重要的农业地带。

2. 横断山地西南低山平原区

大致在尖高山、腾冲、保山一线以南，昌宁、凉山以西。本区由东北到西南的平行水

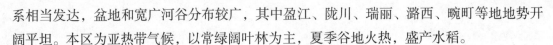

系相当发达，盆地和宽广河谷分布较广，其中盈江、陇川、瑞丽、潞西、畹町等地地势开阔平坦。本区为亚热带气候，以常绿阔叶林为主，夏季谷地火热，盛产水稻。

3. 滇西南中山峡谷

大致在元江、礼社江的西南，凉山以东，巍山以南。本区横断山的特征由北向南逐渐减弱，海拔一般在 1500 ~ 1200 m 之间。本区丘陵地貌备受切割，各支流下游河谷宽广，地势低平，农业殷盛。思茅、临沧为该区的政治、经济中心。

（二）云贵山原区

1. 金沙江峡谷

大致在仁和街以东，东川、五莲峰以西，永仁、元谋、古板河以北的金沙江流域。本区山高谷深，地形切割大，支流因受金沙江的袭夺影响，而与金沙江多成直交。峡区境内巧家一带属亚热带气候，可适当发展亚热带作物。本区地震较多，交通不便。

2. 滇东北，黔西分割高原

大致在宣威以北，五莲峰至东川一线以东地区。本区地形受河流切割，高原面貌破碎，气候寒冷，风大缺水，凝冻期长。

3. 滇桂山与丘陵

本区包括文山砚山、邱北、马关等县，及其以东地区。本区平坝极少，大部分为山地和丘陵地。河流多呈峡谷特征，峰林地形最为突出，弧峰尖峭陡险，普有低矮的鞍部，弧峰之间形成一种正负相间凹凸不平的地形。露岩裂缝特多，有的形成陷井。本区水源缺乏，伏流发达，平时苦旱，雨季往往泛滥成灾。

4. 滇中高原

本区在云南的中部。大致在下关以东，元江、礼社江的东北部，金沙江峡谷以南，滇桂中山与丘陵地区以西。本区山峰齐平，山脊平缓，呈波状起伏，地形多为浑圆形的丘陵及低山，丘陵间分布着盆地、湖泊。道路多沿山脊行走。本区人烟稠密，物产丰富，工业集中，交通方便。昆明市居于本区的中央。

二、气候

本省居亚热带和热带高原季风气候类型。以亚热带气候分布较广，热带气候仅限于西双版纳州的南部和德宏州的西南部。

自南至北，自低河谷至高山之巅，垂直气候带明显。气候带有北热带、南亚热带、中亚热带、北亚热带、南温带（中山暖温带）、中温带（中山凉温带）、北温带（亚高山寒温带）、寒带（高山寒带、高山苔原带）、冰雪带（高山冰漠带、永久冰雪带）。北热带至北亚热带，在南北纬度带上为水平气候带；北热带至冰雪带，在从低谷至高山之顶的上升为垂直气候带。夏、秋季受印度洋西南和北部湾东南暖湿气流的控制；冬、春季受印度北部的大陆干暖气流控制和冬季受北方南下的干冷气流影响，使本省气候差异很大。每年3～5月（春季），其特点是春暖旱重，风高物燥，蒸发旺盛，为全省全年最热季节；6～8月（夏季），其特点是夏无酷热，水分充足，雨量集中；9～11月（秋季），其特点是秋凉雨少，土壤湿润，霜期开始；12月至次年2月（冬季），其特点是冬无严寒，雨水稀少，日照充足。

由于本省的冬、春季和夏、秋季的气候受不同气流的控制，在全年雨量分配上，显著分为旱、雨两季，一般干季从11月开始，至次年4月止，5～10月为雨季。

旱季：全省的云量和雨量都很少，日照强而充足，气温高、温度低、风速大。全省除丽江专区的西部和红河、文山自治州的南部4月比5月的雨量大1～2倍外，其他大部分地区5月比4月的雨量大3～4倍。

雨季：全省除高黎贡山西部于3月，河口地区于4月下旬，玉溪、德宏、大理等市（州）于6月，迪庆藏族自治州于7月进入雨季外，其他地区均在5月下旬进入雨季。全省平均年降雨量在1100 mm左右。但雨季长短和雨量大小各地亦有显著差异，其中西南部和东南部雨季最长，雨量最大，达1500～2000 mm，中东部达800～1000 mm，中部在800 mm以下。本省江城一带为全省年降雨量多地区，达2500 mm以上，元谋地区年降雨量最少仅在300 mm以下。

相对温度除元谋、华坪1～5月仅40%左右外，全年变化不大，多在70%～80%之间，雨季高于旱季。

本省气温受纬度、地形的影响，差异很大。一年中春季气温上升较快，平均每月上升3～4℃；气温降低从7月后（大、小暑节令）开始，9月前下降缓和，每月平均下降1℃左右。本省气温除丽江专区北部少数地区外，其他各地秋温一般比春温低1～2℃。西北部高山地区为全省最冷地区，年平均气温10℃左右，其中德钦、中甸有3～4个月平均气温低于冰点，霜期长霜日多，降雪积雪1个月左右；东北部会泽、宣威以北（不包括金沙江沿岸）年平均气温14℃左右，霜期从10月中旬至翌年5月上旬。中部高原气候温和，有"四季四春"之说，年平均气温18～20℃之间；南部的河口、红河、景谷、勐腊、景洪、潞江坝、瑞丽，以及北部的元谋、巧家一带年平均气温20℃以上，终年无霜，气候炎热，干季多雾，相对湿度除元谋外都比较大（表1-1至表1-3）。

表1-1　云南32个地区基本台站气温统计表（℃）

站名	一月	二月	三月	四月	五月	六月	七月	八月	九月	十月	十一月	十二月	历年平均气温
昆明	7.8	9.8	13.2	16.7	19.3	19.5	19.9	19.2	17.6	15.0	11.5	8.3	14.8
昭通	2.1	4.2	9.1	13.3	15.8	17.4	19.9	19.0	16.3	11.9	7.8	3.7	11.7

续表

站名	一月	二月	三月	四月	五月	六月	七月	八月	九月	十月	十一月	十二月	历年平均气温
沾益	7.7	9.1	13.4	16.9	18.9	19.0	20.0	19.3	17.5	14.5	11.1	8.0	14.6
会泽	4.7	7.0	11.3	15.1	16.9	17.7	19.0	18.3	16.0	12.5	8.4	5.7	12.7
元江	16.6	18.9	23.0	26.2	28.6	28.4	28.5	27.7	26.9	24.4	20.5	17.3	23.9
蒙自	12.2	14.1	17.9	21.0	22.7	22.6	22.8	22.1	21.0	18.7	15.8	12.7	18.6
河口	15.3	16.8	20.3	23.9	26.6	27.3	27.5	27.0	25.9	23.3	20.1	16.8	22.6
泸西	7.4	9.1	13.9	17.7	20.2	20.2	20.6	10.9	18.2	15.5	11.8	8.7	15.2
文山	10.4	12.6	16.7	20.4	22.0	22.2	22.4	21.8	20.5	18.0	14.8	11.8	17.8
广南	8.3	10.7	15.0	19.5	21.6	21.9	22.6	21.7	20.1	16.8	13.1	9.7	16.7
楚雄	8.2	10.6	14.2	18.0	20.4	20.8	20.8	20.1	18.7	15.9	11.6	8.5	15.7
元谋	15.5	17.7	21.8	25.6	27.3	26.5	26.5	25.5	24.4	21.3	17.8	15.2	22.1
思茅	11.4	13.1	16.4	19.3	21.4	21.7	21.5	21.2	20.5	18.6	15.1	12.0	17.7
景洪	15.5	17.2	20.5	23.9	25.6	25.4	25.1	24.6	24.3	22.7	19.2	16.2	21.7
澜沧	12.5	14.1	17.4	20.5	22.7	23.0	22.6	22.5	22.0	2.1	16.3	13.2	18.9
景东	10.9	13.1	16.7	20.1	22.5	23.2	23.2	22.7	21.7	19.1	14.8	11.5	18.3
勐腊	15.2	18.4	19.3	22.3	24.2	24.6	24.4	24.1	23.5	21.7	18.9	16.0	20.9
江城	12.0	13.4	16.6	19.4	21.6	22.2	22.1	21.8	20.9	18.8	15.8	12.9	18.1
临沧	10.8	12.8	16.0	18.9	20.7	21.2	21.1	20.9	20.2	17.9	14.2	11.2	17.7
孟定	14.3	16.2	19.9	23.4	25.7	25.8	25.4	25.4	25.2	22.8	18.8	15.2	21.5
大理	8.9	10.6	13.5	16.4	18.9	19.9	20.2	19.5	18.2	15.4	11.6	9.0	15.2
保山	8.3	9.9	12.8	16.1	19.5	21.1	20.9	20.4	19.4	16.8	12.1	8.9	15.5
腾冲	7.5	9.3	12.5	15.6	18.1	19.4	19.5	19.7	19.1	16.3	11.6	8.5	14.7
瑞丽	12.6	14.8	18.5	22.1	23.9	24.3	24.2	24.0	23.7	21.3	16.9	13.5	20.0
丽江	6.0	7.5	10.4	13.6	16.7	17.7	18.1	17.3	16.0	13.2	9.0	6.4	12.7
德钦	−2.9	−2.6	0.4	3.8	7.5	10.7	11.9	11.3	9.9	5.8	1.3	1.2	4.6
维西	3.7	4.5	7.5	10.8	14.8	17.8	18.5	17.8	16.4	12.1	7.3	4.7	11.3
化坪	12.1	15.1	19.8	23.8	26.0	24.7	24.8	23.7	22.3	19.4	15.0	11.9	19.9
泸水	9.2	9.9	13.0	15.4	17.9	19.1	19.3	19.3	18.8	15.9	12.4	9.8	15.0
贡山	7.7	8.3	11.2	13.9	18.1	21.1	21.4	21.4	19.8	15.6	11.2	8.4	14.8
中甸	−3.8	−1.9	1.5	5.1	9.3	12.5	13.3	12.6	11.1	6.2	0.4	−2.9	5.3
玉溪	8.9	10.9	14.3	18.1	20.9	20.9	21.0	20.4	19.1	16.7	12.9	9.5	16.4

表 1-2　云南 32 个地区基本台站湿度统计表（%）

站名	一月	二月	三月	四月	五月	六月	七月	八月	九月	十月	十一月	十二月	历年平均湿度
昆明	68	62	58	56	64	78	83	84	82	82	76	73	72
昭通	72	69	63	65	71	78	78	80	80	83	77	76	74
沾益	67	61	54	54	65	78	81	81	80	81	74	71	71
会泽	64	60	55	56	67	78	81	81	81	82	75	71	71
元江	65	60	58	58	61	70	73	76	73	73	72	71	67
蒙自	69	66	62	61	67	76	79	81	77	76	74	73	72
河口	85	84	83	83	82	85	86	87	87	88	87	87	86
泸西	74	71	61	59	65	77	82	84	82	82	79	77	75
文山	77	74	70	68	71	80	83	84	81	80	78	78	77
广南	78	75	71	68	72	80	82	85	84	83	81	80	78
楚雄	67	59	55	51	61	75	81	83	82	82	77	74	71
元谋	42	36	32	32	43	60	68	70	66	67	58	52	52
思茅	81	74	67	68	77	86	89	90	87	87	86	85	82
景洪	86	78	71	69	75	85	88	90	88	88	89	89	83
澜沧	78	71	64	65	74	84	88	88	85	86	84	82	79
景东	76	68	61	60	68	79	84	84	82	85	83	82	76
勐腊	86	82	78	79	82	88	89	90	89	88	88	89	85
江城	85	81	76	77	82	88	90	90	88	89	87	87	85
临沧	68	61	56	58	71	83	87	86	82	83	77	74	74
孟定	83	75	67	64	72	83	87	87	85	86	86	86	80
大理	52	49	50	52	62	75	81	83	82	79	68	61	66
保山	69	64	64	66	68	77	83	86	83	82	76	74	74
腾冲	71	68	66	69	79	88	90	89	86	86	79	75	79
瑞丽	80	71	63	63	73	84	87	88	85	86	84	85	79
丽江	44	46	48	50	58	75	81	83	82	74	60	52	63
德钦	56	66	66	70	74	80	84	85	83	73	61	52	71
维西	58	66	68	69	70	75	80	82	80	76	65	56	70
化坪	52	44	36	35	45	67	76	78	77	76	68	65	60
泸水	54	57	56	62	70	83	89	87	82	78	63	59	70
贡山	67	74	75	76	75	83	84	83	84	79	74	66	77
中甸	59	64	64	66	68	75	82	84	81	75	65	59	70
玉溪	74	67	62	58	65	78	83	84	81	81	79	78	74

表 1-3　云南 32 个地区基本台站降水量统计表（mm）

站名	一月	二月	三月	四月	五月	六月	七月	八月	九月	十月	十一月	十二月	历年平均降水
昆明	10.0	9.8	13.6	19.6	78.0	181.7	216.4	195.2	122.9	94.9	33.7	15.9	991.7
昭通	5.6	6.1	12.6	26.3	74.7	144.1	162.1	124.1	100.9	62.0	15.3	6.9	741.6
沾益	11.6	15.2	14.3	28.7	97.8	203.4	181.8	181.0	121.3	101.1	34.0	14.9	1005.0
会泽	6.5	13.8	15.7	24.0	69.3	168.6	192.4	174.7	90.2	65.8	20.7	8.4	850.1
元江	12.6	11.2	17.3	41.8	80.8	142.5	131.5	132.7	72.3	74.4	37.1	26.9	781.1
蒙自	12.9	16.3	26.2	45.6	90.1	132.3	151.1	150.4	81.2	52.6	27.9	19.7	806.3
河口	22.2	35.9	60.2	116.7	191.4	254.2	268.8	363.2	244.7	113.1	57.9	32.3	1763.8
泸西	15.8	21.0	18.5	32.4	77.7	197.8	196.5	196.1	122.5	74.7	28.1	24.8	975.8
文山	13.7	12.4	24.4	61.3	104.2	153.6	195.0	174.9	103.6	65.0	31.1	23.1	962.2
广南	14.9	15.7	27.1	57.5	123.4	180.5	183.9	195.7	116.4	66.7	29.0	19.9	1030.6
楚雄	8.0	9.3	11.3	12.2	58.1	117.8	176.8	198.9	95.1	87.5	27.1	12.4	814.4
元谋	3.4	5.2	2.7	10.4	39.1	113.0	145.5	122.4	76.2	75.5	12.6	6.8	612.6
思茅	28.1	11.1	21.1	37.9	145.1	248.1	353.9	308.2	157.3	140.9	50.3	33.4	1535.3
景洪	23.6	9.4	18.6	12.5	136.9	202.9	222.6	259.2	138.6	96.4	40.6	30.0	1221.4
澜沧	29.6	9.8	13.8	31.8	165.6	255.0	367.9	340.8	169.2	169.5	62.5	33.6	1649.1
景东	20.0	14.0	14.7	18.6	92.3	160.4	225.6	210.0	132.2	153.5	37.8	20.1	1099.2
勐腊	30.5	21.5	38.2	92.8	160.7	251.5	289.1	305.6	153.4	97.3	48.0	36.1	1524.8
江城	40.4	24.0	40.6	84.0	200.2	420.5	516.1	413.4	212.3	166.2	82.6	66.0	2266.1
临沧	13.8	12.4	19.1	26.6	96.0	185.6	270.8	224.0	124.4	133.4	34.5	18.3	1158.7
孟定	20.8	14.7	18.6	31.8	106.0	255.0	369.6	323.6	134.5	143.9	43.1	27.0	1488.4
大理	18.2	29.3	31.9	19.8	66.7	189.2	181.0	230.9	146.9	131.0	27.7	15.7	1088.2
保山	16.6	30.9	34.2	34.1	61.8	125.9	176.6	196.8	115.2	142.2	19.3	17.5	953.1
腾冲	21.5	26.2	43.6	58.0	128.7	247.7	283.1	262.6	140.9	176.4	29.2	21.9	1439.4
瑞丽	19.6	16.1	13.8	30.6	154.9	250.8	313.1	272.8	124.0	138.4	24.8	19.8	1378.9
丽江	2.0	6.6	11.0	14.9	52.5	168.4	252.5	227.5	140.5	63.9	10.6	2.4	952.9
德钦	12.0	19.5	30.4	55.4	69.2	70.3	145.0	140.7	56.2	58.9	10.6	7.8	676.2
维西	21.4	65.5	104.4	75.0	57.6	95.1	170.6	193.0	88.3	62.6	18.3	5.5	957.3
化坪	4.2	4.7	2.3	9.1	38.6	163.4	275.2	272.9	169.5	81.0	10.5	5.1	1036.8
泸水	24.3	52.5	61.9	62.9	103.2	186.0	196.5	205.2	122.4	115.0	15.9	12.6	1158.0
贡山	57.4	146.5	167.3	155.1	128.0	261.3	192.0	157.8	153.7	117.6	34.2	26.0	1595.8
中甸	6.4	16.1	16.5	28.2	28.7	88.2	146.4	158.0	69.6	45.4	5.5	4.3	509.3
玉溪	13.4	9.9	13.1	24.0	78.9	153.0	173.8	169.5	98.7	74.3	34.6	24.6	868.0

三、水文

（一）河流

本省河流分属六大水系，河流均在长江、珠江、红河（元江）、澜沧江、怒江、伊洛瓦底江（独龙江）水系的上游，其中长江、珠江、红河、澜沧江属太平洋水系，怒江和伊洛瓦底江属印度洋水系。河流两岸绝大部分是崇山峻岭，岸坡陡险，河谷深陷狭窄，高差达 500～3000 m，比降大，水急滩多，洪枯水位差异大，雨后暴涨暴落，河底多为岩卵石。流向除金沙江、南盘江外，均由北向南流入国外。

1. 金沙江

发源于青藏高原的可可西里山和唐古拉山之间。经昌都地区入滇，本省境内长 1500 km。金江街以上大致由江北向南流，以下由西南向东北流，在四川宜宾与岷江汇合流入长江。沿岸交通不便，渡口、桥梁极少。

2. 怒江

发源于西藏唐古拉山南麓，经昌都地区入滇，由曼辛河口流入缅甸后称萨尔温江。在滇境长 642.5 km。该江东岸怒山，西岸高黎贡山。水情特点：上游 3 月开始融雪，水位上涨，5 月雨季，水位接递上升，8、9 月达最高峰。河谷气温高于山顶，每逢河谷下雨，山顶则降雪，使降水不能马上汇流，天晴后，反而融雪发洪；险滩特多，水流汹涌，水温极低，且交通不便，渡河困难，架桥不易。

3. 澜沧江

发源于唐古拉山东麓，经昌都地区入滇。西岸怒山、东岸云岭及无量山狭峙，由南脑河口进入缅甸称湄公河，在滇境内长 1201 km。水深流急，交通闭塞，人烟少，渡河点不多。

4. 红河

发源于巍山和弥渡县境内。上游称礼社江，在三江口与绿汁河汇合后称元江，至石屏虾子洞始称红河，由河口进入越南。在滇境内长 635.6 km。洪水期多为泥浆水，杂草树木顺水夹带而下，木质便桥往往在洪水期被冲毁。枯水期元江县以上部分河段可徒涉。

5. 南盘江

发源于曲靖县马雅山麓，曲靖至开元由北向南流，开远至贵州册亨由西南向东北流，在贵州双江口与北盘江汇合后称红水河。全长 899 km。上游在曲靖、陆郎一带，河谷较宽阔，其余多为 300～500 m 的峡谷。

本省除上述主要河流外，尚有一些支流，而河流的河水基本上来源于降雨补给。滇西和滇东地区分别在 5、6 月先后进入汛期，汛期间河水流量均不大。

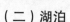

（二）湖泊

本省构造湖——蚀湖特别发达，有高原湖泊40多个，总容水量290亿 m³，多分布在元江以东、云岭山地以南，其中主要湖泊有滇池、洱海、抚仙湖、异龙湖、阳宗海、程海等。

1. 滇池

位于昆明市区南部。湖泊面积311.388 km²，流域面积2920 km²，平均水深5.12 m，最深处为11.3 m，蓄水量为15.931亿 m³，海拔1887 m，湖岸线长约200 km。

2. 洱海

是云南省第二大高原湖泊，位于大理市区北部。湖泊面积252.91 km²，流域面积2565 km²，平均水深10.8 m，最大水深21.5 m，湖面海拔1966 m，蓄水量28.8亿 m³，多年平均水资源量8.25亿 m³。

3. 抚仙湖

是我国第二大深水湖泊，是云南省蓄水量最大的湖泊，位于玉溪市澄江县、江川县、华宁县三县交界处。湖面海拔1722.5 m，面积216.6 km²，流域面积674.69 km²，最大水深158.9 m，平均水深92.5 m，蓄水量189.3亿 m³。

4. 程海

是一个内陆封闭型高原深水湖泊，没有出流，位于永胜县西南部。流域面积318.3 km²，湖泊面积77.2 km²，平均水深25.9 m，最大水深36.7 m，蓄水量19.87亿 m³，湖岸线长45.1 km²。

5. 阳宗海

湖泊面积31.9 km²，平均水深20 m，最大水深29.7 m，流域面积192 km²，蓄水量6.04亿 m³，多年平均水资源量3500万 m³。

6. 异龙湖

位于石屏县东南部。湖泊面积92 km²，流域面积360.4 km²，平均水深约5 m，最大水深6.55 m，蓄水量1.145亿 m³。异龙湖流域主要包括石屏县的5个乡镇。

（三）水库

建国50多年来，全省水利水电建设累计投入594亿元，建成各类水利工程30多万件，其中大、中、小型水库5296座，总库容96亿 m³，水利工程年供水量140亿 m³，有效灌溉面积1456.8千 hm²，节水灌溉面积347千 hm²。其中最大水库是宜良柴石滩水库，大坝为混凝土面板堆石坝，坝高101.8 m，坝址处多年平均流量48.4 m/s，多年平均径流量15.3亿 m，水库正常蓄水位1640.40 m，水库淹没线36 km，总库容4.37亿 m³，有效库容2.55亿 m³。

四、土壤和植被

本省土壤以红壤分布为主。蒙自、思茅、沧源一线以南以铁质红色砖红壤为主，以北以砖红壤为主。土壤的垂直分布差异很大。在平原和盆地的底部为红褐土、湖积土和河流冲击土；在海拔1000 m左右的高原和山地为红褐土；在1500 m以下为砖红壤；在1500 m以上为地红壤、山地红棕壤等；在滇西横断山地和滇东北高山地区，除海拔3200 m以下的土壤垂直分布和上述相似外，在3200 m以上为山地灰棕壤、山地灰化土，4000 ~ 4200 m为山地草甸土。

本省植被良好，种类繁多，以"植物王国"著称。全省包括由热带到寒带的各种植物，已发现的植物有15 000种之多，占我国植物种数的1/2以上。主要特点有：①纬度水平地带性植被多样稀特；②垂直地带性植被呈带谱层叠；③非地带性植被别具特色；④山地原生性森林植被分布广泛；⑤地带性植被与非地带性植被交错分布；⑥植被的植物区系成分丰富、特殊、源远。

（一）热带植被

1. 热带雨林

可沿沟谷分布到1100 m。

（1）湿润雨林：以云南龙脑香、隐翼、毛坡垒为标志，分布在滇东南海拔300 ~ 500 m的峡谷中，现仅在河口及屏边大围山下部的阴森沟谷中。

（2）季节雨林：以见血封喉、龙果、绒毛番龙眼、千果榄仁、大叶木兰、望天树为标志，分布东起滇东南海拔300 ~ 700 m的盆地或河谷的暴露地面，向西则到滇西南的南汀河下游以南的山地下部。其中西双版纳最为典型，有干热季节，45 m为上层，30 ~ 40 m为主要层，15%的上层树种有"换叶期"。

（3）山地雨林：以盆架树、假含笑、葱臭木、云南红厚壳、滇楠、鸡毛松、版纳青梅、紫荆木等为标志，分布于云南东南部、南部、西南部海拔800 ~ 1000 m的热带山地、低山或丘陵上，有的海拔可达1300 ~ 1600 m。

2. 热带季雨林

（1）半常绿季雨林：上层以高山榕和麻楝为标志，分布于海拔1000 m以下的河谷盆地中，主要在德宏州南部分布。

（2）落叶季雨林：以木棉、刺桐、楝树、楹树为主，小片分布于干热河谷的山地下部和居民点附近，具有一定的次生性质。

（二）亚热带植被

1. 常绿阔叶林

（1）季风常绿阔叶林：在亚热带南部分布，受热带季风影响，以刺栲、印栲、截果石栎、小果栲、红木荷为主，分为哀牢山西部偏干型的和东部偏湿型的（含桢楠、木莲和栲类）。

（2）半湿润常绿阔叶林：在亚热带北部分布，以青冈和栲类为主（滇青冈、元江栲、高山栲、黄毛青冈）。

（3）中山湿性常绿阔叶林：遍布全省亚热带中山地带。主要分布于滇中高原南、北两侧大山脉的中山地带（2500～2900 m）；西部的高黎贡山（2000～2700 m），中部和东部的乌蒙山（1500～2000 m）。以石栎（Lithocarpus spp.）为优势，附生植物明显，常有箭竹层片，常见温凉喜湿的松柏类分布。

（4）山地苔藓常绿阔叶林：在湿润热带中山山地分布，分布于滇东南的红河、文山（金平），2000～2600 m，下与季风常绿阔叶林相接。苔藓等附生植物极其丰富，树干上3～5 cm，樟科、木兰科、茶科和壳斗科植物常见。

（5）山地苔藓矮林：分布于南部（金平）热带山脊和山顶，多风多雾，高于2500 m，树干低矮，树干粗大弯曲，分支低而多，苔藓等附生植物极其丰富，杜鹃科、越桔科植物常见。

2. 硬叶常绿阔叶林

（1）寒温性山地硬叶常绿栎类林：2600～3300（3800）m，寒温性气候区。

（2）干热河谷硬叶常绿栎类林：金沙江河谷2600 m左右的山地，可达1500 m，气候干热（15～19℃，降水量700 mm），树木低矮，弯曲。

3. 落叶阔叶林

分布于低山丘陵、中山及亚高山，主要分布于23°39′以北的地区，1000～3500 m，次生性明显，没有固定的带（水平或垂直带），冬季落叶，季相明显，以栎（槲、栓皮栎）、桦木、杞木（旱冬瓜）、槭、杨属为主。

4. 暖性针叶林

遍布云南亚热带各地，800～2800 m。

（1）暖热性针叶林：滇中南、东南、东北，850～1500 m，南亚热带，17～20℃，1200～1600 mm，砖红壤和红壤，思茅松、翠柏林。

（2）暖温性针叶林：亚热带北部地区，滇中高原为主体，1500～2800 m，10～17℃，1000 mm，云南松、滇油杉、冲天柏林、华山松、秃杉、杉木。

（三）温带、寒带植被

分布于北纬30°以北，2800 m以上。其中温性针叶林：亚热带中山上部；温凉性针叶林：云南铁杉林、高山松林、曲枝园柏林、滇藏方枝柏林；寒温性针叶林：云、冷杉林，落叶松林。

五、生物资源

云南独特的气候和地理环境，使它能供种类繁多的野生动物栖息。按气候划分，既有热带、亚热带、温带的动物，也有寒带的动物；按植被类型划分，既有高山森林、草甸种类，又有河谷、平原种类，形成了寒温热带动物均有、动物种类南北东西交汇的奇特现象，被誉为"动物王国"。云南拥有脊椎动物1737种，占全国种类的58.9%；国内见于名录的昆虫2.5万种，云南有1万多种。在脊椎动物中，兽类有300种，占全国种数的51.1%；鸟类有793种，占63.7%；爬行类143种，占37.6%；两栖类102种，占46.4%；淡水鱼类366种，占45.7%。西部横断山区自中生代以来，地质运动相对稳定，基本上无大面积冰川覆盖，成为许多动物的"避难所"，使一些古老的原始种类和孑遗物种得以保存下来，成为不可多得的"野生动物物种基因库"。许多野生动物为云南所仅有，如鱼类中5科40属249种为云南特有。野牛、野象、印支虎、滇金丝猴、蜂猴、长臂猿、白尾梢虹雉、犀鸟等46种为国家一级保护动物；列为国家二级保护动物的有猕猴、熊猴、灰叶猴、小熊猫、蟒、穿山甲、麝、绿孔雀等154种。此外，还有大量小型珍稀种类。

在本省兽类动物中，半数以上都与人类经济有密切关系。如本省有70种兽类动物是毛皮工业的原料来源；麝香、鹿茸、虎骨、熊胆、穿山甲等珍贵药材均取自于野生兽类；有的对农作物危害极大，如全省到处可见的鼠类；有的猛兽，如熊、虎、豹、象、狼等对人畜生命财产的安全有一定威胁；有的疾病，如鼠疫、恙虫病、钩端螺旋体病等自然疫源性疾病，动物是宿主。

六、自然灾害

云南省内各地自然环境差异极大，因此各种自然灾害亦可年年见到。

（一）旱灾

本省在一些局部地区每年均有旱灾出现，尤以春旱明显，占56%，冬旱不到1%。干旱发生机会较多的地区大致以滇西北的玉龙山起，沿点苍山、哀牢山、元江流域一线的东部和东北部，以及金沙江、怒江、元江等流域的较大峡谷炎热地带，其中尤其以部分山区和常年少雨的坝区，如蒙自、楚雄、曲靖、祥云、宾川、陆良、双柏等地旱象较为突出。2010年春旱，云南省小春播种面积3700万亩（其中粮食1770万亩），受灾面积3148万亩，占已播种面积的85%，绝收超过1000万亩。预计全省小春粮食将因灾减产50%以上，甘蔗减产20%以上。

（二）洪灾

本省洪灾一般发生在 6～9 月；容易受灾地区有大理、楚雄、红河、曲靖、昭通、思茅等专州，以及丽江专区的南部，尤以河口、思茅附近出现洪水、洪灾的机会较多。易泛滥成灾的河流有照鲁河、牛栏江、南盘江（曲靖段），楚雄的陇川河、漾濞江、大盈江、龙川江、元江等。2013 年 7 月，洪涝灾害造成全省 4.19 亿元的直接经济损失，受灾范围包含云南省 14 个州市（除丽江和德宏）、47 个县（市、区）、136 个乡（镇），受灾人数共有 42.17 万人，尤其是滇南地区洪涝相对较严重。

（三）雹灾

全省每年除 11、12 月外，均有雹灾发生。1～5 月，中部和东南部，以广南为中心，容易发生强度大的冰雹；5～10 月东北部以镇雄、宣威为中心，以及 6～10 月，西北部以鹤庆、大理为中心，容易出现频繁的冰雹。本省冰雹大致以东部和北部出现机会多，西部和西南部出现机会少，山区机会多于平坝。

（四）地震灾害

云南属环太平洋地震带、欧亚地震带的组成部分，处于印度洋板块与欧亚板块碰撞带东侧，是我国破坏性地震较多、受灾特别频繁和严重的省份之一；虽然其土地面积仅占国土的 4%，却承受和饱经全国破坏性地震平均量的 20%，可能发生破坏性地震的地区约占全省土地面积的 84%；1970 年的通海 7.7 级地震到 2000 年的 30 年间，大约四年就要发生 1 次 7 级以上的强烈地震，短短的 30 年里，仅 8 次 7 级以上的地震，就造成 18 210 人死亡，5 万人重伤，直接经济损失高达 200 多亿元人民币。本省地震震源深度较浅，均在 40 km 以内，因而破坏烈度大，破坏性强，但范围一般较小。

贵州自然地理

贵州省是云贵高原的一部分，位于中国西南的东南部，介于东经 103°36′～109°35′、北纬 24°37′～29°13′之间，东毗湖南、南邻广西、西连云南、北接四川和重庆。全省东西长约 595 km，南北相距约 509 km，全省面积 174 000 km²，占全国国土面积的 1.8%。

一、地形

贵州高原隆起在四川盆地和广西盆地之间，地势西高东低，西部的金沙、黔西、关岭诸县以西海拔 1200～2400 m。整个高原地势自中部向北、东、南以颇为陡峻的坡度下降，在与川南　湘西交界地区高度在 700 m 上下，南部倾向广西的一部分高度为 500～600 m。贵州高原山地居多，素有"八山一水一分田"之说。全省地貌可概括分为高原、山地、丘陵和盆地四种基本类型，其中92.5%的面积为山地和丘陵。境内山脉众多，重峦叠嶂，绵延纵横，山高谷深。北部有大娄山，自西向东北斜贯北境，川黔要隘娄山关高1444 m；中南部苗岭横亘，主峰雷公山高2178 m；东北境有武陵山，由湘蜿蜓入黔，主峰梵净山高2572 m；西部高耸乌蒙山，属此山脉的赫章县珠市乡韭菜坪海拔2900.6 m，为贵州境内最高点。而黔东南州的黎平县地坪乡水口河出省界处，海拔为147.8 m，为境内最低点。贵州岩溶地貌发育非常典型。喀斯特地貌面积109 084 km²，占全省国土总面积的61.9%，境内岩溶分布范围广泛，形态类型齐全，地域分布明显，构成一种特殊的岩溶生态系统。

西部高原高度自西向东降低（由威宁的2200多 m降至黔西的1250 m），地层倾斜平缓，地面相当破碎，河谷两旁地区地面起伏尤剧。谷地和缓坡多已耕植，以旱地为主，水田只是散在谷地之中可以拦引河水的地方。中部高原较宽坦，地面起伏较小。贵阳至安顺的黔滇公路沿线以及遵义，都匀市周围，都有小面积的山间盆地和宽谷（坝子），是全省人烟稠密的耕作活动中心。中部高原北与四川盆地之间为西南东北走出向的类山褶皱带，成为乌江与赤水河、芙蓉江等的分水岭。横贯本省南部的是苗岭山脉，为乌江许多支流和沅江上流之清水江与西江水系之南北盘江，都柳江的分水岭。南部接近广西的地区，由河流切割在为海拔至600 m的低山。在石灰岩分布区，经雨水侵蚀，形成石林、石灰井、伏流等喀斯特地形。岭谷起伏，很少平坝。黔东与湘西接境地带为贵州高原的东缘，是海拔600～800 m的低山区，地面崎岖不平。

二、气候

贵州省位于副热带东亚大陆的季风区内，气候类型属中国亚热带高原季风湿润气候。

（一）气温

全省大部分地区气候温和，冬无严寒，夏无酷暑，四季分明。高原气候或温热气候只限于海拔较高或低洼河谷的少数地区。境内包括省之中部、北部和西南部在内的占全省大部分地区，年平均气温在14～16℃之间，而其余少数地区，计有省之南部边缘的河谷低洼地带和省之北部赤水河谷地带，为18～19℃，省之东部河谷低洼地带为16～18℃，海拔较高的省之西北部为10～14℃。各地月平均气温的最高值出现在7月，最低值出现在1月。就全省大部分地区而言，7月平均气温为22～25℃，1月平均气温为4～6℃，全年极端最高气温在34.0～36.0℃之间，极端最低气温在6.0～9.0℃之间，但其出现天数均很少，或仅在多年之中偶尔出现。全省大部分地区的气候四季分明，中心部位的贵阳市在四季划分上具有代表性，四季以冬季最长，约105 d；春季次之，约102 d；夏季较短，约82 d；秋季最短，约76 d（表1-4）。

表 1-4　贵州省各地区逐月平均气温（℃）

测站	一月	二月	三月	四月	五月	六月	七月	八月	九月	十月	十一月	十二月	全年	极高（月）	极低（月）
遵义	5.0	6.3	10.7	15.7	19.9	22.9	25.2	24.5	21.8	16.0	12.0	6.8	15.6	38.9（7）	−5.6（1）
贵阳	5.0	6.7	11.6	16.3	20.3	22.5	24.6	24.0	21.0	16.0	11.7	7.2	5.6	39.5（7）	−9.5（1）
安顺	5.3	6.8	11.3	15.6	18.7	20.9	22.7	22.2	20.1	15.0	11.4	6.2	14.7	35.1（9）	−7.2（2）
罗甸	10.4	12.2	14.0	21.0	24.0	25.3	27.6	26.6	25.2	20.3	17.1	10.9	19.8	39.9（8）	−3.3（1）
盘县	8.0	9.4	14.0	17.0	19.8	21.4	22.5	21.7	19.9	15.9	12.8	8.6	15.9	35.0（8）	−6.0（2）
毕节	3.9	5.0	7.6	13.7	17.2	19.7	21.9	21.5	18.5	11.8	9.8	4.8	13.3	35.2（9）	−10.9（2）
思南	7.5	8.7	12.5	17.5	21.9	24.9	28.0	27.4	24.7	18.9	13.4	9.0	19.9	38.3（8）	−3.4（1）
独山	5.9	7.1	10.8	15.8	19.9	22.3	23.8	23.2	21.1	16.5	12.0	7.8	15.5	36.8（8）	−6.6（2）
锁远	6.1	7.4	11.2	16.8	21.0	24.5	26.8	26.0	23.2	17.3	12.9	7.5	16.7	40.4（8）	−7.2（1）
威宁	4.1	5.3	8.7	12.2	14.5	16.3	18.0	17.4	15.3	10.9	8.8	3.8	11.3	32.2（8）	−12.5（2）
铜仁	5.2	6.9	10.9	16.5	21.6	25.5	27.9	27.4	24.2	17.5	13.0	6.8	17.0	42.5（8）	−6.0（1）
榕江	6.9	9.3	12.8	18.8	22.1	25.5	27.1	26.1	24.2	19.0	14.3	9.0	17.9	38.7（8）	−5.3（1）

（二）相对湿度

全省各地年平均相对湿度均在 80% 左右，相差甚小；各月相对湿度亦无显著差异（表 1-5）。

表 1-5　贵州省各地区逐月平均相对湿度（%）

测站	一月	二月	三月	四月	五月	六月	七月	八月	九月	十月	十一月	十二月	年均
遵义	84	83	81	81	80	81	79	81	80	84	84	84	82
贵阳	81	80	77	77	78	79	78	79	78	80	80	81	79
安顺	82	79	78	77	80	82	83	83	81	82	81	82	81
罗甸	74	69	70	70	74	78	79	83	79	75	78	77	76
盘县	78	69	68	68	74	79	81	83	82	83	78	78	76
毕节	84	82	78	76	76	79	79	79	80	83	83	83	80
思南	81	80	79	80	82	82	79	79	78	81	81	79	80
独山	79	82	82	80	82	82	83	84	79	81	80	78	81
镇远	78	77	79	79	82	81	81	80	80	80	80	76	79
威宁	72	68	67	69	76	79	80	80	81	83	74	75	75
铜仁	80	80	78	82	81	79	79	79	79	82	82	77	80
榕江	74	75	76	76	81	83	82	84	79	76	78	77	78

（三）降水量

常年雨量充沛，时空分布不均。全省各地多年平均年降水量大部分地区在 1100 ～

1300 mm 之间，最多值接近 1600 mm，最少值约为 850 mm。年降水量的地区分布趋势是南部多于北部，东部多于西部。全省有三个多雨区和三个少雨区。三个多雨区分别位于省之西南部、东南部和东北部，其中西南部多雨区的范围最大。该区的晴隆县，年降水量达 1588 mm，是全省最多雨量中心。三个少雨区分别在威宁、赫章和毕节一带，大娄山西北部的道真、正安和桐梓一带，舞阳河流域的施秉、镇远一带。各少雨区的年降水量在 850 ~ 1100 mm 之间。因此，对全省绝大部分地区而言，多数年份的雨量是充沛的。从降水的季节分布看，一年中的大多数雨量集中在夏季，但下半年降水量的年际变率大，常有干旱发生（表 1-6）。

表 1-6　贵州省各地区逐月平均降水量（mm）

测站	一月	二月	三月	四月	五月	六月	七月	八月	九月	十月	十一月	十二月	年总量	降水日数	日最大量
遵义	15.2	13.2	45.9	81.0	136.8	169.2	148.8	186.2	79.0	99.7	58.9	19.3	1053.1	165.2	140.0
贵阳	21.3	27.7	41.7	99.8	193.2	215.9	192.0	139.3	119.5	105.7	49.2	24.0	1229.2	171.4	133.9
安顺	15.7	20.6	40.5	89.3	223.2	236.8	281.4	191.6	136.1	115.9	40.0	16.9	1407.9	189.2	104.1
罗甸	12.7	16.7	55.6	87.1	215.6	220.1	194.0	189.6	90.4	75.9	37.9	15.0	1210.2	125.7	126.3
盘县	6.6	14.0	44.2	54.3	148.6	233.2	231.2	203.4	122.4	87.7	33.6	5.1	1184.3	145.9	96.8
毕节	12.0	14.7	27.2	65.7	103.4	173.7	190.7	156.6	99.0	69.1	25.1	13.3	950.0	183.6	102.3
思南	24.2	20.4	61.4	127.1	238.6	212.9	212.5	107.3	102.4	94.6	53.4	21.2	1275.8	160.0	149.8
独山	22.0	40.3	70.3	114.4	236.0	221.2	194.6	186.7	86.8	87.2	50.9	30.1	1340.6	178.3	117.7
镇远	29.6	29.2	76.9	104.6	177.6	185.8	152.4	128.4	97.4	106.0	61.7	21.9	1172.0	173.0	120.0
威宁	8.0	6.9	15.9	34.6	106.2	179.4	223.9	190.5	122.4	85.3	20.0	6.1	999.2	116.7	134.4
铜仁	12.9	34.6	78.1	114.5	206.8	192.2	191.8	173.3	88.2	99.4	63.9	23.9	1318.3	162.8	151.5
榕江	26.7	35.0	70.8	114.1	241.5	216.0	157.9	179.6	60.6	45.2	51.4	16.6	1215.2	163.5	111.9

（四）其他

霜——威宁、毕节地区一般 11 月上旬初霜，3 月下旬终霜，中部地区 11 月下旬和 2 月下旬为初、终霜期。

云——年平均云量在 8 左右，在西部，特别是威宁、盘县至兴仁一带，是省内云量最少的地区。

雾——全年雾日，大多地区约为 30 d。

风——风速一般很弱，多数地区最大风力不超过八级。风向以北及东北为最多，仅在夏季数月中常见南风。

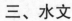

三、水文

贵州河流处在长江和珠江两大水系上游交错地带，有 69 个县属长江防护林保护区范围，是长江、珠江上游地区的重要生态屏障。全省河流分别以北、东、南三个方向分流。乌江、赤水河北入长江，麻阳江、潕水、清水江东流入沅江，均属长江水系。南部都柳江、南北盘江流入西江，属珠江水系。苗岭是长江和珠江两流域的分水岭，以北属长江流域，流域面积 115 747 km²，占全省国土面积的 66.1%。

乌江为长江在本省最大支流，源出威宁，其南源三岔河的长度与流量均较北源六冲河为大，两者在鸭池河渡口上游不远处汇合后东流，纳猫跳河、湘江及干坝河进入四川在涪陵入长江。赤水河则流经本省北部仁怀、赤水等县在四川合江入江。沅江上游各支流清水江、潕水、锦江、松桃河等分布于本省东部。清水江为沅江主源，自贵定东流经都匀、凯里、锦屏等县入湖南省。西江支流南北盘江和都柳江分别流经本省南部、西南部和东南向东南流入广西。

本省河流大多为各大河流上游，不少河比降陡急，流量变化大，沿途多险滩礁石，不便航行，但乌江、猫跳河等均具有较为丰富的水力可以利用（表 1-7）。

表 1-7 贵州省 2011 年流域分区水资源量

流域分区	降水量（mm）	地表水资源量（亿 m³）	地下水资源量（亿 m³）	水资源总量（亿 m³）	人口（万人）	人均水资源占有量（m³/人）
石鼓以下干流	27.181	7.896	6.033	7.896	118.6800	665
赤水河	85.412	30.391	12.376	30.391	239.7500	1268
宜宾至宜昌干流	17.960	6.687	1.608	6.687	47.3900	1411
思南以上	387.114	171.879	69.705	171.879	1322.4500	1300
思南以下	147.368	48.943	15.310	48.943	305.1800	1604
沅江浦市镇以上	246.431	129.232	45.607	129.232	360.2400	3587
沅江浦市镇以下	17.279	10.367	2.865	10.367	26.2800	3945
长江流域	928.74	405.39	153.50	405.39	2419.97	1675
南盘江区	48.423	20.689	7.416	20.689	142.03	1457
北盘江区	167.363	63.152	23.088	63.152	473.30	1334
红水河区	153.749	73.478	17.494	73.478	247.69	2967
都柳江区	147.330	63.633	15.189	63.633	186.01	3421
珠江流域	516.866	220.952	63.187	220.952	1049.030	2106
全省	1445.61	626.35	216.69	626.35	3469.00	1806

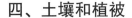

四、土壤和植被

贵州土壤面积共 159 100 km²，占全省土地面积的 90.4%，土壤的地带性属中亚热带常绿阔叶林红壤—黄壤地带。中部及东部广大地区为湿润性常绿阔叶林带，以黄壤为主；西南部为偏干性常绿阔叶林带，以红壤为主；西北部为具北亚热成分的常绿阔叶林带，多为黄棕壤。此外，还有受母岩制约的石灰土和紫色土、粗骨土、水稻土、棕壤、潮土、泥炭土、沼泽土、石炭土、石质土、山地草甸土、红黏土、新积土等土类。对于农业生产而言，贵州土壤资源数量明显不足，可用于农、林、牧业的土壤仅占全省总面积的 83.7%。

贵州植被丰厚，具有明显的亚热带性质，组成种类繁多，区系成分复杂。全省维管束植物（不含苔藓植物）共有 269 科、1655 属、6255 种（变种）。植物区系以热带及亚热带性质的地理成分占明显优势，如泛热带分布、热带亚洲分布、旧世界热带分布等地理成分占较大比重，温带性质的地理成分也不同程度存在。此外，还有较多的中国特有成分。由于特殊的地理位置，贵州植被类型多样，既有中国亚热带型的地带性植被常绿阔叶林，又有近热带性质的沟谷季雨林、山地季雨林；既有寒温性亚高山针叶林，又有暖性同地针叶林；既有大面积次生的落叶阔叶林，又有分布极为局限的珍贵落叶林。植被在空间分布上又表现出明显的过渡性，从而使各种植被类型在地理分布上相互重叠、错综，各种植被类型组合变得复杂多样。

五、生物资源

贵州生物种类繁多。全省有野生动物资源 1000 余种，其中黔金丝猴、黑叶猴、华南虎、云豹、豹、白鹳、黑鹳、黑颈鹤、中华秋沙鸭、金雕、白肩雕、白尾海雕、白头鹤、蟒等 14 种列为国家一级保护动物，占全国同类动物总数的 13%；国家二级保护动物有 69 种，主要有：穿山甲、黑熊、水獭、大灵猫、小灵猫、林麝、红腹雨雉、白冠长尾雉、红腹锦鸡等，占全国同类动物总数的 25.7%。植物资源有森林、草地、农作物品种、药用植物、野生经济植物和珍稀植物等六类。全省森林覆盖率已达 30.8%，人均森林面积 0.14 hm²，活立木总蓄积量达 2.1 亿 m³；有 70 种珍稀植物列入国家珍稀濒危保护植物名录，银杉、珙桐、秃杉、桫椤等 4 种属国家一级保护植物，占全国同类植物总数的 50%；有二级保护植物 27 种，占全国同类植物总数的 18.9%；有三级保护植物 39 种，占全国同类植物总数的 19.2%。全省有野生植物资源 3800 余种，其中药用植物资源有 3700 余种，占全国中草药品种的 80%，是全国四大中药材产区之一。在国内外具有一定影响，品质优良的珍稀名贵植物有珠子参、三尖杉、扇蕨、冬虫夏草、鸡枞、艾纳香（天然冰片）等

6种。此外，天麻、石斛、杜仲、厚朴、吴萸、黄柏、党参、何首乌、胆草、天冬、银花、桔梗、五倍子、半夏、雷丸、南沙参、冰球子、黄精、灵芝、艾粉等有地道药材之美称。

野生经济植物资源中，工业用植物600余种，以纤维、鞣料、芳香油、油脂植物资源为主；食用植物500余种，以维生素、蛋白质、淀粉、油脂植物为主；可供绿化、美化环境及有观赏价值的园林植物200余种；具有抗污能力的环保植物40余种。贵州农作物植物品种丰富，栽培的粮食作物、油料作物、纤维植物和其他经济作物近600个品种。粮食作物以水稻、玉米、小麦、薯类为主，经济作物以烤烟、油菜籽为主要品种。经济林木主要有油桐、油茶、乌桕、漆树、核桃等，"大方生漆""六马桐油"为贵州名优土特产品。全省饲养的主要畜品种有30多种，优良牧草资源2500余种，发展畜牧业具有良好条件。

六、自然灾害

本省常见的自然灾害主要有干旱、暴雨、冰雹、霜冻、春寒阴雨、秋季绵雨和局部旋风。

（一）干旱

发生于3~8月，尤以3~5月最为常见、危害最重。春季发生于西部地区最为严重，差不多每年都受其威胁。夏旱发生的地区较广，几乎全省各地都可受到同样的影响。历年来春旱多于夏旱。在近30年中，发生较严重春旱者达12年，其中以1925年的一次最为严重，波及全省，尤其黔东一带，草根树皮皆食之一空，饿死者不计其数。

（二）暴雨

发生于4~10月之间，以5~7月最多。一般以安顺地区危害较重，平均每年有12 d的日降水量超过30 cm。其他地区每年平均有5~10 d的暴雨发生。由于本省多山丘，地面倾斜坡大，暴雨一来，直泻而下，形成山洪暴发，淹没田庄，冲毁庄稼，冲走肥沃的土壤，破坏土壤结构，危害甚大。

（三）雹灾

常发生于3~6月，尤其4~5月。一般以西部的威宁、毕节、水城、纳雍、大方、盘县、黔西、安顺、平坝、兴仁和北部的仁怀、遵义等地发生的次数较多，尤其威宁、水城一带，平均每年有3次，其余各地平均每年有1~2次。雹灾范围面积一般不大，但大范围的冰雹灾害亦不少见。如1952年全省受灾者达65县市、136区、227乡，损失小麦约1360万斤，烤烟苗1000多株，棉田受害319亩，全部受灾面积达39万余亩，毁房屋500余间。1959年的冰雹灾害面积亦较大。

（四）霜冻

有时在早秋、晚春正当部分作物收获或播种的季节，出现早霜冻或晚霜冻，危害很

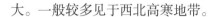

大。一般较多见于西北高寒地带。

（五）春季阴雨与秋季绵雨

春寒阴雨发生在 3 ~ 4 月间，易使小麦减产，水稻烂秧。秋季绵雨发生于 9 月初至 10 月下旬的持续性阴雨天气，常使水稻倒伏，棉株落桃（发生于东部和北部者危害最重）。

（六）局部旋风

发生于 3 ~ 9 月，尤其 5 ~ 6 月。1954 年 5 月 1 日晚于清镇县发生一次较强烈的旋风，最大风力达 11 级以上，把直径 60 m 的大树连根拔起，三百多间草、瓦屋及一酒精厂被毁，18 个县的农作物几乎全部被损，人畜亦有伤亡。罗甸、遵义、毕节、安顺等地亦有类似情形。

四川重庆自然地理

四川省及重庆市地处我国西南，四川介于东经 97°21′ ~ 108°33′ 和北纬 26°03′ ~ 34°19′ 之间，位于中国西南腹地，地处长江上游，东西长 1075 km，南北宽 921 km，面积 48.6 万 km²，东西边境时差 51 min。与 7 个省（区、市）接壤，北连青海、甘肃、陕西，东邻重庆，南接云南、贵州，西衔西藏。重庆市地跨北纬 28°10′ ~ 32°13′、东经 105°11′ ~ 110°11′ 之间的青藏高原同长江中下游平原的过渡地带，地处中国内陆西南部、长江上游，四川盆地东部边缘，东邻湖北、湖南，南靠贵州，西接四川，北连陕西，辖区东西长 470 km，南北宽 450 km，辖区总面积 8.2403 万 km²。

一、地形

四川省和重庆市地形可分为盆地和高原两大部分。整个地势西北高东南低，东部为盆地，西部为高原，两者以阿坝、甘孜和凉山三个自治州的东界为分界线。

川西高原为青藏高原东南缘和横断山脉的一部分，地面海拔 4000 ~ 4500 m，分为川西北高原和川西山地两部分。川西高原与成都平原的分界线便是今雅安的邛崃山脉，山脉以西便是川西高原。川西北高原地势由西向东倾斜，分为丘状高原和高平原。丘谷相间，谷宽丘圆，排列稀疏，广布沼泽。川西山地西北高、东南低。根据切割深浅可分为高山原和高山峡谷区。川西高原上群山争雄、江河奔流，长江的源头及主要支流在这里孕育古老与神秘的文明。

四川盆地由连接的山脉环绕而成，位于中国大西部东缘中段、长江上游，囊括四川中东部和重庆大部，是川渝的主体区域，人口稠密，城镇密布，经济繁荣，文化昌盛，气候宜人，山水秀丽，人杰地灵，物华天宝，资源丰富，区位优越。四川盆地（巴蜀盆地、信封盆地）的面积约 16 万 km²，占四川省及重庆市总面积的 33%。四川盆地西依青藏高原和横断山脉，北近秦岭，与黄土高原相望，东接湘鄂西山地，南连云贵高原，盆地北缘米仓山，南缘大娄山，东缘巫山，西缘邛崃山，西北边缘龙门山，东北边缘大巴山，西南边缘大凉山，东南边缘相望于武陵山。这里的岩石主要由紫红色砂岩和页岩组成，这两种岩石极易风化发育成紫色土。紫色土含有丰富的钙、磷、钾等营养元素，是我国最肥沃的自然土壤。四川盆地是全国紫色土分布最集中的地方，向有"紫色盆地"的美称。四川盆地底部面积约 16 万 km²，按其地理差异，又可分为川西平原、川中丘陵和川东平行岭谷三部分。四川盆地按方位可以细分为川东（重庆）、川西、川南、川北和川中五部分。其中，重庆地处川东地区，其北部、东部及南部有大巴山、巫山、武陵山、大娄山环绕，地貌以丘陵、山地为主，南北向长江河谷逐级降低，坡地面积较大，有"山城"之称。

两省、市山脉系山岭山脉系，大部由青海巴颜喀喇山分出。大雪山主峰贡嘎山海拔 7590 m，为本省最高峰；岷山主峰雪宝顶、剑门山海拔亦在 5000 m 以上；峨眉山海拔 3099 m，为我国名山之一。大巴山脉在四川盆地北部边缘，由大巴山和米仓山组成，海拔 2000 m 左右，是嘉陵江和汉江的分水岭，四川、陕西、重庆等省市的天然省界。重庆大巴山自然保护区位于中国西南部重庆市东北部的大巴山南麓，地处北亚热带的核心区，是我国华东、日本植物区系西衍，喜马拉雅植物区系东衍，华南植物区系北上与华北的温带植物区系南下的交汇场所。同时还是著名的第四纪冰川期多种生物的"避难所"，也是我国生物多样性保护的关键区域之一。

二、气候

四川省因地形复杂，对气候影响很大。盆地区基本上属亚热带季风气候区，其特征为春旱、夏热、秋雨、冬暖，多云雾，生长季节长；西部高原山地属冬干夏雨气候区，其特征为寒冷，早晚与中午温差大，生长季节短。

（一）气温

盆地区及西昌、攀枝花年平均气温在 16℃以上；高原地区除金沙江、雅砻江、大渡河等河谷在 10 ~ 15℃之间外，其余一般在 10℃以下。攀枝花至宁南沿金沙江河谷为高温区，年平均气温在 20℃以上，极端最高气温超过 40℃，最热月出现在 5 月；盆地南部长江河谷为另一高温区，年平均气温 18 ~ 19℃，极端最高气温在 40℃以上，重庆曾达 44℃，最热月出现在 7、8 月。气温最低的地区是西部高原的大雪山、沙鲁里山等高寒地区，以及若尔盖草原、色达、石渠等地，年平均气温低达 0℃以下，如石渠为 –1.6℃，色达极端最低气温曾达 –36.3℃。

高原横断山区因地形复杂，海拔悬殊，山谷纵列，高差甚大，等温线分布与地形等高线一致，气温随地势升高而骤降，一般海拔每升高 1000 m，气温下降 5℃左右，有"一山四季"和"山顶寒冷，山腰温和，山谷干热"的特点。

最大日温差（昼夜温差）盆地区在 15 ~ 25℃之间；高原地区可达 30℃上下，松潘曾达 33.3℃，日有四季。

盆地区四季分明，夏长冬短，春秋接近。如重庆夏季为 145 d，冬季仅 70 d，而春秋均为 75 d。盆地边缘地势较高地区则冬稍长于夏。高原地区全年无夏，冬季特长，海拔 3000 m 以上地区严寒期长达 100 d 左右。如阿坝冬季为 275 d，严寒期为 125 d。石渠、色达等地几乎全年皆冬（表 1-8）。

表 1-8 四川省及重庆市各代表地区气温资料（℃）

站点	月平均温度												年平均温度
	一月	二月	三月	四月	五月	六月	七月	八月	九月	十月	十一月	十二月	
成都	5.6	7.6	12.1	17.0	21.1	23.7	25.8	25.1	21.4	16.7	12.0	7.3	6.3
南充	6.6	8.6	13.3	18.3	22.0	25.1	27.8	27.6	22.9	17.7	13.0	8.4	17.6
达州	6.1	8.1	12.8	17.9	21.5	25.1	28.0	27.7	23.0	17.5	12.5	7.9	17.3
乐山	7.1	8.8	13.5	18.2	21.6	23.8	26.0	25.0	22.0	17.4	13.2	8.8	17.2
内江	7.1	9.1	13.9	18.7	22.3	24.5	27.1	26.9	22.6	17.7	13.3	8.9	17.7
宜宾	7.9	9.7	14.4	19.1	22.4	24.5	27.0	26.6	22.9	18.1	13.9	9.7	18.0
沙坪坝	7.5	9.4	14.0	18.8	22.2	25.2	28.6	28.4	24.0	18.4	13.9	9.4	18.3
雅安	6.1	7.7	12.2	17.0	20.6	23.3	25.4	24.8	21.1	16.4	12.1	7.7	16.2
甘孜	−4.4	−1.7	2.5	6.7	10.6	12.4	14.1	13.2	11.0	6.5	0.5	−4.0	5.6
西昌	9.5	11.7	16.4	19.8	21.5	21.0	22.7	22.2	20.0	16.7	13.1	10.2	17.1
万州	6.7	8.6	13.4	18.6	22.3	25.5	28.7	28.2	24.1	18.7	13.6	9.2	9.2
江津	7.6	9.5	14.5	19.4	22.5	25.0	28.6	28.3	24.0	18.6	14.0	9.9	9.2
涪陵	7.1	9.1	13.3	18.7	21.8	25.0	28.7	28.5	24.3	18.5	13.8	9.2	9.2
绵阳	5.2	7.4	12.2	17.3	21.4	24.2	26.2	25.5	21.7	16.9	11.8	7.1	7.1
攀枝花	12.5	15.5	20.6	23.5	26.9	25.7	25.7	24.9	23.1	19.6	15.4	12.0	12.0
康定	−2.5	−0.7	4.0	8.2	10.7	12.8	15.8	15.2	12.0	7.4	3.2	−0.8	7.1
巴塘	3.6	6.7	10.1	13.8	17.6	18.7	19.5	18.5	16.4	12.8	7.8	3.6	12.4
阿坝	−8.2	−5.0	−0.1	4.7	8.3	10.4	12.7	11.6	8.9	4.2	−2.0	−7.1	3.2
汶川	0.3	2.3	7.3	12.0	15.5	18.3	21.0	20.5	16.6	11.8	6.8	2.3	11.2
雷波	1.6	3.4	8.7	13.4	16.1	18.4	21.5	20.9	17.2	12.1	7.8	3.7	12.1

（二）湿度

四川省及重庆市相对湿度的分布是东部盆地大于西部高原。

盆地区年相对湿度普遍为 75% ~ 82%，南部大于北部。一年中以秋季最大，达 85% 以上；春季最小，为 75% 左右。全年相对湿度在 80% 以上的日数一般为 150 ~ 250 d，是四川省及重庆市最潮湿的地区。全年相对湿度在 30% 以下的干燥日数盆地仅西北部有 5 d，其余地区不足 1 d。

高原区年平均相对湿度多在 55% ~ 70%，一年中有明显的干、湿季之分，干季湿度仅 45% 左右，湿季湿度为 75%。高原全年潮湿日数不足 100 d，西部仅 20 ~ 40 d，全年干燥日数东部为 5 ~ 10 d，西部为 20 ~ 40 d，巴塘多达 88 d，是四川省最干燥的地区。

在一日中 5 ~ 7 时相对湿度最大，14 ~ 16 时最小（表 1-9）。

表 1-9 四川省及重庆市历年各月平均相对湿度（%）

站点	月平均湿度												全年
	一月	二月	三月	四月	五月	六月	七月	八月	九月	十月	十一月	十二月	
成都	78	81	78	78	77	81	85	85	85	86	83	83	82
南充	80	78	75	75	75	76	79	76	81	85	83	84	79
达州	79	77	75	76	78	78	79	76	81	85	84	84	79
乐山	79	81	77	76	77	80	84	84	84	86	84	83	81
内江	80	79	74	73	74	79	82	81	83	87	84	84	80
宜宾	81	81	77	76	77	80	83	82	83	87	85	84	81
沙坪坝	81	78	76	75	78	79	76	74	79	85	84	84	79
雅安	77	79	77	75	74	74	79	80	83	85	83	82	79
甘孜	42	46	46	50	56	68	72	72	71	64	51	45	57
西昌	50	40	41	44	55	73	76	75	75	74	65	59	61
万州	82	78	79	79	80	81	80	79	81	85	84	85	81
江津	82	80	77	76	79	82	78	77	81	86	85	84	81
涪陵	80	76	75	75	79	79	74	72	77	84	84	84	78
绵阳	76	76	74	74	72	77	83	84	82	83	79	80	78
攀枝花	55	42	36	37	45	62	73	76	75	75	70	66	59
康定	63	67	64	67	76	80	79	80	82	81	71	63	73
巴塘	30	30	33	38	45	61	69	70	68	54	38	33	47
阿坝	53	54	55	58	65	73	78	78	78	76	64	56	65
汶川	66	68	68	69	71	72	75	76	78	76	72	69	72
雷波	83	84	78	77	78	81	83	82	85	90	87	87	83

（三）降水量

东部盆地大部年降水量 900 ~ 1200 mm，盆地周边山地多于盆地腹地，其中重庆大部分地区在 1000 ~ 1450 mm，春夏之交夜雨尤甚，有"巴山夜雨"之说；而盆地西缘山地是全省降雨量最大的地区，达 1300 ~ 1800 mm，当地城市雅安有"雨城"之称，故柳宗元曾提出"蜀犬吠日"的说法。从季节上说，四川冬季降水最少，仅占全年总雨量的 3% ~ 5%，夏季降水最多，占全年总雨量的 80%，冬干夏雨，雨热同期。川西高原大部分地区降雨稀少，年降水量为 600 ~ 700 mm，其中金沙江河谷小于 400 mm，是全四川最干旱的地区。该地区旱雨季分明，6 ~ 9 月为雨季，降雨占全年总雨量的 70% ~ 90%；11 ~ 4 月为旱季。川西南山地降水地区差异大，干湿季节分明。

（四）霜期

霜期开始时间由北向南一般从 11 月中旬逐步推迟至 12 月下旬，终霜期则自北向南以 3 月上旬提早到 2 月上旬。

（五）降雪

盆地和西昌、渡口以及金沙江、雅砻江、大渡河中、下游河谷地区，冬季温和，很少降雪，年平均降雪日数在 2 d 以下。盆地边缘地势较高地区为 5 ~ 15 d，降雪期一般在 12 月至次年 3 月。高原海拔 3000 m 以上地区，一般降雪日数在 30 d 以上。红原、石渠达 70 ~ 80 d。大部分地区降雪期在 10 月至次年 5 月。大雪山、沙鲁里山及若尔盖、红原、色达、石渠等偏北地区，几乎全年可有降雪。

高原积雪开始期比降雪开始期约迟半个月，而结束期又约早半个月。4000 m 以上高山，阴山坡积雪可深达丈余，阳山坡也可达 3 尺。积雪封山，最早开始于 10 月，最迟解封于次年 6 月。其中以 10、11 和次年 3、4 月较为严重。盆地积雪一般在 5 cm 以下，边缘地区可达 10 cm 以上。

高原北部河流在水势较缓的河段湾沱有封冻现象，一般发生于 11 月下旬至次年 2 月底。12 月至元月冻结厚度可达 40 ~ 80 cm，最厚可达 1 m 以上，能通行汽车。

（六）冻土

冻土在盆地区很少出现，高原区北部 8 月至次年 6 月为土壤冻结期，最大冻土深度达 1 m 以上，多出现在 3、4 月。高原南部地势较高地区 10 月至次年 4 月为冻结期，最大冻土深度为 50 ~ 100 cm，多出现在 1、2 月。

（七）风

大部分地区全年盛行偏北风，一般春季多偏东北风，秋、冬季多偏西北风。而高原南部地区盛行偏南风。西部山地盛行大规模的山谷风。河谷地带风向大致与河谷走向平行。风速以秋末冬初最小，且高原区大于盆地区，盆地区风速一般在 1.5 m/s 以下，高原区春季风速最大时超过 2.5 m/s。各地风速日变化普遍以上午最小，午后逐渐增大，至午夜前逐渐减小。

（八）雾

全年雾日盆地区多于高原区，盆地中部又多于盆地四周。其中重庆、成都、遂宁等地达 50 d 以上，重庆年平均雾日是 104 d，被称为"雾都"。高原地区很少有雾，仅阿坝、若尔盖草原稍多，全年有雾日 15 ~ 25 d。

盆地内各地雾日以冬季最多，最多雾月为 12 月。盆地西部春末因干旱而雾日最少，盆地东部盛夏因干热而雾日最少。

雾的出现时间一般自后半夜至上午，以黎明至 10 时以前最多，延续至午后的很少，终日不散的罕见。

三、水文

（一）江河

四川省及重庆市境内有大小江河 500 余条。除阿坝藏族自治州若尔盖草地的黑河、白河注入黄河外，其余全部注入长江，统属长江水系。长江干流横贯两省、市，主要支流有雅砻江、岷江、沱江、嘉陵江、乌江 5 条，直接注入长江；其次有青衣江、大渡河、涪江、渠江、无量河、安宁河、赤水河、綦江。长江及其 13 条支流，总长度共 13 329 km，通航长度共 10 500 km。

长江上游称金沙江，至宜宾与岷江汇合后称长江。境内长 2891 km，占长江全长的 49% 以上。长江切穿巫山，进入湖北省，形成川鄂两省间著名的长江三峡：瞿塘峡、巫峡、西陵峡，三段峡谷长 204 km。

四川省及重庆市境内河流有以下特点：

1. 水源丰富，流量大。全省年平均降水量为 900 ~ 1200 mm，其中 60% ~ 80% 的雨水汇入江河，因此水量丰富。长江重庆段平均流量为 11 000 m^3/s，10 倍于黄河。

2. 水位与流量随季节变化大。全省降水量以夏季（6 ~ 8 月）最多，占全年降水量的 40% ~ 70%；冬季（12 月至次年 2 月）最少，占全年降水量的 5% 左右。因此夏季河水猛涨，易成水灾，溢淹两岸，阻碍交通，不易徒涉。如 1 月与 8 月长江水位相差 7 ~ 13 m，岷江水位差 4 m，嘉陵江水位差 6 m，乌江水位差 8 m。

3. 因受地形影响，一般上游山高河窄，水流急湍，多险滩急湾，不易徒涉，影响航运；下游山势渐缓，流量渐大，河幅增宽，可长年通航。

每年汛期为 6 ~ 9 月，由于暴雨洪水频繁，水色随泥沙增多而变浑。除涪江、嘉陵江上游泥沙较重外，其余河流含沙不重。枯水季为 10 月至次年 5 月，河水清澈见底，泥沙甚少见。

（二）湖泊

主要湖泊有邛海、马湖、大小海子和泸沽湖，均在四川省境内。邛海在西昌城东南附近，面积 30 km^2 左右，水深 25 m，库容 3 亿多 m^3。近年来，由于泥沙不断淤入而逐渐变浅。马湖位于凉山州雷波县境内，湖面南北长 7 km，东西宽 1 ~ 1.2 km，最深 150 ~ 160 m，平均深 70 m，库容 3 亿 m^3 左右。大小海子又名迭溪海子，位于岷江上游茂县境内，距成都约 253 km，由于 1933 年 8 月 25 日迭溪地震，江两岸山岩崩塌，乱石堆积成海子坝，堵塞岷江形成天然水库。小海子长约 5 km，宽 200 ~ 600 m，水深 45 ~ 55 m，最深 79 ~ 98 m，库容 7300 万 m^3。大海子比小海子稍大，库容 1 亿 m^3 左右。泸沽湖跨川滇边界，面积 50 多 km^2，海拔 2690 m，平均水深 45 m，最深处达 93 m，透明度高达 11 m，最大能见度为 12 m，是著名的风景名胜区。

（三）水库

四川省和重庆市是我国水库较为密集的地区，截至 2008 年，四川省共有水库 6678 座，重庆市共有水库 2824 座。除三峡水库外，仅大型水库就有 13 座，其中四川 8 座：二滩水库（61.40 亿 m^3）、升钟水库（13.39 亿 m^3）、紫坪铺水库（11.12 亿 m^3）、龚嘴水库（7.13 亿 m^3）、大桥水库（6.58 亿 m^3）、黑龙滩水库（3.60 亿 m^3）、鲁班水库（2.94 亿 m^3）、三岔水库（2.29 亿 m^3）；重庆 5 座：狮子滩水库（10.27 亿 m^3）、江口水库（武隆）（5.86 亿 m^3）、大洪河水库（3.68 亿 m^3）、大河口水库（1.15 亿 m^3）、石板水库（1.05 亿 m^3）。三峡水库是三峡水电站建立后蓄水形成的人工湖泊，总面积 1084 km^2，范围涉及湖北省和重庆市的 19 个县市，175 m 正常蓄水位高程，总库容 393 亿 m^3。

两省、市水库分布特点是山区少，丘陵地多；西部少，东部多；边缘地区少，内地多。水库多位于交通沿线，利用自然地形筑成，位置较高，如被破坏，易对下游城镇、企业、农田、交通线造成危害。

四、土壤和植被

四川省及重庆市地质结构复杂，成土母质的岩层分布差异很大，因而所生成的土壤种类与配置情况不一。从土壤类型的平面配置与垂直分布来看，盆地内部以紫色土分布最广；盆地周围山地主要为山地黄壤与山地黄棕壤；成都平原与河流沿岸则为冲积土或稻土；各地区随着海拔高低不同，土壤各类也有很大的变化，西部高原、高山峡谷地区土壤的垂直分布大体为山地灰褐土 ~ 山地棕褐土 ~ 山地棕壤 ~ 山地棕色灰化土 ~ 亚高山草甸土。

四川省及重庆市的植被分布虽受喜马拉雅山运动的干扰，但仍保持有地带性（水平和垂直）特征。共分为两个植被区，即东部湿润森林区和西部高寒高原灌丛草甸区。在植被区的范围内根据反映地带性水文条件的典型的优势植被型划分植被带。

东部湿润森林区包括常绿阔叶林带和亚高山暗针叶林带，植被以森林为主。西部高寒高原灌丛、草甸植被区以草甸、灌丛为主，森林仅呈块状分布。根据森林水平分布的界限，

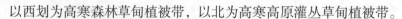

以西划为高寒森林草甸植被带，以北为高寒高原灌丛草甸植被带。

（一）常绿阔叶林带

常绿阔叶林带是以根据常年湿润的气候条件下形成的湿性常绿樟、栎林与马尾松林，以及干、湿季分明的气候条件下形成的干性常绿栎林与云南松林为主要特点。分为东部常年湿润常绿阔叶林和西部干湿季交替常绿阔叶林。

东部常年湿润常绿阔叶林，是以丰富的丝栗、青冈、石栎、常绿栎和樟、楠等为主要种类组成的湿性常绿樟栎林，以及广泛分布的马尾松林、柏木林和慈竹林等为代表的类型。其范围包括四川盆地及四周的山地，气候特点是春旱、冬暖、夏热、秋雨、多雾、生长期长，属中亚热带季风气候。盆地内部土壤为黄壤和紫色土，四周山地的土壤垂直分布为山地黄壤～山地黄棕壤～山地灰棕壤和山地棕壤～山地草甸土。植被垂直分布为常绿阔叶林～山地常绿阔叶、落叶阔叶林～山地暗针叶林～亚高山暗针叶林～亚高山灌丛草甸。

西部干湿交替常绿阔叶林是以丝栗、青冈、石栎为主形成的干性常绿栎林和山地硬叶栎类林、云南松林以及少量的滇柏林、油杉林等为代表的类型。其范围包括紫眉山至木里一线以南和紫眉山至瓦岗一线以西地区。在雅砻江（下游）以东地区，山岭与峪地（多属地堑性质）骈走南北，高山峡谷的形成已不显著；雅砻江（下游）以西地区，山岭和峡峪并列，山势险峻，侵蚀旺盛。气候虽属中亚热带季风气候，但全年明显可分干、湿两季，无霜期为 260 ～ 280 d，降雨量为 1000 mm 左右。土壤垂直分布为山地红褐土～山地红壤～山地黄棕壤～山地灰棕壤和山地灰棕色灰化土～高山草甸土。植被垂直分布为山地常绿阔叶林（包括云南松林）～山地暗针叶林～亚高山暗针叶林～亚高山灌丛、草甸。

（二）亚高山暗针叶林带

关于本植被带的水平地带性位置，目前存在着不同意见和看法。根据植被垂直带谱的特征及其植被类型的组合，尤应注意山地暗针叶林垂直地带的植被以及土壤、气候的水平差异性和相似性，作为划分亚高山暗针叶林（水平地带）的主要原则和依据。本植被带与其他相同纬度地区的植被进行比较，认为基本上是属于具有暖温带特征的北亚热带。地形大致由北而南逐渐下降，其特点是分布着彼此平等、密度大、坡度陡的峡峪，峡峪间为山岭和切割高原，不少山峰超过 5000 m，山地相对高差大（1000 ～ 3000 m），山脉、水系走向与地质构造走向基本符合，多为由北向南。气候有显著的区域性差异，介于大陆性与海洋性之间，近似亚热带山地气候。植被以冷杉、云杉形成的亚高山暗针叶林为标志。此外还有落叶松、铁杉和常绿栎类、松树等。具有明显的垂直分带，为山地干旱河峪灌丛～山地落叶阔叶林～山地暗针叶林～亚高山暗针叶林～亚高山灌丛草甸。土壤垂直分布为山地灰褐土～山地褐土～山地棕色森林土～高山草甸土。

（三）山原高寒森林草甸植被带

本带南界接亚高山暗针叶林植被带，北界以森林水平分布的绝对界线（即无森林分布）为准。地形以山原和丘陵地缘为主，河峡底部海拔多在3000 m以上，相对高度为200～500 m。气候寒冷，以高原气候为特征，最冷月平均湿度<-3℃，最热月平均湿度<15℃，年降雨量500～900 mm。土壤垂直分布为：山地褐土～山地棕壤～亚高山草甸土～高山草甸土。植被特点是森林呈块状在广漠的草甸中分布于较阴湿的沟谷。以云杉和冷杉为优势，在阳坡只有桧树零星分布。草甸植被以禾本科、莎草科及多种阔叶杂草为优势。灌丛植被以多种杜鹃、薜卑木、多种柳树和多种绣线菊等为优势。植被垂直分布比较简单，一般为亚高山暗针叶林和亚高山草甸～高山灌丛草甸。

（四）高寒高原灌丛草甸植被带

本带南接山原高寒森林草甸植被带，北至四川界。地形为丘陵、波状高原、低丘陵、高原面、宽谷与盆地相间分布。海拔均在4000 m以上，相对高度为100～300 m。土壤组合为高山草甸草原土和高原草甸土。植被无明显的垂直分布带，以蒿草为优势，含有一些阔叶杂草类的高山草甸（即芜原化草甸）。在阴坡带有大面积的以紫花杜鹃占优势的灌丛和零星分布的绣线菊、鬼箭及多种忍冬。

五、自然灾害

（一）地震

四川是多地震省份之一。据不完全的资料记载，从公元前26年至公元2013年5月，四川计发生5级以上地震273次，其中5～5.9级地震195次，6～6.9级地震57次，7～7.9级地震20次，8.0级地震1次。从地震的频度和烈度看，四川省仅次于西藏、台湾、云南，居全国第四位。

2008年5月12日14时28分04秒，四川汶川、北川发生里氏8.0级地震，地震造成69 227人遇难，374 643人受伤，17 923人失踪。此次地震为新中国成立以来国内破坏性最强、波及范围最广、总伤亡人数最多的地震之一，被称为"汶川大地震"。2013年4月20日8时02分四川省雅安市芦山县发生里氏7.0级地震，截至24日14时30分，地震共计造成196人死亡，21人失踪，11 470人受伤。

（二）冰雹

冰雹出现日数以高原最多，盆地边缘山区次之，盆地内部最少。多见于春夏，常伴随大风雷雨出现，危害很大。一般平均每年有冰雹日数5 d以上，理塘、新都桥、色达等地达20 d以上。据历史记载和近年资料，盆地区冰雹常有鸡蛋大小，也曾出现过大如砖、碗的。如"明万历八年（1580年）威远秋九月雪雹，大如砖块，小如鸡卵"。又如1969年6月3日冕宁降雹，平地积雹厚达一尺。

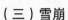

（三）雪崩

西部高原常年积雪之高山，春季常有雪崩现象。

（四）暴雨

本省盆地及西昌大部地区暴雨日平均每年 2 ~ 4 d，雅安、北川最多，达 7 d。雨季各月均可降暴雨，日最大降水量盆地区各地均在 100 mm 以上，雅安 339.7 mm，绵阳 306.7 mm，德阳 306.0 mm，高原地区很少有暴雨。盆地雨季暴雨强度大，山区极易造成山洪暴发，川西平原历史上有"952 年（公元）6 月朔大雨，大水入成都，深丈余，漂没千余家，溺死五千余人"的记载。

（五）旱

由于本省各地降水量的年际变化很大，如绵阳最多年可达 1700 mm，最少年仅 577 mm，相差 1123 mm，故省内每年都有不同程度的干旱、洪涝，甚至同一地区亦常有旱、涝交替情况。

（六）风

全年大风日数高原区在 20 d 以上，多可达 50 d 以上。盆地区除北部河谷风口可达 10 d 以上外，其余地区一般不到 5 d。盆地区大风日数虽少，但受局部地形影响也可有相当大的风速。例如广元、万源瞬时风速曾分别达 31.3 m/s 和 28.7 m/s。泸州地区 1963 年 8 月 9 日大风、冰雹持续约半小时，瞬时风速达 40 m/s，尺粗林木成片折断，为百年未有的大风。高原区瞬时风更大，甘孜曾达 41 m/s。

西藏自然地理

西藏自治区位于青藏高原西南部，地处北纬 26°50′ ~ 36°53′、东经 78°25′ ~ 99°06′ 之间的广大地区。北邻新疆，东连四川，东北紧靠青海，东南连接云南，南与缅甸、印度、不丹、锡金、尼泊尔等国毗邻，西与克什米尔地区接壤。地势由西北向东南倾斜，地形复杂多样，陆地国界线 4000 多 km，南北最宽 900 多 km，东西最长达 2000 多 km，是中国西南边陲的重要门户，无出海口。全区面积 120.223 万 km²，约占全国总面积的 1/8，在全国各省、市、自治区中仅次于新疆。

一、地形

西藏自治区地形为喜马拉雅山脉、昆仑山脉和唐古拉山脉环抱，是地球上面积最大、海拔最高的高原，平均海拔 4000 m 以上。世界第一高峰珠穆朗玛峰海拔 8848.13 m，位于西藏与尼泊尔交界处，故有"世界屋脊"之称。全区地势西北高，东南低。如以拉萨市为中心，西部与西北部是以湖盆丘陵为主的高原地区；东半部山高谷深，山势雄伟峭拔，形成以高山峡谷为主的地区；藏南沿雅鲁藏布江上游两岸的狭长地带则属于宽谷地区。按照地形情况，可大致区划如下。

（一）藏北高原（湖盆丘陵地区）

位于昆仑山脉、唐古拉山脉和冈底斯山脉、念青唐古拉山脉之间，藏语称"羌唐"，是北方高地意思，约占全区面积的 60%（尚包括藏南部分地区）。地形主要为盆地和丘陵，平均海拔 4500 m 以上。盆地多湖泊，地势平坦，视野开阔；丘陵地起伏不大，比高一般在 400 m 以下。

（二）藏东及喜马拉雅高山峡谷（高山峡谷区）

位于东部三江流域（怒江、澜沧江、金沙江）及喜马拉雅山地区，约占全区面积的30%；平均海拔 3500 m 左右。地形起伏大，山顶与谷底高差可达 2500 m。河谷狭窄，谷宽多在 1 km 以上，山势陡峭，三江切入深谷，水流奔腾湍急。

（三）藏南谷地（宽谷地区）

位于冈底斯山脉与喜马拉雅山脉之间，包括雅鲁藏布江上、中游和支流（拉萨河、年楚河等），以及噶尔河、狮泉河下游地区，有一连串长短宽窄的河谷平原，约占全区面积的 10%；平均海拔 4000 m，统称藏南谷地。谷宽多 1 ~ 5 km，最宽达 10 km 以上，以拉萨河谷平原最为宽广，故又称宽谷地区。河岸多为冲积平地，较为开阔。谷两侧地面起伏较大，比高多在 1500 m 左右，山坡坡度在 30° 左右。

二、气候

（一）本区气候概况

总的特点是气温低，降水少，辐射强（居全国之冠），日照长，风速大及蒸发盛。由于喜马拉雅山等山脉的屏障作用，南北气温极为悬殊。

气温受海拔和地形的影响极大，一般海拔每升高 100 m，气候下降 0.6℃；加之大部分地区因高山阻隔，受海洋季风影响较小，全区各地平均气温多在 10℃ 以下，极端最高气温不超过 33℃。白昼日照长，日辐射强；夜晚散热快，气温日较差极大，可达 30 ~ 40℃，但年较差仅在 25.6℃ 以下。帐篷内昼夜温差最高达 40℃ 以上，背阴与向阳的室内温度差在 10℃ 左右，山上山下温度差亦大，故有"年无炎夏"、日有四季之说。

藏东南雨量较丰富，西北降水少；年降水量在 51.4 ~ 998.6 mm 之间，多数地区在 300 ~ 500 mm。降水集中在 6 ~ 9 月（约占全年的 90%），且多夜雨。一般风速年平均 2 ~ 3 m/s，最大曾达 34 m/s。冬、春季（11 ~ 5 月）多大风，有些地区几乎每日必风，常夹带砂粒。大风常起于午后，至傍晚始停。由于日照长、辐射强，蒸发量一般大于降水量 3 倍左右，

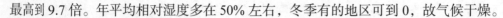

最高到 9.7 倍。年平均相对湿度多在 50% 左右，冬季有的地区可到 0，故气候干燥。

（二）各自然区划的物候特点（表 1-10，表 1-11）

1. 藏北高原

气候寒冷、干燥、多变。年平均气温多在 0℃ 以下，一年中约有半年时间冰雪封冻，属长冬无夏的长寒地带，如那曲极端最低气温为 –35.3℃，最高月平均气温（7 月）不超过 10℃，年平均降水量在 600 mm 以下，蒸发量大于降水量 3.1 ～ 9.7 倍。海拔越高，纬度愈向北愈干寒，年温差小而昼夜温差极大，气候变化大，11 月 ～ 次年 5 月多风雪，6 ～ 9 月多冰雹和阵雨，一日之内常是早冰、午晒、午后风、夜间寒。

表 1-10　西藏各代表地区气候特点

地形区划	地名	海拔高度（m）	年平均气温（℃）	极端最高气温（℃）	极端最低气温（℃）	年较差气温（℃）	零度以下月份	年降水量（mm）	年均相对湿度（%）
藏北高原	那曲	4366	–2.1	22.0	–35.3	23.3	10 ~ 4	412.0	51
	班戈	4380	–1.4	22.9	–42.9	20.6	10 ~ 4	246.0	47
	定日	4300	0.7	22.9	–28.7	22.2	11 ~ 3	239.5	45
	帕里	4300	–0.2	18.3	–27.7	17.0	11 ~ 3	383.8	67
	申扎		–0.6	22.8	–25.8	20.4	10 ~ 4	328.4	43
	噶尔		0.2	25.2	–33.7	25.6	10 ~ 4	51.4	31
	当雄	4280	1.0	22.1	–24.5	21.4	11 ~ 3	593.8	54
藏东及喜马拉雅高山峡谷	索县	3900	1.4	25.6	–31.1	21.8	11 ~ 3	592.3	52
	丁青	3800	3.0	25.7	–25.0	19.1	11 ~ 3	692.9	55
	昌都	3275	7.6	32.7	–19.3	18.8	12 ~ 1	490.4	50
	嘉黎	4500	0.0	21.6	–33.8	21.3	11 ~ 3	686.6	62
藏南谷地	倾多	2700	8.5	31.0	–20.3	16.9	1	530.5	57
	林芝	3000	8.5	30.2	–15.3	15.4	0	656.0	63
	隆子	3900		25.2	–19.4	–	–	–	–
	察隅	1590	15.8	–	–0.5	15.2	0	998.6	67
	拉萨	3658	7.5	29.4	–16.4	17.8	12 ~ 1	474.0	45
	泽当	3500	8.2	29.0	–17.6	16.6	12 ~ 1	444.4	42
	日喀则	3800	6.3	27.5	–21.6	18.8	12 ~ 2	449.0	40
	江孜	4040	4.7	25.8	–22.6	18.4	11 ~ 1	316.6	–

2. 藏东及喜马拉雅高山峡谷

垂直气候明显，山顶可终年积雪，山谷则四季常青。多数峡谷谷内年平均气温 10℃ 左右，雨量较丰富，气候温和湿润，接近亚热带。喜马拉雅南坡的墨脱和德让宗等地为亚

表 1-11　西藏各代表地区风、日照、蒸发平均概况

地形区划	地名	风			日照		蒸发	
		年平均风速（m/s）	最多风向*	大风日数（≥8级）	日照小时（y）	日照率%（年平均）	蒸发量（mm/y）	大于降水倍数（年平均）
藏北高原	那曲	2.7	C，NE	52.5	2863.1	65	1796.8	4.4
	班戈	3.0	SE	29.1	3201.3	73	2238.6	9.1
	定日	2.5	C，SSE	82.0	3285.6	75	2319.3	9.7
	帕里	2.8	C，SE	3.4	2538.0	58	1560.3	4.1
	申扎	3.1	C，W	54.5	2797.5	74	2017.9	6.1
	噶尔	3.6	S	149.3	3260.4	74	2748.1	5.3
	当雄	2.1	C，SW	14.5	2803.0	63	1823.4	3.1
藏东及喜马拉雅高山峡谷	索县	0.8	C，NW	67.8	2263.2	52	1558.3	2.6
	丁青	1.7	C，NW	124.2	2322.8	53	1509.7	2.2
	昌都	0.5	C，NW	22.1	2230.7	50	1647.3	3.4
	嘉黎	1.8	C，SE	26.0	2160.9	49	1391.2	2.0
	倾多	2.4	C，E	8.0	1464.1	33	1658.4	3.1
	林芝	1.9	ENE	6.0	1971.0	45	1609.7	2.5
	隆子	2.4	E，C	62.8	2964.8	67	2363.9	8.5
	浪卡子	3.5	C，N	68.3	2901.5	65	1545.2	3.6
藏南谷地	拉萨	2.2	ESE	23.7	2992.6	68	2177.2	4.6
	泽当	2.1	NE	2.4	2853.8	64	2727.2	6.1
	日则	1.9	C，SW	65.1	3194.0	72	2598.6	5.8
	江孜	2.5	C，E	15.7	3155.1	72	2579.5	8.1

*C：无风，N：北风，E：东风，S 南风，W：西风

热带气候，海拔更低处则为热带气候。

3. 藏南谷地

由于受印度洋季风影响，气候比较温和，雨量中等。如拉萨年平均温度 7.5℃，最冷月平均气温（1 月）在 0℃以下，极端最低气温为 –16℃，最热月平均气温（6 月）16℃，年平均降水量从西往东南由 300 mm 左右递增到 500 mm 左右。但由于日照长、蒸发盛，除雨水季节外，仍较干燥。

（三）海拔与气压、氧分压紫外线之关系

1. 海拔与气压、氧分压的关系

本区海拔平均 4000 m 以上。海拔愈高，空气愈稀薄，大气压与氧分压愈低。根据实际调查，一般每升高 100 m，大气压约降 5.9 mmHg，氧分压下降 1.2 mmHg，水的沸点下降 0.33℃（0.32 ~ 0.36℃）（表 1-12）。

表 1-12　高原主要地区的海拔、气压、氧分压

地点		海拔高度（m）	气压（mmHg）	氧分压（mmHg）
川藏公路	康定	2723	556.4	116.62
	折多山	4350	447.5	93.79
	甘孜	3650	483.5	101.41
	雀儿山	5050	400.0	83.84
	昌都	3175	500.5	104.90
	业拉山	4740	419.8	87.99
	扎木	2700	546.0	114.44
	色齐拉	4400	439.0	92.01
	拉萨	3658	480.5	100.71
青藏公路	格尔木	2801	532.0	111.51
	昆仑山口	4700	422.0	88.45
	五道梁	4700	430.5	90.23
	唐古拉山口	5110	400.0	83.84
	黑河	4366	439.0	92.01
	当雄	4280	446.0	93.48
山南地区	曲水	3658	480.5	100.71
	甘巴拉山口	4630	425.5	99.18
	打隆	4480	434.2	91.01
	乌依山口	5100	400.0	83.84
	泽当	3500	480.5	107.71
阿里地区	斯潘古尔	4400	438.0	91.8
	且坎	4700	420.0	88.0
	札锡岗	4200	445.0	93.3
	阿依拉达坂	5250	395.0	82.8
	托林	3711	475.0	99.5
	波林	4610	424.0	88.9
	莎让	3725	473.0	99.1
	奴巴	4160	445.0	93.3
	鲁巴	4100	450.4	94.3
	香孜	4200	445.0	98.3
	山岗	4250	454.8	95.3
	大巴	4190	442.5	92.7
天文点地区	岔沟口	5000	406.0	85.0
	河尾滩	5410	384.5	80.5
	5243	5380	385.0	80.7
	天文点	5190	396.0	83.0
	神仙弯	5380	385.0	80.7

续表

	地点	海拔高度（m）	气压（mmHg）	氧分压（mmHg）
帕米尔地区	塔实库尔干	3100	528.5	110.8
	卡拉其库	3400	495.0	103.7
	明铁克	3800	470.0	98.5
	罗布盖孜	4200	445.0	93.0
	托克曼苏	4500	440.0	93.0
	克克吐鲁番	4500	440.0	92.0
	红其拉甫	4500	440.0	92.0
	水不良沟	4700	420.0	88.0

2. 海拔与紫外线的关系

海拔愈高，大气透明度愈大，到达地面的紫外线强度与质量亦愈强；海拔每升高 100 m，强度增加 1.30%（表 1-13）。地面紫外线有反射作用，黄沙反射率为 34.6%，新雪面反射率可达 85%。

表 1-13　高原地区紫外线强度（度）与平原比较表

测定时间（时）	雅安（海拔 725 m）	达马拉（海拔 4725 m）
6 ~	1.5	
7 ~	2.5	
8 ~	4.0	13.0
9 ~	10.0	18.0
10 ~	14.0	21.0
11 ~	17.0	22.8
12 ~	18.5	24.5
13 ~	19.0	24.5
14 ~	18.5	21.6
15 ~	17.0	18.5
16 ~	16.0	14.6
17 ~	13.5	10.4
18 ~	9.5	5.0
19 ~	1.0	

三、水文

西藏水系可分为内流水系与外流水系两种类型。内流水系主要位于藏北高原，界于冈底斯山脉以北及昆仑山脉和唐古拉山脉以南，其次位于藏南部分地区。由于四周高山阻隔，形成大小不等的 370 余个咸水湖和淡水湖，以纳木湖、奇林湖和羊卓雍湖为最大。纳木湖面积为 1993 km²，奇林湖面积为 1865 km²，羊卓雍湖面积为 621 km²。湖内产鱼较多，流入湖泊的溪流多为雨雪补给，可以饮用。但咸水湖周围的溪流在 6～9 月由于气温高，受雨水冲刷，水中溶解的盐类较多，不宜饮用。

外流水系位于本区东、南和西部。东有怒江、澜沧江、拉萨河、尼洋河、泊龙藏布等较大支流，此外，南部尚有苏班西里河，西部有狮泉河及狼楚河等，水源靠雨雪补给，每年 7～9 月为洪水季节，其他时间为枯水季节，因落差大，水利资源十分丰富，约占全国的五分之一，因水流湍急，且多险滩，除雅鲁藏布江中游及拉萨河个别河段可短途航运外，其余多不能通航。各主要河流，水温均低，夏季亦不易泅渡。冬季在特别严寒的年份，个别河段有封冻，其余时间均不封冻。靠近北部和西部的河段，因冬季水浅，水温较低，封冻地段较多，人及马匹可在冰上通过。各主要河流水文概况见表 1-14。

表 1-14　西藏各主要水系水文概况

水系名	河名	测量地点	水位（测站基面以上）			流量（m³/s）			流速（m/s）		水温（℃）			水面宽（m）
			最高	最低	平均	最大	最小	平均	最大	平均	最高	最低	平均	
雅鲁藏布江水系	雅鲁藏布江	仁布县奴各沙	8.47	2.63	3.81	2854	140	651	4.12	1.05	20.3	0.0	8.50	75～130
		贡嘎县曲水	7.98	1.00	2.94	2485	198	443						
		桑日县羊村	12.78	7.03	8.44	1520	251	1089	2.43	0.66	19.7	0.1	9.7	275～348
		米林县鲁霞	9.97	1.63	2.76	8785	484	2067	2.80	0.76	17.9	1.3	9.7	240～315
	年楚河	日喀则	6.34	4.49	4.95						22.6	0.0	–	
		江孜	9.89	8.55	8.96	166	3.64	24			17.8	0.0	4.4	
		拉萨	5.69	2.63	3.52	1860	41	303	4.15	1.24	18.5	0.0	7.8	80～617
	拉萨河	墨竹工卡且直孔	10.91	5.39	6.75	2025	33	318			15.8	0.3	5.6	
		林周县旁多	7.19	4.12	5.01						14.7	0.0	–	
		墨竹工卡且唐嘎	5.55	2.00	2.89	1525	40	278						

续表

水系名	河名	测量地点	水位（测站基面以上）			流量（m³/s）			流速（m/s）		水温（℃）			水面宽（m）
			最高	最低	平均	最大	最小	平均	最大	平均	最高	最低	平均	
澜沧江水系	澜沧江	昌都	7.02	1.11	2.66	2272		500	6.00	2.88	16.5	0.0	6.7	60～117
	扎曲河	昌都	10.02	5.98	7.63	962	35	204						
	昂曲河	昌都	9.12	5.46	6.43									
	紫曲河	察隅县布村	5.22	2.46	3.12	410	11	70						
怒江水系	怒江	嘉玉桥	9.53											

四、植被与土壤

青藏高原是一个独特的自然地理单元，因此，区域内的植被和土壤比较多样和复杂。它们的分布另一方面显示出水平地带的特点，即由东南－西北呈现地带性因素的影响表现得最为明显。

（一）高山荒漠

高山荒漠仅分布于藏北高原的西部。由于气候干寒，在海拔5000 m以上，主要植被为低温、旱生的菊科和藜科的小灌木，植被稀疏、矮小，覆盖度<5%，高度一般为2～6 cm。最主要的种类为优若藜、西藏艾菊等；常见的还有魏氏蒿、西藏麻黄、刺矶松、海淀水柏枝等。发育的土壤主要为高山石灰性荒漠土，有机质含量甚微，多为粗砂，砾质，地表常有一层砾幂。东部低处，旱生禾本科植物如紫花针茅等开始出现，即有过渡的高山荒漠草原植被和土壤类型。

（二）山地森林

山地森林只在藏东和喜马拉雅山南坡才有分布，从国境线附近的海拔1000多 m至4200 m，幅度相当大。森林类型的垂直变化极为明显，由低处向高处主要有：

1. 山地常绿阔叶林

主要分布于藏东南的察隅及喜马拉雅山南坡的墨脱、樟木、吉隆及卡玛河谷等地，海拔 1500 ~ 2500 m，冬季温暖，无霜期在 250 d 以上，以铁稠、桢楠、红木荷、印栲等亚热带常绿阔叶树为主组成森林，郁闭度 0.3 ~ 0.6 不等，林内藤本和附生植物较多，常有竹子分布。在局部地区，亚热带针叶树（如吉隆有长叶松）也可成片分布，在这类森林下发育着黄棕壤，由于化学风化和物质沉淀作用强烈，土壤有机质积累不多，表层含量 5% ~ 7%，呈酸性反应，土壤颜色以棕黄为主。

在藏东南部种植水稻已有多年历史，还有榕树及亚热带水果柑橘、香蕉等栽培，有"西藏江南"之称。

2. 山地针阔叶混交林

由常绿阔叶林向上，海拔 2500（2200）~ 3100（3400）m，分布着山地针阔叶混交林，林内针叶树主要为喜马拉雅铁杉、乔松、云杉、落叶松、华山松、油松等；阔叶树主要有高山栎、槭树、山杨等，郁闭度 0.5 ~ 0.7。林下发育的土壤为山地棕壤，呈中性反应，土壤颜色以棕色为主；有机质积累相当多，表层含量可高达 20% ~ 30%，比较肥沃，生产性能较好。

3. 山地暗针叶林

分布于山地针阔叶混交林以上，海拔 3100（3400）~ 3900（4200）m，主要以针叶树冷杉、云杉为代表，此外还有圆柏及次生的糙皮桦等，郁闭度 0.5 ~ 0.7，林下灌木有杜鹃、花楸等，地面比较湿润，地被物、苔藓发达，林下所发育的土壤主要为山地灰化土，其剖面形态的主要特征是在枯枝落叶层以下有一层白色层（灰化层），富含 SiO_2（二氧化硅），具稳定的酸性，有机质含量在表层可达 10% 左右，但这种土壤的生产性能远不及山地棕壤。

4. 亚高山灌丛草甸

亚高山灌丛草甸已不属于森林，为便于叙述，在此附带加以补充。在森林上限以上，即海拔 3900（4200）~ 4700（4800）m，气温低，不利于乔木生长，分布着以灌木占优势的亚高山灌丛草甸。在灌丛中，主要为多种杜鹃，并有岩须、高山柏、方枝柏等，但在坡度较平缓的地形部位则为嵩草、苔草等密集草被组成的亚高山草甸。这里的土壤一般比较湿润，具有过渡性质，主要为亚高山灌木丛草甸土，呈中性至弱酸性反应，有机质含量较高，表层可达 10% ~ 15%，在平坦地形部位的亚高山草甸是较好的牧场。

（三）高原草原

除藏东南部和喜马拉雅山南坡外，高原草原在区内分布广泛，是主要牧场之一，其分布高度随地区而异，在藏北为海拔 4400 ~ 5200 m，在喜马拉雅山北坡和唐古拉山之间则为 4000 ~ 5000 m。组成高原草原的植被以低温、旱生的禾科为代表，通常以紫花针茅为主，此外还常见狐茅、异针茅、白草、固沙草以及嵩属植物，覆盖度可达 30% 左右。往往还有灌木锦鸡儿、金腊梅等出现，所发育的土壤统称高原草原土，一般均含钙，其多寡因母质及地区不同而有较大差异，全剖面均呈碱性反应，有机质含量不高，表层约 3%，土壤含砂、砾较多。

（四）高山草甸

高山草甸是区内分布最广的类型。它的分布高度在藏北高原东部为海拔 4000 ~ 5200 m，在喜马拉雅山北坡及藏南等为 5000 ~ 5700 m，在垂直分布上往往位于高原草原之上；而在藏东南和喜马拉雅山南坡为海拔 4700 ~ 5200 m，分布于亚高山灌木丛草甸之上。地面植物以蒿草和苔草为主，向高处则垫状植被逐渐增多并占据优势地位。在这种环境条件下发育着高山草甸土，土壤表层有较多植物残体聚积，有机质含量表层可达 7% ~ 10%，呈中性反应，土层厚仅 30 cm 左右。由于气候高寒，泥流和滑坡等融冻象是比较引人注目的特点。

除上述植被、土壤类型外，在局部地方还有沼泽、河谷草甸、沼泽草甸以及许多过渡的类型（如高山草甸草原等）。此外，上述植被、地壤类型的分布反映了主要的规律，但是，随山体坡度、坡向，地面物质组成，地区差异等条件不同，水分、热量条件的差异，也必然会造成植被、土壤类型及分布高度的某些变化。

五、自然灾害

（一）雪崩

常见于高山峡谷地区的阴坡积雪较厚的山口处，此处易受谷风侵袭，使积雪底部失去稳定，产生崩塌现象，称雪崩。如倾多至边坝的东拉山口每年 3 ~ 4 月均有雪崩现象，大的雪崩会造成人畜伤亡事故。

（二）泥石流（冰川暴发）

泥石流多发生在结冰较厚的冰川谷，冰层厚度大者达 200 m 以上。由于冰川谷有一定的坡度，使冰口壅塞，半液体愈积愈多，在雪线以下于温暖季节即渐成液体，当谷口半液体不能承受愈来愈多的压力时，液体即冲出谷口，夹带大量的泥沙和风化卵石，流出谷外，造成暴发。暴发时冰石迎头撞击，其势汹涌，山谷雷鸣，甚于山洪暴发，谷外交通、村落等随之遭受严重破坏，如在川藏公路卡达附近的冰川，每年 8 ~ 9 月份暴发均影响交通。

（三）地震

本区地震多发生于林芝、墨脱、米林、拉萨、昌都等地区，近 200 年来，记载西藏境内地震 30 起，其中有房屋倒塌、人畜伤亡的 13 起，最严重为米林、墨脱、易贡等地。

（四）其他

个别年景在冬末春初因特大暴风雪，帐篷及房屋可能被压塌，草场被覆盖，致使人畜伤亡，草料缺乏；且正值接羔、育幼季节，酿成灾害。高山峡谷区，6 ~ 9 月雨季时也曾有因暴雨后山洪暴发致灾者。

第二章 西南地区经济地理

云南地区经济地理

一、行政区划

全省共有 16 个地级行政区划单位（其中：8 个地级市、8 个自治州），129 个县级行政区划单位（其中：13 个市辖区、11 个县级市、76 个县、29 个自治县）。省会昆明市，省政府驻五华区华山南路 135 号（表 2-1）。

表 2-1 云南行政区划

总 计	8 个地级市、8 个自治州，共 13 个市辖区、11 个县级市、76 个县、29 个自治县
昆明市	盘龙区、五华区、官渡区、西山区、东川区、安宁市、富民县（永定镇）、嵩明县（嵩阳镇）、呈贡县（龙城镇）、晋宁县（昆阳镇）、宜良县（匡远镇）、禄劝彝族苗族自治县（屏山镇）、石林彝族自治县（鹿阜镇）、寻甸回族自治县（仁德镇）
曲靖市	麒麟区、宣威市、陆良县（中枢镇）、会泽县（钟屏镇）、富源县（中安镇）、罗平县（罗雄镇）、马龙县（通泉镇）、师宗县（丹凤镇）、沾益县（西平镇）
玉溪市	红塔区、华宁县（宁州镇）、澄江县（凤麓镇）、易门县（龙泉镇）、通海县（秀山镇）、江川县（大街镇）、元江哈尼族彝族傣族自治县（澧江镇）、新平彝族傣族自治县（桂山镇）、峨山彝族自治县（双江镇）
保山市	隆阳区、施甸县（甸阳镇）、昌宁县（右甸镇）、龙陵县（龙山镇）、腾冲县（城关镇）
昭通市	昭阳区、永善县（景新镇）、绥江县（中城镇）、镇雄县（乌峰镇）、大关县（翠华镇）、盐津县（盐井镇）、巧家县（新华镇）、彝良县（角奎镇）、威信县（扎西镇）、水富县（云富镇）、鲁甸县（文屏镇）
丽江市	古城区（大研镇）、华坪县（中心镇）、永胜县（永北镇）、玉龙纳西族自治县（黄山镇）、宁蒗彝族自治县（大兴镇）
普洱市	思茅区（思茅镇）、宁洱哈尼族彝族自治县（宁洱镇）、墨江哈尼族自治县（联珠镇）、景东彝族自治县（锦屏镇）、景谷彝族傣族自治县（威远镇）、镇沅彝族哈尼族拉祜族自治县（恩乐镇）、江城哈尼族彝族自治县（勐烈镇）、孟连傣族拉祜族佤族自治县（娜允镇）、澜沧拉祜族自治县（勐朗镇）、西盟佤族自治县（勐梭镇）
临沧市	临沧区（凤翔街道）、镇康县（南伞镇）、凤庆县（凤山镇）、云县（爱华镇）、永德县（德党镇）、双江拉祜族佤族布朗族傣族自治县（勐勐镇）、源佤族自治县（勐董镇）、耿马傣族佤族治县（耿马镇）

续表

总　计	8个地级市、8个自治州，共13个市辖区、11个县级市、76个县、29个自治县
文山壮族苗族 自治州（文山市）	文山市（开化镇）、麻栗坡县（麻栗镇）、砚山县（江那镇）、广南县（莲城镇）、马关县（马白镇）、富宁县（新华镇）、西畴县（西洒镇）、丘北县（锦屏镇）
红河哈尼族彝族 自治州（蒙自市）	蒙自市（文澜镇）、个旧市、开远市、弥勒县（弥阳镇）、红河县（迤萨镇）、绿春县（大兴镇）、泸西县（中枢镇）、建水县（临安镇）、元阳县（南沙镇）、石屏县（异龙镇）、金平苗族瑶族傣族自治县（金河镇）、河口瑶族自治县（河口镇）、屏边苗族自治县（玉屏镇）
西双版纳傣族 自治州（景洪市）	景洪市、勐海县（象山镇）、勐腊县（勐腊镇）
楚雄彝族自治州 （楚雄市）	楚雄市、元谋县（元马镇）、南华县（龙川镇）、牟定县（共和镇）、武定县（近城镇）、大姚县（金碧镇）、双柏县（妥甸镇）、禄丰县（金山镇）、永仁县（永定镇）、姚安县（栋川镇）
大理白族自治州 （大理市）	大理市、剑川县（金华镇）、弥渡县（弥城镇）、云龙县（石门镇）、洱源县（玉湖镇）、鹤庆县（云鹤镇）、祥云县（祥城镇）、宾川县（牛井镇）、永平县（老街镇）、漾濞彝族自治县（上街镇）、巍山彝族回族自治县（文华镇）、南涧彝族自治县（南涧镇）
德宏傣族景颇族 自治州（芒市）	芒市、瑞丽市、盈江县（平原镇）、梁河县（遮岛镇）、陇川县（章凤镇）
怒江傈僳族 自治州（泸水县）	泸水县（鲁掌镇）、福贡县（上帕镇）、兰坪白族普米族自治县（金顶镇）、贡山独龙族怒族自治县（茨开镇）
迪庆藏族自治州 （香格里拉县）	香格里拉县（建塘镇）、德钦县（升平镇）、维西傈僳族自治县（保和镇）

二、居民

2010年全国第六次人口普查数据：全省总人口为4596.6万人，其中男性为2385.0万人，占总人口的51.89%；女性为2211.6万人，占总人口的48.11%。总人口性别比为107.84（以女性为100，男性对女性的比例）。同第五次全国人口普查2000年11月1日零时的4287.9万人相比，十年共增加了308.7万人，增长7.20%。平均每年增加30.9万人，年平均增长率为0.70%。全省16个州市人口总量从高到低排列依次为：昆明643.2万人、曲靖585.5万人、昭通521.3万人、红河450.1万人、文山351.8万人、大理345.6万人、楚雄268.4万人、普洱254.3万人、保山250.6万人、临沧243.0万人、玉溪230.4万人、丽江124.5万人、德宏121.1万人、西双版纳113.4万人、怒江53.4万人、迪庆40.0万人。

云南民族众多，少数民族就有25个，是中国民族最多的省份，其中人口在5000人以上的有 26 个，除了汉族以外，少数民族有 25 个。在云南的 25 个少数民族中，有 15 个民族为云南所特有，分别是：白族、哈尼族、傣族、傈僳族、佤族、拉祜族、纳西族、景颇族、布朗族、普米族、阿昌族、基诺族、怒族、德昂族、独龙族，其中除白族占全国白族总数的 84% 以上外，其他 14 个民族 95% 居住在云南。

云南省少数民族的基本特点是：

1. 民族分布，边疆多于内地，山区多于平坝，多种民族杂居区多于单种民族聚居区。边沿地区部分民族居住不很固定，常有迁居，如景颇、佤、哈尼、傈僳、拉祜等族。

2. 国境沿线的兄弟民族多跨境而居，与国外同一民族血缘关系非常密切，如境内傣族为缅甸的掸族，景颇族为克钦族，拉祜族为倮倮族等。宗教信仰和风俗习惯也基本相同。

3. 语言复杂，除傣族、纳西、傈僳、景颇、壮族有本族文字外，其余均无文字。民族方言较多，而且互不通用，中年人以上多数不懂汉语，但靠近交通沿线或大居民地区的兄弟民族一般会汉语。

4. 兄弟民族一般性情直爽、义气、好客、内部团结性强，禁忌较多，尤以老年人更为突出。

5. 信仰宗教者共有 403 万人，其中 90% 以上是少数民族。重要的宗教有：佛教、伊斯兰教、基督教、天主教、道教、东巴教和本土崇拜（表 2-2）。

三、农业

云南共有土地面积 0.38 亿 hm²，人均占有 1.14 hm² 左右，耕地面积 304 万 hm²，66.6% 是旱地，33.3% 是水田，其中 78% 是中低产田。2005 全年粮食播种面积 425.39 hm²，比上年增长 2.3%，粮食总产量 1514.93 万吨。云南特色农业色彩明显，烟草、糖、茶、橡胶、花卉成为重要的支柱产业。

烟草产业是云南最大的支柱产业。烤烟种植面积和产量居全国第一，约占全国总量的 30%。2009 年，烤烟种植面积达 39 万公顷，产量达 88 万吨。

糖产业和茶产业是云南除烟以外的传统骨干产业。云南甘蔗品质好，糖分含量高，甘蔗种植面积、产量均居全国第二位。云南是实际茶树的原产地，种植和利用茶叶的历史有 1700 多年，是我国的古老茶区，茶树品种资源极其丰富。在云南茶叶生产上应用最广的是普洱茶种，即云南大叶种，它的有效成分含量高，具有显毫、味浓、回甘等特点。云南茶叶的主要品种有绿茶、红茶、普洱茶、紧压茶等。目前，云南茶叶种植面积已超过 35 万 hm²，占全国茶叶总面积的 19% 以上，居全国第一；茶叶产量已超过 18 万吨，居全国第二。

云南橡胶产业已有相当规模，已建成仅次于海南的天然橡胶基地。在橡胶种植中，云

表 2-2　云南少数民族主要分布地区、语系及人口统计

民族	人口	聚居地	所属语系	附注
彝族	471 万	云南东部和中部各州市，包括红河哈尼族彝族自治州、楚雄彝族自治州	藏缅语族	
白族	151 万	大理白族自治州	藏缅语族	
哈尼族	142 万	南部红河哈尼族彝族自治州	藏缅语族	
傣族	114 万	西南部中缅边境的德宏傣族景颇族自治州和西双版纳傣族自治州	侗台语族	
壮族	114 万	云南东南部文山壮族苗族自治州	侗台语族	
苗族	104 万	东部文山壮族苗族自治州、红河哈尼族彝族自治州、昭通市等地的山顶地带	苗瑶语族	
回族	64 万	遍布全省		
傈僳族	61 万	西北部的怒江傈僳族自治州、丽江、迪庆	藏缅语族	
拉祜族	45 万	澜沧县	藏缅语族	
佤族	38 万	临沧、西盟佤族自治县	南亚语系	
纳西族	30 万	西北部的丽江市以及迪庆	藏缅语族	
瑶族	19 万	红河哈尼族彝族自治州、文山	苗瑶语族	
景颇族	13 万	西部的德宏傣族景颇族自治州	藏缅语族	
藏族	13 万	西北部的迪庆藏族自治州	藏缅语族	
布朗族	9 万	西双版纳傣族自治州	南亚语系	
布依族	5.5 万		侗台语族	
阿昌族	3.4 万	德宏傣族景颇族自治州	藏缅语族	
普米族	3.2 万	西北部丽江、怒江	藏缅语族	
蒙古族	2.8 万	玉溪市通海县兴蒙蒙古族自治乡		
怒族	2.8 万	西北部怒江傈僳族自治州碧江、福贡、贡山 3 县的怒江大峡谷	侗台语族	
基诺族	2.1 万	西双版纳傣族自治州	藏缅语族	
德昂族	1.8 万	德宏傣族景颇族自治州潞西市三台山和临沧市镇康县军弄	南亚语系	1985 年以前称为崩龙族
水族	1.3 万		侗台语族	
满族	1.2 万			
独龙族	5884	西北角怒江傈僳族自治州贡山县独龙江流域	藏缅语族	

南创造出一套适合云南特点的抗寒高产综合技术，使得全省种植面积迅速扩大，橡胶的单位面积产量居全国之冠，达到世界先进水平。目前，云南橡胶种植面积已超过 46 万 hm^2，产量 30 万吨，居全国第二。

花卉产业是云南的新兴产业。云南花卉品种资源丰富，有野生花卉 2500 多种，在长期的栽培选育中已推出一批有色有香的奇花异草，其中山茶、杜鹃、报春花、兰花、百合、木兰、龙胆、绿绒蒿"八大名花"最为盛名。从 20 世纪 90 年代开始，云南花卉生产特别是鲜切花生产发展迅猛。近年来，在新品种研发、扩大出口、带动花农增收等方面取得突破性进展。花卉基地已由昆明市逐渐向玉溪、曲靖、红河、大理、迪庆等州市延伸，形成以温带鲜切花为主体，热带花卉、球根类花卉、盘花和观赏园艺植物共同发展的产品格局。2009 年鲜切花产量已达 56 亿枝，居全国第一，出口量占全国的 50%，云南已成为亚洲最大的鲜切花出口基地。

四、工业与经济

（一）国民经济

2011 年全省生产总值完成 8750.95 亿元，增长 13.7%；全社会固定资产投资 7109.7 亿元，增长 27.4%；财政总收入 2258.2 亿元，增长 24.8%；地方财政一般预算收入 1110.8 亿元，增长 27.5%；社会消费品零售总额 3000.1 亿元，增长 20%；城镇居民人均可支配收入 18 576 元，实际增长 10.3%；农民人均纯收入 4722 元，实际增长 13.9%；城镇登记失业率 4.05%；人口自然增长率 6.35‰；居民消费价格总水平上涨 4.9%；单位生产总值能耗下降 3.22%；外贸进出口总额 160.5 亿美元，增长 19.6%。

全年粮食播种面积近 6700 万亩，全年粮食产量达 1755.6 万吨，增产 105.6 万吨，冬季农业开发面积超过 2200 万亩，产值突破 180 亿元。

2011 年全部工业增加值达到 3206 亿元，烟草产业实现税利 1096 亿元，能源和冶金工业销售收入都突破 1000 亿元。

全年新增 2 亿元省级财政专项资金、统筹整合 10 亿元涉农资金，扶持农业龙头企业发展。新增省级龙头企业 114 户，全省农业龙头企业达 2400 多户，实现销售收入 872 亿元。

全年接待海内外游客 1.67 亿人次，旅游总收入超过 1300 亿元，增加值占全省生产总值比重达 6.3%。

2011 年全社会固定资产投资规模达到 7109.70 亿元，比上年增长 27.4%。第一产业投资 282.16 亿元，增长 24.9%；第二产业投资 2222.24 亿元，增长 25.3%，其中工业投资 2213.52 亿元，增长 25.3%；第三产业投资 4605.3 亿元，增长 30.5%，规模以上固定资产投资 5927.01 亿元，增长 27.6%。

全年实现社会消费品零售总额 3000.14 亿元，城镇消费品零售额 2407.21 亿元，增长 20.8%；乡村消费品零售额 592.93 亿元，增长 16.9%。

批发业零售额 241.74 亿元，增长 35.9%；零售业零售额 2140.42 亿元，增长 16.2%；住宿业零售额 32.67 亿元，增长 26.3%；餐饮业零售额 404.55 亿元，增长 18.7%；其他行业零售额 180.76 亿元，增长 58.9%。

（二）贸易

2011 年，按经营地统计，全年实现社会消费品零售总额 3000.14 亿元。按消费形态统计，批发业零售额 241.74 亿元，增长 35.9%；零售业零售额 2140.42 亿元，增长 16.2%；住宿业零售额 32.67 亿元，增长 26.3%；餐饮业零售额 404.55 亿元，增长 18.7%；其他行业零售额 180.76 亿元，增长 58.9%。

全年共批准利用外资项目 163 个，与上年持平，合同利用外资 21.54 亿美元，增长 41.9%，实际使用外商直接投资 17.38 亿美元，增长 30.7%。

（三）工业结构与分布

云南的工业主要分烟草工业和非烟草工业两大类。

烟草主要集中在玉溪和红河两地，其他如曲靖、昆明周边、楚雄等也有较大比重。

非烟草主要包括有电力、制药、建材、冶金（磷、锡、铜、铅、锌、铁、煤等储量丰富）、化工、煤炭、机械、制糖、水泥、电子、茶叶、橡胶等。

电力分火电和水电。火电主要分布在曲靖地区和昆明地区，水电则主要分布在金沙江和澜沧江上游地区。

制药在昆明、文山、楚雄、大理、保山都有分布。

建材不属于云南的传统强项，分布也比较分散。

冶金方面有昆钢（昆明）、云铝（宜良）、云铜（红河）、云锡（红河）、驰宏锌锗（会泽）、祥云飞龙铅锌冶炼、玉溪大红山铜矿等著名企业。

化工主要集中在曲靖、红河等地区，有云天化、马龙等著名企业。

煤炭主要集中在曲靖地区。

制糖和茶叶、橡胶等产业都主要集中在普洱、景洪、玉溪等地区。

随着发展方式的调整，生物能源（包括林业）和畜牧相关产业（包括奶制品）等会逐步得到重视。

五、林业

云南省森林资源丰富，是我国主要的林区之一。2002 年林业资源清查结果显示，全省林业用地面积 2424.76 万 hm^2，占土地总面积的 63.37%。在林业用地面积中，有林地面积 1501.50 万 hm^2，占 61.92%；疏林地面积 79.65 万 hm^2，占 3.92%；灌木林地面积 408.37 万 hm^2，占 16.84%；未成林造林面积 12.95 万 hm^2，占 0.53%；苗圃地面积 0.48 hm^2，占 0.02%；无林地面积 421.81 万 hm^2，占 17.40%。全省活立木蓄积 154 759.40 万 m^3。森林分布滇西北以冷杉、云杉为主的高山针叶林，南部和西南部则为以壳斗科为优势的亚热带阔叶林，中南部为思茅松林，其余广大地区皆为云南松林。在亚热带阔叶林区生长有许多珍贵树种，比较常见的有楠木、柚木、铁刀木等。

本省木材采伐工业主要分布在楚雄、邱北、双柏、永仁、师宗、元江等地。

六、畜牧业

云南山高坡大、交通不便、经济落后等因素和具有寒、温、热多种类型气候特点，长期以来形成了数量大、品种多、耐粗饲、适应性好、抗逆力强，各具特色的畜禽品种资源。据1995年省畜牧局组织调查，全省存在过172个地方良种或类群，有77个品种群体数量较原来有增加，3个品种数量不清，92个品种群体数量下降，其中有5个品种消失，有11个品种处于濒危中，25个品种数量大幅下降。云南省畜禽品种志入志的主要畜、禽品种共44个。

本省按各地区农牧业的相对重要性和经营方式，全省可分为牧区、农牧区、农区，其中牧区多分布在迪庆藏族自治州和金沙江两岸高山地带，少数分布在昭通、楚雄、德宏、大理等州的海拔为2500 m以上的山地，主要牲畜为黄牛、马、绵羊、牦牛等；农牧区大致分布于北纬25°以北、海拔2000 m以上的山地，主要牲畜为牛、马、骡、驴、羊、猪等；农区分布于北纬25°以南的广大地区和以北的低山、盆地、峡谷地带，主要牲畜为水牛、黄牛、猪、山羊等。本省供放牧的甘草草场多为零星分布，草质在本省北部较好，南部较差。

七、渔业

云南省境内江河纵横，湖泊星罗棋布，有大小河流600余条，具有丰富的渔业水域资源，全省有渔业水域面积达28.456万 hm^2。共有鱼类432种以上，占全国淡水鱼类种类总数的42%以上；栖息着29种国家一、二级重点保护水生野生动物。

渔业养殖水域以池坝塘及水库湖泊为主，其中湖泊水面10.84万 hm^2、水库水面3.97万 hm^2、池坝塘水面2.98万 hm^2。大多以一家一户分散经营为主，养殖水平较低，养殖水域面积较小，养殖种类集中在四大家鱼及鲫鱼等常规鱼类上。目前，有部分特种养殖户从事冷水性鱼类的人工养殖，例如虹鳟、金鳟、裂腹鱼等，取得了较好的经济效益，并且正在向规模化、专业化方向发展，但养殖生产的部分核心技术有待解决。随着罗非鱼产业化的推进，部分地区专业化罗非鱼养殖正在形成，育种、深加工及销售体系逐步建立。目前云南省土著鱼的特色养殖开发品种单一，产量小，养殖技术不全面，但市场蕴含量极大。

八、交通

云南省正加快构建现代综合交通运输体系，作为中国连接东南亚、南亚的国际大通道已具雏形。其铁路"八出省四出境"、公路"七出省四出境"和水运"两出省三出境"的交通格局正逐步形成。

（一）航空

截至 2012 年底，云南运营民用运输机场 12 个，其中有 1 个区域性枢纽机场（昆明长水国际机场）和 11 个支线机场（丽江、西双版纳、腾冲、大理、保山、芒市、香格里拉、普洱、昭通、临沧和文山），机场密度达每万平方公里 0.3 个，全省民用机场布局初具规模，机场等级、利用率等方面均在全国前列。全省开通航线 319 条，其中，国内航线 275 条，国际航线 38 条，地区航线 6 条。通航城市 118 个，其中国内城市 89 个、国际城市 26 个、地区城市 3 个。进入云南航空市场的国内外航空公司达到 37 家，其中国际及地区航空公司 15 家、基地航空公司 4 家。全省民航实现运输起降架次 27.65 万架次，旅客吞吐量 3192.11 万人次，货邮吞吐量 28.26 万吨。计划到 2015 年，将新建成民用机场 4 个，全省民用机场总数达 16 个，机场年旅客吞吐能力达 5500 万人次，昆明长水国际机场将建成面向南亚、东南亚和连接欧亚非的中国西南门户国际枢纽机场，形成以干带支、以支促干、干支结合的机场航线网络。

一级机场：昆明长水国际机场，开通前往曼谷、新加坡、吉隆坡、河内、胡志明市、仰光、清迈、万象、首尔、大阪、迪拜等地的国际航线，通往国内各大中城市的 100 余条航线，以及通往省内的 11 条航线。

二级机场：景洪西双版纳机场、丽江机场、大理机场、迪庆机场、芒市机场、保山机场、思茅机场、昭通机场、文山机场、临沧机场、腾冲驼峰机场、红河机场（尚未完工）、怒江机场（尚未完工）、泸沽湖机场（尚未完工）。

（二）铁路

100 多年前，云南有了第一条铁路——滇越铁路，这是当时中国的第一条国际铁路。云南省也是全国唯一一个准米轨并存的省份。虽然在中国近代史上较早拥有了铁路，但由于云南地形复杂、地质条件恶劣以及其他一些原因，新中国成立以来云南铁路发展缓慢，至 2010 年，云南境内铁路里程 2229 km，仅占全国铁路运营里程的 4% 左右。不过随着国家扩大内需、保增长政策的出台以及铁道部《中长期铁路网规划》的全面落实，云南铁路建设迎来黄金时期，至 2020 年，云南省铁路里程将达到 6000 km，"八入滇四出境"的铁路运输大通道将基本形成，构筑起云南铁路通江达海、连接周边的枢纽中心，云南将从原来全国路网的末梢地位战略性转变为面向东南亚、南亚，沟通太平洋和印度洋的国际大通道前沿，形成布局合理、功能完善、运力强大的铁路运输网络。

准轨铁路：成昆铁路（昆明—攀枝花—成都）、贵昆铁路（昆明—六盘水—贵阳）、南昆铁路（昆明—兴义—南宁）、内昆铁路（昆明—昭通—内江）、昆玉铁路（昆明—玉溪）、广大铁路（广通—楚雄—大理）、大丽铁路（大理—丽江）、玉蒙铁路（玉溪—建水—蒙自）。

在建及规划中的铁路：沪昆高速铁路（昆明—曲靖—贵阳—上海，全线设计最高时速 350 km/h，建设中）、云桂高速铁路（昆明—文山—百色—南宁，云南段设计最高时速 200 km/h，广西段设计最高时速 250 km/h，建设中）、大瑞铁路（大理—保山—瑞丽，建设中）、丽香铁路（丽江—香格里拉，建设中）、丽攀昭铁路（丽江—攀枝花—昭通，建设中）、蒙河铁路（蒙自—河口，建设中）、师开铁路（师宗—开远，建设中）、滇藏铁路（昆明—拉萨，规划中）、昆台高速铁路（昆明—台湾高雄，规划中）、渝昆高速铁路（昆明—重庆，规划中）。

窄轨铁路：昆河铁路（昆明—河口）、昆石铁路（昆明—石咀）、蒙宝线（蒙自—宝秀）、鸡个线（鸡街—个旧）、草官线（草坝—官家山）。

（三）公路

截至 2012 年底，云南省公路总里程达 21.94 万 km。其中，高速公路里程达 2943 km，二级公路总里程达 10 136 km，农村公路总里程达 18.14 万 km；全省 94% 的乡镇通畅，98% 的行政村通达，36% 的行政村通畅。2012 年全省公路货物周转量 702.51 亿吨公里，公路旅客周转量 470.20 亿人公里。云南省正抓住国家加大国道主干线改造和西部大开发省际通道建设力度的机遇，加速推进以昆明为中心、辐射全国及周边诸国的"七出省"、"四出境"高速公路网建设。"七出省"即昆明至攀枝花（四川通道）、昆明至水富（四川、重庆通道）、昆明至宣威普立（贵州通道）、昆明至富源胜境关（贵州通道）、昆明至罗平（贵州广西通道）、昆明至罗村口（广西、广东通道）、昆明至德钦隔界河（西藏通道）。"四出境"即中越（昆明至河内）、中老泰（昆明至曼谷）、中缅（昆明至瑞丽至皎漂）及经缅甸至南亚（昆明至密支那至雷多）的公路通道。

（四）水运

云南主要有金沙江、澜沧江、红河、南盘江和怒江等 5 条干流及其支流 63 条，长 14 200 km，其中可开发利用的航道有 8000 多 km。云南正加快构建"北进长江，东入珠江，连接长三角、珠三角；南下湄公河、红河，西进伊洛瓦底江，沟通太平洋、印度洋"的水路交通运输体系，同时全面推进水陆交通运输科学发展。

2012 年，全省内河航运通航里程 3174 km，水运货物运输中转量 8.71 亿吨，水运旅客运输周转量 2.02 亿人公里。主要有澜沧江的景洪港、思茅港、金沙江的水富港、绥江港和昆明港、大理港等，港口综合通过能力 439 万吨、842 万人次。目前，由中老缅泰 4 国共同开展的澜沧江—湄公河国际航线已经开通到泰国清盛，2 条出省的水路金沙江—

长江黄金水道和右江—珠江水运通道也将贯通。预计到 2015 年，云南省航道里程将增加 30% 以上，达到 4000 km，其中，四级航道 960 km，五级航道 240 km；建成生产性泊位 220 个；运输船舶平均吨位比 2010 年提高 50%，运输船舶标准化率提升至 30% 以上，其中，金沙江—长江、右江、澜沧江船型标准化率达到 50% 以上。

贵州地区经济地理

一、行政区划

全省共有 9 个地级行政区划单位（其中：6 个地级市、3 个自治州），88 个县级行政区划单位（其中：13 个市辖区、7 个县级市、56 个县、11 个自治县、1 个特区）（表 2-3）。

表 2-3　贵州省行政区划概览

区划	车牌	面积（km²）	人口（万）	区号	邮编	下辖地区
贵阳市	贵 A	8034	432.46	0851	550000	云岩区、南明区、观山湖区、花溪区、乌当区、白云区、清镇市、修文县、息烽县、开阳县
六盘水市	贵 B	9914	285.12	0858	553000	钟山区、六枝特区、水城县、盘县
遵义市	贵 C	30 763	612.70	0852	563000	汇川区、红花岗区、正安县、桐梓县、遵义县、凤冈县、余庆县、湄潭县、绥阳县、习水县、道真仡佬族苗族自治县、务川仡佬族苗族自治县、赤水市、仁怀市
铜仁市	贵 D	18 003	309.24	0856	554300	碧江区、万山区、德江县、石阡县、思南县、江口县、松桃苗族自治县 印江土家族苗族自治县、沿河土家族自治县、玉屏侗族自治县
黔西南布依族苗族州	贵 E	16 805	280.59	0859	562400	兴义市、兴仁县、安龙县、普安县、晴隆县、贞丰县、册亨县、望谟县
毕节市	贵 F	26 852	653.64	0857	551700	七星关区、黔西县、大方县、金沙县、纳雍县、赫章县、威宁彝族回族苗族自治县、织金县
安顺市	贵 G	9267	229.74	0853	561000	西秀区、黄果树区、普定县、平坝县、关岭布依族苗族自治县、镇宁布依族苗族自治县、紫云苗族布依族自治县

续表

区划	车牌	面积 （km²）	人口 （万）	区号	邮编	下辖地区
黔东南苗族 侗族州	贵H	30 339	348.06	0855	556000	凯里市、天柱县、榕江县、施秉县、麻江县、锦屏县、台江县、剑河县、三穗县、黄平县、从江县、岑巩县、丹寨县、镇远县、黎平县、雷山县
黔南布依族 苗族州	贵J	26 195	323.12	0854	558000	都匀市、独山县、荔波县、贵定县、瓮安县、惠水县、长顺县、平塘县、罗甸县、三都水族自治县、福泉市

二、居民

（一）人口

根据《贵州省 2010 年第六次人口普查主要数据公报》，贵州省常住人口为 3474.6468 万人。其中，男性人口为 17 951 451 人，占 51.66%；女性人口为 16 795 017 人，占 48.34%。总人口性别比（以女性为 100，男性对女性的比例）为 106.89；0～14 岁人口为 8 764 581 人，占 25.22%；15～64 岁人口为 23 004 671 人，占 66.21%；65 岁及以上人口为 2 977 216 人，占 8.57%；汉族人口为 22 198 485 人，占 63.89%；各少数民族人口为 12 547 983 人，占 36.11%；具有大学（指大专以上）文化程度的人口为 1 838 781 人；具有高中（含中专）文化程度的人口为 2 530 196 人；具有初中文化程度的人口为 10 350 718 人；具有小学文化程度的人口为 13 680 651 人（以上各种受教育程度的人包括各类学校的毕业生、肄业生和在校生）；居住在城镇的人口为 11 747 780 人，占 33.81%；居住在乡村的人口为 22 998 688 人，占 66.19%。

2011 年抽样调查显示，全省 9 个市（州）中，贵阳市常住人口 439 万人，占全省人口总数的 12.65%；六盘水市 285 万人，占 8.22%；遵义市 610 万人，占 17.58%；安顺市 228 万人，占 6.57%；铜仁市 308 万人，占 8.88%；黔西南州 280 万人，占 8.07%；毕节市 652 万人，占 18.8%；黔东南州 346 万人，占 9.97%；黔南州 321 万人，占 9.25%。

（二）民族

贵州是中国多民族聚居的省份。全省共有民族成分 56 个，各民族在省内 88 个县（市、区、特区）均有分布。全省民族构成仍以汉族为主体，共分布有 55 种少数民族，其中世居民族有汉族、苗族、布依族、侗族、土家族、彝族、亿佬族、水族、回族、白族、瑶族、壮族、畲族、毛南族、满族、蒙古族、仫佬族、羌族等 18 个民族。贵州省常住人口中，少数民族人口为 12 547 983 人，占全省总人口的 36.11%，其中人口最多的少数民族依次为苗族（397 万人）、布依族（251 万人）、土家族（144 万人）、侗族（143 万人）、彝族（83 万人）（2010 年）。

三、农业

全省土地资源以山地、丘陵为主，平坝地较少。山地面积为 108 740 km²，占全省土地总面积的 61.7%；丘陵面积为 54 197 km²，占全省土地总面积的 31.1%；山间平坝区面积为 13 230 km²，仅占全省土地总面积的 7.5%。这种地理特点使得可用于农业开发的土地资源不多，特别是近年来，由于人口增多，非农业用地增多，耕地面积不断缩小。2002 年底，全省实有耕地面积 176.94 万 hm²，比上年减少 6.29 万 hm²，人均耕地面积不到 0.05 hm²，远低于全国平均水平。土层较厚、肥力较高、水利条件好的耕地所占比重低。耕垦率最高的是贵阳、遵义、安顺等平坝地区，达 50% ~ 60%；最低的是东南部和北部山区，不到 10%。全部耕地中水田占 44.7%，以东南部都柳江、清江流域比重最高，达 70% ~ 80%；北部乌江、赤水河流域水田占耕地 40% ~ 70% 不等；西部山区仅 6%；其余中部及西部地区一般在 30% ~ 50% 之间。耕作制度一般以一年一熟至两熟制为主（两熟制占耕地面积的 50% 以上）。一熟制水田为一年一稻，旱地一年种一次杂粮（大部分是玉米），冬季休闲。一熟制旱地分布在海拔 1500 m 以上、坡度较陡的土壤瘠薄地区，以西南部、南部、东南部及北部山区较多。两熟制耕地分布在贵阳、安顺、遵义、铜仁为中心的地区，水田以种稻谷为主，然后种植小麦、油菜、蚕豆。赤水河流域及西部谷地少数水田采行早、晚稻两熟。旱地两熟制有玉米、甘薯，其次是小麦、大麦、油菜、豌豆或棉花、烤烟。

本省森林面积为 7 033 936 hm²，活立木总蓄积 310 010 350 m³，其中杉、松各占 30% 多，余为柏、栎、枫香、白杨等。主要林区有四个：①清水江与都柳江林区，蓄积量最大，以杉为主；②楚净山林区，位于沅江支流麻阳江、酉水与乌江中游的分水地带，低层为针叶树，山腰为阔叶树，再上为灌木丛；③红水河林区，包括南北盘江流域，以云南松为主；④赤水河林区，面积最小，以杉为主，马尾松次之。

贵州林产品非常丰富，比较重要的为生漆、桐油、茶油、柏油。此外，还有五倍子、银耳等。

本省牲畜头数较少，西部山区有较广阔的牧地，饲养较盛的威宁和北部绥阳，牧业只占乡村经济收益的 25% ~ 30%。大牲畜头数约当小牲畜的半数，大牲畜中黄牛占 70% 左右，水牛占 25%，余为马和少量的骡、驴。小牲畜中猪的比重最大。2008 年全省肉类总产量 161.46 万吨，同比增长 7.2%；禽蛋产量 10.82 万吨，同比增长 5%；牛奶产量 4.3 万吨，同比增长 6%；畜牧业增加值为 33.7 亿元，占农业增加值的比重为 33.74%，提高了 1.1 个百分点。年末生猪存栏 1580 多万头，同比增长 2.5%；牛存栏 520 多万头，同比增长 2%；羊存栏 230 多万只，同比增长 4%；禽存栏 6300 多万羽，同比增长 5%；生猪出栏 1500 多万头，同比增长 8%；牛出栏 84.3 万头，同比增长 12%；羊出栏 170 多万只，同比增长 10%；禽出栏 7500 万羽，同比增长 9%。

四、工业

2005 年，能源工业成为全省第一支柱产业，改变了长期以来支柱产业一直锁定在单一的烟酒工业上的状况。1979 年底，全省电力装机总容量达到 143 万千瓦，是新中国成立时的 472 倍；2008 年年底全省装机容量达到 2270 万千瓦，是 1979 年的 16 倍，全年煤炭、电力行业累计完成工业增加值 358 亿元，占全省规模以上工业完成增加值的 34%。铝、磷等优势原材料工业进一步壮大，逐步成长为新兴支柱产业，2008 年，全省冶金、有色、化工行业累计完成工业增加值 271 亿元，占全省规模以上工业完成增加值的 26%。以茅台酒、"黄果树"等名优品牌为代表的烟酒支柱产业进一步巩固和提高，2008 年轻工业特别是白酒工业保持较快增长，茅台集团销售收入突破百亿元，茅台酒产量突破 2 万吨，全年轻工业累计完成增加值 302 亿元，同比增长 14%，其中白酒、特色食品、烟草规模以上工业保持两位数的增长，累计增速分别达到 28.4%、12.9%、12.5%，全省规模以上白酒工业企业实现利税 90 亿元、增长 48.5%，卷烟工业实现利税 107.4 亿元、增长 17.2%。民族制药行业围绕贵州特有的优质中药材资源，以神奇、益佰为代表的一批制药骨干企业已发展成为国内同行业的优秀企业，2008 年全省民族制药规模以上工业完成增加值 43.36 亿元、增长 9.8%，利税 14.98 亿元、增长 8.4%。食品工业立足特色资源和特有工艺，涌现出"老干妈"辣椒系列制品、"康星"食用植物油等一批名牌产品，2008 年全省特色食品加工规模以上工业完成增加值 28.87 亿元、增长 12.9%，利税 10.23 亿元、增长 34.2%。装备制造业及电子信息产品制造业发展加快，片式电感、继电器、采棉机、节能采油机等多项产品处于国内领先水平，贵阳、遵义、安顺三大装备制造业集中地初步形成，生产基地主要以航空、航天、电子三大军工企业以及詹阳、险峰、普天、东方机床等一批大中型国有企业为支撑，国有企业产品销售收入占总数的 85% 以上，2008 年全省装备制造业规模以上工业完成增加值 71.88 亿元、增长 14.1%，利税 18.77 亿元、增长 26.6%。

五、交通运输业

贵阳龙洞堡国际机场在 1997 年建成通航，2013 年旅客吞吐量将突破 1000 万人次，目前贵阳机场航线共计81条，其中国内始发航线60条，经停航线15条，地区航线2条，国际航线4条。铜仁凤凰机场、黎平机场、黄果树机场、兴义机场、遵义新舟机场、毕节飞雄机场相继建成。与贵阳机场大规模扩建相呼应的是，贵州多个支线机场已建成或正在建设，还有的即将开工或正在选址。"十二五"期间，贵州将形成一个干线机场和13个支线机场的"一干十三支"的局面。

省会贵阳是中国西南铁路枢纽，以贵阳为中心，黔桂铁路、川黔铁路、贵昆铁路、湘黔铁路四条铁路干线贯穿贵州，营运里程达1468 km。贵昆、川黔、湘黔铁路已实现了电气化改造，电力牵引营运里程达1138 km，货运量比以前增加一倍。南昆铁路（贵州省境内227 km）已建成通车；我国东西向的大能力通道水城至株洲电气化复线（贵州省境内596 km）已建成通车；地方与中央合资兴建的水城至柏果铁路、黄桶至织金铁路也将陆续开通。这些铁路建成后，贵州作为西南入海的主要通道及交通枢纽的地位得到进一步提高，不仅对贵州，而且对四川、云南的经济发展都将起到重要的作用。2005年铁路完成货物周转量469.89亿吨公里，比上年增长2.1%；完成旅客周转量138.98亿人公里，比上年增长14.1%。贵广高速铁路于2008年10月13日开工建设，建成后贵阳至广州的铁路客运时间将由20 h缩减至4 h左右。2010年3月26日，沪昆客运专线长沙—贵阳—昆明段开工建设，铁路设计时速350 km/h，届时，从贵阳到上海将由目前的27 h压缩至6 h左右。渝黔高速铁路、成贵客运专线均获国家发改委立项，即将开工建设。此外，规划中的昆台高速铁路、贵阳—六盘水—攀枝花城际铁路、郑州—黔江—贵阳—兴义—河口铁路、都匀—金城江—南宁快速铁路都将经过贵州，届时贵州的交通瓶颈将被彻底打破，贵州的经济将更上一个台阶，同时贵阳也将跃升为国家级的交通枢纽。

贵州基本形成以贵阳为中心、沟通贵州各市县的公路网。西南第一条高等级公路——贵阳至黄果树公路已建成通车，并有贵阳至遵义、贵阳至广西新寨的高等级公路。2005年崇遵高速（遵义—重庆）开通。2011年厦蓉高速贵州段全线开通。2011年末公路通车里程15.64万km，其中高速公路23 km，比上年增长34.2%。按照贵州"678"高速公路网规划，到"十二五"末，贵州将建成4500 km以上，实现"县县通高速"的目标。

贵州省内河航道里程33 604 km，航运量315万吨。2005年，水路完成货物周转量8.09亿吨公里，比上年增长36.09%；完成旅客周转量1.78亿人公里，比上年增长14.8%。

四川重庆地区经济地理

一、行政区划

四川省共辖21个市（州），其中18个地级市：成都（行政级别为副省级）、广元、绵阳、德阳、南充、广安、遂宁、内江、乐山、自贡、泸州、宜宾、攀枝花、巴中、达州、资阳、眉山、雅安；3 个自治州：阿坝藏族羌族自治州、甘孜藏族自治州、凉山彝族自治州；共 44 个市辖区、14 个县级市、119 个县和 4 个自治县；1821 个镇、2488 个乡、98 个民族乡和 253 个街道。

重庆市共辖 38 个区（县、自治县），其中 19 个区：渝中区、大渡口区、江北区、南岸区、北碚区、渝北区、巴南区、长寿区、沙坪坝区、万州区、涪陵区、黔江区、永川区、合川区、江津区、九龙坡区、南川区、綦江区、大足区；15 个县：潼南县、荣昌县、璧山县、铜梁县、梁平县、开县、忠县、城口县、垫江县、武隆县、丰都县、奉节县、云阳县、巫溪县、巫山县；4 个自治县：石柱土家族自治县、秀山土家族苗族自治县、酉阳土家族苗族自治县、彭水苗族土家族自治县。

二、居民

四川省根据 2010 年第六次全国人口普查，常住人口为 80 418 200 人。男性人口为 40 830 945 人，占 50.77%；女性人口为 39 587 255 人，占 49.23%。总人口性别男女比（以女性为 100）为 103.14；汉族人口为 75 510 249 人，占 93.90%。四川有超过 1300 万城乡剩余劳动力常年外出务工，是全国最大的劳务输出省份之一。在重庆市未升格为直辖市以前，四川曾是中国第一人口大省，由于人口基数庞大，人口增长的绝对数亦庞大。20 世纪 80 年代中国开始实行计划生育政策，四川省的人口增速虽然较以前放缓，但引发的人口问题亦显现出来，如老龄化。另外由于家庭生育受政策约束，特别是许多农村家庭有"重男轻女"的思想意识，时有遗弃女婴现象，导致新生人口的性别比例失调。2011 年末，全省常住人口 8050 万人，比上年末增加 8 万人。其中，城镇人口 3367 万人，乡村人口 4683 万人，城镇化率 41.83%，比上年提高 1.65 个百分点。全年出生人口 78.88 万人，人口出生率 9.79‰，比上年上升 0.86 个千分点；死亡人口 54.87 万人，人口死亡率 6.81‰；人口自然增长率 2.98‰。四川省是一个多民族的大省，少数民族人口 4 907 951 人，约占 6.10%。拥有全部 56 个民族，汉族占绝大多数，其中世居的民族按在省内人口的多少依次为汉族、彝族、藏族、羌族、苗族、回族、蒙古族、土家族、傈僳族、满族、纳西族、布依族、白族、壮族、傣族。

重庆全市总人口 3303.45 万人，以汉族为主体，此外有土家族、苗族、回族、满族、彝族、壮族、布依族、蒙古族、藏族、白族、侗族、维吾尔族、朝鲜族、哈尼族、傣族、傈僳族、佤族、拉祜族、水族、纳西族、羌族、仡佬族等 55 个少数民族。少数民族人口总数为 193 万人，占全市人口的 5.8%，其中土家族人口最多，有 139.8 万人，其次是苗族约 48 万人，主要分布在黔江开发区的 5 个民族自治县和涪陵地区。域内各少数民族仍保留着自己的传统习俗。土家族有摆手舞、赶年、唱傩戏、花灯。苗族有赶秋节、踩山节，此外还有羊马节、火星节、哭嫁、跳丧等民族习俗和活动。土家吊脚楼和苗族刺绣、蜡染独具特色。多姿多彩的民俗风情已成为重庆重要的旅游资源。重庆市的外来、外出人口流动数量大。重庆主城区内外地来渝工作获得暂住证的人口在 2009 年达到 524 万，是一个实际已经容纳了 900 万外来流动人口的特大型人口净流入城市，其外来务工人员数量占重庆主城区实际居住人口的一半，仅次于上海、北京和深圳，是全国第四大流动人口居留城市，其自身即存在外来务工人员问题；而另一方面重庆市郊县农村居民如原涪陵、万州和其原所辖县等地区离开居住地外出务工人口却有 437 万。

三、农业

四川省和重庆市全境东部盆地以农为主，西部高原以牧为主。

2009 年统计，四川省和重庆市各耕地总面积各为 3976.09 千 hm^2 和 2237.60 千 hm^2，水田、旱地约各半，每人平均 0.80 ～ 1.15 亩。

四川农业经济数量大，所占比重高，属于农业大省，农业经济比较发达，其中粮食、油料、蔬菜及生猪供应在国内有重大影响。在三次产业结构中，四川第一产业增加值占 GDP 的比重高达 19.9%，这一数值仅低于海南省。说明四川农业发达，第二、第三产业都有待加速发展。特别是第二产业增加值比重低于全国平均达 6 个百分点，说明加快发展工业是四川经济的要务。按 2006 年统计的数据，在中国前 100 个粮食和肉类生产大县中，四川分别有 7 个和 16 个。四川虽然农业发达，粮食种植面积和粮食总产量都居全国前五位，但从粮食总产和粮食种植面积的比值（即单产）来看，仅居全国中下水平（全国最高为上海、新疆、江苏，最低为山西、浙江、甘肃）。说明四川农业投入不足，也可通过退耕一部分低产土地还草还林，减轻生态环境压力。四川的农产品除粮食、油料、水果和鲜花之外，茶叶、蚕茧、烟草、白蜡、桐油、苎麻、花椒、核桃、竹笋、荞麦、板栗、魔芋、橄榄油、食用菌等农林土产在全国也有很高的知名度和市场占有率。

重庆农业资源丰富，生长着 6000 多种的各类植物，其中药用植物比较突出，是全国重要的中药材产地之一。人工栽培的植物有 560 多种，主要是水稻、玉米、小麦、红薯四大类，尤以水稻居首，经济作物上有油菜、花生、油桐、乌桕、茶叶、蚕桑、黄红麻、烤烟等，果树主要是柑橘、梨、李、桃、枇杷、龙眼，石柱土家族自治县被称为"黄连之乡"，涪陵区被称为"榨菜之乡"。除了种植业，重庆的畜牧业、渔业、农林牧渔服务业皆有所发展。

四、畜牧业

"十一五"期间，四川省积极推行草原承包经营、基本草原保护、草畜平衡和禁牧休牧轮牧等基本制度，深入推进退牧还草、鼠虫害防治、草原防火体系等重大工程建设，草原保护建设成效显著。五年来，在川西北牧区 33 个县实施退牧还草 5820 万亩、天然草原保护与建设 98 万亩、灭鼠治虫 5739 万亩次、牧区优良牧草种植推广示范 56.5 万亩、牧草种子基地 20 万亩和省级"人草畜"三配套升级深化 1.2 万户。全省累计围栏改良草地 5900 万亩、人工种草 5846 万亩、飞播种草 11.29 万亩，牧区草地植被覆盖度有较大提高，生态环境明显改善。2010 年，全省肉、蛋、奶产量分别比 2005 年增长 26.7%、37.6% 和 27.1%，年均增速达 5.3%、7.5% 和 5.4%，分别占全国总产量的 9.0%、6.0% 和 2.5%。实施以生猪为重点的畜牧业综合生产能力提升工程，建设国家优质商品猪战略保障基地，2008 ～ 2010 年新增出栏优质生猪 1030 万头。生猪、水禽、兔、蜂群生产继续保持全国第一大省地位。全省畜牧业总产值达 1705 亿元，比 2005 年增长 38.5%。农民人均畜牧业现金收入达 1261 元，占农民人均家庭经营现金收入的 46.0%。畜牧业成为农业农村经济的重要支柱产业和农民增收的重要来源。

"十一五"期间，重庆畜牧业生产平稳较快发展，主要畜产品产量全面增长。2010 年，全市肉类总产量达 192.50 万吨，比 2006 年增加 41.00 万吨，增长 27.1%，年均递增 6.2%；禽蛋达到 37.22 万吨，比 2006 年增长 22.8%，年均递增 5.3%。2010 年，全市出栏肥猪 2010.51 万头，比 2006 年增加 277.81 万头，增长 16.0%，年均递增 3.8%；猪肉产量达到 147.55 万吨，比 2006 年增长 18.2%，年均递增 4.3%。全市 2010 年年末生猪存栏 1557.87 万头，比 2006 年年末增加 180.47 万头，增长 13.1%，年均递增 3.1%。2010 年，全市出栏牛 49.12 万头，比 2006 年增长 41.1%，年均递增 9.0%；年末存栏牛 128.08 万头，比 2006 年增长 36.3%，年均递增 8.0%。出栏羊 191.33 万只，比 2006 年增长 50.3%，年均递增 10.7%；年末存栏羊 168.41 万只，比 2006 年增长 38.2%，年均递增 8.4%。出栏家禽 19 674.24 万只，比 2006 年增长 59.6%，年均递增 12.4%；年末存栏家禽 10 883.57 万只，比 2006 年增长 32.4%，年均递增 7.3%。牛、羊、禽肉产量分别达到 6.27 万吨、2.45 万吨、30.97 万吨，比 2006 年增长 60.8%、63.3%、65.6%，年均递增 12.6%、13.0%、13.4%。

五、林业

四川林区为我国四大林区之一，森林面积 2.2 亿亩，居全国第 4 位。现有活立木积 16.73 亿 m³，居全国第 2 位，森林覆盖率 31.3%。全省森林资源分布不均，资源富集量按川西高山高原区、川西南山区、盆周山区、盆中丘陵区和川西平原区依次递减。全省森林面积中，天然林约占 2/3，主要分布在川西高原及川西南山地；人工林约占 1/3，主要分布在盆周山区及盆地中部。新中国成立 50 多年来，四川林业大体经历了四个发展阶段。一是从新中国成立初期到 20 世纪 70 年代末，为单纯木材采伐时期。全省先后建立了一批森林采伐企业，为国家生产商品材 1.2 亿 m³，上缴税利 20 多亿元，为恢复国民经济、支援"大三线"建设、繁荣民族地区经济作出了重要贡献，但也使森林资源急剧减少。二是从 70 年代末到 1997 年，为采伐与造林并进时期。建设速生丰产林基地，实施长江中上游防护林工程，通过飞播、对外引资等方式大力营造人工林；压缩森工企业木材产量，保存人工林面积达 4200 万亩。三是 1998 ~ 2006 年，为全面建设生态时期。1998 年，四川在全国率先实施天然林资源保护工程，变砍树人为种树人、护林人。1999 年又在全国率先实施退耕还林工程。2000 年，省委、省政府提出建设"长江上游生态屏障"，大力实施生态建设重点工程。四是 2007 年以后，为生态与产业协调发展时期。经过近 10 年的休养生息，四川生态逐渐好转，森林资源不断增加，为发展新型林业产业、促进林区经济社会发展奠定了基础。2007 年 9 月，省政府召开林业产业大会，出台关于《加快林业产业发展的意见》，提出了"建设林业经济强省"的目标。省林业厅恢复成立了产业处，开启了生态建设和产业发展互利共赢新时期。

重庆市森林资源丰富，林业用地面积 365.8 万 hm²，占土地面积的 44.39%，其中森林面积 223.7 万 hm²，占林业用地面积的 61.15%，疏林地 5.3 万 hm²，占林业用地的 1.45%；灌木林地 86 万 hm²，占林业用地的 23.51%；无立木林地 9 万 hm²，占林业用地的 2.46%；宜林荒地 41.6 万 hm²，占林业用地的 11.4%；苗圃地 0.16 万 hm²，占林业用地的 0.03%。森林覆盖率 27.15%，林木绿化率 30.48%。活立木总蓄积为 1.20 亿 m³，林分蓄积为 1.12 亿 m³，占活立木总蓄积的 93.12%；疏林地 47.10 万 m³、散生木 117.60 万 m³、四旁树 660.70 万 m³，分别占活立木总蓄积的 0.39%、0.98%、5.51%。重庆市森林资源分布相对集中在三峡库区生态经济区。其中，北部—东南部的城口县、巫溪县、奉节、云阳、石柱县、酉阳县、彭水等 7 个县森林资源分布较多，森林面积为 89.10 万 hm²，占全市森林面积的 39.80%。按经济区域分，都市经济发达区（9 区）森林资源最少，只有 11.50 万 hm²，占全市森林面积的 5.10%；渝西经济走廊（12 区县）森林面积 41.30 万 hm²，占全市森林面积的 18.48%；三峡库区生态经济区（19 区县）森林面积 170.90 万 hm²，占全市森林面积的 76.41%。

六、工业

四川在国内最具有比较优势的产业有白酒饮料业、装备制造业、水电和天然气，其他发展得比较好的有化肥工业、电子信息业、中药材、软件业、航空航天制造业。四川最大的十家公司绝大多数为国有企业，而且央企居多，如四川电力公司、攀钢、中国石油四川销售公司、东方电气集团等。新希望集团是全省最大的民营企业，2008年销售收入超过了400亿元。到2008年12月，四川省有73家公司在国内外证券交易所上市。市值最大的上市公司是五粮液（SHE：000858）。四川的大型企业主要有攀钢集团、成都铁路局、新希望集团、四川长虹电子集团、宜宾五粮液集团、宏达集团、通威集团、华西集团、川威集团、成都建工集团、中国东方电气集团等。

四川石油和煤炭的储量和产量都不算大，但天然气的储藏和开发量则居国内前列。由于四川水电可开发量位于全国第一，是少数水电比重超过火电的省份。预计在2020年前，四川有长江干流及雅砻江梯级开发等多座大型水电站建成，四川将成为全国最大的电力输出基地。四川也是全国三大电力设备生产基地之一，目前在水、火、核、风发电设备的生产领域均有较高的市场占有率。同时，四川也是国内太阳能硅基半导体电池发电原材料多晶硅、单晶硅、非晶硅最大的生产基地之一，其中四川新光硅业公司拥有国内第一条年产千吨级多晶硅生产线。除新光外，还有四川永祥、乐电天威硅业、东汽硅材料、川投硅业等太阳能发电硅材料生产商。

四川省矿产资源丰富且种类比较齐全，能源，黑色、有色、稀有、贵金属，化工，建材等矿产均有分布。已发现各种金属、非金属矿产132种，占全国总数的70%；已探明一定储量的有94种，占全国总数的60%，分布在全省大部分地区。有32种矿产保有储量居全国前5位，其中钛矿、钒矿、硫铁矿等7种矿产居全国第1位。钒、钛具有世界意义，钛储量占世界总储量的82%，钒储量占世界总储量的1/3；天然气、锂矿、芒硝等11种矿产居全国第2位；铂族金属、铁矿等5种居全国第3位；炼镁用白云岩、轻稀土矿等8种矿产居全国第4位；磷矿居全国第5位。

重庆是中国内陆地区工业最为发达的地区之一。重庆自从《马关条约》签订后开始发展现代工业，是中国中西部地区最早兴起近现代工业的城市。重庆的工业目前主要以重工业为主，是全国三大重工业中心之一，轻工业主要是从90年代才开始高速发展。

重庆的工业得益于30年代、60年代从上海和武汉内迁的大量企业。重庆重工业的结构主要以船舶、冶金、汽车与军工、精密仪器为主。长安汽车股份有限公司为重庆市最大的中央管辖工业企业。重庆自主品牌的重工业企业市值超过100亿的还有大江工业（集团）有限责任公司、建设工业（集团）有限责任公司、铁马工业（集团）有限责任公司、中国嘉陵工业集团、长江电工（集团）有限公司、力帆控股集团有限责任公司、隆鑫集团有限责任公司、宗申集团有限责任公司、长江电工股份有限公司、望江造船股份有限公司、渝安汽车集团有限责任公司等。

重庆自由品牌的轻工业发展较缓慢，从20世纪90年代起开始起步，一度形势良好，当时曾出现了轻工业"五朵金花"（兆峰陶瓷、冷酸灵牙膏、重庆啤酒、奥妮洗发水、北盛玻璃器具），但由于体制或资金等多方面的原因，目前仅冷酸灵牙膏尚保持较好的发展势头。目前主要以医药、医疗产品、广告产品、电子工业、复合材料、食品工业为主，其中制药是重庆轻工业的支柱，西南药业股份有限公司是重庆主城区数十家上市公司中唯一一家轻工业企业。除此之外，民营企业中美心集团控股有限公司、药友制药有限责任公司是创收超百亿的公司。而国内企业中，超过70%的特大型股份制企业的前身均是三线建设时期内迁的大型工厂。

重庆的外资企业主要是汽车工业和电子工业为主。从1985年初引进第一家外商投资企业——重庆与五十铃合资组建的庆铃汽车公司，到2008年年底，重庆外资企业已累计批准4500多家，截至2009年12月31日，入驻重庆的世界500强企业达到154家，其中境外企业125家。其中较早进入的独资企业有诺基亚、爱立信等。合资企业诸如长安福特、马自达、嘉陵本田、建设雅马哈等则有数百家之多。

2009年8月4日，惠普笔记本电脑出口制造基地及其亚太结算中心、富士康产业基地等重大项目在重庆落户，两个项目建成投产后，将年产2000万台外销笔记本电脑，加之还有电子业代工巨头广达电脑、仁宝电脑、英业达、奇美电子将先后入驻重庆，将形成超2000亿元的庞大产业链集群。2012年，落户重庆的世界500强企业达到225家（位居中西部第一）。预计到2012年，以电脑为主的电子工业将取代汽车摩托车产业成为重庆第一支柱产业。

作为重庆恢复直辖时并入重庆的原四川省涪陵、万县、黔江州三个地级市所称为的新重庆地区工业基础较为薄弱，这部分地区占重庆市总面积的72%，然而工业产值仅占重庆全市的9.5%。最大的企业和仅有的两个上市公司为位于涪陵区的涪陵太极集团和乌江集团。作为新重庆地区的重要建设方向之一，工业企业由重庆主城区向这些地区外迁是必经之路。

七、交通

（一）公路

至2012年年底，四川公路通车总里程为293 499.441 km，居全国前列，但相对于本省辽阔的地域仍显滞后。其中二级以上公路总里程21 101.439 km，高速公路通车总里程4334.173 km。目前建成的高速公路有成渝高速公路、成绵高速公路、绵广高速公路、成南高速公路、成乐高速公路、成雅高速公路、成灌高速公路、成温邛高速公路、成彭高速公路、成都绕城高速公路、都汶高速公路、内宜高速公路、宜水高速公路、隆纳高速公路、遂渝高速公路、南渝高速公路、南广邻高速公路、达渝高速公路、泸黄攀高速公路、雅西高速公路、绵遂高速公路、成绵高速公路复线等。正在建设或拟建的高速公路有广陕高速公路、达陕高速公路、乐宜高速公路、乐自高速公路、乐雅高速公路、内遂高速公路、泸渝高速公路、成自泸高速公路、成南巴高速公路、成安渝高速公路、邛名高速公路和环成都经济区高速公路等，在建里程超过 1200 km。

经过重庆的国道有五条，重庆是中国西南地区的公路交通枢纽之一。重庆公路"零公里"点标志在渝中区的朝天门。到了 2008 年年末重庆建成高速公路 1000 多 km。重庆拥有围绕主城区的一条内环线高速公路，一条环绕主城区的绕城高速公路，另外，包含更大范围的三环高速正在建设中；同时，重庆有 10 条通向区县及周边各省的高速公路，重庆亦是全国 4 个拥有两环以上绕城高速公路的城市之一，高速公路密度为西部各省级行政单位之首。因重庆山岳较多，几乎每百公里高速公路就约有 60% 属于隧道路段，因此高速公路修建难度较大。

（二）铁路

四川铁路总营运里程数为 3009 km（2006 年年底的数据），总长在国内居前列，但密度很低。境内有宝成、成渝、成昆、内昆、达成、遂渝铁路等铁路干线。成都铁路局管辖四川、贵州、重庆两省一市的国有铁路和合资铁路。四川正拟建成绵乐城际铁路客运专线、成渝铁路客运专线、成兰铁路、兰渝铁路、成贵铁路、川青铁路、川藏铁路、西成铁路客运专线、成都—西宁—张掖铁路、成昆铁路复线等。

目前重庆市境内拥有成渝铁路、川黔铁路、襄渝铁路、渝怀铁路、遂渝铁路五条电气化铁路干线，达万利铁路、三万南铁路两条支线铁路。在建有兰渝铁路、渝利铁路、遂渝二线、渝怀二线渝涪段、成渝客运专线、南涪铁路、渝万客运专线、渝黔铁路。

目前，重庆市主城区内有特等站重庆站（菜园坝站）及一等站重庆北站（龙头寺站）各一座。重庆最大客运站新重庆西站正在建设中。重庆郊区县还有数十个二等及以下客运站，其中最大的为二等客运涪陵站、黔江站和万州站。

货运站重庆铁路集装箱中心站是中国第三个建成投入运营的集装箱中心站。重庆铁路集装箱中心站的投入运营标志着重庆从此拥有国家级铁路物流基地。与此同时，位于沙坪坝区的重庆东站和九龙坡区的重庆南站停止集装箱货运功能。重庆还是渝新欧铁路的起点，最近几年，中国大陆到欧洲的部分货物通过重庆中转至欧洲或从欧洲通过重庆中转至中国大陆其他城市。重庆已经成为特色鲜明的内陆对外转运桥头堡。

（三）航空

四川拥有成都（6）、黄龙（46）、西昌（71）、绵阳（66）、攀枝花（109）、宜宾（83）、泸州（91）、达州（107）、南充（119）、康定（160）、广元（144）11 个有定期航班通航的民用机场（括号内数字为 2010 年度机场旅客吞吐量在国内机场的排名）。稻城亚丁机场以及宜宾川南机场正拟开工建设；乐山机场、马尔康机场已列入规划建设。2009 年，成都双流机场启用第二跑道。成都也成为了中国大陆北京、上海、广州之后第四个拥有双跑道机场的航空枢纽。2012 年，第二航站楼将完成建设，同时完成双流机场第三跑道的规划和成都第二机场的选址。目前，有中国国航西南分公司、四川航空公司和成都航空公司三家航空公司总部设在四川成都，双流机场也是这三家公司的基地机场。

重庆全市现有三座民用机场，分别是重庆江北国际机场、重庆万州五桥机场、重庆黔江舟白机场，另规划有重庆巫山神女峰机场和重庆武隆机场。

建于重庆主城区两江新区两路镇的重庆江北国际机场于 1990 年投入使用，在此之前，1949 年后重庆市曾一直使用位于白市驿的军民两用机场，在重庆江北国际机场建成前，进出重庆的航班都在此起降。重庆江北国际机场分别有国内和国际两个特大型航站楼，1992 年 4 月国务院将重庆江北机场升格为"国际定期航班机场"，并改名为重庆江北国际机场。重庆江北国际机场在 2011 年 12 月开始建设东航站楼和第三跑道，预计 2015 年建成投入使用。中国西部航空、重庆航空有限责任公司和华夏航空以该机场为基地。

重庆万州五桥机场位于万州区五桥镇，是重庆目前使用的第二座民用机场。于 2005 年投入使用，为 4D 级机场，有飞往国内 27 个城市的航班，年接待能力为 60 万人。两机场间有通勤大巴转运乘客。

（四）水运

四川内河通航里程超万公里，其中三至七级航道里程 4026 km（2006 年数据）。年吞吐量 100 万吨以上的港口有 6 个。长江四川段逐步建成三级航道，嘉陵江、岷江列为国家批准的 18 条高等级航道，纳入了长江黄金水道建设方案。四川拥有 1000 吨级以上船舶 147 艘，货船单船生产能力达到 4000 吨级。2008 年度，四川水路运输累计完成客运量 4225.67 万人，旅客周转量 29 377 万人，分别比去年同期增长 2.89% 和 1.49%；完成货运量 3702.72 万吨，货物周转量 566 411 万吨公里，分别比去年同期增长 1.62% 和 0.44%；全年港口货物吞吐量完成 4649 万吨，其中集装箱完成吞吐量 66 237 标箱（唯一集装箱港口泸州港完成量），分别比去年同期增长 10% 和 26%；岷江大件运输完成 141 批次、3.4 万吨，分别比去年同期增长 42% 和 17.8%。

重庆拥有被誉为"黄金水道"——长江的航运便利，水运一直是重庆最主要的对外运输方式。三峡工程竣工后，万吨级船队可以直达重庆港。重庆寸滩国际集装箱港是目前国内内陆航运最大港口，同时万州港和涪陵港在重庆水运体系中也占有重要位置。重庆南港大渡口集装箱码头拥有海关保税区 32 hm^2，每年进出口货物价值百亿美元以上。目前长江水运通道外贸货运量极高，仅在 2008 年，重庆市对外贸易进出口中，长江水运占总运量的 97%，占货物总值的 87%。

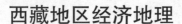

西藏地区经济地理

一、行政区划

截至 2010 年年底，西藏自治区辖 1 个地级市、6 个地区、1 个市辖区、1 个县级市、71 个县。中印边境传统习惯以北非法的"麦线"以南尚有属于本自治区约 9 万 km^2 的土地，为印度侵占，目前尚未设治。

拉萨市 辖 1 个市辖区、7 个县。

城关区（吉崩岗街道） 林周县（甘丹曲果镇） 当雄县（当曲卡镇） 尼木县（塔荣镇） 曲水县（曲水镇） 堆龙德庆县（东嘎镇） 达孜县（德庆镇） 墨竹工卡县（工卡镇）

昌都地区 辖 11 个县，地区行政公署驻昌都县。

昌都县（城关镇） 江达县（江达镇） 贡觉县（莫洛镇） 类乌齐县（桑多镇） 丁青县（丁青镇） 察雅县（烟多镇） 八宿县（白玛镇） 左贡县（旺达镇） 芒康县（嘎托镇） 洛隆县（孜托镇） 边坝县（草卡镇）

山南地区 辖 12 个县，地区行政公署驻乃东县。

乃东县（泽当镇） 扎囊县（扎塘镇） 贡嘎县（吉雄镇） 桑日县（桑日镇） 琼结县（琼结镇） 曲松县（曲松镇） 措美县（措美镇） 洛扎县（洛扎镇） 加查县（安绕镇） 隆子县（隆子镇） 错那县（错那镇） 浪卡子县（浪卡子镇）

日喀则地区 辖 1 个县级市、17 个县，地区行政公署驻日喀则市。

日喀则市（城南街道） 南木林县（南木林镇） 江孜县（江孜镇） 定日县（协格尔镇） 萨迦县（萨迦镇） 拉孜县（曲下镇） 昂仁县（卡嘎镇） 谢通门县（卡嘎镇） 白朗县（洛江镇） 仁布县（德吉林镇） 康马县（康马镇） 定结县（江嘎镇） 仲巴县（拉让乡） 亚东县（下司马镇） 吉隆县（宗嘎镇） 聂拉木县（聂拉木镇） 萨嘎县（加加镇） 岗巴县（岗巴镇）

那曲地区 辖 10 个县，地区行政公署驻那曲县。

那曲县（那曲镇） 嘉黎县（阿扎镇） 比如县（比如镇） 聂荣县（聂荣镇） 安多县（帕那镇） 申扎县（申扎镇） 索县（亚拉镇） 班戈县（普保镇） 巴青县（拉西镇） 尼玛县（尼玛镇）

阿里地区 辖 7 个县，地区行政公署驻噶尔县。

普兰县（普兰镇） 札达县（托林镇） 噶尔县（狮泉河镇） 日土县（日土镇） 革吉县（革吉镇） 改则县（改则镇） 措勤县（措勤镇）

林芝地区 辖 7 个县，地区行政公署驻林芝县。

林芝县（八一镇） 工布江达县（工布江达镇） 米林县（米林镇） 墨脱县（墨脱

镇） 波密县（扎木镇） 察隅县（竹瓦根镇） 朗县（朗镇）

二、社会历史概况

西藏古称"蕃"，简称"藏"。西藏在唐宋时期称为"吐蕃"，元明时期称为"乌斯藏"，清代称为"唐古特"、"图伯特"等。清朝康熙年间起称"西藏"至今。西藏自古以来就是中国领土的重要组成部分，中央政权始终对西藏行使着有效管辖。藏族人民是中华民族大家庭中的重要一员。7世纪初，松赞干布统一西藏，在逻些（今拉萨）建立吐蕃王朝，并与唐朝建立了密切的关系。元朝时期，中央政府设立管理藏区事务的宣政院，建立了西藏萨迦地方政权，西藏成为中国元朝中央政府直接治理下的一个行政区域。明朝中央政府承袭元制，先后敕封过三大法王和各级僧官，设立乌斯藏、朵甘两个行都指挥使司和俄力思军民元帅府，管理西藏军政事务，并建立了帕竹地方政权。到了清朝，西藏与中央的关系进一步得到加强，1652年、1713年清政府分别册封达赖和班禅，正式确定其封号。1721年，清政府废除第巴制度，制定噶伦制度。1727年正式设立驻藏大臣办事衙门，对西藏进行全面管理。1790年建立西藏地方政府即噶厦政府，1791年清政府派军进驻西藏，规定驻藏大臣与达赖共同掌管西藏事务。1792～1793年清政府制定《钦定藏内善后章程》，对西藏地方政府的政治、财政、军事、外交、宗教等方面进行了规范，加强了中央的管理。1951年5月23日，中央人民政府与西藏地方政府在北京签订了《中央人民政府和西藏地方政府关于和平解放西藏办法的协议》，西藏实现和平解放。1956年成立西藏自治区筹备委员会。1965年9月1日，西藏自治区正式成立，自治区首府设在拉萨。

三、居民

（一）人口

西藏是我国人口最少、人口密度最小的地区。全区总人口为281万人（2006年年末的数据）。人口出生率为17.4‰，死亡率为5.7‰，自然增长率为11.7‰。人口密度为每平方公里2.21人，平均预期寿命已由1951年和平解放前的35.5岁提高到目前的67岁。各地区人口密度极不平均，宽谷区有较大村镇，人口较密，如雅鲁藏布江中上游及其支流地区；湖盆丘陵区村镇稀散，人口较少。

（二）民族构成

西藏是以藏族为主体的民族自治区，其他还有汉族、回族、门巴族、珞巴族等。未识别民族有夏尔巴人和僜人，其人数较少，只有2000余人。

（三）宗教信仰

居民中一般信藏传佛教，有少数人信仰伊斯兰教。

（四）居民移动情况

居民移动包括下列 6 种情况：①盐粮交换。每年 10 ~ 12 月牧民将盐湖的盐及畜产品驮运到农区换取粮食，进行物资交流。②修路及其他较大的工程建设动员民工。③民间传统节日，如每年 5 ~ 6 月的萨嘎达娃节（藏语）有远自阿里、昌都等地来拉萨活动者。④边民来往。一些地区（中尼边境）的边民有到邻国过冬的习惯，春耕时返乡；邻国商人、背夫亦常有出入边境者。⑤外出务工或旅游。⑥朝拜。

四、工矿

西藏 1951 年和平解放前没有现代工业可言。十三世达赖喇嘛执政时期曾兴办了一个小型军械厂和一个小型铸币厂，但不久就处于倒闭或半倒闭状态。1931 年在拉萨北部夺底沟修建一座 125 马力（92 千瓦）的水电站，1944 年被水冲毁。这 3 个工厂工人总数不超过 120 人。经过 50 多年的发展，西藏自治区拥有电力、采矿、毛纺、森工、食品、印刷、建材、机械加工等 10 多个行业，中、小型企业 260 多个，国有企业职工 5.1 万人。2001 年西藏全部工业生产完成增加值 10.84 亿元，比上年增长 6.7%；完成工业总产值 19.98 亿元，增长 8%。从经济类型看，国有企业完成产值 8.51 亿元，比上年下降 1.6%；集体企业完成产值 4.92 亿元，下降 3.2%；股份合作企业完成产值 0.26 亿元，增长 14.5%；联营企业完成产值 0.7 亿元，增长 2.7%；有限责任公司完成产值 0.27 亿元，增长 1.5 倍；股份有限公司完成产值 3.99 亿元，增长 33.5%；私营企业完成产值 0.47 亿元，下降 3.5%；中外合资经营企业完成产值 0.05 亿元，下降 25.5%。从轻重工业看，轻工业完成产值 7.25 亿元，增长 11.7%；重工业完成产值 11.93 亿元，增长 6.9%。

西藏目前已发现 101 种矿产资源，查明矿产资源储量的有 41 种，勘查矿床 100 余处，发现矿点 2000 余处，已开发利用的矿种有 22 种。西藏的优势矿种有铜、铬、硼、锂、铅、锌、金、锑、铁，以及地热、矿泉水等，部分矿产在全国占重要地位，矿产资源潜在价值万亿元以上。矿产资源储量居全国前 5 位的有铬、工艺水晶、刚玉、高温地热、铜、高岭土、菱镁矿、硼、自然硫、云母、砷、矿泉水等 12 种。石油资源目前也有很好的找矿远景。

五、农、牧业

2005 年全年实现农林牧渔业总产值 67.74 亿元，比上年增长 4.0%。其中：农业产值 29.89 亿元，增长 2.3%；畜牧业产值 30.05 亿元，增长 0.8%。2005 年全年粮食作物种植面积 234.95 千 hm², 比上年增加 4.09 千 hm²。其中: 青稞面积 120.27 千 hm², 增加 0.16 千 hm²; 小麦面积 42.00 千 hm², 增加 1.36 千 hm²; 油菜籽面积 26.05 千 hm², 增加 1.73 千 hm²。蔬菜面积 18.04 千 hm², 增加 2.89 千 hm²。全年粮食产量 93.39 万吨, 比上年减少 2.7%; 油菜籽产量 6.12 万吨, 比上年增长 13.5%; 蔬菜产量 42.92 万吨, 比上年增长 43.2%。全区共有草场 9 亿亩, 目前可利用的草场有 6 亿亩, 已利用的为 4 亿多亩。2005 年年末牲畜存栏总数为 2414 万头(只、匹), 比上年末减少 95 万头(只、匹)。其中: 牛 632 万头, 增加 19 万头; 羊 1698 万只, 减少 118 万只。全年猪牛羊肉产量达 21.46 万吨, 比上年增长 3.1%; 奶类产量 27.00 万吨, 比上年增长 3.1%。纯牧业县主要分布在阿里、那曲地区, 以及拉萨、日喀则地区西北部。牧业产品主要有羊毛、皮革、乳制品及肉类等, 除当地居民食用外由政府统一收购, 供应城镇居民或运往内地加工。2005 年年末全区农牧业机械总动力 231.00 万千瓦, 比上年增长 20.5%; 农用拖拉机达 85 678 台; 农田有效灌溉面积达 162.59 千 hm²; 农牧区用电量 6354 万千瓦时, 比上年增长 7.7%。

六、林业

西藏是我国森林和原始林最大的林区之一。据国家林业局《2005 年中国森林资源报告》公布: 西藏现有森林总面积 1389.61 万 hm², 活立木总蓄积量 22.945 亿 m³。截至 2005 年年底, 西藏全区森林覆盖率为 11.31%, 森林面积名列我国第五, 活立木总蓄积量名列我国第一。常见树种主要有云杉、冷杉、铁杉、高山松、华山松、落叶松、云南松、白桦、青冈木等, 经济价值很高。稀有针叶树种, 如穗花杉、云南红豆杉、印度三尖杉、百日青等, 是第三纪的孑遗植物。有高等植物 6400 多种, 其中: 苔藓植物 700 余种, 维管束植物(蕨类和种子植物)5700 余种。还有藻类植物 2376 种, 真菌 878 种。有木本植物 1700 余种, 药用植物 1000 余种, 油脂、油料植物 100 余种, 芳香油、香料植物 180 余种, 工业原料植物(含鞣质、树脂、树胶、纤维)300 余种, 可代食品、饲料的淀粉、野果植物 300 余种, 绿化观赏花卉植物达 2000 余种。可食用菌, 如松茸等 415 种; 药用菌, 如灵芝等 238 种; 已知有抗癌作用的真菌, 如丝膜菌、虫草等有 168 种。

七、交通

(一)公路

到 2005 年年底, 全区公路通车总里程将达 4.35 万 km, 油路通县率将达到 55%, 乡镇和行政村通车率将分别达到 95% 和 74%, 企业职工人均年收入将超过 2.6 万元; 到 2010 年, 全区公路通车里程将达到 5 万 km, 基本完成"三纵两横, 六个通道"骨架公路的改造和提高任务，为推进全面建设小康社会发挥交通应有的作用。

进藏公路：乘汽车进藏主要有中尼公路（中国至尼泊尔），拉萨至樟木口岸友谊桥，全长 736 km；青藏公路，格尔木至拉萨，全长 1214 km，为黑色路面，全线平均海拔在 4000 m 以上，横穿连绵起伏的昆仑山和唐古拉山、念青唐古拉山脉；新藏公路，从新疆叶城到拉萨，全长 2841 km，大部分公路处于无人区内；川藏公路始于四川成都，经雅安、康定，在新都桥分为南北两线，南北两线间有昌都到邦达的公路（169 km）相连；滇藏公路，从云南省下关市出发，经香格里拉，北至西藏芒康县，全长 800 km。

区内公路：现有干线公路 15 条，支线公路 315 条，已形成以拉萨为中心，以川藏、青藏、新藏、滇藏、中尼公路为主干线，以拉萨—亚东、黑河—阿里、日喀则—普兰、黑河—昌都、林芝—泽当、拉萨—泽当、泽当—措那、拉萨—日喀则、拉萨—樟木等为干线的公路交通网。

（二）水路

本区河流水流湍急，多不宜船泊航行，仅有雅鲁藏布江的拉孜至泽当段，拉萨河自墨竹工卡以下及年楚河至江孜以下可行驶牛皮船，个别河段可行驶小汽轮。

（三）空运

西藏区内有拉萨贡嘎、昌都邦达、林芝和日喀则 4 个机场，已开辟拉萨至北京、上海、广州、成都、重庆、昆明、西安、西宁等 14 条国内航线和加德满都国际航线及香港旅游包机业务。2007 年，西藏航空运输旅客 131.25 万人次，同比增长 19.2%；货物运输完成 1.18 万吨，增长 10.2%。

（四）铁路

青藏铁路由青海省西宁市至西藏自治区拉萨市，全长 1956 km，已于 2006 年 7 月 1 日 9∶00 全线通车。其中，西宁至格尔木段长 814 km，1979 年建成铺通，1984 年投入运营。格尔木至拉萨段自青海省格尔木市起，沿青藏公路南行至西藏自治区首府拉萨市，全长 1142 km，其中新建 1110 km，格尔木至南山口既有线改造 32 km。开通了北京、上海、广州、重庆、成都、西宁、兰州等直达车次。

八、中药木材、野生动物、鱼类及可食野菜

（一）中药及藏药

截至 2006 年 4 月，西藏全区植物性藏药材有 191 科、682 属、2085 种；矿物性藏药材有 50 余种。全区已开发常用藏药 360 多种。比较著名的植物性藏药材有冬虫夏草、藏红花、贝母、手掌参、藏茵陈、藏苍蒲、毛膏菜、绿蓉蒿、胡黄连、忍冬果、檀香、桃儿七、雪莲花、天麻、灵芝、三七、大黄、党参等。这些药材药用价值高，其中不少畅销国内外。

（二）野生动物

西藏有脊椎动物 793 种，其中两栖类 45 种，爬行类 55 种，鸟类 488 种，兽类 142 种，鱼类 63 种。全区有昆虫近 4000 种。大中型野生动物数量居全国第一位。特别是藏羚羊数量占世界上整个种群数量的 70% 以上；黑颈鹤越冬数量占世界上整个种群数量的 80% 左右；野牦牛数量占世界上整个种群数量的近 80%。现有野生动物中被列为国家和自治区重点保护的有 147 种，其中：国家一级重点保护野生动物有滇金丝猴、虎、野牦牛、藏羚羊、赤斑羚、羚牛、黑颈鹤、棕尾虹雉、蟒等 41 种；国家二级重点保护动物有盘羊、岩羊、麝类、马鹿、藏雪鸡、藏马鸡、墨脱缺翅虫等 84 种；西藏自治区增加的重点保护野生动物有狐狸、斑头雁、赤麻鸭等 16 种。

（三）鱼类

在本区内陆湖泊及江河中鱼藏量较丰富，在查明的鱼类中，鲤科的裂腹鱼亚科的鱼类占多数。雅鲁藏布江中游干支流的黑斑原鮡（地方名：拉萨鮎鱼）、班公错的西藏裂腹鱼以及亚东河的亚东鲑鱼较为著名。在日喀则地区共发现鱼类 31 种，分隶 4 科 10 属。其中部分鱼类有经济意义，如大须弓鱼、双须叶须鱼及宽口秉氏裸鲤鱼等。

（四）可食野菜

本区可食野菜约 200 种，其中野韭菜、活麻、荠菜、小姑么姑（藏名）、灰灰菜、野冬苋菜、小苋菜、朵（藏名，吃其根叶）、苦菜、野芹菜、小尖白、同蒿菜、鱼腥草及野茴香等为藏族人民所喜爱的野菜。

第三章　西南地区医学地理

云南地区医学地理

一、卫生实力

（一）人员

2011 年年底，全省卫生人力总量达 215 335 万人。卫生技术人员 150 982 万人，其中：执业（助理）医师 64 684 万人，平均每千人口 1.42 人；注册护士 52 315 人，平均每千人口 1.15 人。全省乡村医生和卫生员 26 325 人，平均每千农业人口 0.69 人。

（二）机构

2011 年年底，全省医疗机构床位 173 434 张，其中：医院床位 126 318 张，公立医院床位数 101 221 张，每千人口医疗卫生机构床位数 3.80 张。农村卫生院床位数 36 116 张，每千农业人口床位数 0.95 张。

2011 年，全省卫生机构（含村卫生室）达 23 248 个，其中：医院 845 个，包括公立医院 421 个、民营医院 424 个，三、二、一级医院分别为 40、229、100 个；基层医疗机构 21 800 个，其中社区服务中心（站）407 个，乡镇卫生院 1386 个，村卫生室 13 292 个，门诊部（所）6713 个；专业公共卫生机构 515 个，其中疾病预防控制中心 150 个，专科疾病防治机构 30 个，妇幼保健机构 148 个，卫生监督机构 146 个。

云南现有昆明医科大学、云南中医学院、大理学院、昆明医学院海源学院、楚雄医药高等专科学校、曲靖医学高等专科学校、保山中医药高等专科学校等医学本科、大专院校，此外每个州、市基本都设有卫生学校。昆明医科大学是云南省医学教育的龙头院校，学校现有在编教职工 1575 人，其中，专任教师 1012 人，专任教师中具有硕士以上学位的 773 人，具有博士学位的 255 人，具有高级专业技术职务的 507 人，其中正高 161 人；学校现有全日制在校生 11 516 人，其中研究生 2284 人。有 17 个学院（部），24 个本科专业涵盖医学、理学、管理学和社会学科 4 个学科门类。有国家级特色专业 4 个，国家级精品课程 1 门，一级学科博士学位授权点 1 个，二级学科博士学位授权点 17 个，一级学科硕士学位授权点 6 个，二级学科硕士学位授权点 42 个。

二、卫生状况

（一）居住、饮食及个人卫生

近年以来，云南省农村面貌发生了深刻变化，人民生活水平日益提高，在居住、饮食、个人卫生等方面也有很大改善，过去矮小、阴暗、潮湿的房屋逐渐被高大的砖瓦房或楼房所代替，特别是在平坝和交通较为方便的地区，绝大多数农户盖了新居。交通不便的山区或高寒山区居住条件不如坝区，边疆地区的傣族、佤族等多居住"孔明帽"式之二层茅顶竹墙房屋，上层住人，下层养畜，室内光线较暗。本省农村，大多数农户多与鸡、鸭、牛、羊、猪、狗为邻。牲畜、家禽多为放养，粪便亦无管理，往往为蚊、蝇孳生之地。

在饮食上，多以大米为主食。高寒山区和一部分半山区多以玉米、薯类为主粮，藏族地区多以青稞、小麦为主，傣族喜食糯米。佤族普遍吸烟，更有吃腐败肉食的习惯。傣族、哈尼族、佤族、景颇族的妇女、小孩有嚼食槟榔的嗜好，傣族、佤族、藏族吃饭有手抓的习惯。

本省农村居民生活朴素，衣着简单，个人卫生注意不够。山区居民多数没有勤洗澡、勤洗衣、被和勤理发的习惯，体表寄生虫较为常见。少数民族生活禁忌较多。

（二）饮水

云南省地形复杂，饮用水源种类繁多，城市及城镇均使用自来水。其中，2012年1~4月，昆明自来水的出厂水和管网水在水质检验细菌总数、剩余氯、总大肠菌群、浑浊度、剩余氧、综合指标等方面的合格率均达到并优于国家新标准。特别是一季度，主城城市公共供水的出厂水和管网水的游离余氯、浑浊度、菌落总数、总大肠菌群、色度、臭和味、耗氧量、理化指标、综合指标合格率全部为100%。其他重要城市自来水的水质合格率也均达到90%以上。山区居民多用泉水，坝区多用浅井水、河水或塘水，少数用深井水（100公尺以上）。泉水和深井水一般水质较好，浅井水次之，河水和塘水大都污染较差，不符合饮用水卫生标准，但由于各级领导的重视，云南省大部分居民点进行了饮用水改革，经过"水改"之后，饮用水的卫生状况有了很大改进。

在人口较少的少数民族地区，饮水安全设施建设标准偏低，工程性缺水和资源性缺水问题不同程度地存在。同时，山丘区村寨的人饮工程水源大都是就近输引山泉水，兴建集中式供水设施困难。在山高坡陡、交通不便的高山峻岭区，建成后的人饮工程基本没有消毒设施，水质状况完全取决于山泉水的源水水质，往往大肠埃希菌超标；一些工程因陋就简，设计、施工不规范，有蓄水池但没有溢流孔，管道材料各异（镀锌管、PE管等），加上管理粗放，造成部分工程几年之内设施迅速老化、不能持续使用。

（三）粪便、垃圾处理

云南省农村普遍建有公厕，其建筑多数都较简单，仅在露天粪坑上面加一天盖，四周稍加遮蔽即成，加之管理不善，卫生不好，仍为蝇类大量孳生的场所；在一些山区或少数民族地区习惯在野外及河沟大小便。城市粪便经化粪池处理后集中进行处置。本省城市垃圾一般有专业机构负责管理、运送和处理。昆明及各州、市政府所在地均建立了较为完整的下水道系统，生活中的废水及一部分工业废水随下水道流入河流或湖泊，这也是滇池湖水污染的重要原因之一。

三、兽医机构

在云南省农业厅设云南省畜牧兽医局，为全省最高兽医行政机构。云南省动物卫生监督所作为行政执法机构，主要职责是：依法实施动物防疫、动物及动物产品检疫、动物产品安全和兽药监管等执法工作。2007年成立云南省动物疫病预防控制中心。兽医科研机构有云南农业大学、云南省畜牧兽医科学研究所、云南农业职业技术学院等。

各州（市）、县（市、区）在农业（畜牧）局内设置兽医或畜牧兽医行政管理机构，具体负责动物防疫、检疫、兽医医政、药政的管理和监督指导。2007年，各州（市）、县（市、区）组建了动物卫生监督机构，具体负责动物防疫、检疫与动物产品的安全监管

等行政执法工作。由县级农业（畜牧兽医）行政主管部门按照乡镇或区域设立畜牧兽医站，作为县级畜牧兽医行政主管部门的派出机构，人员、业务、经费等由县级畜牧兽医行政主管部门统一管理。

贵州地区医学地理

一、卫生实力

（一）人员

2011 年年底，全省卫生人力总量达 16.91 万人；与 2010 年比较，增加 1.49 万人（增长 9.63%）。全省卫生技术人员 11.38 万人，其中：执业（助理）医师 4.54 万人、注册护士 4.16 万人。与 2010 年比较，卫生技术人员增加 0.98 万人（增长 9.47%），执业（助理）医师增加 0.2 万人（增长 4.67%），注册护士增加 0.54 万人（增长 15%）。全省乡村医生和卫生员 3.46 万人，与 2010 年比较增加 0.31 万人（增长 9.74%）。

（二）机构

2011 年年底，全省医疗机构床位 11.75 万张，其中：医院、社区卫生服务中心和卫生院床位 10.99 万张（占医疗机构床位数总量的 93.54%）。与 2010 年比较，医疗机构床位增加 1.23 万张，增长 11.64%，其中：医院、社区卫生服务机构和卫生院床位增加 1.05 万张，增长 10.56%。

统计显示，通过近几年的医疗服务体系建设，卫生设施得到改善，特别是农村地区改善幅度较大。2011 年年底，乡镇卫生院床位数 2.95 万张，增长 5.04%，乡镇卫生院拥有的病床数占医疗机构病床数的比重从 2005 年的 22.86% 增加到 2011 年的 25.13%。

2011 年，全省卫生机构（含村卫生室）达 25 943 个，其中：医院 621 个、社区卫生服务机构 398 个、乡镇卫生院 1436 个、村卫生室 20 260 个、疾病预防控制机构 103 个、卫生监督所（局）96 个、妇幼保健机构 94 个。与 2010 年比较，医院、社区卫生服务机构和卫生院数量增加 94 个，其中医院增加 67 个、社区卫生服务机构增加 28 个、乡镇卫生院减少 1 家（转为社区卫生服务中心）；村卫生室比 2010 年增加 477 家（增幅 2.41%）。

贵州省的卫生事业发展存在的问题是：农村医疗基础仍然薄弱，平均每千农业人口乡镇卫生院床位数 0.65 张；平均每千农业人口乡镇卫生院人员数 0.6 人；平均每千农业人口乡村医生和卫生人员数 0.78 人，大部分乡镇医院和村卫生室缺乏医疗器械设备和技术人员。城镇医疗卫生资源配置不够合理，社区医院发展相对滞后等。

贵州现有贵阳医学院、贵阳中医学院、遵义医学院三所本科医学院校，黔南民族医学高等专科学校、遵义医药高等专科学校、贵阳护理职业学院三所专科（职业）医学院校，以及若干中等医学教育机构，医学教育规模和水平在全国居于落后水平（表3-1）。

表3-1　贵州省卫生人员、床位和机构数

	2005年	2006年	2007年	2008年	2009年	2010年	2011年
卫生人员数（万人）	12.06	12.30	12.81	13.34	14.39	15.42	16.91
卫生技术人员（万人）	8.31	8.36	8.72	9.12	9.68	10.40	11.38
其中：执业（助理）医师（万人）	4.23	4.24	3.95	4.04	4.15	4.34	4.54
注册护士（万人）	2.35	2.36	2.67	2.90	3.20	3.62	4.16
乡村医生和卫生员数（人）	24 320	26 072	25 070	25 469	28 993	31 517	34 587
每千人口卫生技术人员（人）	2.11	2.10	2.14	2.21	2.37	2.48	2.68
每千人口执业（助理）医师（人）	1.06	1.05	0.95	0.96	1.01	1.04	1.07
每千人口注册护士（人）	0.61	0.60	0.67	0.71	0.78	0.86	0.98
每千农业人口乡镇卫生院人员数（人）	0.58	0.57	0.58	0.58	0.59	0.50	0.65
每千农业人口乡村医生和卫生员数（人）	0.75	0.79	0.75	0.75	0.85	0.90	0.97
医疗机构床位数（万张）	6.15	6.65	7.92	8.31	9.75	10.53	11.75
其中：医院、卫生院、社区卫生服务中心	5.14	5.48	6.46	6.93	8.16	9.94	10.99
每千人口医疗卫生机构床位（张）	1.59	1.69	1.99	2.06	2.38	2.51	2.77
每千农业人口乡镇卫生院床位数（张）	0.43	0.47	0.57	0.63	0.75	0.80	0.83
卫生机构总数（个）	25 376	25 807	25 110	24 204	24 707	25 420	25 943
其中：医院	383	394	482	475	532	554	621
卫生院	1456	1460	1462	1459	1450	1451	1450
乡镇卫生院	1445	1451	1453	1448	1439	1437	1436
社区卫生服务中心（站）	202	206	265	278	322	370	398
社区卫生服务中心	37	38	68	78	88	104	111
诊所（门诊部、医务室）	4171	3714	3334	3263	3052	2894	2849
村卫生室	18 805	19 660	19 154	18 356	18 971	19 783	20 260
疾病预防控制中心	103	105	105	105	103	103	103
卫生监督所（中心）	91	94	95	96	96	96	96

二、居住条件及生活习惯

（一）居住条件

居住在城镇者绝大多数为汉族，少数民族很少，城镇和交通便利的农村居住条件与其他省一般城镇和农村情况相同。交通不便的乡间村落一般位于低凹的河谷或坝子，住房通常2～3间毗连，为平房或分两层，后者楼上住人，楼下为牲畜栏舍，或堆放农具、杂物等。房屋一般高6～10 m，木或竹结构，屋顶常以茅草或树皮覆盖，少数亦有盖瓦和石板者，不设窗，采光仅依赖门户，故多阴暗。乡间各民族的居住条件基本相似。

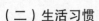

（二）生活习惯

少数民族有一些独特的习俗。据苗、布依、侗、水四个民族的简志所载，在饮食方面，一般嗜酸、辣，喜饮酒，苗族喜食牛羹（即将牛的胃肠及其内容物一齐切碎，煮成半生熟即食），吃生食、喝生血，食半熟的肉类等。在婚姻方面，一般一夫一妻制，早婚现象较严重。现在仍较普遍地存在"不坐嫁"的现象（即结婚典礼后女方 1 ~ 2 d 即回娘家，长期不到夫家，直到怀孕后才到夫家长住）。婚后仍然"赶表""游方"者较多（即与其他人谈恋爱）。在丧葬方面，一般入棺土葬，除侗族部分地区（从江）居民外，均无停丧的习惯。普遍迷信神鬼和一些少见的自然物（如巨石大树等）。以前生病不求医，而乞助于巫神，现已有所好转；各族中均有少数信天主教者。深山居住村民仍有赤脚的习惯，各种卫生习惯也较差。

（三）饮食卫生

本省居民主食主要为大米，其次为包谷、红薯、小米、麦子、洋芋、荞子等，副食品有猪肉、牛肉、羊肉、鸡、鸭、鹅、鱼以及各种蔬菜、豆类、瓜类等。饭一般蒸而食之，肉类多熟食。乡村饮生水习惯较普遍。部分交通不便的乡村饮食卫生不大讲究，厨房一般无防蝇、防蚊设备。

（四）水源

本省居民饮用水为井水、河水、塘水、溪水、稻田水和自来水。

1. 井水

农村饮用水井水较多。水井保护不好。据在贵阳郊区的调查，水属重碳酸盐型，混浊度在 0 ~ 10 之间，有时有泥土气味，pH7.1 ~ 7.5，总硬度 15 ~ 40，氨氮 0.005 ~ 0.1 mg/L 以下，蛋白性氮 0.007 ~ 0.1 mg/L，亚硝酸盐在 0.1 mg 以下，硝酸盐氮 1 ~ 20 mg/L，氯化物多在 10 ~ 100 mg/L 之间，总固体量多在 500 mg 左右，重金属盐类含量一般在许可范围内。细菌污染较严重，尤其枯水季节。

2. 河水

河谷地带少数民族居住地可见饮用河水。多数河水未经调查，水质情况不明。

3. 塘水、溪水、稻田水

距河流较远的极少数乡村居民用之，水质未经调查，估计溪水较好，塘水及稻田水恐不宜饮用。

4. 自来水

城市、乡镇和交通便利的农村一般饮用自来水。贵阳市有中曹、东郊、北郊、云锦、西郊、南郊和碧云窝水厂等七个水厂，自来水水质早在 2011 年年底通过国家考核组的检测，新"国标"中规定的 106 项检测指标全部达标。水源主要存在总铁量及 pH 偏高，氨氮等有机物含量、耗氧量及蛋白氮的平均值亦较高，且总固体、总硬度及重金属盐含量也有偏高等问题。其他城市自来水厂生产工艺较为标准，水质一般较好。部分农村自来水只开展了简单的混凝沉淀，洁治和消毒环节存在问题较多，水质较差。

（五）污物处理

1. 粪便处理

城市粪便大多经化粪处理后，集中定期清运。贵阳等少数城市建立了粪便无害化处理应急设施。大部分乡村有固定旱厕所，但构造简单，下渗严重，施肥多不经过发酵。少数偏远乡村无固定厕所，随地便溺的现象较普遍。牲畜粪便多发酵后用做肥料。

2. 污水处理

乡村生活污水多随手泼于门外，有的设有污水坑。城市均设有下水管道和污水处理系统。较大集镇有部分下水管道系统。

3. 垃圾处理

乡村中垃圾多随便丢弃。城市中垃圾一般每天由清洁工人收集，用汽车或垃圾车运至市外集中处理。贵阳等城市逐步开展垃圾分类处理。

四川重庆地区医学地理

一、卫生实力

（一）人员

四川省

2011年年底，全省卫生人力总量达505 712人。卫生技术人员352 259人，其中：执业（助理）医师153 795人，平均每千人口1.70人；注册护士121 266人，平均每千人口1.34人。全省乡村医生和卫生员88 175人，平均每千农业人口1.34人。

重庆市

2011年年底，全省卫生人力总量达170 799人。卫生技术人员120 151人，其中：执业（助理）医师49 571人，平均每千人口1.49人；注册护士42 765人，平均每千人口1.28人。全省乡村医生和卫生员31 207人，平均每千农业人口1.52人。

（二）机构

四川省

2011年年底，全省医疗机构床位334 663张，其中：医院床位211 564张，公立医院床位数175 295张，每千人口医疗卫生机构床位数3.69张。农村卫生院床位数102 586张，每千农业人口床位数1.56张。

2011年，全省卫生机构（含村卫生室）达75 815个，其中：医院1387个，其中公立医院733个、民营医院654个，三、二、一级医院分别为67、386、151个；基层医疗机构73 646个，其中社区服务中心（站）873个，乡镇卫生院4618个，村卫生室54 015个，门诊部（所）14 139个；专业公共卫生机构701个，其中疾病预防控制中心205个，专科疾病防治机构38个，妇幼保健机构198个，卫生监督机构204个。

四川现有四川大学华西医学中心、成都中医药大学、泸州医学院、川北医学院、成都医学院等五所医学本科院校。四川大学华西医学中心即原华西医科大学，是我国著名的医学院校，拥有华西基础医学与法医学院、华西临床医学院、华西口腔医学院、华西公共卫生学院、华西药学院以及四所附属教学医院：华西医院、华西第二医院、华西口腔医院、华西第四医院。现有医学类博士学位一级学科授权点10个，本科专业16个，硕士点71个，博士点55个，博士后流动站10个。在校医学本科生4479名，在校硕士研究生2600名，博士研究生968名，长短期医学留学生400余名。有中国科学院院士1人，长江学者奖励计划特聘教授（A类）8人，国家杰出青年科学基金获得者19人，入选国家"千人计划"12人，"973计划"项目首席科学家4人，国家教学名师5人，卫生部有突出贡献中青年14人，国家自然科学基金"创新研究群体"1个，教育部科技创新团队5个。国家级重点学科16个，省级重点学科38个。国家临床重点专科建设项目32个。国家重点实验室2个，国家工程中心1个，教育部重点实验室4个，卫生部重点实验室2个，四川省重点实验室17个。国家级教学团队5个，国家级实验教学示范中心3个，国家级大学生校外实践教育基地2个，国家级精品课程15门、国家级特色专业6个，获得全国百篇优秀博士论文11篇。近5年来，获国家科学技术进步奖二等奖3项，中华医学科学技术进步奖12项，省部级科技进步奖75项。2012年，科研经费达3.3亿元人民币。

重庆市

2011年年底，全市医疗机构床位115 627张，其中：医院床位74 827张，公立医院床位数64 426张，每千人口医疗卫生机构床位数3.47张。农村卫生院床位数31 638张，每千农业人口床位数1.54张。

2011年，全市卫生机构（含村卫生室）达17 650个，其中：医院433个，其中公立医院257个、民营医院176个，三、二、一级医院分别为18、109、73个；基层医疗机构17 037个，其中社区服务中心（站）468个，乡镇卫生院966个，村卫生室10 577个，门诊部（所）5018个；专业公共卫生机构160个，其中疾病预防控制中心43个，专科疾病防治机构16个，妇幼保健机构42个，卫生监督机构42个。

重庆市现有第三军医大学、重庆医科大学、重庆医药高等专科学校、重庆三峡医药高等专科学校等医学高等教育机构。第三军医大学下设基础部、公共卫生与军事预防医学院、药学院、生物医学工程学院、医学心理系、高原军事医学系、医学检验系、医学影像系、护理系、研究生管理大队、学员旅、干部轮训大队、卫勤训练大队，以及西南医院、新桥医院、大坪医院野战外科研究所三所综合性教学医院；共开设临床医学（五年制、八年制）、野战外科学（五年制、八年制）、预防医学（五年制、八年制）、高原医学、核医学、医学心理学、医学检验、药学、生物医学工程、生物技术、医学影像学和护理学等12个本科专业；学校现有教授副教授850余名，中国科学院和中国工程院院士3名，国家杰出青年科学基金奖获得者、"长江学者"特聘教授等高层次人才100余名。有博士后流动站和博士学位授权学科点71个，国家重点学科、国家重点实验室和国家工程技术研究中心25个。重庆医科大学创建于1956年，学校设有18个学院、系、部，以及研究生学院、生命科学研究院，有三级甲等附属医院5所（其中综合性医院3所，儿童医院、口腔医院各1所），开放床位7000余张，年门诊量550余万人次，年收治住院患者15万人次。

二、地区卫生状况

（一）水源情况
城市及大部分城镇及部分农村有自来水，其他农村采用分散式给水。

自来水源多采自地面水，如重庆水源为嘉陵江，成都来自岷江支流，雅安采自青衣江，自贡采自沱江。重庆城区、成都，以及绝大多数县级以上行政中心均有完善的水质洁治设备，出厂水及末梢水质的理化、细菌检验一般均符合国家饮水标准。大部分农村的自来水设施不完善，洁治及消毒难以达到国家标准。

平原地区部分居民以井水为主要生活用水。井水的理化性尚佳，但因构筑防护不够完善，直接间接受污染机会多。高原、山区居民用泉水较多。

在甘、阿、凉等少数偏远农村尚有部分居民饮用塘水及稻田水，这些水污染程度较重。

（二）粪便、垃圾处理情况
一般农村都在田间及院内修筑三合土或土坑（池）等储粪池或简易厕所。大、中城市都建有下水通道及公共厕所，粪便经化粪池处理后集中进行处置。

城市及中心集镇有专业机构负责管理、运送和处理。农村大多将垃圾堆积作为肥料或填洼地。

（三）居民卫生状况
盆地农村居住点小，一般只有几户，以砖房或简单砖混结构房为主要居所。市区房屋大都为框架或砖混结构。一般住宅通风采光均不够完善。藏族所住房屋多为三层石砌建筑，人住上层，底层养牲畜，屋顶晒谷物，室内阴暗、通风采光较差。牧区藏民则于水草丰盛之地居帐篷内。彝族房屋较简陋，多用木片、土墙筑成，阴暗润湿，人畜共居现象仍然存在。

盆地居民以大米、玉米及小麦为主食，次为土豆、甘薯。城乡人民喜食凉面、凉粉、凉拌菜、泡菜、辣椒等。肉类、鱼类多熟食，牲畜屠宰一般均经兽医检验。农村中喝生水习惯普遍。少数民族（尤其是藏族）喜吃生牛、羊肉，用手抓食物，多不用筷子。藏民大都将青稞、小麦做成糌粑加上酥油、奶渣进食。彝民以荞麦、玉米、土豆为主。部分山区居民不常洗澡，少换衣，尚有虱子存在。

三、兽医机构

四川省 21 个市（州）除成都是农业委员会和攀枝花是家牧局外，其余 19 个市（州）都建立了畜牧（食品）局。县（区、市）畜牧兽医机构共有 177 个，其中，行政机构 55 个，参照公务员法管理的事业机构 56 个，事业机构 66 个。乡镇畜牧兽医机构较为健全，全省共有乡镇畜牧兽医站 5278 个，其中区联站 421 个，乡镇独立建站的 4857 个，人、财、务三权归县的 4494 个，全部或部分下放到乡镇管理的 784 个。四川省畜牧食品局机关设 11 个处（室）、直属事业单位 14 个。重庆市共有 21 个独立畜牧兽医机构，921 个乡镇站，18 个独立设置的动物疫情控制机构。

西藏地区医学地理

一、卫生行政组织系统

自治区卫生厅隶属自治区人民政府，是全区卫生系统的行政业务领导机关。厅设办公室、计划财务审计处、法规与监督处、基层卫生与妇幼保健处、医政处（科技教育处）、疾病控制处（自治区爱国卫生运动委员会办公室、自治区地方病防治领导小组办公室）、藏医药管理处、干部保健处、政工人事处（机关党委）、纪检监察室，直属机构有自治区人民医院、自治区第二人民医院、自治区藏医院、自治区疾控中心、自治区血液中心、自治区卫生监督所。各地区、县设卫生局。

（一）医疗疾控实力及分布

2005 年年末全区共有卫生机构 1378 个，其中：医院、卫生院 763 个，疾病预防控制机构 79 个，妇幼保健院、所、站 55 个。实有病床床位 6767 张，其中医院 4426 张。卫生技术人员 8913 人，其中执业医师 3575 人。每千人病床数和卫生技术人员数分别达到了 2.44 张和 3.22 人。

拉萨：共有卫生机构 403 个，其中：医院、卫生院 12 个，疾病预防控制机构 10 个。病床床位 1595 张，其中医院 1490 张。卫生技术人员 3031 人，其中执业医师 895 人（不含诊所）。每千人病床数和卫生技术人员数分别为 3.55 张和 6.75 人。

日喀则：拥有各类医疗机构 243 家，其中县级以上医疗机构 22 家、疾控机构 19 家、妇保院（站）8 家、乡镇卫生院 194 家。全地区有病床 1873 张，平均每千人拥有病床 2.5 张，拥有卫生技术人员 1802 人，每千人拥有卫生技术人员 2.53 人。

昌都：共有卫生机构（含诊所）242 个，床位 1022 张。其中医院 250 张。卫生技术人员 782 人，其中：执业医师 275 人，注册护士 176 人。疾病预防控制机构 12 个，卫生技术人员 27 人。妇幼保健机构 12 个，卫生技术人员 27 人。农村乡（镇）共有卫生院 138 个，床位 439 张，卫生技术人员 165 人。

那曲：共有卫生机构（含诊所）199 个，床位 909 张；卫生技术人员总数 1181 人，其中：医生 490 人，护师、护士 175 人。疾病预防控制机构 12 个，卫生技术人员 108 人。妇幼保健机构 10 个，卫生技术人员 94 人。乡村医生和卫生人员 314 人。

阿里：共有各类医疗卫生机构 52 个，病床位 499 张，医疗卫生人员 465 人，全地区每千人拥有床位数为 0.7 张。

山南：共有各级各类卫生机构 122 个，其中地直医疗卫生单位 4 家，县卫生服务中心 11 所，县级妇幼保健站 12 所，县级疾病预防控制中心 12 所，乡镇卫生院 83 个，全地区建有村卫生室 37 个，共有床位 774 张，其中地区级医院 267 张，县卫生服务中心 258 张，乡镇卫生院 249 张，共有在职工作人员 1047 人，其中卫生技术人员 932 人。

林芝：共有各级医疗卫生机构 74 所；拥有卫生工作人员 833 人，其中卫生技术人员 665 人，达到每千人就拥有 4.15 名卫生技术人员的标准；拥有医疗机构病床 546 张，达到每千人拥有 3.41 张。现在已完成了 51 个乡（镇）卫生院的建设，7 个县的医疗救治和疾病预防控制体系建设，2 个县的藏医院建设，并完成 7 个县医院和村级卫生院的设备配备工作。同时，还改扩建了地区人民医院、地区藏医院、地区疾控中心、地区妇保院。

（二）医疗方面

全区重要的医疗卫生机构见表 3-2。

表 3-2　西藏的重要医疗卫生机构

地区	编号	定点医院名称	医院等级	详细地址	联系人	联系电话
拉萨市	1	西藏自治区第一人民医院	三级甲等	拉萨市林廓北路 18 号	周林	0891-6371794
	2	西藏军区总医院	三级甲等	拉萨市娘热北路 66 号	谢晓娥	0891-6280333
	3	西藏自治区藏医院	三级甲等	拉萨市娘热路 26 号	李宁	0891-6323893
	4	西藏自治区第二人民医院	二级甲等	拉萨市金珠西路 92 号	彭涛	0891-6272645
	5	拉萨市人民医院	二级甲等	拉萨市北京东路 1 号	普珍	0891-6394084

续表

地区	编号	定点医院名称	医院等级	详细地址	联系人	联系电话
拉萨市	6	武警西藏总队医院	二级甲等	拉萨市色拉路43号	李秀芬	0891-6373011-25310
	7	西藏自治区结核病防治所	二级甲等	拉萨市林廓北路21号	田瑞伟	0891-6330219
	8	拉萨市妇幼保健医院	一级甲等	拉萨市江苏路12号	拜有庆	0891-6325990
	9	西藏阜康医院	一级甲等	拉萨市娘热路珠穆朗玛大厦	肖仁凤	0891-6371099
	10	当雄县人民医院	一级甲等	当雄县当曲镇河东路	巴桑	0891-6112284
	11	达孜县人民医院	一级甲等	达孜县镇江路16号	次仁	0891-6142306
	12	林周县人民医院	一级甲等	林周县甘曲河镇甘曲路12号	罗布	0891-6122395
	13	曲水县人民医院	一级甲等	曲水县江都路	宋江华	0891-6162420
	14	墨竹工卡县人民医院	一级甲等	墨竹工卡县工卡镇6号	拉姆次仁	0891-6132173
	15	尼木县人民医院	一级甲等	尼木县人民路3号	索朗次仁	0891-6172392
	16	堆龙德庆县人民医院	一级甲等	堆龙德庆县青藏路01号	罗布次仁	0891-6150248
山南地区	17	山南地区人民医院	二级甲等	山南泽当镇格桑路5号	宇飞	0893-7987885
	18	山南地区藏医院	二级甲等	乃东县泽当镇格桑路16号	扎西次仁	13908931192
	19	解放军第41医院	二级甲等	乃东县乃东路80号	胥金宏	13889036852
	20	妇幼保健医院	二级甲等	山南乃东路93号	次仁卓玛	0893-7835966
	21	错那县人民医院	一级甲等	错那县邦锦路	索朗扎西	13658932216
	22	隆子县人民医院	一级甲等	隆子县哲古路2号	贡觉	13908936161
	23	措美县人民医院	一级甲等	措美县当许路6号	达瓦	13908939896
	24	琼结县人民医院	一级甲等	琼结县松赞路23号	旦增	13908935363
	25	洛扎县人民医院	一级甲等	洛扎县嘎波西路1号	旦增尼玛	13989034452
	26	浪卡子县人民医院	一级甲等	浪卡子县堆西路1号	旺堆	13989038568
	27	贡嘎县人民医院	一级甲等	贡嘎县德吉路9号	格桑	0893-7909074
	28	扎朗县人民医院	一级甲等	扎朗县朱洲路13号	达瓦次仁	13889035589

续表

地区	编号	定点医院名称	医院等级	详细地址	联系人	联系电话
山南地区	29	桑日县人民医院	一级甲等	桑日县格热路 16 号	多吉卓嘎	0893-7901568
	30	曲松县人民医院	一级甲等	曲松县沿河路 2 号	次仁	0893-7903695
	31	加查县人民医院	一级甲等	加查县仲巴街 14 号	索朗顿珠	0893-7902805
昌都地区	32	昌都地区人民医院	二级甲等	昌都县南路大门 76 号	王英	13908952928
	33	昌都地区藏医院	二级甲等	昌都东路 14 号	蔡志成	0895-4822313
	34	解放军陆军第 75 医院	二级甲等	昌都县嘎通街	胡文力	0895-4823343
	35	昌都县卫生服务中心	一级甲等	昌都县卫生服务中心	巴姆	0895-4823567
	36	芒康县卫生服务中心	一级甲等	芒康县嘎托镇错曲贡然街 8 号	王红玲	13638954832
	37	左贡县卫生服务中心	一级甲等	左贡县旺达下街 49 号	永丁	13889056235
	38	洛隆县卫生服务中心	一级甲等	洛隆县卫生服务中心	元旦	0895-4917199
	39	边坝县卫生服务中心	一级甲等	边坝县滨河路	王嘉	0895-4908088
	40	类乌齐县卫生服务中心	一级甲等	类乌齐县南路 15 号	卓玛	0895-4503008
	41	丁青县卫生服务中心	一级甲等	丁青县中路大门 5 号	张丽	13658952259
	42	江达县卫生服务中心	一级甲等	江达县卫生服务中心	泽仁顿珠	0895-4512790
	43	贡觉县卫生服务中心	一级甲等	贡觉县阿嘎街 2 号	张孝红	13908952044
	44	八宿县卫生服务中心	一级甲等	八宿县白马上街 14 号	张国标	0895-4562116
	45	察雅县卫生服务中心	一级甲等	察雅县卫生服务中心	罗亚	13989051101
阿里地区	46	阿里地区人民医院	二级甲等	狮泉河大桥旁	拉巴努布	0897-2998082
	47	阿里地区藏医院	二级甲等	阿里地区地委对面	曲尼	0897-2821547
	48	日土县人民医院	一级甲等	日土县人民医院	土旦论珠	13638972766
	49	普兰县人民医院	一级甲等	普兰县老县城	小旺堆	0897-2603184
	50	改则县人民医院	一级甲等	改则县人民医院	南木朗	13989078698
	51	革吉县人民医院	一级甲等	革吉县人民医院	达娃卓玛	13889074567
	52	措勒县人民医院	一级甲等	措勒县人民医院	多吉	0897-2612771
	53	札达县人民医院	一级甲等	札达县人民医院	次仁扎西	13638972868
林芝地区	54	林芝地区人民医院	二级甲等	林芝县八一新村珠海路 11 号	李仁军	13908948444
	55	林芝地区藏医院	二级甲等	林芝县八一镇建设路 3 号	阿旺扎西	0894-5888189

续表

地区	编号	定点医院名称	医院等级	详细地址	联系人	联系电话
林芝地区	56	林芝地区妇幼保健院	二级甲等	林芝县八一镇蒲田路1号	覃春雷	0894-5820200
	57	解放军第115医院	二级甲等	林芝县八一镇双拥路7-2	罗勇	13989948579
	58	林芝县卫生服务中心	一级甲等	林芝县城新区	罗海燕	0894-5982284
	59	林芝县人民医院	一级甲等	林芝县福州东路5号	达瓦扎西	13989948843
	60	工布江达县卫生服务中心	一级甲等	工布江达县318国道线	普布次仁	13989042436
	61	朗县卫生服务中心	一级甲等	朗县福州路	达瓦桑布	13518940282
	62	察隅县人民医院	一级甲等	察隅县沿江路12号	罗飞虎	13989040076
	63	波密县人民医院	一级甲等	波密县扎木路33号	向秋才旺	13989042765
	64	墨脱县人民医院	一级甲等	墨脱县金珠路1号	李东	13989949345
日喀则地区	65	日喀则地区人民医院	二等甲级	日喀则市上海中路	次旦	0892-8822661
	66	日喀则地区藏医院	二等甲级	日喀则市上海中路	小曾	0892-8822901
	67	解放军第八医院	二等甲级	日喀则市珠峰路西段	孙群帮	13989022486
	68	日喀则市人民医院	一等甲级	日喀则市珠峰路中段	任小勇	0892-8821052
	69	日喀则地区妇幼保健医院	一等甲级	日喀则市康萨路		
	70	亚东县人民医院	一等甲级	亚东县县城	欧珠	0892-8902682
	71	南木林县人民医院	一等甲级	南木林县县城	松曲	18342135
	72	吉隆县人民医院	一等甲级	吉隆县县城	普达娃	13518920609
	73	康马县人民医院	一等甲级	康马县县城	占堆	13908928581
	74	拉孜县人民医院	一等甲级	拉孜县县城	年扎	0892-8322130
	75	萨迦县人民医院	一等甲级	萨迦县县城	达努	13518923885
	76	萨嘎县人民医院	一等甲级	萨嘎县县城	许明	0892-8202112
	77	岗巴县人民医院	一等甲级	岗巴县县城	班典	0892-8232117
	78	仁布县人民医院	一等甲级	仁布县县城	次仁旺久	0892-8182117
	79	昂仁县人民医院	一等甲级	昂仁县县城	边巴	0892-8312160
	80	昂仁县藏医院	一等甲级	昂仁县县城	丹增欧珠	0892-8312159
	81	定结县人民医院	一等甲级	定结县县城	次仁达杰	0892-8252285

续表

地区	编号	定点医院名称	医院等级	详细地址	联系人	联系电话
日喀则地区	82	定日县人民医院	一等甲级	定日县县城	次仁欧珠	0892-8262257
	83	仲巴县人民医院	一等甲级	仲巴县县城	仁增旺加	13518921428
	84	谢通门县人民医院	一等甲级	谢通门县县城	旦增	0892-8332178
	85	白朗县人民医院	一等甲级	白朗县县城	旺堆	0892-8302221
	86	江孜县人民医院	一等甲级	江孜县县城	次珍	0892-8917375
	87	聂拉木县人民医院	一等甲级	聂拉木县县城	边珍	0892-8272123
	88	聂拉木县樟木镇人民医院	一等甲级	聂拉木县樟木镇	阿确	13638925118
那曲地区	89	那曲地区人民医院	二级甲等	那曲镇林廓路 53 号	格桑卓嘎	0896-3822711
	90	那曲地区藏医院	二级甲等	那曲镇浙江东路 206 号	蔡天	0896-3822062
	91	那曲地区妇幼保健医院	二级甲等	那曲镇		
	92	索县人民医院	一级甲等	索县索河中路 7 号附 1 号	达瓦	0896-3702184
	93	索县藏医院	一级甲等	索县索河中路 7 号附 2 号	泽嘎	0896-3702187
	94	巴青县人民医院	一级乙等	巴青县达尔塘路 22 号	东错	13889067886
	95	巴青县藏医院	一级乙等	巴青县达尔塘路 23 号	平错郎加	13908967810
	96	双湖特别区卫生服务中心	一级甲等	索嘎南路 003 号	班觉	0896-3909616
	97	安多县人民医院	一级甲等	安多县沈阳南路 15 号	次旦达瓦	0896-3662129
	98	安多县藏医院	一级甲等	安多县沈阳南路 16 号	红卫	0896-3662129
	99	比如县人民医院	二级甲等	比如县卡尔路 2 号	王梅	0896-3622250
	100	比如县藏医院	二级甲等	宁波路 43 号	玛错	0896-3622035
	101	申扎县人民医院	一级甲等	加仁南路	扎西才旦	13518961133
	102	申扎县藏医院	一级甲等	甲岗南路 1 号	平错	13689062815
	103	聂荣县医疗卫生服务中心	一级甲等	聂荣县中心路 8 号		
	104	嘉黎县卫生服务中心	一级甲等	县人民南路 13 号	洛桑扎西	13638968933

地区	编号	定点医院名称	医院等级	详细地址	联系人	联系电话
那曲地区	105	嘉黎县藏医院	一级甲等	县人民南路 14 号	扎西白姆	0896-89632230
	106	那曲县防保服务中心	一级丙等	那曲地区拉萨南路	赵世军	13989966606
	107	尼玛县人民医院	二级甲等	尼玛县建设东路	尤国荣	0896-3712816
	108	尼玛县藏医院	二级甲等	尼玛县建设东路	贡桑	0896-3921222
	109	班戈县人民医院	一级甲等	班戈县县城		

（三）疾控方面

2003 年成立自治区疾病预防控制中心，中心内设传染病预防控制所、结核病防治研究所、性病与艾滋病防治所、健康教育所、公共卫生监测所、卫生检验所、地方病防治所、科研培训科、计划财务科、办公室、政工人事科 11 个科室，有职工 200 多人。自治区疾病预防控制中心成为西藏卫生防疫防病技术指导和人员培训的中心，与全区已建立的 7 所地（市）级疾病预防控制中心、73 所县级疾病预防控制中心共同构成全区的疾控网络。

（四）兽医机构

自治区设农牧厅兽医局，各地（市）设兽医科。自治区和地（市）设兽医总站，县设兽医站，区设兽医所，乡为畜防组，已形成了一个畜牧兽医网。在兽医执法方面，自治区设有动物卫生及植物检疫监督所和兽药监察所，各地（市）设有动物卫生及植物检疫监督所，各县（区）设有动物卫生监督所。自治区农牧科学院设有畜牧兽医研究所，西藏大学设有农牧学院。自治区和各地（市）设有动物疫病预防控制中心。

（五）医学教育机构

自治区有西藏大学医学院和藏医学院，各区均建有卫生学校。主要的医疗技术人员教育依托各援建省市。

藏医藏药是祖国医药学的一部分，相传已有 1600 多年悠久历史。早在唐代以前，中医的三部九候脉法已传入西藏；公元七世纪唐文成公主和金成公主入藏带来了祖国的医药人员和书籍，在西藏设教讲学，著书传世。加上藏族劳动人民长期与疾病作斗争的丰富经验，并吸收部分外来的医学成果，逐步形成了具有独特风格的民族医学——藏医。

藏医药的书籍有 100 部以上。其中著名经典"门杰维布"为藏汉共同编译，详述了疾病的诊断、处方、针灸和护理等。藏医的理论也有阴阳、五行、四时、五脏等。诊断方法也用望、闻、问、切，但对验尿特别重视。治疗方法是药物和针灸放血兼用。药品多制为散剂、丸剂。

西藏和平解放以来，在各级党委、政府的高度重视下，藏医药事业犹如枯木逢春，焕发出了新的生机和活力，并得到了迅速发展。截至 2005 年年底，全区藏医医疗机构发展到 17 所。其中，自治区级 1 所，地区级 6 所，县级 10 所。60 余所县卫生服务中心设有藏医科或配有藏医药专业技术人员，全区藏医病床达到 601 张。藏医药人员总数 2461 人（不包括藏药生产企业的藏医药人员），其中国家在编藏医药工作人员 1516 人，藏医药技术人员 1128 人。农牧区个体开业行医的民间藏医有 600 余名。自治区藏医院为"三级甲等藏医医院"，山南、昌都和那曲 3 个地区级藏医院为"二级甲等藏医医院"。"十五"以来完成了 1 项国家"十五"攻关科研课题和 15 项自治区级以上科研课题，2 个新药品种获得国家新药临床试验批件；藏医药产业稳步发展，18 家藏药生产企业已通过 GMP 认证。

二、地区卫生状况

（一）饮水卫生概况

本区饮用水源主要是河溪及井水，其次为泉水，其他水源仅在个别情况下采用。驻地部队用地表水及地下水者约各占一半，战时部队几乎全部以河水、溪水做水源。西藏多数地区有河流、湖泊、山溪，不缺水，但藏北部分高原冬季水量少，水源冻结，常以冰雪为水源。藏北部分地区由于地层可溶性盐分含量高，多咸水湖，水味苦涩，有时 25 km 范围内找不到淡水。

水质一般较好，据对公路沿线 350 个水源的调查，总硬度在国家规定标准内者占 98%，氯化物在 30 mg 以下者占 84.4%，总铁在 0.02 ~ 2.8 mg 之间。有些地区水源污染较重，其原因：在于水源保护不周，人畜粪便和动物尸体有时污染水源，以及牛、羊饮水、觅食，管理不够等所致（表 3-3，表 3-4）。

各自然区划中水源情况不一，概述如下：

藏北高原：本区适用水源为河溪水，矿物质和硬度不太高。但在咸水湖附近，适用水源较少。本区多为牧区，人口密度小，但牛羊较多，牲畜为污染水源的主要原因。

藏东及喜马拉雅山峡谷：水源较多，水质良好，水量较为丰富。除个别水源外，矿物质含量少，硬度不大。但居民附近水质污染较严重，部分井水污染更甚。主要是保护不周，管理不严。森林区水量更丰富，水质优良。虽氨氮含量较高，但主要由于树叶杂草腐烂引起，对水质影响不大。本区河溪水落差大，流速快，曝气性强，有利于水的自净。

藏南谷地：人口密度较大，多为农业区，多数城镇均在本区内，水源多，水质尚好，地下水位一般较高，掘地 2 ~ 10 m 常可得水。水源有半数被污染，污染来源主要为生活废弃物等。

（二）粪便及污物处理

城镇居民和寺庙室内一般建有厕所，利用楼房一侧或室内地面开孔成蹲位，粪便流至

表 3-3　本区水源分布概况

调查地区	自然区划	调查数	河溪水	井水	泉水	渠水	湖水
那曲地区	湖盆丘陵	13	7	5	0	11	0
昌都地区	高山峡谷	40	31	6	3	0	0
林芝地区		52	47	4	0	1	0
拉萨、日喀则	宽谷地区	245	73	120	11	24	17
江孜、当泽等							

表 3-4　本区水质概况

调查地区	自然区划	氨		亚硝酸盐		大肠菌		总硬度		氯离子	
		调查数	>0.02 mg	调查数	>0.002 mg/L	调查数	>1000 个/L	调查数	>25	调查数	>100 mg/L
那曲地区	湖盆	15	6	15	5	—	—	15	0	—	—
昌都地区	丘陵	41	38	41	6	36	25	41	3	41	0
林芝地区	高山峡谷	30	9	28	16	19	17	30	0	30	0
拉萨、日喀则	宽谷地区	20	10	20	10	7	2	19	0	20	4
江孜、当泽等		4	8	5		6	8	5		5	

室外或底层，四周用石墙围砌，留有出粪门向屋侧开口。因光线暗，蚊蝇孳生极少。乡村住房下层圈牛羊等牲畜，粪便积在屋角无围砌。市、镇均建有公共厕所。粪便多采用堆肥，但发酵差。夏季用新鲜粪便施肥较普遍。

农区市镇垃圾充当肥料，牧区垃圾管理较少。人死后有天葬、土葬、水葬和火葬4种，其中水葬易污染水源。拉萨及较大市镇均建有下水设施。

（三）居民生活、卫生习惯

藏族主食青稞炒面（糌粑）及酥油，多习惯用手抓拌而食，牧区牛、羊肉及乳类较多。喜食生牛、羊肉类，故绦虫病较多见。此外喜饮咸的浓茶及酥油茶。

房屋为木石结构，屋顶以黏土打成，室内窄，光线暗，门户低小，但保暖较好。寺庙建筑坚固而宽大，傍山靠水，居住条件较好。林区民房多用木料构成，屋顶用木片覆盖上压石块，能避风雨，御寒稍差。牧民目前多已定居，有房屋，游牧时多住黑色牛毛帐篷，大者可住 8 ～ 10 人。

有温泉处（分布很广）的居民有洗澡的习惯，此外夏令季节亦多喜在浅水中洗澡、洗衣。

随着人民生活水平的不断提高，地区卫生事业的迅速发展，居民卫生条件在日益改善，群众良好的习惯正在逐步养成。

第四章　肾综合征出血热

肾综合征出血热（hemorrhagic fever with renal syndrome，HFRS）是由汉坦病毒（*Hanta virus*，HV）引起，以鼠为主要传染源，临床上以高热、低血压、出血及少尿、多尿、蛋白尿等肾功能损害为特征，可通过多种途径传播的自然疫源性疾病。以往该病在中国和日本又被称为流行性出血热（epidemic hemorrhagic fever，EHF），在朝鲜和韩国被称为（korean hemorrhagic fever，KHF），在前苏联被称为远东出血热或出血性肾炎（hemorrhagic nephroso-nephritis），在欧洲一些国家则被称为流行性肾病（nephropathia epidemica，NE）。1982 年世界卫生组织将其统一命名为 HFRS。

1931 - 1932 年本病在黑龙江沿岸的中苏交界地区被发现。1935 年起驻扎在我国东北北部的日本侵略军中发生暴发流行，100 万日军中 1 万人患病，病死率高达 30%。曾按发病地区相继称为"二道岗热"、"孙吴热"、"黑河热"和"虎林热"等。1942 年确定为一种独立的疾病，改称为"流行性出血热"。20 世纪 40 年代前后，在北欧斯堪的纳维亚半岛瑞典、挪威、芬兰的森林工人及入侵的德国军队中，曾发生一种称为流行性肾病的轻型病例。1951 年起，在朝鲜"三八线"附近地区的侵朝美军中发生流行，到 1954 年共发病 3000 余例，病死率约 7%。1958 年起，原苏联欧洲部分伏尔加河上、中游许多地区发现类似疾病流行。60 年代疫区已波及其 30 个行政区，每年发病 500 ~ 2000 例，主要疫区在远东滨海区。80 年代，在巴尔干半岛诸国（南斯拉夫、保加利亚、阿尔巴尼亚、希腊等）发生一种重型 HFRS，病死率高达 15% ~ 35%。1993 年美国西南部暴发一种前所未知的急性传染病，临床表现以肺浸润及肺间质水肿，迅速发展为呼吸窘迫、衰竭为特征，类似成人呼吸窘迫综合征（adult respiratory distress syndrome，ARDS），经研究证明其病原为一新型汉坦病毒，称该病为汉坦病毒肺综合征（hantavirus pulmonary syndrome，HPS）。

我国在新中国成立初期 HFRS 病例很少，直到 1955 年，该病在内蒙古大兴安岭地区的图里河和陕西宝鸡秦岭北坡修筑宝成铁路的工人中暴发流行后，才开始认识到它的危害。随后在东北、华中、华东、华南和西北广大农业地区陆续证实有此病的流行，黑线姬鼠（*Apodemus agrarius*）为主要传染源。1981 年在河南和山西一些地区证实存在有临床表现较轻的家鼠型 HFRS 的流行，以褐家鼠（*Rattus norvegicus*）为储存宿主和传染源，在随后的数年间发病地区和发病数进一步增多。1980 年全国发病数为 3 万多，1983 年增加到 8.5 万，1986 年最多达 11.5 万，90 年代以来每年发病数为 3 万 ~ 6 万。全国平均病死率 50 年代为 8.20%，60 年代为 10.50%，70 年代为 8.69%，80 年代为 3.29%，1990 ~ 1995 年为 1.75%，1996 年以来均在 1% 左右。

我军在执行农业生产和林区筑路任务中曾多次发生流行。如驻安徽城西湖和丹阳湖两农场部队，自 1966～1971 年六年间共发病 1229 人，死亡 42 人。1970 年流行时仅城西湖农场发病 462 人，死亡 29 人，该农场黑线姬鼠占野鼠总数的 90% 以上。1982 年 5～6 月，在长白山林区的吉林省和龙县林场筑路的部队人员中发病 106 人，该林场以大林姬鼠（*A.speciosus*）和棕背鼠平（*Clethrionomys rufocanus*）为主要传染源。

本病病原体长期未定。直至 1976 年韩国李镐汪等应用间接免疫荧光法从朝鲜疫区黑线姬鼠肺上皮细胞内发现朝鲜出血热（KHF）病毒抗原，并证明能在黑线姬鼠体内传代后才确定其病原。后确认该病毒为布尼亚病毒科（*Bunyaviridae*，BUNV）的一个新属——汉坦病毒属（*Hantavirus*，HV）。目前的研究表明，该属可分为近 30 种血清型 / 基因型，主要型别有：汉滩病毒（*Hantaan virus*，HTNV），汉城病毒（*Seoul virus*，SEOV），普马拉病毒（*Puumala virus*，PUUV），希望山病毒（*Prospect hill virus*，PHV）等。1981 年，宋干等首次从我国疫区黑线姬鼠体内分离到 HTNV，目前已证实流行于我国的 HV 有 HTNV 和 SEOV，两者均可引起 HFRS，一般将其统称为肾综合征出血热病毒（hemorrhagic fever with renal syndrome virus，HFRSV）。

我国是 HFRS 发病大国，新中国成立后 52 年累计发病 140 万余例，占同期世界总病例数的 90% 以上，死亡约 4.5 万人。虽然近年 HFRS 的发病率和病死率已明显下降，但疫区却仍在不断扩大，并已波及某些中心城市，值得引起重视。

一、病原学

（一）病毒分类

1987 年，第五届国际病毒命名委员会确认该病原体为布尼亚病毒科的一个新属——汉坦病毒属。本科名称来源于其原型种病毒布尼亚韦拉病毒（*Bunyamwera virus*）。布尼亚韦拉是乌干达的一地名，原型种病毒从该地分离。"Hanta"来源于"Hantaan"（汉滩），为韩国的一条河名，该属原型病毒汉滩病毒（76～118 株）因从其附近捕获的黑线姬鼠体内分离而得名。根据 HV 血清学和基因组信息，HV 可分为近 30 种血清型 / 基因型。目前已明确 HTNV、SEOV、DOBV、THAIV 及 PUUV 为 HFRS 的病原，SNV 及相关病毒为 HPS 的病原，而 PHV 及 TPMV 等对人的致病作用尚不清楚。在亚洲、欧洲、美洲已证实有 HV 分布，但在非洲及澳洲迄今尚未见报道。

（二）病毒的形态与结构

病毒的形态与布尼亚病毒科成员极为相似，外观呈球形或卵圆形，直径 78～210 nm，平均约 122 nm，核壳体呈螺旋对称，周围绕有双层脂质包膜，膜上有许多由糖蛋白 1（G1）和糖蛋白 2（G2）组成的包膜壳粒，呈穗状突起，长约 6 nm。病毒颗粒大小

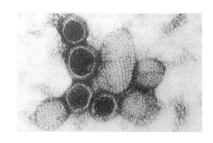

图 4-1 汉坦病毒电镜负染形态
（135 000×；Martin，et al. 2001）

不等，内腔呈颗粒性线状无序排列，在感染细胞内增殖时产生大量形态不一的包涵体，可分为颗粒包涵体（感染早期 6 ~ 12 h）、颗粒 – 丝状包涵体及丝状包涵体（感染晚期 8 ~ 20 d）。包涵体由病毒核衣壳（NP）构成，含有病毒核酸（图 4-1）。

（三）病毒基因与结构蛋白

1. 病毒基因组结构

汉坦病毒为单股负链 RNA 病毒，其基因组由大（large，L）、中（middle，M）、小（small，S）3 个片段组成，总分子量为 4.5 MD。其中 L 片段约 6.5 kb，编码依赖 RNA 的 RNA 聚合酶，即 L 蛋白；M 片段约 3.6 kb，编码病毒囊膜糖蛋白 G1 和 G2；S 片段约 1.7 kb，编码病毒核壳蛋白（NP）。汉坦病毒基因组 3 个片段的全序列分析表明：

（1）L、M、S 片段基因组均为单一的长可读框（ORF），编码一个相应的基因产物，其编码策略类似于布尼亚病毒科其他病毒属。

（2）病毒 RNA 3′ 与 5′ 端有一 15 ~ 45 个碱基的互补序列，以非共价键碱基配对方式形成末端柄状结构，这种稳定的二级结构可能与病毒的复制有关。

（3）病毒互补 cDNA 5′ 端起始密码 ATG 上游和 3′ 端终止密码 TAA 下游均有长短不一的非编码区，M 片段 G1 与 G2 的 cDNA 之间、S 片段 cDNA 的 3′ 端均有较大的非编码区，但在汉坦病毒感染细胞中检测不到任何片段编码的非结构蛋白。

（4）病毒基因组 3 个片段的大小、编码结构蛋白的分子质量及 3 片段 3′ 端保守核苷酸序列与其他已知四个属的病毒均不相同，而在 HV 各血清型病毒间基本一致，表明 HV 具有独特的分子结构特征。

汉坦病毒 RNA 片段中以 M 片段的变异最为显著，可能由于它编码的囊膜糖蛋白承受的来自宿主动物的免疫压力最大。

2. 结构蛋白

（1）L 基因片段：汉坦病毒的 L 基因片段编码分子量约为 246 kD 的大分子蛋白，该蛋白的疏水核中有 Asp-Asp 序列（DD motif），具有依赖 RNA 的 RNA 聚合酶的一般特性，故认为 L 片段编码的大分子蛋白是病毒聚合酶，在病毒 RNA 复制过程中起着转录酶的作用，是否具有其他功能未见研究报道。L 蛋白的亲水区主要位于 C 端，与抗原决定簇有关。HTNV 和 SEOV L 蛋白的氨基酸序列有 85% 的同源性，HTNV 与 PUUV 有 70% 的同源性，表明 HV L 蛋白比其他蛋白有更高的保守性。

（2）M 基因片段：编码病毒囊膜蛋白 G1 和 G2。纯化的 G1 和 G2 蛋白 N 端氨基酸序列分析表明，M 片段 cDNA 的编码顺序为 5′-G1-G2-3′。G1 蛋白起始于第 19 位氨基酸，止于 588 ~ 614 位氨基酸；G2 蛋白起始于第 649 位氨基酸，止于 1127 ~ 1135 位氨基酸。分子量分别为 65 ~ 74 kD 和 55 ~ 60 kD，G1 比 G2 更易糖基化，而 G2 较 G1 稳定。在 G1 和 G2 起始位点的前面均有一段 16 ~ 18 个氨基酸的疏水序列，是 G1 和 G2 合成的前导序列，它与嵌膜部位有关。当蛋白成熟时，这段氨基酸可能在宿主细胞蛋白酶的作用下被去除。研究证明，汉滩病毒 G1 和 G2 在感染细胞内质网先形成二聚体，囊膜糖蛋白具有被转送他处的信号；同时证明，仅在 G1 及 G2 两种蛋白都表达时它们才能有效地从内质网被输送到高尔基复合体，单独表达 G1 或 G2 时均主要保留在内质网内。这可能是由于缺乏 G2 时，G1 不能形成正确构形。研究发现，在感染细胞中加入糖苷酶 H，无论 G1 和 G2 联合表达或分开表达，它们对糖苷酶 H 始终不产生耐受。一般认为，糖蛋白对糖苷酶产生耐受可以反映蛋白从内质网转移至高尔基复合体的时间。上述结果表明，HV 糖蛋白的糖基化过程可能具有相对独特的机制，有待进一步阐明。

（3）S 基因片段：编码为 50 ~ 53 kD 的 NP。NP 是一种非糖基化蛋白质，在病毒装配过程中起着重要作用，其羧基端高度保守，可识别病毒 RNA 非编码区序列并形成复合体，进而与 RNA 聚合酶一起组成病毒颗粒的核心。原型病毒（76 ~ 118）与 SEO、PUU、PH 型代表株 S 片段核酸和蛋白质的同源性比较表明，在蛋白质的 N 端和 C 端同源性较高，尤其是在 C 端，4 型毒株高达 90% ~ 94%，而中间区同源性很低。S 片段编码蛋白的 N 端可能与病毒组特异性抗原决定簇有关，而中间非同源区则与病毒型特异性抗原决定簇有关。C 端的同源性提示该区域在病毒复制中起作用，可能是和病毒 RNA 结合的部位。

（四）病毒的变异

基因组分节段的病毒易于发生遗传变异，HV 的遗传组成具有不稳定的特性。在基因水平，病毒的变异可能包括核苷酸的点突变、缺失变异、基因的节段内重组以及基因的节段间重配（reassortment）等。

核苷酸变异不仅可导致病毒的表型发生变化，有些变异还可引起病毒生物学特性改变。其中病毒毒力的变异是研究的热点，人们希望通过对变异株进行分析阐明病毒致病的分子基础，同时希望从变异的病毒中筛选出减毒株以研制减毒活疫苗。在 HTNV 和 PUUV 中均已发现中和抗体逃逸株，分析逃逸株和非逃逸株 M 片段核酸序列，已发现病毒仅因 1 个核苷酸的点变异引起 1 个氨基酸的改变，即可使得中和性 McAb 对变异株不反应，这可能是病毒在自然界长期生存和适应的方式之一。

Isegawa Y 等采用空斑法从 HNTV 76 ~ 118 株中筛选到对乳鼠毒力不同的病毒 2 株，核酸序列比较显示，L、M 和 S 片段的编码区均只发生了核苷酸的无意义突变，无氨基酸的变异；M 和 S 片段的非编码区核酸序列相同，但弱毒株 L 片段的 3′ 和 5′ 末端非编码区有数个碱基缺失。由于 L 片段的 3′ 和 5′ 末端序列互补，可以形成双链 RNA，因此对基因的转录具有重要意义，L 片段末端碱基的缺失可能改变 RNA 二级结构的稳定性，降低了 mRNA 的转录效率，使 RNA 聚合酶表达减少，病毒复制能力降低，从而表现为病毒弱化。

已证实 SNV 可以在自然条件下发生基因重配，但迄今尚未发现汉坦病毒不同型别的病毒株之间发生基因重配。推测其原因可能有二：一是 HV NP 与病毒基因组 RNA 的结合可能具有型特异性，NP 不能与异型病毒 RNA 形成核衣壳；二是病毒 RNA 聚合酶可能特异性地识别同型病毒的 RNA 模板，而不能与异型病毒的 RNA 模板结合催化合成新的 RNA。值得注意的是，在实验室进行人为的基因重配，有可能获得强致病力或弱致病力的新病毒，成为研制新型生物战剂或减毒活疫苗的可能途径。基因重配往往会改变病毒的抗原性，导致病毒的暴发或流行，同时给病毒核酸、抗原及抗体的检测带来新的困难。

（五）病毒的生物学特性

1. 病毒的培养特性

最先发现人肺癌细胞株（A549）对本病毒敏感，相继又发现绿猴肾细胞株（Vero-E6）、人胚肺二倍体细胞（2BS）、大白鼠肺原代细胞（RL）、鸡胚成纤维细胞（CEC）、金黄地鼠肾细胞（BHK）、长爪沙鼠肾细胞（MGKC）等正常组织培养细胞也对本病毒敏感。近年来还发现人羊膜传代细胞株（Wish）、人喉癌传代细胞株（Hep2）、猴肾传代细胞株（LLCMK2）等对汉坦病毒均敏感。其中 CE 细胞、MGKC 和地鼠肾细胞（GHKC）已先后被用于灭活疫苗的研制和生产。汉坦病毒在培养的细胞中复制较为缓慢，病毒滴度一般在接种病毒后 7 ～ 14 d 后才达高峰。不同型别及不同毒株的病毒在细胞中的复制速度有一定的差别，这种差别主要与毒株在培养体系中的适应性有关，与病毒致病性的强弱可能也有一定关系。

梁米芳等通过观察汉坦病毒 L99 株感染 Vero-E6 细胞后病毒 NP 和糖蛋白 G2 的动态变化，分析 NP 和 G2 与病毒增殖的关系，发现 NP 产生的高峰较 G2 产生的高峰早，前者在病毒感染后第 3 ～ 4 天，后者在第 6 ～ 8 天，而病毒增殖的高峰在第 6 天，与 G2 产生的高峰一致，说明糖蛋白的合成速度可能是汉坦病毒增殖的限速因素。

最早使用非疫区黑线姬鼠分离病毒，相继发现大白鼠、小白鼠乳鼠、长爪沙鼠、家兔、金黄地鼠等均可受感染。黑猩猩接种 I 型病毒后可出现蛋白尿、病毒血症等。初断乳的猕猴接种病毒后可出现蛋白尿和类似人受感染的病理过程。

2. 病毒的抵抗力

该病毒对脂溶剂去氧胆酸钠、三氯甲烷、乙醚、丙酮、苯、氟化碳等敏感，碘酒、乙醇等常用消毒剂和戊二醛也能灭活病毒。病毒在酸性环境中比较敏感，pH5.0 以下即被灭活，但 pH3.0 处理病毒 1 h 尚有残存病毒未被灭活；病毒在 pH7.0 ～ 9.0 条件下相对稳定。对温度有一定抵抗，37℃ 1 h 其感染性无明显变化；高于 37℃ 可被灭活；56 ～ 60℃ 1 h，100℃ 1 min 或紫外线照射可使病毒迅速灭活。病毒在 4 ～ 20℃ 条件下相对稳定，在 –20℃

以下低温和超低温条件下保存可保持良好活性。

3. 致病动物模型

2～4日龄小白鼠对HFRSV高度敏感，接种后可产生全身弥漫性感染，荧光检测可见病毒抗原广泛分布于各脏器组织，包括血管内皮细胞，并发生规律性死亡，故可作为致病动物模型，已广泛应用于HFRSV的分离鉴定、诊断用抗原的制备、鼠脑疫苗的研制及生产等方面。姬鼠动物模型可呈现发热、少尿、多尿及恢复的典型4期经过，该模型可用于检测免疫猪特异性淋巴细胞转移因子对HFRS感染的预防和治疗作用。中国预防医学科学院病毒学研究所进一步改进、标化了这种动物模型，用于测定HFRSV型间毒力差异。用灵长类建立致病动物模型的尝试国内外均未获得成功。

4. 抗原性和免疫原性

（1）抗原性：目前已知HV至少存在近30种血清型/基因型。种类发生情况分析表明，不同型病毒间及同型病毒不同病毒株间均可存在不同程度的抗原性差异。

（2）病毒的免疫原性：HV病毒及其结构蛋白在免疫保护中的作用尚未完全阐明。不同型别病毒M片段核苷酸同源性差异反映了各型病毒间抗原性和免疫原性的关系。SEO型与HTN型同源性约70%，高于PUU型、PH型，后两者与HTN型的同源性分别为59%和63%。因此血清学上SEO型与HTN型的交叉中和反应明显大于后两者。但尽管SEO与HTN型间有较强的交叉反应，活毒免疫后的动物血清抗本型病毒的抗体效价明显高于抗另一型的效价。人体接种灭活疫苗后对本型病毒的抗体阳转率可达90%，而对异型仅为30%。

5. 病毒感染与免疫

（1）体液免疫：在感染早期，机体即可产生针对病毒的体液免疫应答。最早产生的是IgM抗体，发病后第1～3天可在患者血清中检出病毒特异的IgM抗体，1w后滴度达到最高峰，2w后滴度开始下降。IgM抗体在患者血清中存在6个月左右，个别患者可能持续更长时间，但抗体滴度下降很快。病毒特异的IgG抗体滴度高峰出现在发病2w后，随后滴度逐渐下降，但可以持续较长时间。少数病例感染病毒30年后，其血清中仍然可以检出IgG抗体。患者体内也可以发现汉坦病毒特异的IgE和IgA抗体。IgA抗体与IgM抗体的消涨曲线相似。IgE抗体出现时间也较早，发热期及少尿期增高最显著，恢复期仍较高，4个月后逐渐消退。

HFRS患者血清中抗NP的抗体出现最早，1w后几乎所有患者的抗NP抗体均为阳性，随后出现抗G2抗体，抗G1抗体出现最晚，发病2w后仅有近半数患者抗G1抗体阳性。但在NE患者血清中却是抗G1的抗体出现最早，随后出现抗NP抗体，抗G2抗体出现较晚，抗NP抗体的增长速度明显快于抗糖蛋白抗体。

HFRS患者血清中中和抗体在抗病毒感染中起重要作用，中和抗体的消长和IgG抗体相似。将一些抗汉坦病毒 McAb 输入小白鼠乳鼠体内，然后用病毒攻击，结果发现在体外有中和作用的 McAb 在动物体内也有保护作用。同时发现，给小白鼠乳鼠输入非中和性 McAb，可加快速动物的死亡，可能是发生了抗体依赖的增强作用（antibody dependent enhancement，ADE）所致，这种现象在输入抗核衣壳蛋白或抗糖蛋白 McAb 时均可出现。

（2）细胞免疫：HV 感染后，机体的免疫系统具有免疫保护和免疫损伤双重作用，其中 T 细胞介导的细胞免疫在免疫病理及免疫保护中具有重要作用，已引起广泛的重视。急性期患者外周血 CD8$^+$T 细胞增加，CD4$^+$/CD8$^+$T 细胞比值倒置，活化的淋巴细胞升高，部分淋巴母细胞分化成异型淋巴细胞，淋巴细胞亚群如 CD4$^+$、CD8$^+$ 和 CD56$^+$ 淋巴细胞表面表达有 γ- 干扰素。患者血清内 γ- 干扰素、肿瘤坏死因子和可溶性白细胞介素 -2 受体等水平增高。

二、流行病学

（一）流行环节

1. 宿主动物和传染源

HV 具有多宿主性，每一血清型 HV 各有其主要（或原始）的宿主动物。迄今世界上报道包括哺乳纲、鸟纲、爬行纲和两栖纲在内的近 200 种 / 亚种动物可以感染 HV。其中，对 HFRS 具有重要流行病学意义的宿主动物和传染源主要为啮齿动物，主要包括 4 个属：鼠科的姬鼠属（*Apodemus*）、家鼠属（*Rattus*）和田鼠亚科（*Cricetidae*）的鼾属（*Clethrionomys*）及白足鼠属（*Peromyscus*）。在远东及欧洲，姬鼠类携带原型和汉滩病毒；世界不同地区的褐家鼠携带汉城病毒；在欧洲，欧洲棕背鼾（*Clethrionomys glareolus*）携带普马拉病毒；在美洲，白足鼠属鼠类携带新发现的辛诺柏病毒及相关病毒。

我国 HFRS 的主要宿主动物有：黑线姬鼠（*Apodemus agrarius*）、褐家鼠（*Rattus norvegicus*）、黄胸鼠（*R. flavipectus*）、黄毛鼠（*R. losea*）、社鼠（*R. confucianus*）、小家鼠（*Mus musculus*）、臭鼩鼱（*Suncus murinus*）等，其中黑线姬鼠是姬鼠型 HFRS 的主要传染源，褐家鼠是家鼠型 HFRS 的主要传染源。林区的大林姬鼠（*Apodemus peninsulae*）和实验用大白鼠（*Rattus norvegicus albinos*）在特定条件下也可成为本病主要传染源。现将我国 HFRS 主要宿主动物的形态特征、主要习性介绍如下。

（1）黑线姬鼠：黑线姬鼠（*Apodemus agrarius*）是姬鼠型 HFRS 的主要宿主动物，是小型野栖鼠类，其尾长与头躯长相近，体长 65 ~ 117 mm。背部中央有一条黑色条纹，从两耳间一直延伸至尾基（图 4-2）。南方少数地区分布的黑线姬鼠的黑线不明显。该鼠在国内的分布很广，除少数省、市、自治区外，均可见到，但其分布并未连成一片，栖息地呈局灶性分布。

黑线姬鼠喜居于向阳、潮湿、近水处。在农业区多栖息于田埂、防风林堤坝和土丘上。在苗圃、果园、荒地也可发现。在北方，冬季偶尔进入住宅，尤其是在尚无家鼠的新建居民点，其密度可达较高水平，以后，随着家鼠的定居和数量增加，它的密度下降。据此，在姬鼠型疫区消灭家鼠应兼及野鼠，否则姬鼠将侵入居民区，增加人群感染机会。一旦家鼠感染姬鼠型病毒，可将其传染给人，而且褐家鼠可携带 SEO 型病毒引起家鼠型 HFRS 流行，对人群亦构成威胁。黑线姬鼠食性杂，随季节而异，以植物性食物为主，有时捕食昆虫。它活动以夜间为主，黎明和傍晚甚为活跃。不冬眠，春、秋活动频繁。其栖息场所常随采食场所而变动。洞穴较简单，无一定规律。每年繁殖 3 ~ 5 胎，每胎 5 ~ 7 只。春、秋各有一个繁殖高峰，一般以秋峰为主，冬季很少繁殖。仔鼠约需 3 个月成熟，平均寿命约 1 年半。

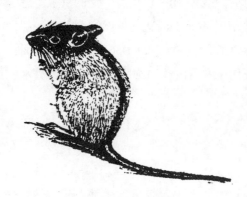

图 4-2　黑线姬鼠

（2）褐家鼠：褐家鼠（*Rattus norvegicus*）是家鼠型 HFRS 的主要宿主动物，是大型家栖鼠，其变种实验用大白鼠则为实验动物型 HFRS 的主要宿主。成鼠体重 150 g 左右，最重可达 850 g。尾长等于或稍短于头躯长，耳短而厚，前折不及眼。雌鼠乳头胸、腹部各 3 对，与其他种家鼠不同。背部棕褐色至灰褐色，腹部灰白色，尾毛上黑下白，稀疏，鳞片明显（图 4-3）。它是世界性分布的家栖鼠，我国仅少数干旱地区尚未见到。

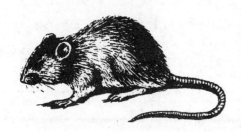

图 4-3　褐家鼠

褐家鼠亦栖于野外，在居民区喜居于建筑物下及比较潮湿处。在厨房、厩圈、垃圾堆、暖气沟、冷库和下水道等处常见。也分布在居民点周围的农田、花圃、沟渠、场院等地。

褐家鼠食性杂，食谱广，粮食、鱼肉、水果以及垃圾、粪便等均为其食谱。较喜食含水量高的食物。以夜间活动为主，傍晚和清晨各有一个活动高峰，无人处白天亦照常觅食。褐家鼠多疑，对新出现物品常观察、回避一段时间；能游泳和潜水。其洞穴随环境而异，比较多样化。在农村，常随食物和温度而迁移于室内、外。繁殖力强，条件好时每年可繁殖 6 ~ 8 次，每胎 7 ~ 10 只。仔鼠 3 个月成熟，寿命可达 2 年左右。

（3）小家鼠：小家鼠（*Mus musculus*）是小型家栖鼠。成鼠体重 15 g 左右，尾长与头躯长相当或略短。雌鼠乳头胸 3 对，腹 2 对。其毛色随季节和环境而异。通常背部灰棕、灰褐或黑褐色，腹部灰白或灰黄色，尾部上为黑褐色，下为沙黄色（图 4-4）。上门齿有缺刻。它也是世界性分布的鼠类，在我国各省、市、自治区均可见到。

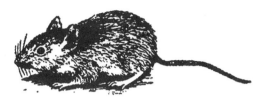

图 4-4　小家鼠

小家鼠家、野两栖，在不少地区常年居于野外。居民区、场院、农田均可看到。在建筑物中常居于其下部，但对高层建筑的适应性强于褐家鼠，高层也可见到。

小家鼠食性杂，偏爱小粒谷物，需水量少于褐家鼠。取食场所不固定，每次取食量甚少。它以夜间活动为主，在野外或泥土地的住宅有较简单的洞穴，但在办公桌、衣被、家具中亦常栖息。在有些地区，它随谷物的收割从野外进家，春后迁移至野外。繁殖力强，条件适宜时四季皆可生育，产后又可受孕。每胎 6 ~ 8 只，仔鼠 2 个月后即可成熟。

小家鼠及其变种小白鼠均可成为本病的宿主动物。由于它耐药能力较强，活动范围小，生存要求低，较难消灭，故在多次灭鼠地区，它在残存鼠中的相对数量往往上升。

（4）黄胸鼠：黄胸鼠（*R. flavipectus*）是比褐家鼠略小的大型家鼠，成鼠体重 120 g 左右。腹面毛尖棕黄，尾长超过头躯总长，耳大而薄，前折及眼，尾部上下一色。雌鼠乳头胸 2 对，腹 3 对（图 4-5）。主要分布在我国南方和长江流域，最北可达郑州、西安一带。

黄胸鼠善攀登，多隐匿于房屋上层，常在屋顶、天花板、椽瓦间隙等处营巢。在南方有些地区，它整年生活在野外，洞穴较简单。

黄胸鼠杂食，但比褐家鼠偏于素食。多在夜间活动，对新物品的疑心不及褐家鼠重。在农村常随农作物的生长情况而在住宅与田野间迁移。

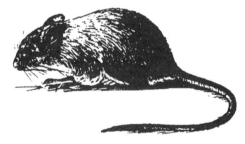

图 4-5　黄胸鼠

黄胸鼠全年皆可繁殖，每年 3 ~ 5 胎，每胎 5 ~ 6 只。仔鼠 3 个月性成熟，寿命约 2 年。

（5）黄毛鼠：黄毛鼠（*R. losea*）为中型野鼠，成鼠体长 150 mm 左右，尾长等于或略长于头躯长。耳小而薄，前折不及眼。背毛棕褐色，腹毛灰白色，尾背面深褐而腹面较深，足背白色。雌鼠乳头胸 3 对，腹 3 对（图 4-6）。分布在长江流域及长江以南。

黄毛鼠多栖息于田埂基部及石堆中、小溪旁及草丛中。河堤、坟地及乱石砌成的梯田坝更是它喜居之处。黄毛鼠以夜间活动为主，冬季偶见白天外出觅食。杂食，以种子及植物绿

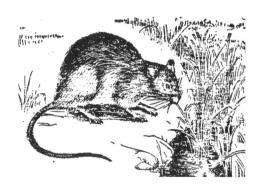

图 4-6　黄毛鼠

色部分为主, 亦捕食昆虫与鱼虾。

　　黄毛鼠全年皆可繁殖, 春、秋各有一高峰。每年约产 3 胎, 每胎 5 ~ 7 只。仔鼠 3 个月性成熟, 寿命约 1 年半。

　　在南方有些地区, 黄毛鼠可能成为本病的宿主动物。

　　(6) 大林姬鼠: 大林姬鼠 (*Apodemus peninsulae*) 是中、小型野鼠。尾大, 其长略短于头躯长, 体型比黑线姬鼠粗壮; 耳较大, 前折及眼; 前后足均有 6 个掌垫。毛色随季节而有改变。背部褐赭色, 无条纹; 腹部灰白色, 尾毛上棕黑而下白 (图 4-7)。主要分布在北方林区, 几乎遍及各种植被类型的生态环境。

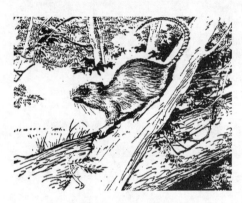

图 4-7　大林姬鼠

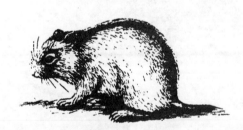

图 4-8　黑线仓鼠

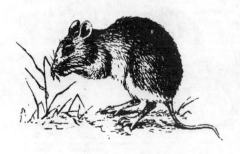

图 4-9　大仓鼠

　　大林姬鼠喜食种子、果实, 有时吃昆虫, 很少吃植物的绿色部分。它以夜间活动为主, 白天偶尔出洞。筑巢于森林地面及林地落叶中。冬季在雪被下活动, 雪上有洞口, 雪层中有纵横交错的通道。每年 4 月开始繁殖, 5 ~ 6 月为高峰, 每胎 5 ~ 7 只。

　　大林姬鼠在东北林区是本病的一种常见宿主动物。

　　(7) 黑线仓鼠: 黑线仓鼠 (*Cricetulus barabensis*) 是中、小型野鼠, 体型较粗, 吻较短, 体长与黑线姬鼠近似, 但尾较短, 仅及体长的 1/4 ~ 1/3。背部中央有一条黑线, 但多数达不到尾基。背部灰褐到红棕, 腹部黑白, 尾上下两色。有颊囊 (图 4-8)。主要分布在北方农业区。

　　黑线仓鼠主要食种子和植物的绿色部分, 偶尔吃昆虫。有储粮习性, 秋季在洞中存放大量粮食或草籽。其洞穴繁简不一, 有专用于储粮的仓库, 有简单的临时洞, 还有比较复杂的住洞。它以夜间活动为主。繁殖力较强, 春、秋各有一个高峰, 年产 3 ~ 5 胎, 每胎 5 ~ 7 只。

　　黑线仓鼠在一些地区可能是本病的宿主动物。

　　(8) 大仓鼠: 大仓鼠 (*Cricetulus triton*) 是大型野鼠, 是仓鼠中体型最大的一种, 体长可达 200 mm。头钝圆, 两颊有腮囊。尾短小, 不及体长之半, 耳短而圆 (图 4-9)。主要分布在华北和东北农区。

大仓鼠喜居于土质疏松而比较干燥的农田、果园、山坡和荒地里。在一些地区，大仓鼠可进入住宅。主要以粮食、草籽为食，亦采食植物的绿色部分和昆虫。秋季大量存粮。洞穴典型而复杂，洞口常垂直于地面，洞内有仓库和巢室。洞口有明暗之分，暗洞口常用浮土堵塞。主要在夜间活动，但在储粮季节白天亦可见到，有时活动距离甚远。年产仔 3 ~ 4 胎，每胎 7 ~ 9 只。

大仓鼠在一些地区可能是本病的宿主动物。

（9）臭鼩鼱：臭鼩鼱（*Suncus murinus*）属食虫目，但因外形似鼠而常被误认为啮齿目中的鼠类，体重 40 ~ 60 g。体细长，吻尖，耳较大，尾基部粗，末端细（图 4-10）。全身烟灰色，略有银色光泽。体侧有臭腺，可散发特殊臭味。它主要分布在南方一些省和自治区。

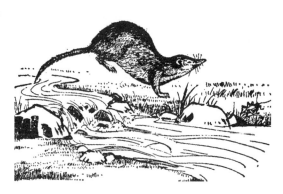

图 4-10　臭鼩鼱

臭鼩鼱家、野均栖。在野外主要栖息在灌木丛、竹林、草堆中；室内栖于厨房、仓库中，尤喜阴暗潮湿场所。洞穴较简单。

它以昆虫、蠕虫等为主要食物，亦食肉、鱼以及植物的种子和果实，食量甚大。它以夜间活动为主，不冬眠，每年可繁殖两次，每胎 2 ~ 7 只。

2. 传播途径

汉坦病毒可通过多途径传播已得到公认，目前认为 HFRS 有 3 类传播途径，即动物源性传播、螨媒传播和垂直传播。但以哪种途径为主，尚有不同看法。

（1）动物源性传播

①呼吸道传播：实验证明，黑线姬鼠接种 HFRSV 后 12 ~ 360 d，从其肺中可检出抗原，360 d 后仍可发生水平传播；病毒气溶胶中病毒含量在（230±5）ID_{50}/m^3 时，黑线姬鼠吸入 20 min 可被感染。褐家鼠用病毒气溶胶较易实现感染。HTN、SEO 和 PUU 3 型 HV 气溶胶均可通过呼吸道感染褐家鼠的变种大白鼠，感染剂量分别为 0.5、0.7 和 0.3 个空斑形成单位（PFU），较肌注感染剂量分别大 71、233 和 18 倍。从 HFRS 疫源地捕获的野生宿主动物，在饲养室饲养期间可产生感染性气溶胶，国内外均有人员因此感染发病的报道，也有人因住在饲养室对面房间而受感染发病。国内外还发生过数十起因实验用大白鼠感染人而患 HFRS 的报告，国内亦有报道从实验动物室内采集的气溶胶中分离到 HFRSV，并证明 HFRSV 在实验动物中间可通过气溶胶传播。1990 年秋收季节，在沈阳市一农村堆放稻草的草垛附近，农民搬运时进行空气微生物采样，采到较高浓度的 HFRSV；收集该村打谷场上打谷者佩戴的口罩，从中分离到 1 株 HFRSV。

②伤口传播：实验证明，黑线姬鼠接种 HTNV 后，7 ~ 12 d 在血液中、9 ~ 360 d 在尿中、12 ~ 40 d 在粪便中可检出 HTNV；将 HFRSV 阳性鼠的血、尿、粪便涂布于布、纸、草片等物品上，在 pH6.5 ~ 7.5、4 ~ 15℃条件下，48 h 仍有感染性；带病毒的血 1 μl，或 5 TCID$_{50}$/ml 的病毒悬液 100 μl，可通过接触不明显的表皮破损使受试鼠感染；病毒也可通过皮肤划痕使受试鼠感染。用 HFRSV 悬液给豚鼠点眼，亦可使其受感染发病。国内外现场调查证明，皮肤破伤鼠 HFRSV 抗原、抗体阳性率均显著高于无皮肤破伤鼠。

在秋收季节，黑线姬鼠大量繁殖并频繁下田取食，其排泄物污染土壤和农作物的机会大为增加；而且这时正值农忙，秋收人员接触土壤和农作物及皮肤破伤的机会均增多，此时参加秋收人员发病率高可能与此有关。

以上情况表明，HFRS 可通过呼吸道传播。尤其在鼠类饲养室或野外打谷场等病毒鼠密集并大量排出病毒的场所易形成气溶胶并被吸入感染，甚至引起 HFRS 暴发。

③消化道传播：实验证明，黑线姬鼠接种 HFRSV 后 9 ~ 40 d 在其唾液中，12 ~ 46 d 在其腮腺中可检出特异性病毒抗原；将病毒滴加于水、米饭和馒头中，置于 20℃经 48 h，病毒仍存活并具有较强的感染性。HFRSV 经灌胃或经口使黑线姬鼠、褐家鼠或 BALB/c 小鼠被感染，并能从脑、肺中分离到病毒。受试鼠消化道黏膜有破损者较无破损者易受感染。现场病例对照研究结果亦提示，通过病毒污染食物是 HFRS 传播方式之一。因此，在水利工地、野营宿营地等处，野鼠常向伙房等地聚集，如未做好预防工作，食物易被鼠排泄物污染，人误食后可被感染发病。

（2）螨媒传播：近年对布尼亚病毒科的研究显示，该科其他 4 个属的成员均为虫媒病毒。因而对本属病毒是否存在虫媒传播途径已引起很大注意，其中对革螨和恙螨的媒介作用的研究进行得较多。

①革螨传播：国内研究证明，格氏血厉螨（*Haemolaelaps glasgowi*）和厩真厉螨（*Eulaelaps stabularis*）为 HFRS 疫区黑线姬鼠巢穴内的优势螨种；季节消长主要属秋冬型，与姬鼠型 HFRS 流行季节一致；能叮刺人和鼠的完整皮肤吸血，能自然感染 HFRSV 和通过叮刺将 HFRSV 传给试验鼠；并能经卵传递该病毒；从同巢穴鼠和革螨中分离的 HFRSV，经单克隆抗体检测，抗原性一致，表明在鼠螨之间已构成相互传播的关系。研究结果表明，这两种螨对于野鼠间传播 HFRSV 和保持疫源地起着重要作用。由于这两种螨为巢穴型寄生的兼性吸血螨，与人接触机会不多，且叮刺能力不强，故在鼠－人间传播的可能性不大。柏氏禽刺螨（*Ornithonyssus bacoti*）主要在家鼠、家禽巢穴和体表寄生，属专性吸血螨。国内研究证明，该种螨可实验感染 HFRSV；能经叮刺感染小白鼠乳鼠和由母体经卵传递 HFRSV 给子代鼠。柏氏禽刺螨可能作为家鼠型 HFRS 的传播媒介，并兼有储存宿主的作用。由于室内灭鼠后，鼠体和洞内螨游离到地面上，可以主动咬人吸血，对鼠－人间传播本病可能有一定作用。

②恙螨传播：恙螨一生中仅幼虫时期叮刺宿主动物，而且只饱食 1 次，所带病毒只能经卵传递及由其后代传播。故确定恙螨为媒介要根据以下条件：该螨种应为当地的优势种，其季节消长与发病相关；有病毒体的自然感染；有叮刺和传播病毒的能力；能经卵传递病毒。在陕西的研究证明，小盾纤恙螨（*Leptotrombidium scutellare*）是 HFRS 疫区寄生于黑线姬鼠的优势种；季节消长与人群发病一致；能自然感染、叮刺传播和经卵传递病毒。研究证明，小盾纤恙螨可作为姬鼠型 HFRS 的传播媒介，并兼有储存宿主的作用，对鼠间传播 HFRSV 和保持疫源地起着重要作用。

（3）垂直传播：国内从患 HFRS 孕妇流产的死婴肝、肾和肺中分离出 HFRSV；从人工感染的怀孕 BABL/c 小鼠的胎鼠脏器中分离出 HFRSV；从自然界捕到的怀孕黑线姬鼠和褐家鼠的胎鼠及新生乳鼠脏器（脑、肺、肝）中查见该病毒抗原。这种经胎盘传播的鼠间垂直传播，对保持疫源地有一定意义；而人间的垂直传播则提示孕妇感染 HFRSV 可能危及腹内胎儿，应予注意。

3. 人群易感性和免疫力

不同性别、年龄、职业和种族人群对该病毒普遍易感，感染后一部分人发病，一部分人群处于隐性感染状态持续数周后感染终止。男性青壮年农民为疫区最主要的高危人群。国内监测结果证实，家鼠型疫区人群隐性自然感染率最高（5.17%），其次为混合型疫区（3.27%），姬鼠型疫区最低（1.11%）。造成姬鼠型和家鼠型疫区人群隐性自然感染率差异的主要原因，可能与两型毒株的毒力强弱有关。姬鼠型和混合型疫区人群男性隐性感染率高于女性，家鼠型疫区则女性高于男性。感染率高低主要由于不同人群活动场所、范围及与鼠类传染源接触机会有关。

本病愈后可获得稳固而持久的免疫力，极少见到 2 次感染发病的报告。经调查，病后抗体持续时间长短不一，短者不到 1 年，长者达 36 年以上。一般姬鼠型 HV 比家鼠型 IgG 抗体持续的时间长，重型病例比轻型病例抗体持续的时间长。HFRSV IgG 抗体病后 2 d 即可出现，其抗体滴度 2 w 左右达高峰，1 年之内多数患者的抗体皆能维持在较高水平。IgM 抗体发病即可出现，一般能持续半年之久。

（二）流行特征

1. 地理分布

（1）疫源地分布：HFRS 疫源地遍布五大洲的 80 多个国家和地区，因此全球约一半的人口在其威胁之下（图 4-11）。HV 感染原始宿主时可形成持续感染并长期排出病毒，而人类感染只表现为急性经过，存活者很快清除病毒得以康复。HFRS 疫源地的形成和维持取决于携带病原的主要宿主或原始宿主的分布，而长期的共进化过程又使不同型别 HFRSV 各自适应其独特的主要宿主或原始宿主鼠种。HFRS 的地理分布和流行病学变迁反映了自然界中 HV 宿主动物的分布和进化历史。

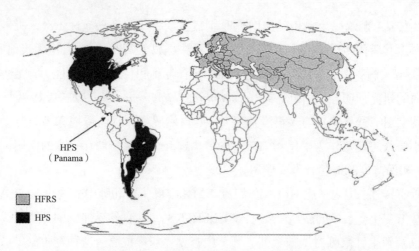

图 4-11 HFRS 及 HPS 的全球分布（Peters & Khan，2002）

我国 HFRS 自然疫源地分布具有明显的地理景观特征，主要分布在亚热带常绿阔叶林和温带夏绿阔叶林地带。陈化新等研究发现，我国 HFRS 的自然疫源地和疫区在地形学、水文学、气候、土壤、植被及动物种类方面的特征为：①主要分布在海拔 500 m 以下的平原与丘陵地区；②属东经 100° 以东的多水带及过渡带；③在东部季风气候区域的温带和亚热带；④在富含矽土壤和矽铝土壤地区；⑤在我国东部潮湿及森林地区（农业地区及东北林区）；⑥在亚洲东部喜湿动物地理区。

（2）疫区分布：在我国，HFRS 疫情主要发生在喜湿动物群栖息地区的十几个省份；而蒙新荒漠与草原啮齿动物地理亚区、青藏高原高寒草原与草甸啮齿动物地理亚区和亚洲中部耐旱动物地理区罕见（图 4-12）。

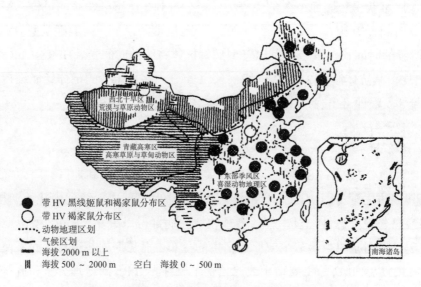

图 4-12 我国 HFRS 自然疫源地分布的地理景观特征

通过多年来对疫区患者血清流行病学的研究证实，我国 HFRS 疫区可分为姬鼠型、家鼠型和混合型 3 种类型（图 4-13）。姬鼠型疫区有严格的地区性，主要分布于河湖低洼潮湿地区及稻田较多的农业区、丘陵区和山区，以黑线姬鼠为主要传染源；家鼠型疫区无地域差别，以褐家鼠为主要传染源；近年来已有不少单纯姬鼠型疫区演变为混合型疫区，此型疫区黑线姬鼠和褐家鼠都携带病毒（图 4-14）。

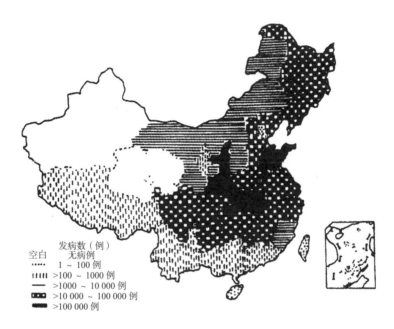

图 4-13　我国 HFRS 疫区分布

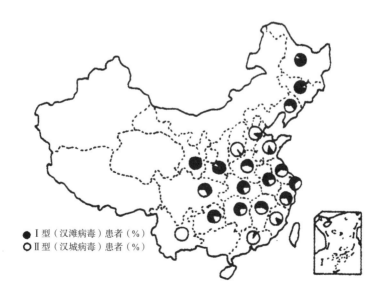

图 4-14　我国 HFRS 疫区患者血清型构成

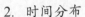

2. 时间分布

（1）流行的季节性：我国 HFRS 发病高峰季节性明显。20 世纪 50 ~ 70 年代均以冬季（11 月 ~ 次年 1 月）为发病高峰，6、7 月发病数略有上升；80 ~ 90 年代冬季发病数构成比下降，春季（3 ~ 5 月）发病数构成比上升。

姬鼠型 HFRS 的发病高峰在秋冬季，从 10 月 ~ 次年 1 月，以 11 ~ 12 月为高峰，有的地区春夏季间有 1 个发病小高峰；家鼠型主要发生在春季和夏初，从 3 ~ 6 月，以 5 月前后为高峰；混合型全年均有发病，冬春季出现双峰，一般冬峰高于春峰。

（2）流行的周期性：自然疫源性疾病一般均具有周期性流行的特点。HFRS 的流行周期性主要取决于主要宿主动物种群数量变化和带病毒情况，同时与易感人群的免疫状况和接触病原的机会也有密切关系。我国 HFRS 发病率平均每 10 年左右出现 1 次全国性的流行高峰，50 ~ 90 年代，高发病省（山东、湖北、陕西、黑龙江、浙江、安徽、湖南、江西、江苏）流行高峰每 6 ~ 10 年为 1 个周期，全国 HFRS 监测点发病高峰每 5 ~ 9 年为 1 个周期。县和地区（市）级疫区一般 3 ~ 5 年出现 1 次流行高峰。不同地区流行高峰不完全吻合，提示各地有各自的周期性流行规律。

3. 人群分布

男女老少均可感染发病，男性青壮年由于接触疫源地机会较多，占总发病率的 2/3 左右。各类疫区，16 ~ 60 岁年龄段患者占发病总数均为 90% 左右。性别分布，根据监测点资料（至 1997 年）统计，311 621 例患者中，男性占 68.17%，女性占 31.83%，男女性别比例为 2.14：1。农民发病占 80% 左右。

姬鼠型和家鼠型 HFRS 发病人群分布有明显不同。家鼠型发病性别、年龄及职业的差别较小，这是由于不同人群均与宿主褐家鼠有接触机会，而农民主要在野外活动，与黑线姬鼠有较多接触机会。

三、预防与控制

预防 HFRS 应采取以灭鼠为主的综合性措施，包括灭鼠防鼠、灭螨、个体防护、食品管理和污染物消毒、流行病学监测等。有条件和必要时可接种疫苗。进驻新地区前应做好流行病学侦察。

（一）流行病学侦检

包括流行病学侦查、宿主动物调查、媒介螨类调查。

1. 流行病学侦查

在进入 HFRS 流行区或可能有本病存在的地区进行野营、施工、农垦、训练时，事先应进行流行病学侦查，了解当地环境、疫情和鼠情，必要时进行疫源地调查。进驻前，采取毒杀等方法灭鼠，将鼠密度控制在 3% 甚至 1% 以下；必要时，在住地周围挖防鼠沟。尽可能不住工棚。必须搭工棚住宿时，应尽可能选择地势较高、向阳、较干燥、杂草和鼠类较少的地方；工棚应搭成"介"字形，住宿工棚应与厨房、粮仓分开搭盖。床铺应架高（距地面不低于 0.5 m），铺不靠墙，铺下不放杂物和食品；保持室内干燥、无鼠。

2. 宿主动物调查

鼠类，尤其野鼠是 HFRS 的主要宿主动物，故调查应以野鼠为主。捕鼠通常采用鼠夹法，以花生米、油条或番薯等为诱饵。在室内将鼠夹沿墙布放在鼠道上，夹口应与墙面垂直，每间房（15 m² 左右）布夹 1 个；在室外沿鼠道按直线等距（间距 5 m）布夹，空旷地区根据鼠密度高低每间隔 20 ~ 30 m 布夹 1 行。晚放晨收，记录布夹数、有效夹数（布放符合要求，能起有效捕鼠作用的夹数）、捕获的鼠种及数量。布夹不得少于 1 个夜晚，布夹数不得少于 100 个。根据调查结果，整理出鼠的种类组成和密度。

$$\frac{捕鼠数}{有效夹数} \times 100\% = 鼠密度$$

3. 媒介螨类调查

在某些疫区，革螨或恙螨是鼠 – 鼠间，并可能是鼠 – 人间 HFRS 的传播媒介，需要和有条件时可进行调查。

（1）革螨调查：各种动物尤其是鼠类、鸟类，体表及其巢穴中可采集到大量革螨。主要的采集方法有：

①检查宿主法：将捕获的鼠、鸟等小型动物处死后，每只装在一个白色小布袋中，附以标签，写上编号、宿主、采集地点和日期，扎紧袋口带回。将动物放在白搪瓷盘中，用篦子或刷子反复梳刷皮毛，将梳刷下的革螨及布袋上的革螨用湿毛笔挑入含 75% 乙醇的指管内，取一小纸条用铅笔写上编号、宿主、采集地点和日期放入管中，塞上棉花或软木塞，再将指管放于盛有 75% 乙醇的广口瓶内保存待查。

②检查鼠巢内容物法：将鼠巢窝草及巢内草屑、浮土装入小白布袋中，每袋 1 巢，附以标签，写上编号、鼠种、采集地点和日期，扎紧袋口带回。将鼠巢内容物倒在白搪瓷盘中仔细检查，对盘中及布袋上的革螨同检查宿主法用湿毛笔挑入乙醇中保存。

对比水轻的窝巢内容物，也可用干烤法采集。方法是将窝巢内容物装入带三脚架的漏斗内，下接试管或放盛清水的烧杯，上用 100 W 灯泡烤，螨即下爬入管或杯中。对比水重的窝巢周围浮土，可用水漂法。方法是将浮土放入盛水盆中，不断搅拌，每次 1 min，然后将浮于水面的螨用毛笔挑出。

采集标本时，采集人员应用驱避剂涂擦手臂和腿，以防革螨上身。

密度通常以鼠体带螨率、带螨指数及鼠巢带螨指数表示。

$$鼠体带螨率（\%）=\frac{带革螨鼠数}{检查鼠数}\times100\%$$

$$鼠体带螨指数=\frac{检获革螨数}{检查鼠数}；鼠巢带螨指数=\frac{检获革螨数}{检查鼠巢数}$$

（2）恙螨调查：

①检查宿主法：主要捕捉野鼠进行检查。此法简便易行，常可收集到大量的恙螨幼虫。最好检查捕回不久的活鼠，因鼠死体温下降后恙螨多在数小时内离开鼠体，影响检查结果。

采集的方法：将鼠处死后，齐耳根剪下鼠耳，将耳窝翻出，置于小平皿内（平皿边缘涂防蚊油，并将平皿放在盛水的容器中防螨外爬）。用解剖镜或放大镜仔细观看耳窝内外有无恙螨叮附。如有，可放置一至数小时，让恙螨自行爬下，切忌硬挑致使标本受到破坏。对爬下的恙螨，可用稍湿的细毛笔挑入含70%乙醇的指形管内，取一小纸条用铅笔写上编号、宿主、寄生部位、采集地点和日期，放入管中，塞上棉花或软木塞，再将指形管放入盛有70%乙醇的广口瓶内保存待查。根据调查结果计算出鼠的带螨率和带螨指数。

$$带螨率=\frac{带恙螨鼠数}{检查鼠数}\times100\%；带螨指数=\frac{检获恙螨数}{检查鼠数}$$

②小黑板法：在HFRS流行季节，选择晴天9～11时、14～16时，将小黑板（15 cm×15 cm×0.5 cm）平放在草地等可能有恙螨的地点，每个点2块，10 min检查1次。检查时用手握住板的两个对角，按自下而上、自左至右的顺序观察板的正面和侧面。在板面上发现的恙螨幼虫似粉笔灰大小，呈淡红色，近似圆形，有3对足，爬行缓慢，肉眼可见。然后用稍湿的细毛笔将幼虫挑入含70%乙醇的指形管内保存待查。

采集标本时，采集人员应用驱避剂涂擦手臂和腿，以防恙螨上身。

根据调查结果计算出小黑板的带螨率和带螨指数。

$$带螨率=\frac{检获恙螨小黑板块数}{布放小黑板块数}\times100\%；带螨指数=\frac{检获恙螨数}{布放小黑板块数}$$

（二）灭鼠防鼠

1. **药物灭鼠**

目前使用的灭鼠药有急性和慢性两大类：只需服药一次即可奏效的为急性灭鼠剂，或速效药；需连续几天服药效果才显著的为慢性灭鼠剂或缓效药。慢性药因效果好，对非靶动物安全而使用甚广。根据国家规定，只能使用经国家有关部门已经批准注册的灭鼠剂，使用明令禁用的或未经批准的毒鼠药均属非法。

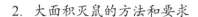

2. 大面积灭鼠的方法和要求

灭鼠应加强领导，全面规划，深入宣传，发动群众，查清鼠情（种类、密度、组成等），分片包干，大面积同时进行。以毒饵法毒杀为主，每年进行 2～3 次突击灭鼠，时间选在 HFRS 流行季节前。

灭鼠主要使用缓效灭鼠药，如敌鼠钠或杀鼠灵、杀鼠迷、大隆或溴敌隆；灭野鼠可用毒鼠磷、磷化锌、敌鼠钠盐或杀鼠迷。药物应注意交替使用，防止鼠产生拒食性和耐药性。防鼠的主要方法是搞好环境卫生，藏好食物，如：及时清除垃圾，加强粪便管理，粮食、蔬菜垫高 0.5 m 以上并离墙存放，以清除、减少鼠的栖息场所和食物来源。

（三）灭螨

经常清除道路两旁的杂草，填平坑洼，增加日照，降低湿度，使环境不适于恙螨的生长繁殖。对不能除草的地区，可用 1‰ 敌敌畏溶液按 100～200 ml/m² 喷洒灭螨，每 7～10 d 1 次；对编草垫用的稻草，在地上铺成 3～5 cm 厚，以 2‰ 敌敌畏溶液按 100 ml/m² 先喷 1 遍，翻过来再喷 1 遍，晒干后用。

（四）一般性预防措施

医疗、防疫部门对疫区居民应做好本病防治知识的宣传教育，使人人皆知 HFRS 的危害、症状和预防办法。

1. 食品管理

搞好食品卫生、食具煮沸消毒、食物保藏等工作。在本病疫区，特别是家鼠型疫区，除开展灭鼠工作外，要防止鼠类排泄物污染食品和餐具。剩饭菜必须充分加热或蒸煮后方可食用。在疫区严禁以鼠肉为食。在住室保藏粮食时，切勿暴露堆放地面或床下，应储存在严密无缝的木箱或缸内，并加盖，以防止鼠类侵入污染。

2. 污染物消毒

对病家及医院发热患者的血、尿和宿主动物的血液、唾液、排泄物及其污染器物，以及鼠尸等均应及时进行消毒，妥善处理，防止污染环境。常用消毒药有 3%～5% 甲酚皂溶液（来苏尔）、0.1% 苯扎溴铵（新洁尔灭）和含氯石灰（漂白粉）等。

3. 野外作业

野外作业人员进入疫源地前，要向当地卫生防疫部门了解本病流行情况、疫源地景观特征和主要宿主动物及防制办法等。在野外作业区或居住区内，查出主要宿主动物感染 HFRSV 时，应及时进行灭鼠、防鼠和预防接种。在疫源地内调查、监测、采集鼠类和螨类等标本过程中要做好个人防护，可采取穿防护服装、鞋袜，装鼠的布袋或塑料袋要消毒，皮肤破伤应及时涂碘酒包扎，解剖动物要戴口罩，动物经消毒液浸泡后湿式解剖，动物尸体要深埋。

4. 实验室感染的预防

实验室内饲养野鼠和大白鼠混入带 HFRSV 鼠时，最容易引起实验室感染，必须引起高度警惕和重视。

疫区无负压安全饲养柜的实验室严禁饲养野鼠和大白鼠等易感动物进行活毒试验；大白鼠等实验动物的饲养场要防止野鼠窜入；对实验动物要定期（半年或 1 年）检测抗原、抗体；做好灭虫、通风和湿式清扫；器物、污水、污物应严格消毒处理；细胞培养分离病毒、培养病毒换液或操作感染材料等要在负压安全超净台内进行，工作人员按无菌操作及安全防护要求着装，对病毒污染物及时进行消毒；对实验室工作人员要经常进行安全教育，确保安全操作。

（五）特异性预防

1. 疫苗研究概况

迄今国内外已成功研制出两类汉坦病毒疫苗，即纯化乳鼠脑灭活疫苗和细胞培养灭活疫苗。小鼠脑组织生产纯化的灭活疫苗、地鼠肾和仓鼠肾细胞组织培养的单价灭活疫苗和双价灭活疫苗的制备、纯化工艺已成熟，该类疫苗在我国、韩国及朝鲜已进行人群接种的流行病学效果考核，接种反应率在 1% 左右，抗体阳性率在 90% 以上，安全性好，已应用于 HFRS 流行的防制。我国研制成功多种出血热灭活疫苗，包括沙鼠肾原代细胞疫苗（HTN 型、SEO 型和双价）、地鼠肾原代细胞疫苗（SEO 型和双价）和乳鼠脑纯化疫苗（HTN 型）等。

（1）沙鼠肾细胞疫苗：HTN 疫苗免疫动物（如家兔、沙鼠）后，以 HTN 型病毒攻击，表现出对动物明显的保护作用；免疫沙鼠后，经 SEO 型病毒攻击亦有较明显的保护作用。接种免疫的动物产生对本型 HFRSV 的中和抗体，对 SEO 型有一定的交叉反应。该疫苗应在 4 ~ 8℃保存，有效期为 1.5 年。

双价疫苗系以 HTN 型和 SEO 型病毒接种原代沙鼠肾细胞，培养后收获病毒液，以 β- 丙内酯灭活，再加入佐剂制成。接种该疫苗后可刺激机体产生抗 HTN 型和 SEO 型病毒的保护性抗体，用于预防 HFRS。该疫苗应在 2 ~ 8℃保存，有效期为 1.5 年。

（2）地鼠肾细胞疫苗：该疫苗免疫动物（地鼠、家兔）后，用 SEO 型病毒攻击被接种的动物，可显示明显的保护作用。用地鼠做保护力试验，对 HTN 型病毒的攻击亦有较明显的保护作用。免疫动物可产生对本型病毒的中和抗体，对 HTN 型有一定的交叉反应。动物实验还表明，疫苗免疫的小鼠明显诱导出细胞毒 T 细胞（CTL）活性，产生 γ 干扰素及白细胞介素 -2（IL-2）的能力增强。该疫苗应在 4 ~ 8℃保存，有效期为 1.5 年。

（3）乳鼠脑纯化疫苗：用该疫苗对实验动物做豚鼠过敏性试验、豚鼠脑脊髓炎变态反应试验、猴体脑脊髓炎变态反应试验，均未发生变态反应；免疫家兔可产生对同型 HFRSV 的中和抗体，用 HTN 型病毒攻击，对接种动物表现有明显的保护作用。该疫苗应

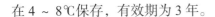

在 4 ~ 8℃保存，有效期为 3 年。

2. 预防接种策略和效果评价

（1）免疫策略

①接种对象：疫苗应重点对出血热高发流行区及其他疫区高危人群接种，重点接种对象为 16 ~ 60 岁人群。在实际应用中，接种人群的年龄可适当扩展到 10 ~ 15 岁及 61 ~ 70 岁，接种覆盖面应在 80% 以上。

②疫苗型别：为充分发挥疫苗的防病效果，应选用与本地区流行型别相同的疫苗。

③针次及间隔：为确保疫苗有效，注射针次定为 3 针，间隔时间根据各厂家的疫苗使用说明书，每次注射量为 1 ml。1 年后应加强免疫 1 针，以提高抗体水平，保持足够的免疫力。疫苗接种应在流行高峰季节前 1 个月内完成。

④接种部位：于上臂三角肌内注射，不宜做皮下注射。

（2）预防效果评价：在开展疫苗接种的地区，应尽可能对其防病效果进行观察和评价，对观察对象接种疫苗后的抗体应答进行测定（即对部分接种者采集免疫前和全程免疫后 2 w 的血清进行抗体测定），除可选用 IFA、ELISA 或 RPHI 测定抗体外，应尽可能做保护性试验或测定中和抗体。测定方法前者可采用乳鼠脑内法，后者采用空斑减少中和法或微量细胞病变抑制法。在效果观察时应注意对患者做血清学诊断及分型检查，以确定患者是否为 HFRS 患者，其血清型是否与疫苗的型别一致。

（3）疫苗使用说明和注意事项

①禁忌：患有严重疾病、发热、慢性心血管疾病和严重过敏患者，不得使用本品。

②反应：注射后一般无反应，个别人在注射局部出现短暂肿胀和疼痛，或轻微红肿。

③保存和运输：疫苗应于 2 ~ 8℃保存和运输。

④使用注意事项：疫苗内含有佐剂，注射前充分摇匀，如安瓿瓶破裂或有摇不散的异物或絮状物，均不可使用。沙鼠肾细胞和地鼠肾细胞疫苗为橘红色，若疫苗变色（变黄、或紫色）则不应使用。

3. 其他疫苗

20 世纪 80 年代以来，国内外在汉坦病毒减毒活疫苗及基因工程疫苗的研制方面取得了阶段性成果。现已筛选到多个有明显体内和体外低毒特征的弱毒株，能在动物体内诱导产生较好的抗体反应，可望成为减毒活疫苗候选株。基因重组疫苗研究方面，已将病毒结构蛋白基因克隆到多种载体中并获得有效表达，部分研究已进入临床试验阶段。将 76 ~ 118 的 S 和 M 基因分别插入到痘苗病毒载体和杆状病毒载体进行免疫活性研究，结果表明：含完整 M 片段的重组体免疫组可检测到特异性中和抗体，对病毒的攻击有保护作用，而表达部分 M 片段的重组体免疫组未能检测到中和抗体，但对病毒攻击仍有部分保护作用；S 基因表达产物不能激发动物体内产生中和抗体，但对免疫动物有保护作用；全部结构蛋白基因表达产物联合使用可产生最强的动物保护作用。将 HTN 病毒 76 ~ 118 株的 M 及 S 基因片段插入痘苗病毒 Cannaught 疫苗株构成重组 HFRS 疫苗，动物实验显示其具有良好的保护作用，经 FDA 批准已进入临床评价阶段。I 期临床试验结果表明：人体皮下接种 107 PFU 重组体是安全有效的；二次接种可提高中和抗体滴度；皮下接种较划痕接种效果好。II 期临床双盲对照试验结果发现，该疫苗在已种痘人群体内中和抗体阳转率及滴度皆低于未种痘人群。DNA 疫苗研究方面，已将 SEOV SR-11 株的 M 或 S 片段分别亚克隆入多种真核表达载体中构建裸 DNA 疫苗。结果显示，DNA 疫苗可诱导 BALB/c 小鼠和仓鼠体内产生特异性抗体反应，但只有前者具有诱导中和抗体及保护 SEOV 攻击的能力。

（六）疫源地处理

1. 居民区

药物灭鼠，寻找鼠尸，堵塞鼠洞。搞好室内外环境整顿及卫生，教育居民不直接拿鼠或鼠尸，清扫鼠排泄物污染场所时先洒水，以防尘土飞扬，有鼠螨的地方要喷药灭虫。灭鼠后用鼠夹法测定的鼠密度应 <1%，100 间房屋鼠洞不应多于 2 个。

2. 野外

应用急性药物进行灭鼠，在搜查鼠尸时堵塞鼠洞，处理范围视当时具体情况而定。灭鼠后，用鼠夹法测定的鼠密度应 <2%。

3. 对患者及其住处的处理

首先了解疫情、核实诊断，对疑似患者安排其就近住院诊治。对发热期患者的血、尿及其污染物进行消毒处理。方法是：①被患者血、尿污染的衣物、被褥用沸水浸泡后洗净日晒。②住院患者处于发热期时，病房每天用紫外线灯照射消毒两次，每次 15 min。照射前患者面部用白布盖上。患者的尿具和排泄物用漂白粉制剂或来苏水消毒。③医护及化验人员和陪住人员接触患者血、尿后，用乙醇消毒或肥皂水洗手，如污染伤口，须立即用碘酒消毒。④对患者病前住房、工作或劳动场所进行消毒、灭鼠和杀虫。⑤对疫区多发或高危人群动员预防接种。

（七）流行病学监测

1. 监测目的

监测是手段，防制是目的。根据对人间疫情、人群感染和宿主动物感染及带病毒情况的监测结果，分析疫情动态和发展趋势，对疫情进行预测，制订出有针对性的防制措施，借以不断提高防制效果，减少发病，控制流行，降低病死率。

2. 监测内容

常规监测内容包括人间疫情监测和宿主动物监测。防疫部门要及时掌握确切的疫情资料，分析疫情动态和发展趋势；掌握当地不同地理景观中居民区和野外的鼠种构成，春秋两季重点疫区的鼠密度、带病毒率和抗体阳性率，并以预计有可能流行的地区、带病毒鼠聚集场所及居民区为中心，在半径 500 m 范围内进行灭鼠。

四、临床表现及诊断

（一）临床表现

本病的潜伏期一般为 7 ~ 21 d，可短至 4 d 或长至 2 个月。病毒具有侵犯宿主多种器官的泛嗜性和病变累及全身各系统的特点，其临床表现错综复杂。需要指出的是，PUUV 引起的 HFRS（NE）临床表现较轻，病死率小于 1%，而 HTNV、SEOV、DOBV 引起的 HFRS 临床表现相对较重，病死率较高，在 1% ~ 15%。

典型 HFRS 病例具有发热、出血和肾脏损害三大主征，经过发热期、低血压期、少尿期、多尿期和恢复期 5 期。轻型患者往往 5 期过程不明显，可出现越期现象。重症病例则病情重笃，发热期、低血压、少尿期可相互重叠。少数病例三大主征不全，多属轻型。PUUV 引起的 HFRS（NE）患者出血表现少见且较轻，但几乎所有患者均有发热，腹痛、背痛、头痛，肾脏损伤三大主要临床特征。

1. 发热期

起病多急骤，有发热及全身中毒现象，并出现毛细血管损伤及肾损伤等症状和体征。

（1）发热：先有畏寒，继而高热，体温可达 38 ~ 40℃，少数可达 41℃以上。以弛张热和稽留热多见，持续 4 ~ 7 d。热度越高，热程越长，病情越重。轻型患者热度低，热程短，退热后症状相继缓解。

（2）全身中毒症状：在发热的同时即可出现全身中毒症状，表现为头痛、腰痛、眼眶痛（称为"三痛"）及全身肌肉关节酸痛、困倦无力。头痛与脑血管扩张充血有关，多在前额和颞部呈持续性剧痛。腰痛以两侧肾区为主，疼痛较为剧烈，触压或叩击肾区时疼痛更为明显，腰痛与肾周围组织充血、水肿有关。剧烈腰背痛多提示后腹膜及肾周围有严重渗出和水肿，或因肾包膜、肾皮质破裂所致。眼眶痛以眼球转动时更为明显，可能与眼球周围组织水肿有关。渗出严重的病例常伴有复视或视力模糊，消化道症状较为突出，常有食欲缺乏、恶心、呕吐、腹痛、腹泻等。重症患者常有兴奋不安、失眠、谵语、烦躁及嗜睡等。热度下降后全身中毒症状并未减轻，或反而加重。

（3）毛细血管中毒症状：主要表现有充血、渗出和出血现象。病程早期患者即有颜面、结膜、颈部、上胸部及软腭明显充血。球结膜和眼睑有水肿，似"酒醉貌"。球结膜水肿越明显，提示小血管及毛细血管损伤越重，外渗的血浆越多，低血压休克发生的机会越多。

起病后 2 ~ 3 d 在咽部、软腭、球结膜可出现出血点。腋下、腋前线、前胸、肩背部、上肢或腹部皮肤出现条线状、串珠状或搔抓样细小的出血点是本病的特征之一。重症病例可见淤斑，或在注射部位出现血斑。少数病例可有腔道大出血，如鼻衄、咯血、呕血、便血、腹腔出血、阴道出血及尿血等。如皮肤出现迅速加重的大片淤斑，或腔道出血，则提示病情严重。

（4）肾脏损害：病后 1 ~ 2 d 即可出现蛋白尿、血尿，病后 3 ~ 4 d 可发生少尿，尿中偶可排出膜状物。

2. 低血压期

热退后病情反而加重是本病的特征之一。病程第 4 ~ 6 天，于发热期末或退热同时，部分患者可出现低血压或休克。开始表现为血压波动不稳，继之血压下降。如进行性加剧，则出现脉压缩小、脉搏细弱、口唇苍白、皮肤湿冷、心率增快、呼吸急促、烦躁不安、尿量减少等休克症状。轻者此期持续数小时，呈一过性血压下降；重者可长达 8 d，一般为 1 ~ 2 d。

3. 少尿期

低血压期之后，少尿期接踵而至，或与低血压期重叠；亦有从发热期直接进入少尿期者；也有发热、休克、少尿三期重叠者。本期可早在第 3 病日出现，也有迟至第 10 病日者，通常出现在 6 ~ 8 病日。24 h 尿量少于 1000 ml 者为少尿倾向，少于 400 ml 者为少尿，少于 50 ml 者为无尿，患者尿中可出现膜状物。某些患者无明显少尿，而尿毒症的症状却很严重，称为"非少尿型肾衰竭"。

由于肾衰竭，体内大量代谢产物及液体潴留，电解质平衡失调，造成内环境严重紊乱，导致氮质血症、酸中毒和高血容量综合征。临床上主要表现有消化道症状，如畏食、恶心、呕吐、腹胀、腹泻等。出血倾向日益加重，可有皮肤大片样出血斑、咯血、呕血、便血及腔道大出血或多脏器出血。患者贫血明显，同时可有嗜睡、失眠、烦躁、谵语、昏迷、抽搐等神经系统症状。代谢性酸中毒可使呼吸增快，重症者可呈库氏（Kussmul）深大呼吸。患者颜面及肢体水肿，严重者有腹水出现。部分患者出现高血钾症状如肌张力下降、反射迟钝、心律失常等。心电图显示 T 波高尖、QRS 波增宽，严重者可发生心搏骤停而死亡。亦有部分患者因呕吐、畏食、利尿、导泻等引起低氯、低钾性碱中毒。高血容量综合征表现为头部胀痛、脉搏洪大、浅表静脉充盈、血压进行性增高、心音亢进等。严重者可诱发心功能不全、肺水肿及脑水肿。

本期一般持续 2 ~ 5 d，接受透析疗法的个别患者有持续至 58 d 者。少尿持续时间愈长，氮质血症上升幅度愈大，病情愈重。

4. 多尿期

少尿期末尿量逐渐增加。24 h 尿量超过 2000 ml 提示进入多尿期，超过 3000 ml 者为多尿。有些患者在发热期后不发生低血压或少尿而直接进入多尿期，亦有少数患者无多尿期。此期多开始于 9 ~ 11 病日，持续时间通常为 7 ~ 14 d，亦有短至 1 d，长至 30 d，个别可长达数月。尿量一般为每日 4000 ~ 8000 ml，亦有超过 15 000 ml 者。本期分为三个阶段：①尿量由每日 400 ml 回升至 2000 ml 者为移行阶段，一般持续 2 ~ 5 d。此阶段多数患者，特别是危重患者，尿素氮仍继续上升，临床症状反而加重，最易发生合并症而造成死亡。②多尿早期，尿量每日 2000 ml 以上的最初数日患者的尿毒症及内环境平衡失调仍很严重，部分患者尿素氮继续上升，临床症状有所加重。③多尿后期，多尿 3 ~ 4 d 后，随着尿液大量排出，高血容量、尿毒症、酸中毒、高血钾等症状逐渐缓解，但患者仍很衰弱。重症患者常伴有水、电解质平衡紊乱、贫血、低蛋白血症及营养失调综合征等。

5. 恢复期

多数于病后 3 ~ 4 w 开始恢复。肾脏浓缩功能逐渐好转，尿量渐趋正常，症状逐渐消失，尿常规检查及血生化检查皆正常，体力也逐渐恢复。但少数重症患者恢复期较长，需 1 ~ 3 个月或更久，患者仍感虚弱、头晕、食欲缺乏、腰痛、持续多尿及夜尿增多等。

（二）临床诊断

1. 诊断依据

（1）流行病学资料

①在本病流行季节、流行地区发病，或患者于发病前两个月内有疫区居住或逗留史。

②患者有与鼠类等宿主动物及其排泄物直接或间接接触史，或食用过鼠类污染的食物，或有接触实验动物史。

（2）临床特征

①发热：突然起病，体温急剧上升，多为高热。一般持续 3 ~ 7 d 后自行消退。

②特殊的中毒症状：头痛、腰痛、眼眶痛（"三痛"）及全身疼痛不适，肾区有叩击痛。有明显的消化道症状，如食欲减退、恶心、呕吐、口渴、腹痛、腹泻等。

③特征性的充血、出血及渗出现象：面、颈、上胸充血潮红（"三红"），似酒醉貌。眼结膜、咽部充血，软腭、咽部、腋下、前胸等部位可见出血点（点状、条索状、簇状），并可伴眼结合膜水肿及眼睑、面部水肿。

④肾脏损害表现：有腰痛及肾区叩击痛，可出现少尿、血尿、多尿或尿膜状物及尿毒症表现。

⑤5 期经过：典型病例可有 5 期经过，即发热期、低血压期、少尿期、多尿期和恢复期。轻型病例或及时、合理治疗后可不出现低血压、少尿或多尿期。但多数患者具有发热期、多尿期及恢复期。重症病例可有病期重叠现象，即发热期、低血压期和少尿期相互重叠。

（3）实验室检查

①血象：早期白细胞总数正常或偏低，3 ~ 4 病日后多明显增高，杆状核细胞和异型淋巴细胞明显增多。血小板明显下降。

②尿常规改变：尿中出现蛋白，且迅速增多（偶尔有尿蛋白阴性者），有红细胞、白细胞及管型。尿中出现膜状物，有助于诊断。血尿素氮（BUN）或非蛋白氮（NPN）升高。

③血清学检查：早期患者特异性 IgM 抗体阳性，或双份血清（发病 4 d 和间隔 1 w 以上）特异性 IgG 抗体 4 倍以上增高，可确诊为现症或近期感染。5 病日后，单份血清 IgG 抗体滴度高达 1∶320 以上时，结合临床表现和流行病学史亦可诊断。

④病原学检查：从血清、白细胞或尿沉渣细胞查到汉坦病毒抗原或病毒 RNA。

2. 早期诊断

早期诊断指发病后 4 d 内作出诊断。早期诊断有利于早期合理治疗，是降低本病病死率的关键环节之一。在本病疫区及流行季节遇有下列情况，应想到本病。

（1）急起发热，全身高度衰弱无力，伴有消化道症状，如恶心、呕吐、腹痛、腹泻等。

（2）发热伴有头痛、腰痛、眼眶痛（"三痛"）、肾区叩击痛及全身痛。

（3）发热伴有面、颈、上胸部潮红（"三红"），眼结膜、咽部充血潮红。若出现球结膜水肿，则更有诊断价值。

（4）发热伴有出血现象：咽部、软腭、球结膜及腋下可见细小出血点，多呈簇状、条索状或抓痕样。束臂试验阳性。

（5）血象检查：血小板减少。出现较多的杆状核白细胞及异型淋巴细胞，有助于诊断。

（6）发热，尿蛋白阳性且迅速增加。

（7）发热伴血清丙氨酸转氨酶（ALT）增高，其他原因不能解释。

对以上患者应及时采血检测特异性 IgM 和 IgG 抗体、抗原和病毒 RNA 以便确诊。

3. 临床分型

本病整个病程为 1 ~ 2 个月，按病情轻重可分为 4 型。

（1）轻型：体温 39℃以下，中毒症状轻，仅有皮肤黏膜细小出血点，肾损害轻，尿蛋白"+ ~ ++"，无低血压休克及少尿，病程短。

（2）中型：体温 39 ~ 40℃，中毒症状较重，有球结膜水肿，皮肤黏膜出血现象明显，病程中有低血压或少尿，肾损害明显，尿蛋白"+++"。

（3）重型：体温在 40℃以上，中毒症状及外渗现象显著，出血现象严重，有淤斑或腔道出血，明显休克，重度肾损害，少尿在 5 d 以内，或尿闭在 2 d 以内。以上 3 型各具备 2 项者即可诊断。

（4）危重型：在重型基础上，出现严重症候群者。如难治性休克；出血现象严重，有重要脏器出血；肾脏损害极为严重，少尿超过 5 d，或尿闭 2 d 以上，或尿素氮超过 85.7 mmol/L 以上；出现心力衰竭及肺水肿；中枢神经系统合并症，如意识障碍、抽搐、脑脊液有出血或非化脓性改变等；严重的继发感染；其他严重合并症。

4. 鉴别诊断

对疑似患者应与以下疾病鉴别。

（1）急性发热性传染病：如上呼吸道感染、普通感冒、流行性感冒、钩端螺旋体病、流行性和地方性斑疹伤寒、流行性脑脊髓膜炎、伤寒、败血症等应注意鉴别。若患者有恶心、呕吐、腹痛、腹泻者，尚需与急性细菌性痢疾、急性胃肠炎相鉴别。此外，需与传染性单核细胞增多症、病毒性肝炎等其他发热性传染病相鉴别。

（2）肾脏疾病：如急性肾盂肾炎、急性肾炎等。

（3）血液系统疾病：如血小板减少、过敏性紫癜、急性白血病等。

（4）腹部外科急症：少数出血热患者可出现剧烈腹痛、腹壁紧张、腹部压痛和反跳痛等，需与阑尾炎、肠梗阻、胃肠穿孔、胆囊炎、宫外孕等进行鉴别。以上病症无明显的充血、渗出及出血现象，尿常规多无明显改变，血小板数正常，无异型淋巴细胞，可以鉴别。

（5）其他病毒性出血热：国内流行的病毒性出血热除 HFRS 外，尚有新疆出血热和登革出血热，其主要临床特点为发热、出血和休克等表现，与 HFRS 相似，但属于无肾脏综合征出血热。

五、实验室诊断

HFRS 的实验室诊断方法包括免疫荧光试验、免疫酶试验、血球凝集试验、乳胶凝集试验以及新近发展起来的技术，如 cDNA 探针杂交、PCR 技术等。

（一）检测病毒特异性抗体

1. 酶联免疫吸附试验（ELISA）夹心法

首先以特异性的第一抗体吸附于固相载体，洗去未吸附的游离抗体和杂质；加抗原与第一抗体结合，形成抗体–抗原结合物，洗去未结合的抗原和杂质；加待检标本；利用葡萄球菌 A 菌蛋白与 IgG 抗体 Fc 片段有特殊亲和反应的原理，加适当稀释的酶标 SPA 结合物；加入标记酶的底物系统。

一般检测双份血清 IgG 抗体，抗体滴度恢复期比急性期有 4 倍以上升高，可确诊为新近感染；单份血清检测只能做血清流行病学调查，抗体阳性表明其既往感染过 HFRSV。本法简便易操作，结果可靠，可用于基层诊断和流行病调查。

2. ELISA 捕捉法

以抗人 μ 链抗体吸附于固相载体，然后依次加待检血清标本和 HFRSV 特异性抗原，作用后若待检血清标本有抗本病毒的特异性 IgM 抗体，则形成抗人 μ 链 -IgM-HFRSV 抗原复合物，若待检血清标本中不存在特异性 IgM 抗体，HFRSV 抗原就无法与固相载体相结合而被洗脱掉；加入辣根过氧化物酶标记的抗 HFRSV 单克隆抗体；加入辣根过氧化物

酶底物显色。

IgM 抗体阳性表示患者新近感染过该病毒。本法具有较高的敏感性和特异性，适用于早期快速诊断，已在国内广泛推广应用。

3. 反向间接血凝抑制试验（RPHI）

在 V 形血凝板内将待检血清系列稀释，每孔分别加入定量病毒特异性抗原，充分混合后作用一段时间，然后向反应系统加入用 HFRSV 特异性单克隆抗体致敏的绵羊红细胞。如检测标本中存在特异性抗体，作用一定时间后，抗原与抗体结合，抗原的位点被占据，绵羊红细胞上的抗体无法与抗原结合，受重力作用沉降于孔底，然后沿孔底坡度下滑，血球堆集成光滑的小圆点；若标本中无特异性抗体，加入的抗原与绵羊红细胞上的抗体结合，红细胞呈网状均匀铺布于孔底。试验必须设抗原、抗体阳性和阴性对照，抗原阴性孔血球应沉积于孔底形成光滑圆点，抗原阳性孔的血球应均匀铺布于孔底，不出现圆点。以孔内 50% 血球被凝集的抗原量作为一个单位抗原，以血球凝集完全被抑制孔最高稀释倍数的倒数作为该份血清效价，效价 <1∶8 的血清为阴性。

本法可用于血清流行病学调查、疫苗免疫血清抗体检测。单份血清检测抗体阳性，表明该个体曾受该病毒感染；双份血清检查抗体水平恢复期比急性期有 4 倍以上增高，表明患者有新近 HFRSV 感染。

4. 间接免疫荧光法

将 HFRSV 感染的细胞或组织切片固定于载玻片上，当待检血清标本与载玻片上的固定细胞接触后，如存在特异性抗体就会形成抗原 – 抗体复合物，再加入用荧光素标记的抗人免疫球蛋白抗体作用，形成抗原 – 抗体 – 荧光标记抗体的复合物，后者用荧光显微镜检测时发出淡绿色的荧光。本法为经典检测方法，需要荧光镜、低温冰箱等设备，基层不易开展。荧光镜检时，操作者也需有一定的经验，以排除非特异性荧光。被检细胞的胞膜或胞质中如可见细沙状或点状或团块状淡绿色荧光时，可判为阳性。阳性对照应出现同样的荧光，阴性对照不应出现荧光。

血清荧光抗体阳性表明提供血清的个体曾感染该病毒。单份血清不能对现症患者作出确定诊断。回顾性诊断要求检测双份血清，血清抗体滴度恢复期比急性期有 4 倍以上升高，可确定有近期感染。本法多用于回顾性诊断及血清流行病学调查。

（二）检测抗原

将待检标本（动物组织切片、涂片，组织培养的细胞）固定于载玻片，用标记有荧光素的抗体去染待检标本，如标本中存在特异性抗原，荧光抗体就可结合于细胞膜，在荧光镜下检测时可产生特异性荧光。

本法多用于病毒分离、实验动物和宿主动物感染情况的调查，以及组织培养细胞病毒感染的检测。

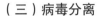

（三）病毒分离

1. 血清分离法

（1）标本采集：在患者发病 5 d 之内（愈早愈好）无菌静脉采血 5 ml，放冰壶内立即送实验室，分离血清后将血清和血块分别冻存于液氮中或 –40℃冰箱保存。

（2）细胞培养：Vero-E6（非洲绿猴肾）细胞、A549（人肺癌）传代细胞、2BS（人胚肺二倍体）细胞及 RL（大白鼠肺）细胞等均可用于 HFRSV 的分离。细胞培养基为含 10% 小牛血清和适量抗生素的 Eagle 基础培养基（MEM）。选取生长良好，在培养瓶中形成单层的细胞待用。

（3）接种：无菌操作将待分离血清、血块（用细胞培养基研磨成 5% 的悬液）或新采集的全血标本 0.5 ～ 1.0 ml 接种于长成单层的细胞培养瓶中，37℃吸附 2 h，用 Hanks 液洗涤 3 次，加入维持液（含 2% 小牛血清及抗生素，pH7.4 的 Eagle 培养基），放 37℃孵箱培养，每天观察细胞形态及细胞病变，每 3 ～ 4 d 换维持液 1 次。20 d 后刮取少量细胞做涂片，进行特异性免疫荧光检测。无论检测结果阴性、阳性均应继续传代培养。

（4）传代：将第一代培养上清或消化所得的细胞悬液 0.5 ～ 1.0 ml 接种于新长成的细胞单层，37℃继续培养、换液和检测。每 10 d 传代 1 次，培养 3 代后，经免疫荧光法检测均为阴性者可判为病毒分离阴性；如检测到特异性免疫荧光，应将所得毒株分装后冻存，以待鉴定。

（5）鉴定：首先将分离的病毒传代，制成抗原片，然后可选择以下试验鉴定。

①用标准病毒株的抗血清或特异性单克隆抗体做免疫荧光试验。

②用标准病毒株抗血清或单克隆抗体做中和试验。

③用病毒标准株免疫血清和新分离病毒的免疫血清做交叉阻断试验。

④用酶联免疫吸附试验检测病毒抗原。

⑤用反向间接血凝试验（RPHA）检验病毒抗原。

⑥用呼肠孤病毒（Reo）Ⅰ～Ⅲ型高免疫血清与待鉴定的分离病毒做间接免疫荧光试验或阻断试验，以排除 Reo 病毒污染。

⑦测定分离株的核酸序列，并分析其与各型 HV 的同源性及系统发生关系。

2. 白细胞分离法

用注射器先抽取 1‰ 的肝素 1 ml，再用其采集患者静脉血 5 ～ 10 ml，置试管内混匀，加入 1/6 全血容积的 6% 葡萄糖液混合，37℃静置 30 min。取上清 1500 rpm 离心 10 min。用 Hanks 液洗涤 2 次，接种细胞单层后培养、传代、鉴定同患者血清分离法。

（四）检测特异性核酸

1. 核酸探针杂交法

HFRS 患者外周血白细胞携带有病毒也就存在特异性核酸。根据碱基配对原理，设计合成特异性核酸探针并与患者外周血白细胞提取的核酸进行杂交，可以检测出标本中含有的病毒 RNA。观察到明显的着色信号，即为杂交阳性。

白细胞杂交检测阳性者可以确诊为 HFRS。本法操作繁杂，多用于特殊研究。

2. 逆转录聚合酶链反应（RT-PCR）

根据各型 HV M 节段 G1、G2 区或 S 节段核酸序列设计通用引物和（或）型特异性引物，建立 RT-PCR，可以检测特异性病毒核酸。该法敏感性和特异性均较好，与检测抗原、抗体法一起从不同侧面检定 HFRSV 感染的存在，且有一定的分型能力。操作过程应注意防止病毒核酸交叉污染，试验者需要具备一定的分子生物学试验技能。

（五）病毒分型

HV 的分型具有重要意义，但由于病毒血清 / 基因型别众多，抗原间存在交叉反应，生物学性状各异，系统分型尚无统一标准。以下介绍几种常用的分型方法，以供参考。

1. 血清学分型

（1）空斑减数中和试验（PRNT）：细胞被病毒感染后形成坏死灶，当用活性染料染色时，活细胞可被染色，坏死灶不着色形成空斑。根据形成空斑的数量，可滴定病毒的感染量，据此建立了空斑形成试验。如果病毒与抗体中和后，空斑形成的数量就会丧失或减少，依此可测定抗体的滴度或鉴定病毒的型别。尽管 HV 不形成细胞病变，但可使细胞的一些代谢机制受影响，如对活性染料（中性红）的吞噬能力减弱或丧失，因而在着色的活细胞单层背景衬托下呈无色的斑点（即空斑）。该法测定病毒滴度比 50% 细胞感染滴度（$TCID_{50}$）更准确。

中和抗体的型特异性最强，是评估是否具有免疫保护力的最重要的指标之一。在检测灭活疫苗免疫人群产生的中和抗体时，由于疫苗诱发的中和抗体滴度较低，血清起始稀释度不宜过高。交叉中和抗体测定可以评价病毒的血清型别。

本法适用于对病毒、抗体进行滴定和病毒分型及疫苗效果评价等。

（2）血凝抑制试验（HI）：HFRSV 与许多病毒一样，囊膜表面具有血凝抗原（血凝素），后者能选择性地与多种动物（鹅、鸭等）的红细胞的受体结合，吸附于其表面，引起红细胞凝集，简称血凝（HA）。这种血凝现象可被抗血凝素特异性抗体所抑制，即为血凝抑制（HI）。抗体对同型血凝素的抑制远强于对异型的抑制。因此，该法不仅可用于对血凝抑制抗体的测定，还可对毒株进行分型。

在血清对照和 4 个单位血凝抗原对照准确的条件下，以鹅红细胞凝集完全被抑制的血清最高稀释（1∶20 以上）倍数的倒数定为该份标本的血凝抑制抗体效价。血清型别的判定依据同份血清与两种型别血凝抗原反应滴度的差别而定，如果该份血清与 HTN 型血凝素抗原反应滴度高于 SEO 型血凝素抗原滴度 ≥ 4 倍，则判为 HTN 型，即 Ⅰ 型；反之则为 SEO 型，即 Ⅱ 型。两者滴度相差不足 4 倍时不能定型。

2. 核酸分型

用血清学方法分型耗时长，条件要求高，需要有效的生物防护措施，并且只能对分离毒株进行分型，尚有许多毒株无法明确其型别。相比之下，RT-PCR等技术不仅可以直接对组织、体液等标本进行分型，同时还具有快速、准确的优点。

（1）套式聚合酶链反应（nested-PCR）基因分型法：选取不同型别HFRSV代表毒株M片段中具有型特异性的序列，设计不同HV型别特异性引物，建立聚合酶链反应参数和体系，可以分别扩增出不同型别病毒的特异性核酸片段，达到对病毒分离株分型的目的。nested-PCR通过设计两组引物，一组为外引物，多为病毒属共同性引物；另一组为内引物，多为型特异性引物；先用外引物扩增出特定区段的核酸片段作为模板，再分别用不同型别的内引物进行扩增和分型。HTN型内引物仅能扩增HTN型病毒基因，不能扩增SEO型病毒基因；反之亦然。

此法可用于HFRSV基因的鉴定及分型，分型的结果与血清学（特别是PRNT）分型结果一致，敏感性及特异性均好。在实践中有时可以用两型引物同时扩增出目的片段，在排除交叉污染后，应考虑存在其他基因型或亚型，需做进一步鉴定。

（2）其他核酸分型方法：由于该病毒核酸序列变异大，给特异性分型引物的设计带来一定困难。目前可采用RT-PCR结合限制性长度多态性分析法（RFLP）和构建系统进化树分析法（phylogenetic analysis）对毒株进行分型。RFLP与血清学方法的结果一样，不能区分亲缘关系较为接近的毒株型别；而系统进化树分析法通过RT-PCR扩增病毒M节段全长序列及对其中部分基因序列分析，然后与代表株序列进行系统发生分析，从而确定毒株间进化关系。

这类分型方法试验条件要求较高，试剂昂贵，操作复杂，基层不易开展。

六、治疗

（一）治疗原则

本病的治疗原则是早诊断、早休息、早治疗和就近治疗；根据不同个体不同病期的病理、生理特点，坚持"发热一平，低血压期一扩，少尿期一限，多尿期一平"的原则，合理进行综合性液体治疗；针对不同危重症候群发生、发展的特殊性，采取相应的治疗措施。

（二）治疗措施

1. 发热期治疗

（1）一般治疗：卧床休息，避免移动或转送，给高热量、高维生素、易消化的饮食。呕吐者可用甲氧氯普胺、维生素 B_6 等。

（2）液体疗法：补充足量的液体，补液量以每日尿量加 1000～1500 ml 为宜，以口服为主，不足者可静脉输入。静脉输液以平衡盐液为主，如复方乳酸钠溶液或复方醋酸钠溶液，适量补充 10% 葡萄糖液。发热后期可根据情况适量补充 5% 碳酸氢钠溶液或 11.2% 乳酸钠溶液，以纠正酸血症。还可给予低分子左旋醣酐及甘露醇液，以促进利尿，防止休克。重症患者可输入血浆。

（3）激素治疗：每日用氢化考的松 100 ～ 200 mg，或地塞米松 5 ～ 10 mg 静脉滴注，对降热、减轻中毒症状、缓解病情有一定效果。热退后停用。

（4）出血的治疗：可选用卡巴克络、维生素 C、酚磺乙胺等治疗。若有 DIC 指标可用肝素，每次将肝素 25 ～ 50 mg 加入 10% 葡萄糖液 100 ～ 250 ml 中，静脉 1 h 滴完，4 ～ 6 h 给药 1 次，以试管法控制凝血时间，如超过 30 min 则停用，一般用药 2 ～ 3 d 即可。亦可用双嘧达莫治疗。

（5）抗病毒治疗及免疫疗法：①利巴韦林系人工合成的广谱抗病毒药物，对 DNA 及 RNA 病毒皆有抑制作用。已证明利巴韦林能抑制本病病毒的增殖，国内外用利巴韦林治疗的患者可收到退热、尿蛋白消失时间缩短、越期率增加、HFRSV 抗体效价降低、循环免疫复合物减少之效。用法为每日 800 ～ 1000 mg，分 2 次加入 10% 葡萄糖液中静脉滴入，连用 3 d。若剂量增大、疗程延长，可出现贫血、中性分叶核细胞减少及肝功能损害等副作用。孕妇及肝功能有损害者忌用。②恢复期血清或特异性高价免疫球蛋白、阿糖胞苷、干扰素、聚肌胞可能也有一定疗效。但由于治疗病例尚少，且缺乏严格对照，其疗效尚需进一步探讨。③免疫药物，有人认为本病早期有Ⅰ型变态反应参与，应该用联合抗过敏疗法（阿糖胞苷、消旋山莨菪碱、阿司匹林、赛庚啶）；鉴于细胞免疫功能低下，有人应用转移因子、植物血凝素（PHA）、黄芪注射液、丹参注射液等，其疗效有待进一步研究。

（6）中医治疗：发热期可采用中药治疗，如银翘散、石膏汤和白虎汤等。

2. 低血压休克期治疗

本期治疗应以积极补充血容量为主，同时针对微循环障碍、酸中毒、心功能不全等进行相应治疗，力争血压尽快回升。

（1）补充血容量：常用液体有复方醋酸钠液、低分子右旋糖酐（分子量 20 000 ～ 40 000），20% 甘露醇、血浆、白蛋白和 10% 葡萄糖液等。渗出明显者适当增加低分子右旋糖酐的用量。重症休克可用白蛋白或血浆，以提高血浆胶体渗透压，回吸收组织间液，稳定血压。补充血容量要早期、快速、适量。首次可用 200 ～ 300 ml，快速静脉滴注或推注，维持收缩压在 13.3 kPa（100 mmHg）左右，然后根据血压、脉压、末梢循环和组织灌注情况及血红蛋白值调整输液速度和用量，每日补液总量为 2000 ～ 3000 ml。

（2）纠正酸中毒：常用 5% 碳酸氢钠溶液，必要时可用 7.28% 三羟甲基、氨基甲烷（TH-AM），以 5% ～ 10% 葡萄糖液稀释后滴入较大血管。以维持二氧化碳结合力于 18 mmol/L 以上为宜，或根据血 pH 和血气分析进行适当调整。

（3）血管活性药物：如血容量已基本补足，血压仍不稳定时，可根据休克类型合理选用血管活性药物。包括血管收缩药物如去甲肾上腺素、去氧肾上腺素及间羟胺，血管扩张药物如多巴胺、苄胺唑啉和异丙肾上腺素等。

（4）肾上腺皮质激素的应用：一般可用氢化可的松 200 ~ 300 mg 或地塞米松 20 ~ 30 mg，静脉滴注。

（5）其他：如心功能不全可给强心剂，有弥散性血管内凝血者可给肝素、丹参等；尿量少于 30 ml/h 可用 20% 甘露醇或呋塞米利尿。

3. 少尿期治疗

（1）一般治疗：给予高热量（保证热量每日在 1200 ~ 1500 cal 以上）、低蛋白（每日不超过 30 ~ 40 g）、高维生素和易消化的食物。入液量应限制在每日尿量加 500 ~ 600 ml 内。一般应限制钠盐，根据血钾及心电图的改变进行调整。根据二氧化碳结合力情况，纠正酸中毒。稳定血浆渗透压，纠正高血压等。

（2）利尿剂的应用：早期功能性少尿阶段可用渗透性利尿剂如 20% 甘露醇 100 ~ 125 ml，静脉快速滴注或推注，但 2 ~ 3 h 后仍无利尿效果即应停用，改用高效利尿剂，如呋塞米每次 20 ~ 60 mg 或依他尼酸钠 25 ~ 50 mg 或布美他尼 1 ~ 2 mg，加入葡萄糖液中静脉注射。如尿量仍不增加，可加大剂量，如呋塞米 100 ~ 200 mg，每 4 ~ 6 h 1 次，连用 2 ~ 3 次，若仍无利尿效果，即不应再用。

（3）导泻：若应用利尿剂无效果（提示病情已进入器质性少尿阶段），或患者有高血容量性肺水肿表现，可用导泻疗法。口服甘露醇粉 25 ~ 50 g 或 20% 甘露醇液 125 ml；或番泻叶 15 ~ 30 g，泡开水内服。

（4）透析疗法：有胃肠透析、结肠透析、腹膜透析及血液透析，以后者疗效较好，可根据条件选择应用。透析指征：少尿超过 5 d 或尿闭 2 d 以上，经各种利尿措施治疗无效；显著的氮质血症，血尿素氮高于 56.8 mmol/L 以上，有严重尿毒症表现者；高血容量综合征，伴有肺水肿、脑水肿及严重意识障碍及抽搐者；重度高钾血症及进行性酸中毒，用药物不能纠正者；或尿素氮上升速度快，呈高分解状态者。

（5）出血的治疗：针对出血原因可用维生素 C、维生素 K、卡巴克络、酚磺乙胺等，若有 DIC 可用肝素；若有继发性纤维蛋白溶解亢进，可用 6-氨基己酸或氨甲苯酸；若血中游离肝素增高，可用鱼精蛋白；若有腔道及广泛出血，可按消化性溃疡治疗并输新鲜血液。

4. 多尿期治疗

移行阶段及多尿早期治疗同少尿期，但水及电解质应随尿量的增加而予以补充。多尿期的主要治疗在于补充适量的液体及电解质，在多尿期开始几天补液量应为排尿量的75%，若尿量已超过 2000 ml 以上，则应补充钾盐和钠盐。补液量可根据患者情况略少于出量，否则可使多尿期延长。对营养紊乱综合征者应加强支持疗法。

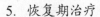

5. 恢复期治疗

主要是补充营养，给予高糖、高蛋白质和富含维生素的饮食。应继续休息，避免受凉和疲劳，逐渐恢复体力锻炼，促进身体康复。要定期检查，注意观察有无高血压、贫血、肾浓缩功能不良、垂体功能低下、心率缓慢及泌尿系统感染等并发症。

七、西南地区 HFRS 分布情况

（一）贵州省

1. 人间疫情

自 1962 年 12 月在贵州省遵义县南北镇发现首例肾综合征出血热（HFRS）病例以来，全省流行呈现以下特点：20 世纪 60 ~ 70 年代，HFRS 发病处于较低水平；进入 80 年代，病例数逐年上升，发病范围不断扩大。1983 年以石阡县为代表的家鼠型地区开始报告疫情，1984 ~ 1987 年全省发病达到高峰，此后发病逐渐下降（表 4-1）。全省 87 个县（市、区）有 53 个报告病例，病例主要发生和流行于黔北山川、丘陵盆地。黔中、北和东北部发病符合姬鼠型疫区流行特点，部分患者恢复期血清分型主要为 HFRS 病毒 I 型感染（94.32%，216/229）；东南部发病符合家鼠型疫区流行特点，血清分型为 HFRS 病毒 II 型感染（100%，75/75）。近年来 HFRS 发病率逐年下降是否与鼠密度下降、人们的生产方式及居住条件改变等因素有关，还有待进一步观察研究。

表 4-1　贵州省 1984 ~ 2000 年 HFRS 流行情况

年份	发病县数	全 省			家鼠型疫区 *			遵义县		
		发病例数	发病率（/10 万）	病死率（%）	发病例数	构成比（%）	病死率（%）	发病例数	构成比（%）	病死率（%）
1984	26	4026	13.88	1.47	46	1.14	2.17	2532	62.89	1.03
1985	36	5174	17.65	1.74	238	4.60	4.62	3099	59.90	1.29
1986	37	4814	16.21	2.29	242	4.92	4.96	2127	43.24	1.88
1987	31	4005	13.17	2.17	251	6.27	3.19	1646	41.10	2.13
1988	33	1866	6.10	1.93	105	5.62	5.71	760	40.73	0.39
1989	29	1121	3.50	2.41	47	4.19	2.13	397	35.41	1.26
1990	27	1008	3.13	0.89	32	3.17	0.00	430	42.66	0.70
1991	30	1609	4.95	2.49	28	1.74	3.57	505	31.39	0.40
1992	30	2294	6.98	2.14	23	1.00	8.70	897	39.10	1.34
1993	31	1932	5.83	0.78	13	0.67	7.69	669	34.63	0.60
1994	26	2356	6.97	0.68	14	0.69	7.14	742	36.35	0.27
1995	26	1458	4.29	1.37	12	0.82	0.00	464	31.82	0.43
1996	25	803	2.34	1.37	7	0.87	0.00	273	34.00	0.37

续表

年份	发病县数	全 省			家鼠型疫区[*]			遵义县		
		发病例数	发病率（/10万）	病死率（%）	发病例数	构成比（%）	病死率（%）	发病例数	构成比（%）	病死率（%）
1997	25	775	2.23	1.55	8	1.03	12.50	283	36.52	1.41
1998	25	707	2.01	1.41	4	0.57	25.00	195	27.58	0.00
1999	28	633	1.78	0.95	6	0.95	16.67	172	27.17	0.58
2000	22	438	1.22	0.46	2	0.46	0.00	140	31.96	0.00

[*] 28个家鼠型HFRS疫源地中19个已形成家鼠型HFRS疫区的发病情况

2. 宿主动物监测

1982～1987年，贵州省疾病预防控制机构对该省肾综合征出血热（HFRS）县级疫源地和疫区的调查结果表明，贵州省有姬鼠型、家鼠型两类疫源地和疫区。经定点和游动点监测，多年来HFRS疫源地相对稳定，仅在局部有变化，黑线姬鼠和褐家鼠是主要的宿主动物和传染源。黔中、北和东北部的主要宿主动物和传染源是黑线姬鼠，褐家鼠亦携带病毒；东南部黑线姬鼠未检出HFRS病毒抗原，仅检出抗体（0.46%，5/1093），褐家鼠等大鼠类则是主要的宿主动物和传染源。县级疫源地调查结果表明，由清水江、乌江和两侧山地及其梵净山形成从中部向东北部延伸的一道长而宽的天然屏障，是黔中、北和东北部姬鼠型与东南部家鼠型HFRS疫源地的明显分界线。长顺县的黑线姬鼠携带HFRS病毒率为12.74%（39/306，1995～2000年），但没有病例，提示贵州省存在潜在疫区。

在1983～2000年HFRS宿主动物监测中，贵州省东南部28个县（市）连片的家鼠型HFRS疫源地除了南部5个县没有黑线姬鼠分布外，石阡县等23个县（市）均有黑线姬鼠分布，但未发现带HFRS病毒抗原，主要的带HFRS病毒抗原的鼠仍为几种大鼠种类。

3. HFRS疫源地的扩散和演变

从贵州省多年多点监测结果看，由于人类的开发，地理景观和天然屏障随之也发生了变化，当地理景观改变而导致鼠种的重新分布就有可能出现疫源地变化，绥阳县宽阔水原始林区开发地可能是新的输入性疫源地形成。在该地区，鼠带HFRS病毒阳性率为15.38%（2/13），抗体阳性率为58.33%（7/12）；在次生性森林中，HFRS病毒抗原阳性率为8.33%（1/12）；在原生性森林中捕鼠61只，未检出阳性。多年监测发现，开阳县落旺河桥两岸即东岸姬鼠型和西岸家鼠型疫源地类型在缓慢变化，1983～1984年间西岸的黑线姬鼠未检出HFRS病毒抗原（0/99），1995～1998年间的黑线姬鼠感染率为13.85%（抗原1/65，抗体8/65）。

（二）云南省

云南在国内属肾综合征出血热低发病省，但近几年发病数却在上升，疫区也不断扩大，发病县从20世纪80年代的10多个增加到现在的45个县（市、区），而且鼠间感染

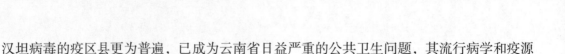

汉坦病毒的疫区县更为普遍，已成为云南省日益严重的公共卫生问题，其流行病学和疫源地特点在国内具有一定特殊性。

1. 人间疫情

云南省于 1957 年首次有出血热疫情报告，至 1982 年全省累积报告 42 例。1983 年经病原学和血清学证实云南存在本病及其自然疫源地。1984 ~ 2005 年全省共报告本病 680 例，发病率在 0.05/10 万 ~ 0.2/10 万之间。在 20 世纪 80 ~ 90 年代发病率较低，进入 21 世纪发病率开始上升，2001 ~ 2005 年全省共发生出血热病例 274 例，占 22 年（1984 ~ 2005 年）发病总数的 40.29%；而 2006 ~ 2010 年全省共发生出血热病例 101 例，发病率在 0.01/10 万 ~ 0.05/10 万之间，病例总数较上一个 5 年下降 63.14%。1984 ~ 2000 年全省出血热平均病死率为 9.36%，20 世纪 80 年代（1984 ~ 1990 年）和 90 年代病死率分别为 12.75% 和 7.39%，而 2001 ~ 2005 年和 2006 ~ 2010 年的平均病死率明显下降，仅为 2.19% 和 2.97%。

20 世纪 80 ~ 90 年代，主要发病地区在昆明市、红河和楚雄州，曲靖、文山、玉溪和昭通市（州）也有零星病例发生。大理州、丽江市、怒江州发病数明显上升，如 2004 和 2005 年占全省同期发病数的 40.59%，表明疫区向滇西北地区扩散，并由相对低海拔地区向高海拔地区传播。2004 和 2005 年首次发现和证实丽江古城区和怒江州兰坪县有出血热患者和疫源地，此为云南省最高海拔（2400 ~ 2500 m）的出血热疫源地。2006 ~ 2010 年，发病仍然集中在大理州、昆明市、红河州和楚雄州等地（表 4-2）。从总的疫情看，全省出血热疫区范围较广，并以散发为主，但昆明市及其周围地区以及滇西北地区发病数明显上升。迄今，全省共有 45 个县、市有病例报告，全年均有病例发生，季节分布不明显，春季发病稍多，患者以农民和青壮年为主，男多于女，由于在监测点开展监控结合的策略，沪西、寻甸和永胜县的发病率逐年下降。

表 4-2　2006 ~ 2010 年云南省 HFRS 发病地区情况 #

地　区	2006 年		2008 年		2009 年		2010 年	
	发病数	死亡数	发病数	死亡数	发病数	死亡数	发病数	死亡数 *
大理州	19	1	12	0	9	0	8	–
昆明市	9	0	1	0	2	0	2	–
红河州	6	0	0	0	2	0	1	–
楚雄州	2	0	4	0	0	0	3	–
丽江市	3	0	1	0	0	0	0	–
曲靖市	0	0	2	0	0	0	1	–
文山州	0	0	0	0	1	0	0	–
怒江州	0	0	0	0	0	0	0	–
昭通市	0	0	0	0	1	1	0	–

\# 无 2007 年发病地区情况；* 2010 年死亡 1 例，所属地区不详

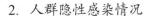

2. 人群隐性感染情况

1984 ~ 2005 年，云南省健康人群 HFRS 总体平均隐性感染率约为 2.43%，2005 年以后情况有所变化。2006 年云南省地方病防治所研究人员在泸西、寻甸和永胜县共采集健康人血清 406 份，用 IFAT 法检查出 HV IgG 抗体阳性 28 份，人群隐性感染率为 6.90%；2008 年在泸西、五华区和祥云县采集健康人血清 410 份，用 IFAT 法检查出 HV IgG 抗体阳性 15 份，抗体滴度均为 1∶20，人群隐性感染率为 3.65%（表 4-3）；2010 年共检测健康人血清 412 份，HV IgG 抗体阳性 24 份，抗体滴度均为 1∶20，人群隐性感染率为 5.83%，泸西县、祥云县和五华区人群隐性感染率分别为 5.19%（11/212）、4.00%（4/100）和 9.00%（9/100）。

表 4-3　2008、2010 年云南省 HFRS 监测点人群 HV 隐性感染调查结果

监测点	2008 年			2010 年		
	检测数	HV 抗体阳性数	阳性率（%）	检测数	HV 抗体阳性数	阳性率（%）
泸西	210	3	1.43	212	11	5.19
祥云	100	6	6.00	100	4	4.00
五华	100	6	6.00	100	9	9.00
合计	410	15	3.65	412	24	5.83

3. 宿主动物疫情监测

1984 ~ 2005 年在云南省 60 多个县、市、区捕获鼠类及其他动物 28 503 只，从黄胸鼠、褐家鼠、滇绒鼠、大绒鼠、高山姬鼠、中华姬鼠、黑线姬鼠等 25 种动物中检出该病毒抗原、抗体或分离出病毒。根据宿主动物的地理分布和生态学资料证实云南省自北纬 21°9′ 的中越、中缅边境至北纬 29°15′ 的金沙江下游地区均存在有该病毒的自然疫源地。但主要分布在滇中、滇东南及滇西北地区，海拔在 1600 ~ 2500 m 的山间盆地内。大多数褐家鼠和黄脚鼠为主要宿主动物的家鼠型疫区也存在有高山姬鼠和大绒鼠为主要宿主动物的野鼠型疫区，滇东北地区还存在黑线姬鼠为主要宿主动物的疫区，云南省也发生过大白鼠引起的实验动物型出血热流行。对汉坦病毒抗原阳性的鼠肺进行分型，结果显示大多为汉城型，也有汉坦型和未定型。此外，2001 ~ 2005 年在监测点泸西、寻甸和永胜县的连续监测中，共捕获鼠类 2794 只，其中居民区 1872 只，褐家鼠和黄胸鼠为优势鼠种，这两种鼠的构成比分别高达 50.85% 和 44.66%；野外捕获 922 只，高山姬鼠为优势种，构成比高达 51.52%，其次为大绒鼠。鼠类带病毒率为 3.61%，主要带病毒鼠种为褐家鼠、黄胸鼠、高山姬鼠和大绒鼠。而根据最近一次 2010 年的调查结果显示，滇中和滇西地区为 HFRS 主要发病地区，监测点广泛存在以褐家鼠为主要传染源的家鼠型 HFRS 疫源地，泸西县还存在以大绒鼠为主要传染源的野鼠型 HFRS 疫源地，监测点的宿主动物构成和带病

毒情况基本可代表云南省出血热疫源地的特点。

云南地域辽阔，自然条件较为复杂，垂直气候十分明显，许多地区属于热带、亚热带气候，也有高寒山区的广泛存在，适于各类宿主动物的生存繁殖及汉坦病毒的存在和传播。云南鼠间广泛存在有汉坦病毒感染，而且携带该病毒的鼠种较多，不同地区不同生境的鼠种构成及带病毒鼠种也有差异。虽然调查提示该省出血热以家鼠型为主，但仅为有限的调查和实验结果，尚有许多问题不太清楚。鉴于汉坦病毒型别多，不同型汉坦病毒的致病性、临床表现、宿主和流行特点均有差异，并与正确使用疫苗及灭鼠有关，因此加强病原学和宿主动物的监测和研究，尤其是汉坦病毒基因型及分子流行病学研究，阐明主要流行型别及传染源以及不同地区的流行病学特征，是制定防治措施的基础。

（三）四川省

四川省自 1984 年以来结合防治及研究工作开展了肾综合征出血热（HFRS）监测，并于 1992 年在全省建立监测网络。截至 2000 年，监测工作中共检测各类啮齿动物和家禽、家畜及小型野生动物近 2 万只，发现 12 种动物携带汉坦病毒，经统计分析后确认，四川省疫区已由姬鼠型转化为混合型，其主要宿主动物在室内外仍然分别是褐家鼠和黑线姬鼠。

1. 人间疫情

1984 ~ 2000 年四川省共报告 HFRS 病例 26 442 例，死亡 910 例，病死率为 3.44%。全省 21 个市、地、州中只有甘孜州无报病，1996 年以前重疫区集中在南充、广安、达州 3 市，其报病数占全省的 53.74%，1997 年后新疫区盐源县成为重疫区，1997 ~ 2000 年以上 4 个县市的报病数占全省的 76.03%。四川省的发病高峰时期是 1984 ~ 1987 年，1988 年后老疫区的发病明显下降，2000 年四川省 HFRS 的发病率为 0.351/10 万，该年与 1984 年相比，发病率下降 11.23 倍，重疫区南充、达川的发病率为 0.937/10 万和 0.887/10 万，分别下降 16.18 和 11.45 倍，其他发病较多的地区的发病率也呈大幅下降的趋势。1984 ~ 2000 年全省及监测点报病情况见表 4-4。

表 4-4　四川省及监测点 1984 ~ 2000 年报病数

年度	全　省		南充市		广安县		盐源县	
	发病数	发病率 / 10 万$^{-1}$	发病数	发病率 / 10 万$^{-1}$	发病数	发病率 / 10 万$^{-1}$	发病数	发病率 / 10 万$^{-1}$
1984	3965	3.93	1434	15.24	215	20.32		
1985	3327	3.28	1111	12.27	174	16.47		
1986	3763	3.67	1313	14.74	193	20.35		
1987	2352	2.27	620	7.25	167	12.27		
1988	1183	1.11	273	3.26	54	3.97		
1989	1224	1.15	284	2.94	39	4.24		
1990	1120	1.05	227	2.49	59	5.39		

续表

年度	全　省		南充市		广安县		盐源县	
	发病数	发病率/10 万	发病数	发病率/10 万	发病数	发病率/10 万	发病数	发病率/10 万
1991	2031	2.00	435	4.52	173	15.68		
1992	1932	1.77	371	4.33	104	9.43		
1993	1571	1.43	381	4.25	48	4.15	1	
1994	1224	1.12	305	6.13	30	2.58		
1995	819	0.73	203	3.68	16	1.35		
1996	674	0.60	130	2.38	19	1.67	5	1.72
1997	252	0.31	62	1.09	14	1.22	30	10.22
1998	291	0.35	66	0.94	5	0.44	62	20.92
1999	418	0.50	78	1.18	2	0.17	166	54.73
2000	299	0.35	54	0.94	9	0.76	83	27.09
合计	26 445		7347		1316		347	

　　而近年来，四川省 HFRS 一直处于低发状态，2007 ~ 2009 年累计发病 284 例，死亡 2 例，发病率分别为 0.1420/10 万、0.1255/10 万和 0.0831/10 万；2010 及 2011 年发病各为 66 例和 60 例，死亡均为 2 例，发病率分别为 0.0806/10 万和 0.075/10 万，呈现明显的下降趋势。

　　从季节分布情况分析，1995 年以前的 HFRS 发病有明显的秋冬季高峰，其最高发病月份是 11 月，1996 ~ 2000 年无明显的发病高峰季节，各重疫区秋冬季高峰的峰值也明显降低。但近年来，HFRS 发病有一定的季节性，呈双峰型，大高峰多在 10 ~ 12 月，小高峰多在 5 ~ 7 月。省内病例主要集中在历年发病较高的达州市、凉山州和南充市，以 2011 年为例，上述地区 HFRS 发病率分别为 23.33%、21.67% 和 18.33%。从发病人群分析，主要以青壮年发病为主，30 ~ 50 岁年龄组占发病总数的 50% 以上，其中男性发病高于女性，职业分布以农民（包括民工）为主，其次是学生和工人。

　　2. 宿主动物监测

　　四川省除全国监测点南充市自 1984 年始开展监测工作外，1992 年始先后设立了广安、开江、涪陵、武隆、盐源等监测点，现有南充、广安、开江、盐源共 4 个监测点，各监测点 1993 ~ 2000 年室内外鼠密度及构成监测结果见表 4-5。

　　2011 年在凉山州盐源县、达州市开江县和南充市 3 个监测点的居民区和野外开展监测，共捕鼠 10 种 631 只，总鼠密度为 8.94%，其中居民区共布放 1304 夹，捕鼠 82 只，平均鼠密度为 6.29%；野外共布放 5752 夹，捕鼠 5.49 只，平均鼠密度为 9.54%（表 4-6）。居民区以小家鼠（48.78%）和褐家鼠（35.37%）为优势鼠种，其次为高山姬鼠（9.76%）；

野外以四川短尾鼩（60.66%）和高山姬鼠（26.05%）为优势鼠种，其次为黑线姬鼠（5.46%）和绒鼠（3.64%）；其他鼠种占比例较小（表 4-7）。

表 4-5　四川省监测点 1993 ~ 2000 年鼠密度及构成情况

年度	布夹数	捕鼠数	鼠密度（%）	主要鼠种构成比（%）			
				褐家鼠	黑线姬鼠	四川短尾鼩	其他
室内							
1993	2700	220	8.15	86.36	1.82	4.09	7.73
1994	1176	129	10.97	94.71	0	0	5.43
1995	625	151	24.16	97.35	0	1.98	0.66
1996	1320	78	5.91	96.15	0	1.28	1.28
1997	483	97	20.08	92.78	0	1.03	6.18
1998	1295	103	7.95	91.27	0.67	2.01	4.25
1999	1035	27	2.61	77.78	7.41	11.11	3.70
2000	2069	149	7.20	51.38	0	15.73	38.22
合计	10 403	933	8.97	86.92	0.75	2.79	9.22
室外							
1993	3447	675	19.58	18.37	41.64	35.85	4.15
1994	4346	427	9.83	27.87	23.65	45.21	3.28
1995	2026	263	12.98	29.28	32.32	31.94	6.33
1996	2118	275	12.98	14.91	43.27	34.18	7.64
1997	1351	169	12.51	5.33	46.10	46.73	1.84
1998	4406	603	13.69	12.21	37.32	42.29	7.30
1999	2774	464	16.73	2.59	21.55	33.19	37.93
2000	2728	288	10.26	7.12	23.21	57.86	11.83
合计	22 796	3093	13.57	15.32	34.08	38.99	10.86
合计	33 199	4026	12.13	31.92	26.35	30.60	10.48

表 4-6　2011 年四川省 HFRS 监测点鼠密度

监测点	居民区			野外		
	布夹数	捕鼠数	鼠密度（%）	布夹数	捕鼠数	鼠密度（%）
盐源县	1304	82	6.29	1612	174	10.79
开江县				1480	101	6.82
南充市				2660	274	10.30
合计	1304	82	6.29	5752	549	9.54

针对鼠带病毒率的研究，1993 ~ 2000 年的调查情况见表 4-8，而在最近 1 次 2011 年的调查研究工作中，对采自 3 个监测点的 369 份鼠肺标本进行的 HV 抗原检测结果显示，阳性数 1 份，HV 抗原阳性率为 0.27%（表 4-9）。

表 4-7　2011 年四川省 HFRS 监测点鼠种构成 /%

鼠种	盐源县		开江县	南充市	合计	
	居民区	野外	野外	野外	居民区	野外
褐家鼠	35.37	4.02	4.95		35.37	2.19
黑线姬鼠			7.92	8.03		5.46
高山姬鼠	9.76	82.20			9.76	26.05
四川短尾鼩			80.20	91.97		60.66
小家鼠	48.78	0.57	2.97		48.78	0.73
黄胸鼠	6.10				6.10	0.55
川西白腹鼠		1.15				0.36
绒鼠		11.49				3.64
果鼠		0.57				0.18
中麝鼩			0.99			0.18

表 4-8　1993 ～ 2000 年鼠带病毒情况

年度	检测数	阳性数（率 %）	黑线姬鼠	褐家鼠	四川短尾鼩	其他
1993	961	18（1.87）	6/195（3.08）	12/476（2.52）	1/222（0.45）	0/68
1994	743	23（3.10）	5/82（6.10）	16/400（4.00）	2/232（0.86）	0/29
1995	841	41（4.88）	24/157（15.29）	15/554（2.71）	1/86（1.16）	0/44
1996	647	20（3.11）	3/146（2.05）	14/316（4.43）	1/144（0.69）	1/43（2.33）
1997	660	30（4.55）	14/141（9.93）	12/316（3.80）	3/158（1.90）	0/70
1998	1170	27（2.31）	12/296（4.05）	9/199（4.52）	6/551（1.09）	0/134
1999	629	16（2.54）	8/99（8.08）	4/59（6.78）	3/168（1.79）	0/303
2000	441	8（1.82）	3/50（6.00）	3/41（7.32）	3/350（0.57）	0
合计	6029	183（3.0）	75/1166（6.43）	85/2361（3.6）	20/1911（1.05）	1/691

表 4-9　2011 年四川省 HFRS 监测点鼠肺 HV 抗原阳性率

鼠种	盐源县		开江县	南充市	合计	
	居民区	野外	野外	野外	居民区	野外
褐家鼠	0/11	0/6	0/5		0/11	0/11
黑线姬鼠			0/8	1/20		1/28
高山姬鼠	0/3	0/101			0/3	0/101
四川短尾鼩			0/81	0/80		0/161
小家鼠	0/31		0/3		0/31	0/3
黄胸鼠	0/2	0/1	0/3		0/2	0/4
川西白腹鼠		0/2				0/2
绒鼠		0/11				0/11
中麝鼩			0/1			0/1
合计	0/47	0/121	0/101	1/100	0/47	1/322

3．人群血清学监测

1993 年开始在各疫区进行了健康人群隐性感染情况监测，阳性率在 0.67% ~ 2.97% 之间，其中 1993 年的健康人群隐性感染阳性数最高，为 15 例，而阳性率最高为 1997 年，为 2.97%（6/202），具体监测结果见表 4-10；在患者血清学证实工作方面，四川省疾病预防控制中心研究人员于 1993 ~ 2000 年对各监测点送检的 241 份 HFRS 患者血清进行了证实，结果 189 份阳性，诊断符合率为 78.42%。

表 4-10　1993 ~ 2000 年四川省健康人群隐性感染

年度	检测数	阳性数	阳性率 /%
1993	808	15	1.86
1994	200	3	1.50
1995	308	3	0.97
1996	300	2	0.67
1997	202	6	2.97
1998	501	4	0.80
1999	325	6	1.85
2000	203	4	1.97
合计	2847	43	1.51

四川省自 1960 年开始报病，截至 2011 年 12 月 31 日共报病 37 912 例，死亡 1571 例。近年四川省的病例监测结果表明，HFRS 的季节分布、地区分布、人群分布与往年相比均无明显变化，季节分布呈现明显的双峰结构，春季峰较低，秋冬峰较高，与全国流行趋势一致，而人群隐性感染率与不同地区、不同年份的发病率高低无直接关系。目前褐家鼠和黑线姬鼠仍是四川省 HFRS 的主要宿主动物，盐源县带病毒鼠种为褐家鼠和黄胸鼠，开江县和南充市带病毒鼠种为黑线姬鼠，盐源县为家鼠型疫区，四川省的其他发病地区为以姬鼠型为主的混合型疫区。

监测还发现，四川省近几年的出血热疫情逐渐下降，可能原因有：

（1）鼠带毒率和带病毒鼠指数的下降。

（2）高发区凉山州盐源县（曾占四川省病例总数的 70% 以上）政府和群众重视本病的预防控制工作，近年来在高发乡镇（总人口约 10 万，青壮年为 3 万 ~ 4 万）中接种了 2 万多人份的出血热疫苗，有效地保护了易感人群，使发病数大幅下降。

（3）农村经济和环境的改善，楼房不断增加，平房地面硬化等原因使室内鼠密度下降，卫生条件改善，使人接触鼠排泄物的机会减少。

（4）四川为劳动力输出大省，全省各地青壮年大量外出务工，易感人群减少。从近年四川省鼠密度、鼠种构成、鼠带病毒率及鼠带病毒指数综合分析，未发现可能引起发病率

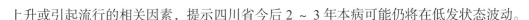

上升或引起流行的相关因素，提示四川省今后 2 ～ 3 年本病可能仍将在低发状态波动。

（四）西藏自治区

1. 人群流行情况

据文献资料记载，1964 年西藏自治区 HFRS 发病 2 例，可能在外地感染，到西藏发病；1974 年发病 153 例，1976 年发病 1 例，但均未经血清学核实。1984 年全国出血热监测点建立后，西藏自治区疾控中心于 1985 年 5 ～ 10 月用间接免疫荧光方法（IFAT）检测拉萨市区 740 名藏族居民血清标本，结果抗汉坦病毒（HV）IgG 抗体为阴性。1985 年 3 ～ 8 月，西藏军区卫生防疫队用 IFAT 检测拉萨市藏族人群血清 1665 人份，结果人血清抗 HV IgG 抗体全部阴性。用 IFAT 检测西藏林芝地区藏族居民血清标本 136 份，检出抗 HV IgG 抗体 3 份，首次证实林芝地区健康人群中存在 HV 隐性感染。

陈化新等人在林芝地区医院检验科收集发热、住院人员血清标本以及西藏各县高考学生的体检血片标本及其他体检人员血清等，检测 IIV 特异性抗体。结果在被检的 492 人血标本中，仅在林芝县、工布江达县和察隅县 5 名高考学生和 1 名住院产妇中发现抗 HV 总抗体和 IgG 荧光抗体阳性，隐性感染率为 1.22%。具体结果见表 4-11。

表 4-11　西藏人群感染 HV 情况调查结果

| 人群类别 | 居住地点 | 检测人数 | 抗体阳性数 | | 隐性感染率 |
			A#	B△	（%）
住院人员	林芝地区	18	1	1	5.56
高考学生	八一镇	59	0	0	0
	林芝县	74	2	2	2.70
	米林县	50	0	0	0
	工布江达县	40	2	2	5.00
	察隅县	35	1	1	2.86
	朗　县	34	0	0	0
	波密县	12	0	0	0
	其他地区*	53	0	0	0
	小　计	357	5	5	1.40
体检人员	林芝外来人员	117	0	0	0
合　计		492	6	6	1.22

* 包括：林周 4 人，昌都 6 人，墨脱 4 人，拉萨 3 人，山南 3 人，日喀则、亚东、丁青、民林、当雄各 1 人和不明地区的 28 人；# 金标免疫斑点渗滤试验；△ 间接免疫荧光法

2. 宿主动物监测

有研究者在林芝县和工布江达县进行哺乳类小兽调查，捕获脊椎动物 115 只，其中包括鸟类 5 只，哺乳类小兽 110 只，小兽密度为 2.98%（110/3686）。其中中华姬鼠是林芝地

区山地针、阔叶混合林及山间平原农田的优势鼠种，其密度为 2.49%（89/3580），占野外捕获小兽总数的 80.91%（89/110）。在居民区内放鼠夹 106 个，捕获大足鼠 5 只，其密度为 4.72%。小兽密度及种类构成见表 4-12。

表 4-12　西藏林芝地区哺乳类小兽密度及种类构成

调查地区	景　观	放夹个数	捕获只数	捕获率（%）	捕获小兽种类及只数							
					中华姬鼠	针毛鼠	社鼠	大足鼠	高山田鼠	藏鼠兔	长尾大麝鼩	长爪鼩鼱
工布江达县措高乡	麦地边	300	2	0.67	1						1	
八一镇西 25 km	麦地边	510	5	0.98	5							
林芝县布久乡	麦地灌丛	616	5	0.81	4		1					
林芝县城西巨柏	麦菜地荒坡	228	8	3.51	8							
林芝县城西	麦地梗	300	24	8.00	16		2		1	5		
林芝县城东 5 km	麦菜地	100	6	6.00	6							
林芝县城东公路旁	混合林	1526	55	3.60	49	5						1
林芝县答孜乡占巴村	室内	48	2	4.17				2				
林芝城达侧乡子布村	室内	58	3	5.17				3				
合　计		3686	110	2.98	89	5	3	5	1	5	1	1

检测捕获的中华姬鼠等脊椎动物肺 115 只，HV 抗原阳性的中华姬鼠 1 只，带病毒率为 0.87%；动物血抗 HV 总抗体和 IgG 荧光抗体皆阳性的有 6 只，其中中华姬鼠 5 只，高山田鼠 1 只，抗体阳性率为 5.22%；黄牛血 HV 抗体阳性率为 0.85%；绵羊血 HV 抗体阳性率为 1.68%（表 4-13）。

表 4-13　425 只脊椎动物感染 HV 情况检测结果

兽类种名	检测只数	抗 HV 抗体阳性只数		HV 抗原阳性只数		感染率（%）
		A[#]	B[*]	A[#]	B[*]	
中华姬鼠	89	5	5	1	1	6.74
针毛鼠	5	0		0		0
社　鼠	3	0		0		0
大足鼠	5	0		0		0
高山田鼠	1	1	1	0		100.00
藏鼠兔	5	0		0		0
长尾大麝鼩	1	0		0		0
长爪鼩鼱	1	0		0		0

续表

兽类种名	检测只数	抗 HV 抗体阳性只数		HV 抗原阳性只数		感染率
		A[#]	B[*]	A[#]	B[*]	（%）
黄牛	118	1				0.85
犏牛	1	0				
绵羊	179	3	3			1.68
山羊	12	0				
鸟类	5	0		0		0
合计	425	10	9	1	1	2.35

\# 金标免疫斑点法；* 间接免疫荧光法

第五章　克里米亚–刚果出血热

克里米亚 – 刚果出血热（Crimean-Congo hemorrhagic fever，CCHF）是由病毒引起的、以出血症候群为主要临床表现的蜱媒自然疫源性疾病。东欧和亚洲关于类似 CCHF 的记载可追溯至公元 1110 年，当时的波斯文献即描述了现今塔吉克地区曾发生过一种出血热。1944 ~ 1945 年夏，该病首次被确认于中亚地区克里米亚半岛的西部草原，这次暴发发生约 200 例急性发热伴严重出血的患者，其中近半数是帮助农民收割的前苏联军人，被命名为克里米亚出血热（Crimean hemorrhagic fever，CHF）。次年，以经细菌滤器滤过的蜱组织和患者组织的悬液接种人，证实 CHF 是由一种蜱传病毒引起的疾病。但直至 1969 年，才以小白鼠成功地分离到克里米亚出血热病毒（CHFV）。1969 年，Casals 证明 CHFV 的抗原性、生物学性状和 1956 年 Courtois 从前比属刚果（今刚果民主共和国）斯坦利维尔省（今卡桑加尼）一名 13 岁发热病童血液分离的刚果病毒相同，定名为克里米亚 – 刚果病毒，现称克里米亚 – 刚果出血热病毒（CCHFV）。

在 1945 年克里米亚发生本病之后的 30 年间，东欧和亚洲许多国家也发现 CCHF。虽然其中有些是有计划地进行调查的结果，但多数是发生医源性暴发或大规模流行才被发现的。许多流行是大量人群暴露于蜱而引起的。前苏联在亚洲各共和国和保加利亚实施大规模的开垦，或重新安置居民定居计划的过程中曾引起 3 次较大的流行。与欧亚大陆相反，非洲至 1981 年前仅报道 15 例，其中 8 例为实验室感染，仅 1 例发生出血和死亡。1981 年后，非洲南部每年都有确诊的散发病例，南非 1981 年 2 月至 1987 年 5 月共发生 50 例，这或许是临床医生对本病了解增多的结果；在西非也记录了为数不少的重症病例。因此，与早期的估计相反，现已知非洲 CCHF 的严重性并不次于欧亚大陆。

1989 年哈萨克斯坦曾发生 1 起涉及 90 例患者的暴发；2001 年秋伊朗与巴基斯坦交界的省市发生 75 例，死亡 18 人；2002 年阿富汗发生本病，死亡 41 人；但早先那种大规模流行的类型在欧亚大陆已很少见。近十余年，保加利亚和南非经常发生 CCHF，两国每年的发病数都在 5 ~ 25 例。前南斯拉夫科索沃 1996 ~ 2000 年累计散发 43 例，在前苏联的一些地区由于农业更集约利用土地、牛大多圈养，媒介野生宿主遭猎杀、群体缩小，致发病率下降。尽管如此，非洲和欧亚的调查表明，CCHFV 在家畜和野生动物中的循环仍广泛存在，某些地区成年家畜的抗体阳性率很高。与家畜和野生动物相反，农村人群的抗体阳性率一般低于 0.1% ~ 2%；值得注意的例外是塞内加尔北部的人 20.6% 有抗体，因当地游牧的牧羊人经常与绵羊接触并露宿在易暴露于蜱的地方。这些证据提示，人的 CCHF 在许多国家由于缺乏相关知识或得不到适当的医学和实验诊断而未被确诊。

我国也有此病存在。1965 年我国新疆巴楚县阿克沙马拉勒地区发现此类患者 11 人，死亡 10 人。1966 年新疆维吾尔自治区卫生防疫站用新生乳鼠从 5 例患者急性期血液、尸检脏器和亚东璃眼蜱（*Hyalomma asiaticum kozlovi*）中分离到 14 株病毒。血清学研究证实该毒株与我国已知的乙型脑炎病毒、森林脑炎病毒等不同，是一种新虫媒病毒。从首例患者血液分离的 BA66019 株被定为我国的原型毒株，将该病暂定名为“巴楚出血热”。随后调查发现叶尔羌河中、下游和整个塔里木河流域均有本病存在，而更名为“新疆出血热”（Xinjiang hemorrhagic fever，XHF）。该病最早可追溯至 1959 年，当时喀什地区伽师总场垦荒的农工和牧民中曾发生这种以发热和出血为主要表现的疾病。1983 年经电镜观察和与刚果 K2/61 病毒血清交叉试验证明，XHFV 和 CCHFV 抗原性一致，是同一种病毒。此后，我国及美国耶鲁大学虫媒病毒研究所的研究进一步确证 XHFV 和 CCHFV。1989 年 6 月，我国原卫生部正式通知国内外学术交流统一使用 CCHF 这一病名，国内疫情报告和官方仍暂用 XHF。1984 年发现，云南地区家畜中有抗新疆出血热病毒的抗体。1990 年病原学和血清学证实北疆准噶尔盆地亦有本病的疫源地存在。1997 年，该地区再次暴发 26 例，死亡 4 人。对 3 个典型病例做了全面调查和详细观察，并从患者血液、尸检脏器（肝、脾、肾、淋巴结等）和亚东璃眼蜱中分离出病原体。除二次暴发外，1984 ~ 1994 年共发现散发患者 260 例，死亡 54 例，病死率为 21%。

一、病原学

（一）病毒分类

克里米亚 – 刚果出血热病毒（CCHFV）属于布尼亚病毒科（*Bunyaviridae*）内罗病毒属（*Nairovirus*），是分节段单股负链 RNA 病毒。根据抗原性的不同，内罗病毒属的 34 个毒株被分为 8 个血清群，CCHFV（Kodzha 病毒、C68031 和 AP92 毒株）与源于巴基斯坦的 Hazara 病毒（HAZV）和源于前苏联的 Khasan 病毒（KHAV）组成 CCHFV 血清群。

（二）病毒的形态结构

病毒颗粒呈圆形或椭圆形（偶见短杆状），直径 90 ～ 120 nm，单个或成群出现。核衣壳外被脂质双层囊膜，囊膜通常源于细胞的高尔基体膜，偶尔源于细胞表面膜。囊膜外表面有由糖蛋白构成的长 7 nm 的纤突（spikes）。病毒成熟的部位主要在细胞核周区的高尔基体囊泡内，在囊泡壁上发芽成熟，此点和其他虫媒病毒不同。感染细胞的高尔基体增生和扩大，扁囊和小泡众多，有的甚至在核周区形成环状。有的高尔基体扁囊的中部或周边部膨大呈较大的囊泡，在这种扩大的囊泡和小泡腔内可找到单个或 2 ～ 3 个聚在一起，具有典型病毒形态结构的成熟病毒颗粒。未成熟的颗粒囊膜外层的纤突分辨不甚清楚。

电镜观察尸体的超薄切片可见到球形、有囊膜的、直径约 90 nm 的病毒颗粒。在 BHK-21 细胞培养物中，病毒直径在 85 ～ 95 nm 之间。电镜负染显示病毒直径在 115 ～ 125 nm。使用 3% 的醋酸双氧铀（uranyl acetate）甲醇溶液干燥被检样品，可使胞外病毒在负染中清晰显现纤突形态。

（三）病毒的基因组结构及蛋白构成

克里米亚–刚果出血热病毒基因组由 3 个节段的单股负链 RNA（L、M、S）组成。L RNA 11 000 ～ 14 400 nt，M RNA 4400 ～ 6300 nt，S RNA 1700 ～ 2100 nt。L 片段比同科的其他成员大。3 个节段末端核苷酸序列相同，3′ 端为 AGAGUUUCU，5′ 端为 UCUCAAAGA，两端由氢键连接使分子呈环状。病毒颗粒含有 50% 以上的蛋白和 20% ～ 30% 的脂类。病毒有 4 种主要蛋白，即外膜糖蛋白 G1、G2，核衣壳蛋白 N 和一种大蛋白（L）；它们的分子质量：G1 72 ～ 84 kD，G2 30 ～ 45 kD，N 48 ～ 54 kD，L 459 kD。S 片段编码核衣壳蛋白（N）。M 片段编码的产物经至今尚不太清楚的复杂方式加工产生结构糖蛋白；至少已观察到 3 种非结构蛋白，其中 2 种是糖蛋白（G1 和 G2）的前体。L 片段编码病毒 RNA 多聚酶 L 蛋白。G1 和 G2 含中和抗原决定簇，N 含 CF 抗原决定簇。

我国 CCHFV 分离株间 M RNA 节段存在遗传多样性。Morikawa 等测定了 1966 ～ 1988 年在我国新疆分离的 7 个 CCHFV 分离株的 M RNA 节段的全部序列，它们的 M 节段由 5356 ～ 5777 个核苷酸组成，因分离物而异。按病毒互补链，编码 1989 ～ 1997 个氨基酸残基的蛋白质。系统进化分析显示，我国 CCHFV 分离株簇集于 3 个群内，其中一个分离株与尼日利亚分离株亲缘关系较密切。一前体蛋白的配对比较显示，250 个残基组成的氨基末端区异质性极高，大多数亲缘关系不密切的分离株之间的同源性只有 22.4%，此结果表明，我国新疆 CCHFV 的地方性流行是由多源性的病毒群体引起的。

（四）理化特性

CCHFV 的浮力密度在蔗糖中为 1.178 g/cm^3，在 CsCl 中为 1.20 ～ 1.21 g/cm^3。毒粒

分子质量为（3.0±0.3）×10^8 Da，沉降系数（425±2.5）S。我国毒株在蔗糖中的浮密度为 1.16 ~ 1.18 g/cm^3，毒粒分子质量为（3.26±0.46）×10^8 Da，与国外报道相近。CCHFV 对紫外线敏感，3 min 内活性全部丧失。在 4℃ 10 d、20℃ 2 d、37℃ 12 h、56℃ 30 min、60℃ 10 min 和 100℃ 2 min 完全失活。半衰期在 37℃为 2 ~ 3 h，45℃为 10 ~ 20 min。56℃少于 1 min。2 价阳离子 Mg^{2+} 和 Ca^{2+} 在上述温度下不能保护病毒。pH7.0 ~ 9.0 环境中感染性和抗原性最好。对酸敏感，10% 感染脑悬液在 pH3.0 和 pH5.0 条件下，37℃作用 2 h 完全灭活。对脂溶剂和去垢剂如乙醚、氯仿、去氧胆酸钠等敏感。低浓度甲醛和 β- 丙内酯可使之灭活，但仍保持良好的抗原性。1∶1000 次氯酸钠（sodium deoxycholate）可显著降低其感染滴度。消毒剂甲酚皂、苯酚、乙醇等在常规浓度下可很快将其灭活。低温下较稳定，在 50% 中性甘油中，–10℃以下可保持感染性 6 个月，–20℃可达 1 年以上，–60℃保存其感染力则更稳定。以脱脂乳做保护剂的 20% 鼠脑悬液，真空冻干可长期保持感染性（5 ~ 7 年或更久）。在尸体组织中不稳定，可能与 pH 降低有关；在分离的血清中，感染性在室温下可保持数日，在 4℃可长达 3 w。

（五）培养特性

CCHFV 能在一些原代细胞（小白鼠肾、金地鼠肾、乳兔肾、鸡胚细胞和人胚肺二倍体细胞）和传代细胞（LLC-MK2、CER、Vero E6、Vero、BHK-21、SW-13）上生长繁殖，但往往不产生或只产生很轻微的 CPE，导致无细胞致病效应的持久感染。因此，多用空斑试验或免疫荧光法来确定病毒的感染性。SW-13 尤适合做空斑试验。接种后 4 ~ 7 d，病毒产量达高峰，最高可达 10^7 ~ 10^8 pfu/ml。

我国毒株于接种后（常用 10^{-2} 鼠脑悬液）第 3 天可检出免疫荧光颗粒和抗原性，至 6 ~ 9 d 达高峰。最初荧光颗粒小如针尖，后逐渐增大为团块。病毒在 LLC-MK2 细胞上复制快，7 ~ 9 d 后荧光灶达整个细胞层的 80% 左右。冻融后细胞抗原滴度高于 Vero E6 细胞 4 倍以上。我国学者用此细胞直接从亚东璃眼蜱分离 CCHFV 获得成功，第 1 代 RPHA 滴度为 1∶64，第 3 代即达 1∶256 以上，其敏感性与乳鼠相当。乳鼠脑内接种较易感染，初代分离的潜伏期为 5 ~ 9 d，病毒最高滴度可达 $10^{6.5}$ LD_{50}/0.01 ml。病毒感染细胞或乳鼠后，都在感染细胞胞质内形成嗜碱性包涵体（Giemsa 染色），其大小很不规则，细胞中可多至 10 余块，随培养时间的延长，逐渐集中增大为不规则团块，甚至包绕单个或两个细胞核。电镜下，此种包涵体由异常增殖并聚集成团块的核糖体样致密颗粒组成，颗粒排列不规则，其外周常围以扩张的粗面内质网。鼠脑中的包涵体多见于海马、丘脑和中脑等部位的神经元核旁和神经突起中或室管膜细胞中。

CCHFV 可在鸡胚卵黄囊中生长繁殖，使胚胎死亡，病毒滴度约为 $10^{4.0}$ LD_{50}/0.02 ml。

（六）致病性

CCHFV 对各种实验动物的致病性较低。新生小白鼠（乳鼠）最敏感，常用于病毒分离和滴定。脑内接种最敏感，腹腔次之，初代分离一般联合应用这两种途径。皮下接种敏感性最低，约为脑内接种的 0.01 ～ 0.001。3 w 龄小鼠对任何途径接种都不易感。乳鼠一般感染后 4 ～ 10 d，出现兴奋性增高、惊跳、弓背、平衡失调等症状，继而侧卧、衰弱、皮肤苍白而死亡。自出现典型症状至死亡一般不超过 24 h。发病乳鼠发育明显迟缓，病理检查见脑炎和肝坏死等病变。初代发病不规律，部分乳鼠症状可逐渐缓解幸免死亡。传 2 ～ 3 代后，潜伏期缩短为 5 d，发病规律、死亡时间基本一致，并能在乳鼠中稳定地传代。初代分离的动物偶尔可产生血性腹水和黑粪。病毒滴度在脑内接种时可达 $10^{6.5}$ LD_{50}/0.0l ml，腹腔接种者可达 $10^{6.0}$ LD_{50}/0.0l ml。病毒大量存在于脑皮质神经元胞质、神经胶质细胞和其他皮质区，积聚不规则，脑、肝、肾、肺等巨噬细胞及血中单核细胞内较少。

新生金黄色地鼠、新生的大白鼠腹腔接种也可部分发病和死亡，但潜伏期较长，发病不如乳小白鼠规律。幼龄豚鼠脑内或腹腔接种可引起发热、轻度不适和病毒血症。

各种成年鼠、豚鼠、兔、牛、山羊、绵羊、恒河猴、鸵鸟等经任何途径接种均不表现临床症状或只轻度发热；但 1 ～ 7 d 后产生病毒血症，血清中病毒滴度达 $10^{2.7}$ ～ $10^{4.2}$ MIC LD_{50}/ml。

（七）抗原性和免疫原性

CCHFV 血清群含 CCHFV（Kodzha 病毒、C68031 株和 AP92 株）、Hazara 病毒（HAZV）和 Khasan 病毒（KHAV）。

以 CFT、NT、IFA 等试验系统比较源于前苏联克里米亚 CCHFV 的 Kodzha 株与刚果的 Nakiwogo 株、巴基斯坦的 HAZV（JC280 株）的血清学关系，CCHFV 的 Kodzha 株和刚果株抗原性完全相同，说明两者为同一个种；在 IFA 中与 HAZV 有交叉，由于 IFA 主要与 N 蛋白反应，说明 CCHFV 与 HAZV N 蛋白同源性较高。HAZV 是从在巴基斯坦哈扎拉区卡汉谷海拔 3300 m 的吉梯达司高山地带捕获的高山鼠（*Alticole roylei*）身上采集的背角硬蜱（*Ixodes redikorzevi*）中分离的。该病毒在 NT 中与西巴基斯坦分离的 CCHFV（JD206、JD213）有明显交叉，但在 CF、HI 中交叉较少，表明 HAZV 与 CCHFV 有关，但不是一个种。

以常规血清学方法分析我国分离的所有毒株，不论其分离时间、分离地点、动物种类和患者的临床类型抗原性均相同。用 CFT、RPHI、ELISA 抑制试验和 IFA 比较我国 XHF 病毒 BA6601 株的蔗糖丙酮纯化抗原和免疫血清、XHF 患者恢复期血清及 CCHFV 标准株单克隆抗体的反应，证明我国毒株与国际标准株抗原性一致或相似。在 Western blot 中，CongoK2/61 单克隆抗体及 XHF 患者血清与 N 蛋白反应，在相同分子质量部位显示明显的着色带。

在动物实验中，HAZV 也显示与 CCHFV 不同的生物学特性。脑内接种乳鼠后，两者在脑内引起相似的弥漫分布的灶性病损，但 IFA 检出存在 HAZV 抗原的细胞较少，在脑、肝和唾液腺的单个细胞中荧光强度也较低。HAZV 感染乳鼠脑组织水肿显著，但缺少 CCHFV 感染乳鼠脑中常见的增生反应。

近年来应用 McAb 研究 CCHFV 的抗原性，到目前为止除 HAZV 外，尚未发现 CCHFV 有抗原性不同的毒株。但已报道的 McAb 多针对 N 蛋白，有待用更多针对 G1 和 G2 的 McAb 进一步深入研究 CCHFV 毒株间的抗原差异。

CCHFV 的抗原性很强，人或动物感染后抗体反应的动态变化十分明显。病程的第 7 天通常可检出 IgG 和 IgM 抗体。第 9 天仍存活的患者 100% 可检出抗体，但致死性病例则很少检出抗体反应。NT 抗体出现早，上升快，一般病后 6 ~ 7 d 就可检出，至 2 w 已达高峰，1 个月开始下降，后维持于一定水平，至少可保持 6 年以上（未做定时检测观察）。CF 抗体出现晚，上升缓慢，一般病后 2 w 才能检出，2 ~ 3 个月方达高峰，后逐渐下降，在较低水平至少可维持 15 年以上，与中和抗体平行。重症患者用皮质激素后，中和抗体常不易检出，但 CF 抗体不受影响。

用 ELISA 捕捉法观察 IgM 抗体的动态发现，IgM 抗体于病后第 4 天已达较高滴度（1 : 1000），2 w 即达高峰；第 3 周开始下降，2 ~ 3 个月部分患者已转阴，个别重症患者于发病后 70 d 仍呈阳性。用 IFA 检测，通常在发病第 7 ~ 8 天可测出 IgM 抗体，9 ~ 20 d 达高峰，3 ~ 5 个月后转阴或滴度很低。

病愈后可获得较强的免疫力。前苏联报道患者退热后几天就能抵抗感染材料的再次接种。至今国内外均未见有再次感染的患者。

二、流行病学

（一）自然疫源地的地理分布和景观

本病分布广泛，横跨欧、亚、非三大洲，与 CCHFV 动物地方性分布有关的最主要共同标志是这些地区经常有侵袭家畜和野生脊椎动物的璃眼蜱，只摩尔多瓦的落叶林例外。如不考虑人类活动对自然的干扰，仅从气候和地理景观上看，动物地方性 CCHFV 存在于气候干旱或半干旱或旱季较长、夏季或全年比较温暖而且冬天不很冷的低地、丘陵和低山区。环境条件是沙漠、半沙漠、大平原（欧亚）和大草原（非洲）。当流经沙漠和半沙漠的河流岸边有牧草丰富的漫滩，或有杜加伊林灌木丛或树林时，脊椎动物和蜱的种类和数量都比周围地区多，病毒循环的强度也就较大。

我国新疆南部疫源地广布于塔里木盆地的西、北和东缘，即叶尔羌河的中、下游和整个塔里木河流域，两岸以胡杨、椹、柽柳林为主的走廊式的植被荒漠牧场内，包括伽师、麦盖提、巴楚、阿瓦提、柯坪、沙雅、库车、尉犁、若羌等县，以及铁干里克和瓦石峡乡以及附近的生产建设兵团农垦 1、2、3 师所属团场。其典型生境为沙漠中的怪柳沙丘、旱生芦苇、甘草、骆驼刺沙地和河谷平原的胡杨 – 怪柳林。据 1966 年在巴楚县的调查,疫源地的植被类型有以下几种:

1. 稀疏怪柳灌木林

草木层中优势种为矮小的芦苇,伴生有苦豆子、罗布麻、甘草等,其内有少量但成群的短耳沙鼠洞穴,小型鸟类较多,其他野生动物罕见。

2. 稀疏胡杨与怪柳灌组成的混交林

怪柳灌木层、草木层较稠密,其内除小型鸟类外,还有沙鸡、雉等,数量不多,在开阔地带有鼠洞群,经常有塔里木兔出没。

3. 较稠密的胡杨林与怪柳、铃铛刺组成的混交林

草本层也很茂盛、遮阴良好,内常可见野兔、沙鸡、雉等动物,但基本无小型鼠的洞穴。

4. 单纯胡杨林

一般无灌木层、草本层,大部分地区被很厚的落叶枯枝覆盖,野生动物很少。以上 4 种类型地带常交错存在,除 4 外,前 3 类景观多为牲畜牧场。

塔克拉玛干大沙漠南缘包括和田、墨玉、于田和民丰 4 个县的人群和家畜中也存在 CCHFV 抗体。这些地区也属荒漠景观,在和田河、克尼亚河、尼亚河等地植被也与上述相仿。

新疆北部的疫源地位于准噶尔盆地的西、南缘和伊犁河谷荒漠地带。植被灌木层为怪柳、铃铛刺、梭梭、琵琶柴等小灌木或灌木;草本层为多年或 1 年生植物,如芦苇、针茅、对节刺、角果藜、旱麦革、大戟等。有些地点混有少量胡杨树,植被较稀疏。但在纯梭梭林的自然保护区,如甘家湖梭梭林自然保护区中无 CCHFV 自然疫源地。

除新疆外,血清学调查还在海南、云南(西双版纳、腾冲、泸水、盈江)、四川(南坪县、道孚县和西昌市)、青海(海西洲、乌兰县)、内蒙古(阿拉善右族)检出抗体,这些地方是否存在疫源地还有待进一步研究。

据我国荒漠景观分布和走向估计,除上述省区外,陕西北部、甘肃河西走廊、宁夏西北边邻内蒙古腾格里沙漠地区等地,在植被、媒介和野生啮齿动物等方面均与新疆的荒漠景观类似,荒漠景观中的阔叶落叶树——胡杨除新疆分布外,甘肃河西走廊一带及疏勒河谷、青海柴达木盆地西北部托拉亥河、内蒙古巴彦淖尔盟额济纳河等地也有生长,这些地区有无 CCHF 疫源地有待调查。

(二)宿主动物与传染源

CCHFV 感染蜱、有 CCHFV 病毒血症的家畜、野生动物及患者都是传染源。

至今,已知有 20 多种脊椎动物可感染 CCHFV,而能作为蜱血源的动物则为数更多。不同地区、不同生境、不同蜱种的宿主动物种类也不尽相同。

1. 家畜

家畜（牛、绵羊、山羊、骆驼和马等）是2、3宿主型媒介蜱成虫的主要寄主，也是1宿主型媒介蜱的终身寄主。血清学调查显示，在欧、亚和非洲，牛、绵羊、山羊、骆驼、马和猪都有不同程度的感染。在许多疫点中，已从牛、绵羊、山羊、骆驼的血液和器官和（或）它们身上的蜱分离到病毒。这些动物估计是被感染蜱叮咬经皮下自然感染的，一般均为不显性或亚临床感染，或只有短暂的症状，但有持续数日乃至1 w的病毒血症，病毒血症水平足以使在其身上血餐的未感染蜱感染。随后产生抗体，并可保持数月或更久。我国新疆本病的主要媒介亚东璃眼蜱成虫主要侵袭这些动物，是其主要血源动物。

家畜的血清学调查对侦察尚未发现的CCHF疫源地（疫点）、认识疾病的流行情况和人暴露于感染蜱的危险性都是有价值的。家畜抗体的阳性率在蜱寄生高峰季节后6个月下降。欧亚地区宜在晚夏进行血清学调查，此时可获得最有意义的资料。家畜抗体阳性率随年龄增大而升高。在调查未知地区CCHFV分布情况时，宜采集大龄家畜血清；而了解已知疫源地病毒活动情况时，则应采集1岁家畜（出生后才经过1个流行季节）的血清。新疆南部1岁羊的抗体阳性率为6% ～ 16%。

2. 野生动物

（1）大型野生哺乳动物：曾在欧亚CCHF疫区栖息的较大野生哺乳动物现已完全被人和家畜取代。非洲与CCHFV有关的蜱成虫都叮咬较大型的哺乳动物和家畜，在非洲曾从狒狒、长颈鹿、犀牛、有角兽、水牛、羚羊、瞪羚、大捻、斑马、黑角马等检出CCHFV抗体。它们在CCHF流行病学中的作用尚未很好研究。

（2）中、小型野生动物：中小型野生动物，特别是小型野生动物是CCHFV媒介蜱幼虫和若虫的宿主。以兔、啮齿动物、刺猬等最重要。

（3）鸟类：鸟类在CCHFV散播中起重要作用。一方面它们是感染蜱的宿主，另一方面，鸟类可将蜱运送至他处，包括当地飞行时的短距离传送和春、秋迁飞时的长距离传送，在每个大陆上都有几十种鸟可以作为CCHFV媒介蜱幼虫的宿主。每年在欧亚和非洲之间沿北南轴线迁徙的鸟以百万计，它们可通过携带经卵感染的幼蜱散播CCHFV。即使飞行范围有限的鸟，也能在当地一定范围内散播感染幼蜱。

鸵鸟是璃眼蜱成虫的宿主。Shepherd等报道，南非开普省Oudtshoorn州附近农场1名工人因宰杀鸵鸟而感染发病，当时查92只鸵鸟中有22只抗体阳性（23.9%），其他37种460只鸟抗体全部阴性。鸵鸟实验感染后1 ～ 4 d产生病毒血症，病毒滴度最高可达10^4 MIC LD$_{50}$/ml。

既往资料报道CCHFV不引起鸟的病毒血症。最近在塞内加尔，从经常在地面活动的某些非雀形目鸟类的血清中检出CCHFV抗体。特别值得注意的是红嘴犀鸟，这种鸟在实验感染后可使幼期的璃眼蜱感染，而其本身却无可检出的病毒血症，但抗体反应比惊鸟和

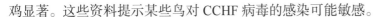

鸡显著。这些资料提示某些鸟对 CCHF 病毒的感染可能敏感。

（三）媒介

CCHF 是蜱传播的病毒性自然疫源性疾病。蜱不仅是其媒介，也是其主要储存宿主。世界各地已有 30 多种蜱，包括 2 种软蜱和 28 种硬蜱中分离到 CCHFV；但大多数种并无作为媒介的确切证据，因为在某些情况下由饱血蜱分离到的病毒可能是来源于其吸食的病毒血症宿主的血餐。软蜱不大可能是其媒介，因为病毒不能在体腔内接种的 3 种软蜱中复制。虽亦已证明璃眼蜱属（*Hyalomma*）、革蜱属（*Dermacentor*）扇头蜱属（*Rhipicephalus*）的蜱都能经卵传播 CCHFV，但大量证据表明，实际上在自然界中璃眼蜱属是最重要的媒介。已知的 CCHFV 分布范围和璃眼蜱属成员的世界性分布相一致。

动物地方性疫区主要或常见的蜱种为 1 ~ 2 种璃眼蜱。其成虫寄生于家畜和野生哺乳动物，幼期有些种寄生于成虫的同一宿主，有些寄生于小型哺乳动物或爬行类。

不同蜱种和宿主的生物学特性多样性以及它们间的错综关系，使 CCHF 的流行病学变得十分复杂。在每个疫点中，不同种类蜱和其宿主的可利用程度、多种动物的活动特性、季节消长动态都深刻地影响蜱群和病毒流行的动态。

（四）传播方式

1.　蜱传播

绝大多数 CCHF 病例是被带毒的饥饿成蜱叮咬而感染，这是最主要的传播方式。大多数患者可忆及蜱叮咬或接触史。不仅前面提及的主要媒介蜱叮咬人，几乎所有带 CCHFV 的各种蜱在某种条件下都可叮人。例如牛蜱甚至在离开牛以后也能叮人。许多蜱种侵袭人类的能力非常强，例如，我国新疆亚东璃眼成虫在胡杨树下和灌木丛中密度相当高，平时隐藏于树干裂缝和枯枝落叶下面，当宿主接近时立即迅速成群涌来，并向人移动的方向爬行，每人每小时最多可捕捉 500 只以上。蜱叮咬时疼痛轻微、不易觉察，当地牧民对被蜱叮咬习以为常，甚至有的患者否认有蜱咬史，体检时却在身上发现饱血的蜱。用手压碎感染蜱经破损皮肤感染也是常见的感染方式。牧工在剪羊毛、骆驼毛或抓山羊绒时，将蜱剪碎往往也会经破损的皮肤感染，同时畜体脱落的蜱也会转移到剪（抓）毛者身上叮咬。硬蜱在几天的血餐过程中有渴望达到完全饱食的习性，如中途强行使其脱离畜体，它会迅速攻击第一个接触的生物，尽管该生物并非是其喜好的宿主。

2.　接触传播

密切接触有病毒血症的动物或患者是 CCHF 的另一种重要感染方式。接羔、屠宰、诊治病畜等过程中接触带毒家畜的血液、脏器，可通过破损皮肤感染。接触急性期患者的血液和各种带血的排泄物（鼻血、呕吐物、血尿、血便等），可通过破损皮肤使密切接触的医护人员和家属感染。1953 ~ 1965 年保加利亚发生 717 名"自然"感染者，病死率为 17.2%；而同期 42 名医院内感染的病死率为 40.48%。1965 年新疆某地一家族连续发生

4 例患者，死亡 3 人。首例患者于 4 月 26 日发病；其长子去医院探视并护理其母，于 5 月 4 日发病，5 月 7 日入县医院，次日病故；其妻因护理首发病例和其夫，于 5 月 5 日发病，后治愈出院；首例患者之次子曾陪护其住院的兄长，于 5 月 9 日发病，16 日死亡。1973 年 5 月新疆阿瓦提县医院收治 1 例危重出血热患者，抢救中进行了输血、输液、股动脉穿刺和静脉切开等处理，于当日死亡；首例患者死后 3 ~ 4 d，护理死者的家属及参加救治的医护人员先后有 7 人发病。在首例患者死后 14 d，又在护理患者的医务人员中发病 1 例。上述 3 起暴发流行都是由于医务人员或亲人接触病毒血症期患者的血液所致。

从事 CCHFV 的实验室操作如不慎划破皮肤也可引起意外感染。我国曾有染毒针头刺伤表皮、解剖感染乳鼠的剪刀刺破手指引起感染的实例。

动物实验发现，吃接种病毒发病乳鼠的母鼠，其血清抗体阳转率达 24.32%（9/37），而只哺育而未吃感染乳鼠的母鼠阳转率仅 5.5%（2/36）；豚鼠吃污染病毒悬液的蔬菜后抗体也有阳转。这些资料提示，家庭内污染的食物有引起续发病例的可能。CCHFV 能否经口感染还有待进一步观察证实。

（五）流行特征

1. 季节分布

CCHF 有明显的季节性，发病高峰与当地主要媒介蜱的活动高峰相一致。我国新疆媒介亚东璃眼蜱成虫 3 ~ 10 月活动。3 月开始出现患者，4 月中旬至 5 月下旬为发病高峰，6 月上旬以后发病者很少，最晚的病例偶尔出现于 10 月下旬。这时段正是新疆接羔、培育幼畜、剪毛、抓绒的繁忙季节，进入牧场的人多，感染的机会也多。

2. 年龄、性别和职业分布

人类对 CCHFV 普遍易感，易感性无年龄和性别差异。由非疫区新迁入疫区的人群易感染发病，患者以男性青壮年居多。据我国新疆地区观察，2 ~ 75 岁的人群均可感染发病，15 ~ 45 岁的患者占总病例数的 70% 以上；男性多于女性。患者年龄和性别组成的差异是由接触传染源的机会多少决定的，放牧者、剪羊毛工人、屠宰工人和进入荒漠牧场的人均以男性青壮年为主。

农民、牧民、挤奶工、剪毛和抓绒工、屠宰工、兽医、伐木工、常进入荒漠牧场砍柴、狩猎、挖甘草的人员和接触患者的医护人员与家庭成员易感染发病。1966 年，新疆疫区血清流行病学调查（CFT）728 人，有放牧史的 156 人抗体阳性率为 19.25%，无放牧史的 572 人抗体阳性率为 7.7%。1988 年，在生产建设兵团 50 团以 ELISA 调查 136 人，学生（17 ~ 20 岁）40 人全部阴性，饮食业 79 人阳性率为 6.3%，牧工、兽医 17 人阳性率为 64.7%。

3. 散发性

本病一般以散发为主。自然发病（排除家族和医院内感染病例）各地几乎都是散发。即使在流行（动物流行）状态时，虽然璃眼蜱密度很高，但某一地区农场和村庄病例的分

布在时间和空间上通常都是高度散发的,这在一定程度上增加了预防 CCHF 的难度。

4. 影响流行的自然因素和人为因素

CCHF 是典型的自然疫源性疾病,它以动物地方性流行的形式长期隐藏于自然疫源地内。在一定自然因素(特别是气候因素)和人为改变生态环境的影响下,可使动物宿主媒介增多和人更多接触媒介,从而导致地方性流行转变为动物流行。CCHFV 只引起人和新生啮齿动物的显性疾病,人群中 CCHF 流行是显示其动物流行暴发的唯一信号。

历史上,CCHF 有 4 次明显的动物流行:前苏联 1944 ~ 1945 年克里米亚、1953 ~ 1968 年阿斯特拉罕州、1963 年罗斯托夫州及 1953 ~ 1973 年保加利亚的流行。这些流行的发生和平息均与气候因素和人为因素有关。

三、预防与控制

(一)加强卫生宣传教育

每年流行季节前和高峰期广泛开展 CCHF 的卫生教育,在疫区居民中普及预防知识,落实各项预防措施。医护人员应熟悉和掌握 CCHF 早期诊断的知识和技术,早期发现、及时隔离和合理治疗,防止医院暴发,降低死亡率。重疫区流行季节应加强巡回预防工作,以便早期发现患者。

(二)灭蜱、防蜱

灭蜱、防蜱是预防和控制 CCHF 的中心环节。大规模广泛使用驱蜱剂或杀蜱剂控制 CCHF 是不实际的,在本病流行的荒漠干旱地区、广阔农牧业或游牧业的条件下更是如此。切实可行的有效措施是:

1. 流行季节进入疫源地荒漠牧场或林区作业的人员以及从事其他可能接触感染蜱工作的人员(如屠宰工、剪毛工、挤奶工等)应穿五紧防护服、长筒布袜、戴帽子,防止蜱爬入衣服和头发。中途休息和收工时,互相检查身体或衣服上有无蜱附着。回到住处立即脱去防护服,并认真检查头发、两耳、颈项、腋窝、会阴、脚趾缝等处是否有正在叮咬吸血的蜱。发现蜱,用烟头烫其尾部使之自行抽出口器,不得裸手摘除和捏碎(压碎)或剪碎。有条件时,也可用低浓度的拟除虫菊酯溶液(0.05%)浸泡(然后晾干)或用气雾剂喷洒衣服,以驱避和杀灭进入衣服的蜱。

2. 脱下的衣物最好挂在较高的树杈上,不得置于地面。不要在有硬蜱的地方休息或睡觉。清除住所四周 30 ~ 50 m 范围内的灌木、杂草和枯枝落叶,并喷洒杀蜱剂(倍硫磷、敌敌畏或菊酯类)。畜舍(圈)、牛栏、鸡舍应远离住房,不得修建于住房边。刚砍来的薪柴应在户外指定地点放置一段时间,不可直接放入厨房。

3．一旦被蜱叮咬，应接受医学观察 7 ~ 10 d，出现症状立即治疗。

4．春季对牲畜进行药浴或喷洒杀蜱剂，降低牲畜体表的蜱密度。不得用手捏死或剪破家畜体表的饱血蜱，以防经皮肤感染。

（三）防止接触感染

1．牧民（工）、兽医、屠宰工、挤奶工和畜牧业的其他从业人员应尽可能避免裸露的皮肤暴露于动物的新鲜血液和脏器。在处理和屠宰动物或挤奶时，应穿防护服、戴手套。

2．及时隔离可疑者，尽早确诊，严格隔离，防止医院和家庭内暴发。医护人员要切实遵守屏障医护规则，加强个人防护，诊治、护理患者时应戴手套、穿隔离衣。不得在病房内进食、饮水。患者的排泄物、污染物品及注射器等应及时消毒。

3．严禁喝生牛、羊奶和食用病死畜肉。

（四）预防接种

目前尚无理想的有效疫苗。前苏联和东欧国家曾在有限范围内使用鼠脑制备的灭活疫苗，具体情况不详。20 世纪 70 年代我国兰州生物制品研究所曾小批量生产精制的乳鼠脑灭活疫苗，初步试用证明，全程免疫注射 3 针，抗体阳转率可达 70% 以上（CFT）。因性能不稳定，未继续生产使用。

安全有效的现代疫苗是预防 CCHF 的有效途径。本病以散发为主，发生难以预测，故很难确定接种人群，加之发病率低，需求有限，这些都阻碍了疫苗研制的积极性和投入。

（五）药物预防

暴露后可试用病毒唑预防。成人首次剂量一次口服 2 g，其后体重 >75 kg 者 1.2 g/d，分 2 次口服；或体重 <75 kg，1 g/d，分 2 次口服（上午 400 mg，下午 600 mg），连服 10 d。儿童首次剂量 30 mg/kg，1 次口服，以后 15 mg/（kg·d），分 2 次口服，连服 10 d。也可静脉注射给药。

四、临床表现与诊断

（一）临床表现

本病的潜伏期一般为 3 ~ 7 d，其长短取决于感染方式。被蜱叮刺感染者一般为 1 ~ 3 d，最长不超过 9 d；暴露于患者和动物的感染性血液或其他组织的感染者通常为 5 ~ 6 d，最长可达 13 d。

典型病程可分为出血前期、出血期和恢复期。

1．出血前期

出血前期为 1 ~ 7 d，平均 3 d。其特点是骤然起病，患者呈现一系列全身中毒症状。最初的症状包括发热、寒战或畏寒、极度疲乏、头痛、头昏、眼痛、畏光、全身不适、肌肉痛伴剧烈腰背痛和腿痛，胃区也可有叩击痛。患者早期还常有恶心、咽痛、呕吐、畏食，某些患者此阶段还经受难以忍受的腹痛和腹泻。

发热一般在 38 ~ 41℃之间，持续 7 ~ 12 d。常为稽留热，也可呈弛张热或双峰热。我国双峰热患者约占 10%，低谷在第 3 ~ 5 病日，持续 1 ~ 2 d。在大量出血阶段体温常降至正常，甚至明显低于正常，这往往是低血压休克和循环衰竭的信号。

患者头痛剧烈，以前额和颞部为主，呈刀割样。乏力和全身不适极普遍而严重，患者常自诉重于既往任何一次重感冒，并可持续至病愈后很长时间。

第 2 ~ 4 病日，患者精神懒散、沮丧、嗜睡、面部潮红伴眼结膜和球结膜充血。腹痛局限于右侧上 1/4 处，并可发现肝大。此期患者常呈现心动过缓和轻度低血压。此外，还可有淋巴结病和咽部、扁桃体、颊黏膜的黏膜疹和淤点。

前苏联和南非报道，10% ~ 25% 的患者有神经系统症状，诸如兴奋、颈项强直、感觉错乱，有的患者有攻击性，继而发展为嗜睡、木僵和昏迷。

2. 出血期

出血期于第 3 ~ 6 病日开始，是病情迅速恶化的极期，持续 1 ~ 10 d，平均 4 d。患者躯干和四肢上出现淤点疹，随后可很快出现大的淤青和淤斑，好发部位为肘前窝、上臂、腋窝和腹股沟。注射或静脉穿刺部位渗血，显示明显的出血倾向。第 4 ~ 5 病日，开始出现鼻出血、呕血、尿血、便血、齿龈出血、阴道或其他体腔出口的出血，也可发生内出血，包括腹腔出血和颅内出血。患者多在此期初入院，此时中毒症状仍存在，部分患者呈昏睡状，表情淡漠，颜面、颈部潮红，神态清楚，对答正确。鼻出血往往是最早的出血症状，患者常因此就医。轻者一日数次，量不多；重者可滴流不止，难止血，出血量最多可达 500 ~ 600 ml/d。消化道出血伴腹痛（腹软），常被误诊为消化道出血疾病。严重患者在第 5 病日后进入肝、肾、肺衰竭状态。约 10% 的重症患者此时逐渐转为昏睡和昏迷。这些症状常预示预后不良。病程的第 2 周，黄疸显著。死亡一般发生于第 5 ~ 14 病日，多死于大量呕血或便血，重症患者死前全身皮肤有出血性紫斑。本病病死率约 30%。

3. 恢复期

得以幸存的患者通常于第 9 ~ 10 病日转入恢复期。患者开始自觉症状减轻，体温下降，重现食欲，严重病例可因进食引起消化道出血致死，须谨慎对待。但衰竭乏力、结膜炎等症状会持续相当长时间，重症患者恢复后往往 2 年内无重体力劳动能力，部分患者甚至脱发、脱牙。

（二）临床分型

前述临床表现系典型患者的典型病程。患者的症状和体征轻重不一，个体差异很大，可根据临床表现予以分型，我国一般分为暴发型、重型和轻型。

1. 暴发型

具有前述的各种典型症状，特点是病程急骤，病后 2 ~ 3 d 内死亡。

2. 重型

病程一般 7 ~ 9 d，具备各种典型的临床症状，大部分患者以死亡告终。

3. 轻型病

病程 2 w 左右，具有一般的全身中毒症状，出血期症状未充分显现，只有少数皮肤出血点、轻度鼻出血或少量消化道出血（如一次性黑便）。预后良好。

此外，据血清学调查结果分析，人 CCHFV 感染有时可无症状或症状很轻微，即存在不显性感染和只呈现轻度感冒样症状而迅速恢复的患者。这类感染者多为牧民、牧工和兽医，他们血液中含 CCHFV 特异抗体，但不能忆及任何发热、出血病史。有报道，1 实验人员解剖感染乳鼠时戴手套的手指不慎被手中的眼科剪刺破，立即注射抗 CCHF 血清后未呈现任何症状，但抗体转阳，并长期保持阳性。

（三）临床实验室检查

临床实验室检查应包括血常规（红、白细胞和血小板计数、血红蛋白、白细胞分类、血块退缩时间等）、血液生化（AST、ALT、肌酸激酶、总胆红素、肌酸酐、血纤蛋白原、纤维蛋白降解产物、凝血酶原比、出血凝血时间和尿常规等）。这些检查对了解疾病进展和预后有重要价值。

（四）预后

本病的病死率约 30%（变动范围为 20% ~ 50%），但在精心监护和应用适当的血液制品替代疗法的条件下可显著降低。病程前 5 天期间下列任何 1 项临床检验值达下述数值都预示患者死亡的可能性极高（准确性 ≥ 90%）：白细胞 ≥ 10×10^9/L、血小板 ≤ 20×10^9/L、AST ≥ 200 U/L、ALT ≥ 1550 U/L、APTT ≥ 60 s、血纤蛋白原 ≤ 110 ml/dl。难以解释的是，早期白细胞减少并不像白细胞增多那样预示预后不良；在第 5 病日以后，所有的临床检验数值都可明显异常，却不一定表示预后不良；致死病例很少能发现抗体，出现可检出的免疫反应通常是预后趋好的吉兆。

（五）临床诊断

本病早期无特征症状，难以与类似病例鉴别，轻型病例往往易被漏诊。临床上除根据流行病学资料、临床表现和实验室检查结果综合分析进行诊断外，应尽量应用病原学和血清学方法确诊并与其他类似病例相鉴别。

1. 诊断依据

（1）流行病学资料

①在本病流行季节、流行地区发病，或发病前 2 w 内有疫区居住或逗留史。

②发病前 2 w 内曾进入疫区荒漠景观放牧或从事其他作业，有与牲畜或患者接触史。

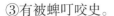

③有被蜱叮咬史。

（2）临床特征：骤然起病，呈现发热、剧烈头痛、面颈部潮红、极度乏力等中毒症状，口腔黏膜、胸背与腋下皮肤出血点，低血压，白细胞和血小板减少、出现幼稚型白细胞和异常淋巴细胞、血块退缩不良等血液学改变以及蛋白尿伴血尿等。

（3）特异诊断：血清学检查早期患者特异性 IgM 抗体阳性，或双份血清特异性 IgG 抗体 4 倍以上增高。病原学检查由患者血清、血液、脏器检出 CCHFV 抗原、CCHFV 或病毒 RNA。

2．鉴别诊断

（1）出血前期：患者以中毒症状为主，应与重感冒、Q 热、斑疹伤寒、布鲁菌病等区别。

（2）出血期：患者应与消化道出血、肺结核性发热咯血、维生素 C 缺乏或造血系统功能障碍引起的出血期鉴别。

（3）鉴别：与其他病毒性出血热，特别是肾综合征出血热相鉴别。

五、实验诊断

CCHFV 传染性很强，实验室诊断应在安全性很高的实验室内进行，操作人员必须切实遵守有关的安全规则。

（一）被检材料的采集

可用做病毒分离的材料有血液、脏器和媒介蜱类等；供血清学诊断的标本是急性期和恢复期患者的双份或 3 份血清（入院时、发病后 3 w、病后 2 ~ 3 个月）；血清流行病学调查应采集健康人群血清和调查区内饲养的各种家畜血清；疫源地调查可采集当地的家畜、野生动物和鸟类的血液、脏器等。

1．血液

包括急性期患者全血（从出现临床症状至发病后 2 w 内，第 1 ~ 5 病日血液最佳）和疫源地内流行季节早期的幼龄（1 岁龄左右，刚经过初次蜱叮咬的或者进入疫源地的）健康家畜的全血，以及出血期患者排出的血液如鼻血等；捕获的野生动物、鸟类的血液也可用做病毒分离的材料。

患者血液采集后不加抗凝剂直接接种，或取血块研磨后加少量稀释液接种，如标本不能立即用于病原分离，可置 4℃保存数日，应尽早接种乳鼠或细胞。

各类动物血液用于病原分离一般均需加少量肝素抗凝（接种乳鼠的标本不能用枸橼酸盐做抗凝剂），亦可用血块。

2. 脏器

包括尸体解剖或活检采取的材料和捕获的野生动物脏器，主要用肝和脾的混合材料。要求将采集的脏器立即或尽早用于病毒分离，冷藏会降低病毒的分离率。现场工作中应把用于分离病原的动物或细胞准备好再收集标本，以利于及时分离，提高病毒的分离率。

3. 媒介蜱类

主要捕捉游离的饥饿成蜱分离病毒。从家畜体表采集到的吸血蜱做病毒分离效果往往不理想，因这种蜱的悬液对乳鼠或细胞系的毒性很大，可引起非特异性死亡。

4. 血清标本

人或各种动物的血清标本主要用于抗体的检测，采集时尽量保持无菌，必要时可加入适量抗生素或防腐剂冷冻或4℃保存，切忌反复冻融。

（二）病原学检查

1. 特异抗原检测

用反向间接血凝（RPHA）或双抗体夹心 ELISA 法检测急性期患者末梢血液，可早期快速确诊。可用于检测分离病毒的细胞培养液、患者肝匀浆、动物脏器和蜱悬液中的 CCHFV 抗原。RPHA 以特异单抗致敏血红细胞，检测被检标本中的特异抗原，简便、快速、不需特殊设备；但敏感性不及双抗体夹心 ELISA。ELISA 的敏感性也较低，病毒血症滴度较高时方可获阳性结果。Donets 报道，ELISA 可检出最低阈值为 10^2 LD_{50}。

2. 病原分离和鉴定

（1）接种乳鼠：生后 24 ~ 48 h 的乳鼠最敏感，故为首选。各类标本经适当处理后同时以脑内（0.01 ml）和腹腔（0.03 ml）两种途径接种。接种后的乳鼠由母鼠继续喂养，逐日观察并记录乳鼠发病情况。典型发病者取脑组织继续传代；可疑者于接种后 7 d 左右取脑、肝、脾混合材料盲传。此法比细胞培养敏感，在病后 13 d 血内病毒滴度较低时也可分离到病毒，但乳鼠接种后 6 ~ 9 d 才发病，需较长时间才可获结果。取典型发病的乳鼠脑组织制成乙醚抗原与 CCHFV 原型株的免疫血清、单克隆抗体等进行血清学交叉试验或免疫印迹试验，进行初步鉴定。

（2）细胞培养：可接种各种原代细胞和细胞系（如 Vero、CER、BHK-21 和 LLC-MK2）分离 CCHFV，用免疫荧光法进行检测。一般 1 ~ 5 d 即可获初步结果，但其敏感性较低，只在发病头 5 d 重症患者血液中含高滴度病毒时方可检出。有报道 LLC-MK2 细胞分离病毒的敏感性接近乳鼠。标本接种量通常为细胞培养液的 1/10，种毒 24 h 后换 1 次维持液（含 3.5% 小牛血清），7 ~ 10 d 后传代。传代前冻融 2 ~ 3 次，同时可用冻融悬液测病毒抗原。

Shepherd 等比较了 CER 细胞培养物和乳鼠分离 CCHFV 的敏感性，乳鼠法测得的病毒滴度比细胞培养法（免疫荧光法检测）高 10 ~ 100 倍，检 26 份患者标本，乳鼠

法 20 份阳性，细胞培养法仅 11 份阳性，但后者获得结果较早。

（三）免疫学检查

CCHF 的特异性血清学诊断方法包括中和试验、补体结合试验、反向间接血凝和血凝抑制试验、酶联免疫吸附试验、免疫荧光、免疫印迹和双向琼脂扩散等。

1. 动物中和试验

CCHF 病毒中和试验采用固定血清稀释病毒法，不同稀释度的病毒和等量血清混合后 37℃水浴作用 1 h，再接种于 1 ～ 3 日龄乳鼠脑内，测定半数动物死亡的稀释度（LD_{50}）并计算中和指数，判定血清中中和抗体滴度或鉴定毒株间的抗原差异等。本法特异性强，于病后 1 w 左右即能测到中和抗体，2 ～ 3 w 已达高峰。本法亦可用于新分离毒株鉴定。试验因要求大量相同日龄的乳鼠而受到限制。

2. 反向间接血凝试验和反向间接血凝抑制试验

（1）反向间接血凝试验（RPHA）：可用于各种 CCHFV 抗原的检测，如急性期患者末梢血液中病毒抗原的检测和家畜血液、野生动物以及蜱悬液中病毒抗原的检测。

本法不需要特殊的试验仪器和大量器材，方法简便、快速、微量，可检测各种动物血清，便于现场使用，已广泛用于流行病学调查。

（2）反向间接血凝抑制试验（RPHI）：用于人群和各种动物血清中抗体的测定。血清标本试验前先经 56 ～ 60℃灭活 30 min，然后从 1：2 开始二倍递增稀释至所需稀释度，加入 4 个血凝单位的抗原，混匀后置 4℃过夜，次日加入 1% 致敏血球，37℃放置 1 ～ 2 h 后观察结果，计算抗体效价。

3. 酶联免疫吸附试验（ELISA）

ELISA 的敏感性、特异性、快速性和可重复性均高于 CFT、免疫荧光、血凝抑制试验等。常用于检测抗体的 ELISA 法有以下几种：

（1）抗体捕捉 ELISA：检测急性期患者特异性 IgM 抗体，快速确诊早期可疑者。一般患者于入院时 IgM 抗体即为阳性，滴度可达 1：1000。

（2）间接 ELISA：用市售的羊抗人 IgG 酶结合物检测人血清中的特异性 IgG 抗体，其灵敏度高于其他已建立的血清学方法，患者血清抗体滴度恢复期高于发病初期 4 倍以上有诊断意义。初筛时大量血清标本做 1：100 或 1：200 稀释，如果 P/N 值 >2.0 再进一步测抗体滴度。

（3）双抗体夹心法：可检测人及各种动物血清中抗体，主要测定 IgG。

4. 补体结合试验

补体结合试验（CFT）是病毒性疾病血清学反应中较常使用的方法，它是需要有补体参加下的抗原与其特异性抗体之间的一种反应。CCHFV 通常使用乙醚抗原，但进行毒株鉴定时使用蔗糖 - 丙酮抗原。待检血清为患者急性期和恢复期双份血清同时试验。急性期血清往往有抗补体现象存在，病后 2 ~ 3 w CF 滴度仅 1：8 ~ 1：16；于病后 2 ~ 3 个月达高峰，此时最高滴度为 1：256 ~ 1：512。既往 CCHF 患者血清 CF 抗体维持在 1：4 ~ 1：16 之间。

5. 免疫荧光法

抗原片用 CCHFV 原型毒株感染的 Vero E6 或 LLC-MK2 细胞制备。特异性的荧光颗粒应在胞质内，呈大小不等的不规则团块状，荧光颗粒应清晰、明亮，且必须注意非特异荧光的鉴别，最好在 RPHI 或 ELISA 验证为阳性时再确认免疫荧光的阳性结果。

（四）RT-PCR 检测病毒核酸

Brut 等根据 CCHFV 核衣壳蛋白基因最保守序列设计引物，用 RT-PCR 检测临床患者血清中的核酸诊断 CCHF 获满意结果。患者第 3 病日标本（无第 1、第 2 病日标本）即可获阳性结果。发病 1 w 内的标本 RT-PCR 与接种乳鼠分离病毒的符合率很高，1 w 后的标本病毒分离阳性率明显下降，但分离阴性标本仍有一部分（甚至是迟至第 16 病日）可检出核酸。联合应用 RT-PCR 检测核酸和免疫荧光检测 IgM、IgG 抗体，对 38 名可疑患者的 47 份新鲜标本进行检测，19 例确诊患者在检测第 1 份标本后即有 18 例获阳性结果，PCR 和乳鼠分离病毒均阳性的 12 例，占 66.7%，其中 IgM 阳性的 8 例，占 44.4%；PCR 和病毒分离均阴性而抗体阳性的 5 例（27.8%）；PCR 阴性而病毒分离阳性的 1 例（5.6%）；另 1 例也于 24 h 后的第 2 份标本中检出抗体被确诊。此外，对扩增产物进行测序，还可做分子流行病学分析和毒株分型。

六、治疗

本病目前尚无特效疗法，主要采取综合性的治疗措施。强调抓"三早"、把"五关"。"三早"即早诊断、早休息、早治疗；"五关"即出血关、休克关、肺水肿和心力衰竭关、尿毒症关、脑水肿关。近年采用早期大剂量使用激素、合理补液和及时纠正休克的治疗方法，取得了较好的效果。

（一）支持与对症治疗

患者应绝对卧床休息，尽量减少搬动。给予足够的热量和维生素，以维持机体代谢的需要。体温太高者可用物理法降温或针灸治疗，但一般不用解热剂。注意水和电解质的平衡。高热、呕吐不能进食者可静脉滴注，但一般每天进液量不宜超过 2500 ml，老年人及原有心肺疾病的患者应更少些，且输液速度应慢。液体可用 5% ~ 10% 葡萄糖液（配方为：10% 葡萄糖溶液 500 ml 中加入 10% 氯化钠溶液 15 ml、11.2% 乳酸钠溶液 14 ml）。呕吐和腹泻严重者还应在液体中加入 10% 氯化钾，在肾排尿功能基本正常的情况下，其剂量按经胃肠道丢失液体 1000 ml 补氯化钾 2 g 计。

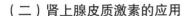

（二）肾上腺皮质激素的应用

对中毒症状较重的早期患者应用肾上腺皮质激素可取得较好的治疗效果。其作用是降低体温，减轻全身中毒症状，改善机体的应激能力，提高小血管壁的致密性，减少血浆外渗，增进血小板功能，减轻出血现象。大剂量激素具有解痉、降低周围血管阻力及改善循环的作用，从而增加回心血量；增强心肌收缩力，增加心排血量；此外，激素还有保护细胞，减少组织损伤和促进氨基酸、脂肪及丙酮代谢，促进三羧酸循环，产生较多的能量等作用。

（三）低血压休克的治疗

正常的血压是靠心脏收缩力、有效循环血量和外周血管阻力3个因素维持的，其中任何一种因素发生障碍时均可导致血压的异常。本病的低血压休克主要是因为毛细血管的中毒性损害，致使血浆大量外渗，有效循环血量减少而造成的。因此，在治疗上应以补充血容量为主，同时注意调整血管张力和保护心脏功能，并应注意对酸中毒的及时纠正。

1. 扩充血容量

低分子右旋酐为首选药物，它是一种小分子多糖类聚合体，分子质量为40 000 Da，为低黏稠性胶体溶液。具有提高血浆渗透压，回收渗漏于组织间隙中的液体的作用（每克低分子右旋糖酐可吸收水20～25 ml），从而降低血液黏滞性，疏通毛细血管，改善微循环。并能覆盖于红细胞和血小板的表面，使其不易凝聚，以防止微循环血栓形成。

（1）高渗葡萄糖溶液和20%甘露醇溶液：在无低分子右旋糖酐时也可采用。它具有扩充血容量、提高血浆渗透压的作用，但作用持效时间较短。

（2）血浆和白蛋白：血浆和白蛋白能提高血浆渗透压，减少低渗液和电解质渗漏入组织间隙，具有扩容作用。其价格高，不易保存，临床上不常用。

2. 升压药物的应用

经过充分的扩容治疗后，血压仍不能回升者是血管张力降低的表现，可适当应用升压药物。但在低血容量、血液浓缩未纠正之前，应用升压药物对休克不但无益，反而有害。常用的升压药物有下述几种。

（1）重酒石酸间羟胺（阿拉明）：是人工合成的拟交感胺，收缩血管的作用持续时间较长，血压维持较稳定，对肾血管作用较小。

（2）去甲肾上腺素：有强烈的收缩血管作用，是常用而有效的升压药物。但作用持效时间较短，血压波动大，且能使肾血管强烈收缩，造成肾缺血，加重肾损害，故使用时应慎重。

（3）多巴胺：可增强心肌收缩力，使心率轻度加快；对皮肤和肌肉内小动脉有收缩作用，而对胃、肠、肾等内脏血管有扩张作用。可增加心排血量，使血压升高。

对于四肢冰冷、末梢发绀、外周血管痉挛而无明显血液浓缩的患者，和由于持续性休

克、长时间使用升压药物，且已纠正了其他影响休克的因素而血压仍不回升的患者，可试用血管扩张剂，有时能收到疗效。

3. 强心药物的应用

充分扩充血容量后血压仍不回升、心音低钝、心率增速（>140 次 /min）者，提示有心功能不全，应给予强心剂。

4. 纠正酸中毒

代谢性酸中毒往往可加重休克，且影响升压药物的作用，因此应注意纠正。

（四）出血的治疗

本病出血发生的机制比较复杂，治疗时应针对患者的具体情况选用合适的止血剂。出血早期患者可用小量多次输血，有助于控制出血，恢复循环血量；对出血过多者，可输新鲜血液以补充丢失的血液和各种凝血因子；抢救大出血患者，输血效果明显。

（五）免疫血清治疗

早年国外报道注射恢复期患者血清是最有效的疗法之一，肌内注射剂量为 20 ~ 200 ml，用免疫马制备的丙种球蛋白也有相似效果。其疗效尚未获公认，一般认为发病后 1 ~ 3 d 内应用可缩短发热期，防止出血或减轻出血的严重程度。

1976 年我国新疆维吾尔自治区防疫站和兰州生物制品研究所研制出了新疆出血热"精制冻干治疗血清"，此血清由山羊（或绵羊）CCHFV 高价免疫血清提取丙种球蛋白再经蛋白酶消化精制而成，用于早期确诊患者能减轻或中止病情发展，疗效确实。注射前需做过敏试验。给予途径为肌内注射，剂量为 3200 ~ 6400 补体结合单位（5 ~ 10 ml），必要时 12 ~ 24 h 后再注射 1 次。

（六）并发症的治疗

本病主要并发症为肺水肿、急性肾衰竭、脑水肿和心力衰竭等。各种并发症的抢救措施参阅有关资料。

（七）抗病毒治疗

病毒唑（ribavirin，RBV）是一种广谱的抗病毒药物，对多种出血热病毒有较强的抑制作用，CCHFV 对其尤为敏感。体外研究显示，RBV（50 ~ 250 mg/ml）能有效抑制从亚、非、欧三大洲分离的 CCHFV 各毒株在 Vero 细胞上的复制，而在 25 mg/ml 浓度时即可降低病毒产量，但各毒株的敏感性有差异。乳鼠腹腔接种 CCHFV 后以 RBV 治疗，病毒血症水平明显降低，可显著延长乳鼠的存活时间，降低死亡率。RBV 能减少肝内病毒的复制，但不能阻止病毒血症的产生；虽然有相当水平的病毒血症，但检测未发现其他器官（包括脑、心）被感染。

Fisher-Hocb 等报道，口服 RBV 治疗 3 例重症 CCHF 患者，头 4 d 每日 4 g，后 6 d 每日 2.4 g，3 例均治愈，患者在 RBV 治疗开始后 48 h 退热，同时血液学异常消退。疗程结束后，除轻度贫血和血小板增多外，无任何不良反应，抗体应答正常。建议今后采用下列 RBV 治疗方案：静脉注射或口服，首次负载剂量为 2 g，然后 4 g/d，分 4 次给药。儿童按体重确定剂量，首次负载 30 mg/（kg·d），前 4 天 16 mg/（kg·d），分 4 次给药；后 4 天 8 mg/（kg·d），分 3 ~ 4 次给药；再改为 2 mg/（kg·d），分 4 次服用，连用 6 d。

七、西南地区 CCHF 基本情况

（一）云南省

1982 年云南省曾发现 1 例 XHF 患者，随后调查还发现腾冲、寻甸、西双版纳和孟连等地存在 XHF 自然疫源地，但此后再无云南省 CCHF 或 XHF 的相关报道。1993 ~ 1994 年，云南省流行病防治研究所工作人员采集了大理州花甸坝牦牛血清 126 份、大理市发热伴出血患者血清 2 份、红河州元阳县发热患者血清 371 份，用间接免疫荧光法（IFA）及补体结合法（CF）试验检测 XHF 抗体，结果均为阴性，表明该两地可能不存在 XHF 病毒的感染，见表 5-1。

表 5-1　IFA 及 CF 法检测牛及人血清 XHF 抗体结果

地点	血清	检测数	方法	阳性数
大理花甸坝	牛血清	126	CF	0
大理市	人血清	2	CF	0
元阳县	人血清	371	IFA	0

（二）四川省

1991 年 4 月至 1992 年 4 月，四川省卫生防疫站（时称）研究人员对省内具有草原、畜牧生产比重较大的川西高原 3 个自治州的南坪县、道孚县、西昌市，盆地中部的大邑县和川东地区的巫溪县（1991 年隶属四川省）进行了人和家畜动物的 XHF 血清流行病学调查，采集样本共 677 份，用反向被动血凝抑制试验（RPHI）、酶联免疫吸附试验（ELISA）和间接免疫荧光方法（IFAT）检测血清中抗 XHF 病毒抗体，结果见表 5-2、表 5-3。

表 5-2　各调查点人及家畜血清抗 XHFV IgG 检测结果

| 地名 | 血清种类 | 检测份数 | 阳性数 | | | | 阳性率 |
			RPHI	ELISA	IFA	计	（%）
南坪	山羊	44	0	0			
	绵羊	7	1		1	1	14.28
道孚	人	40	0	0			
	牦牛	63	0	0			
	绵羊	70	20	23	21	26	37.14

续表

地名	血清种类	检测份数	阳性数				阳性率（%）
			RPHI	ELISA	IFA	计	
西昌	奶牛	60	1	1		1	1.67
	黄牛	45	7	6		7	15.56
	水牛	5	0	0			
	山羊	80	7	8	7	8	10.00
大邑	麻羊	85	0				
	猪	10	0				
巫溪	人	45	0	0			
	绵羊	109	0				
	山羊	14	0	0			

表 5-3　羊血清抗 XHFV IgG 阳性标本与 EHFV 交叉反应情况

血清	羊血清来源	阳性份数		
		抗 XHFV IgG	与 XHFV 反应	与 EHFV 反应
被检血清	道孚	26	21	0
	西昌	8	7	0
阳性血清	XHF MeAb（53030）	1	1	0
	EHF 患者血清	0	0	1

XHF 血清流行病学调查结果表明，四川省西部高原 3 个调查点的家畜血清中均有抗 XHFV IgG 阳性发现。鉴于这些家畜均为当地所产，证实该 3 个调查点是 XHF 的自然疫源地。四川省地理景观复杂，此次研究查出抗 XHFV IgG 阳性的调查点均在川西高原内，这些调查点的地理景观与新疆的荒漠半荒漠生境不完全相同，查出抗体阳性的家畜动物种类较多，有的阳性率高达 37.14%，显示 XHF 的自然感染在本省西部高原的家畜中普遍存在，疫源地范围广泛。

第六章　流行性乙型脑炎

流行性乙型脑炎（epidemic encephalitis B，简称乙脑）是由黄病毒科成员之一的日本脑炎病毒（*Japanese encephalitis virus*，JEV）引起的一种急性中枢神经系统传染病。该病毒以三带喙库蚊为主要传播媒介，大多数动物呈隐性感染，只有马可发生严重的脑炎，病死率可高达 50%。孕猪能发生流产，公猪发生睾丸炎。人被带毒蚊叮咬后，绝大多数呈现隐性感染，只有少数发生脑炎。所以乙脑是一种人畜共患的自然疫源性疾病。据 WHO 估计，亚洲每年至少发生乙脑 50 000 例，死亡约有 10 000 例，主要是儿童。我国人群的发病率一般为 2 ~ 3/10 万，病死率可高达 10%。本病主要侵犯儿童以及少数抵抗力弱的老年人，流行季节为每年的夏、秋季（集中在 7、8、9 三个月），临床特征为高热、意识障碍、抽搐、呼吸衰竭及脑膜刺激征。乙脑不仅病死率较高，而且有 15% ~ 30% 的患者病后有不同程度的后遗症。

早在 1871 年，日本学者就已注意到乙脑的存在。1924 年大流行时，确认本病为一种传染病。1935 年首次从死亡患者的脑组织中分离到该病病原，发现其抗原性与圣路易脑炎不同。现国际上一般称本病为日本脑炎（Japanese encephalitis，JE）。

我国于 1921 年开始有本病的记载，1938 ~ 1940 年确认了乙脑病例并分离到病毒。为了与 21 世纪初曾流行于欧洲的昏睡性脑炎（lethargic encephalitis，又称为甲型脑炎）相区别，我国原卫生部将其定名为流行性乙型脑炎，简称乙脑。

一、病原学

1935 年日本学者从脑炎死亡患者的脑组织分离到 1 株病毒，首次确定为乙脑病原，开始称为日本乙型脑炎病毒（*Japanese B encephalitis virus*），在病毒学分类上已正式定名为日本脑炎病毒（*Japanese encephalitis virus*，JEV）。我国称其为流行性乙型脑炎病毒（*epidemic encephalitis B virus*），简称乙脑病毒。

（一）病毒的形态特征

乙脑病毒在分类学上属于黄病毒科黄病毒属成员，病毒粒子具有黄病毒科的基本形态和结构，呈球形，直径 37 ~ 50 nm，外面是来源于宿主细胞脂质双层膜和病毒 E 蛋白构成的囊膜，病毒表面有穗状突起。

（二）病毒的理化特性

病毒粒子分子量为 60×10^6 Da，在蔗糖中的浮密度为 1.10 ~ 1.23 g/cm³，沉降系数为 200 S。乙脑病毒对紫外线、甲醛及热较敏感，加热煮沸可将其杀灭。对乙醚、三氯甲烷、蛋白酶、胆汁和去氧胆酸钠都很敏感，蛋白酶处理可去除病毒粒子表面突起和血凝素。该病毒在不同稀释剂内的稳定性有明显的不同，如 10% 脱脂乳、0.5% 水解乳蛋白、5% 乳糖都是较好的稀释剂，但在生理盐水内病毒滴度则很快下降。该病毒经真空冻干后可在 −70℃长期保存，−20℃保存数月仍有较强的毒力。

（三）病毒的生物学特性

1. 细胞培养特性

乙脑病毒能感染多种体外培养的原代或传代细胞，如地鼠肾、猪肾、鸡胚成纤维细

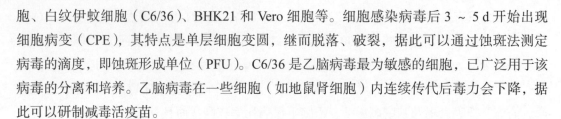

胞、白纹伊蚊细胞（C6/36）、BHK21 和 Vero 细胞等。细胞感染病毒后 3 ~ 5 d 开始出现细胞病变（CPE），其特点是单层细胞变圆，继而脱落、破裂，据此可以通过蚀斑法测定病毒的滴度，即蚀斑形成单位（PFU）。C6/36 是乙脑病毒最为敏感的细胞，已广泛用于该病毒的分离和培养。乙脑病毒在一些细胞（如地鼠肾细胞）内连续传代后毒力会下降，据此可以研制减毒活疫苗。

2. 致病特性

小鼠、山羊羔、猴是乙脑病毒感染较好的动物模型。实验室中常用小鼠来分离和增殖乙脑病毒，小鼠经脑内接种病毒后，经过 3 ~ 4 d 的潜伏期，开始出现行动迟缓、离群、耸毛、尾强直、抽搐等症状，最终死亡。小鼠濒死时取脑组织，置 –20℃以下保存可作为种毒；也可研磨制成 10% 的脑悬液用于继续传代或制备病毒抗原。乙脑病毒在乳鼠脑内传代时，毒力可增强。

利用小鼠感染模型研究发现，乙脑病毒经皮下接种后，必须先在脉络丛毛细血管内皮细胞中增殖，然后突破血 – 脑屏障才能进入中枢神经系统（脑组织）。当人被带毒的蚊虫叮咬时，病毒随蚊虫唾液侵入人体，先在毛细血管内皮细胞及局部淋巴结等处的细胞中增殖，随后有少量病毒进入血流形成短暂的第一次病毒血症，此时病毒随血液循环散布到肝、脾等处的细胞中继续增殖，一般不出现明显的症状或只发生轻微的前驱症状。经 4 ~ 7 d 的潜伏期后，在体内增殖的大量病毒再侵入血流成为第二次病毒血症，引起发热、寒战及全身不适等症状，若不继续发展即成为顿挫感染，数日后可自愈。但少数患者体内的病毒可通过血 – 脑屏障侵入脑组织，引起炎症，发生神经元细胞变性、坏死、毛细血管栓塞、淋巴细胞浸润，严重者出现局灶性坏死及脑组织软化，若累及脑膜可发生脑膜刺激症状。人感染乙脑病毒时，大多数为隐性感染及顿挫感染，仅少数发生脑炎，这取决于病毒的毒力、侵入数量及受感染者的免疫力。流行区成人都有一定的免疫力，大多数表现为隐性感染。10 岁以下儿童及非流行区成人缺乏免疫力（如部队从非流行区进入流行区），感染后容易发病。

3. 抗原性

乙脑病毒可分为 4 个血清型，相互之间有广泛的交叉反应。国内流行的乙脑病毒血清型比较单一。

二、流行病学

（一）流行环节

1. 传染源与宿主

乙脑的主要传染源是家畜，例如猪、牛、马、羊、骡、犬等。感染后多呈隐性经过，偶尔出现脑炎（以马为主）而死亡，孕猪可发生流产；一般在感染后 3 ~ 5 d 内有病毒血症，此时蚊子吸其血后可带毒。在流行区内，本病每年在家畜中有广泛传播，且比人群中流行早 2 ～ 4 w。尤其当年新生猪，经过一个流行季节后可全部受感染，系本病最重要的传染源。野生动物和野鸟是自然疫源地的储存宿主。此外鸟类也是乙脑有效的病毒血症扩增宿主。

2. 传播媒介

乙脑主要通过蚊叮咬人或动物而传播。我国地域辽阔，气候条件差异很大，蚊种分布与数量也不同，因此何种蚊为主要媒介，因地而异。如北方地区以淡色库蚊（*Culex pipiens pallens*）最多，三带喙库蚊（*Cx. tritaeniorhynchus*）次之；南方地区以致乏库蚊（*Cx. pipiens quinpuefasciatus*）最多，白纹伊蚊（*Aedes albopictus*）与中华按蚊（*Anopheles sinensis*）次之，而沿海则以东乡伊蚊（*Ae. togoi*）多见。由于孳生条件不同，在城市中以尖音库蚊淡色变种和致乏库蚊为多，而在郊区与农村则以三带喙库蚊与中华按蚊为主。其中三带喙库蚊应特别引起重视，在很多地区都是乙脑病毒的主要传播媒介，它带病毒率较高，能被低浓度病毒所感染，且潜伏期短，其吸血旺盛季节与乙脑流行高峰月份也一致。病毒感染的蚊虫终身均有传染性，并能带毒越冬，可在下年再感染动物和人。可见媒介蚊虫不仅是本病的传播媒介，而且是病毒的储存宿主。

除蚊外，福建地区已从台湾蠛蠓（*Liasiohelea taiwana*）及库蠓（*Culicoides*）分离出乙脑病毒，阳性率在 5% 以上。在当地此蠓的密度高，有嗜人血习性，是乙型脑炎的重要传播媒介之一。

3. 易感人群

人群对乙脑普遍易感，多为隐性感染，显性发病与隐性感染的比例为 1 ∶ 1000 ～ 1 ∶ 2000（也有报道 1 ∶ 500 ～ 1 ∶ 1000 或 1 ∶ 200 ～ 1 ∶ 300）。对疫区无病史人进行血清学调查时，发现阳性率随年龄增高而上升，显然成人几乎均由隐性感染而获得了稳固的免疫力，因此易感者多为 10 岁以下儿童。然而不同地区的发病年龄不同，在中国台湾地区主要在 2 ～ 5 岁年龄组，在中国大陆、韩国、印度南部及泰国以学龄儿童为主。但近年来发病年龄呈现上升趋势（尤其在日本），可能与儿童普遍接种疫苗有关。而在新疫区，则全体居民均为易感者。患乙脑后可产生持久免疫力，极少再发病。当人群免疫水平下降，或易感人群增加时，就为下次流行创造了有利条件。在大多数的流行中，男性发病率较女性略高。

（二）流行特征

1. 流行地区

乙脑流行范围很广，最南以北纬 8° 左右的爪哇至最北 50° 左右的俄罗斯西伯利亚的滨海地区，东经 65° 的印度、孟加拉至 135° 东太平洋日本岛国的广大地区均有本病分布。流行国家有中国、朝鲜、日本、韩国、印度尼西亚、泰国、印度、巴基斯坦、越南、缅甸、新加坡、澳大利亚、新西兰、马来西亚、菲律宾、斯里兰卡、俄罗斯、蒙古和尼泊尔等。

我国除新疆、西藏未见报道外，其他省（市、自治区）均有乙脑流行和发病的资料，

特别是河南、安徽、陕西、江苏、江西、湖北、湖南等为发病率较高的地区。

2. 流行季节

乙脑的流行在热带地区无明显的季节性，全年均可出现流行或散发，而在温带和亚热带地区则有严格的季节性，主要发生在夏末秋初。根据我国多年统计资料，90%的病例发生在 7 ~ 9 这 3 个月内，而 12 月至次年 4 月几乎无病例发生。华中地区流行高峰为 7 ~ 8 月，华南和华北地区由于气候特点，较华中地区提早或推迟 1 个月。这主要与媒介蚊种的密度高峰出现季节相关。

3. 流行形式

乙脑自 1924 年在日本大流行以来，持续将近半个世纪。近 20 ~ 30 年来，其流行强度已发生重大变化。在流行季节仍以散发为主，发病率明显降低。据报道，自 20 世纪 60 年代后期乙脑在日本已接近消失，年发病率降至 0.01/10 万；乙脑在中国也明显减少，年发病率降至 2/10 万以下。但在孟加拉、缅甸、印度、尼泊尔、越南和泰国北部地区发病率较前明显上升（图 6-1）。

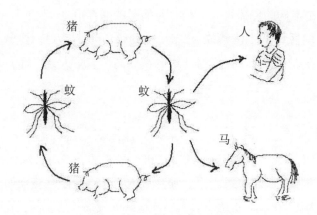

图 6-1 乙型脑炎传播途径简图

（三）分子流行病学

通过引物延伸序列分析方法研究乙脑病毒的 C/PrM 基因已确定了该病毒的基因变异性。在亚洲有 4 个地理分布不同的基因型，它们之间的核苷酸序列差异在 12% 以上。基因型 I 型包括北亚（日本、中国）、越南、尼泊尔、印度、斯里兰卡的分离株；基因型 II 型包括泰国北部、柬埔寨的分离株；基因型 III 型包括印度尼西亚（沙劳越岛和爪哇岛）、马来西亚和泰国南部的分离株；基因型 IV 型包括印度尼西亚东部（爪哇岛、巴厘岛和佛罗里斯岛）的分离株。基因型 I 型和 II 型在相应地区呈流行趋势，而基因型 III 型和 IV 型在相应地区以地方病形式存在。基因型 I 型连续的大跨度地理分布（日本 – 斯里兰卡）表明该基因型流动传播的可能性，但该病毒的分布似乎与鸟类的迁移特征并不相符。

三、预防与控制

（一）控制传染源

由于乙脑的传染源主要是家畜、家禽，故预防的重点应放在动物的管理和疫苗接种上。鉴于猪是本病传播的主要中间宿主，在乡村及饲养场要做好猪的环境卫生工作。夏季可用中草药，如青蒿、苦艾、辣蓼等在家畜居住场地烟熏驱蚊，每半个月喷灭蚊药 1 次，有条件者可对母猪及其他家畜进行疫苗注射，对没有经过流行季节的幼猪和马，以及新进入疫区的动物均应进行疫苗接种。控制猪感染乙脑病毒，可有效地降低动物的病毒携带率，从而控制乙脑在人群中的流行，降低乙脑发病率。但因猪更新率很快，每年都有大量敏感猪需要接种，试图通过乙脑疫苗免疫猪来达到预防乙脑的目的目前在我国还有较大的困难。

人感染乙脑病毒后，在病程早期即有传染性，因此在流行季节应对疑似病例和早期患者进行隔离。

（二）切断传播途径

灭蚊是预防和控制乙脑的一项根本措施。冬春季以灭越冬蚊为主，春季以清除蚊虫孳生地与杀灭早代幼虫为主，夏秋季以灭成蚊为主，同时注意消灭幼虫。灭蚊应贯彻"灭早、灭小、灭了"的原则，搞好三圈（猪、牛、羊圈）及两窝（鸡、鸭窝）的卫生。此外，可使用蚊帐、防蚊剂、蚊香、灭蚊器等防蚊措施。

三带喙库蚊是乙脑的主要媒介，其幼虫常生长在稻田和雨后小面积的积水中。成蚊主要在野外与居住区周围栖息，黄昏及黎明时飞出来叮咬牲畜和人，因此预防乙脑的灭蚊重点应放在稻田、地表小面积积水、房檐下、死水塘和牲畜棚。搞好院区及其周围环境卫生，铲除杂草，清除垃圾，填平污水沟渠等，以消除成虫及孑孓栖息与孳生场所。

根据蚊虫的生活习性，采取不同的措施：①灭幼虫：对大水体蚊虫孳生地可喷洒有机磷类杀虫剂乳剂，或者采用拟除虫菊酯类杀虫剂乳剂或悬浮剂，对小水体可投放有机磷类杀虫缓释剂。此外，在蚊虫孳生的水塘内播撒食蚊虫的鱼苗，如柳条鱼可捕食孑孓，可谓一举两得，是一种有效的生物灭蚊法。②灭成蚊：在室内，采用速效灭蚊法。喷洒拟除虫菊酯类杀虫剂气雾剂。在蚊虫密度高的地区，或院区附近有较多孳生地时，可考虑对室内墙面、天花板和家具表面进行有机磷或氨基甲酯类杀虫剂或拟除虫菊酯类的滞留喷洒；在蚊虫活动高峰时（黄昏），对院区及其周围进行超低容量喷雾速杀成蚊。

（三）提高人群免疫力

人群免疫力包括主动免疫和被动免疫。主动免疫主要指乙脑疫苗的预防接种，这是保护易感人群的一项有效措施。目前我国用于人和动物免疫的乙脑疫苗有两种，即灭活疫苗和减毒活疫苗。乙脑疫苗适用于将在乙脑病毒流行季节居住 1 个月以上的人。被动免疫指

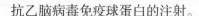

抗乙脑病毒免疫球蛋白的注射。

1. 灭活疫苗

有鼠脑灭活疫苗和地鼠肾细胞培养灭活疫苗。我国自 20 世纪 60 年代末利用地鼠肾细胞研制成功灭活的单价乙脑疫苗以来，每年免疫 7000 万儿童。免疫后血清抗体阳转率达50% ~ 80%，保护率达 60% ~ 90%。日本、韩国和越南利用感染鼠脑组织制备灭活的单价乙脑疫苗，也已用于大规模人群接种。20 世纪 80 年代初，印度和日本合作生产了冻干鼠脑疫苗。研究表明，这种灭活疫苗的保护率达 70% ~ 90%。目前，鼠脑灭活疫苗是唯一被国际接受的乙脑疫苗。研究表明，健康成人接种该疫苗不仅可有效提高血浆中白细胞介素 -2 和可溶性 CD8 的水平，诱导特异性抗乙脑病毒抗体，而且免疫后 60 d，可检测到乙脑病毒特异性记忆 T 细胞。

据报道，第二代乙脑纯化灭活疫苗（purified inactivated vaccine，PIV）即将问世，动物实验表明 PIV 比正在使用的鼠脑灭活疫苗具有更强的免疫原性和免疫效果。乙脑 PIV由 Vero 细胞培养的乙脑病毒经纯化和甲醛灭活而来。其生产采用严格的生物制品 GMP 程序，可避免宿主蛋白与核酸的污染。目前，这种疫苗正在进行安全性和免疫原性试验。

2. 减毒活疫苗

我国俞永新等用原代新生地鼠肾细胞成功地研制出乙脑减毒活疫苗 SA14-14-2。1992 ~1996 年在安徽省涡阳和蒙城两县进行了该疫苗的大规模临床应用，在总计 335 941 例接种疫苗的 1 ~ 6 岁儿童中，未发现与疫苗相关的脑炎、脑膜炎及其他严重不良反应；乙脑病例明显减少，发病率由 11.34/10 万（1987 ~ 1991 年）降至 2.74/10 万（1992 ~ 1996 年）（$P<0.005$）；同期，1 ~ 6 岁儿童的乙脑病例也明显减少，涡阳县的平均发病率由 56.24/10 万降至 13.83/10 万，蒙城县的平均发病率由 44.57/10 万降至 16.94/10 万（$P<0.005$）。且乙脑病例主要见于未免疫的儿童（94%）。进一步证明了减毒活疫苗的安全性和良好效果。研究还表明对牲畜（主要为猪）进行免疫接种，可明显降低人群的发病率。

3. 重组疫苗（试验中）

（1）以痘病毒为载体的重组活疫苗：将乙脑病毒的 PreM/E 基因克隆于痘病毒弱化株MVA 中获得的重组病毒可表达 PreM 和 E 蛋白。以此病毒免疫小鼠可诱导产生抗乙脑中和性抗体，并可抵抗 10^5 LD$_{50}$ 乙脑病毒的攻击。

（2）嵌合病毒疫苗：黄热病毒与乙脑病毒同属黄病毒科，具有相似的基因组结构。嵌合病毒疫苗基于所谓的 ChimeriVax（tm）技术平台，ChimeriVax（tm）的载体或骨架，黄热病毒 17D，是一种已批准的人类疫苗，已使用 60 多年，至少免疫注射 4 亿人次，安全而有效。该疫苗在单剂注射后 10 d 几乎全部（>99%）诱生中和性保护抗体。免疫效果持久，可能是终身免疫。该疫苗可用于小至 9 月龄的儿童。构建嵌合疫苗的方法是以 JEVSA14-14-2 株（在我国商业化的弱毒活疫苗，见上述）的 prM 和 E 结构蛋白基因取代黄热病毒 17D 的相应基因，所产生的嵌合病毒带有 JEV 的蛋白外膜，其上包含所有中和性抗原表位和许多细胞毒性 T 淋巴细胞表位。编码病毒复制所必需的核衣壳（C）蛋白、非结构蛋白以及非翻译末端区（UTR）的基因仍然属于原来的黄热病毒 17D。实际上该嵌合病毒由两种弱毒活疫苗组成。有趣的是，黄热病毒 /JE（SA14-14-2）嵌合病毒对小鼠脑内注射的神经毒性比黄热病毒 17D 本身［YF-VAX（r）商用疫苗］的低，说明 JE SA14-14-2 的 PrM-E 基因含有使嵌合病毒减毒的决定簇。

动物实验表明 ChimeriVax（tm）-JE 疫苗具有高度免疫原性。所有免疫注射的猴子均产生高效价的中和性保护抗体并可抵抗大剂量 JEV 野生株的脑内注射攻击。实验猴均未见发生病毒血症和脑炎临床症状。在健康成人志愿者身上进行的 I / II 期临床试验表明该疫苗耐受性良好、免疫原性强。

4. 基因疫苗（试验中）

将乙脑病毒 PrM 和 E 基因克隆于真核表达载体 pcDNA3，获得重组表达质粒 pcDNA3JEME，以其免疫小鼠评价其作为 DNA 疫苗的免疫原性和保护性。分别以 10 μg 或 100 μg 免疫 4 周龄小鼠，发现 2 次注射可诱导产生 1 : 10 ～ 1 : 20 的中和性抗体，并保护小鼠抵抗 10^3 LD_{50} 乙型脑炎病毒的攻击。单次免疫（100 μg）不能诱生中和性抗体，但可诱生保护性免疫。分析单次免疫（10 μg 或 100 μg）BALB/c 小鼠的脾细胞，发现乙脑病毒特异性记忆 T 细胞（CTL）。100 μg pcDNA3JEME 免疫的 BALB/c 小鼠，在至少 6 个月内可检测到记忆 B 细胞和 CTL。这些结果表明，pcDNA3JEME 可有效地诱生保护性免疫应答。

另外，利用乙脑病毒非结构蛋白 NS1 表达质粒 DNA 进行试验，发现免疫效果优于 PrM 和 M 基因。

5. 被动免疫

在流行季节去疫区工作或旅游的易感者，可肌内注射抗乙脑免疫球蛋白，在 1 ～ 2 个月内有预防感染或减轻病情的作用。

四、临床表现与诊断

（一）临床症状

乙脑的潜伏期为 4 ～ 21 d，一般为 10 ～ 14 d。由于病损程度和分布位置不同，临床表现差别较大，轻者一般只出现发热、头痛和呼吸道症状，重者发生脑炎。典型病例可有下列各期经过。

1. 初热期

大多起病急骤，常无明显前驱症状，体温迅速上升，1 ～ 2 d 内可升至 39℃以上，常伴有头痛、头昏、恶心、呕吐、倦怠、嗜睡等中枢神经系统感染症状。但神志尚清楚，有些患者可出现颈部抵抗或抽搐，小儿可出现惊厥。此期相当于病毒血症期，常常持续3～4 d，但急重型患者本期经过较短，可在起病后1～2 d内出现高热、深度昏迷，病势极为凶险。

2. 极期

本期为患者的危重阶段，脑损伤症状明显，主要表现如下：

（1）高热：乙脑必有的表现，由于脑实质受损，体温中枢失去皮质的调控，出现明显高热、无汗。重症患者体温可达40℃左右，少数可达41℃。高热平均持续7～10 d，轻者3～5 d，重者可达3～4 w。体温越高，持续越久，病情越重，后遗症可能越多。若恢复期体温不降，或降后复升，白细胞计数及中性粒细胞数明显增高，提示可能并发肺炎或其他继发感染。若白细胞计数正常，抗生素治疗无效，为中枢发热，可持续数周至数月后自然下降。

（2）意识障碍：多数患者在起病后1～3 d出现不同程度的意识障碍，从轻度嗜睡、精神恍惚到深度昏迷。意识障碍一般持续1～7 d，个别长达2～3 w。在意识恢复过程中常有精神呆滞阶段，昏迷时间越长，并发症及后遗症越多，预后越差。

（3）惊厥或抽搐：乙脑的严重症状之一，小儿重症患者较多见。可出现于疾病的早期，主要见于极期，可呈现部分性或全身性抽搐，持续时间从数 s、数 min 到数 10 min，重症患者可反复发作或持续不止，预后不良。抽搐原因有：

①热度过高，小儿惊厥常与高热伴行，但经镇静退热后易于终止。

②脑实质炎症，常呈不对称的强直性痉挛。

③脑水肿。此外，由于脑组织发生炎症，个别患者的病损涉及间脑，影响垂体后叶，使抗利尿激素分泌增加，尿量减少，血容量增多，因血钠稀释而致脑性低钠血症，亦可引起惊厥。

（4）呼吸衰竭：乙脑最严重的症状和死亡原因。主要是中枢呼吸衰竭，其原因有：

①脑性呼吸衰竭：由脑实质炎症所致，呼吸浅弱、不规则，发展较缓慢，呼吸停止后常有断续的、浅而弱的自动呼吸出现，伴有严重的昏迷或惊厥。

②脑疝：若脑水肿未能及时控制，进一步发展可形成脑疝。脑疝形成后，除呼吸异常外，常伴有其他临床表现，如颞叶钩回疝时有昏迷、病侧瞳孔扩大和上眼睑下垂、对侧肢体抽搐锥体束征。瞳孔不等大是急性脑水肿所致早期钩回疝的早期表现。小脑扁桃体疝时，表现为极度躁动、脸色苍白、眼球固定、瞳孔散大或对光反应消失，呼吸异常可表现为表浅、节律不齐、双吸气、叹息样呼吸、呼吸暂停或潮氏呼吸，最后血压下降，呼吸与心跳同时停止。

③中枢性缺氧：由于高热、昏迷、惊厥，以致呼吸道分泌物滞留、舌根后缩或因肺炎而致通气和换气不足，使中枢缺氧而致的呼吸衰竭，之前常有较长时间的呼吸困难。

④呼吸肌麻痹（外周性呼吸衰竭）：少数患者可因颈段或胸段脊髓受损，使膈肌瘫痪，

呼吸速率常先快后慢，然后逐渐变浅，呼吸节律始终一致，两侧胸部呼吸运动常不一致。

⑤脑膜刺激征：脑实质受损害波及脑膜时，出现轻重不等的脑膜刺激症状，如颈项有抵抗，克氏征与布氏征阳性，重症患者及幼儿患者可有角弓反张。婴儿多无脑膜刺激症状，但常有囟门隆起。极重型乙脑可呈脑性休克。

⑥运动及反射障碍：因大脑皮质损伤，以致腹壁及提睾反射等浅反射消失；深反射先因高级中枢抑制减弱而增强，后因颅内压升高、蛛网膜伸展、损伤脊髓神经根而减弱或消失；由于皮质或锥体受损，出现病理反射。深反射如膝反射、跟腱反射、肱二头肌和肱三头肌反射等先亢进后消失。肢体肌张力增强，可呈现强直性痉挛；脑受损时常可使动眼神经受损，导致各种眼肌瘫痪，出现斜视和复视，或双侧瞳孔不等大或不等圆；基底神经节受损时可有震颤、不自主运动、舞蹈症；小脑受损时可有眼球震颤和共济失调。

⑦其他：部分乙脑患者可发生循环衰竭，表现为血压下降、脉搏细速。偶有消化道出血。多数患者在本期末体温下降，病情改善，进入恢复期。有 10% ~ 30% 的患者因严重并发症或脑部损伤严重而死于本期。

3. 恢复期

极期过后体温在 2 ~ 3 d 降至正常，昏迷转为清醒，有的患者有一短期的精神"呆滞阶段"，以后言语、表情、运动及神经反射逐渐恢复正常。部分患者恢复较慢，需 1 ~ 3 个月及以上。个别重症患者表现为低热、多汗、失语、瘫痪等，但经积极治疗，常可在 6 个月内恢复。

4. 后遗症期

虽经积极治疗，部分患者在发病 6 个月后仍留有神经、精神症状，称之为后遗症。发生率为 5% ~ 20%，以失语、瘫痪及精神失常最为多见。如继续积极治疗，仍可望有一定程度的恢复。

为了便于临床上的治疗，根据病情轻重，将乙脑分为 4 型：

（1）轻型：患者神志始终清晰，有不同程度的嗜睡，一般无抽搐，脑膜刺激征不明显。体温通常在 38 ~ 39℃，多在 1 w 内恢复。

（2）中型：有意识障碍，如昏迷或浅昏迷，腹壁反射和提睾反射消失，偶有抽搐，体温常在 40℃左右，病程约为 10 d。

（3）重型：神志昏迷，体温在 40℃以上，有反复或持续性抽搐。深反射先消失后亢进，浅反射消失，病理反射强阳性，可出现呼吸衰竭。病程多在 2 w 以上，恢复期常有不同程度的精神异常及瘫痪表现，部分患者可有后遗症。

（4）暴发型：起病急骤，有高热或超高热，1 ~ 2 d 后迅速出现深昏迷并有反复强烈的抽搐。本型少见，如不积极抢救，可在短期内因中枢性呼吸衰竭而死亡，幸存者也常有严重后遗症。

（二）临床诊断

1. 流行病学资料

乙脑发病有明显的季节性，主要集中在 7 ~ 9 月。起病前 1 ~ 3 w 内在流行区有蚊虫叮咬史。患者多为儿童及青少年，且多数近期内无乙脑疫苗接种史。

2. 临床表现

突然发热、头痛、呕吐、意识障碍，且在 2 ~ 3 d 内逐渐加重；早期常无明显体征，2 ~ 3 d 后常见脑膜刺激症状，幼儿出现前囟膨隆；查体腹壁反射、提睾反射消失；病理反射巴宾斯基征阳性；四肢肌张力增高，重症患者可迅速出现昏迷、抽搐、吞咽困难及呼吸衰竭等表现；小儿常见凝视与惊厥。

3. 血象及脑脊液检查

血象检查白细胞计数一般在（1 ~ 3）× 10^{10}/L，中性粒细胞增至 0.8 × 10^{10}/L 以上，核左移，嗜酸性粒细胞可减少。脑脊液外观澄清或微混，白细胞计数增加，多数在（0.5 ~ 5）× 10^8/L 之间，个别患者可达（1 ~ 3）× 10^{10}/L 以上，或始终正常；在病初以中性粒细胞占多数，以后逐渐以淋巴细胞为多。蛋白稍增加，糖定量正常或偏高，氯化物正常。脑脊液中免疫球蛋白的测定有助于鉴别诊断：化脓性脑膜炎患者脑脊液中的 IgM 明显升高，结核性脑膜炎患者则 IgA、IgG 升高显著，而病毒性脑膜炎患者在后期 IgM 可升高。

五、实验诊断

（一）病毒学诊断

1. 标本的采集、运送和处理

（1）血液标本：乙脑的病毒血症持续时间很短，很难从血液中分离到病毒。如采取床前接种，血液标本不做任何处理，可直接接种。经储存的标本，应在接种前加入适当的抗生素（青霉素 500 U/ml，链霉素 500 µg/ml），4℃作用 4 h 后接种。

（2）脑脊液标本：乙脑患者的脑脊液中较易分离到病毒，应尽可能在疾病的早期采样，因晚期脑脊液中可能有 IgM 抗体，不利于病毒的分离。无菌采集脑脊液，放入无菌小瓶内，液氮或 –30℃以下保存备用。

（3）尸检组织标本：尸检组织标本，特别是死亡早期的患者脑组织，分离病毒的阳性率较高。通常选取大脑皮质、脑干、中脑、海马部及脑桥等。脑组织最好在死亡 6 h 内采集，因为脑组织容易液化，6 h 以后病毒随细胞溶解而死亡，并且脑组织容易被污染。采用延髓穿刺法的眼眶穿刺法和病理解剖等手段获取脑组织，放入灭菌小试管内或装有灭菌50% 中性甘油的盐水中，用冰壶冷藏送实验室，立即进行病毒分离；否则应放液氮或 –30℃以下保存。将脑组织研磨成匀浆，加入适当的病毒稀释液（含青霉素 500 U/ml、链霉素

500 μg/ml 的水解乳蛋白 Hanks 液，其 pH 不低于 7.0），使之成为 10% ~ 20% 的组织悬液，4℃放置 4 h，经 3000 r/min 离心 30 min 后取上清液接种。

（4）蚊虫标本：蚊虫中病毒分离的阳性率为 10% ~ 20%，比脑组织略低，是流行病学调查中不可缺少的内容。采集方法：选择患者居住区的人房、畜厩等环境，晚间用蚊管人工捕捉，捕获的蚊子放入纱罩笼内带回实验室。放在低温冰箱中 1 ~ 2 h，将蚊子冻死，然后取出分类鉴定，立即进行病毒分离或放入液氮或低温冰箱储存备用。蚊虫分类鉴定后按每 1 蚊种 30 ~ 100 只分为 1 组，弃去脚和翅，放入乳钵内用无菌生理盐水洗 3 ~ 5 次，然后研磨成匀浆，用含 1% 小牛血清的病毒稀释液稀释成 10% 的悬液，按青霉素 1000 U/ml、链霉素 1000 μg/ml 加入标本中，4℃放置 4 h，经 2000 r/min 离心 15 min 后取上清液接种。

2．病毒分离方法

常用的分离方法是动物接种和组织细胞培养，其他还有鸡胚接种法、蚀斑分离法和蚊子分离法。

（1）动物接种：取小鼠（最好是未分窝乳鼠）至少 5 只，进行脑腹联合接种：用 0.25 ml 注射器脑内接种 0.02 ml，腹腔接种 0.2 ml，每天观察 2 ~ 3 次，连续观察 2 ~ 3 w。接种后 48 h 内死亡者视为非特异死亡，弃之。小鼠感染的潜伏期在初次分离时可因病毒量小而延长。发病时可表现出厌乳、离群、耸毛、肢体麻痹、回旋试验阳性等症状。发病后应仔细观察，以防母鼠将其食之。在濒死期处死，解剖，取脑等脏器，再接种乳鼠，待其发病规律稳定时收集病毒保存并鉴定。一般需盲传 2 ~ 3 次。

（2）组织细胞培养：将处理好的标本接种于已长成单层的细胞上，每份标本接种 2 只细胞管，每管接种 0.1 ~ 0.2 ml，吸附 1 h，加 0.8 ~ 0.9 ml 的维持液。培养过程中应注意培养管液体 pH 的变化，降至 7.0 以下时应更换维持液，或调整 pH。每天观察细胞病变情况，接种后 24 h 内出现类似细胞病变的现象应视为非特异变化。对细胞病变不明显或无病变者可做免疫荧光试验等检查是否有病毒增殖。一般需盲传 2 ~ 3 代。

（二）血清学诊断

在乙脑急性发作后 1 w 血清中开始出现特异性 IgG 抗体，在体内维持几年甚至终身。人群中由于多数接受过免疫预防接种或有过隐性感染，都有一定水平的抗乙脑病毒 IgG 抗体，除急性期和恢复期抗体滴度呈 4 倍以上增高外，一般特异性 IgG 抗体的检出没有诊断意义。

1．中和试验

中和试验包括固定病毒稀释血清法和固定血清稀释病毒法。前者常采用组织培养方法进行。由于病毒可在敏感细胞中引起细胞病变和空斑形成，若有中和抗体存在，则可使细胞免受感染而不出现病变或空斑。现普遍采用微量细胞培养方法。后者常用乳鼠测定。病毒滴度的终点按动物死亡数计算，以 LD_{50}（半数致死量）表示。

（1）细胞病变抑制法：首先测定病毒的组织培养半数感染量（TC ID$_{50}$）。将病毒作10倍系列稀释，分别接种细胞培养板，每孔 0.1 ml，补加维持液 0.9 ml，每个稀释度 4 个重复，37℃培养 5 ~ 6 d，期间观察并记录病毒致细胞病变情况，计算 TC ID$_{50}$。随后，将稀释好的血清（2 倍或 10 倍系列稀释）与定量的病毒悬液（100 个 TC ID$_{50}$）等量混合，37℃温浴 1 h。然后，将混合物加于细胞培养板孔中，每孔 0.1 ml，设 4 ~ 6 个重复。继续培养，逐日观察并记录细胞病变情况。计算 50% 血清中和终点，即能保护 50% 的组织培养细胞不产生病变的血清稀释度。

（2）空斑形成抑制法：1 个或几个病毒颗粒感染细胞后，可在其中繁殖并破坏周围的细胞，使死细胞不能染色而呈现空斑。中和抗体可抑制相应病毒形成空斑。先测定病毒的空斑形成单位，将系列稀释的血清与定量病毒（100 个 PFU）混合，置 37℃温浴 1 h，接种细胞培养瓶或 24 孔培养板，进行空斑测定。根据血清各稀释度的空斑数，按 Reed 及 Muench 法计算，与对照瓶相比，能减少空斑数 50% 的血清稀释度即为其终点。

2. 血凝抑制试验

乙脑病毒能吸附于某些哺乳动物和鸟类的红细胞表面，产生血凝现象。可从感染乳鼠的脑组织或感染细胞中提取血凝抗原并用于实验。乙脑病毒凝集红细胞的条件很严格，对红细胞种类有选择性，通常使用鹅红细胞。同时还要严格掌握血凝反应的 pH 和温度等。血凝与血凝抑制试验可以作为病毒鉴定的一个指标。

当病毒悬液中加入特异抗血清后，这种红细胞凝集现象就被抑制，即为红细胞凝集抑制试验，也称血凝抑制试验。此法能测定血清中的抗体效价，还可用标准血清（如单克隆抗体）鉴定分离的病毒以及进行抗原性分析等。

采用血凝抑制试验方法可在病毒感染后第 4 天起至 1 年内检测到乙脑特异性抗体。

3. 酶联免疫吸附试验（ELISA）

ELISA 捕捉法测定乙脑 IgM 抗体是乙脑早期诊断最为常用的方法，它简便、快速、特异性强、敏感性高（一般可达 ng/ml 水平），且操作简便、不需特殊设备（肉眼即可判断结果）。本试验采用马抗人 IgM 或抗人 μ 链单克隆抗体包被聚苯乙烯微量反应板，以捕捉标本中的人 IgM。仅乙脑特异性 IgM 才能与乙脑抗原、酶标抗乙脑单克隆抗体结合，产生阳性反应。由于该抗体在感染早期即可出现，在体内持续存在 6 ~ 8 w 后消失，故常作为早期快速诊断方法。

（三）分子生物学诊断

乙脑病毒为 RNA 病毒，通过逆转录 – 聚合酶链反应（RT-PCR）方法可从病毒培养上清液及感染鼠脑中检测其特异性 RNA。研究表明，RT-PCR 对病毒培养上清液的检测敏感性为 64 PFU。通过检测 38 份临床样本（包括血清和 CSF 样本），并与 RPHI 比较，证明此法是特异和敏感的。

六、治疗

（一）一般治疗

1. 住院治疗

患者应隔离于有防蚊设备的病室内。病室环境宜安静、阴凉、通风，设法将室内气温降至30℃以下。室内应准备好急救药品及抢救设备，如氧气、气管切开包、吸痰器、呼吸器等。

2. 定时观察

患者的神志、体温、血压、呼吸、瞳孔及肌张力的变化。

3. 保证饮食与营养

根据各地条件给予清凉饮料和流质饮食。高热期饮食以碳水化合物为主，辅以少量蛋白质和脂肪，如豆浆、绿豆汤、西瓜汁、菜汤等，可加服少量牛奶。对发热期过长、消耗过多者，在胃肠道功能良好的前提下可给高热量流质。昏迷患者或气管切开者可给予鼻饲，但应注意让患者头偏向一侧，少量多餐，缓慢喂入，防止发生吸入性肺炎与呼吸道堵塞。

4. 适当补液

高热、昏迷、抽搐及应用脱水药物容易导致失水，故应补充足量的液体，并注意电解质的平衡。一般成人每日补液1500～2000 ml，小儿每天50～80 ml/kg。高热时，体温每升高1℃补液量应增加10%，但仍须根据高热、出汗、呕吐及进食情况而异，输入液体以5%～10%葡萄糖液与生理盐水为主。含钠液占总液量的1/5～1/3。补液不可过快、过多，以防脑水肿加重。

（二）对症治疗

高热、抽搐、呼吸衰竭是乙型脑炎的3种主要凶险症状，可互为因果，形成恶性循环。高热可引起小儿乙脑患者抽搐，高热时脑耗氧量增加，使脑水肿和神经细胞损害加重；抽搐时机体产热增加，使体温更高，且抽搐时影响气体交换，体内CO_2潴留，脑血管通透性增强，使脑水肿和脑部病损加重，导致呼吸衰竭的发生；同样，呼吸衰竭也可使脑水肿加重，引起颅内高压和抽搐加重。因此，在乙脑的治疗中必须把好"高热关、抽搐关、呼吸衰竭关"，及时进行处理。

1. 高热的处理

乙脑高热常呈稽留热型，而且不易为一般药物所降低，或降后很快又回升，所以宜采用综合降温措施，使体温保持在38℃（小儿肛温38.5℃）左右。室温应保持在25℃以下。①物理降温：乙脑极期高热应以物理降温为主。高热患者可用30%～50%的乙醇擦浴，躯干体表可用冰袋、头部用冰帽持续降温，也可用冷盐水灌肠。②药物降温：为配合物理降温，也可应用小剂量退热药。一般用安乃近肌内注射，成人 0.5 g/6 h。幼儿可用吲哚美辛 1 ~ 2 mg/kg，口服或鼻饲，每 6 h 1 次。吲哚美辛每次 12.5 ~ 25 mg，口服或鼻饲。应避免过量用退热药，以免因大量出汗而引起虚脱。

2. 惊厥或抽搐的处理

乙脑引起抽搐的原因有高热、颅内压增高、脑实质炎症、痰阻所致脑缺氧、低血钙及低血钠脑病等，所以应首先分析产生抽搐的原因，再采用相应的措施，同时也可适当使用一些镇静剂和止痉剂。

3. 呼吸衰竭的处理

呼吸衰竭是本病的主要死亡原因，处理时应根据引起呼吸衰竭的不同原因采取相应的措施。呼吸衰竭分为中枢型和外周型两种，中枢型包括干上型、脑干型、脑疝型、脑性低钠型；外周型包括呼吸道痰液阻塞、喉痉挛、肺炎、肺不张及脊髓受损所致的呼吸肌瘫痪等。处理原则是：保持呼吸道通畅，改善肺泡通气，促进气体交换，解除缺氧及二氧化碳潴留的病理状态，及时处理脑水肿、脑疝等危急症状，积极去除诱发呼吸衰竭的原因。

4. 循环衰竭的处理

重型乙脑患者后期循环衰竭常与呼吸衰竭同时出现，可根据病情选用强心剂。如心功能不全者可用毛花苷丙（西地兰），或毒毛花苷 K。若是因脑水肿、脑疝所致的脑性休克，则主要应用脱水剂及东莨菪碱或山莨菪碱治疗，同时补充血容量，用升压药，注意纠正酸碱及电解质紊乱。

（三）抗病毒治疗

乙脑病毒感染中枢神经系统是发病的直接原因。有报道从少数患者的脑脊液中长期检测到乙脑病毒抗原，并认为与后遗症的发生有一定关系。因此，抗病毒治疗越来越引起人们的关注。但目前尚缺乏特异性抗病毒药物，可以试用以下抗病毒疗法。

1. 干扰素

50 万 ~ 500 万 U，肌内注射，1 次 /d，3 ~ 5 d 为 1 个疗程。

2. 乙脑疫苗

0.1 ml/kg，皮下注射，逐渐增量，最大量为 5 ml，每日 2 次，待病情改善后改为 1 次 /d。在本药治疗期间忌用肾上腺皮质激素及免疫抑制药物。

3. 抗乙脑病毒特异性单克隆抗体

马文煜等采用随机双盲法观察了鼠源性抗乙脑病毒单克隆抗体对乙脑患者的临床治疗作用。结果发现，治疗组在退热、止惊、改善意识状况及减少恢复期症状等方面明显优于对照组，可提高治愈率，降低病死率。其中对重型患者的退热效果尤为显著。

4. 其他

三氮唑核苷（ribavirin，病毒唑）、干扰素诱生剂——聚肌胞（polyI∶C）以及乙脑特异性免疫球蛋白对于治疗乙脑也有一定效果。

（四）中医中药治疗

乙脑相当于祖国医学的"暑温"、"伏暑"等证，轻型者病在卫气，其他型多属气营，故一般可按卫气证或气营证辨证施治。

1. 卫气证

见于发病初期，表现为发热、无汗或汗出不多，舌红苔白，脉浮数（即昏迷前期）。治疗以辛凉解表、清热解毒、芳香化湿为主，可用银翘散加减：连翘、藿香、佩兰、薄荷、板蓝根、生石膏、知母、甘草。

2. 气营证

见于极期，表现为高热、口渴、烦躁、神志不清、惊厥、昏迷，舌质红或绛，苔白腻或黄腻，脉弦数或滑数，邪在气营。治疗宜以清热解毒、凉血息风、化湿开窍为原则，可用石膏知母汤及清营汤加减：鲜藿香、鲜佩兰、金银花、连翘、焦山栀、菖蒲、知母、生石膏、郁金。随证加减：无汗者加香薷；高热抽搐者加钩藤、全蝎、蜈蚣或止痉散；痰多者加天竺黄、人工牛黄粉或竹沥；昏迷者加郁金、菖蒲；病情极重者可配合应用安宫牛黄丸、至宝丹、醒脑静、紫雪丹等；病程后期有伤阴表现者加孩儿参、麦冬、生地黄。

曾有报道用乙脑合剂（生石膏、知母、生地、赤芍、丹皮、钩藤、僵蚕、全蝎、菖蒲和大黄等）进行直肠点滴，在控制高热、降温止痉和镇静方面优于单用西药。

（五）恢复期及后遗症的处理

患者体温下降后宜及时采取综合治疗，以促进早日恢复。恢复期患者应加强营养，耐心护理，防止压疮，避免继发感染。根据患者症状做智力、语言、吞咽、肢体功能的锻炼，可采用针刺、理疗、按摩、推拿等体疗方法，并佐以中药口服。恢复期以养阴清热为主，辅以益气养阴、通筋活络的方法，除一般针刺穴位外，耳针、头皮针、埋线及穴位注射等均有辅助作用。

七、西南地区流行性乙型脑炎基本情况

（一）贵州省

1. 人间疫情

贵州省自1978年起乙脑发病持续高于全国发病水平。1971 ~ 2003年乙脑发病有所波动，1972年乙脑报告发病率18.96/10万，为历史最高点，1978年、1988年、2000年、2003年分别为10.31/10万、7.82/10万、6.36/10万和4.66/10万，发病峰值呈下降趋势，其中1971～1982年发病率均在5/10万以上，1983～2003年在5/10万上下小幅波动，2004～2010年发病率均在5/10万以下，从2004年的3.22/10万下降到2010年的0.61/10万。

在地区分布上，1971～2003年全省9个市（地、州）中，安顺30年的发病率高于全省平均水平，依次为铜仁26年、遵义24年、黔东南19年；2004～2010年为黔西南和毕节6年，遵义4年。1971～2003年乙脑报告病例数较多的是遵义、毕节、安顺、黔东南和铜仁，占全省总病例数的76.3%；2004～2010年为毕节、遵义，占全省总病例数的45.7%（表6-1）。

表6-1　1971～2010年贵州省乙脑发病地区分布

地区	1971～2003年			2004～2010年		
	病例数	构成比（%）	发病率高于全省年数	病例数	构成比（%）	发病率高于全省年数
遵义	12 934	22.4	24	1107	20.0	4
毕节	8149	14.1	2	1427	25.7	6
安顺	7878	13.6	30	426	7.7	3
黔东南	7568	13.1	19	499	9.0	3
铜仁	7580	13.1	26	445	8.0	3
黔南	4593	7.9	6	481	8.7	1
黔西南	3643	6.3	8	525	9.5	6
六盘水	2993	5.2	3	406	7.3	2
贵阳	2463	4.3	8	215	3.9	0
不详地				10	0.2	

在时间分布上，1971～2003年的33年中有29年（87.9%）首例病例发病时间在1月，3年在2月，1年在4月；2004～2010年中有4年（57.1%）在5月，在1月、2月和3月的各1年。1971～2010年乙脑病例均主要集中在6～9月，占全年总病例数的92.6%，其中8月份的病例数占45.2%，达到发病高峰。

年龄分布上，1990～2010年乙脑病例中15岁以下儿童占89.9%～97.8%，其中1990～2003年和2004～2010年15岁以下病例分别占93.5%和96.6%，主要集中在2～6岁组儿童，分别占58.5%和57.7%；2004～2010年0～4岁各组及15～岁组病例构成比较1990～2003年下降了0.5%～3.4%，其余各组构成比均有所上升。

在免疫史方面，2007年全国统一启用了乙脑专病系统，到2010年该系统共报告1755例乙脑病例，病例中有乙脑疫苗免疫史的分别占8.4%、12.2%、14.5%和24.1%；无免疫史的分别占35.8%、36.9%、36.3%和37.5%；免疫史不详的分别占55.8%、50.9%、49.2%和

38.4%；其中 2006 年贵州省将乙脑疫苗纳入常规免疫后，属于免疫目标儿童的病例中无免疫史和免疫史不详的分别占 89.7%、80.0%、81.7% 和 72.3%。

2. 实验室监测

2010 年 5 ～ 11 月，贵州省疾病预防控制中心对全省流行性乙型脑炎进行了实验室监测，9 个地区 87 个县共报告乙脑疑似病例和病毒性脑炎病例 367 例，采集了 350 例乙脑疑似病例及病毒性脑炎病例血清和（或）脑脊液标本共 448 份。其中只采集血清标本的占 71.7%，只采集脑脊液标本的占 8.6%，同时采集血清和脑脊液标本的占 19.7%。共采集血清标本 349 份，脑脊液标本 99 份。

对全省 9 个地区所有采集到的乙脑疑似病例和病毒性脑炎病例标本进行乙脑 IgM 抗体检测，共检测 350 例乙脑疑似病例及病毒性脑炎病例血清和（或）脑脊液标本共 448 份，乙脑 IgM 抗体阳性 173 例 213 份，阳性率为 49.4%。乙脑疑似病例的实验室确诊率为 47.1%（173/367）（表 6-2）。

表 6-2　贵州省 2010 年报告乙脑和病毒性脑炎病例检测结果

病例分布地区	血清（例 / 份）	CSF（例 / 份）	血清 & CSF（例 / 份）	合计（例 / 份）	检测标本（例 / 份）	阳性率（%）
贵阳市	6/6	0/0	3/6	9/12	23/28	39.1
六盘水市	16/16	0/0	1/2	17/18	30/31	56.7
遵义市	20/20	3/3	5/9	28/32	65/76	43.1
铜仁地区	5/5	8/8	5/9	18/22	29/37	52.1
黔西南州	4/7	1/1	22/39	27/47	42/78	64.3
毕节地区	34/35	0/0	0/0	34/35	68/70	50.0
安顺市	2/2	1/1	2/4	5/7	9/13	55.6
黔东南州	22/23	0/0	2/3	24/25	46/55	52.2
黔南州	8/9	0/0	3/5	11/14	38/60	29.0
合计	117/123	13/13	43/77	173/213	350/448	49.4

贵州省自 1973 年以来发病率呈下降趋势，2004 年该省开始实施乙脑强化免疫，尤其是 2006 年将乙脑疫苗纳入常规免疫后，随着常规免疫接种率逐渐升高，乙脑的发病率下降较为明显，2010 年降至 0.61/10 万，较 1972 年下降了 96.8%，但仍然高于全国发病水平。常规免疫目标儿童（0 ～ 4 岁组）乙脑发病比例有所下降，病例中无免疫史及免疫史不详的比例呈下降趋势，提示贵州省将乙脑疫苗纳入常规免疫后乙脑防控取得了一定成效。

研究结果显示，贵州省乙脑 3 ～ 5 年的流行周期不明显，2004 ～ 2010 年有计划地进行疫苗接种干预后，乙脑发病的季节性和人群分布特征与 1971 ~ 2003 年相比并未发生改变，8 月仍是发病高峰，但首例病例发病时间后移；15 岁以下病例占 89.9% ~ 97.8%，仍以小年龄发病为主，无向大年龄移位趋势；由于各地区乙脑疫苗常规免疫工作开展情况不一致，且 2004 ~ 2008 年对该省部分县进行了乙脑疫苗强化免疫，因此各地区乙脑发病水平有差异，乙脑高发地区有所变迁。研究发现，1971 ~ 2003 年的 33 年中毕节仅 2 年发病率高于全省平均水平，而其发病数位居全省第 2 位，2004 ~ 2010 年中黔西南 6 年发病率高于全省平均水平，而病例数仅占全省的 9.5%，提示今后在乙脑的监测与控制中应该同时关注发病率和发病人数两个指标。

（二）云南省

1. 人间疫情

云南省于 1952 年开始有乙脑病例报告，1954 年从乙脑死亡患者脑组织中分离出乙脑病毒。2001 ~ 2010 年的 10 年内，云南省共报告发生流行性乙型脑炎 4918 例，死亡 246 例；年均发病率为 1.1287/10 万，年均死亡率为 0.0563/10 万。乙脑报告发病率总体呈逐年下降趋势，个别年份波动较大，2007 年发病率最高，为 1.6931/10 万，其余各年份发病率均在 1.5/10 万以下，2001 年发病率最低，为 0.5513/10 万。

在人群分布上，4918 例病例中男性 3020 例，女性 1898 例，男女发病性别比为 1.59∶1。15 岁以下 3790 例，占总发病数的 77.06%；10 岁以下 3041 例，占总发病数的 61.83%。2001 ~ 2010 年报告发病的 4918 例病例中，职业分布以散居儿童为主，发病 2002 例，占 40.72%；其次为学生，发病 1714 例，占 34.84%；第三为农民，占 15.59%。

在时间分布上，全年均有病例发生且有明显的季节性，6 ~ 9 月份为流行季节，发病 4583 例，占发病总数的 93.19%，其中 7 月份和 8 月份为流行高峰，发病 3505 例，占发病总数的 71.27%。

在地区分布特点上，2001 ~ 2010 年乙脑病例呈高度散发，全省 16 个州（市）中，迪庆州、怒江州无本地感染发病的病例报告，其余州（市）各年均有病例报告，报告病例数居前 5 位的州（市）为：昭通市、文山州、保山市、普洱市、德宏州，5 州（市）共报告乙脑病例 3158 例，占 64.21%，报告发病率数居前 5 位的州（市）为：西双版纳州、德宏州、昭通市、文山州和普洱市，平均发病率均超过 1.5/10 万。报告病例数居前 5 位的县（区）为：镇雄县、隆阳区、广南县、昭阳区和芒市；报告发病率数居前 5 位的县（区）为：芒市、施甸县、勐腊县、隆阳区和威信县，平均发病率均超过 4.0/10 万。

2. 血清学调查

经病原学和血清学调查研究证实，云南省广泛存在基因Ⅲ型和Ⅰ型乙脑病毒的混合流行，但Ⅲ型为主要流行型。此外，Ⅲ型乙脑病毒在我国广泛分布，Ⅰ型主要分布在泰国北部及柬埔寨。云南为我国最早分离到Ⅰ型乙脑病毒的地区，提示该型病毒可能从东南亚地

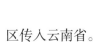

区传入云南省。

3. 媒介生物调查

根据 2003～2005 年的研究结果显示，诱蚊灯诱捕法调查乙脑流行区 6 个县（市），捕获蚊虫 6 属 29 种 1635 只，三带喙库蚊种群构成比为 58.10%（950/1635）（表 6-3）；人工捕蚊法调查 6 个县（市），其中牛圈捕获蚊虫 3 属 12 种 1819 只，三带喙库蚊构成比为 30.95%（表 6-4）；调查 1 个县的人房和猪圈，捕获蚊虫 3 属 8 种，其中三带喙库蚊构成比人房为 21.74%、猪圈为 26.32%。

表 6-3　诱蚊灯诱捕媒介蚊虫结果

地区	牛栏			猪圈		
	捕蚊总数（只）	三带喙库蚊（只）	构成比（%）	捕蚊总数（只）	三带喙库蚊（只）	构成比（%）
砚山县	541	425	78.56	304	260	85.53
邱北县	54	36	66.67	117	86	73.50
麻栗坡县	78	18	23.08	15	9	60.00
马关县	62	8	12.90	62	37	59.68
翠云区	195	27	13.84	29	6	20.69
勐腊县	178	38	21.35	－	－	－
合计	1108	552	49.82	527	398	75.52

表 6-4　人工捕蚊结果

调查点	捕蚊总数（只）	三带喙库蚊数（只）	构成比（%）
翠云区	1099	339	30.84
孟连县	156	72	46.15
景谷县	188	103	54.79
盈江县	151	12	7.94
陇川县	59	21	35.59
瑞丽市	166	16	9.64
合计	1819	563	30.95

此外，云南省流行病防治研究所研究人员通过调查发现，三带喙库蚊是该省乙脑的主要传播媒介，伪杂鳞库蚊和霜背库蚊等库蚊属蚊虫亦为重要媒介，仅因地区和季节分布的不同，在各地的媒介意义有所不同。云南白纹伊蚊对乙脑病毒具有较高的易感性和传播性，并能经卵传递该病毒。由于该蚊在云南广泛分布，是野外竹林的优势蚊种，并自然带病毒，认为白纹伊蚊在自然界乙脑病毒保存和传播中也起重要作用。

云南省是全国乙脑的高发省之一，病例主要分布在与缅甸、老挝和越南接壤的德宏州、保山市、普洱市、西双版纳州、文山州，这些州（市）属热带或亚热带地区。而昭通市地处云、贵、川交界区域，为典型的立体气候区域，在金沙江沿岸海拔低，气温高，比较容易发生乙脑的流行。2001～2010年云南省乙脑发病率波动于0.55～1.69/10万之间，乙脑的流行强度呈逐年下降趋势，这除了受自然因素的改变和社会因素进步的影响外，还与乙脑疫苗的广泛使用以及其他综合防制措施的实施有直接关系。由于云南省2008年以前没有将乙脑疫苗纳入免疫规划，乙脑疫苗接种以流行季节前突击接种为主，因此各年度发病水平波动较大，呈高度散发和局部暴发并存的状态，反映出乙脑在云南省的自然流行特征，这与云南省是乙脑高流行区，乙脑疫苗未纳入计划免疫规划的情况相符。2008年随着国家扩大免疫规划的实施，云南省乙脑疫苗由季节性突击接种改为常规免疫，但由于现阶段国家只免费提供8月龄和2周岁两个年龄组儿童的用量，难以达到较高的免疫接种率，因此不在国家免费接种范围内的3～10岁儿童将是主要免疫空白人群。

（三）四川省

1. 人间疫情

四川省于1950年首次由南充市报告乙脑病例，截至2005年年底，累计报告疫情191 089例，死亡17 773例，乙脑高发期在1963～1977年间，年发病率在4.50～17.06/10万之间；1978年后由于乙脑疫苗的大范围使用，使疫情得到有效控制，年发病率不断下降，并稳定在2.00/10万左右。四川省2000～2005年共发病9488例，其中男性5491例、女性3997例，在全国排名第2、第3位，年发病数占全国的1/5～1/4。

从季节分布分析，四川省乙脑全年均有发病，但具有明显的季节性，7～9月为高峰，超过全年发病数的91.00%。

从地域分布分析，自1950年报病以来，疫区逐年扩大，截至2005年，全省累计报病县（区）数已达143个。2000～2005年期间，经济较好的地区疫情平稳；边远贫困地区高发，发病数占全省的70.00%左右，主要为巴中、达川、广安、泸州等市。

人群分布方面，各年龄均有发病，但7岁以下年龄占全部发病人数的84.14%，男女性别发病比为1∶1.34。

2. 血清学监测

2002年和2003年15岁以下健康儿童乙脑抗体阳性率分别为61.17%（189/309）和70.83%（204/288）；猪血清抗体检测情况见表6-5，6月的猪血清抗体检验有差异。

根据四川省疾病预防控制中心2006～2007年对乙脑临床病例的血清学分析结果，2006～2007年全省分别报告乙脑病例1199例和580例，分别收到各地送检880例和334例血清和脑脊液标本，血临床病例进行实验室血清学诊断核实率为73.39%和61.74%（其中巴中39例自行检测未计入）。

表 6-5　2002 年和 2003 年猪血清抗体检测结果

监测点	2002 年阳性率		2003 年阳性率	
	6 月	7 月	6 月	7 月
营山县	11.11	81.67	30.00	100.00
古蔺县	19.70	66.18	28.33	76.47
隆昌县	0.00	98.88	30.00	50.00
开江县	8.33	75.36	18.33	36.67
广安区	50.67	43.33	－	－

关于急性期标本检测方面，对 2006 ～ 2007 年各地送检的 880 例和 334 例病例急性期血清和脑脊液标本进行乙脑 IgM 检测，阳性分别为 694 例和 218 例，阳性率分别是 78.86% 和 65.27%（表 6-6）。

表 6-6　2006 ～ 2007 年四川省乙脑临床病例标本血清 IgM 抗体检测结果

病例标本	2006 年				2007 年			
	病例数	阳性数	阴性数	阳性率（%）	病例数	阳性数	阴性数	阳性率（%）
单份血清	657	513	144	78.08	218	137	81	62.84
单份脑脊液	75	61	14	81.33	11	5	6	45.45
血＋脑	148	120	28	81.08	105	76	29	72.38
病例总数	880	694	186	78.86	334	218	116	65.27

关于恢复期血清抗体检测方面，2 年中分别有 186 例和 116 例病例急性期血清和脑脊液标本乙脑 IgM 抗体为阴性，各地采集恢复期血清 2 年分别为 31 份和 7 份，恢复期血清采集率为 16.67% 和 6.03%。恢复期血清乙脑 IgM 抗体检测转阳分别为 1 例和 3 例，阴性者再进行双份血清 IgG 抗体检测，恢复期转阳或 4 倍增高者为 6 例（表 6-7）。

表 6-7　2006 ～ 2007 年四川省乙脑病例恢复期血清和双份血清标本抗体检测

年份	标本数	IgM 阳性	IgG 阳性	阳性合计	阴性合计	阳性率（%）
2006	31	1	6	7	21	22.58
2007	7	3	0	3	4	42.86
合计	38	4	6	10	25	26.32

临床乙脑病例血清学诊断方面，综合 2006 ～ 2007 年 878 例和 334 例病例急性期血清和脑脊液标本的乙脑 IgM 抗体检测，恢复期血清标本 IgM 抗体检测以及双份血清 IgG 抗体检测结果，按照《全国流行性乙型脑炎监测方案》乙脑病例定义标准，2 年全省乙脑病

例的确诊分别为 701 例和 221 例，确诊率分别是 79.66% 和 66.17%。

四川省近几年乙脑疫情虽然平稳，但局部地区时有流行，2006 年起四川省加强了全省乙脑病例监测，对临床诊断病例进行全面的血清学核实诊断，为临床及时提供实验室结果，更正临床诊断，减少误诊。结果显示 2006 ~ 2007 年全省临床病例血清学诊断核实率分别达 73.39% 和 61.74%，对及时发现乙脑流行和防止疫情暴发具有重要意义。

（四）重庆市

1. 人间疫情

重庆市是乙脑发病高发地区，据调查，重庆市 2001 ~ 2006 年乙脑的发病率在 1.24/10 万 ~ 2.81/10 万之间，在 2007 年实行乙脑专病系统化管理后，全市的乙脑防控工作得到显著增强，当年共报告乙脑病例 344 例（含外省病例），比 2006 年同期（982 例）下降了 65.0%；全市发病率 1.09/10 万，为近 7 年最低，比 2006 年（2.22/10 万）下降了 50.9%；全市报告乙脑死亡病例 10 例，死亡率 0.03/10 万，比 2006 年（0.10/10 万）下降了 70.0%。

从流行特征的时间分布看，2007 年首例患者出现于 6 月，较 2006 年早。344 例病例主要集中在 7 月 13 日至 8 月 23 日，占总病例数的 86.6%，尤以 7 月下旬达到高峰，具有典型的"七上八下"的季节特征。

在地区分布方面，受 2007 年气候影响，重庆市首例患者出现于渝西片区（合川、潼南、江津等地），不同于往年常出现于渝东地区（丰都、万州、开县等）。另外，渝西片区病例数所占比例增长较快，渝东地区病例数较往年有明显下降。所有病例主要集中在渝西受洪灾影响的区（县），以及渝东库区沿线和渝东南偏远山区，主城区（江北、九龙坡、沙坪坝等地）患者较少（表 6-8）。

表 6-8　2007 年重庆市乙脑发病地区分布

地区	病例数	发病率（/10 万）	死亡例数	死亡率（/10 万）
主城区	23	0.40	0	0.00
渝东片区	117	0.99	5	0.04
渝西片区	104	1.04	3	0.03
渝东南片区	64	1.59	1	0.02

从人群分布分析，344 例患者中，男性 221 例、女性 123 例，男女之比为 1.80∶1。患者以散居儿童为主，共 195 例，占总病例数的 56.7%。其中，≤5 岁患者 223 例，占总病例数的 64.8%；6 ~ 10 岁 87 例，占 25.3%；11 ~ 20 岁 30 例，占 8.7%；高年龄组（>30 岁）4 例，占 1.2%。

2. 媒介生物监测

2 个国家级监测点共采集蚊虫 6058 只（按蚊 718 只，库蚊 1039 只，其他蚊虫 4301 只），优势蚊种为骚扰阿蚊（*Armigeres subalbatus*），蚊带病毒检测结果全部阴性。

而三峡库区的蚊密度监测结果显示，库区监测点（共 8 个）每次共监测 5060 间人、畜房间，捕蚊 161 317 只，密度为 127.52 只 / 人工小时。其中人房密度为 65.45 只 / 人工小时，畜圈密度为 189.60 只 / 人工小时，畜圈密度是人房的 3 倍。蚊种仍以骚扰阿蚊最多，占 82.36%；其余依次为致倦库蚊（*Cx. pipiens quinpuefasciatus*）占 11.76%、中华按蚊（*Anopheles sinensis*）占 5.41%、三带喙库蚊（*Cx. Tritaeniorhynchus*）占 0.08%，其他蚊种占 0.39%。人房蚊密度从 6 月上旬开始上升，至 7 月上旬达高峰，但峰值不明显；畜房于 7 月上旬出现明显的峰值。

实验室共检测宿主动物（猪）血清 300 份，猪血清 IgM 抗体检测 7 月下旬阳性率为 50%，8 月下旬抗体阳转率达 100%。

以 2007 年为例分析重庆市乙脑的流行趋势发现，当年重庆市乙脑发病率较 2006 年明显下降，表现在以下几个方面：首例病例出现较早，病例主要集中在 7 ~ 8 月，多为轻、中型病例。通过 3 年发病资料可以看出，近 3 年重庆市乙脑发病以 7 月下旬病例数达到高峰，8 月上旬病例数回落，9 月基本无病例报告。7 月病例上升幅度最大，尤其以 2006 年最为明显。重庆市乙脑职业分布主要以散居儿童为主，其次为学生、幼托儿童，因此，加强贫困地区儿童及流动儿童的管理显得尤为重要。年龄分布提示，病例以 10 岁以下儿童居多，其中又集中在 2 ~ 5 岁年龄段。纵观近几年的发病情况，几乎所有病例都发生在农村地区，且性别构成男性多于女性，这与乙脑病毒传播条件、农村居民就医观念存在一定的关系。从地区分布看，2005 年和 2006 年按病例数排列前 10 位的构成中，渝东片区（长江沿线）所占比例较大；2007 年构成比发生了较大变化，渝西区构成比大幅提高，占 40%，高于渝东地区构成比（30%）。受降雨分布、强度及蚊虫繁殖自然条件影响，7 月中、下旬乙脑病例地区分布构成中以渝西片区为主，这与重庆市 2007 年上半年气象条件和蚊虫孳生自然环境相符合。从 7 月下旬开始渝西片区上报病例有下降趋势，而渝东区病例数逐渐增加，8 月病例构成以该区为主，导致 8 月 3 ~ 10 日病例时间分布图出现短暂的平台期。回归分析提示，月平均最低温度以及降雨量是影响蚊虫发育的重要因素，这种效应可产生蚊虫发育 1 个月的滞后。根据气象资料显示，进入 9 月重庆市降雨偏少，日平均气温 23.5℃，难以形成坑洼积水，蚊虫繁殖条件受到影响，乙脑发病趋势处于下降阶段。

2007 年蚊密度监测显示，人房蚊密度 5 月下旬出现了 1 次小高峰，高于 2005 年和 2006 年同期水平，提示 4 月下旬降雨后蚊虫孳生较迅速，从 6 月上旬开始蚊密度呈持续上升趋势，至 7 月上旬达到高峰，7 月下旬出现人乙脑病毒感染的高峰期，提示 7 月重庆市进入乙脑发病增长期。监测显示，蚊密度高峰期后约 20 d 乙脑发病达高峰，符合以往相关的研究结果。

分析重庆市乙脑流行强度发现，重庆市地形以山区为主，水网发达，夏季潮湿多雨，为蚊虫繁殖创造了有利环境，加之重庆城乡二元结构突出，56% 的人口居住在农村，贫困边远地区卫生条件滞后，大量超生、流动儿童的存在导致免疫空白人群不断增加，为乙脑病毒人间传播提供了有利条件，致使历年重庆市乙脑发病均处于全国前列，2006 年发病率达到近 5 年最高值。

（五）西藏自治区

西藏以往未见本病例报告，仅疫情统计资料有零星记载。据察隅县人民医院介绍，1962 年曾发生疑似本病流行，发病人数不详，死亡 6 例。1968 年 7 ~ 9 月间，察隅地区发生本病暴发流行，收治 48 例，死亡 5 例（占 10.42%）。这次流行已经流行病学调查和双份血清乙脑补体结合试验证实（表 6-9）。1968 年流行时发病月份比较集中，7 月下旬始见病例（呈散发），8 月中、下旬发病人数达高峰，9 月中旬流行终止。

分析这次暴发流行的原因，是由于遭遇数十年来未有的大雨，造成蚊虫孳生的有利环境；7 月中旬开始停雨，气温陡升，蚊类繁殖特快，致本病迅速传播。

表 6-9　4 例乙脑患者补体结合试验结果

编号	发病日期（年、月、日）	第一份血清		第二份血清	
		采血日期	滴度	采血日期	滴度
1	1968.7.27	8 月 11 日	1 : 32	8 月 31 日	1 : 256
2	1968.8.15	8 月 17 日	1 : 8	9 月 12 日	1 : 128
3	1968.8.17	8 月 19 日	1 : 8	9 月 15 日	1 : 128
4	1968.6.24	8 月 28 日	1 : 8	9 月 22 日	1 : 32

1992 年 6 ~ 8 月，成都军区疾病预防控制中心对西藏察隅地区流行性乙型脑炎进行了血清抗体调查。将待检血清先按 1 : 10 比例稀释进行初筛，1 : 10 阳性者再做抗体效价测定，共检测了 572 人，其中 EEB 抗体 1 : 10 阳性的 17 人，1 : 20、1 : 40、1 : 80 阳性的各 4 人，共 29 人，阳性率为 5.07%。

本次调查的对象主要是汉族和藏族，表 6-10 的结果显示，汉族与藏族之间具有显著性差异（$P<0.05$），而汉族、藏族与其他少数民族之间的差异不显著。西藏高原出生的抗体阳性率为 1.97%，内地出生的为 6.19%（26/420），高原与内地相比具有显著性差异（$P<0.05$）（表 6-11）。

本次调查分 4 个区域 8 个调查点，以洞穷村为中心向周围扩展，北至竹瓦根，距洞穷90 km，南至沙马村，距洞穷 24 km 西北至格拥，距洞穷 40 km。各调查点自然景观基本一致，具有可比性。结果竹瓦根的抗体阳性率显著高于洞穷、沙马和格拥（$P<0.05$），而洞穷、沙马和格拥之间差异不显著（表 6-12）。

表 6-10　察隅地区乙脑抗体阳性者民族分布

民族	检测人数	抗体阳性人数	阳性率（%）
汉族	439	27	6.15
藏族	106	1	0.94
其他少数民族	27	1	3.70
合计	572	29	5.07

表 6-11　察隅地区乙脑抗体阳性者籍贯分布

籍贯	检测人数	阳性人数	阳性率（%）
西藏	152	3	1.97
四川省	212	16	7.55
云南省	30	1	3.33
贵州省	74	5	6.76
内地其他省	104	4	3.85
合计	572	29	5.07

表 6-12　察隅地区乙脑抗体阳性者地区分布

地区	检测人数	阳性人数	阳性率（%）
竹瓦根	47	8	17.02
洞穷	328	18	5.49
沙马	78	1	1.28
格拥	119	2	1.68
合计	572	29	5.07

1993 年 6 ~ 8 月，成都军区疾病预防控制中心对西藏米林地区流行性乙型脑炎进行了血清抗体调查，检测人群血清标本 453 份，阳性 28 份，阳性率为 6.18%。此次调查分 4 个调查点，即甲格、卧龙、城关和八一镇，各调查点相距 40 km 左右，自然景观基本一致，具有可比性。米林地区流行性乙型脑炎抗体阳性者地区分布见表 6-13。

表 6-13　米林地区乙脑抗体阳性者地区分布

地区	检测人数	阳性人数	阳性率（%）
八一镇	111	13	11.71
甲格	100	9	9.00
城关	145	6	4.14
卧龙	97	0	0.00
合计	453	28	6.18

第七章 登 革 热

登革热（dengue fever，DF）是由登革病毒（*Dengue virus*，DEN）引起的一类地区性流行病，以发热、肌关节疼痛、淋巴结肿大和皮疹为特点，主要由埃及伊蚊（*Aedes. aegypti*）和白纹伊蚊（*Ae. albopictus*）传播。登革病毒属黄病毒科（*Flaviviridae*）成员，为有包膜的单股正链 RNA 病毒，分 4 个血清型。除较温和的 DF 外，登革病毒感染还可引起高病死率的登革出血热（dengue hemorrhagic fever，DHF）和登革休克综合征（dengue shock syndrome，DSS）。DF 和 DHF/DSS 广泛流行于热带和亚热带地区的 90 多个国家和地区，其中与我国接壤的东南亚地区流行最为严重，是分布最广、发病最多、危害较大的一类虫媒病毒性疾病。据 WHO 统计，目前全世界每年发生约 1 亿例 DF、50 万例 DHF，其中25 000 人死亡。

DF 是一种比较古老的疾病，我国在公元 610 年发表的《疾病症状和救治》医学全书上就有 DF 样疾病的详细描述。之后在很长一段时间内未有 DF 的记载，直到 1679 年才在印度尼西亚又有 DF 的报道，此后在世界各地不断有类似的病例被报道。近 20 年来 DF 和 DHF/DSS 在世界范围内的流行和暴发更为频繁，我国自 1978 年以来在广东、海南等沿海地区也发生过多次 DF 的暴发流行，邻近省份也受到波及。1999 年我国福建省的一次 DF 流行，患者就达到 1000 多人。2001 年夏发生在泰国、中国台湾等东南亚地区的大规模暴发流行更是引起了人们对 DF 的关注。从全球范围来看，DF 和 DHF/DSS 的疫区不断扩大，其发病率及病死率也有逐年上升的趋势，加强对登革病毒的致病机理研究及疫苗的研制开发具有重要的现实意义。

一、病原学

DF 是继黄热病之后发现的第二个人类蚊媒病毒病。1906 年即已证实 DF 是由埃及伊蚊传播的，并确认其病原体是一种滤过性的超微因子。但直到 20 世纪 50 年代中期，登革 1～4 型病毒先后被分离，才真正证实了 DF 的病原体，后来从世界各地分离的毒株均属于这 4 个血清型范畴。目前 4 个血清型的登革病毒基因组全序列均有报道，各血清型内的不同毒株还可根据基因组序列的差异分为若干基因型。

（一）病毒的形态结构与理化性质

登革病毒属黄病毒科（*Flaviviridae*）黄病毒属（*Flavivirus*），以流行病学分类属于 B 组虫媒病毒。登革病毒是有包膜的单股正链 RNA 病毒，病毒颗粒呈球形，直径为

45 ~ 55 nm，具有双层脂质包膜，其核心为 20 面体对称结构的核衣壳，核衣壳直径为 25 ~ 30 nm。病毒毒粒包膜的外表面有一些长 5 ~ 10 nm 的突起，突起末端膨大为直径 2 nm 的球状物。

成熟的病毒颗粒含有具感染性的单股 RNA，与碱性壳体蛋白 C 构成毒粒的核壳体。核壳体外面脂质双层膜内镶嵌着包膜糖蛋白 E 和非糖基化膜蛋白 M。病毒的 3 种结构蛋白的分子量分别约为 18.5 kD（C 蛋白）、8.5 kD（M 蛋白）和 51 kD（E 蛋白）。其中 M 蛋白和 E 蛋白含有保护性抗原，其抗体在阻断病毒对敏感细胞的感染过程中起到重要作用。登革病毒感染的细胞内还含有糖蛋白 PrM，它是包膜蛋白 M 的前体。

病毒颗粒在蔗糖溶液中的沉降系数为 175 ~ 218 S，在氯化铯中的浮力密度为 1.22 ~ 1.24 g/cm^3，在蔗糖中为 1.18 ~ 1.20 g/cm^3。成熟的毒粒中 RNA、蛋白质、脂类和糖类分别约占 6%、66%、17% 及 9%，其中糖类和脂类的成分随宿主细胞的不同会有一些变化。病毒在 pH6.2 ~ 6.8 条件下可凝集鸡、鹅、鸽和绵羊的红细胞。登革病毒的感染性在 pH7 ~ 9 之间稳定，pH<6 时病毒会失去结构的完整性。病毒在 –70℃或冷冻干燥 4℃存放较稳定，患者血清在 4℃条件下其传染性可以保持数周。一些脂溶剂如乙醚、三氯甲烷和脱氧胆氧钠、脲、β-丙内酯、醛、离子型和非离子型去污剂，脂酶以及多种蛋白水解酶等均可灭活病毒，紫外线照射、X 线辐射或在 56℃加热 30 min 也可灭活病毒。

（二）病毒的生物学性质

登革病毒可在 HeLa、KB、BHK21、Vero、LLC-MK2、C6/36 和 TRA-84 等传代细胞或猴肾、地鼠肾和猪肾等原代细胞中增殖，并可产生细胞病变作用（cytopathic effect，CPE）；能在 BHK21、Vero、LLC-MK2、C6/36 等细胞上产生蚀斑。其中白纹伊蚊细胞 C6/36 株对登革病毒非常敏感，感染后可呈现典型的细胞病变及蚀斑，当在 pH6.8 及 36℃培养条件下，细胞及病毒均处于较适宜的生长条件，可以明显促进 CPE 的产生。CPE 主要表现为细胞融合、脱落，细胞单层形成大小不等的网状图像等，此时应用微量细胞培养法分离病毒可获得很高的阳性率。AP-61 和 TRA-84 也是比较敏感的细胞，病毒在这些细胞中的滴度高达 108 ~ 109 PFU/ml。病毒感染细胞的镜下变化主要表现为粗面内质网的增生和变大，这是登革病毒轻微抑制宿主细胞蛋白质的合成，并促进细胞内膜产生的结果。此外，埃及伊蚊、白纹伊蚊等经胸腔接种登革病毒也非常敏感，可产生较高滴度的病毒。

人、非人灵长类动物是登革病毒的自然宿主，但目前唯有人感染病毒后出现临床症状，临床表现从不明显的感染、DF、DHF，到严重的 DSS 甚至死亡。病毒感染的急性期持续 5 ~ 7 d，随后出现免疫应答反应。第一次感染后仅暂时和部分地产生对其他 3 个型病毒的保护力，DHF 和 DSS 的发生与异型病毒的再次感染有密切的关系。猴类是丛林登革病毒的储存宿主，恒河猴、长臂猴、黑猩猩和狒狒均可被登革病毒感染并产生免疫应答，但不出现任何临床症状。实验中用患者急性期血清经皮下、皮内或静脉接种猴、猩猩和狒狒等灵长类动物可产生隐性感染，并出现 4 ~ 8 d 的病毒血症。自然条件下动物感染后出现的病毒血症虽持续时间较短（为 1 ~ 2 d），其最高滴度仅为 10^6 50% 蚊虫感染剂量（50% mosquito infection doses，MID_{50}），但产生的病毒量足以使蚊虫感染。而在人宿主中病毒血症可持续 2 ~ 12 d，平均 4 ~ 5 d，滴度可超过 $10^8 MID_{50}$。登革病毒还可在多种蚊虫中繁殖，包括埃及伊蚊、白纹伊蚊、波里尼西亚伊蚊（*Ae. polynesiensis*）和盾纹伊蚊（*Ae. scutellaris*）等。伊蚊感染病毒后并不致病，但经过一定外潜伏期的纹虫叮咬人即能传播登革病毒。其中埃及伊蚊是主要的传播媒介，且以家栖性埃及伊蚊的传病能力最强。登革病毒对家兔、豚鼠、地鼠、棉鼠、狗和小猪等均无致病性。

除以上自然宿主外，登革病毒脑内接种乳小白鼠非常敏感。经 4 ~ 7 d 的潜伏期后，乳鼠可表现出以迟缓性麻痹为主的脑炎症状，并最终导致死亡。基于病毒易于在乳鼠脑中繁殖的特点，常将病毒以乳鼠脑适应株的形式保存，乳小鼠感染模型也是目前登革病毒研究中最常用的动物模型。但应注意到乳鼠的发病体征与人感染后的临床表现并非一致，而且适应株与原毒株的序列也可能存在差异。

与其他 RNA 病毒一样，登革病毒的变异非常普遍，病毒的每一个血清型均可被进一步分为不同的基因型（即亚型或拓扑型）。有关病毒变异株在流行区的分布、传播及对疾病的作用并不清楚，但获自登革病毒自然群体或通过诱变选择的病毒变异株已用于登革疫苗候选株的研究。减毒病毒株的表型特征常表现为对温度的敏感性和小空斑形态，但因这些特征常常不能稳定地传给子代病毒，故作为病毒的减毒标志并非可靠。

（三）基因组 RNA 的结构及功能

登革病毒的基因组为单股正链 RNA 分子，具有感染性，在蔗糖溶液中的沉降系数为 40 ~ 44 S，分子量为 4 MD，约含 11 000 个碱基。基因组 RNA 的 5′ 端有 1- 型帽子结构 m7G（5′）ppp（5′）Amp，3′ 端为 CUOH，不含多聚腺甘酸（poly A）序列。在病毒感染的细胞内不存在亚基因组的 RNA。

病毒基因组 5′ 端和 3′ 端有分别长约 100 和 500 个核苷酸的非编码区（noncoding region，NCR）序列，在 3′ NCR 有一约由 80 个核苷酸组成的发卡结构（loop and stem structure），其上游含两个长约 20 个核苷酸的保守序列 CS1 和 CS2。在 RNA 分子的 5′ 端含有一高度保守的由 8 个核苷酸组成的核心序列，并与 3′ NCR 的对应序列反向互补，将 RNA 分子环化为一锅柄样结构。登革病毒 NCR 末端核苷酸高度保守的二级结构可能是病毒编码的复制酶特异结合部位，类似于 DNA 序列中的启动子，推测在病毒的复制、翻译及病毒颗粒的包装过程中起到重要作用。目前已证实登革病毒的 NCR 能够与宿主细胞内的蛋白（如转录延伸因子）结合；而 NCR 部分区段的缺失会抑制病毒的复制，并导致减毒株的出现。

登革 1 ~ 4 型病毒的编码区的长度分别为 10 188 nt、10 173 nt、10 170 nt 和 10 158 nt，由单一的可读框（open reading frame，ORF）编码长度分别为 3396 aa、3391 aa、3390 aa 和 3386 aa 的多聚蛋白前体，最后裂解为 3 种结构蛋白（C、PrM、E）和 7 种非结构蛋白（NS1、NS2a、NS2b、NS3、NS4a、NS4b、NS5）。

目前，登革 1 ~ 4 型病毒基因组 RNA 的核苷酸序列已经确定，使得我们对病毒的复制机制有了进一步的了解。对不同地区流行株基因组中碱基序列的改变和保守序列与病毒毒力关系的研究，对探讨流行毒株的地理来源、遗传变异性和抗原漂移程度，阐明登革病毒的流行规律，特别是对遗传工程疫苗和化学合成多肽的设计，都具有重要的意义。

二、流行病学

DF 和 DHF/DSS 的流行病学是一个非常复杂的问题，关于它的流行规律和间隔目前尚不十分清楚。在国内通常是沿着交通线路传播，国与国之间总是首先流行在港口和机场城市。在人群密集的学校和部队最易发生本病的流行，其中无免疫力的外地人最易感染。

（一）流行环节

1. 传染源和宿主

人和非人灵长类动物是登革病毒感染的自然宿主。非人灵长类动物包括黑猩猩、猕猴、长臂猿、恒河猴、狒狒等，这些动物感染后出现与人类似的病毒血症，持续时间 1 ~ 2 d，感染的最高滴度可达 10^6 MID$_{50}$，但感染后没有明显的临床症状。在丛林性疫源地地区，猴类动物是主要的传染源和宿主，调查发现在马来西亚、越南、柬埔寨、印尼和菲律宾的猴有很高的中和抗体阳性率，在我国的广东和云南也发现猴类携带有登革病毒抗体，证明猴类在保存和扩散登革病毒中起着重要作用。猴类动物感染了登革病毒后发生病毒血症，蚊虫叮咬了感染的猴，再把病毒传染给另外的猴，这样造成了猴 – 蚊 – 猴循环。在城市疫源地内隐性感染者和患者是主要的传染源和宿主，患者在发病前 1 d 和发病后 5 d 内为病毒血症期，传染性最强，此时期从患者血液中可分离到病毒。人的病毒血症可持续 6 ~ 12 d，病毒滴度可达到 10^8 MID$_{50}$。如果蚊虫叮咬了患者再叮咬正常人，即可把病毒传播开来，形成非丛林地区的人 – 蚊 – 人循环。值得注意的是隐性感染占登革病毒感染者的 90% 左右，其在本病的传播中具有更为重要的意义。

2. 传播媒介

DF 的主要传播媒介为埃及伊蚊和白纹伊蚊。埃及伊蚊是城市型 DF 的主要传播媒介；白纹伊蚊是丛林型和农村地区的主要传播媒介。当雌蚊吸入了处于病毒血症期的患者或猴的血以后，血中的病毒继而在蚊虫唾液腺内增殖，经过 8 ~ 10 d 的潜伏期后，病毒就会分布到蚊子的全身，再次吸血时即随唾液腺进入易感者体内，把病毒传播给健康人。伊蚊感染后无任何病变，可终生携带和传播病毒，并有报道可经交配传给对方，或经卵传给后代，但这种垂直传播和交配传播在自然界中的流行病学意义尚未得到确认。除埃及伊蚊和白纹伊蚊外，已证明与登革病毒传播有关的蚊虫还有：赫不里底伊蚊（*Ae. hebrideus*）、波里尼西亚伊蚊、盾纹伊蚊和中斑伊蚊（*Ae. mediovittatus*）等，这些蚊种主要分布在南太平洋岛屿，其媒介作用有一定的局限性。蝙蝠也是可疑的传播媒介，有人曾从印度、澳大利亚和马来西亚的蝙蝠血清中查出中和或血凝抑制抗体，但也有试验认为蝙蝠并不能产生病毒血症，有关其在病毒传播中的作用尚需进一步的研究。

3. 人群易感性

人群对登革病毒普遍易感。感染后可获得对同型病毒的较持久的免疫力，一般为 1 ～ 4 年，对异型病毒则仅有短暂的免疫力。因此受过某一型病毒感染的人并不能保护不受异型病毒感染，而且在发生第二次感染时还可能引起 DHF 和 DSS。DHF 和 DSS 的发病率低，但病死率高，尤其是在儿童。DF 任何年龄均可发病，但不同地区稍有差异。我国从婴儿到老人均可发病，以儿童和青壮年患病率最高。性别分布无明显差异。而危害较大的 DHF 则多见于儿童，最敏感的年龄为 8 ～ 10 岁。可能的原因是儿童更容易形成细胞因子介导的血管通透性增高而加重出血。

（二）流行特征

1. 地理分布

DF 的分布与媒介伊蚊的分布相一致，凡有媒介伊蚊的地区均可发生本病。在除欧洲以外的所有大陆都有 DF 的流行，主要分布在全球的热带和亚热带地区，包括东南亚、西太平洋、加勒比海、美洲和非洲等地区的 90 多个国家。大多数国家同时存在 3 ～ 4 个型登革病毒的流行。在我国，海南、广东、广西、福建和台湾地区是 DF 的主要流行区。DHF 于 1954 年在菲律宾首次报道，其后的 15 年陆续传到其他国家。DHF 主要在亚洲、美洲和一些太平洋岛屿上发生，其中亚洲国家病例数比其他地区要多得多。在亚洲，DHF 主要发生于儿童，多见于 7 ～ 12 岁、具有免疫力、营养状况良好的女孩，15 岁后再患DHF 的较为罕见。90 年代以来，东南亚 DHF 的发病率居高不下，以泰国和越南最为严重，发患者数占亚洲发病总数的 2/3 以上，在这些地区，DHF 已成为住院儿童发病和死亡的十大原因之一。我国海南省于 80 年代也开始有 DHF 发生的报道。从全世界的流行情况来看，DF 及 DHF/DSS 的疫区范围仍有不断扩大的趋势。

2. 季节分布

由于 DF 的媒介主要是伊蚊，因此在世界大部分地区，该病的流行与传媒的密度相关，有明显的季节性，病例的高峰与雨季相一致。但也有报道，DF 的流行发生在雨季到来之前，或是在干旱季节；此外，在一些地区如新加坡，并未发现雨季与媒介密度有正相关的关系；而在一些有两个雨季的热带地区，发现 DF 的发生仅与其中的一个季节有关。埃及

伊蚊主要的栖息地在室内，与栖息地在室外的白纹伊蚊相比，与雨季的关系不大。

温度是影响 DF 发病季节性的主要因素。当气候温和、雨量充足时，有利于蚊媒孳生，也适宜于登革病毒在蚊体内繁殖，就容易造成本病的流行和扩散蔓延。被吸入的病毒到达唾液腺的时间也是引发传播的关键因素，气温越高，则时间越短。气温也影响到蚊子的成熟，高温使得繁殖的雌蚊体积偏小，这样的蚊子会吸食更多的血以保证产卵所需要的蛋白质，从而增加了感染患者的数量。当气候干燥、雨量少时，蚊虫孳生缓慢，DF 的流行机会就会减少。

3. 流行形式

人口流动也是影响 DF 发病的重要因素。第一次和第二次世界大战期间，由于部队频繁调动和人口大量移动，曾造成世界性大流行。70 年代以来由于现代化交通、旅游及国际交往增多，加之全球气候的变暖，本病流行频率不断上升。

本病常呈地方性流行，当本病侵入新地区时由于当地居民无免疫力，发病率可突然上升，感染率可高达 80% ~ 90%，呈暴发形式。但一般来说，感染的人口为 40% ~ 50%。

4. 周期性

DF 无明显的周期性，根据流行病学统计分析，菲律宾每 3 ~ 5 年流行 1 次，泰国则每 2 年 1 次。由于抗体依赖增强作用（ADE），一个地区发生 DF 流行后的 3 ~ 5 年内有发生 DHF 的危险。如我国海南 1980 年暴发 DF 后，在 1985 年出现了 DHF 的流行。

三、预防和控制

（一）传染源的管理

DF 流行期间的传染源主要是患者，因此早期发现并及时隔离患者十分重要。患者发病前数小时到病后 3 ~ 5 d 传染性最强，此时应在有良好防蚊设备的房间进行治疗。患者的隔离期从发病起约 1 w 时间。

（二）媒介的控制

媒介控制可分为平时控制和 DF 流行时或流行先兆之前的紧急控制。

1. 做好平时的长期控制

平时防制是预防本病发生、治本清源的重要对策，就是通过消除孳生场所辅以杀灭幼虫，杜绝或控制它们的发生。我国很多地区有这两种媒介伊蚊存在，一旦有传染源带入就可能引起 DF/DHF 的流行。因此，在曾发生过本病流行的地区，在流行间歇期也应该注意这两种伊蚊的防制工作。

根据媒介伊蚊孳生及活动习性，采取综合措施。

（1）消除孳生场所：媒介伊蚊主要孳生在居民区内外的小型容器积水内，应清除室内外一切无用可贮水的容器（如旧轮胎、空罐头盒、瓶子、破缸、各种塑料盒、椰子壳等），以免积水。经常翻缸倒罐，填堵树洞、竹筒，清除小积水，花瓶要勤换水，对盛水的容器应倒放，饮用水缸勤洗刷、勤换水，加盖防蚊产卵。

（2）杀灭幼虫：对非饮用的贮水，如太平缸、桶、池等可使用双硫磷直接喷洒，5～7 d处理一次或投放 1% 双硫磷砂粒剂，剂量为 1 mg/L，有效期为 2～3 个月。也可在水中加 0.2% 敌百虫溶液或 0.5% 双硫磷乳剂，剂量为 2 mg/L，持效可达 1 个月。也可采用生物防制方法杀灭其中的幼虫，例如使用苏云金杆菌 H-14 型的 1978 株，该株是一种广谱杀幼剂，我国埃及伊蚊和白纹伊蚊对其高度敏感。使用的菌液浓度为 130～180 ITU/mg，在饮、洗用水中剂量为 10 ppm，其他容器水为 20 ppm，每 7 d 施药 1 次。荷花缸、太平缸，公园和宾馆的小型水池可放养金鱼、中华斗鱼，使其吞噬其中孳生的幼虫；也可放养中剑水蚤来捕食新孵化的幼虫。

（3）杀灭成蚊：流行季节应有计划地定期开展灭蚊和个人防护工作。首先应用速效杀虫剂杀灭室内成蚊，可喷洒 1% 的双硫磷颗粒剂或杀螟松乳剂或其他市售灭蚊剂杀灭成蚊。室外清除杂草，在此基础上可用 50% 马拉硫磷进行地面超低容量喷洒，每亩 50～60 ml。对有白纹伊蚊的竹林也可用马拉硫磷或杀螟松等进行超低容量喷洒，持效可达 2 w。室外可用双硫磷、马拉硫磷或杀螟松进行超低容量喷洒灭蚊，用量为每公顷 0.5 L，每隔 7～10 d喷洒 1 次。

2. 紧急防制措施

当出现 DF 病例或根据监测结果有发生流行的先兆时，必须及时采取紧急灭蚊措施，使用杀虫剂（工业马拉硫磷和杀虫螟）空间喷洒，包括超低容量喷洒和热气雾喷洒等。超低容量喷雾器或热气雾发生器等手提或车载喷洒器械进行喷洒，用量每公顷 0.5 L，快速杀灭成蚊。必要时可用飞机进行喷洒，其目的在于快速杀灭感染的雌蚊。将其数量降到最低水平，以阻断病毒传播的环节。对散发的病例，对患者住屋 100 m 半径内进行杀虫剂处理。有条件时每隔 7～10 d，用成蚊杀虫剂处理 1 次。

（三）媒介的监测

媒介监测是媒介控制的一个重要方面，也是媒介传播疾病监测的重要内容之一。媒介监测的主要对象是埃及伊蚊和白纹伊蚊的幼虫和成蚊。埃及伊蚊的监测已有通用的方法，其中大部分也适用于白纹伊蚊。

1. 监测目的

主要是对蚊虫孳生和密度变化以及种群动态进行了解，再结合病毒学调查，发现 DF 和 DHF 发生和流行的先兆，以便做好防制准备，或选择防制重点，以及确定是否需要紧急防制。

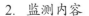

2．监测内容

（1）根据媒介和 DF 病例分布，在地图上明确地划出本病的高度危险区，作为平时或流行期间优先实施媒介防制的重点区。

（2）对于本地区人居及周围区的这两种伊蚊的孳生场所做详细的调查，这是测定各种幼虫指数的基础。通过这方面的了解可以落实清除孳生场所或杀灭幼虫的各项措施。

（3）进行幼虫或成虫密度的监测，从媒介密度及其变化，根据防制阈值采取不同的防制措施。对于 DF 而言，媒介密度变化是考核防制效果的主要指标，也是计算媒介能量的一个参数。

（4）进行全长媒介季节消长调查，以期在密度高峰时，特别警惕 DF 的发生，注意媒介的防制。

（5）如果需要考虑媒介能量，则必须进行成蚊经产率、生殖营养周期等的调查。

媒介监测的关键是它们的种群动态，包括分布、孳生和密度变化，对本病的预测至关重要。此外媒介的监测方法各地区要统一。

3．监测方法

（1）幼虫的监测方法：调查户内及周围容器积水中幼虫孳生情况，包括蛹在内。根据我国的情况，确定以屋外或围墙外周围 5 m 半径以内的范围。

幼虫取样方法有单条幼虫和全部幼虫法。两种方法各有利弊，采用何种方法视调查目的而定。在幼虫的监测中需调查多种指数：

①房屋指数：指容器中媒介伊蚊孳生（幼虫或蛹）的住户百分数。范围为小乡村调查全部住户的容器，大乡村至少检查 100 户。

房屋指数（house index，HI）＝阳性户数/检查户数 ×100

②容器指数：积水容器中有媒介伊蚊孳生的百分比。

容器指数（container index，CI）＝阳性容器数/检查容器数 ×100

③布雷图指数：每 100 户有埃及伊蚊幼虫孳生的容器数。

布雷图指数（bretea index，BI）＝阳性容器数/检查户数 ×100

上述常用的 3 个幼虫指数中，容器指数应用价值最差，因它只表明阳性容器数，并不代表容器幼虫孳生数量，而阳性容器少，可能孳生数量多。房屋指数的意义比容器指数略大，因为它可以使我们了解媒介昆虫的百分比。布雷图指数是最有用的指数，它包括了住户和容器两个方面的内容。因此在幼虫监测中把布雷图指数作为重点。以上幼虫监测特别是布雷图指数更适合于埃及伊蚊的监测。近年来为了进一步估测本病传播的潜在危险性，又提出以下指数供我们选择使用。

（2）成蚊监测方法：由于埃及伊蚊和白纹伊蚊偏嗜人血，用动物诱捕不起作用，灯诱或 CO_2 诱捕成效也不大。因此除直接在室内用吸蚊管或吸蚊器捕捉外，只能采取人帐诱

或直接人诱的方法，了解它的种群密度和季节消长情况，成虫在室内的栖息率，房间内的停落率和栖息密度。

成蚊监测有用的指数有 3 个：

①房屋成蚊指数：指每一住屋的平均蚊数或每一住屋捕捉 15 min 的蚊数。该指数又称房屋密度指数，适用于屋内栖息的埃及伊蚊。

②诱帐指数：指每人工小时诱帐蚊数。这适用于白纹伊蚊。采用梯形小蚊帐，把蚊帐悬挂在白蚊伊蚊的孳生场所，帐底离地 20 cm，然后定人定时在其中用吸蚊器捕捉 30 min 或 1 h。密度以蚊数 /h 来表示。

③刺叮指数：指人工小时诱捕的雌蚊数。此法适用于埃及伊蚊和白纹伊蚊。但这种方法在 DF 流行地区被试人员有感染本病的危险，因此很少用于媒介监测。

（四）疫苗接种

控制 DF 流行最好办法是使用有效的疫苗，但由于 DF 由 4 种血清型病毒所引起，各型之间有交叉反应，无交叉保护，尤其是发生二次感染时容易产生 DHF 和 DSS；再加上其发病机制尚不清楚，也无敏感的动物模型，因此目前尚无可供使用的疫苗。泰国已研制出登革 1 ~ 4 型的 4 价减毒疫苗，正在进行大量人群使用效果观察，广泛应用尚有一段距离；基因工程疫苗的研究尚有许多工作要做，短期内尚不能应用。

四、临床表现与诊断

登革病毒感染的临床症状变化较大，包括无症状感染和有症状的感染如 DF、DHF 和 DSS。由于这些临床表现缺少特异性并与其他发热、出血性疾病很难区分，为早期临床诊断带来一定难度。

（一）临床表现

DF 是登革病毒感染引起疾病中症状最为轻微的一种，潜伏期通常为 5 ~ 7 d。在发病的前 6 ~ 12 h 常伴有头痛、疲劳等前驱症状，然后突然发生发热、全身不适、背部四肢及眼痛和散在的斑疹及丘疹。其他的一些症状和体征包括食欲下降，味觉异常（如食物的金属味），粒细胞、淋巴细胞和血小板减少等。发热是典型的体征，患者体温上升迅速，持续 5 ~ 7 d，在病程的中间会出现暂时的体温恢复至正常，然后又突然上升，呈现"马鞍型"温度曲线；不出现马鞍型曲线的患者发热的时间会稍长，持续 10 d 左右。有些患者出现严重的肌肉痛，以致出现行走困难，但在儿童很少发生。斑丘疹多发生在病程的 4 ~ 6 d，始于胸部及躯干，并涉及全身，少数患者可有鼻、牙龈、胃肠道出血以及血尿、月经过多等出血性表现。登革病毒感染出现的临床症状随宿主的情况和感染病毒株的不同而出现变化，其中年龄是影响临床体征严重程度的最重要的因素，未成年儿童仅表现为发热样的疾病，而较大的儿童和成人的症状要严重得多。DF 病死率极低，在我国为0.01% ~ 0.02%，但给患者带来的不适感却异常强烈和难以忍受，如果问一位愈后的患者所经历的最糟糕的疾病是什么，他的回答十有八九会是"登革热"。

DHF 于 50 年代被首次发现，多数病例与登革病毒的继发感染有关，一般先感染 1、3、4 型病毒半年后继发 2 型病毒的感染造成 DHF。患者突然发热，有的患者体温高达40 ~ 41℃，伴颜面潮红等类似 DF 的非特异性的症候群，如头痛、肌肉痛、关节痛、恶心、呕吐，腹痛、肝脾大并有压痛等。出血症状是 DHF 的典型体征，束臂试验呈阳性。在发热早期患者的四肢、腋窝、面部及软腭有散在的小疹点，热退后可见融合性淤点样皮疹；发病 2 ~ 3 d 内可有鼻、牙龈及轻度的胃肠道出血，有时有大块出血及明显的出血倾向。患者可有颜面潮红、躯干发热及四肢发凉等症状，严重的可有咖啡样呕吐物及黑色粪便排出。体温下降后症状体征消失，患者很快恢复，病程一般为 5 ~ 7 d。

DSS 是登革病毒感染最严重的表现。在出现 DHF 症候群 2 ~ 4 d 之后病情突然恶化，表现有体温突降到正常，皮肤发冷，有斑丘疹和充血，口唇青紫、脉速、烦躁不安或昏迷等循环衰竭体征。随即进入休克期，伴随休克出现的体征有脉速而细弱，血压降低，脉压差缩小，血小板减少，出血与凝血时间延长，凝血因子 2、5、7、9、12 下降，纤维蛋白原减少，血钠降低，血中 CO_2 结合率下降，血清转氨酶升高，血清蛋白降低等。休克期持续 12 ~ 24 h，如治疗不及时，患者有死亡的危险，如及时采取有效的抗休克治疗，患者可迅速恢复。部分患者具有神经系统受侵犯的临床表现，患者可表现为剧烈头痛、烦躁不安、频发呕吐、意识障碍、反复抽搐、瞳孔异常和颈项强直等，具有脑膜刺激征及病理性神经反射。2 型及 3 型登革病毒对神经系统有更强的组织嗜性，感染后易于产生神经系统症状及脑炎的倾向。目前神经病学症状日益被认为是独立的，不作为出血、酸中毒或休克的后遗症。在 DF 流行区，不管患者是否有典型的 DF 特征，临床出现脑炎症状首先应考虑登革病毒感染。

（二）临床诊断

在地方性疫区，于流行季节中出现发热、皮疹、骨关节痛并伴有白细胞减少的病例应考虑 DF。DF 症状和体征包括：①突发高热，剧烈头痛，眼眶后疼痛，骨痛，关节痛和肌肉痛等；②麻疹样、猩红热样、白斑样、荨麻疹样或其他性状的皮疹；③束臂试验阳性或淤点，皮肤、齿龈或鼻腔的少量出血，有时出现胃肠道出血、血尿和月经过多；④白细胞、血小板减少；⑤肝脾大，肝功能异常。

下列情况可诊断为 DHF。

（1）发热：突发高热，持续 2 ~ 7 d。

（2）出血表现：至少应有束臂试验阳性，并有淤点、淤斑，鼻出血、牙龈出血，呕吐和（或）黑便等体征。

（3）肝大：我国肝大的病例占 10% ~ 20%。

（4）休克：表现为脉搏快速、细弱、脉压差小于 2.7 kPa 或更小，低血压、发冷、皮肤潮湿，烦躁不安等。

（5）血小板减少：通常患者的血小板少于 $100 \times 10^9/L$。

（6）血液浓缩：血细胞比容比原来水平高 20% 或 20% 以上。

具有上述 1、2、5、6 项足以确立 DHF 的临床诊断。休克伴有血细胞比容增高（严重出血者除外），加上明显的血小板减少，则支持 DHF 和登革休克综合征的诊断。

DHF 可从轻至重分为 4 级。Ⅰ级：发热并伴有非特异性的常见症状，唯一的出血表现是束臂试验阳性；Ⅱ级：除Ⅰ级表现外，加上皮肤和（或）其他形式的自发性出血；Ⅲ级：循环衰竭，表现为脉搏速弱，脉压缩小及低血压，皮肤湿冷等；Ⅳ级：深度休克，脉搏、血压测不出。

DSS 具有 DHF Ⅰ级和Ⅱ级表现，有血小板减少和血液浓缩的体征，还具有脉搏快速、细弱、脉压差缩小、低血压、皮肤湿冷、烦躁不安等循环衰竭的表现。严重的患者会出现深度休克、血压和脉搏测不到，或有毛细血管渗透压增加的表现。

（三）鉴别诊断

1. 流行性感冒

流行情况和症状与 DF 极度相似，易于混淆。但流行性感冒的传播与直接接触患者有关，且无皮疹及出血现象，多在冬春季发病。

2. 流行性出血热

由啮齿动物鼠类传播，可因有高热、周身疼痛、多器官出血及血小板减少等表现与 DF 混淆。但流行性出血热多发生于冬春季节，整个病程较长，通常为 1 ~ 2 个月，患者发生肾衰竭的几率较高，从患者血中可分离出流行性出血热病毒和从血清中检测到流行性出血热病毒抗体。

3. 风湿关节痛

可因关节明显疼痛与 DF 混淆。但风湿关节痛患者一般过去有游走性关节痛病史，其发作与气候变化有关，无颜面潮红、眼眶后痛、双相热。DF 患者在双膝关节及跟关节附近常见明显的韧带痛。

4. 立克次体病

在我国热带和亚热带地区以恙虫病最常见，其次为地方性斑疹伤寒。此类疾病易误诊为 DF 是由于以下彼此类似的临床表现：起病急骤，持续发热；周身酸痛及结膜充血；白细胞及血小板正常或降低。鉴别要点是：自然病程较长，一般在 2 w 左右；恙虫病可以找到特征性的溃疡或焦痂；四环素族和氯霉素有特效；外斐反应阳性。

5. 钩端螺旋体病

可因持续高热，全身酸痛，结膜充血，淋巴结肿大有局部出血等表现而被误为 DF。但留心以下特点不难鉴别：有与疫水接触史；腓肠肌有疼痛和压痛；尿中常有蛋白、管型；白细胞升高，中性粒细胞所占百分比升高；青霉素有特效，服药后大多在 24 h 下降。

五、实验诊断

DF 典型病例的临床诊断并不难。凡在流行区的人或流行季节到过流行区的人有突然发热、剧烈肌肉痛、关节痛，颜面潮红、淋巴结肿大，2 d 后出现皮疹、白细胞减少等症状可考虑为 DF。若早期在面部及四肢出现淤斑或淤点、束臂试验阳性，并迅速出现休克，明显出血，可考虑 DSS。但对流行早期或非典型病例的明确诊断却必须经进一步的实验室诊断才能确诊，因此实验室诊断方法的建立对 DF 及 DHF 的确诊至关重要。

（一）血清免疫学方法

血清学方法是比较经典的病毒检测方法，在病毒感染的诊断与病毒分离、鉴定中必不可少。

1. 血凝抑制试验（HI）

登革病毒具有血凝活性，在适宜的 pH 条件下可凝集鹅、雏鸡及绵羊等的红细胞，而此凝集反应能够被相应的抗体所抑制。利用这一现象可以对抗原或抗体进行鉴定。试验中的抗原可用登革病毒感染的乳鼠脑制备，观察患者血清是否能够特异地抑制登革病毒的血凝反应，以此来判断患者是否被登革病毒感染而产生抗体。试验中抗原的用量一般以 4 ~ 8 U 的抗原对登革病毒 1 ~ 4 型的抗体进行作用。患者发病第 4 天的第一份血清抗体效价 ≤ 1:20，如第二份血清（相隔 7 w）的效价较第一份增长 4 倍以上可诊断为 DF，若抗体的效价 <1:1280 可确定为第一次感染，≥ 1:2560 则为第二次感染。HI 的优点是简便快速、易于操作，但易出现非特异反应，尤其是易与其他黄病毒抗体发生交叉反应而出现假阳性。此外，HI 抗体多呈组特异性，而型特异性较低，且 HI 抗体比中和抗体消失快。但目前 HI 仍是国内外实验室诊断 DF 的基础方法。

2. 中和试验（NT）

NT 是一种较经典、用途广而又可靠的试验，是登革病毒的分离鉴定及疫苗评价中不可少的、较为准确的方法。特异性的抗病毒免疫血清与病毒作用，能够抑制病毒对敏感细胞的吸附、穿入和脱壳，阻止病毒在细胞内的复制繁殖，使病毒失去感染能力。这一反应表现在质的方面只能被相应的抗体所中和，表现在量的方面，中和一定量的病毒需要一定量的抗体，利用这一反应可以进行病毒的鉴定和特异诊断。中和试验有 3 种方法：动物中和试验、组织培养中和试验以及空斑减少中和试验。其中以病毒与特异抗血清的作用方式又可分为固定病毒 – 稀释血清法和固定血清 – 稀释病毒法，后一种方法应用更为广泛。NT 比 HI 试验准确可靠，既可以定性又可以定量。NT 需要敏感的动物或敏感的细胞，适用于毒种的鉴定及疫苗效果的评价，因操作繁琐及费时，所以在临床患者标本的快速诊断及流行病学调查方面的应用受到一定限制。

3. 免疫荧光法（IF）

IF 通过应用荧光素标记的抗体来对细胞内的抗原物质进行定位，不仅可以检测出细胞内抗原的存在，也可以阐明其在细胞内的位置、特点，以及病毒与宿主细胞间的相互作用等。IF 分为直接法和间接法。直接法方便特异，但敏感性低。间接法通过用荧光素标记的第二抗体与抗原抗体复合物结合，其敏感性比直接法高 5 ~ 10 倍，并且一种标记抗体可以查出多种未知抗原或抗体。登革热患者血清、感染的鼠脑切片、印片、感染部位的刮片、尸检组织材料、感染的蚊虫标本都可以用免疫荧光进行检测。试验中应注意设立正常细胞和正常血清对照，只有当两种对照均成立时被测标本的阳性结果才被视为可靠。

4. 酶联免疫吸附试验（ELISA）

ELISA 是在免疫酶染色法和放射免疫测定法的基础上发展起来的。试验中将酶和蛋白质（如抗原、半抗原、抗体）交联在一起，形成的酶标复合物具有酶的高效催化和抗体（或抗原）的免疫反应双重活性。当酶标复合物与酶的底物作用后，即可通过检测所形成的产物量来间接反映样品中抗体或抗原的存在。ELISA 广泛应用于登革病毒的早期诊断、流行病学调查、血清型别分析、单克隆抗体的筛选等，是一种方法简单、检测自动化，且敏感、特异的检测方法。最近已有可检测特异性登革病毒 IgM 抗体的商品化试剂盒，其敏感性和特异性可分别达到 80.3% 和 94.5%。

（二）病毒的分离

随着组织培养技术的发展以及敏感细胞的出现，从患者病毒血症期的血液样品中分离登革病毒已不困难。病毒分离包括蚊幼虫接种或成虫胸腔接种、敏感细胞接种及乳鼠脑内接种等方法。乳鼠接种时选择 1 ~ 3 日龄的小鼠，脑内和腹腔联合接种，饲养观察 21 d，如出现行动迟缓、松毛、离群、弓背、共济失调、抽搐或瘫痪等发病表现时，提示可能有病毒繁殖。细胞培养时常使用白蚊伊蚊 C6/36 细胞株对登革病毒进行分离，其他传代细胞如 Vero、LLC-MK2、BHK21、巨蚊细胞系等对登革病毒也十分敏感。接种病毒后 5 ~ 7 d，无论产生 CPE 与否，均可直接进行病毒检测。用白蚊伊蚊和埃及伊蚊胸腔接种的方法也可分离病毒，将接种蚊在 28 ~ 32℃喂养，经 8 ~ 10 d 后剖取蚊的脑及唾液腺压碎涂片，或直接将蚊头压碎涂片，用免疫荧光技术检测病毒。

对分离的病毒可使用登革病毒的特异性单克隆抗体进行病毒的鉴定。使用多克隆抗体时应与其他虫媒病毒做交叉试验，以排除其他病毒感染的可能性。

登革病毒分离和特异性抗体检测的联合应用是检测登革病毒感染的"最佳"标准。

（三）病毒核酸的检测

由于患者血清中登革病毒含量低，RNA 又极易降解，故难以直接从临床标本中检出微量的病毒 RNA。近年国内外应用 ^{32}P、生物素、光敏生物素、辣根过氧化物酶或地高辛配基标记的登革病毒核酸探针，用斑点杂交、条带杂交或 Southern 转印杂交，检测感染细胞培养上清液中或感染蚊体内的病毒 RNA，取得了很好的效果。

逆转录 PCR（RT-PCR）技术敏感、特异，适于病原的早期诊断。目前已有多种方案利用 RT-PCR 技术进行检测，主要是针对登革病毒不同的基因组区段，设计型、种特异引物。例如已可采用 5 条引物（其中 1 条为共用引物）一步法将 4 个血清型的登革病毒区分开，检测敏感度达到 1 个蚀斑形成单位的登革病毒，并可将其与乙型脑炎病毒、黄热病病毒等区分开。

综上所述，DF 和 DHF 的实验室诊断具备一些常规和快速的诊断方法，这些方法各有其优缺点，准确的诊断应该用几种方法进行综合判定。

六、治疗

目前尚无特效的抗病毒药物，主要采取对症治疗。

DF 患者的治疗包括休息、止痛、退热，维持水、电解质平衡等。发热增加人体耗氧量，对脑组织也有损害，可促发和加重脑水肿及呼吸衰竭，降温特别是控制高温是治疗的重要措施。可给予冷敷，但 DF 出血型冷敷时应避免乙醇搽浴，以免皮肤血管扩张加重出血。解热药如阿司匹林、对乙酰氨基酚、安乃近及吲哚美辛等有损害胃肠黏膜可引起出血、大量出汗促发休克以及引起溶血等严重副作用，不宜应用。肾上腺糖皮质激素可抑制体温中枢对致热原的反应，从而使体温下降，可考虑适量使用。用中草药治疗也可取得较好的效果。发热期间要特别注意补液，凡是病情较轻而又能口服的人应尽量口服补液，应使保持尿量在 1000 ml/d 以上。恢复期间应提供营养丰富的饮食。有出血现象时，常规给予维生素 C、K 及钙剂，内脏出血者可用卡巴克络（安络血）、酚磺乙胺（止血敏）等药物。

DHF 的患者以止血、补液和消除脑水肿为治疗的要点。通用的止血剂如酚磺乙胺、卡巴克络或维生素 K 肌内注射，并给予大量维生素 C 静脉滴注，加云南白药或白药口服。局部出血者可用局部止血剂或局部栓塞法止血。失血过多时应给予输全血，但如患者有血液浓缩情况，输血前或同时应补给等渗液，以防止促发心力衰竭、休克及弥散性血管内凝血（DIC）。因高热、食欲不佳、呕吐引起的失水应根据患者的需要量补充液体。并发脑水肿的患者可采用人工冬眠、脱水疗法，或应用激素等加以治疗。

出现 DSS 时应及时给予抗休克治疗，注意维持水、电解质平衡。高热患者需用解热

镇痛剂，但禁忌使用水杨酸钠，该药可能导致出血和酸中毒。应密切观察病情，尽早发现休克体征。测定患者的血细胞比容对于了解患者的血浆外渗程度十分重要。持续高热及血液浓缩指标阳性时应注意静脉给液，酸中毒时应注意纠正水、电解质紊乱。出现休克时应注意快速补充液体，用等渗或半等渗盐溶液增加血浆量，必要时给予输血。

七、西南地区 DF 基本情况

（一）贵州省

贵州省未出现过登革热（DF）流行，但由于其地处亚热带地区，西接云南，毗邻广西，上述两省又均有 DF 病例报告，因此不能排除贵州省存在有 DF 感染人群和疫源地的可能。

贵州省疾病预防控制中心研究人员于 2011 年 4 ~ 11 月对该省部分县市健康人群 DF 感染情况进行了调查，其选取贵阳市云岩区、黔东南州从江县和黔南州罗甸县三个县（市），分别抽取 1 个村寨及周围村寨作为监测点，在 4 月对监测点健康人群进行第一次采血，每个点采集血清标本 300 份，同年 11 月再对第一次被采血人群进行第二次采血，其后用捕获法 ELISA 对所有采集的血清标本进行 DF IgM、IgG 抗体检测。结果显示，第一次共采集血清标本 811 人份，其中男 380 人份，女 431 人份，农民 398 人份，学生 386 人份，医务人员 12 人份，教师 8 人份，其他人员 7 人份，DF IgM 和 IgG 抗体检测结果均为阴性；第二次共采集到 530 人份，男 267 人份，女 263 人份，其中农民 211 人份，学生 313 人份，医务人员 6 人份，DF IgM 抗体阳性 7 人份，可疑阳性 4 人份，IgG 抗体均为阴性。此次三个采集地健康人群在 11 月的第二次检测中 DF IgM 出现阳性及可疑阳性，其中从江县总体阳性率较高，为 2.70%；罗甸县 1.46% 为最低，见表 7-1。

表 7-1　三县（市）人群血清 DF IgM 抗体检测结果

采集点	第一次采血			第二次采血		
	检测人数	阳性（可疑阳性）数	阳性率（%）	检测人数	阳性（可疑阳性）数	阳性率（%）
云岩区	300	0	0	208	4（2）	1.92
从江县	279	0	0	185	5（0）	2.70
罗甸县	232	0	0	137	2（2）	1.46
合计	811	0	0	530	11（4）	2.08

针对不同人群 DF IgM 的抗体调查情况，第二次采血 IgM 抗体阳性 / 可疑阳性的 11 份标本中 10 ~ 13 岁 10 人，>40 岁 1 人；男女性别比为 8 : 3；职业状况方面 10 人为学

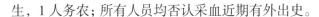

生，1 人务农；所有人员均否认采血近期有外出史。

此次调查针对位于贵州省中部、东南及南部的 3 个县（市）部分健康人群的 DF 抗体水平展开，结果表明 2011 年 4 ~ 11 月期间有 11 人 DF IgM 抗体出现阳性 / 可疑阳性，平均感染率为 2.08%，以 10 ~ 13 岁人群较多，且男性多于女性。我国目前 DF 流行地区均处于北纬 25° 以南的热带及邻近热带的亚热带区域，贵州省正处于北纬 24°37′ ~ 29°13′ 之间，气候温暖潮湿，适合虫媒病毒的存在与传播，该调查人群 4 月份血清标本 DF IgM 和 IgG 抗体检测结果均为阴性，11 月份的 DF IgG 抗体检测结果也同为阴性，故排除其既往感染的可能。结合以往研究人员的研究成果可推断贵州省的东南、南部及中部可能存在有 DF 感染人群，而感染人群是否为非输入性病例，该地区是否属于疫源地等情况，仍需进一步深入研究证明。

（二）云南省

1. 人间疫情

1975 年，李雪东等从河口白纹伊蚊中分离出登革病毒（DFV）的同时，还从当地 1 例发热患者双份血清中查到登革 CF 抗体的四倍增长，两年后其体内还有高效价的中和抗体，证实了该病例属 DF。该患者实际上是新中国成立后发现的首例 DF，直到 2000 年以前，云南省未曾有 DF 病例报告。但在 80 年代，流行病防治研究所工作人员曾从云南西南边境地区发热患者和正常人血清中检查到登革 CF 抗体，滴度大多在 1：8 ~ 1：16，部分达 1：32 ~ 1：64，说明本病在该省有散发病例和隐性感染存在。近几年，特别是 2004 年以后，云南省相继出现输入性 DF 疫情和第二代本地病例，主要集中于边境城市和地区。如腾冲县和临沧市于 2008 年分别发现首例输入性 DF 疫情和首次本地感染 DF 病例，芒市 2008 年 15 例输入病例和 4 例本地感染病例，瑞丽市 2006 ~ 2009 年期间 2 例输入性 DF 病例等。云南省 2004 ~ 2008 年报告 DF 病例情况见表 7-2。

表 7-2　云南省 2004 ~ 2008 年报告 DF 病例情况

年份	输入性病例	本地病例	总病例
2004	1	0	1
2005	1	0	1
2006	18	0	18
2007	7	0	7
2008	77	12	89
合计	104	12	116

根据 2004 ~ 2008 年对云南省 DF 流行现状的调查结果显示，在病例时间分布上，2004 ~ 2008 年共报告 DF 病例 116 例，无死亡。其中 2004 年 1 例（7 月），2005 年

1 例（10 月），2006 年 18 例（6、8、12 月各 1 例，10、11 月分别为 11、4 例），2007 年 7 例（4、5、7、10 月各 1 例，11 月 3 例），2008 年 89 例（1、3、7、12 月各 1 例，8 ~ 11 月分别为 6、40、30、9 例）。5 年合计除 2 月外各月均有病例分布，主要集中在 8 ~ 11 月，9 ~ 10 月病例数占总病例数的 71.55%，为发病高峰期，其余月份散在出现。从病例来源地分布看，2004 ~ 2007 年的病例全部自境外输入，2008 年开始出现少量本地感染病例，输入病例占总病例数的 89.66%（104/116），当地感染病例占 10.34%（12/116）。根据 2004 ~ 2008 年疫情卡片信息及现场防治信息统计，病例主要来自以缅甸、老挝为主的东南亚各国，输入病例来自老挝 21 例（2005 ~ 2008 年分别为 1、3、2、15 例），缅甸 75 例（2006 ~ 2008 年分别为 14、2、59 例），柬埔寨 2 例（2006、2008 年各 1 例），泰国 2 例（2007、2008 年各 1 例），越南 1 例（2007 年）、印度 1 例（2008 年），不详 2 例（2004、2007 年各 1 例）；2008 年发生的本地感染病例为潞西市 4 例，镇康县 5 例，盈江县、瑞丽市、陇川县各 1 例。

从人群分布情况看，2004 ~ 2008 年的 116 例 DF 病例分布于出港澳台地区外的各类人群中，其中本省病例 50 例，占病例数的 43.10%，外省病例 22 例，占病例数的 18.97%；外籍病例 44 例，占病例数的 37.93%。从性别和年龄分布上，男性病例 75 例，女性病例 41 例，男女之比为 1.83∶1；外省病例男性发病占绝对多数，男女之比为 6.33∶1；本省病例和外籍病例分别为 1.38∶1 和 2.08∶1。发病年龄主要为 70 岁以下年龄组，但以 0 ~ 9、15 ~ 29、35 ~ 39 及 50 ~ 54 岁年龄组居多，占 72.41%（84/116），70 岁及以上年龄组的病例呈个别散在分布。而职业分布以商业服务者（29 例，占 25.00%）、农民（24 例，占 20.69%）、学生（13 例，占 11.21%）、工人（9 例，占 7.76%）、散居儿童和干部职员（各 8 例，各占 6.90%）、民工（6 例，占 5.17%）为主。本省和外籍病例以农民发病数最多，其次为商业服务者和学生；外省病例则以商业服务者发病为主。

2. 血清学调查

云南省流行病防治研究所分别于 1974、1979、1981、1982、1985、1987 和 1991 年在云南省 24 个县、市采集人血清进行 DFV 抗体检查，用补体结合（CF）试验检查人血清 1696 份，阳性 185 份，阳性率 10.91%。CF 抗体阳性率各地区存在差异，以西南部边境热带地区的河口、景洪、勐海、勐腊、耿马、沧源、潞西、瑞丽和孟连为高，镇康和富宁较低；中部和北部的个旧、大理和昭通人血清中未查到登革抗体。用血凝抑制（HI）试验检查 15 个县、市人血清 1992 份，阳性 299 份，阳性率为 15.01%。HI 抗体阳性率以景洪、勐海、勐腊、潞西、盈江、瑞丽、陇川和梁河为高；中部地区的玉溪、新平、元江、江川、通海、易门和思茅较低。补体结合试验均进行了登革 4 个血清型抗体检查。从登革各型病毒抗体阳性率看，以 2 型和 4 型较高。抗体几何平均滴度显示，登革 2 型和 4 型高于 1 型和 3 型，尤以 4 型为高，达 1∶23.83。结果表明，2 型和 4 型是当地人群

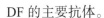

DF 的主要抗体。

3. 媒介生物调查

云南省寄生虫病防治研究所于 2006 年对 5 个地州 7 个县市的主要边境口岸和城乡进行了幼蚊及成蚊调查。其中人工诱捕成蚊方面，调查滇南地区 2 个地州 3 个县，捕获蚊虫 4 属 15 种 409 只，DF 主要媒介白纹伊蚊 322 只，占 78.73%；滇中南地区调查 2 个地州 2 个县，捕获蚊虫 2 属 3 种 152 只，白纹伊蚊占 89.47%；滇西地区调查 1 个地州 2 个县，捕获蚊虫 3 属 6 种 203 只，白纹伊蚊 77 只，占 37.93%，埃及伊蚊仅在瑞丽市捕获 108 只，构成比占当地捕获数的 92.31%。在幼虫调查方面，调查云南南部地区 2 个州市 3 个县，捕获蚊虫 4 属 14 种 520 只，DF 主要媒介白纹伊蚊 146 只，构成比占 28.08%；滇中南地区调查 2 个地州 2 个县，捕获蚊虫 3 属 3 种 447 只，白纹伊蚊 216 只，占 48.32%；滇西地区调查 1 个地州 2 个县，捕获蚊虫 3 属 8 种 251 只，白纹伊蚊 89 只，占 35.46%，埃及伊蚊仅在瑞丽市捕获 108 只，构成比占当地捕获数的 92.31%（表 7-3）。

表 7-3　滇南、滇中南及滇西地区 DF 传播媒介调查结果

调查地点	人工诱捕成蚊（只 /%）		幼虫调查（只 /%）	
	白纹伊蚊	埃及伊蚊	白纹伊蚊	埃及伊蚊
版纳州（勐腊县）	116/77.33	–	59/25.99	–
版纳州（勐海县）	114/73.08	–	64/31.37	–
思茅市（孟连县）	92/89.32	–	23/25.84	–
红河州（河口县）	96/88.07	–	164/52.40	–
文山州（麻栗坡）	40/93.02	–	52/38.81	–
德宏州（陇川县）	70/81.40	–	89/35.46	–
德宏州（瑞丽市）	7/5.98	108/92.31	–	–

从传播媒介调查结果看，人工诱捕成蚊 4 属 17 种，DF 主要媒介白纹伊蚊占捕获数的 70.03%，埃及伊蚊 108 只，仅在瑞丽市捕获，构成比占当地捕获数的 92.31%，种群密度较高，应引起高度重视。幼虫调查，捕获蚊虫 4 属 20 种 1218 只，白纹伊蚊 451 只，构成比占 37.28%。调查结果显示，云南省蚊虫种类繁多，DF 主要媒介白纹伊蚊在云南分布较广，种群密度较高，埃及伊蚊呈局部分布，而且有不断扩大的趋势，危险因素大量存在，一旦条件适合，可能引起 DF 疾病的流行。

（三）四川省

1. 人间疫情

四川省曾于 2004 及 2006 年分别报告 1 例 DF 病例，2008 年由本地报告外地病例 1 例，3 例均为 DF 输入病例。四川省的成都、攀枝花等 45 个县（市）都有白纹伊蚊分布，其中海拔 1500 m 以下地区属于主要分布区，因此四川省的 DF 防治手段主要以媒介防制为主。

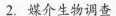

2. 媒介生物调查

四川大学华西公共卫生学院和省疾病预防控制中心在 2008 ~ 2009 年间对四川省 19 个市（州）开展了 DF 蚊媒监测工作，同时对甘孜州进行了 DF 蚊媒专项调查。结果显示，2008 ~ 2009 年 19 个监测点共调查容器 23 261 个，其中白纹伊蚊幼虫或蛹阳性容器 5595 个，容器指数为 24.05%（表 7-4）。共捕获蚊虫 4416 只，其中白纹伊蚊 2648 只，白纹伊蚊的总密度为 5.69 只 / 人工小时，未见埃及伊蚊。

表 7-4 四川省不同生境的容器指数（CI）比较

生境类型	调查容器数（个）	阳性容器数（个）	CI（%）
城市居民区	7181	1174	16.35
农村居民区	6913	1817	26.28
养殖耕种区	1915	581	30.34
山林地	1851	505	27.28
休闲活动区	3420	711	20.79
特殊场所 *	1981	807	40.74
合计	23 261	5595	24.05

* 特殊场所是指存放废旧轮胎或者生产陶罐等积水容器非常集中的场所

2009 年增加了布雷图指数（BI）和房屋指数（HI）的统计，9 个监测点共入户调查 4551 户，阳性 1476 户，调查积水 14 840 处，阳性积水 3279 处，BI 为 42.98，CI 为 22.10%，HI 为 32.43%。共捕获成蚊 1498 只，其中白纹伊蚊 734 只，白纹伊蚊的总密度为 3.22 只 / 人工小时，未见埃及伊蚊。

通过汇总数据后分析得知：在幼虫密度监测方面，共调查生境 6 类，特殊场所及养殖耕种区的 CI 分别为 40.74% 和 30.34%，经统计学检验，这两个生境的 CI 高于其他生境（特殊场所：$\chi2 \geq 45.90$，$P<0.01$；养殖耕种区：$\chi2 \geq 4.29$，$P<0.05$）。城市居民区的 CI 最低为 16.35%（$\chi2 \geq 31.25$，$P<0.01$）。共调查容器种类 7 类，废旧轮胎的 CI 最高达 48.77%，其他类型容器 CI 在 13.12% ~ 31.72% 之间，经统计学检验，废旧轮胎的 CI 高于其他类型容器。在不同月份 CI 的比较上，6 ~ 10 月全省白纹伊蚊幼虫的 CI 在 15.39% ~ 30.60% 之间，7 月最高，10 月最低，且 6 ~ 9 月的 CI 均 >20%，经检验，7 月 CI 高于其他月份。而各监测点 CI 的比较结果中，以达州市 CI 最高达 62.04%，自贡最低为 5.57%，19 个监测点中有 12 个平均 CI>20%。

在成蚊密度监测方面，全省各监测点蚊类总密度为 9.50 只 / 人工小时，从构成比看，白纹伊蚊占捕蚊总数的 59.96%，为优势蚊种；骚扰阿蚊、致倦库蚊、中华按蚊和三带喙库蚊分别占 20.43%、9.87%、4.87% 和 2.65%，其他蚊种占 2.22%，未发现埃及伊蚊。各监测点白纹伊蚊的平均密度比较结果显示，6 ~ 10 月各监测点白纹伊蚊的平均密度以内江市最高，为 27.09 只 / 人工小时；自贡市最低，为 0.31 只 / 人工小时，除达州、泸州、广安、乐山、德阳市外，其他监测点优势蚊种均为白纹伊蚊，构成比从 26.88% 到 98.37% 不等，而达州市优势蚊种为致倦库蚊；广安、泸州、德阳、乐山市的优势蚊种为骚扰阿蚊。通过白纹伊蚊在各类生境中的密度比较发现，以特殊场所的白纹伊蚊密度最高，达 15.32 只 / 人工小时，休闲活动区密度最低，为 1.84 只 / 人工小时。从白纹伊蚊季节消长来看，2008 年和 2009 年 6 ~ 10 月，四川省的白纹伊蚊成蚊平均密度在 3.11 ~ 7.94 只 / 人工小时之间，峰值出现在 8 月为 7.94 只 / 人工小时，其余月份密度相差不大。

3. 病毒分离

2008 年 8 月，在内江市隆昌县采集白纹伊蚊 4470 只，采用 C6/36 细胞分离 DFV，细胞未发生病变，表明采集的白纹伊蚊成蚊标本未感染 DFV。

截至目前，四川省还未从采集的白纹伊蚊成蚊标本中分离出 DFV，说明不存在 DF 本地流行。但健康人群血清 DF 抗体水平检测工作尚未开展，历史上四川省也未曾报道过有 DF 流行，因此可以推测人群对 DFV 普遍易感。另一方面，国内研究普遍认为白纹伊蚊幼虫指数阈值：HI ≥ 35%，CI ≥ 20%，BI>20 的地区对 DF 传播有高度危险性；而 HI ≤ 4%，CI ≤ 3%，BI ≤ 5 则认为基本可以控制 DF 的发生。2009 年四川省的监测结果显示，HI 为 32.43%，CI 为 22.10%，BI 为 42.98。同时，幼虫监测结果显示，19 个监测点中 CI 最低为 5.57%，并且有 12 个监测点 CI>20%，全省各监测点白纹伊蚊总密度为 5.69 只 / 人工小时，且是大部分（14/20，70%）监测点的优势蚊种，因此，基本上可以判断在四川省发生 DF 的传播有较高危险性。

第八章　蜱传脑炎

蜱传脑炎（tick-borne encephalitis，TBE），又称俄罗斯春夏季脑炎（Russian spring summer encephalitis，RSSE）、中欧脑炎（Central European encephalitis，CEE）、苏联远东脑炎（Soviet Union far eastern encephalitis）。我国称为森林脑炎，是由蜱传脑炎病毒（TBEV）引起的以中枢神经系统病变为特征的急性传染病。该病是一种自然疫源性疾病，蜱是其主要传播媒介。蜱传脑炎的典型临床症状为高热、意识障碍、脑膜刺激特征及瘫痪等。

早在 1910 年，前苏联的亚洲部分就发现以中枢神经系统病变为主要特征的急性传染病。20 世纪 30 年代又在其远东地区发现了这种疾病，Panov 认为这是一种特殊的脑炎。1936 年 Schubladzhe 等用小鼠从死者脑组织分离到病毒，并证明是一种新型的嗜神经病毒。1937 年从当地采获的主要蜱种——全沟硬蜱体内分离到同一种病毒，并提出和证实蜱为

本病传播媒介。1938 年初步证实森林中的啮齿动物为本病的储存宿主，并认为前苏联中亚、中国和朝鲜北部的蜱传脑炎属远东亚型。以后在白俄罗斯境内从蓖子硬蜱中分离到中欧亚型蜱传脑炎病毒。在俄罗斯和欧洲饮食未经巴氏消毒的山羊奶而发生传染。第二次世界大战结束后，有关本病的报告在欧洲越来越多，所有中欧、东欧国家，斯堪的纳维亚以及法国、意大利、希腊和阿尔巴尼亚均有报道。

我国于 1943 年就有病例报告。1952 年王逸民等从我国东北林区脑炎死者及蜱中分离到蜱传脑炎病毒。我国蜱传脑炎主要分布于东北长白山和小兴安岭地区，近年来云南西部、西南部及新疆天山地区也报道有蜱传脑炎自然疫源地存在，在陕西、甘肃、内蒙古的某些林区，也可能存在本病的自然疫源地。我国习称本病为森林脑炎，实际是蜱传脑炎病毒的远东亚型所引起的。

一、病原学

蜱传脑炎病毒（TBEV）在分类学上属于黄病毒科、黄病毒属、蜱传病毒复合群。该病毒复合群包括 17 种抗原性密切相关的病毒。其中 13 种病毒可引起人发病。本章主要涉及俄罗斯春夏季脑炎病毒（RSSEV）和中欧脑炎病毒（CEEV）。其他 TBEV 复合群成员包括 Kyasanur 森林病病毒、Langat 病毒、跳跃病病毒、Negishi 病毒、Powassan 病毒和 Omsk 出血热病毒等。TBEV 的形态特征、化学特性和抗原组分与其他黄病毒相似。

（一）病毒的形态特征

蜱传脑炎病毒（TBEV）粒子呈球形，直径为 40 ～ 70 nm，有囊膜，表面有可见棘突。病毒核衣壳直径为 25 ～ 35 nm。沉降系数为 42 S，在 CsCl 中的浮密度为 1.24 g/cm³。

（二）病毒的基因组结构

蜱传脑炎病毒基因组为单股正链 RNA，长约 11 kb。整个基因组包括一个约 10 kb 的可读框（ORF），编码多聚蛋白前体，其 5′ 端约 25% 的编码结构蛋白（即核衣壳蛋白 C、膜蛋白 PrM 和囊膜蛋白 E），其余为部分编码非结构蛋白（NS1、NS2a、NS2b、NS3、NS4a、NS4b 和 NS5）。非翻译区（UTR）位于 ORF 两侧，5′-UTR 具有 I 型帽状结构，长 131 ～ 134 nt，3′ 端无 poly（A）。

（三）病毒的蛋白结构

核衣壳蛋白 C 的分子质量约 15 kD，具有 2 个疏水区，1 个位于羧基端，可能为 prM 蛋白翻译后转运的内源信号序列；另 1 个位于中部，可能与病毒粒子装配有关。其 aa28 ～ aa43 缺失后可引起病毒毒力减弱，但保持良好的免疫原性和感染性，而 aa28 ～ aa48 区段缺失则病毒丧失复制能力。

prM 蛋白是膜蛋白 M 的前体，存在于未成熟的病毒粒子中，与 E 蛋白形成异二聚体。

prM 蛋白与 M 蛋白共表达能产生直径约 30 nm 的球形亚病毒颗粒，具有天然病毒粒子相似的成熟过程、血凝活性、融合活性和良好的免疫原性。

囊膜蛋白 E 单体含 496 aa。成熟病毒粒子表面的 E 蛋白为头尾相对的二聚体，在酸性环境（pH<6.5）中能形成不可逆的重排三聚体。E 蛋白在病毒入侵时与宿主细胞受体结合、与细胞膜融合，从而影响病毒毒力。该蛋白与病毒的血凝活性有关，还可诱导体液免疫反应。

（四）病毒的理化学特性

蜱传脑炎病毒囊膜含脂质，对乙醚、三氯甲烷、去氧胆酸和胰蛋白酶均敏感。对热和一般化学消毒剂敏感。在 50% 中性甘油中低温保存数年仍具有感染性。在 pH6.2 ~ 7.0 时，病毒粒子具有凝集鸽、鹅、鸭、鸡和绵羊的红细胞的活性。尽管 TBEV 的 E 蛋白在酸性 pH 环境中会发生特异性构型变化，从而减弱病毒的传染性，但据报道其对酸奶和胃液的酸性 pH 有明显的抵抗力。显然，这一特性可合理地解释该病毒由奶经口传染的事实。

（五）病毒的生物学特性

1. 抗原性和分型

俄罗斯春夏季脑炎病毒（RSSEV）与中欧脑炎病毒（CEEV）的抗原性密切相关，被认为是 TBEV 的不同亚型。两者的 E 蛋白氨基酸同源性约为 95%，可经 E 蛋白特异性单克隆抗体区分开来。在交叉保护试验中，用 CEEV 毒株免疫小鼠，然后用不同的 CEEV 毒株和 RSSEV 毒株攻击，未发现明显差异。现已证明欧洲不同地区分离株间的 CEEV 基因组和抗原决定簇十分稳定。

对 25 个 TBEV 分离株的 E 蛋白进行系统发生分析揭示 3 个遗传种系，它们分别组成欧洲亚型、远东亚型和西伯利亚亚型。同一亚型不同毒株的氨基酸水平差异较小，最大为 2.2%；而不同亚型毒株间的差异为 5.6%。西伯利亚新亚型与远东亚型更为接近，这显然在地理学上也解释得通。尽管不同亚型间的差异不大，但这种差异的确影响 TBEV 的毒力。

2. 致病特性

蜱传脑炎病毒对鸡胚细胞、人胚肾细胞、猪胚细胞、鼠胚细胞、羊胚细胞、地鼠肾原代细胞以及爬行类和两栖类原代细胞都很敏感。能在 Vero、Vero-E6、BHK-21、Detroit-6、HeLa、Hep2、Fl 和 LLC-MK2 等传代细胞中生长，并产生病变。能在 BHK-21、LLC-MK2 和鸡胚成纤维细胞及猪肾细胞中形成空斑。

鸡胚和多种动物对 TBEV 敏感。乳鼠和断奶小鼠经各种途径接种均可引起致死性脑炎。成年小鼠对 TBEV 高度易感，无论脑内、腹腔、皮下或鼻腔接种均可引起病毒血症和脑炎；小鼠也可经口传染，并经粪便和奶排毒。大鼠、豚鼠、绵羊、猴和猪经脑内接种可发生致死性脑炎。地鼠对脑内和外周攻毒的敏感性较小鼠低。实验接种野生脊椎动物，包括啮齿类、食虫动物、狐狸、野鸟、野兔和蝙蝠，均可引起病毒血症并诱导产生抗体。奶牛、山羊和绵羊经接种或通过蜱叮咬实验感染后发生病毒血症并随奶排毒。

　　TBEV 复合群成员的一个显著特征可能是其倾向于引起实验动物（也可能包括人）持续性感染。小鼠感染 Kyasanur 森林病毒可存活数月，伴有麻痹、脑中有低滴度的病毒、检测不到中和性抗体。地鼠感染 CEEV 后发生慢性 CNS 损伤，包括胶质细胞增生、肥大，组织中可持续 4 个月检测到病毒抗原。跳跃病病毒在免疫抑制豚鼠体内可持续存在 50 d。猴经鼻内或脑内感染 CEEV 发生慢性脑炎，伴有退行性海绵状损伤和胶质细胞增生。

　　3. 毒力

　　RSSEV 经脑内接种对绵羊和猴的毒力比 CEEV 强，但两者对小鼠的毒力和对细胞培养物的致病变作用无明显差异。据报道，不同野生病毒株引起自然宿主田鼠（*Clethrionomys glareolus*）发生病毒血症的能力也存在差异。亚洲 TBE 患者比欧洲 TBE 患者更为严重，前者死亡率可达 30%，后者仅为 1% ~ 2%。正像其他黄病毒一样，较少的氨基酸变化可引起病毒毒力的显著改变。

二、流行病学

（一）疫源地地理景观

　　TBE 自然疫源地分布与硬蜱特别是全沟硬蜱的分布有着密切的关系。全沟硬蜱在针阔叶混交林中密度较高，在阔叶林、针叶林、林草原中密度则较低，相应地 TBE 自然疫源地也主要存在于针阔叶混交林，包括原始的和次生的混交林。根据地理景观的不同，TBE 自然疫源地可分为下列几种类型。

　　1. 原始针、阔叶混交林

　　针、阔叶混交林主要是由高大而稠密的针叶树和杂于其间的阔叶树构成。以红松、臭松、云杉、冷杉等为主的原始的针阔混交林枝叶茂密，林内阴暗潮湿，地表腐殖层较厚，适于全沟蜱的孳生，而且食物丰富，啮齿动物多，又适于大动物出没，是本病的原始疫源地。我国北方部分 TBE 疫源地属此型。

　　2. 次生针、阔叶混交林

　　原始混交林经有计划地采伐后，林内郁闭度下降，日照改善，湿度下降，从而影响蜱的种群变化，血蜱逐渐代替全沟硬蜱成为优势种群，因此疫源地的活力逐渐衰退。相反，随着封山育林，在阔叶树的保护下针叶树又重新繁茂壮大，林内微小气候又逐渐变化，生物群落可恢复到原始林的状态，全沟硬蜱又可占优势，自然疫源地的活力逐渐由弱变强，这就是次生混交林。我国大部分 TBE 自然疫源地属此类型。

　　3. 落叶松林和苔草地

　　由落叶松构成的纯针叶林与混交林不同，郁闭度低（<30%），日照和通风良好，蜱、鼠密度均较低，血蜱占优势。这种疫源地的危险性低。苔草地遍布山区各地，其生物群落

与落叶松林相似，自然疫源地的危险度也较低。

4. 半开发原始林

对原始林开始采伐，并建有居民区，但仍保持原来风貌，仅树木密度略有降低，大型野生动物被牛、羊等家畜所代替，全沟硬蜱的密度及 TBE 发病率仍维持较高水平。我国新疆天山等林区的 TBE 疫源地曾被划为家畜和野生动物的林缘牧场类型，可能即属此类型。

5. 续发疫源地

植树造林、兴建公园或植物园树木茂密后，由于飞鸟或其他原因传来带病毒的蜱，而形成新的疫源地；人进入的机会多，也能引起感染。

（二）流行环节

1. 传染源和宿主

TBEV 天然存在于蜱 – 野生脊椎动物宿主循环中。至少已发现 10 种啮齿动物为 TBEV 扩增宿主。食虫动物尖鼠、鼩鼠、猬的群休比啮齿动物群体更稳定，被认为是 TBEV 重要的储存宿主。较大的哺乳动物，如山羊、绵羊和牛为成年硬蜱重要的食血宿主，但它们的病毒血症水平低，并不是蜱的主要传染源。感染动物可从奶中排毒，因此人可因饮食未经巴氏消毒的山羊奶或绵羊奶或奶酪而感染。累及所有成员的以家庭为单位的小暴发起因于饮用生山羊奶或绵羊奶或奶酪。脊椎动物也可能参与病毒的越冬。已证明在冬眠鼠、猬、蝙蝠和鸭中存在长期病毒血症的感染。

能感染蜱传脑炎病毒并产生抗体的动物还有灰颈鼠兔、鼯鼠、山羊、恒河猴、火鸡、柳莺、三指鸡、虎皮斑鸠、绿斑鸠和棕果蝠等。此外，蜱是蜱传脑炎病毒最重要的保存宿主。

值得注意的是，TBEV 的增殖似乎不遵循脊椎动物作为扩增和储存宿主并将病毒传染给媒介的经典模式。与其他蜱传疾病（如莱姆病）相比，TBE 更趋于局部分布。这一模式表明维持其存在的条件限定更为严格。考虑到这一模式以及低而短暂的病毒血症，TBEV 的持续存在似乎十分脆弱。有 3 个因素为 TBEV 增殖提供了一种替代循环。其一为众所周知的媒介同步的季节性活动；其二，在没有维持传染性病毒宿主的情况下，TBEV 可在共食同一宿主的感染蜱与非感染蜱之间传播；其三，这种传播发生率可高达 89%，甚至可发生在免疫宿主。

我国东北、西北 TBE 疫源地林区以花鼠、大林姬鼠为主要储存宿主。1990 年 7 月，从云南省沧源地区的大马蹄蝠脑组织内分离出 TBE 病毒，表明当地蝙蝠存在 TBE 病毒的自然感染。

2. 传播途径

人患 TBE 主要是因被蜱叮咬而感染。大多数病例都有进入林区被蜱叮咬史，但是少数病例无蜱叮咬史。欧洲型 TBE 的主要传播媒介是蓖子硬蜱（*Ixdes. ricinus*），这种蜱除

栖息在森林中外，还广泛存在于牧场。牛、羊等家畜被带毒蜱叮咬后也可感染，并从奶中排出病毒。人饮用含病毒的生奶或进食未进行巴氏消毒的奶制品亦可感染。经奶感染的患者多呈双峰热型。此外，TBE 也可通过气溶胶引起实验室工作人员的感染。

3．传播媒介

研究表明，RSSE 远东型的主要媒介蜱为全沟硬蜱，其次为森林革蜱、嗜群血蜱和日本血蜱。CEE 欧洲型的主要媒介蜱为蓖子硬蜱，其次是边纹革蜱、网纹革蜱、刻点血蜱、缺角血蜱、嗜群血蜱和六角硬蜱等。

已知自然感染蜱传脑炎病毒的蜱种有全沟硬蜱、蓖子硬蜱、草原硬蜱、卵形硬蜱、苍灰硬蜱、膨隆硬蜱、三角硬蜱、海鸟硬蜱、网纹革蜱、草原革蜱、边纹革蜱、森林革蜱、日本血蜱、刻点血蜱、缺角血蜱、有沟血蜱、嗜群血蜱、海鸟硬蜱和微小牛蜱等。

具有感染与传播蜱传脑炎病毒能力的蜱种有全沟硬蜱、蓖子硬蜱、嗜鸟硬蜱、三角硬蜱、六角硬蜱、边纹革蜱、草原革蜱、网纹革蜱、森林革蜱、嗜群血蜱、缺角血蜱、日本血蜱、乃曼血蜱、距刺血蜱、野鸽血蜱、亚洲璃眼蜱、嗜驼璃眼蜱、土库璃眼蜱、翘缘锐缘蜱和卵形硬蜱。

具有经卵传递蜱传脑炎病毒的蜱种有全沟硬蜱、蓖子硬蜱、六角硬蜱、森林革蜱、网纹革蜱、草原革蜱、嗜群血蜱、日本血蜱、乃曼血蜱和亚洲璃眼蜱等。

仅具有感染能力的蜱种有囊形扇头蜱、图兰扇头蜱、安氏革蜱和牡巴它钝缘蜱等。

蜱的活动与温湿度关系很大，在中度气温及高度气湿的环境中，即气温在 15℃左右、湿度在 40% 左右，蜱反应最灵敏，活动范围最大。据文献报道，温度高于 20℃、湿度低于 50% 时，就可使蜱死亡。

从其他媒介如螨和蚊中也分离到蜱传脑炎病毒，但其传播作用还不清楚。

4．易感人群

人对蜱传脑炎病毒敏感，森林作业者及与森林有关的人员如林业工人、森林调查人员、猎人、采药者以及其他在林区或灌木区工作的人发病危险性最高。但近年来休闲和旅游人员的感染率呈上升趋势。美国俄亥俄州就曾发现 1 例国外旅游者病例。男性发病较多，因为男性工作性质与森林接触密切。以 20 ~ 29 岁为高，这个年龄组的患者占总数的 50%以上。由于缺乏有效的疫苗和生物安全预防措施，TBEV 实验室感染并不罕见。

（三）流行特征

1．流行地区

蜱传脑炎分布相当广泛，横跨欧亚的广阔地带，东起北太平洋沿岸及附近岛屿，西到太平洋岸，向北延伸到斯堪的纳维亚及濒临北冰洋的北极圈，南接巴尔干及中亚南部地区。这也被认为是媒介蜱（全沟硬蜱和蓖子硬蜱）的分布地区。据报道，欧洲的高发地区为奥地利、斯洛文尼亚、匈牙利以及捷克和斯洛伐克共和国。这些国家每年有几百例患者。

在前苏联，1990 年报道了 5500 例患者。该病发生于蜱适于生存的生态栖息地区域，其地理分布无明显差异，感染密度因不同年份而异。小哺乳动物群体的增大及其随后的迁移会导致其后 1～2 年蜱群体增大并提高人类感染的危险性。

我国 TBE 主要分布于黑龙江、吉林省，新疆亦有病例报告。吉林省主要分布于东部通化、延边林区；黑龙江省主要分布在张广才岭西部、小兴安岭南坡及完达山南坡西部针、阔叶混交林区；新疆主要分布于天山林区及阿勒泰林区。此外，云南省西部及西南部也发现有本病自然疫源地。

2. 流行季节

本病的发生有严格的季节性，一般于 4 月中、下旬开始出现病例，5 月患者显著增加，5 月下旬到 6 月上旬达高峰，约占发病数的 80%，8 月以后流行终止。蜱传脑炎的这种季节性与蜱的季节性消长呈正相关，在中欧，成蜱活动呈现 2 个高峰，即 5～6 月和 9～10 月。高峰之后 2～3 w 出现 2 次人群发病高峰。在斯堪的纳维亚，仅于晚夏出现 1 次发病高峰。

三、预防与控制

（一）一般预防措施

1. 在有蜱的工作场所、路旁、小径旁喷撒灭蜱剂。
2. 消灭携带有蜱幼虫和稚虫的啮齿动物。
3. 森林作业时，可使用驱避剂，穿防护服。作业完毕，检查衣服和身体。
4. 严禁喝生奶，防止病毒经口传染。

（二）疫苗免疫

疫苗免疫是 TBE 地方性病区人群的安全保证。免疫对象包括林区人员、伐木工人、农民、实验室研究人员以及到高危地区的旅游者（如郊游、野营等）。

（三）被动免疫

在欧洲的某些国家也采用特异性 TBE 免疫球蛋白被动免疫以进行暴露前和暴露后的紧急预防。如果在蜱叮咬后 4 d 内使用，保护率为 60%～70%。

四、临床表现与诊断

（一）临床症状

根据病原学将蜱传脑炎分为 RSSE（远东型）和 CEE（中欧型）。

远东型主要分布于前苏联的亚洲地区及中国的东北地区，传播媒介主要为全沟硬蜱，临床症状较重，脑神经症状明显。通常发病急，其前驱症状为发热、头痛、畏食、恶心、呕吐和畏光。随后出现颈项僵直、敏感、视觉障碍及各种神经功能失调，包括局部麻痹、瘫痪、感觉丧失和痉挛。死亡通常发生于发病后的第 1 周内，死亡率约 20%。远东型的儿童病例较成人病例严重。30% ~ 60% 的临床康复者留有神经性后遗症，尤其是肩周和前臂麻痹无力。

中欧型主要分布于前苏联的欧洲地区及欧洲的一些国家，传播媒介主要为蓖子硬蜱，临床症状较轻，通常呈现双相期经过。其潜伏期为 3 ~ 7 d，第一相为非典型的流感样症状，伴有发热（一般不超过 38℃）、头痛、抑郁、肌痛，持续 1 w 左右。之后，20% ~ 30% 的患者发展到第二相。第二相累及 CNS，表现为无菌性脑膜炎、脑膜脑炎、脑膜脑脊髓炎或脑膜脑脊髓神经根炎，死亡率为 1% ~ 2%。儿童病例较成人为轻。脑膜炎通常可完全恢复，但有 10% ~ 20% 的临床重症病例留有长期乃至永久性的神经精神后遗症。但通常较轻微，且极少有运动障碍。

根据发病情况及临床经过，可将蜱传脑炎分为脑脊髓炎型、脑炎型、脑膜炎型和顿挫型。

临床化验可见白细胞总数增多，中性粒细胞占 70% ~ 85%，嗜酸性粒细胞消失。血沉延迟。脑脊液细胞数轻度增加，以淋巴细胞、单核细胞为主，蛋白轻度增加，糖及氯化物检测正常。

（二）临床诊断

近一半的病例曾被蜱叮咬。在住院时，也就是出现 CNS 症状后，几乎所有的患者均可检测到特异性抗体。诊断主要采用病毒分离和血清学方法。

五、实验诊断

（一）病毒分离

在发病早期死亡的患者脑组织中可分离到病毒。最好于死亡后 12 h 采取脑干部组织并尽快送实验室进行病毒分离。蜱传脑炎患者早期血液（1 w 之内）可分离到病毒，但分离率较脑组织低；患者的脑脊液也可作为病毒分离标本，但分离率低于血液。

1. 乳鼠分离法

乳鼠是分离蜱传脑炎病毒最敏感的动物，一般以脑内腹腔联合接种效果较好。小鼠感染后的潜伏期一般为 7 ~ 14 d，连续传代后，潜伏期可逐渐缩短到 3 ~ 4 d。3 ~ 4 w 龄的小鼠也可用于病毒分离，但效果不及乳鼠。小鼠经鼻腔、腹腔、皮下接种均可发生脑炎，不同接种途径以脑和鼻腔接种潜伏期较短，腹腔接种次之，皮下接种潜伏期最长。

2. 鸡胚分离法

蜱传脑炎病毒在鸡胚中生长良好。一般可选择 7 日龄左右的鸡胚进行卵黄囊接种，剂量为 0.2 ~ 0.5 ml/只，接种后置 35℃ 孵育 72 ~ 96 h。尤其值得注意的是，先接种鸡胚、再接种小鼠较直接接种小鼠可获得更好的分离效果。

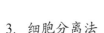

3. 细胞分离法

鸡胚成纤维细胞和猪肾细胞可支持蜱传脑炎病毒生长，产生细胞病变和空斑。羊肾细胞也可用于分离该病毒。

（二）血清学诊断

1. ELISA IgM 捕获法

用于检测 IgM 抗体。蜱传脑炎病毒 IgM 特异性抗体在病后 1 w 内以高滴度存在，2 w 左右达到高峰，然后迅速下降，至病后 5 个月后基本消失。本法是检测 IgM 简单、敏感、特异的方法，适于蜱传脑炎的早期诊断。

2. 补体结合试验

感染蜱传脑炎病毒后，补体结合抗体只能维持半年左右，故补体结合抗体的存在说明半年内曾感染该病毒。尽管双份血清效价差 4 倍以上时最有价值，但单份血清阳性时也有诊断意义。

3. 血凝及血凝抑制试验

蜱传脑炎血凝素可从病毒感染鼠脑中提取。血凝试验可证明病毒浓度。血凝抑制抗体的消长与中和抗体呈正相关。蜱传脑炎病毒对鸽红细胞的凝集效果优于鹅红细胞。

六、治疗

本病目前尚无特效的治疗方法，一般采用支持对症综合疗法。患者需安卧于清洁安静、空气流通的病室。对于重症患者，应加强护理，防止压疮，预防并发症。必要的支持疗法包括适当的补液处理和控制高热。发病 2 ~ 3 d 内使用恢复期患者血清或免疫血清做脊髓腔注射有一定疗效。

七、西南地区 TBE 基本情况

（一）云南省

云南省于 1991 年首次分离到森林脑炎病毒，省流行病防治研究所科研工作者通过 1988 ~ 1994 年对云南森林脑炎病毒流行病学调查、病毒的普通生物学及分子生物学特性研究，首次发现云南高黎贡山存在森林脑炎病毒的自然疫源地，经病毒分离及血清学检测，推测卵形硬蜱为其主要传播媒介，鼠类动物为其主要储存宿主。

1. 动物宿主

在云南高黎贡山海拔 2700 m 左右的原始混交林中，研究人员捕获各种鼠类及食虫类动物 127 只，分类鉴定后，解剖取脑放入液氮保存，带回实验室后将同种动物脑组织研磨，悬液接种 2 ~ 3 日龄乳小鼠和 BHK21 细胞进行病毒分离。结果从 15 组中华姬鼠中分离到 2 株、4 组滇绒鼠中分离到 3 株、7 组社鼠中分离到 2 株、3 组梵鼠中分离到 3 株、1 组大足鼠中分离到 1 株、2 组灰腹鼠中分离到 1 株、4 组食虫类动物中华新猬中分离到 3 株，共 15 株森林脑炎病毒。其中以中华姬鼠的构成比最高（38.9%），为该地区的优势种，其次为社鼠、中华新猬、滇绒鼠。

用 HRP-SPA 法检查高黎贡山捕获的滇绒鼠、中华新猬、灰颈鼠兔、小林姬鼠、鼯鼠、社鼠、山羊等动物的血清，均发现 RSSEV 抗体，鼠类、食虫类、兔形类动物的抗体阳性率为 46.875%，山羊的阳性率为 60%。另外检测大理地区捕获的 13 种 184 只候鸟和漂泊鸟血清中 RSSEV 的 HI 抗体，发现火鸠和柳莺携带 RSSEV 抗体，阳性率分别为 9.38% 和 7.14%。检测西双版纳、思茅等地的恒河猴和棕果蝙血清，发现其 HI 抗体阳性率分别为 10.4% 和 6.19%。结果表明，云南省高黎贡山森林脑炎病毒的宿主以鼠类为主，其次为食虫类、兔形类动物和家畜。这些动物分布于森林，家畜山羊常年放牧于同一地区，与传播媒介蜱接触密切，特别是鼠类数量大、更新快，在森林脑炎自然循环中起着宿主作用。火鸠为漂泊鸟，分布于黄河以南的大部分地区，提示我国南方可能分布着蜱媒病毒。恒河猴和蝙蝠携带蜱媒病毒抗体，它们在蜱传脑炎的保存和传播上可能起着重要作用。

2. 传播媒介

在高黎贡山 2700 m 左右采集到 1436 只蜱，经分类鉴定为 3 种，分别是卵形硬蜱、锐跗硬蜱、北岗血蜱，其中卵形硬蜱为该地区的优势种（51.30%）。从 717 只卵形硬蜱（24 组）中分离到 2 株森林脑炎病毒。因此认为卵形硬蜱在森林脑炎的传播上可能起着重要的媒介作用。

3. 对人的感染情况

从进入高黎贡山发病的 1 例易感者血中分离到 1 株森林脑炎病毒（YH 株）。该患者临床症状主要有高热、咳嗽、胸痛、皮疹（以躯干部分较多）等，其恢复期血清的森林脑炎病毒中和抗体的中和指数为 1122。用 HI 法检测该地区发热患者和健康人群血清的 RSSEV 抗体，阳性率分别为 30.55% 和 19.66%，提示该地区部分人群感染过森林脑炎病毒。对云南省其他 9 个县（临沧、西双版纳、孟连、丽江、盈江、施甸、迪庆、元阳、蒙自）的健康人群血清进行森林脑炎病毒抗体检测，有 8 个县检测到 RSSEV 抗体，其中以临沧、迪庆、元阳较高（分别为 18.6%，16.95% 和 10.15%），提示云南大部分地区可能存在蜱媒病毒。

（二）西藏自治区

1980 年和 1990 年，在西藏中印边境东段调查发现，人群血清抗体阳性率为 6.63%（68/1025），察隅点阳性率为 5.77%（33/572），米林点为 7.73%（35/453）；居民与部队人群阳性率：察隅点分别为 9.96%（28/281），1.72%（5/291）；米林点分别为 10.16%（26/256），4.57%（9/197）。

第九章　基孔肯雅病毒病

基孔肯雅病（Chikungunya disease，CHIK）或称屈曲热，是由基孔肯雅病毒（*Chikungunya virus*，CHIKV）引起，经蚊媒传播的一种人畜共患自然疫源性疾病。主要临床表现为发热、关节疼痛、皮疹和轻度出血等。患者常因剧烈的关节疼痛而被迫采取弯曲姿势，"基孔肯雅"即坦桑尼亚南部内瓦拉（Newala）地区土著人对此种姿势称谓的土语音译。

本病主要流行于非洲和亚洲东南部的热带及亚热带地区。传播媒介主要为埃及伊蚊（*Aedes aegypti*）、非洲伊蚊（*Ae. africanus*）和白纹伊蚊（*Ae. albopictus*）。宿主为灵长类和蝙蝠等。根据流行病学特点，可分为城市型和丛林型。

本病在非洲已有数百年的历史，其地理分布与登革热分布有重叠，致一些流行被掩盖。1952～1953年，在坦桑尼亚内瓦拉的一次流行中，首次从严重关节炎患者血液中分离到CHIKV。1956年，Ross从急性患者的血液及野外捕获的埃及伊蚊体内分离到病毒，即Ross株。在亚洲，本病在印度的流行史可远溯至200年前，18～19世纪流行区不断扩大，19世纪50年代末60年代初于东南亚形成地方流行区，在泰国、柬埔寨、越南等国的城镇传播。1962年，泰国发生流行，感染者近7万。1965年，印度Madras曾发生大流行，感染者多达40万。

我国已证实有散发病例。1980～1990年先后发现人和动物血清中存在CHIKV中和抗体，并从不明原因的发热患者血液、蝙蝠和蚊虫体内分离到病毒，证实我国云南、海南等热带、亚热带地区存在本病自然疫源地。

由于该病毒可以大量培养，适合气溶胶施放，已成为外军研制的重要失能性生物战剂之一，具有重要的军事医学意义。据WHO报告，CHIKV已被一些国家发展为失能性生物战剂。

一、病原学

（一）形态和基因组结构

CHIKV是单股RNA病毒，属于披膜病毒科（*Togaviridae*）甲病毒属（*Alphavirus*）西门利克森林病毒复合群（semliki forest virus complex，SFV复合群）。相对分子量为4.3×10^8D，沉降系数为46 S。病毒颗粒呈球形，平均直径42 nm，有含脂囊膜，囊膜表面有微细的纤突，含20面体核衣壳，直径20～30 nm，约由240个拷贝的核蛋白组成。我国从云南和海南分离到的CHIKV病毒颗粒比较大，云南株平均外径为66.8 nm、内径为 47.7 nm，海南株为 50 ~ 65 nm。

甲病毒基因组主要分为非结构区和结构区。RNA 兼有信使 mRNA 功能，具有翻译蛋白的活性。基因组 5′ 端有 M7G "盖帽"，3′ 端有多聚腺苷酸。病毒基因组 5′ 端前 2/3 部分为非结构区，可以编码病毒的 4 种非结构蛋白和病毒 RNA 的聚合酶；基因组 3′ 末端 1/3 部分为结构区，至少编码 3 种结构蛋白——VP1、VP2 和 C 蛋白，分子量分别为 58 kD、50 kD 和 56 kD，其中 VP1 和 VP2 为血凝素蛋白，C 衣壳蛋白为核心蛋白。病毒在胞质中形成，通过 "芽生" 在细胞表面装配成病毒颗粒。

（二）病毒的生物学特性

CHIKV 只有一个血清型，与马亚罗病毒（*Mayaro virus*，MAYV）、阿尼昂尼昂病毒（*O'nyong-nyong virus*，ONNV）、盖他病毒（*Getah virus*，GETV）及西门利克森林病毒（*Semliki forest virus*，SFV）、贝巴鲁病毒（*Bebaru virus*，BEBV）、罗斯河病毒（*Ross river virus*，RRV）同属 SFV 复合群。CHIKV 抗原性与 ONNV 比较接近，蚀斑减数中和试验有交叉，一般的血清学方法难以区别，抗 CHIKV 抗体可与 ONNV 抗原产生高滴度的反应，而抗 ONNV 抗体与 CHIKV 抗原反应弱。进化分析表明，CHIKV 与 ONNV 间存在显著的遗传差异，为两种不同的病毒，其分水岭可追溯到几千年前；特异性单克隆抗体分析亦显示两者在表位水平上存在较大的差异。我国学者已制备了多株针对 CHIKV 的单克隆抗体，在病毒的检测和鉴定方面有一定的应用潜力。

非洲和亚洲分离的 CHIKV 株抗原性基本相同，但产生的空斑大小和热稳定性不同，可能与非洲病毒株传代较多有关。我国云南和海南分离的病毒具有较好的血凝特性，能与鸽、鹅、鸡、鸭、绵羊及人 O 型红细胞发生凝集，尤以鸽和鹅红细胞为佳。血凝抑制试验和间接免疫荧光试验显示，我国云南 CHIKV 与辛德毕斯病毒（*Sindbis virus*，SINV）、MAYV 及 SFV 有轻微交叉反应，但中和试验可以区别。抗原性与 RRV 基本一致。进化分析表明，CHIKV 起源于非洲，而后传入亚洲，可分为两种株系，一种主要包含西非病毒分离株，另一种包括东、南非洲分离株及亚洲分离株，其中非洲分离株与亚洲分离株又各自形成相对独立的组。

由于不同地区或不同宿主分离的 CHIKV 毒株在生物学特性上存在差异，蚊对不同来源 CHIKV 株的易感性和传播性也不同。国内研究发现，分离自云南白纹伊蚊的毒株 M81 在白纹伊蚊和埃及伊蚊中的感染率和传播率均高于其他毒株（B8635、87448 及 Ross 株）。

（三）易感动物

动物实验表明，CHIKV 易感宿主范围广。多种灵长类、啮齿类和家畜等对该病毒都有不同程度的易感性，接种后可发病或产生病毒血症。用含病毒的组织接种恒河猴（*Macaca mullata*）可出现短期发热，接种非洲绿猴（*Cercopithecus aethiopes*）、帽猴、狒狒（*Papio ursinus*）可产生高水平病毒血症，但未观察到临床症状。用非洲株病毒接种牛、马、羊不引起病毒血症。1～4日龄小白鼠敏感，脑内、皮下或腹腔接种均可引起发病和死亡，潜伏期2～4 d，呈现急性脑炎，主要累及神经胶质细胞、外膜细胞和神经细胞。东南亚和非洲新分离的毒株接种乳鼠、田鼠和大白鼠可引起出血性肠炎。雏鸡、1日龄幼猫、2日龄大白鼠和家兔感染后均可发病或产生病毒血症，并可从其内脏分离到病毒。成年的上述动物敏感性低，但接种后可产生病毒血症及抗体。树鼩感染可产生病毒血症及特异性抗体。病毒滴度为10^2～10^6 TCID$_{50}$/0.1 ml；感染6 d后开始产生血凝抑制抗体，30～40 d达高峰，第60天仍维持较高水平；第10日后产生中和抗体，30 d达高峰；补体结合抗体在第14天左右开始产生，高水平抗体可持续30余 d。

（四）组织培养

CHIKV可在多种组织培养细胞中培养，C6/36、BHK-21、BSC-1、Vero、HeLa和原代地鼠肾细胞感染后均产生典型的细胞病变（CPE）。C6/36及BHK-21的CPE出现较早，一般在36～48 h开始出现，至4～5 d时，75%的细胞出现CPE。Vero细胞CPE出现较晚，一般在72～96 h。病变特征：C6/36为细胞破碎、脱落和聚集等；BHK-21和Vero细胞表现为细胞断裂、变圆和融合等。用C6/36和Vero细胞分离病毒与乳小鼠同样敏感。空斑试验常采用Vero、BHK-21、LLC-MK2、原代鸡胚和鸭胚细胞。采用Vero细胞和乳鼠分离病毒敏感性相当。病毒还可在埃及伊蚊、条纹伊蚊、白点伊蚊、斯氏按蚊、致倦库蚊细胞系和果蝇细胞系中繁殖。

（五）理化性质

CHIKV在宿主体外的存活情况不明。该病毒不耐酸、不耐热，在培养基中于37℃仅能存活1 d，湿热58℃以上可被灭活。病毒对70%乙醇、1%次氯酸钠、脂溶剂等敏感。病毒的酚提取物有感染性。

二、流行病学

根据流行病学特征不同，可分为城市型和丛林型。在非洲，病毒保存和延续的生活循环与黄热病病毒类似，存在丛林型循环（包括非洲伊蚊等）和城市型循环（包括埃及伊蚊和人类）。在非洲丛林地区，本病呈现地方性，常年有少量病例发生，而在城镇流行区，疫情的发生常呈暴发性，在几周内出现大量感染者。暴发常发生于雨季，与埃及伊蚊的密度升高一致，所有人群均易感。一次大的疫情过后，疾病一般从感染区消失数年，可能由于大多数居民已获得免疫。在亚洲，尚没有证据证明病毒存在丛林型循环，病毒可能在城市型循环中延续或疫情再发是重新引入病原所致。

（一）传染源

患者和感染的动物宿主为CHIK的主要传染源。

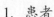

1. 患者

在城市型疫源地内，病毒主要以"人→蚊→人"的方式循环，患者是主要传染源。人患 CHIK 后 2～5 d 可产生高滴度病毒血症，可感染媒介蚊。在流行期，曾多次从患者的血液中分离出病毒。本病早期诊断困难，患者漏诊、误诊率较高，以致不能及时隔离，从而增加了本病传播的机会。在本病流行期间大量存在的轻型、亚临床型和隐性感染者也是重要的传染源。

2. 感染的动物

在丛林型疫源地内，病毒主要以"灵长类→蚊→灵长类"的方式循环。除受感染的灵长类外，被感染的蝙蝠、某些啮齿动物和鸟类也可是传染源。

（1）野生灵长类：在非洲，森林野生的灵长类动物如长尾猴、狒狒、猩猩和红尾猴为主要自然宿主。已从多种灵长类动物中检出 CHIKV 和特异性抗体。1966 年，塞内加尔流行本病时，赤猴（*Erythrocebus patas*）和非洲绿猴的抗体阳性率从暴发前 6 个月的 23% 上升到暴发后的 88%。同时，从婴猴（*Galago senegalensis*）、非洲绿猴和狒狒中亦分离出病毒。在津巴布韦、南非和乌干达，从红臀猴（*Cercopithecus pygerythrus*）、红尾猴和黑猩猩（*Anthropopithecus troglodyte*）中检出 CHIKV 抗体。实验亦证实，长尾猴和狒狒易感染病毒，并有临床症状。恒河猴肌内接种或静脉注射病毒后呈亚临床感染，发生病毒血症，滴度可高达 10^7 小鼠 LD_{50}/ml，可通过埃及伊蚊在猴群中传播。我国云南也在恒河猴血清中查出病毒抗体。以上资料表明，野生灵长类不仅在丛林型疫源地病毒的循环中起着重要的载体作用，并且还是病毒的增殖宿主。

（2）蝙蝠：在塞内加尔，曾多次从黄蝠（*Scotophilus sp.*）体内检出 CHIKV 和抗体。南非犬吻蝠属（*Tadarida*）和伏翼属（*Pipistrellus*）的蝙蝠接种病毒后可产生高滴度的病毒血症，因此认为这些动物在自然界维持病毒的长期循环中起重要作用。在我国云南西双版纳，曾从棕果蝠（*Rousettus leschenaulti*）脑组织中分离出 CHIKV（编号为 B8653），该种果蝠血清抗体的阳性率高达 49.3%，被认为是当地疫源地内重要的储存宿主和传染源。

（3）家畜和其他脊椎动物：在非洲和东南亚地区，曾从家畜血清中检查到 CHIKV 血凝抑制抗体和中和抗体，但实验感染牛、绵羊、山羊和马既不发生病毒血症，也不产生抗体，故认为家畜对本病的流行病学意义不大。在非洲，还发现一些小型啮齿类、鸟类等脊椎动物感染病毒后能发生病毒血症并产生抗体。调查发现，人群基孔肯亚病流行前 5～6 个月，野生啮齿动物中有病毒活动的迹象，人群流行后 3 个月，在动物血清中可查到病毒抗体，认为这些动物可能对疫源地的维持有一定的作用。

我国云南也曾从猪、狗、黄胸鼠（*Rattus flavipectus*）和臭鼩鼱（*Suncus murinus*）中查出 CHIKV 抗体，但阳性率相对较低。值得注意的是，多种鸟类血清中病毒抗体阳性率较高，平均为 36.84%，其中火斑鸠（*Oenopopelia tranquebarica*）阳性率高达 46.20%，表

明鸟类可能对病毒的传播和保存有一定作用。

（二）传播途径及媒介

CHIKV 主要经蚊媒吸血传播。实验室通过污染的血液、气溶胶感染的病例也时有发生，迄今已报告 39 例。是否存在人—人间直接传播还不清楚。

从自然界捕获的多种蚊体内已成功分离到病毒。实验还证明，10 余种蚊可通过叮咬传播该病毒。但无论在非洲，还是在印度或东南亚，城市型疫源地主要传播媒介都是埃及伊蚊，而丛林型疫源地则以非洲伊蚊和白纹伊蚊为主。我国的埃及伊蚊和白纹伊蚊对 CHIKV 较敏感。

1. 埃及伊蚊

埃及伊蚊是基孔肯雅病城市型疫源地的主要媒介。广泛分布于热带、亚热带城市，属家栖蚊种，嗜吸人畜血液，主要孳生在居民区小型容器积水内。我国东南沿海大部分地区都有埃及伊蚊分布。在坦桑尼亚、塞内加尔、尼日利亚、安哥拉、泰国和印度等国家和地区，已从自然界捕获的埃及伊蚊体内分离出 CHIKV。Mourya 等对印度埃及伊蚊的研究发现，该蚊对 CHIKV 的易感性和传播率很高，感染后第 2 天感染率可达 50.00% ~ 68.75%，传播率为 87%，至第 4 ~ 5 天几乎所有蚊虫均感染和传播 CHIKV，第 10 天两者均达 100%。一般认为，30℃、相对湿度80% ~ 85%的条件下，埃及伊蚊感染 CHIKV 的外潜伏期为 3 ~ 4 d，在感染后第 5 ~ 14 天传播率最高，以后逐渐下降。埃及伊蚊叮吸含有病毒的血液后，蚊体内病毒可繁殖至相当高的水平（约 10^8 小鼠 LD_{50}/ml）；因此，极易在患者和易感人群之间传播并引起疾病流行。我国埃及伊蚊实验感染 CHIKV 的第 3 天感染率为 50.0%，第 5 天阳性率进一步上升，第 8 天最高者可达 100%；雌蚊感染后第 10 天以 Vero 细胞滴定，病毒滴度为 $10^{4.5}$ ~ $10^{10.63}$ $TCID_{50}$/0.1 ml；雌蚊感染病毒后第 5 ~ 6 天，即可通过叮咬将病毒传播给乳鼠和小鸡，传播率随感染后天数的增加而递增，至第 8 ~ 11 天传播率高达 55.55% ~ 100%。我国埃及伊蚊对 CHIKV 的易感染性和传播性均低于印度埃及伊蚊，但我国境内埃及伊蚊可经卵传递 CHIKV，具备 CHIKV 有效媒介的条件。我国至今虽未从埃及伊蚊分离到 CHIKV，但该蚊在我国广泛分布，是潜在的传播媒介。

早期感染实验表明，不同地区、不同株的埃及伊蚊均可通过叮咬传播病毒，且感染率和传播率无显著性差异。近年来研究发现，不同病毒株间的传播潜能差异显著。对采自不同地区的埃及伊蚊进行病毒的敏感性和传播能力试验，也获得同样结论。

2. 非洲伊蚊和带叉 – 泰氏伊蚊复群

非洲伊蚊和带叉 – 泰氏伊蚊（*Ae. furcifer-taylori*）均为非洲野栖蚊种，嗜吸灵长类血液，并在野生动物中传播病毒，对丛林型疫源地内的病毒循环起主要作用。在中非共和国、乌干达和前象牙海岸，曾从非洲伊蚊中分离出病毒，且自然感染率比较高。在罗得西亚、津巴布韦以及苏丹的大草原，带叉 – 泰氏伊蚊复群是 CHIKV 的主要传播媒介。

3. 白纹伊蚊

白纹伊蚊为野栖蚊种，主要嗜吸人和家畜血液，白天活动，在我国分布较广。实验证明，白纹伊蚊能感染和传播 CHIKV，具有较高的传播率，蚊虫感染 CHIK 病毒后第 5 ~ 6 天即有传播性，至第 8 ~ 13 天为传播高峰。但不同地区白纹伊蚊对病毒的易感性有明显差异，感染阈值可相差 1000 倍。Tesh 等比较了 13 个地理株白纹伊蚊对 CHIKV 的易感性，发现感染率最高的是来自夏威夷的 Oahu 株（71% 和 95%），较低的是台北株（25% 和 28%）及毛里求斯株（19% 和 32%），认为这种易感性和病毒在蚊体内复制能力的差异是由遗传因素控制的。

我国白纹伊蚊经口感染率较高，10^2 ~ 10^4 TCID$_{50}$/0.1 ml 病毒液的感染率分别可达 28.75% ~ 62.5%（第 8 天）和 58.33% ~ 75.00%（第 8 ~ 10 天），与泰国、越南和印度的白纹伊蚊易感性相似。从我国云南捕获的白纹伊蚊体内亦分离到 CHIKV，且带毒率较高。我国白纹伊蚊具有经卵传递 CHIKV 的能力，且垂直感染雌蚊比经口感染雌蚊能更有效地垂直传播。由于云南地区无埃及伊蚊分布，白纹伊蚊是野栖蚊种中的优势种，被认为是当地疫源地内主要的传播媒介。

4. 三带喙库蚊及其他蚊种

三带喙库蚊（*Culex tritaeniorhynchus*）在热带、亚热带地区城镇和农村分布十分广泛，嗜吸人畜血液，属家栖优势蚊种，在城市型流行和病毒循环中具有重要的流行病学意义。在泰国曼谷和我国云南，均已从捕获的三带喙库蚊中分离出 CHIKV。

除上述蚊种外，在泰国、坦桑尼亚及我国海南从致倦库蚊（*Culex pipiens fatigans*）中分离出 CHIKV；在塞内加尔从黄头伊蚊（*Ae. luteocephalus*）、达齐伊蚊（*Ae. dalzieli*）等蚊种中分离出 CHIKV。实验证明，能通过叮咬在猴和小鼠间传播该病毒的蚊种还有东乡伊蚊（*Ae. togoi*）、鞋形伊蚊（*Ae. calceatus*）、淡色按蚊（*Anopheles albimanus*）、白点伊蚊（*Ae. vittatus*）、非洲曼蚊（*Mansonia africana*）、伪盾伊蚊（*Ae. pseudoscutellaris*）和带叉伊蚊等。根据流行病学观察，非洲的疫源地在雨季时，病毒主要由非洲伊蚊传播，而在旱季则由黄头伊蚊保持病毒的循环。

曾从蜱中分离出 CHIKV，但病毒不能在蜱体内繁殖和经卵传递，故其流行病学意义不大。

（三）人群易感性

人感染本病后可产生免疫。在流行区内，可通过隐性感染获得免疫，成人血清抗体阳性率颇高，10 岁以下儿童是主要的易感者。

（四）流行特征

1. 地理分布

CHIK 疫源地主要分布于温暖潮湿的热带地区，非洲撒哈拉沙漠以南大部分地区为地方性流行区（图 9-1）。在非洲，包括坦桑尼亚、南非、津巴布韦、扎伊尔、塞内加尔、安哥拉、尼日利亚、乌干达等国，在南部非洲其分布的最南界线，相当于冬至 18℃等温线。在亚洲和美洲热带、亚热带地区呈散在分布，亚洲曾发生 CHIK 流行的国家有印度、泰国、菲律宾、马来西亚、印度尼西亚、斯里兰卡、越南、缅甸、老挝、柬埔寨、日本和我国等。20 世纪 50 年代末 60 年代初，本病即在东南亚形成地方性疫区。北美也曾有暴发，并扩展到大西洋沿岸的费城地区。前苏联血清学调查认为，该国一些地区人群可能有本病毒感染。

据我国云南省流行病学研究所调查，当地人群病毒感染率为 10.07%，最高达 43.78%，显示当地人群感染比较广泛。1990 年，从我国云南省西双版纳的 97 份急性发热患者血清中检测到中和抗体，中和指数为 316，证实云南省存在 CHIK 自然疫源地及轻型感染病例。从流行病学和血清学资料分析显示，我国云南 CHIK 疫源地属丛林型疫源地。

2. 季节分布

本病有季节性，与传播媒介的繁殖季节相一致。埃及伊蚊繁殖的最适温度为 30℃。无论在非洲或亚洲，其流行季节都主要集中在温度高、湿度大的雨季。雨季既利于蚊子孳生，又利于病毒在蚊体内繁殖。如 1974 年在尼日利亚，本病暴发从 6 月开始，7 ~ 8 月达高峰，9 月开始下降。1964 年和 1973 年在印度流行，病例主要集中在 7 ~ 10 月的雨季，而旱季病例少见。但个别地区有季节性不明显、流行时间延长的报道，如 1952 年和 1953 年在坦桑尼亚的流行。

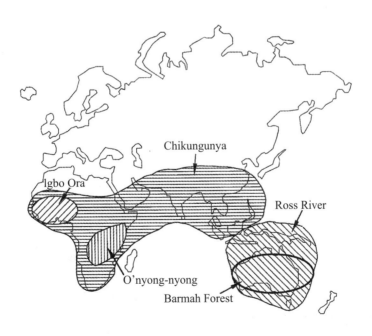

图 9-1　CHIKV 与其他甲病毒分布示意图（Griffin，2001）

3．人群分布

本病初次流行时，各年龄组和性别之间的发病率均无显著差别，但形成地方性疫区后以儿童多发。本病首次在坦桑尼亚流行时，各人群发病率差别不显著。在尼日利亚的伊巴丹流行时，儿童发病数则约占总发病数的 80%。在泰国曼谷，1962 ～ 1964 年所有不明热的患儿中，约 8% 为 CHIKV 引起的。

4．流行的周期性

根据多次流行推测，本病在非洲塞内加尔的流行周期性约 6 年 1 次；而在东南亚和印度，流行周期一般为 10 ～ 20 年。近年来，大规模的流行已逐渐消失。值得注意的是，尽管人群中有较高水平的登革热病毒抗体，登革热仍不断流行，而敏感人群 CHIKV 特异性抗体或交叉反应抗体缺乏，却未出现大的流行。例如 1979 ～ 1980 年泰国曼谷，虽然从 1086 例出血热患者中分离出 300 多株登革病毒，但未检出 CHIKV。检查 195 例 6 个月以上儿童的血标本，仅有 1 份基孔雅抗体呈阳性。有研究者推测可能是亚洲的埃及伊蚊对 CHIKV 有传播屏障，或病毒仅在一个隐蔽的圈子里活动，尚待进一步研究阐明。然而，一旦与流行密切相关的自然因素及生物媒介发生变化，本病仍有暴发或流行的可能，因此加强流行病学监测很有必要。

5．流行的暴发性

CHIK 的流行与自然因素及媒介蚊虫等有密切关系，决定本病呈地方性流行的主要因素可能是蚊媒，一旦条件适宜即有出现暴发或流行的可能。本病在城市可为散发，但易暴发流行是其特点。1952 ～ 1953 年，坦桑尼亚内瓦拉地区的流行有 40% 的居民发病。20 世纪 50 年代后期至 60 年代，东南亚和南亚先后发生过多次大的流行，其中 1965 年印度大流行时病例多（约 40 万），发病率高达 15%。由于妇女和儿童白天多留在家中，故发病率较高。公共机构如医院和学校等场所埃及伊蚊密度高时，常可引起暴发。

三、预防与控制

本病的预防措施主要是防蚊和灭蚊。在亚洲和非洲热带地区，大部分城市型暴发的主要媒介是埃及伊蚊，其预防和控制措施与登革热基本相同。

（一）加强疫情监测，控制传染源

目前我国除云南和海南部分地区外，本病的分布尚不清楚，有必要在适于伊蚊孳生的一些热带和亚热带地区进行流行病学调查，弄清有无本病的存在。如采集可疑患者血液、伊蚊和宿主动物（如蝙蝠）等标本进行 CHIKV 的分离；通过对健康人群、野生动物及家畜抗体水平测定，了解 CHIKV 感染情况，若发现病例或可疑病例，及时确诊、隔离治疗，对疫点予以必要处理。

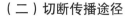

（二）切断传播途径

1. 媒介监测

媒介监测是媒介控制的一个重要方面，也是媒介传播疾病监测的重要内容之一。监测目的主要是了解蚊虫孳生和密度的变化以及种群动态，再结合病毒学调查，以发现本病发生和流行先兆，及时做好防制准备、选定防制重点，以及确定是否采取紧急防制措施。监测的主要对象是埃及伊蚊和白纹伊蚊的幼虫和成蚊。埃及伊蚊的监测已有通用的方法，也基本适用于白纹伊蚊，具体内容和方法可参照登革热的防制。

2. 媒介控制

我国很多地区有媒介伊蚊存在，一旦有传染源带入就可能引起流行。应加强卫生宣传教育，通过广播、电视等各种手段介绍本病的知识，特别是埃及伊蚊和白纹伊蚊的孳生习性和防制方法。动员广大群众搞好环境卫生是简单而有效的方法。建立相应的组织，指导和督促广大群众执行规定的防制要求，以期更好地落实各项措施，更有效地控制本病的流行。

埃及伊蚊和白纹伊蚊的防制应根据其生活的自然环境及社会条件，以治本为主，标本兼治，采取综合防制手段，力求将居民点的蚊媒密度控制在不足以为害的水平。媒介控制可分为平时控制和流行时或监测发现流行先兆时的紧急控制。

（1）平时防制：平时防制是预防本病发生的重要对策，即通过消除媒介蚊的孳生场所和杀灭幼、成虫，杜绝或控制疾病的发生。

（2）紧急防制措施：当出现病例或监测发现流行先兆时，必须及时采取紧急灭蚊措施。使用杀虫剂进行超低容量喷洒或热气雾喷洒灭蚊。必要时，可用飞机进行喷洒，将蚊虫的数量降到最低水平，以阻断病毒传播的环节。对散发的病例，对其住所100 m半径内进行杀虫处理。有条件时，每隔 7 ~ 10 d 用杀虫剂处理 1 次。

（三）保护易感人群

CHIKV 为生物安全二级病原体。易感人群应加强个人防护。防止蚊媒叮咬是行之有效的措施，在地方性疫区或流行区野外旅居时应挂蚊帐或涂蚊虫驱避剂；实验室工作人员不可避免与感染性材料接触时，应轻柔操作防止气溶胶产生，同时戴口罩、手套加强个体保护。

（四）特异性预防

目前 CHIK 特异性疫苗研制尚处于实验研究阶段。鸡胚、乳鼠脑和绿猴肾细胞培养的甲醛灭活疫苗对受脑内病毒攻击乳鼠的保护作用迥异。鸡胚疫苗效果最差；鼠脑疫苗虽有较好的保护作用，但有潜在的致脑炎作用，实用价值不大；绿猴肾疫苗最优，可诱生高水平的中和抗体，并对各地区分离出的病毒株均有保护作用。恒河猴接种 3 次绿猴肾疫苗之后，也产生高滴度的、保护性中和抗体，可抵抗同株和异株病毒的攻击。该疫苗曾在少数21 ~ 25 岁健康人身上进行试验，每次接种 0.5 ~ 1.0 ml，接种 2 次，间隔 28 d，可使受试者产生较高滴度的血凝抑制抗体、补体结合抗体和中和抗体。此外，用 BHK-21 细胞制备的病毒疫苗发现，用紫外线灭活比用甲醛灭活的免疫原性更好。吐温－乙醚抽提的病毒制剂也可保存其免疫原性。

美国陆军医学传染病研究所采用 CHIKV 15 561 株（1962 年，泰国）在人胚肺细胞（MRC-5）传 18 代后的减毒株（CHIKV 181/ 克隆 25）研制减毒活疫苗（TSI-GSD-218）。动物实验表明，该疫苗可诱生中和抗体，使免疫动物（鼠、猴）获得抗病毒攻击的保护作用；感染传播试验显示该疫苗经蚊叮咬传播的可能性小，未发现潜在的返祖现象。Ⅰ期临床试验，15 名志愿者接种疫苗（ ~ 10^5 pfu/0.5 ml），数日内可产生短暂的低水平病毒血症，随后产生中和抗体，表明疫苗的免疫原性和安全性好。Ⅱ期临床试验采用随机双盲对照实验观察疫苗的安全性及免疫效果，受试成年志愿者 73 名，试验组（59 名）皮下接种疫苗 28 日后产生保护性中和抗体（98%），1 年后抗体阳性率为 85%；除少数受试者（5 例）出现短暂的关节痛外，未发现其他副作用；对照组未检测到抗体，显示该疫苗具有很好的免疫原性，安全性亦好。

由于 CHIK 的病死率很低，即使以上研究获得成功，在非洲或亚洲能否实施预防接种尚无定论，但作为反生物战及反生物恐怖的技术贮备则无疑是有益的。

四、临床表现及诊断

（一）临床表现

本病潜伏期为 3 ~ 12 d。两次实验室意外感染，潜伏期为 22 ~ 80 h。典型症状是发病急骤，无前驱症状，以突发寒热起病，同时出现 1 个或多个关节剧烈疼痛，使患者在数分钟至数小时内失去活动能力，身体屈曲呈折叠姿势，但关节局部无炎症变化。体温常迅速上升至 38 ~ 41℃，一般持续 6 ~ 10 d，多呈双峰热型。儿童发病常缺乏关节疼痛症状。患者有头痛、肌肉痛，有时有恶心、呕吐等胃肠道症状。部分患者有结膜炎、眼痛、畏光或上呼吸道感染症状。发热后 2 ~ 3 d，多数患者（80%）出现斑丘疹，主要分布于身体躯干及四肢背面，并有瘙痒。伴随皮疹的出现，患者出现第二次发热过程。皮疹数天内消失，但关节痛无明显缓解，严重时患者卧床不起。出血主要表现为鼻出血、牙龈出血、皮肤黏膜淤点或出血斑、胃肠道出血等。部分病例热退后数月内可再次或反复出现关节痛。骨关节 X 线片正常或仅见软组织肿胀。死亡病例少见。亚洲的 CHIK 热还可发生登革热样综合征。此外，尚有上感型、不明热型和轻型出血型。本病在非洲无出血型，也无死亡病例报告。

（二）诊断与鉴别诊断

CHIKV 虽然未被列为出血热病毒，但本病临床表现与登革热及黄热病相似，较难辨别。临床诊断主要以流行病学资料、临床表现及病原学和血清学检查结果为依据。疑似病例应询问其起病前 7 d 内是否有流行区旅居史和有无实验室接触病原史。流行季节在本病疫区或具有类似疫区景观的地区，遇有发热、关节痛和皮疹病例发生时，应考虑本病。具有典型的临床症状和体征时，诊断并不困难，但散发病例容易与疟疾和流感混淆。此外，本病与登革热病毒感染类似，必须注意鉴别。确定诊断有赖于实验室诊断。

五、实验诊断

（一）病毒分离

患者病毒血症（10^6 pfu/ml）期短，一般 2 ~ 6 d，临床诊断要采集早期患者（发病 3 d 内）的血液。急性患者血液可加入肝素抗凝剂，或分离血清，立即行病毒分离。脏器标本通常制成 1∶10 悬液，离心后取上清。流行病学调查一般采集蚊虫和蝙蝠组织分离病毒，蚊虫捕捉后分类、编号，液氮内冻存备用。分离病毒一般以同种蚊虫 30 ~ 50 只为 1 组，研磨后用 0.5% 乳蛋白 Hanks 液行 1∶10 稀释制成含青霉素和链霉素的悬液，4℃过夜，离心取上清。

将上述标本脑内接种 1 ~ 4 日龄乳小白鼠。原代动物在接种 2 ~ 5 d 内死亡，取脑组织制成 1∶10 悬液继续传代，待发病规律后进行病毒鉴定。

组织培养主要采用微量法，病毒材料可接种于地鼠肾细胞、恒河猴肾单层细胞、C6/36 细胞、白纹伊蚊细胞系和 HeLa 等细胞中培养，患者血清需在接种 1 h 后除去，以减少对细胞毒性。每天观察细胞病变情况，出现病变的细胞盲传 3 代后，接种 1 ~ 4 日龄乳小白鼠，观察发病情况，取脑组织冻存待鉴定。

新分离的病毒按常规方法制备鼠脑抗原及免疫血清，可采用交互血凝抑制试验、补体结合试验和中和试验进行鉴定。可采用 CHIKV 单克隆抗体以 IFA 法鉴定病毒，此法具有较高的特异性。国内报道建立的单克隆抗体与 CHIKV 原型株及地方株产生特异性反应，而与同复合群的 MAYV、SFV、GETV 不出现交叉反应，有一定的应用潜力。

（二）血清学试验

1. 血凝抑制试验

该法广泛用于本病血清流行病学调查。用于患者的诊断需检查双份血清，急性期和恢复期血清抗体 4 倍以上增长时具有诊断价值。

2. 中和试验

该法特异性高，可用以与同群的其他病毒进行鉴别。对于 CHIKV 与 ONNV 的鉴别，可用抗体交叉反应或特异性单克隆抗体进行。中和抗体存留时间很长，不仅可作为临床患者确诊的依据，还可用于流行病学回顾性调查。具体测定方法可用过氧化物酶 – 抗过氧化物酶（peroxidase-antiperoxidase，PAP）快速微量中和试验和空斑减数试验，双份血清抗体效价升高 4 倍以上者可确诊。

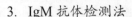

3. IgM 抗体检测法

患者出现症状 4 ~ 5 d 后，血清中可检出特异性 IgM 抗体，在较高水平持续 2 ~ 3 个月，可用免疫荧光、捕捉 ELISA 等方法可进行测定，具有重要的诊断价值。但 CHIKV IgM 抗体与其他病毒（如 ONNV、RRV 等）有一定的交叉反应，应注意鉴别。

（三）PCR

根据病毒结构蛋白核苷酸序列，已设计多组特异性引物，可通过 RT-PCR 或 RT-nested PCR 技术进行核酸快速检测。后者还具有与同复合群其他病毒相鉴别的优点，若结合核酸序列分析结果更准确。本法高度灵敏、特异，是病毒快速检测鉴定的重要技术手段。

六、治疗

本病为自限性疾病，一般给予支持治疗和对症处理即可恢复健康。食物宜用营养丰富、易于消化的流质或半流质。发热时卧床休息，热性惊厥（多见于儿童）、高热可应用清热解毒中草药或采取物理降温。水杨酸类可加重出血倾向，禁用。高热持续不退、中毒症状明显者可静脉补液，也可给予肾上腺皮质激素制剂。对出血现象较严重的病例可用止血药。关节和肌肉疼痛可用止痛或镇静药。病后关节炎可用抗炎药物和物理疗法。儿童脱水不能口服者需静脉输液。

抗生素和类固醇预防性治疗不影响出血的严重程度，而以肝素行预防性治疗时可在一定程度上预防出血，但不能预防脑炎和影响死亡结局。

病程大多在 7 d 以内。估计病死率约 0.4%，多为婴儿和老人。死亡原因主要是出血和休克。

七、西南地区 CHIK 基本情况

（一）云南省

除 2010 年 10 月广东省东莞市发生了我国首起 CHIK 社区聚集性疫情外，我国的 CHIK 疫情一直以来以散在的输入性病例为主。1987 年云南省流行病防治研究所从西双版纳地区 97 份急性发热期患者血中分离到 1 株基孔肯雅病毒（CHIKV），并在分离到病毒患者恢复期血清中查到中和抗体，指数为 316，发现我国首例 CHIK 病例，并证实云南有基孔肯雅轻型病例及自然疫源地存在；1986 ~ 2001 年期间，陆续从蝙蝠、蚊虫体内分离到 CHIKV；1983 ~ 2007 年，相继从发热患者、健康人及动物（蝙蝠等）血清中检测到 CHIK 抗体。云南省 CHIK 及其病毒流行状况见表 9-1。

表 9-1　云南省 CHIK 及其病毒流行状况

地点	时间（年）	概况
云南河口县	1981	从 1 名农民血清中检查出 CHIKV 中和抗体
云南西双版纳	1986 ~ 1988	从蚊类体内和蝙蝠脑组织中分离出 5 株 CHIKV
云南临沧市	1986 ~ 1990	CHIK 抗体阳性率高达 43.78%
云南西双版纳	1986 ~ 1990	CHIK 抗体阳性率高达 10.60%
云南西双版纳	1987	国内首次从急性期发热患者血清中分离到 1 株 CHIKV
云南西双版纳	1990 ~ 2007	发热患者血清中 CHIKV ELISA IgG 抗体阳性率为 33.33%（4/120）
云南景洪州	1993、2001	1993 年，研究表明 CHIKV 主要通过埃及伊蚊和白纹伊蚊传播并能经卵传递，并于 2001 年在云南省景洪州野生的白纹伊蚊体内分离到 CHIKV，说明我国存在 CHIK 的自然疫源地

　　云南省流行病防治研究所曾对该省 11 个地州健康人群及西南部地区各种动物的血清分别进行了抗体测定，结果如下。

　　1. 健康人血清 CHIK 抗体测定

　　1986 ~ 1990 年，共测定云南省 11 个地州健康人血清 3477 份，阳性 321 份，阳性率为 9.23%。各地区阳性率有差异：西南部的临沧地区阳性率较高，为 43.78%；西部和南部的西双版纳、德宏、红河、文山和保山次之，分别为 10.60%、8.26%、6.64%、7.50% 和 5.31%；中部和北部的玉溪、昭通、迪庆和大理较低或未查到该病毒抗体。详见表 9-2。

表 9-2　云南省 11 地州健康人血清中 CHIKV 抗体测定结果

地区	检验数	阳性数	阳性率（%）
临沧	201	88	43.78
西双版纳	1198	127	10.60
德宏	557	46	8.26
保山	200	15	7.50
红河	467	31	6.64
文山	207	11	5.31
思茅	83	1	1.20
玉溪	197	1	0.51
昭通	187	1	0.53
迪庆	60	0	0
大理	120	0	0
合计	3477	321	9.23

2. 动物血清 CHIK 抗体测定

1988 ~ 1990 年在云南西南部地区收集各种动物血清 1401 份，测定 CHIK 抗体，其中阳性率尤以棕果蝙蝠和火斑鸠为高，分别高达 99.30% 和 46.20%，其他动物血清阳性率较低，详见表 9-3。

表 9-3　云南省动物血清中 CHIKV 抗体测定结果

动物种类	检验数	阳性数	阳性率（%）
棕果蝙蝠	284	140	49.30
猪	197	8	4.06
恒河猴	204	5	2.45
狗	111	2	1.80
黄胸鼠	347	9	2.59
臭鼩鼱	11	2	18.18
鸟类			
火斑鸠	158	73	46.20
黄眉柳莺	43	4	9.30
三趾鸡	6	3	
红喉姬鹟	2	1	
四声杜鹃	2	1	
绿斑鸠	6	3	
麻斑鸠	4	2	
雀鹰	15	3	
暗绿绣眼鸟	4	1	
长耳鸮	1	1	
小䴗珢	2	0	
燕隼	2	0	
斑点鸽	1	1	
鬼眼雀	1	0	
鸟类合计	247	91	36.84

与云南省邻近的泰国、越南、老挝和缅甸等国家均有 CHIK 流行，血清流行病学调查结果表明，云南省人群中有本病的流行和散发，应当引起重视。调查还从蝙蝠、鸟、猪、猴子等动物血清中查到 CHIK 抗体，这些研究证实在云南西南部热带和亚热带地区存在本病的自然疫源地。棕果蝙蝠在云南分布广泛，且分离到病毒，抗体阳性率高达 49.30%，初步说明是该地 CHIK 病毒的重要储存宿主。调查还涉及 14 种鸟类，其中从 10 种鸟类中查到 CHIK 抗体，尤以火斑鸠阳性率最高，为 46.20%。火斑鸠为漂泊鸟，在云南分布较广，认为该种鸟在 CHIK 病毒的保存和扩散中起重要作用。

（二）西藏自治区

1992 年和 1993 年 6 ～ 8 月，成都军区疾病预防控制中心分别对西藏林芝地区的察隅和米林两县自然疫源性疾病进行了流行病学侦察和定点调查，共采集人群血清标本 1754 份，CKF 血清抗体调查结果如下。

1. 血清抗体检测

将待检血清先按 1∶10 稀释进行初筛，1∶10 阳性者再做抗体效价测定，共检测 1025 份血清，结果见表 9-4。

表 9-4　西藏林芝地区基孔肯雅热抗体检测结果

调查点	检测例数	阳性数	阳性率（%）
察隅县	572	12	2.10
米林县	453	6	1.32
合计	1025	18	1.76

2. 抗体阳性人群分布特征

年龄最小 3 岁，最大 68 岁，平均 22.5 岁。55 岁以下组抗体阳性率为 1.60%（16/1000），55 岁以上组为 8.00%（2/25），两组之间具有显著性差异（$P<0.025$），男性的抗体阳性率为 1.88%（14/746），女性 1.43%（4/279）。

汉族抗体阳性率 1.81%（11/607），藏族 1.62%（6/371），其他少数民族 2.13%（1/47）。农民的抗体阳性率为 1.18%（4/338），学生 1.51%（3/199），军人 2.25%（11/488）。

受检的 1025 份血清，CKF 抗体阳性（1∶10 或以上）的 18 份，阳性率 1.76%，抗体滴度的几何均数为 21。在 18 份阳性标本中，6 人为世居者，12 人为移居者，移居者在该地平均居住 2.0 年以上。

虽然我国目前尚无 CKF 病例报道，但 1958 ～ 1963 年在我国的相邻国家中发生过大规模流行。林芝地区与印度毗邻，气候条件相似，媒介昆虫大量存在，人员交往增强，随时可能传入我国。

第十章　严重急性呼吸系统综合征

严重急性呼吸综合征（severe acute respiratory syndrome，SARS）又称传染性非典型肺炎，是一种严重的急性呼吸系统传染病。SARS 是由 SARS 相关冠状病毒（SARS-CoV）引起的新发传染病。2002 年末在中国广东省首先发现，并迅速传播至世界各地，导致全球 33 个国家和地区 9096 人发病，774 人死亡。

一、病原学

（一）形态与分类

从形态学和基因组基本结构上看，SARS-CoV 属于巢套状病毒目（*Nidovirales*）、冠状病毒科（*Coronaviridae*）、冠状病毒属（*Coronavirus*）成员。电镜下，SARS-CoV 病毒颗粒呈球形或椭圆形，直径 80 ~ 140 nm，有包膜，表面有 20 ~ 40 nm 的纤突，外形如日冕或冠状。胞外颗粒成簇存在，黏附在细胞膜表面，见图 10-1。将 SARS-CoV 的基因序列（3 个聚合酶蛋白和 4 个结构蛋白基因）分别与已知冠状病毒的相应序列进行同源比较，结果得到的系统发生树状图均类似，遗传距离 SARS-CoV 与已知 3 个冠状病毒群之间为等距差别，表明 SARS-CoV 不属于已知的冠状病毒群，而代表了一个新的冠状病毒群，为一个独立的进化分支。

（二）基因组结构

病毒基因组为单股正链 RNA，全长 27 ~ 30 kb，具有正链 RNA 病毒特有的结构特征。完整的病毒基因组可以直接作为 mRNA 作用，翻译合成相关的功能蛋白和结构蛋白。按基因组顺序依次编码复制酶的 1a、1b、刺突蛋白（spike glycoprotein，S）、包膜蛋白（envelope protein，E）、膜蛋白（membrane protein，M）和核衣壳蛋白（nucleocapside protein，N），基因组两端有短的非翻译区，5′端有甲基化

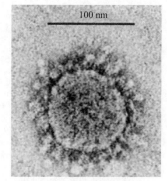

图 10-1　SARS 电镜图

帽状结构，3′端有不少于 50 个碱基的 polyA 尾。按每个开放读框（open reading frame，ORF）编码蛋白产物大于 40 个氨基酸的标准推测，SARS-CoV 基因组含有 14 个 ORFs 和 1 个 s2m motif。其中，5′端最大的 ORF（约占基因组的 2/3）编码一个大的前体蛋白，可分为编码两个多聚蛋白的开放读框 ORF1a 和 ORF1b。复制酶基因下游编码病毒结构蛋白；在已知的 SARS-CoV 基因组中未发现编码 HE 蛋白的基因序列，而在 Group2 和某些 Group3 冠状病毒基因组中该基因位于 ORF1b 和 S 蛋白基因之间；在 S 和 E 之间、M 和 N 之间及 N 蛋白的基因下游有一些未知功能蛋白的 ORF。

二、流行病学

（一）传染源

SARS-CoV 的来源尚不清楚，目前认为现症患者是本病主要的传染源。临床急性期传

染性较强，特别是有高热、咳嗽的患者，症状越重传染性越强，传染性一般在起病后第2周达高峰。开放性呼吸道医疗处置（气管插管、气管切开、需气道分泌物吸引等）的患者具有极强的传染性。幼童感染后病症较轻，传染性弱。实验研究证实，病后约10d呼吸道排毒达高峰，随后下降；粪便中排毒迟于呼吸道，但其消长也呈倒"V"字形分布，第12 ～ 14病日患者（N：50）PCR检测阳性率达100%，随后逐渐下降，第21 ～ 23病日阳性率为40% ～ 50%（表10-1）。

表 10-1 SARS 患者呼吸道标本、粪和尿 RT-PCR 检测结果

样本数（N）	起病后不同时间（天）的检出率（%）				
	0 ～ 2	3 ～ 5	6 ～ 14	15 ～ 17	21 ～ 23
呼吸道样本（N=392）	31	43	57 ～ 60	35	13
粪（N=50）	0	57	86 ～ 100	33	43
尿（N=20）			50（10病日）	35（16病日）	21[**]（21病日）

** N=19

患者作为 SARS 传染源的意义取决于患者是否被及时诊断和隔离、患者的活动范围、接触者多少、患者的病情轻重和排毒方式等。一般认为潜伏期患者的传染性不大，恢复期是否具有传染性尚未能确定。极少数 SARS 患者传染性极强。WHO 定义将感染 10 人或以上其他人的 SARS 患者称为"超级传染源"（super-spreader）。在中国广州、北京、香港、越南河内、加拿大多伦多等地均发现类似的病例（表10-2）。超级传播者的主要是合并有糖尿病或肾病的慢性病患者，以 60 岁以上老年人多见。

表 10-2 SARS 超级传播事件

超级传播者年龄（岁）	发生地点	起病至入院时间（天）	合并疾病情况	感染人数	临床结局
64	香港	7	–	13 p+s	死亡
47	河内	3	无	20 p	死亡
26	香港	>5	无	112	存活
22	新加坡	4	无	21 p, 3 s	存活
27	新加坡	3	无	23 p, 5 s	存活
53	新加坡	–	糖尿病、冠心病	23 p, 8 s	存活
60	新加坡	–	慢性肾病、糖尿病	62 p+s	存活
64	新加坡	3	冠心病、左心衰竭	12 p, 3 s	存活
–	多伦多	6	梗死性心脏病	44 p	死亡
43	台湾	6	糖尿病、外周血管病	137 p	死亡

p：疑似病例；s：可疑病例（引自 Kamps-Hoffmann，SARS reference-07/2003）

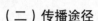

（二）传播途径

主要的传播模式是黏膜（眼、鼻和口）直接接触感染性污染物（尤其是呼吸道分泌物）和（或）暴露于污染的排泄物（痰、粪、尿、泪等）传播。传播主要发生于高强度暴露（如在飞机或出租车内与 SARS 患者密切接触）或有高度传播危险的场所（如 SARS 病例康复病房或家庭中）。发达的现代化交通是短时间内造成 SARS 世界性流行的重要社会因素。

（三）人群易感性

人群缺乏免疫屏障，不同年龄、性别、职业人群对 SARS-CoV 易感性无明显差异。与患者密切接触的陪护和医护人员为高危人群。

（四）流行概况

SARS 主要好发于冬春季，且流行区分布广，迄今全球 32 个国家和地区发现 SARS 患者，中国大陆除海南、贵州、云南、西藏、青海 5 个省份未发现疫情外，其他省市（自治区）均有病例报告。

SARS 虽然已基本得到控制，但是 SARS-CoV 的一系列相应课题，包括来源、变异和复制、转录、播散、入侵细胞的机制、病毒免疫和继发反应、细胞凋亡、急性肺损伤的发病机制、快速诊断与疫苗、特异性抗病毒药物、不同辅助基因和 ORF 的功能等等尚未完全解决，相信随着基因组和所编码蛋白的结构和功能的不断深入研究，SARS-CoV 最终将被人类征服。

三、预防和控制

SARS 有较强的传染性，国家卫生部已将其列为法定管理传染病，控制措施按照《中华人民共和国传染病防治法》第 24 条 1 款执行。

（一）SARS 的防制对策和措施

一是国家反应 在没有或者只有少数 SARS 病例的国家，预防措施主要是病例的早期发现和可疑患者的隔离。在 SARS 病例多的国家，关键预防措施包括缩短感染和症状出现、症状出现与住院的时间延误；研究病原体传播力、感染者和易感人群接触程度及其对病毒传播影响。缩短临床症状出现与隔离措施的延误时间可减少传播的危险。

二是卫生部门的感染控制 医务人员站在全球控制 SARS 的最前线。为了保护医务人员和预防疾病扩散，严格的感染控制措施和公共卫生教育是非常必要的。有研究表明 SARS 患者感染的飞沫可能是医院环境中传播 SARS 病毒的主要途径。外科口罩和 N95 口罩对医务人员有保护作用，纸口罩不能显著减少感染机会。由于 SARS-COV 病毒在环境中能存活几天，严格消毒和卫生措施有助于感染控制。

随时清洁污染场所物体表面，是有效控制危险的空气粒子产生的重要手段。

常规预防飞沫传播的措施主要包括：①一旦症状出现，患者应戴 N95 口罩，立即隔离在负压的病房中；②当医务人员照顾患者时，应穿戴覆盖头的面具、风镜、隔离衣和手套；③彻底进行随时和终末消毒；④对于插管患者，保证抽气系统密闭性，防止空气泄露，增加疾病的传播；⑤接触疑似 SARS 患者后，必须用肥皂和水仔细洗手。

严格实施感染控制措施对于预防 SARS 的进一步传播非常有效。新加坡的一所医院在严格执行感染控制措施（包括使用 N95 口罩、隔离衣、手套、与患者接触前和接触后洗手等）以后，没有发现来自患者的 SARS 传播。

三是家庭感染的控制　在密切接触下，SARS 很容易传染给家庭成员和医务工作者。SARS 患者在症状出现前后多长时间能传播疾病尚不明确。下面建议的疑似患者和居住环境的预防感染措施依据目前美国的预防经验，在获得更多信息后应及时更新。

① SARS 患者在发热、呼吸道症状改善后 10 d 内，应当限制户外活动。② SARS 患者所有的家庭成员应严格注意手卫生，尤其是接触患者体液（如呼吸道分泌物、尿和粪便）之后。③接触 SARS 患者体液时使用一次性手套，手套不可重复使用。④建议每个 SARS 患者在咳嗽和喷嚏是用面巾纸遮盖口鼻。患者和（或）接触者应戴外科口罩，以防感染性飞沫。⑤应避免与患者共用碗、盘以及共寝。患者体液污染的环境及常规器皿应消毒。⑥ SARS 患者体液污染物，如面巾纸和口罩应该废弃。⑦ SARS 患者家属以及密切接触者应该主动接受卫生部门的监测。⑧ SARS 患者家属以及密切接触者对发热或者呼吸系统症状应该警惕，如有加重，及时就医。⑨无发热和呼吸系统症状的家庭成员或者密切接触者不必限制其户外活动。

（二）实验室生物安全防护

考虑到 SARS 的严重性以及人与人之间传播的迹象，应当按照适当的生物安全操作来处置 SARS 标本。中国 CDC 对 SARS 的实验室诊断操作规定如下。

由于 SARS 患者血清中存在冠状病毒，在血清样品没有得到妥善处理前，所有操作必须在 P3 实验室中按照要求进行。

1. 一般性原则

接触未处理的 SARS 患者血清时必须按照规定戴口罩、眼罩和整体面罩，必须戴双层手套。

2. PCR

建议使用 Trizol 试剂或类似试剂从血清中提取 RNA，按照说明书要求的量将血清样品入 Trizol 试剂混匀，以后的工作可以在 P3 实验室外进行。

3. ELISA

所有的操作均应该在 P3 实验室的生物安全柜中进行，在加入终止液后可以将酶标板移至 P3 实验室外进行。需要将洗板机放置在 P3 实验室的生物安全柜中，使用后废弃液体

必须高压处理。

4. IFA

所有的操作应该在 P3 实验室的生物安全柜中进行，荧光显微镜应置于 P3 实验室内。需要将洗抗原片装置放置在 P3 实验室的生物安全柜中，使用后的废弃液体必须高压处理。

5. 包装

所有需运输的诊断标本必须经三层高质量的包装，能经得起运输过程中通过的振动和挤压。

四、临床表现与诊断

（一）临床表现

潜伏期因人而异，与感染途径病毒量、机体免疫状态及研究方法等有关。WHO 曾提出 SARS 潜伏期为 2 ~ 7 d，也可长达 10 d。对新加坡、加拿大和欧洲的病例进行严格定义及单点暴露的综合分析，认为最长潜伏期为 10 d，平均 4 ~ 6 d，潜伏期中位数 4 ~ 5 d。亦有报道潜伏期在 2 w 以上的病例，在确定密切接触者医学观察对象和期限时应加以参考。

SARS 起病急，患者早期表现为流感样症状，如发热体温一般 >38℃，偶有畏寒和寒战；伴或不伴乏力、精神萎靡，或全身酸痛、头痛、关节痛、咽痛、胸痛、腹泻；可有咳嗽，多为干咳、少痰、偶有血丝痰，小儿有哭闹烦躁不安；3 ~ 7 d 后患者出现低氧血症、肺炎，10% ~ 20% 的患者表现为呼吸窘迫需机器辅助呼吸。疾病早期胸片亦可正常，但随着疾病进展肺部有不同程度的片状、斑片状浸润性阴影或呈网状改变，部分患者进展迅速，呈大片状阴影；常为双侧改变，阴影吸收消散较慢。肺部阴影与症状体征可不一致。肺部体征不明显，部分患者可闻少许湿啰音，若检查结果阴性，1 ~ 2 d 后应予复查。

（二）血常规检查及胸部影像学基本特征

外周血白细胞计数一般不升高或降低；常有淋巴细胞计数减少。

胸部 X 线检查示肺部有不同程的片状、斑片状浸润性阴影或呈网状改变，部分患者进展迅速，呈大片状阴影；常为多叶或双侧改变，阴影吸收消散较慢；肺部阴影与症状体征可不一致。若检查结果阴性，1 ~ 2 d 后应予复查。

胸片在最初主要表现为片状浸润阴影或间质性炎症改变，病变以外侧多见，可单侧一叶，但大部分可延及单侧多叶或双侧多叶。入院 7 ~ 10 d 肺部浸润影呈持续进展，病情缓解后则逐渐减少。

胸部 CT 影像改变主要表现为磨玻璃阴影，即肺部阴影增加，但仍可见血管结构，有时伴小叶内间质和小叶间隔增厚和肺泡实变。提示 SARS 患者有肺间质及肺泡受累，除个别报道见少量胸腔积液外，很少见胸腔积液及纵隔淋巴结肿大。Wong 等对 40 例胸片异常及部分胸片正常的 SARS 及疑似患者进行薄层 CT 扫描，磨玻璃阴影者占 68.4%，磨玻璃阴影合并肺泡实变（14.8%）。无磨玻璃阴影，仅以实变为主的少见（16.3%）。

病变范围及出现频率：Wong 等观察到，病变主要累及下叶（占 149 个受累肺段中的 91 个，61.1%），特别多见于早期，下叶受累人数在其观察的 40 例患者中有 30 例。病变严重者受累肺段增加，并波及双侧。我们观察到在病情再度加重时，新出现病变则出现在上部，表明下部血管床在开始时已破坏。病灶常 >3 cm。如果以肺野外 1/3 定为外周区，其余为中央区，则病变在外周占 71.8%，特别多见于轻症者。重症者则外周区及中央区均累及占 19.5%。和通常肺水肿影像不同，仅以中央区病变表现者极少。

（三）诊断

1. 可疑病例（suspect case）

（1）2003 年 2 月 1 日起有以下病史：体温超过 38℃，咳嗽或呼吸困难，起病前 10 天有以下 一个或更多的暴露史：与 SARS 可疑患者或疑似（probable）患者有密切接触史；近期曾在有 SARS 地方性传播地区旅游史；居住在近期有 SARS 地方性传播的地区。

（2）自 2002 年 11 月 1 日起有原因不明的急性呼吸系统疾病导致死亡，但未曾进行尸体解剖者＋起病前 10 d 有以下一个或更多的暴露史：与 SARS 可疑患者或疑似患者有密切接触史；近期曾在有 SARS 地方性传播地区的旅游史；居住在近期有 SARS 地方性传播的地区。

2. 疑似病例（probable case）

（1）可疑病例者渗出性肺炎的影像学或胸部 X 线摄片（CXR）有呼吸窘迫综合征（RDS）的证据。

（2）SARS 可疑病例者有一个或更多的 SARS 冠状病毒阳性检测结果（PCR、抗体、细胞培养）。

（3）可疑 SARS 病例死后尸体解剖有与 RDS 相一致的病理发现，而病因不明者。

排除标准：用其他诊断完全可以解释的病例应予排除。

3. 对患者的再分类

由于目前对 SARS 病例的诊断是排除性诊断，报告病例可随时间而转换。但无论患者为何种状态，临床都应予以恰当处理：若患者首诊为可疑或疑似病例，而用其他诊断完全可以解释，在仔细分析其无合并感染（SARS）的可能后应予排除；可疑病例经检查符合疑似病例标准者应归入疑似病例；CXR 正常的可疑病例应予以治疗，要充分考虑到其 SARS 的可能性予以监测 7 d。没能顺利康复者应复查 CXR；可疑病例没能顺利康复，但用其他诊断不能解释其疾病者仍应归入可疑病例；可疑病例死亡而未行尸体解剖者，仍应归入可疑病例；然而，假如此病例是 SARS 传播链的组成部分则要归入疑似病例；若尸体解剖没有 RDS 的病理表现，则应予排除。

临床医师在等待实验结果前或结果阴性时不应将患者的疾病分类降低；在中国 SARS 的监测时间起自 2002 年 11 月 1 日；报道的第 1 例 SARS 在国际间的传播是 2003 年 3 月，但起病于 2003 年 2 月；直接接触史，指护理、共同生活，或直接接触可疑或疑似 SARS 患者的呼吸道分泌物和（或）体液。

（四）实验室诊断

WHO 发布的检测 SARS-COV 的 3 种手段为 PCR、抗体检测和细胞培养；目前正在研究的快速实验室检查则主要是 PCR 和抗体检测（IFA、EIA），虽然这些快速检验显示出一定的实用性，但敏感性问题亟待解决。因此，目前对 SARS 的诊断仍然依赖于流行病学史、临床症状与体征、胸部影像学和病原学检测等的综合分析。

五、治疗

（一）一般治疗

急性期应卧床休息，饮食易消化、富含维生素的食品，鼓励多饮水，注意口腔和皮肤的清洁，保持大便通畅。注意室内的清洁、通风，保持空气新鲜。避免劳累、用力。对潜伏期短的患者，老、弱以及既往有其他疾病的患者，更应该强调早休息、早治疗。输液治疗时，输液速度应慢，以免增加心肺负担。

（二）对症治疗

体温超过 38.5℃者予以解热镇痛剂，但儿童应避免使用阿司匹林，以免引起 Reye 综合征；高热者予以物理降温，避免剧烈降温。

口服或静脉补充足量液体，加强营养，保持水电解质的平衡。避免剧烈咳嗽，咳嗽剧烈者予以祛痰药物。发生心、肝、肾等器官损害时行相应处理。烦躁者可予以地西泮。年老、体弱、贫血予以支持治疗。

（三）激素应用

1. 指征

SARS 应用皮质激素的指征为严重感染、重度毒血症、肺部的明显渗出和 ARDS，具体的指征为：①有严重的中毒症状，高热 3 d 不退；②呼吸困难，呼吸频率 >30 次 /min，48 h 内肺部阴影进展超过 50%；③肺部出现多叶病变且病变范围超过 1/3；④低氧血症，在吸氧 3 ~ 5 L/min 条件下，动脉血氧分压（PaO_2）<70 mmHg，或者脉搏容积血氧饱和度 <93%；⑤有急性肺损伤或出现 ARDS；⑥休克或者 MODS；⑦具有严重基础性疾病；⑧合并其他感染；⑨年龄超过 50 岁。

对于临床症状重、胸片改变明显、氧饱和度显著降低（具有以上 3 条中的任意两条）以及持续低淋巴细胞血症，可以采取激素的冲击疗法。

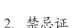

2. 禁忌证

在 SARS 治疗中，激素的应用没有绝对禁忌证，儿童慎用激素治疗；其他的相对禁忌证包括中度以上糖尿病、重症高血压病、活动性胃和十二指肠溃疡、精神病、癫痫以及处于妊娠期的患者。

3. 用法

目前认为 SARS 为急性传染病，病程自限，所以不主张大剂量长期应用，主要针对严重的毒血症状；另外，激素多应用于肺部炎症渗出，所以宜采用半衰期短的激素。按照最近 Lancet 上所发表的香港经验，标准的激素治疗为 21 d 疗程。用药宜选择甲泼尼龙，地塞米松效果不佳。具体使用方法如下：

甲泼尼龙 1 mg/kg 体重静脉用药，每 8 h 1 次 [即 3 mg/（kg·d）]，连续应用 5 d；然后，改为甲泼尼龙 1 mg/kg 体重静脉用药，每 12 h 1 次 [即 2 mg/（kg·d）]，连续应用 5 d；之后，改泼尼松龙口服，0.5 mg/kg 体重，每天 2 次 [即 1 mg/（kg·d）] 连续 5 d，0.5 mg/kg 体重，每天 1 次 [即 0.5 mg/（kg·d）] 连续 3 d，0.25 mg/kg 体重，每天 1 次，连续 3 d 即可以停药。大概可以人为地分为 5 个阶段，总疗程 21 d。冲击疗法时，可给予甲泼尼龙 500 mg，每日 2 次静脉用药，然后采用标准治疗。

（四）抗病毒治疗

根据香港经验，利巴韦林静脉应用 400 mg，每 8 h 1 次（1200 mg/d），连续 3 d 或至病情稳定后改为口服，1200 mg，每日 2 次（2400 mg/d）。根据病毒血症情况，总疗程为 10 ~ 14 d。笔者单位的临床应用显示，有些患者不能耐受如此高剂量的利巴韦林，此时可以根据患者的情况，将静脉用量调整为 400 mg，每 12 h 1 次，口服剂量适当调整。而且，利巴韦林能否耐受主要与药物的质量和生产厂商有关。

但是，加拿大国立微生物研究所和美国陆军传染病研究所的体外实验发现，利巴韦林对于两个冠状病毒毒株没有直接的抗病毒作用。并且临床研究发现，利巴韦林的应用不能降低 ICU 的入住率，也不能减少呼吸机的使用和降低死亡率，因此主张利巴韦林仅作为试验性治疗。

奥司他韦为神经氨酸酶抑制剂，具有直接的抗病毒作用和免疫调节作用，其免疫调节作用可以减轻肺损伤，用法为 75 mg/d。广州以该药用于医护人员的预防，发现可减少发病或发病后症状较轻，但还需要严格的临床试验以进一步评价。加拿大不主张将该药用于 SARS 的临床治疗。

干扰素具有直接的抗病毒作用和免疫调节作用，中国香港经验和加拿大经验认为具有一定的临床应用价值，可以在病毒血症期予以 3MU，皮下或肌内注射，隔日 1 次或每日 1 次。

（五）免疫治疗

1. 特异性免疫治疗

可以采用同血型恢复期患者的血清进行特异的免疫治疗，根据病毒血症的出现时间，应该在起病 10 d 内予以治疗。采集同血型恢复期患者的外周血，排除乙型肝炎病毒、丙型肝炎病毒、人类免疫缺陷病毒、梅毒等感染，收集血清，每次 50 ml，间隔 1 ～ 2 d，重复 1 次。也有在感染 15 ～ 20 d 之间应用，可以显著降低病死率。恢复期患者捐献血清应在停止治疗 3 个月后，以保证有足够的抗体滴度和避免残留的病毒和免疫复合物感染。

2. 非特异性免疫治疗

SARS 重型患者也可予以非特异性免疫治疗，包括免疫球蛋白和胸腺肽。静脉用免疫球蛋白有较强的抗细菌和抗毒素作用，予以 5 mg/（kg·d），连续 3 d，中国香港用于危重患者有良好的效果；胸腺肽可以予以每日 1.6 mg，皮下注射，每周 2 次，也有报告使用每周 1 次，但是还需要积累更多的经验。干扰素治疗也具有免疫调节作用。

（六）辅助呼吸治疗

患者出现气促或 PaO_2<70 mmHg 或 SpO_2<93% 时，给予持续鼻导管或面罩吸氧。吸入氧流量为 3 ～ 5 L/min，维持血氧饱和度 ≥ 93%。

持续鼻导管吸氧或面罩吸氧不能纠正低氧血症，PaO_2 仍然低于 70 mmHg 或 SpO_2 仍然低于 93% 时，使用无创正压机械通气（NPPV）。模式通常使用持续气道正压通气 CPAP，压力水平一般为 4 ～ 10 cm H_2O；吸入氧流量一般为 5 ～ 8 L/min，以保持血氧饮和度 >93%；或采用压力支持通气 + 呼气末正压（PSV+PEEP），PEEP 水平一般为 4 ～ 10 cm H_2O，吸气压力水平一般为 10 ～ 20 cm H_2O。NPPV 应持续应用（包括睡眠时间），暂停时间不宜超过 30 min，直至病情缓解。

在患者不耐受 NPPV 或氧饱和度改善不满意时，应及时进行有创正压机械通气治疗。具体插管通气的指征为：①经无创通气治疗病情无改善，表现为 SpO_2<93%，面罩氧浓度为 5 L/min，肺部病灶仍增加；②不能耐受无创通气，明显气促；③中毒症状明显，病情急剧恶化。

（七）MODS 治疗

在 MODS 中，肺、肾衰竭、消化道出血和 DIC 的发生率较高。脏器损害愈多，病死率愈高，2 个或 2 个以上脏器衰竭的病死率为 69%，因此早期防治、中断恶性循环，是提高治愈率的重要环节。包括：①积极控制感染，静脉给予有效抗生素；在 SARS 的治疗中，尤其要防治并发感染，特别要防治二重感染，当白细胞计数尤其是中性粒细胞进行性升高时应警惕；引起二重感染的病原菌有耐甲氧西林金葡菌、假单胞菌和衣原体。②维持有效循环血量，保证心排血量，改善微循环，保持尿量大于 30 ml/h。③早期少尿型肾衰竭，采用甘露醇和呋噻米（速尿），以增加肾血流量，防止肾小管坏死；当患者血容量补足后，也可使用多巴胺增加肾血流量。④对可疑并发 DIC 的病例，早期组予肝素，防止 DIC 进展。⑤防止消化道出血，早期应用 H_2 受体拮抗剂或质子泵抑制剂。⑥心功能不全患者及时纠正血容量及酸中毒，给予强心药物，前负荷过重者给予利尿剂，后负荷过重时则采用血管扩张药。⑦肝功能不全者及时恢复有效循环血量，静脉滴注多巴胺增加肝脏血流，给

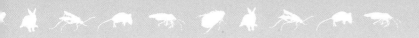

予高营养治疗，包括葡萄糖、支链氨基酸、白蛋白、维生素等。

六、西南地区 SARS 分布情况

四川省从 2012 年 2 月 12 日发现首例输入性传染性非典型肺炎以后，省非典办接到疫情报告 58 起，报告患者 64 例。经专家共同会诊，排除患者或疑似患者 44 例，临床确诊患者 20 例（直接确诊 7 例，疑似转确诊 13 例），其中 2 例死亡，18 例临床诊断患者痊愈出院。重庆共确诊 SARS 3 例，疑似病例 1 例。

第十一章 狂 犬 病

狂犬病（rabies）是由狂犬病毒（*Lyssaviruse*）、主要是狂犬病病毒（*Rabies virus*；*RABV*）引起的人和所有温血动物致死的急性中枢神经系统的自然疫源性疾病。本病呈全球分布，具有众多家养或野生哺乳动物宿主。自然储存宿主主要是犬以及狼、狐、浣熊和蝙蝠等野生动物，人多因被患病动物咬伤而感染，同种和异种动物之间除通过咬伤传播外，还可通过吸入、食入或垂直传播等方式传播。人狂犬病的临床特征是恐水、怕风、咽肌痉挛和进行性麻痹等，尤以恐水症状为突出，故又名恐水病。患者几乎 100% 死亡。

一、病原学

狂犬病的病原——狂犬病毒于 1962 年首次在电镜下被发现，应用的是感染鼠肾细胞培养粗制品及负染技术。一年后，对狂犬病毒的形态及结构特征进行了描述。随后，在鸡胚组织、神经组织中成功增殖了狂犬病毒。

（一）分类

狂犬病毒属于弹状病毒科，本科病毒分两个属：水泡性口炎病毒属（*Vesiculo virus*）和狂犬病毒属（*Lyssa virus*），此外还有未定属的植物弹状病毒。本科病毒中能感染人类、构成对人类威胁的只有狂犬病毒，狂犬病毒是狂犬病毒属的典型种。从感染动物或患者中发现的狂犬病毒称野毒株或街毒（street virus），街毒经过系列传代适应特定宿主后称固定毒（fixed virus）。

（二）形态

狂犬病毒外形为一端半球形另一端扁平的子弹状，或者两端半球形的杆状，长约

180 nm，直径 75 nm。狂犬病毒如同其他弹状病毒一样，一个双层脂膜构成病毒颗粒的完整外壳，表面嵌有 10 nm 长的由病毒糖蛋白构成的包膜突起（peplomers）如同钉状覆盖了除平端外的整个病毒表面。病毒粒子由感染细胞浆膜表面芽生形成，来自宿主细胞浆膜的脂质外壳的内侧是膜蛋白，亦称基质蛋白。膜蛋白内侧为病毒的核心，即核衣壳，由核酸和紧密包围在外面的核蛋白构成。

（三）生物型和血清型

根据不同毒株的血清学反应和单克隆抗体分析，将狂犬病毒分成 5 个血清型：血清 1 型为典型的狂犬病毒标准攻击毒株（Challenge Virus Standard，CVS），包括全球各地主要的原型株和实验株，以及新认识的中欧的啮齿动物分离株。血清 2 型为 Lagosbat virus（拉哥斯蝙蝠病毒），首先从尼日利亚的蝙蝠脑中分离得到，后从中非共和国的蝙蝠中分离得到，此型包括有 6 个亚型（Lag-1，Lag-2，Lag-Pin，Lag-Dak，Lag-Kin，Lag-ZIN）。血清 3 型为 Mokola virus（马可拉原型株），首先从尼日利亚（Shrew）中分离，以后在非洲一些国家的人、野生动物和家养动物中分离出，包括 5 个亚型（Mok-1，Mok-2，Mok-3，Mok-5，Mok-Umh）。血清 4 型为 Duvenhage virus（杜文海格原型株），首先从南非一狂犬病患者中分离到，以后从南非和中欧的蝙蝠中分离得到，含有 8 个亚型（Duv-1，Duv-2，Duv-3，Duv-4，Duv-5，Duv-6，Duv-DEN，Duv-DDR）。血清 5 型为 Selimov 等从乌克兰蝙蝠分离出 2 株狂犬病毒，定名为 uB1 和 uB2，经单克隆抗体分析，其抗原结构与从俄罗斯分离到的其他狂犬病毒相似，归属于最初分离于非洲的血清 4 型。但是因为两者之间又有差别，从而促进了定名为 EBL1 和 EBL2 的另一种新的血清型——血清 5 型（欧洲蝙蝠狂犬病毒）的建立。

在血清分型的基础上，利用分子生物学技术对狂犬病毒进行遗传学分型也有了一定进展。1993 年 Bourhy 等人根据狂犬病毒属 N 基因的氨基酸和核苷酸相似的百分率将狂犬病毒属分为 6 种基因型：基因型 1（CVS 原型株）、基因型 2（Lagos-bat 病毒原型株）、基因型 3（Mokola 病毒原型株）、基因型 4（Duvenhage 病毒原型株）、基因型 5（BEL-1 欧洲蝙蝠狂犬病毒）、基因型 6（EBL-2）。

血清 2、3、4、5 型及基因 2、3、4、5、6 型又称为狂犬病相关病毒，野外分布的主要为血清 2、3、4 型。

（四）抵抗力

狂犬病毒对脂溶剂（肥皂水、三氯甲烷、丙酮等）、45%～70% 乙醇、碘制剂以及季铵类化合物敏感，也易被巴氏消毒剂、紫外线、酸（pH 4 以下）、碱（pH 10 以上）灭活。对干燥、反复冻融有一定抵抗力，其核酸在 β- 丙内酯作用下立即失活。在组织粗提物中或中性甘油中感染组织中的病毒灭活通常很缓慢，在冷冻或冻干的组织提取物中感染性十分稳定。

（五）致病性

狂犬病毒从咬伤部位随唾液进入机体后，病毒在侵入部位停留或复制数小时或数周，或者快速向心性直接进入中枢神经系统，在发展为严重的免疫反应之前伴有病毒的复制和散播。一些研究提示狂犬病毒在经由神经肌连接处侵入周围和中枢神经系统前可以感染肌肉细胞并且复制，而另一些研究证实病毒不经过局部复制即可进入神经系统。因此在潜伏期，病毒可以停留在周围组织中，或者在神经元内隐居，也有可能在巨噬细胞中长久存在。嗜神经性并且病毒复制几乎仅限于神经元是与自然感染有关的一个主要特征。

在证实病毒在神经肌肉结合处聚集，以及能特异性地与烟碱型乙酰胆碱受体（AChR）竞争并且在体外可以降低鸡胚细胞病毒感染性的 α- 金环蛇毒素或 β- 筒箭毒碱等物质的活性的超微结构和免疫荧光研究的基础上，提示狂犬病毒识别胆碱能受体。糖蛋白的174 ～ 202 位氨基酸残基与可以结合 AChR 的蛇毒样神经毒素之间的相似性进一步证实了病毒结合的部位。生长因子、神经细胞黏附因子和各种磷脂和糖脂也有可能参与了决定病毒嗜神经性的调节。

侵入周围神经后，病毒以约 3 mm/h 的速度延轴索向心性进入中枢神经系统。在周围神经中延轴索传导的证据可以通过狂犬病毒的运动能被秋水仙碱和长春碱阻止的实验来证实。病毒经由脑脊液的散播有助于病毒在中枢神经系统内的传播。病毒一旦进入大脑可以离心性传播到不同器官。到达唾液腺意味着感染末期，这也是动物和动物、动物和人之间传播的一个重要环节。在绝大多数患狂犬病的狐狸、浣熊、臭鼬和狗的唾液腺中都曾发现过狂犬病毒。绝大多数病毒在黏液腺泡细胞中产生，通过正常分泌液传递到唾液。病毒还可以在其他部位被发现，包括口鼻腔、味蕾、肾上腺、胰腺、肾、心肌、棕色脂肪、发囊、视网膜和角膜。

病毒必须进入 CNS 才可能引起狂犬病的症状。在 CNS 主要侵入部位有脑干、小脑等部位的神经元，一般不侵入血流。抵达大脑的狂犬病毒在神经细胞内复制，这一过程在大脑的各个部分是同时进行的，包括与行为或情绪最有关系的区域，这就可以说明发生狂躁的原因。病毒到达脑后，对人和动物来说感染是不可逆转的，其结局大多为死亡。病毒还可以从中枢神经向周围神经离心性扩散，分散至各器官、组织，其中尤以唾液腺、舌味蕾、嗅神经、眼角膜等处病毒含量较多。唾液腺受累在病毒从中枢神经系统向外扩散中是最重要的，因为它代表了有效的传播本病的感染部位。

二、流行病学

（一）自然疫源地

狂犬病是一种除南极外几乎分布于全世界的地方性动物病，与受狂犬病感染的地区相比，无狂犬病国家的领土或地区仅占小部分。根据 1996 年世界狂犬病调查的 153 个国家和领土中，有 46 个报告在当年及 1995 年无狂犬病。许多无狂犬病国家和领土是一些发达地区的岛屿（澳大利亚、日本、新西兰、英国）和发展中国家（巴贝多、哥斯达黎加、斐济、马尔代夫和塞昔尔群岛）。此外，南北部欧洲大陆（如斯堪的那维亚、西班牙、葡萄牙、希腊）和拉丁美洲（即乌拉圭、智利和阿根廷）也没有狂犬病。据世界卫生组织估计，每年全球死于狂犬病的有 5 万多人，实际数字可能还要高。这些死亡者的大部分是在有狂犬病流行的亚洲、非洲和拉丁美洲国家，而北美和欧洲的狂犬病主要限于野生动物中。亚洲为狂犬病的严重流行区，其中印度为发病率最高的国家，居世界第一，我国仅次于印度。从狂犬病在我国的地理分布来看各地差异较大，全国发病率持续较高的省、区多分布于南方，北方则病例数少，甘肃、青海、宁夏及西藏等地仅偶见病例。

（二）传染源

世界上有多种哺乳动物与狂犬病的维系和传播有关。狂犬病的动物储存宿主是陆地动物，并且主要为野生食肉类，即土狼、红狐、北极狐和灰狐、豺、獴、浣熊、鼬、狼等。在发展中国家，最主要的是那些私有的、公有的和无主的野犬构成了人狂犬病主要的储存宿主和传播者。其他许多种动物易感但不进一步传播此病，它们是狂犬病的受害者并通常是流行病学的终端。许多受害动物是用于生产或驮运货物的动物（即牛、骆驼和马），它们的死亡加重了本病存在的经济负担。此外，许多种类蝙蝠也是狂犬病的宿主、传播者或受害者，例如美国、一些拉丁美洲国家、一些欧洲国家、非洲的一些地区以及最近在澳大利亚也报告有蝙蝠狂犬病。

狗在流行中起着极为重要的作用，狗因野生动物咬伤而被传染并将该病病毒传播给其他狗、家畜和人，有时回传给野生动物。虽然狂犬病主要在野生动物中流行，但狗仍然是人类感染的主要来源。据统计，99% 的人狂犬病与狗的狂犬病有关，因此狗是人狂犬病的主要传染源。狂犬病脑炎患者有着潜在性传染源的作用，但人狂犬病患者作为传染源的可能性有待于进一步研究。

（三）传播媒介和易感性

几乎所有温血动物均对狂犬病易感。家养犬是主要的人狂犬病的传播媒介，特别是在亚洲近赤道地区、拉丁美洲和非洲。人对狂犬病普遍易感，从国外病例分析，狂犬病毒的易感性无种族、遗传和营养差异；从我国情况看以男性、青壮年、农民为多，这与该组人群户外活动多、与犬接触机会多有关。人被狂犬病动物咬伤后并非全部发病，未应用疫苗时代伤后的发病率为 10% ~ 50%，正确防治者仅发病 0.2% ~ 0.3%。

（四）传播条件与途径

人狂犬病基本上是因为被唾液中含病毒的狂犬病动物咬伤而感染。病毒不能穿入非破损皮肤，但如果皮肤受到抓伤或擦伤，被狂犬病动物舔一下也是很危险的。唾液中含病毒

的犬或动物用舌舔人的黏膜、口腔、肛门和外生殖器黏膜和皮肤也可造成感染。实验动物可经食入含病毒的食物受染，也可经肛门受染。狂犬病毒也可以经气溶胶而传播，因此，医护人员、密切接触者、实验室工作人员在接触狂犬病患者或进行狂犬病毒有关实验时，均应进行呼吸道隔离。此外也有接受角膜移植而感染狂犬病的病例报告。母亲与胎儿之间的垂直传播以及哺乳途径传给婴儿仅在动物中发生过，人类还尚未得到证实。

（五）流行特征

从国内发病情况统计，男性发病多于女性，儿童、青壮年多于老年人，而且春夏季病例数多于其他季节，这与春夏季人畜及各种动物室外活动增加，青壮年室外活动及与动物接触的机会均多于老年人有关。某些职业如兽医、野外工作者、实验室工作人员以及居住在发展中的热带地区的人们对狂犬病的感染有较多的危险性。

发生狂犬病的危险性与多个方面的因素有关：暴露后的处理是否及时、咬伤部位与中枢神经系统的距离和咬伤先后及伤口的严重程度有关。咬伤头面部与上肢的发病率最高，这是由于伤口离中枢神经系统的距离近、潜伏期短、没有足够时间让疫苗刺激机体产生抗体在病毒进入中枢神经系统之前将病毒中和。一般认为先咬伤者，狂犬动物唾液腺中病毒含量高，故发病的机会较多，咬伤的伤口愈大、愈深和多处受伤，其发病率愈高；与有无衣着和衣着薄厚有关，隔着衣服被咬伤者发病机会少，冬季衣着较厚，暴露部位少，感染机会少则发病率低。

三、预防和控制

（一）流行病学侦察

各地卫生防疫系统应设立常规的狂犬病疫情监测体系，随时了解、掌握疫情动态。出现疫情时及时采取措施进行预防和控制。狂犬病的预防主要包括控制传染源、切断传播途径和接种疫苗等几个步骤。

（二）控制传染源

控制传染源主要是家养犬的免疫、消灭流浪犬以及可疑病犬和猫的捕杀。对家犬进行登记，给予预防接种。狂犬、狂猫立即击毙，以免伤人。咬过人的家犬、家猫应设法捕获隔离10 d。取击毙的狂犬、狂猫和在隔离期内死亡动物的脑组织做检查。病死动物应焚烧或深埋，不可剥皮。

（三）切断传播途径和接种疫苗

即暴露后的及时防治。一旦被动物咬伤或抓伤，一定要尽快正确清洗伤口和应用狂犬病免疫制剂，防止发病。

1. 咬伤后的处理

伤口必须用肥皂水或清洁剂全面冲洗，冲洗的目的是破坏伤口处的病毒，防止其增殖和穿入周围神经。冲洗后必须用乙醇棉球、碘酊或 0.1% 季铵盐溶液（伤口应无残留肥皂水时方可使用，因为这两种物质相互中和）消毒。条件理想时，伤口应暴露 24 ~ 48 h，防止病毒穿入神经纤维。如果有免疫血清，可注入伤口底部及周围。伤口缝合或包扎应尽量避免，如果必须缝合最好在接种同时给予特异性免疫球蛋白。

2. 免疫制剂的应用

狂犬病免疫制剂包括被动免疫与主动免疫制剂两种。

（1）被动免疫：目前用于狂犬病的被动免疫制剂有两大类：一类为动物源抗狂犬病毒的精致血清（ARS），一类为人源狂犬病免疫球蛋白（HRIG），均具有高度的抗狂犬病特异性，作为疫苗治疗的辅助治疗已证明有效。被动免疫制剂应用越早越好。在注射动物源抗狂犬病毒血清之前应先做敏感试验，阴性者方可使用。阳性者进行脱敏处理后也可应用。我国生产的 ARS 每支 10 ml，含 1000 U，成人剂量为 20 ml，注射时一半剂量做局部伤口注射，另一半剂量肌内注射。HRIG 的一次注射剂量为 20 U/kg，如果狂犬病免疫球蛋白在疫苗之前已经给予，那么疫苗的首次剂量应增加到正常剂量的 2 ~ 3 倍，在几个部位注射。

（2）主动免疫：即注射狂犬疫苗。狂犬病较长的潜伏期使得被接种者在发病之前有足够的时间产生保护性免疫反应。狂犬疫苗有以下几种：①人二倍体细胞疫苗（HDCV）：系采用人胚肺成纤维细胞接种 Pitman-Moore 病毒株后制成，为目前最理想的细胞培养疫苗。二倍体细胞疫苗的优点为接种后抗体出现快，在 14 d 时几乎达到 100% 阳转，而且抗体水平高，持续时间长，5 年仍有中和抗体存在。若在 5 年后加强免疫 1 针，可激发良好的抗体应答。但由于人二倍体细胞只能在小瓶中培养，培养数量有限，大规模工业化生产成本太高，困难较大，故难以推广。②地鼠肾细胞疫苗（PHKCV）：原代地鼠肾细胞培养疫苗，加拿大、前苏联于 1971 年开始使用。我国于 1981 年开始用 PHKCV 取代了羊脑疫苗。我国疫苗生产使用的毒株为北京株经原代地鼠肾细胞和豚鼠脑相继传代后制备的，经过长期实验室与流行病学效果观察，已证明为一种安全、有效的疫苗。免疫程序为 0、3、7、14、30 d 各注射 1 针，每针 2 ml。③提纯的 Vero 细胞狂犬病疫苗（PVPV）：Vero 细胞是一种异倍体细胞，经猕猴肾细胞培养衍化后已经适用于微载体大量培养。将狂犬病毒 PM1503-3M 经过在 Vero 细胞内增殖，将病毒从细胞上清液中收获，再加 β- 丙内酯灭活之前将病毒浓缩，经纯化后加入白蛋白的冻干稳定，获得终产品。每剂量 0.5 ml，暴露后接种方案与地鼠肾细胞疫苗相同，暴露前预防性接种 3 针即可。此外，还有提纯的浓缩鸭胚狂犬病疫苗（PDEV）、精制的鸡胚细胞狂犬病疫苗（PCECV）以及原代胎牛肾细胞狂犬病疫苗（FBKCV）。由于用原代细胞培养需要来源不断的动物以获得细胞，因此对每批的

新细胞必须反复做质量检查，防止外源污染。

目前有些发展中国家仍沿用动物脑组织的灭活疫苗。这种疫苗免疫原性很弱，需要很多次接种（如 14 ~ 21 针注射和以后多次加强免疫），而且毒性高，原因就在于病毒是经动物神经组织培养，含有神经麻痹物质如髓鞘，因而可引起严重的神经并发症，发病率约为 1/400，目前已多不主张使用。

为保障工作人员的安全，从事该项检测研究人员必须定期接种疫苗。为防止狂犬病病毒对环境的污染，危险人群及工作人员要严格操作规程，加强消毒观念，乳鼠接种病毒后必须在实验动物负压饲养柜内饲养。没有安全设施的单位严禁进行病毒分离。

四、临床学

人被带毒的犬或其他动物咬伤后，视咬伤的部位及伤口的深浅、大小而潜伏期有所不同。咬伤部位在颈部以上且伤口又重者，潜伏期可短至数日；咬伤四肢远端伤口轻者，潜伏期较长至几年。

（一）临床类型

临床类型主要有两种：一种是狂躁型狂犬病（furious rabies），常出现兴奋症状，尤其是恐水（hydrophobia），80% 的狂犬病属于此型；另一种为麻痹型狂犬病（paralytic rabies）或称哑型狂犬病（dumb rabies），无明显兴奋症状，一般不出现恐水，不足 20% 的患者为此型。

1. 狂躁型狂犬病

（1）前驱期：狂犬病毒侵犯中枢神经系统的第一组症状是不典型的热性病证候，患者自觉全身不适、食欲减退、头痛、全身痛、乏力、困倦、畏寒和发热。其症状类似于普通感冒或上呼吸道感染，也可出现恶心、呕吐、腹痛或腹泻。心情的改变也常是引起人们注意的早期症状。焦虑、烦躁、抑郁、紧张感、幻觉、噩梦、失眠、精力不集中也是狂犬病的症状，但无一能对狂犬病有确诊或暗示诊断的作用。有的患者在咬伤部位出现烧灼样或针刺样疼痛、麻木感或冷感。人狂犬病患者的 1/3 ~ 2/3 在发病部位早期出现异常感觉。本期为 2 ~ 5 d，然后逐渐进入兴奋期。

（2）兴奋期：本期突出表现为烦躁不安、极度恐怖、发作性咽肌痉挛、语言含糊不清或失音嘶哑。眼部开始对光特别敏感，并发展为瞳孔散大，对光反射迟钝。对声音刺激敏感，甚至听到流水声也表现恐惧、捂耳朵。明显出现怕光、怕水、怕声的三怕症状。恐水虽为本病的特殊症状，但不一定有，也不一定都在早期出现。患者端起杯子，杯中液体尚未送到嘴边就出现手臂发抖、气喘、颈肌强直性痉挛，患者丢掉杯子，颈部强直，待躺下后结束。随着病程的发展，恐水反应可单纯从看见水、甚至提及水、听到流水声而引起。由于呼吸肌痉挛引起呼吸困难，颜面发绀，可能出现四肢抽搐，这些症状的病因是由于迷走神经、舌咽神经、舌下神经及脊髓神经发生病理改变所引起的。逐渐发展为自主神经亢奋导致的大汗淋漓，大量流涎，唾液分泌增加，心率加速，体温上升。多数患者神志清晰，狂躁不安；但部分患者也可出现幻觉，精神障碍。本期持续 1～3 d。

（3）麻痹期：兴奋期过后患者逐渐安静，皮肤对冷热痛等刺激逐渐减弱，肌肉痉挛停止，尤其是咽喉肌的痉挛。恐水症状消失，患者可勉强饮水进食，给医患造成的印象是病情在好转之中。但很快出现心力衰竭、呼吸衰竭而死亡，临终期可进入昏迷状态。本期持续时间较短，一般仅数小时至 18 h。

2. 麻痹型狂犬病

狂躁型狂犬病的大脑感染较明显，但麻痹型狂犬病的病理损害往往在脑干最低的部分，包括延髓、脊髓和从这些部位发出的神经。麻痹型狂犬病的潜伏期和前驱期表现与狂躁型狂犬病一样。临床表现类似于吉兰　巴雷综合征（Guillain-Barré syndrome），出现一种典型的特征性麻痹。然后蔓延至单侧或双侧肢体，伴有肌肉纤维自发性收缩，很快发展为束状麻痹。麻痹型狂犬病患者比狂躁型患者生存时间长，少数患者可能出现痉挛、恐水和惊厥。

犬狂犬病的临床表现与人狂犬病相似，在前驱期多数表现为忧惧，对主人似乎异常驯服，但在轻微刺激下就要咬人，大多为陌生人；少数病犬则离群，对主人也淡漠无情；进入兴奋期后，病犬起卧奔跑追逐、呼叫无常，继而出现吞咽困难、声音嘶哑、行动蹒跚、垂尾滴涎，以至进行性瘫痪、呼吸衰竭而死亡。全程 2～3 d。

（二）临床诊断及鉴别诊断

临床诊断：主要依据是被动物咬舔接触历史和神经系统症状的临床表现。

鉴别诊断：狂犬病尚需与破伤风、病毒性脑炎、脊髓灰质炎、类狂犬病性癔症等鉴别。破伤风一般有创伤史，潜伏期一般在 14 d 以内，出现角弓反张及牙关紧闭。癔症性"狂犬病"患者可能模仿狂犬病症状。狂犬疫苗接种者有时可出现发热、关节酸痛、肢端麻木、运动失调、各种瘫痪等，与本病的瘫痪型不易区别；但前者停止接种、采用肾上腺皮质激素等多数恢复。脊髓灰质炎除了有很低的病死率外，还可通过缺乏麻木和其他感觉障碍以及发热期相对短暂来进行鉴别。其他病毒性脑炎可以引起发热、头痛、心理变化、躁动行为、惊厥、昏迷及神经系统损害的体征，但不会引起恐水表现，在有意识的患者中很难发现明显的脑干炎症的体征可以作为鉴别。早期易被误诊的还有神经官能症、脑型疟疾等。

（三）治疗

到目前为止，狂犬病仍然是一种不可避免的致死性疾病。但近年来已有数例经积极抢救后终于恢复的报告，这提示了经过努力抢救、重要生命中枢功能监护和精心护理有可能打破狂犬病是不治之症的信条。

1. 隔离

患者必须收入监护病室进行严密隔离。患者的排泄物均要消毒并要定期进行全身护理。保持呼吸道畅通。医护操作一律戴胶皮手套，说话要轻声，严格贯彻医疗保护制度。同时进行医疗保护治疗，如降温、镇静、解痉等。

2. 监护

监护室必须保持安静，避免风、光、声等，病室配备人工呼吸机、心电监测仪、气管切开包、吸痰器等抢救设备。监护和抢救设备应尽量让患者看到，并尽可能去除单调的声音，专人监护，做好记录和抢救准备。

3. 特殊并发症的治疗

采取一切措施维持患者的心血管和呼吸功能。有心动过速、心律失常、血压升高等可应用 β 受体阻断药。用巴比妥类和地西泮解除患者的高度兴奋状态。咽肌及呼吸肌痉挛不能为镇静剂控制时，可考虑气管切开，采用肌肉松弛剂、间歇正压给氧等。有脑水肿时给予脱水剂。鼻饲给予营养和水分，宜静脉输液。

4. 特殊药物治疗

狂犬病免疫球蛋白可直接注射脑室或从颈椎侧方注入脊髓腔治疗狂犬病脑炎。鉴于狂犬病毒对干扰素敏感，对早期患者使用值得推荐。白细胞介素-②（IL-②）有多种免疫调节功能，能促进有 IL-②受体的 T 细胞增殖以及杀伤性 T 细胞和自然杀伤细胞的生长，可试用于一些患者，每次 20 000 ~ 30 000 U 肌内注射，5 ~ 8 次为 1 个疗程。动物实验证明，狂犬病单克隆抗体（MAb）在接触后及时注射可能有效，人体应用尚无定论，相信这方面研究的进展必将使狂犬病的治疗有所改观。

五、实验室诊断

样品的采集与处理：狂犬病毒或病毒抗原可以在角膜压片、脑脊髓液、唾液、皮肤毛囊和咬伤处皮肤组织检测到，死亡动物可以取脑组织检测病毒，狂犬病特异性抗体只在临床疾病的晚期出现。采集到的标本最好冷藏或放在含 80% 甘油的 PBS 中以保持标本的感染性，应将标本放在密封的盒内并注明其危险性以防病毒的扩散。

（一）病原学检查

1. 病毒分离及形态学检查

取动物的延髓、海马回、脊髓、大脑皮质、小脑和颌下腺做尼氏小体检查、狂犬病毒抗原检查或小鼠接种实验。

此外还可以应用特异性免疫反应检测狂犬病毒或病毒抗原：脑组织冷冻切片，丙酮固定，抗狂犬病毒特异性荧光抗体染色，阳性结果可以看到不同形状和大小的鲜亮的苹果绿

或黄绿色结构，大的、圆形或卵圆形的为尼氏小体。阳性标本可用于下一步的动物接种或组织培养的方法进行病毒分离。

2. 动物接种

乳鼠脑接种或细胞培养法分离病毒。小鼠接种法还可用于滴定病毒（LD_{50}）。

3. 组织培养

狂犬病毒的组织培养可用于病毒滴定、免疫荧光检测、胞质内包涵体的观察、噬斑法及噬斑中和试验、测定含补体条件下起免疫溶解作用的抗体、制备血凝素及其他方面的研究。要使狂犬病毒在其他组织培养中大量增殖，往往需经过传代适应。适于培养狂犬病毒的细胞有鸡胚或成纤维细胞、地鼠肾细胞、原代猴肾细胞等原代细胞以及 BHK_{21} 细胞、Vero 细胞、人二倍体细胞等传代细胞。

4. 病毒鉴定

近年来用单克隆抗体检测不同病毒株的抗原类别，还可用狂犬病毒固定株或狂犬疫苗制备免疫血清，以供在分离病毒时做中和试验、补体结合试验、血凝抑制试验之用。若出现阳性反应，也可确诊为狂犬病并进一步研究病毒的抗原类别和血清型。

（二）血清学检查

在血清和脑脊液中可检测出抗狂犬病毒抗体，但要等临床症状出现后 4 ~ 5 d 才能进行，而且不是每个患者都出现阳性结果。检测方法除常用的小鼠中和试验、间接血凝试验、免疫荧光试验、免疫印迹法等方法外，还有世界卫生组织推荐的用于检测中和抗体的快速荧光灶抑制试验（RFFIT）。

（三）检测狂犬病毒抗原和核酸

用纯化的核衣壳免疫动物制备的多克隆抗体标记荧光素后，在直接免疫荧光试验反应中可特异性地与包涵体结合。抗狂犬病毒核衣壳蛋白用酶标记后还可用于检测抗原的快速狂犬病酶免疫学诊断（rapid rabies enzyme immuno diagnosis，RREID）。

（四）分子生物学诊断技术

逆转录聚合酶链反应（RT-PCR）是一种很有前途的诊断方法，可直接检查出组织中的狂犬病毒 RNA。通过对 PCR 扩增产物限制性内切酶图谱和核苷酸序列分析，还可对狂犬病毒进行分子流行病学分析，具有快速、精确的特点。

六、西南地区狂犬病分布情况

（一）云南省

根据云南省疾病预防控制机构调查显示，从 1956 年云南省开始有此病记载至今，全省发病率波动范围在 0.00/10 万 ~ 0.69/10 万之间，年均发病率为 0.115/10 万。20 世纪 50 ~ 70 年

代发病率较低，为 0.001/10 万；80 年代明显升高，为 0.265/10 万。其中以 1987 年（207 例）、1988 年（224 例）、1989 年（251 例）为发病高峰，占 80 年代死亡总数的 67.1%。90 年代发病率有所下降，为 0.064/10 万。随着地鼠肾细胞粗制狂犬病疫苗尤其是 1993 年后浓缩狂犬疫苗的应用，云南省狂犬病发病逐年下降，从 1991 年的 73 例降至 1995 年的 0 例。但近年来，随着养犬数量增多，云南省狂犬病感染病例又呈逐年增长趋势，尤以 2008 年增长最多，为 108 例，2000 ~ 2009 年发病率也上升到 0.076/10 万。同时疫区范围也由原来的滇东北和滇东南向滇西、滇西南乃至全省扩展，疫情形势不容乐观（图 11-1）。

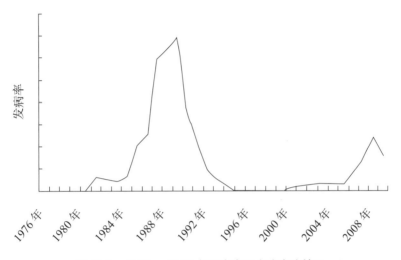

图 11-1 1976 ~ 2009 年云南省狂犬病发病情况

（二）贵州省

贵州省狂犬病在 20 世纪 50 ~ 70 年代发病处于较低水平，80 年代曾出现较大流行，在各级政府的重视和组织下，贵州省曾于 20 世纪 90 年代初组织过全省大规模的以灭犬为主的综合性防制措施，取得较好的效果，农村养犬数量急骤减少。1996 年全省报告狂犬病患者仅 4 例，为历史最低，疫情得以有效控制。进入 2000 年后，由于安全以及经济利益等原因，各地养犬数量增多，狂犬病的发病也在逐年增加，地域上由黔南、黔东南逐渐向西北及全省扩散，历年发病最多者为黔南州，其次是黔东南，发病率在 2006 年到达顶峰。目前由于相关防制措施的实施及观念的改变，发病率呈逐年下降的趋势（表 11-1）。

表 11-1 贵州省 2004 ~ 2012 年狂犬病发病情况

	2004	2005	2006	2007	2008	2009	2010	2011	2012
发病数（例）	206	481	641	419	281	263	254	207	103
发病率（%）	0.539	1.299	1.719	1.115	0.747	0.694	0.669	0.596	0.326

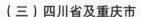

（三）四川省及重庆市

四川省曾是狂犬病的重疫区，历史上有四次狂犬病发病数位居全国各省的首位，1984 年的年狂犬病死亡人数达 1262 人。1980 ～ 2003 年全国各省狂犬病发病数四川省于湖南、广东之后位居第三。80 年代初期开始通过十多年的努力，坚持采取以犬只免疫为主的"管、免、灭"综合性防制措施，并于 1996 年重新设立了监测点，狂犬病的防制工作成效显著，至 90 年代中后期得到了较好的控制，1998 和 2000 年发病数为零，1999 年发病数仅为 2 例，使四川省从狂犬病高流行省份转为低流行省份。但在 2000 年年初中期，随着全国狂犬病发病数的逐年回升，四川省的狂犬病发病也有所抬头，于 2007 年到达顶峰后，随着综合防制措施的实施发病率呈逐年下降的趋势（表 11-2）。

表 11-2　四川省 2004 ～ 2012 年狂犬病发病情况

	2004	2005	2006	2007	2008	2009	2010	2011	2012
发病数（例）	16	49	191	372	172	102	82	74	68
发病率（%）	0.018	0.0599	0.233	0.455	0.212	0.125	0.100	0.090	0.085

重庆市是狂犬病的高发区。20 世纪 80 年代初，重庆市狂犬病发病率达到最高峰，经长期坚持对犬普遍接种疫苗以及捕杀流浪犬，使疫情得到了有效控制。但自 2004 年以来狂犬病病例急剧上升，2004 ～ 2010 年重庆市动物疫病预防控制中心诊断狂犬病阳性样品分别为 2、5、16、16、13、7 份，2007 ～ 2009 年年均发病死亡人数超过 100 人。与此同时，各区县报告的动物狂犬病病例和实验室确诊病例也直线上升，2009 年和 2010 年全市分别报告 133 例和 121 例动物狂犬病病例。在实施一系列措施后，发病率开始有所下降，2011 年和 2012 年分别发病 87 例和 47 例。

第十二章　水疱性口炎

水疱性口炎（Vesicular stomatitis，VS）是由水疱性口炎病毒（*Vesicular stomatitis virus*，*VSV*）引起的高度接触传染的良性人兽共患病。本病的自然感染主要发生于牛、马和猪；临床特征是发热，口黏膜、舌上皮、蹄冠带和趾间皮肤形成水疱以及口腔流出泡沫样口涎，易与口蹄疫混淆。死亡率虽低，但暴发时动物生产能力降低，动物和畜产品的运输和销售受到严格限制，造成严重的经济损失。VS 的地方性流行区和动物地方性流行区与感染动物密切接触的人自然感染率很高，但多为不显性感染，或临床表现为温和的流感样疾病，严重病例可呈现脑炎。从事 VSV 研究的实验室工作者常发生实验室感染。

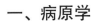

一、病原学

VSV 为 RNA 病毒，属弹状病毒科（*Rhabdoviridae*）水疱性口炎病毒属（*Vesiculovirus*）。该属由一组形态基本相同、抗原性有差异的病毒组成。目前包括 9 个公认的种和 20 个暂定的种。

二、流行病学

（一）储存宿主和传播媒介

哺乳动物是 VSV 的终末宿主，VSN 的主要自然宿主在家畜中是马、牛、猪。

（二）传播途径

VSV 的传播机制目前还不清楚。除少数几种野生动物和实验动物外，动物感染 VSV 不产生长期高水平的病毒血症，尿、粪和乳中无病毒。高滴度病毒从病畜的水疱液和唾液排出，在水疱形成前 96 小时就可从唾液排出病毒。这是接触传染短暂而又非常有效的病毒来源。

白蛉等昆虫可能在动物间的传播中起重要作用，但它们感染来源的宿主不明。

直接接触也是本病的一种传播方式，病毒可通过易感动物口、鼻、乳头和蹄冠部擦伤的皮肤引起感染，如吮乳时通过乳头感染。VS 在乳牛中的扩散可能是挤奶机或挤奶工人的手被病毒污染引起。粗糙的粗饲料、坚硬的块状浓厚饲料、一般卫生状况差、挤乳卫生不良和乳头卫生不佳是促使 VS 在乳牛群中传播的重要因素。实验已证明，足部有伤口的健猪与感染猪同居可感染，以污染 VSNJV 的肉屑喂易感猪也可引起感染。VS 偶尔也可通过被病畜污染的牧场、饲料、饮水、饲养用具间接传播。

三、人和家畜的易感性

在自然条件下，牛、马、猪和人对本病易感。

人对本病易感。感染与职业有关，多发生于密切接触病畜或在实验室中接触 VSV 的人员。接触急性感染动物、病畜组织和新近由动物分离的强毒分离物最危险。在热带地方性流行区，人群血清学阳性率可高达 48%。实验室工作者主要是通过气溶胶感染。兽医、饲养员等在诊疗和护理病畜时，可因手、眼和鼻部有轻微损伤的皮肤和黏膜被病畜的唾液、水疱液等污染而感染。在动物流行期间和动物地方性流行区，人也可因暴露于媒介节肢动物感染。

四、流行概况

至今为止，该病在南北美洲、中美洲、欧洲及非洲一些地区的猪、马、牛群中多次暴发，造成了严重的经济损失，被世界动物卫生组织（Office International Des EDizooties，OIE）列为 A 类疾病，在我国进出境动物检疫对象中列为二类疾病，且根据中国农业部2005 年兽医公报，中国境内从未发生过水泡性口炎。

在 2011 年 2 月，根据四川省九寨沟县畜牧兽医局调查，四川九寨沟县的漳扎、玉瓦等乡镇发生散发猪水疱性口炎，未发现有感染人的情况。

第十三章　禽　流　感

禽流感是禽流行性感冒（avian influenza）的简称，是由 A 型禽流感病毒（Avian influenza rims，Arv）引起的一种禽类急性传染病。本病的传染性强，致死率高，不仅对养禽业和禽产品出口造成严重的经济损失，同时也给人类健康带来极大的威胁，因此世界动物卫生组织（OIE）将其列为通报疫病。按病毒毒株致病性的不同，禽流感可分为高致病性、低致病性和非致病性禽流感三大类。高致病性禽流感（highly pathogenic avian influm、za，HPAI）危害大，被国际兽疫局定为 A 类传染病。人禽流感是由 A 型禽流感病毒某些亚型毒株引起的人类急性呼吸道传染病。近年来，已出现了人感染禽流感病毒发病并发生死亡的病例。

一、病原学

禽流感病毒属甲型流感病毒。甲型流感病毒呈多形性，其中球形直径为 80 ～ 120 nm，有囊膜。基因组为分节段单股负链 RNA。依据其外膜血凝素（H）和神经氨酸酶（N）蛋白抗原性的不同，目前可分为 15 个 H 亚型（H1 ～ H15）和 9 个 N 亚型（N1 ～ N9）。甲型流感病毒除感染人外，还可感染猪、马、海洋哺乳动物和禽类。感染人的禽流感病毒亚型主要为 H5N1、H9N2、H7N7，其中感染 H5N1 的患者病情重，病死率高。

禽流感病毒对乙醚、三氯甲烷、丙酮等有机溶剂均敏感。常用消毒剂容易将其灭活，如氧化剂、稀酸、十二烷基硫酸钠、卤素化合物（如漂白粉和碘剂）等都能迅速破坏其传染性。

禽流感病毒对热比较敏感，65℃加热 30 min 或煮沸（100℃）2 min 以上可灭活。病

毒在粪便中可存活 1 周，在水中可存活 1 个月，在 pH<4.1 的条件下也具有存活能力。病毒对低温抵抗力较强，在有甘油保护的情况下可保持活力 1 年以上。

病毒在直射阳光下 40 ~ 48 h 即可灭活，如果用紫外线直接照射，可迅速破坏其传染性。

二、流行病学

（一）储存宿主及传染源
在世界各地家养及野生的鸟类均可分离到病毒，从水禽中可分离到已知的每一种流感病毒亚型，是公认的自然疫源。水禽或野禽可以感染多种流感病毒亚型，而临床不表现症状，成为带毒宿主。在流感病毒的感染过程中，HA 起识别和吸附宿主细胞受体的作用，因此认为 HA 是宿主特异性的主要决定因素。传染源主要为患禽流感或携带禽流感病毒的鸡、鸭、鹅等家禽，特别是鸡；但不排除其他禽类或猪成为传染源的可能。

（二）传播途径
经呼吸道传播是人感染禽流感病毒的主要传播途径。食入被病毒污染的食物、接触感染的禽类分泌物或排泄物等也可能被感染，是否经黏膜感染尚不能明确。目前尚无人传染人的证据。

（三）易感性
一般认为任何年龄均具有易感性，但 12 岁以下儿童发病率较高，病情较重。与不明原因病死家禽或感染、疑似感染禽流感家禽密切接触的人员为高危人群。

（四）流行概况
到目前为止，全球曾报道过包括 H5N1、H7N7、H7N3、H7N9 和 H9N2 等不同亚型的禽流感病毒感染人并发病、死亡的事件。2003 年 1 月 1 日至 2011 年 10 月 10 日。全球高致病性禽流感 A/H5NI 病毒感染（简称人禽流感）的确诊病例共 582 例，其中 343 例死亡；截至 2012 年 1 月 5 日，中国内地已确诊 41 例，其中 27 例死亡。2013 年 3 月，我国上海、安徽等地发现人感染 H7N9 型禽流感，是全球首次发现的新亚型流感病毒。2013 年 5 月 30 日 WHO 公布的 H7N9 禽流感的地域分布如图 13-1，确诊 132 人，死亡 37 人，病死率为 28.0%。研究结果显示我国流行的 H7N9 病例以散在发生为主，未出现大规模暴发流行，但是病例在全国波及的范围不断扩大，而且呈现由南向北扩散的趋势，见图 13-1。

三、预防与控制

1. 加强禽类疾病的监测。一旦发现禽流感疫情，动物防疫部门立即按有关规定进行处理。参与养殖和处理的所有相关人员做好防护工作。

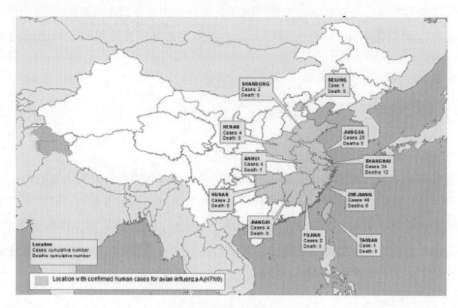

图 13-1　H7N9 禽流感分布

2. 加强对密切接触禽类人员的监测。当这些人员中出现流感样症状时，应立即进行流行病学调查，采集患者标本并送至指定实验室检测，以进一步明确病原，同时应采取相应的防治措施。

3. 接触人禽流感患者应戴口罩、戴手套、穿隔离衣。接触后应洗手。

4. 要加强检测标本和实验室禽流感病毒毒株的管理，严格执行操作规范，防止医院感染和实验室的感染及传播。

5. 注意饮食卫生，不喝生水，不吃未熟的肉类及蛋类等食品；勤洗手，养成良好的个人卫生习惯。

6. 药物预防。对密切接触者必要时可试用抗流感病毒药物或按中医药辨证施防。

四、临床学

（一）临床表现

1. 潜伏期

一般为 1 ~ 3 d，通常在 7 d 以内。

2. 临床症状

急性起病，早期表现类似于普通型流感。主要为发热，体温大多持续在 39℃以上，

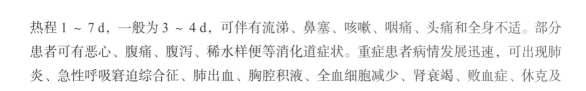

热程 1 ~ 7 d，一般为 3 ~ 4 d，可伴有流涕、鼻塞、咳嗽、咽痛、头痛和全身不适。部分患者可有恶心、腹痛、腹泻、稀水样便等消化道症状。重症患者病情发展迅速，可出现肺炎、急性呼吸窘迫综合征、肺出血、胸腔积液、全血细胞减少、肾衰竭、败血症、休克及 Reye 综合征等多种并发症。

3. 体征

重症患者可有肺部实变体征等。

（二）实验室检查

1. 外周血象

白细胞总数一般不高或降低。重症患者多有白细胞总数及淋巴细胞下降。

2. 病毒抗原及基因检测

取患者呼吸道标本采用免疫荧光法（或酶联免疫法）检测甲型流感病毒核蛋白抗原（NP）及禽流感病毒 H 亚型抗原。还可用 RT-PCR 法检测禽流感病毒亚型特异性 H 抗原基因。

3. 病毒分离

从患者呼吸道标本（如鼻咽分泌物、口腔含漱液、气管吸出物或呼吸道上皮细胞）中分离禽流感病毒。

4. 血清学检查

发病初期和恢复期双份血清抗禽流感病毒抗体滴度有 4 倍或以上升高，有助于回顾性诊断。

（三）胸部影像学检查

重症患者胸部 X 线检查可显示单侧或双侧肺炎，少数可伴有胸腔积液等。

（四）预后

人禽流感的预后与感染的病毒亚型有关，感染 H9N2、H7N7 者大多预后良好；而感染 H5N1 者预后较差，据目前医学资料报告，病死率约为 30%。

影响预后的因素除与感染的病毒亚型有关外，还与患者的年龄、是否有基础性疾病、治疗是否及时，以及是否发生并发症等有关。

（五）诊断

根据流行病学史、临床表现及实验室检查结果，排除其他疾病后，可以作出人禽流感的诊断。

1. 医学观察病例

有流行病学史，1 w 内出现临床表现者。与人禽流感患者有密切接触史，在 1 w 内出现临床表现者。

2. 疑似病例

有流行病学史和临床表现，患者呼吸道分泌物标本采用甲型流感病毒和 H 亚型单克

隆抗体抗原检测阳性者。

3. 确诊病例

有流行病学史和临床表现，从患者呼吸道分泌物标本中分离出特定病毒或采用 RT-PCR 法检测到禽流感 H 亚型病毒基因，且发病初期和恢复期双份血清抗禽流感病毒抗体滴度有 4 倍或以上升高者。

（六）治疗

1. 对疑似和确诊患者

应进行隔离治疗。

2. 对症治疗

可应用解热药、缓解鼻黏膜充血药、止咳祛痰药等。儿童忌用阿司匹林或含阿司匹林以及其他水杨酸制剂的药物，避免引起儿童 Reye 综合征。

3. 抗流感病毒治疗

应在发病 48 h 内试用抗流感病毒药物。

（1）神经氨酸酶抑制剂奥司他韦（oseltamivir，达菲）：为新型抗流感病毒药物，试验研究表明对禽流感病毒 H5N1 和 H9N2 有抑制作用。成人剂量为每日 150 mg，儿童剂量为每日 3 mg/kg，分 2 次口服，疗程 5 d。

（2）离子通道 M_2 阻滞剂金刚烷胺（amantadine）和金刚乙胺（rimantadine）：金刚烷胺和金刚乙胺可抑制禽流感病毒株的复制。早期应用可阻止病情发展、减轻病情、改善预后。金刚烷胺成人剂量为每日 100 ～ 200 mg，儿童为每日 5 mg/kg，分 2 次口服，疗程为 5 d。治疗过程中应注意中枢神经系统和胃肠道副作用。肾功能受损者酌减剂量。有癫痫病史者忌用。

4. 中医药治疗

参照时行感冒（流感）及风温肺热病进行辨证论治。

五、西南地区禽流感分布情况

（一）贵州省

自 2006 年 1 月 10 日贵阳市乌当区发生高致病性禽流感以来，贵州省为了防止本病的再次发生和流行，多年来对全省 9 个地（州、市）的家禽养殖场实行了全面的强制免疫。但根据相关调查，当地鸭、鹅的禽流感免疫抗体合格率较低。2009 年及 2012 年贵州省再次发现 2 例和 1 例高致病性禽流感患者，感染的原因可能是直接或者间接接触禽类。

（二）四川省

2006 年 1 月，四川省简阳市、成都市武侯区和遂宁山区发生 3 例人禽流感，其中

2 例死亡。

（三）云南省

根据云南省疾控中心对部分州市的检测，人血清学检测未发现阳性病例，但在活禽市场采集的标本中检测出禽流感，并且检出高致病性禽流感，说明外环境中存在禽流感病毒。而且与云南省接壤或相邻的东南亚及南亚国家，高致病性禽流行性感冒疫情及人感染病例每年均有发生，逐渐显现出地方流行态势，成为全球高致病性禽流感分布流行的主要区域，难以根除，且已对云南省动物健康和公共卫生安全构成了严重威胁。

第十四章　恙　虫　病

恙虫病（tsutsugamushi disease）又称丛林斑疹伤寒（scrubtyphus），是由恙虫病东方体（Orentia tsutsugamushi，Ot）引起的急性自然疫源传染病。传染源主要为鼠类，通过恙螨叮咬传给人，临床表现以发热、焦痂、淋巴结肿大及皮疹为主要特征。近年来，因不典型病例日渐增多等因素影响，误诊率居高不下，延误治疗，患者或因多脏器严重损害而死亡。

一、病原学

Ot 为多形态，常见为球杆菌状或短杆菌状，多成对分布似双球菌，大小为（0.3 ~ 0.5 μm）×（0.8 μm × 2.0 μm）。Ot 革兰（Gram）染色阴性，吉姆萨（Giemsa）染色呈紫红色（其他立克次体呈红色），Gimenez 染色呈暗红色（其他立克次体呈鲜红色），背景为绿色。

二、流行病学

（一）宿主动物和传染源

我国已在啮齿目和食虫目中 10 个属 21 种动物中发现有 Ot 的自然感染，主要宿主动物和传染源有：鼠属（*Rattus*）中的黄毛鼠（*R. losea*）、黄胸鼠（*R. flavipectus*）、褐家鼠（*R. norvegicus*）、社鼠（*R. confucianus*）和大足鼠（*R. nitidus*），小家鼠属（*Mus*）中的小家鼠（*M. musculus*），板齿鼠属（Bandicota）中的板齿鼠（*B. indica*），姬鼠属（*Apodemus*）中的黑线姬鼠（*A. agrarius*）和大林姬鼠（*A. speciosus*），仓鼠属（*Cricetulus*）中的大仓鼠（*C. triton*），以及駒鼱属（*Suncus*）中的臭駒鼱（*S. murinus*），麝駒属（*Crocidura*）中的大麝駒（*C. lasiura*）等。广东、广西、福建、台湾以黄毛鼠、褐家鼠为主，云南以黄胸

鼠、大足鼠为主，浙江以黄毛鼠、社鼠为主，湖南以黑线姬鼠为主，江苏以黑线姬鼠、社鼠、褐家鼠为主，山东以黑线姬鼠、大仓鼠为主，山西以大仓鼠为主，辽宁以大林姬鼠、大仓鼠为主，吉林、黑龙江以黑线姬鼠、大林姬鼠为主。

我国恙虫病宿主动物的种类及地区分布如下：

动物分类	地区分布
1. 啮齿目（Rodentia）	
鼠科（Muridae）	
（1）鼠属（*Rattus*）	
斯氏家鼠（*R. slandeni*）	广东、广西、云南
黄胸鼠（*R. flavipectus*）	福建、广东、广西、浙江、云南
黑家鼠（*R. rattus*）	广东、台湾
赤家鼠（*R. rufescens*）	台湾
大足鼠（*R. nitidus*）	福建、云南
褐家鼠（*R. norvegicus*）	福建、广东、海南、浙江、江苏、四川、云南、台湾
黄毛鼠（*R. losea*）	福建、广东、海南、广西、浙江、台湾
针毛鼠（*R. fulvesens*）	福建、浙江
社鼠（*R. confucianus*）	福建、浙江、江苏、湖南
包氏鼠（*R. bowersii*）	福建
（2）鼷鼠属（小家鼠属）（*Mus*）	
小家鼠（*M. musculus*）	福建、广东、浙江、台湾
田小鼠（*M. bactrianus*）	福建、台湾
（3）姬鼠属（*Apodemus*）	
黑线姬鼠（*A. agrarius*）	福建、浙江、江苏、山东、湖南、吉林、黑龙江
大林姬鼠（*A. speciosus*）	辽宁、吉林、黑龙江
（4）板齿鼠属（*Bandicota*）	
板齿鼠（*B. indica*）	福建、广东、广西、云南、台湾
仓鼠科（Cricetidae）	
（5）仓鼠属（*Cricetulus*）	
大仓鼠（*C. triton*）	山东、山西、辽宁
（6）田鼠属（*Microtus*）	
东方田鼠（*M. fortis*）	福建、湖南
（7）绒鼠属（*Eothenomys*）	

　　黑腹绒鼠（*E. melanogaster*）　　福建

2．食虫目（Lnsectivora）

（8）臭鼩鼱属（*Suncus*）

　　臭鼩鼱（*S. murinus*）　　福建、广东、广西

（9）短尾鼩属（*Anourosorex*）

　　四川短尾鼩（*A. squamipes*）　　云南

（10）麝鼩属（*Crocidura*）

　　大麝鼩（*C. lasiura*）　　江苏

3．家养动物等

　　家兔　　　　福建

　　猪　　　　　福建

　　猫　　　　　福建

　　麻雀　　　　福建

　　家鸡　　　　云南

　　秧鸡　　　　云南

（二）传播媒介

　　本病的传播媒介是恙螨。研究证明，南方地区以地里纤恙螨（*L. deliense*）为主要媒介，江苏、山东以小盾纤恙螨（*L. scutellare*）为主要媒介。恙螨（*Chigger mite*）又名恙虫，已知全世界有3000多个种和亚种，分别隶属于300个属和亚属。我国已知存在400多个种和亚种，分别隶属于50多属和亚属。我国恙虫病的主要媒介恙螨有：①地里纤恙螨：是南方诸省、区的主要媒介；②微红纤恙螨：是福建沿海地区的媒介；③高湖纤恙螨：是浙江南部山林地区的媒介；④海岛纤恙螨：是浙江东矶列岛的媒介；⑤吉首纤恙螨：是湖南西部的媒介。⑥小盾纤恙螨：是江苏、山东秋冬型和福建冬季型恙虫病的媒介。恙虫病东方体寄生在恙螨体内可经卵传代。恙螨是恙虫病东方体的寄生宿主、储存宿主和传播媒介。研究者普遍认为，地里纤恙螨（*Leptotrombidiumdeliense*）是南方疫源地主要的传播媒介。在滇南及滇西南地区，该螨占获螨总数的80%以上；在滇西北怒江为75.3%；在滇东北金沙江干热河谷为53.6%。云南省仅从该螨中分离出恙虫病东方体，分离率高达53.4%。然而，有学者认为，小板纤恙螨（*L. scutellare*）等亦是云南疫源地的传播媒介。它们在宿主动物体表呈聚集性分布，接触不同宿主个体感染恙虫病的机会不等同。

（三）人群易感性

　　人类普遍易感。由于儿童和农村青壮年暴露机会较多而发病率高。由于城镇居民参与农村休闲度假等活动，出现散发病例。对大理地区恙虫病的调查显示，患者主要为2～10岁

儿童，占 42%；其次为以农民为主的青壮年，占 23.6%；学生和职工相对较少。流行区居民由于经常感染而获得免疫，表现为散发，症状也较轻。外来人群进入疫区常易发生流行。

（四）流行概况及特征

早在 1940 ～ 1945 年间，我国立克次体研究的先驱魏曦教授等在云南和贵州发现了人恙虫病病例。本病主要流行于热带与亚热带，尤以东南亚各国流行较为广泛且严重。我国于 1908 年在台湾，1948 年在广州，1950 年在广西桂林，1951 年在福建平潭岛，1954 年在浙江头门岛，1956 年在云南云龙等南方地区先后发现恙虫病流行。1986 年以来，在江苏北部、山东，1989 年在天津，1995 年在山西，1997 年在河北等北方地区亦发现恙虫病流行。

恙螨的繁殖、活动与温度、湿度密切相关，气温在 20 ～ 30℃，湿度在 80% 以上时适于繁殖，幼虫孵出率高，特别活跃，侵袭人的机会也增加，因此本病有明显的季节性。流行于我国南方的恙虫病主要属夏季型。1960 年 2 ～ 3 月在福建省龙海县发现恙虫病病例，证实我国冬季也有恙虫病的发生。1986 年在山东、江苏，1989 年在天津发现有恙虫病的流行均属秋季型。

各种年龄均有发病，但以青壮年和儿童较多。

恙虫病发生的周期性在日本已证明每隔 15 ～ 20 年流行一次。我国 50 年代是流行盛期，60 ～ 70 年代是止熄平静期，80 年代后半期出现不少新疫区，例如广东、广西、福建、云南、海南、湖南等省区不断有病例报告，有的旧疫区已无病例达 20 余年，现又有病例出现，发病率显著增加。

三、预防和控制

预防措施主要有：捕杀鼠类消灭传染源，开展群众性爱国卫生运动，灭螨、消灭恙螨孳生地；加强个人防护；预防接种，但灭活疫苗效果差，活疫苗注射对同型的恙虫病立克次体感染有一定的预防作用；药物预防，每周服多西环素一次，每次 200 mg，一直维持至离开疫区后 2 ～ 3 w。

四、发病机理及病理变化

（一）发病机理

病原体由恙螨幼虫叮咬处直接或经淋巴系统进入血流，在小血管内皮细胞繁殖后，内皮细胞破裂，不断释放出立克次体及其毒素，立克次体死亡后所释放的毒素为致病的主要原因。病原体产生的毒素被吸收后，可致发热、头痛等全身中毒症状。在恙螨幼虫叮咬皮肤处局部充血、水肿，进而由于皮肤的小血管炎，发生出血及小血管栓塞形成、局部坏死

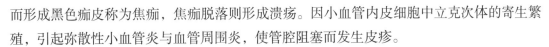

而形成黑色痂皮称为焦痂，焦痂脱落则形成溃疡。因小血管内皮细胞中立克次体的寄生繁殖，引起弥散性小血管炎与血管周围炎，使管腔阻塞而发生皮疹。

（二）病理变化

全身淋巴结轻度肿大，溃疡或焦痂附近的淋巴结肿大较著，中央可形成坏死。内脏普遍充血，脾肿大数倍，肝轻度肿大并有局灶性坏死，心肌有局灶性或弥漫性心炎症。肺充血伴有支气管肺炎和胸腔积液，脑有淋巴细胞性脑膜炎，脑干处可见小出血点。肾有时呈广泛的急性炎症变化，其皮质苍白肿胀，胃肠道特别是回肠下端常广泛充血。"斑疹伤寒结节"也见于本病，小血管周围有单核细胞、浆膜细胞、淋巴细胞等浸润，但血管内膜的内皮细胞肿胀不如流行性斑疹伤寒显著，血栓形成也较少见。血管病变主要见于肺、心、脑等脏器。

五、临床表现和诊断

（一）临床表现和特征

潜伏期 4 ~ 20 d，一般为 7 ~ 14 d。在临床上有以下四大特征：

1. 发热

起病多急骤，先有畏寒或寒战，继而发热，体温在 1 ~ 2 d 内升至 40℃左右，也可呈梯形上升，多呈弛张热，可有相对缓脉，伴有头痛、全身酸痛、乏力、食欲减退、颜面潮红、结膜充血等。第二周出现持续高热，可达 40℃以上，病情加重，常有谵妄、嗜睡等中枢神经系统症状，一般在第 2 周末热度渐退，可在 2 ~ 4 d 内降至正常。

2. 焦痂与溃疡

见于 90% 以上的病例，在发病初期即可出现。最初在被叮咬处出现红色丘疹，继而成为水疱，以后形成黑褐色焦痂。焦痂直径为 0.5 ~ 1 cm，呈圆形或椭圆形，周围有红晕，绝大多数病例只有一个。焦痂持续时间长短不等，常于体温开始消退时焦痂脱落。焦痂脱落后形成浅表性溃疡，基底部肉芽组织有灰黄色渗出液覆盖。焦痂与溃疡，多发生于颈、腋窝、腹股沟、会阴、外生殖器、肛门周围等潮湿、隐蔽、皮肤柔软的部位，也可见于四肢、背、胸、腹、头颈、甚至外耳道。焦痂与溃疡为恙虫病的特有体征，具有重要的诊断意义。由于溃疡或焦痂为不痛不痒，往往缺乏患者的主诉，易使医务人员疏忽，因此当怀疑本病时应仔细寻找。

3. 淋巴结肿大

一般与焦痂相伴出现，但也可在全身症状出现前出现。全身表浅淋巴结多见肿大，但以焦痂邻近的局部淋巴结最明显，常可作为寻找焦痂、溃疡的线索。淋巴结肿大伴有疼痛与压痛，可移动，无化脓倾向。随体温消退压痛消失，但肿大的淋巴结消退较慢，于恢复期仍可触及。

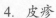

4．皮疹

多在第 4 ~ 6 病日出现，常为无痒感的暗红色粟粒状充血性斑疹，也可为丘疹，直径为 3 ~ 5 mm，压之多褪色，稀疏散在。先见于躯干，后蔓延到四肢，少见于颜面，不见于手心与足底，常在一周内消退。轻症患者可无皮疹，而少数重症患者皮疹可密集融合，甚至为出血性。皮疹消退后，偶有色素沉着，无脱屑。

此外，肝大占 10% ~ 30%，脾大占 30% ~ 50%，质地软，表面平滑，无触压痛。心肌炎较常见，心率常达每分钟 120 次以上，心音、脉搏皆弱，心电图可呈 T 波低平或倒置，或发生传导阻滞现象，重者可发生心力衰竭。肺部体征依病情轻重而异，轻者可无明显体征，重者可发生间质性肺炎。以呼吸困难为主，可出现发绀现象，若有继发性感染，则可闻干、湿性啰音。危重病例呈多器官严重损害，出现心、肾衰竭与出血现象，如鼻出血、胃肠出血等，还可发生 DIC。

本病常见轻型不典型病例，临床上仅有低热，其他症状不明显。

（二）临床诊断

1．流行病学资料

注意发病前 2 ~ 3 w 内有无恙虫孳生环境接触史；同时接触的人有无类似症状发生；发病的季节、地区等。

2．临床特征

以焦痂、溃疡、淋巴结肿大、皮疹、稽留热或弛张热为特点。

3．实验室检查

（1）血常规检查：恙虫病患者的周围血象常于正常范围或低于正常范围。

（2）尿液检查：在一般病例中，尿中常见少量蛋白，少量红、白细胞和上皮细胞，偶见透明管型与颗粒管型。

（3）血清学检查：外斐反应（变形杆菌 OXK 凝集试验）单份血清凝集效价 1∶160 以上，双份血清恢复期较发病初期效价 4 倍以上升高有重要诊断价值。补体结合试验为特异性诊断，但阳性率仅有 50% 左右。免疫荧光和免疫酶法敏感、特异、快速，但 IgG 抗体效价必须有 4 倍以上升高才有意义，检出特异性 IgM 抗体具有早期诊断意义。目前用 PCR 法检测 Ot DNA，其特异性及敏感性均高。必要时做小白鼠接种分离 Ot，以明确诊断。

确诊病例主要实验依据：

①外斐反应 OXk 血清效价 ≥ 160 为诊断参考价值。

②间接免疫荧光法血清效价 ≥ 1∶16 有参考价值。

③斑点法酶标染色法血清效价 ≥ 1∶80 有参考价值。

④取发热患者血接种小白鼠分离到 Ot 有参考价值。

⑤PCR 检测 OtDNA 阳性。

六、治疗

（一）一般和对症治疗

患者应卧床休息，补充水分，加强营养，给予高热量、高蛋白质、富含维生素的易消化食物。加强护理和观察，以便及早发现各种并发症，采取适当的治疗措施。

（二）抗感染治疗

氯霉素、四环素、多西环素对恙虫病均有效。

（1）氯霉素：剂量为每天 2 g，一般患者予以口服，每天分 4 次口服，病情重者静脉给药。一般于用药后 3 ～ 5 d 体温恢复正常，退热后剂量减半，再用 5 ～ 10 d，以防复发。用药期间注意复查血常规，因氯霉素有骨髓抑制作用，可导致粒细胞、血小板减少、再生障碍性贫血、溶血性贫血等严重副作用，且可导致精神异常表现。一般于停药后副作用可消失。

（2）四环素：剂量与氯霉素相同，治疗效果亦好，但肝损害明显。

（3）多西环素：剂量为 0.2 g/d，顿服。疗程与氯霉素相同。

少数患者可出现复发。复发的原因是由于这些抗生素对立克次体仅有抑制作用而无杀灭作用，患者的康复有赖于体内免疫力增强后清除立克次体，故停药过早容易复发。复发者用相同的抗生素治疗同样有效。

七、西南地区恙虫病分布情况

（一）云南省

1956 年在云南云龙县发现恙虫病 40 例，并从患者、黄胸鼠和地里纤恙螨分离到恙虫病东方体，从而确定云南恙虫病自然疫源地的存在。恙虫病在云南分布广泛，1956 ～ 1966 年昆明军区军事医学研究所证实云南 46 县市有恙虫病存在，主要分布于海拔较低、气温较高并且相对湿度较大的河谷平原或峡谷地带，如澜沧江、怒江、金沙江、元江流域。在云南，Karp 型为主要流行型，其次为 Gilliam 型，Kato 型少见。云南恙虫病多发生于夏秋季，见于 5 ～ 10 月，以 6 ～ 7 月为高峰，与降雨集中引起地面恙螨扩散有关。近年来，由于全球气候变化，无序开发自然资源，初生林被砍伐后灌木丛生，环境温暖潮湿，小型地栖性鼠类迁入，并带来媒介恙螨在当地扎根，形成新疫源地。如 1992 年以后，在大理、洱源、弥渡、祥云和鹤庆等地证实有恙虫病患者存在，流行范围有扩大的趋势。而且恙虫病也开始在高海拔地区发生，如海拔 1895 m 的昆明市、1976 m 的大理市、1980 m 的祥云县等。流行形式以散发为主，个别地区出现局部流行趋势。如 1989 年金沙江流域华坪县 Karp 型恙虫病流行；1994 年宾川县 Karp 型恙虫病再次暴发流行。

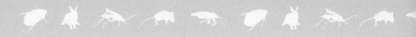

（二）贵州省

早在 1940 ~ 1945 年间，我国立克次体研究的先驱魏曦教授等在云南和贵州发现了人恙虫病病例，但贵州并不是已知的恙螨疫源地，且到目前为止，贵州省恙虫病病例报道较少。

（三）四川省

本省 1961 年首次报告米易地区有可疑病例。1962 年与 1963 年在该地区从 6 份患者血清中分离出 5 株恙虫立克次体，证实了本病存在。1966 年证实驻米易部队有恙虫病散发病例。之后，西昌地区的宁南、盐边、德昌等地也相继有病例报告。

据 1961 ~ 1976 年疫情资料分析，发病有较严格的季节性，一般 6 月开始，7 月增多，8 ~ 9 月为高峰，占全年总发病数的 71.24%，10 月发病明显减少。患者大多为男性青壮年，年龄在 20 ~ 45 岁之间，多为农民及战士。主要感染地点多属河、沟边草丛，接触杂草灌木的机会多少与发病关系甚大。本病通常呈散发，当大量易感人群进入疫源地而未做好预防工作时可形成暴发流行。

（四）西藏自治区

1991 ~ 1993 年，对采集的西藏阿里部分地区的人血清 416 份，用间接免疫荧光试验检测恙虫病荧光抗体效价。结果表明，阳性标本 39 份，阳性检出率为 9.4%，其中葛尔县阳性率为 18.0%，日土县为 3.0%，扎达县为 3.5%，普兰县为 5.1%。不同调查地区人口中抗体阳性检出率差异显著。不同年龄组间的感染水平差异不显著。羊血清的抗体阳性率为 54.2%（189/349），普兰县个别地区高达 60.0%。在墨脱、察隅、阿里及"麦线"以南我国境内一侧地区流行，多为散发、感染率高。7 ~ 10 月为发病高峰期。

第十五章 斑 点 热

斑点热（spotted fever）是由斑点热群立克次体（*Spotted fever group rickettsiae*，*SFGR*）中病原性立克次体引起的一组蜱、螨传立克次体病。该群立克次体为专性细胞内寄生菌。蜱、螨为保菌宿主，可经卵垂直传递立克次体，野生小哺乳动物是其自然寄主，可水平传播立克次体。斑点热属于自然疫源性疾病，广泛分布于世界各地。斑点热群立克次体在蜱或螨及小哺乳动物间维持着持久的感染循环，人类偶然接触到这个环链即可发生感染或发病。目前证实对人类有致病性斑点热群立克次体有 10 多种。主要通过蜱或螨的叮咬而传播给人。

一、病原学

1984 年第 8 版的 Bergey 鉴定细菌手册第 1 卷第 9 部分将立克次体分类归于原核生物界（表 15-1），薄壁菌门，暗细菌纲，立克次体目（与衣原体目并列），立克次体科，立克次体族，立克次体属。根据生物学特性如 DNA G+C 含量、与寄生的节肢动物和寄居宿主动物的种类、临床表现和有无焦痂或局部淋巴结肿、血清学反应性和外膜蛋白抗原性等特性的异同，又分为 3 个生物群，即斑疹伤寒群、斑点热群和恙虫病群。近来国际上已将后者确定为属，称恙虫病东方体（Orientia tsutsugamushi）。

表 15-1 《Bergey's 鉴定细菌手册》记载的斑点热群立克次体

生物型	种	所致疾病
斑点热群	立氏立克次体（R. rickettsu）	落基山斑点热（Rocky mountain spotted fever）
	西伯利亚立克次体（R. sibirica）	北亚蜱传斑点热（North Asian tick borne spotted fever）
	康氏立克次体（R. conorii）	纽扣热（Boutonneuse fever）
	小蛛立克次体（R. akari）	立克次体痘（Rickettsial pox）
	澳大利亚立克次体（R. australis）	昆士兰斑点热（Queensland spotted fever）
	派氏立克体（R. parkeri）	对人的致病性未证实
	蒙大拿立克次体（R. montana）	对人的致病性未证实
	扇头蜱立克次体（R. rhipicephali）	对人的致病性未证实

斑点热群立克次体呈多形性，短杆状较多见，直径为 0.3 ~ 0.5 μm，长度为 0.8 ~ 2.0 μm。Gram 染色阴性，Giemsa 染色立克次体呈紫红色，背景蓝紫色，染色标本可长期保存。

1984 年版《Bergey's 鉴定细菌手册》（Bergey's Manual of Determinative Bacteriology）中，收录了 8 种斑点热群立克次体，其中 5 种对人有致病性，3 种对人的致病性未证实。

二、流行病学

斑点热属于自然疫源性疾病。地理流行病学调查表明，斑点热病种的多样性与不同的自然疫源地类型有关。不同的生境影响野生啮齿类动物和节肢动物的生态系统，此两者与斑点热群立克次体形成了共生关系。蜱、螨为保菌宿主，可经卵垂直传递立克次体，野生小哺乳动物是其自然寄主，可水平传播立克次体。蜱类是传播斑点热的重要因素。蜱和螨的种群基本固定栖息在一定的生境中。立克次体 – 蜱 – 宿主动物三位一体的生态环节，以食物链为基础长期循环并保存下来。由于自然资源开发、国防建设及旅游等活动，人们接触自然疫源地受到斑点热感染的机会增多。其被感染的途径有两条：蜱叮咬人时，将涎腺中的立克次体输入人体内；含有病原性立克次体的粪便经眼、鼻、口等处的黏膜侵入，被捏碎的蜱组织经皮肤微小伤口侵入。

人群对斑点热普遍易感。感染与流行主要取决于以下两个因素：一是当地人群抗体水平，此与年龄因素有关，成人高，儿童低，后者可谓高危人群（包括外来人口），最易感染；二是与蜱接触的频率，春季是蜱活动的高峰季节，人群在野外活动频繁，此时正是北亚热发生和流行的高峰季节。因此，病例的季节分布，与媒介蜱的季节消长、人群的活动一致。在我国呈散发，未见暴发流行。

1958 年在锡盟阿旗用补体结合试验（CF）调查健康人群血清斑点热抗体，人群北亚热阳检率为 11.0%（17/154）；同时检测家畜发现牛血清阳性率为 5.7%（2/35），羊血清为 7.1%（4/56）；在人群血清中还检测出立克次体痘的抗体，阳检率 26.0%（41/154）。这是在我国首次发现的斑点热线索。

三、预防和控制

主要是预防蜱的叮咬。对可能接触蜱的人，要经常检查附着于衣服和体表的蜱，尤其要仔细检查耳后、颅、发际、腋下和腹股沟是否有蜱，如被蜱叮咬，应小心拔下，也可用烟头熏或以三氯甲烷、乙醚将其麻醉后取下，切不可硬拔，取下的蜱装在小瓶里送实验室检查。

预防斑点热同预防其他节肢动物传播的疾病一样，重点应对中间宿主和储存宿主加以控制和消灭。灭鼠、杀灭媒介动物和个人防护是防制该病的有效措施。进入疫区的人员，应穿防护服及应用驱避剂等。在有条件时，可用化学药物对家畜、住室和人畜必经途径两侧的植被进行灭蜱。同时，灭鼠以消除虫螨孳生条件也很重要。在疫区被蜱叮咬的人，可服小剂量的广谱抗生素做药物预防。在特异性预防上，主要是接种疫苗，人体接种疫苗后可使机体产生一定的保护力。国际上应用的疫苗多为灭活疫苗，免疫效果并不理想。因此，一些实验室正在从事减毒活疫苗、亚单位疫苗或基因工程疫苗的研制，尚没有突破性进展。加强卫生宣传教育也是预防斑点热的重要环节，特别是住在自然疫源地周边的居民，以及进入疫源地伐木、修路、采集、旅游以及从事国防建设和军事活动的人员。当地医生和随队医生应介绍蜱（螨）媒传播疾病的知识，了解蜱媒传染病的临床特征及时作出正确诊断并施以特异性治疗。预防和控制斑点热重要的是切断传播途径。

（一）卫生宣传和技术培训

利用可能的方式，如举办讲座、学习班，对驻军、居民，特别是临床检验和医护人员，普及有关斑点热诊断、防制的基础知识和相关技术。

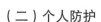

（二）个人防护

1. 野外个人防护

在疫区进行调查和从事野外工作的人员，应按常规的卫生防疫要求着装，穿连底布袜和长筒靴，以防昆虫钻进裤管。必要时可对裤管、袖口、领口等处浸染驱避剂，或佩戴用驱避剂浸染的防虫网（孔径为 0.625 cm × 0.625 cm）。

2. 野外小集体防护

在帐篷入口处和窗户上可悬挂用驱避剂或拟除虫菊酯类杀虫剂浸染的防虫网。如有较多家畜，可在有人群处用布围成环形的家畜屏障。

3. 室内防护

首先加强门窗入口的防护。可使用驱避剂与拟除虫菊酯类杀虫剂浸染的门帘和窗帘。对纱窗门应仔细检查、修补，纱上也可喷刷药剂。进门处所设有油槽或装有杀虫剂的容器。人可使用涂有红色驱避剂与拟除虫菊酯类杀虫剂的蚊帐。

（三）灭蜱

1. 野外灭蜱

对自然界的蜱，用药物防制效果较好。通常使用的药物有马拉硫磷、地亚农等，对蜱类有明显的毒杀作用。可按各种药物的常用浓度和剂量使用。马拉硫磷和地亚农可配成 1% 悬浮液，以 40 ml/m² 喷雾。大面积灭蜱，可用超低容量喷雾机喷洒 50% 马拉硫磷乳油（0.4 ~ 0.75 ml/m²）；使用飞机喷洒时，将马拉硫磷、辛硫磷、杀螟松等配制成 50% 超低溶量制剂，加 20% 煤油溶液，喷洒量为每公顷 2.5 ~ 5.1 ml，对硬蜱有良好的杀灭作用。

2. 室内灭蜱

寄生在家禽和家畜身上的蜱有时侵入室内，造成对人的危害，故禽畜的舍窝应远离人的住房。住房墙面缝隙要抹平，经常打扫干净。对禽畜舍窝和活动场所可用杀虫剂处理，用 0.5% 地亚农乳或油剂、1% 马拉硫磷乳剂或油剂、5% 西维因粉剂喷洒。可视需要增减用量。

（四）药物预防

进入疫区的人群或可疑感染斑点热处于潜伏期的人员，可考虑服用多西环素以阻止发病。

四、临床学

以落矶山斑点热为例进行介绍。

（一）临床表现

临床病例轻者为不卧床行动型，重者为急性暴发型，大多数病例居于两者之间而有典型的症状。潜伏期为 2 ~ 14 d，通常突然发病，伴有严重头痛、寒战、全身痛（特别是背部和腿部肌肉）、恶心和发热，第 2 天体温升至 39.5 ~ 40.5℃，持续约 2 w。发病后体温升高的速度和高度随感染的严重程度而不同。致死病例最高可达 42.5℃。有些病例比较缓和，伴有昏睡、畏食、头痛和低热。所有病例都出现皮疹，见于病程的第 2 ~ 6 天，其特征是先由腕、踝、手掌和前臂开始，然后扩及臀部、躯干、颈部及面部，在四肢特别显著。初为斑疹，继之变为斑丘疹，2 ~ 3 d 后形成淤斑，严重病例为出血性。轻症病例皮疹不形成紫癜在几天内消退。中枢神经系统症状包括不安、失眠、谵妄或昏迷。合并症主要是继发细菌感染，大血管栓塞可能导致四肢坏疽。体温在两周之内降至正常，未予治疗的患者完全恢复需数周或数月，致死病例通常在近第 2 周末因毒血症、休克或伴有氮血症的肾衰竭而死亡。

（二）临床诊断

主要是鉴别诊断，因与多种传染病类似，鉴别比较困难，如麻疹、地方性斑疹伤寒、球菌性脑膜炎、猩红热、天花、伤寒、败血症和一些药疹。在美国，发生在 5 ~ 9 月的任何伴有皮疹性热病都应考虑该病，特别是有蜱接触和叮咬史，突然出现全身痛、寒战、严重头痛、高热和特征性皮疹，使诊断变得容易。如系自然蜱叮咬感染，其他斑点热一般都在叮咬部位产生虫咬溃疡或焦痂，而落矶山斑点热一般不产生皮损。

（三）实验室检查

血小板数减少，多数患者低于 70 000/mm³，甚至低至 12 000/mm³；白细胞减少，一般不超过 15 000 mm³，多数患者单核细胞数升高，红细胞降低，血浆纤维蛋白减少，出血和凝血时间延长，血红蛋白有时降低，血压下降。

病原体分离包括动物分离，鸡胚卵黄囊培养分离，组织细胞培养，分离皮肤活检（包括皮疹、焦痂），白细胞立克次体特异 DNA 检测等。

还可视情况开展血清学和分子生物学检测进行诊断。

（四）治疗

对斑点热群立克次体病的治疗，基本上同其他立克次体病的治疗。除了需要支持疗法和对症疗法外，应用特效药物广谱抗生素治疗极为重要。斑点热群立克次体对青霉素、链霉素不敏感，当临床上用青霉素、链霉素治疗无效时，应及时选用广谱抗生素治疗。立克次体在细胞内的繁殖过程，一般是 1 ~ 2 w，抗生素只能杀死细胞外的立克次体，对细胞内的立克次体不起作用，故两周后当细胞内的立克次体释放出来，则可被抗生素全部杀死而避免复发。

落矶山斑点热用氯霉素或四环素治疗，剂量分别为 50 mg/kg、25 mg/kg 体重，直到退热后 24 h。头痛和其他中毒体征，一般在 24 ~ 48 h 内减轻，若在皮疹出现后不久即开始治疗，皮疹在 2 ~ 3 d 内消退，病死率明显降低，少数死亡病例通常是误诊或延误治疗所致。氯霉素要注意其毒性作用。美国自 1995 年起已不用口服氯霉素。现今都推荐多西环素，用量小，疗效长。根据法国马赛地区医院收治的内蒙古立克次体感染患者的经验，多

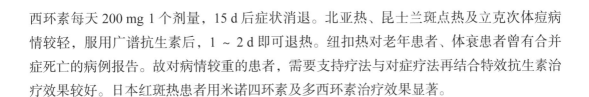

西环素每天 200 mg 1 个剂量，15 d 后症状消退。北亚热、昆士兰斑点热及立克次体痘病情较轻，服用广谱抗生素后，1 ~ 2 d 即可退热。纽扣热对老年患者、体衰患者曾有合并症死亡的病例报告。故对病情较重的患者，需要支持疗法与对症疗法再结合特效抗生素治疗效果较好。日本红斑热患者用米诺四环素及多西环素治疗效果显著。

五、西南地区斑点热分布情况

（一）云南省

查阅云南省相关的调查研究可知，1981 年检测西双版纳景洪县 11 例门诊发热患者血清，5 例检出北亚热抗体；1985 年检测德宏州弄巴农场送检的健康人血清，北亚热抗体阳性率为 3%。另外，对云南大理、玉溪和丽江的调查发现，三地的蜱、鼠检测出斑点热立克次体 DNA，高度怀疑上述三地存在斑点热疫源地可能。

（二）贵州省

2006 年军事医学科学院在贵州捕获各种鼠类，用聚合酶链反应检测鼠脾脏中的斑点热群立克次体 DNA 序列片段，在贵州省检测出阳性标本，阳性率为 21.4%，其鼠带菌率均高于已经确切证实为斑点热疫源地的黑龙江省，提示贵州的啮齿动物可能作为 SFGR 的储存宿主构成该地区斑点热流行的危险因素，应引起重视。

（三）西藏自治区

20 世纪 90 年代初，调查人群血清抗体阳性率为 3.02%（31/1025），其中察隅阳性率为 2.80%（16/572）、米林为 3.31%（15/453），当地居民和部队人群感染率分别为 4.28%（23/537），1.64%（8/488）。

第十六章　北　亚　热

北亚蜱传斑点热（North Asia tick borne spotted fever）简称北亚热（North Asia fever），是由斑点热群立克次体（*Spotted fever group rickettsia*，SFGR）中的西伯利亚立克次体（*Rickettsia sibirica*）引起的动物源性疾病（Zoonoses）。西伯利亚立克次体通过蜱的叮咬或蜱粪污染黏膜而传播给人类。立克次体侵入机体后，多在小血管内皮细胞及网状细胞系统中增殖，引起血管炎、血管周围炎及器官病变。人感染发病后，出现发热、虫咬溃疡、局部淋巴结肿大、皮疹和头痛等症状和体征。由于该病原体分离较为困难，种间抗原交叉反应严重，在诊断上常发生误、漏诊，因此，极大地限制了人们对其进行研究和认识。

在我国北方和南方广泛存在着北亚蜱传斑点热（北亚热）的自然疫源地，其病原体——西伯利亚立克次体已从多种蜱类和野生啮齿类分离或证实。1958 年在人群血清学调查中发现了北亚热的存在；1984 年首次从斑点热患者中分离出西伯利亚立克次体，从而在我国新发现了一个病种——北亚热。此后，40 多年来我国科研工作者对该病的血清学、病原学、分子流行病学及临床等领域进行了广泛而深入的调查研究。

一、病原学

北亚热的西伯利亚立克次体（R. sibirica）是 1984 年版《Bergey's 鉴定细菌手册》记录的 8 种斑点热群立克次体之一，而该群立克次体是立克次体科、立克次体属之一。

其他见斑点热。

二、流行病学

北亚热是一种自然疫源性疾病，在自然状态下，病原体的传播不依赖于人，人只是因偶然进入疫源地被感染的蜱叮咬而感染发病。西伯利亚立克次体为专性细胞内寄生菌，蜱类等节肢动物是其保菌宿主，可经卵垂直传递立克次体，野生啮齿动物等小哺乳动物是其天然寄主，可水平传播立克次体。该立克次体在节肢动物与小哺乳动物间维持着持久的循环，人类只是偶然地介入这个链环才发生感染或发病。

（一）动物宿主

以野生啮齿类动物为主，但在不同地区宿主动物也不同。在我国南方，褐家鼠、社鼠、黄毛鼠和针毛鼠是优势鼠种。

（二）节肢动物媒介

斑点热群立克次体天然寄生于蜱或螨，这种寄生关系是造成该群立克次体离散、基因的高度保守及所致疾病具有自然疫源性特征的直接原因。

（三）人群易感性

人群对北亚热普遍易感。感染与流行取决于以下两个因素：①当地人群抗体水平的高低和接触蜱频率的高低；②春季是蜱活动的高峰季节，人群在野外活动的机会多，也是北亚热发生的高峰季节。

（四）流行概况

在我国北方和南方广泛存在着北亚蜱传斑点热（北亚热）的自然疫源地，其病原体——西伯利亚立克次体已从多种蜱类和野生啮齿类分离或证实。1958 年在人群血清学调查中发现了北亚热的存在；1984 年首次从斑点热患者中分离出西伯利亚立克次体。

预防控制及临床学同斑点热。

三、西南地区北亚热分布情况

（一）云南省

查阅云南省相关的调查研究可知，1981 年检测西双版纳景洪县 11 例门诊发热患者血清，5 例检出北亚热抗体；1985 年检测德宏州弄巴农场送检的健康人血清，北亚热抗体阳性率为 3%。另外，对云南大理、玉溪和丽江的调查发现，三地的蜱、鼠检测出斑点热立克次体 DNA，高度怀疑上述三地存在斑点热疫源地可能。

（二）贵州省

2006 年军事医学科学院在贵州捕获各种鼠类，用聚合酶链反应检测鼠脾脏中的斑点热群立克次体 DNA 序列片段，在贵州省检测出阳性标本，阳性率为 21.4%，其鼠带菌率均高于已经确切证实为斑点热疫源地的黑龙江省，提示贵州的啮齿动物可能作为 SFGR 的储存宿主构成该地区斑点热流行的危险因素，应引起重视。

（三）西藏自治区

1991 ～ 1993 年，对西藏阿里地区部分人群北亚斑点热血清学调查结果表明，人血清荧光抗体平均阳性检出率为 57.5%，最高达 78.3%。不同年龄间抗体阳性检出率差异显著。性别间阳性检出率差异不显著。

第十七章　　Q　　热

Q 热（query fever）是由贝纳柯克斯体（*Coxiella burnetii*，俗称 Q 热立克次体）感染所致的一种人兽共患的自然疫源性疾病。在 1935 ～ 1937 年间于澳大利亚发生一种不明热疾病，当时称之为 Q 热。迄今 Q 热疫区几乎遍及全球所有国家，成为当前分布最广的人兽共患病之一。贝纳柯克斯体能以气溶胶的形式传播，一旦流行将难以控制，因此对人类危害极大。我国于 50 年代发现有 Q 热病例，60 年代分离出 Q 热立克次体。

一、病原学

Q 热的病原为贝纳柯克斯体，与其他立克次体的基本特性相同，其特殊之点为具有滤

过性，多在宿主细胞的空泡内繁殖，对理化因素抵抗力强，干燥薄层中的立克次体经紫外线照射可维持生命 30 min，70 ～ 90℃加温 30 ～ 60 min 也不能杀死贝氏立克次体，但在70% 的乙醇中仅能存活 1 min。存在抗原相的变异，不产生与外斐反应有关的"X"凝集素，一般对实验动物不显急性中毒性反应。人类病原立克次体主要包含在立克次体科的立克次体族中。立克次体族分立克次体属、罗沙利马体属和柯克斯体属。在柯克斯体属中只有 Q 热立克次体一个种。这三属中的微生物往往通称为"立克次体"。贝纳柯克斯体菌体为球杆状，无鞭毛、无荚膜。贝纳柯克斯体是立克次体族中目前已知唯一含有质粒的病原菌，现已发现 4 种质粒型（QpHI、QpRS、QpDV 和 QpDG）和无质粒型（plasmidless）。

二、流行病学

（一）疫源地和宿主

Q 热立克次体在自然界的进化适应过程表现为两种生态学特征。其原始生态乃病原体在蜱和野生动物中间循环，形成自然疫源地；另一为病原体由自然疫源传至大哺乳动物，如牛、羊等家畜，形成完全独立的家畜间循环。在自然界蜱、螨、野生动物及禽类等均为 Q 热立克次体宿主。蜱在自然疫源地中保持和传播 Q 热立克次体方面起着很重要的作用，多种硬蜱和软蜱对该病原体具有明显的适应和寄生能力，它们之间的相互关系具有共生性。除了大量种类的蜱可以参与 Q 热病原体循环外，自然界中各种野生和家养哺乳动物、节肢动物和鸟类都可感染 Q 热，其中多种啮齿动物、蜱、螨、飞禽，甚至爬行类还可以成为其储存宿主。迄今发现野生动物能自然感染 Q 热者已达 90 种以上，其中以啮齿类动物最多。

（二）传染源

人类 Q 热的传染源主要为感染家畜，特别是牛和羊。中国感染 Q 热的家畜包括黄牛、水牛、牦牛、绵羊、山羊、马、骡、驴、骆驼、犬、猪和家兔等。野生动物中的喜马拉雅旱獭、藏鼠兔、达乌利亚黄鼠、黄胸鼠，禽类中的鸡、鹊雀均有 Q 热感染。世界各地所暴发的 Q 热流行中，大多有明显与家畜或其制品的接触史。中国 Q 热暴发流行多发生在屠宰场、肉类加工厂、皮革厂及农牧场等，如雅安地区 1963 年家畜血清 Q 热抗体阳性率以马、骡最高，达 30%，牛、羊分别为 8.8% 和 2.6%，这批马、骡饲养者的 Q 热感染率也高，说明人群感染与感染马、骡之间有密切联系。昆明市一次发生在食品加工厂及制革厂的 Q 热暴发，即源于所屠宰的牛、羊及其生皮。其中食品厂职工发病率达 25.3%，以屠宰及饲养工发病率最高，分别为 37.5% 及 33.3%，而行政人员的发病率仅为 7.6%。当时正值该厂屠宰旺季，被宰杀的家畜中孕畜不少，并有流产发生。血清学证明，这些绵羊及牛的感染率分别达 62.7% 及 43.4%，并由绵羊的胎盘及脏器中分离出 Q 热立克次体。此次暴发的第 1 例患者即为接运感染羊群至该厂的汽车司机。

患者不能作为 Q 热的传染源，许多流行病学资料均排除人传人的可能性。但也有人认为不能完全否定通过由 Q 热性肺炎患者咳出的痰感染他人的可能性，因有个别报道由于患者的痰中含有病原体而导致周围人群发生 Q 热，如在医院中曾有因患者而引起医生、护士发生 Q 热的报道。

（三）传播途径

Q 热病原体可通过消化道、呼吸道、损伤的皮肤等途径感染，也可通过摄入未经消毒的患病动物乳产品感染，但呼吸道是引起 Q 热流行的主要传播途径。贝纳柯克斯体是所有立克次体中唯一可以不通过节肢动物而通过气溶胶方式就可使人及动物发生感染的病原体，从中国几个地区的流行情况来看，其主要的传播途径为呼吸道。

（四）人群易感性

人群对 Q 热普遍易感。凡是接触过 Q 热病原体的人几乎都受感染，有的发病，有的为无症状经过，产生抗体。对 Q 热立克次体的易感性大小似与既往的暴露经历有关。青壮年及饲养员、屠宰工人、兽医、牧民等的发病率较高，流行区隐性感染者很多，病后免疫力持久。

（五）流行概况

目前全世界报道的经血清学或病原体分离证实的 Q 热疫区已达 100 余个国家。有些过去从未报道 Q 热的国家如荷兰、爱尔兰，以及非洲和美洲的一些国家，现在都证明发生过 Q 热。目前，我国经血清学和临床病例证实北京、河北、内蒙古、黑龙江、吉林、辽宁、四川、重庆、云南、西藏、甘肃、青海、新疆、广东、广西、海南、山东、江苏、安徽、福建、台湾等 21 个省市自治区均有 Q 热分布，其中内蒙古、新疆、云南及西藏等地区还发生过 Q 热的暴发流行。虽然 Q 热在牧区和半农半牧区发生，但许多高度开发的农业区，其人畜 Q 热感染率并不低。城市中 Q 热的暴发常在屠宰场、肉类加工厂、制革厂、纺织厂等单位出现。西南地区（云、贵、川、渝 4 省市和西藏自治区）12 个县市 58 个单位 1933 份人血清中检出的补体结合抗体阳性率为 1.6% ~ 28.7%。

三、预防和控制

预防 Q 热的流行，首先必须要动员和宣传群众，使大家对本病有明确的认识。Q 热的传染源主要为各种家畜，从理论上应该采取消除病畜的办法以控制本病流行，但实际上是很难实行的。因此，预防措施的关键是切断传播途径及保护高危人群。应加强乳类制品的消毒，禁止饮用生乳。畜牧场、奶场、皮毛制革场、屠宰场等处的工作人员，必须戴口罩、手套、穿围裙等。做到孕畜与健畜隔离，病畜在分娩或流产时要采取隔离措施，对动物的胎盘、乳腺及内脏器官应立即销毁。动物皮在进行处理前应保持湿润。疫区经常喷洒

杀虫剂。对高危人群（屠宰工人、兽医、实验室人员、牧民及免疫缺陷者等）给予疫苗接种可减少发病率。目前一般认为经三氯醋酸提纯的Ⅰ相伯纳特立克次体疫苗较为安全有效，但局部和全身反应的发生率仍高，尚需进一步改进。在潜伏期后期开始服用四环素，可以防止发病或减轻病情。

四、临床学

（一）临床表现

Q热临床一般无明显特征。急性Q热为自限性热病，常伴有肺炎及肝炎。近年来慢性Q热病例日益增多，预后不佳。通常因诊断为Q热而住院者极少，并大约有50%的感染了Q热立克次体的人不显症状。

1. 急性Q热

潜伏期2～6w。患者多为突然起病，病程一般为1～2w。发热多为患者患病开始的主要指征，出现肺炎和肝炎的百分率随不同地区而有差异。

（1）发热：体温可在2～4d内很快升高到38～40℃，呈弛张型，不论给退热药与否，每日波动范围都很大，发热可骤退，也有逐渐退热者。一般急性Q热约有1/3的患者热程不超过1w，1/2不超过2w，在3w后很少再有高热。但其发热时间有随年龄而延长的倾向。早期常有畏寒，严重寒战后往往继之以大量出汗。发热期间患者可出现剧烈和持续性头痛，起初主要集中在额部和枕部，后来可转成弥漫性痛。肌肉疼痛亦属常见。散发病例也常无发热。

（2）肺炎：Q热患者发生的肺炎与病毒、肺炎支原体或肺炎衣原体引起的肺炎相似，均为非典型肺炎，有咳嗽（干咳或少量痰，少数痰中带血）、胸痛等症状。一般肺部的物理征象多不明显或缺如，有的可听到啰音，主要需依靠X线检查发现。在X线检查时，常于第3或第4病日见大小不等的圆形或圆锥形匀质性实变或轮廓不规则的模糊阴影，通常局限于两肺下叶。这种肺部发现可见之于临床无症状的患者及其他急性呼吸道疾病患者。

（3）肝炎：急性Q热病例常可并生肝炎，与病毒性肝炎难以区别，多仅表现为肝功试验异常和有黄疸，并经常同时有头痛和肌痛。

（4）其他：急性Q热患者常诉全身倦怠无力、失眠、食欲减退，每有恶心，间或呕吐，个别病例有腹泻。急性Q热也可并发心包炎、心肌炎、肾小球肾炎。多神经根神经炎、视神经炎、甲状腺炎、胰腺炎、结节性红斑、骨髓坏死等亦有报道。妇女在怀孕期间发生急性感染可导致流产和早产，或经胎盘、母乳，或在分娩过程中感染婴儿。

有些急性Q热病例在病后出现所谓Q热后疲劳综合征（post-Q fever fatigue syndrome，QFS），有疲劳、肌痛、关节痛、夜间盗汗、精神和睡眠状态发生改变等症状。在日本发现

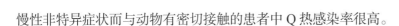

慢性非特异症状而与动物有密切接触的患者中 Q 热感染率很高。

2. 慢性 Q 热

Q 热感染后病程迁延超过半年，有持续或反复发热，并发生多器官特别是心血管系统的严重合并症，血清补体结合 I 相抗体效价 ≥ 1∶200 或 IFA 或 ELISA 检出 I 相 IgG ≥ 1∶800 及 IgA ≥ 1∶50 者，即慢性 Q 热。慢性 Q 热的主要表现为 Q 热心内膜炎（占 60% ~ 70%），常同时有肝脏损害，也可有骨损害，其次为骨髓炎。

（二）诊断

1. 诊断依据

（1）流行病学史：病前 14 ~ 42 d 有动物接触史，到过流行区，或有与患者接触史。

（2）临床表现：突然起病，有发热、畏寒、剧烈头痛、身痛。多有胸疼、干咳、肝大及触痛，肝功能异常，甚至出现黄疸。

（3）实验室检查：

①血象：白细胞计数正常，中性粒细胞轻度核左移，血沉中速增速。

②肝功：ALT、ALP、胆红素可升高。

③血清学：用酶联免疫吸附或免疫荧光试验检测急性期血清 IgM 阳性，恢复期血清 IgM 滴度较急性期升高 4 倍以上。

④病原学：用急性期血、痰、尿、脑脊液等标本接种动物或细胞分离到本病病原体，或用 PCR 从这些标本中检测到本病毒病原体 DNA。

（4）胸部 X 线检查：病后 10 ~ 14 d，肺部有模糊阴影，类似于支原体肺炎，2 ~ 4 w 消失。

2. 诊断标准

（1）有流行病学史、临床表现。

（2）临床诊断病例：疑似病例加实验室检查的①、②和胸部 X 射线检查。

（3）确诊病例：疑似或临床诊断病例加实验室检查的③和（或）④。

（三）治疗

抗生素对 Q 热立克次体仅是抑制而非杀灭作用。青、链霉素治疗 Q 热无效，通常以选用四环素及其类似药、利福平、TMP-SMZ、喹诺酮类等为好，药物联合应用效果更佳。急性 Q 热可不经治疗而自愈，但为了防止其复发或发展为慢性 Q 热，及时应用抗生素是很重要的。如在病程的前 3 d 用四环素，可缩短 50% 的发热期。用多西环素每天 200 mg 治疗 15 ~ 21 d 疗效好。注射和口服红霉素效果也不错。也有用红霉素成功治疗后 3 个月复发病例的报道。有的静脉注射红霉素 1 ~ 4 g/d 而 Q 热性肺炎病情仍然发展，如果加用利福平（600 mg，每天 2 次口服）则患者 3 ~ 5 d 退热，疾病痊愈。喹诺酮类可透入脑脊液，有利于脑膜脑炎的治疗。在抗生素治疗体温降至正常后，仍应继续给药数日以防复发。Q 热性肝炎常与机体免疫应答有关，单用抗生素不能完全奏效，可加用泼尼松每天 40 mg 共 7 d。

Q 热心内膜炎患者的治疗，多采取抗生素联合使用，用药时间长，至少 12 个月或更久，并需定期观察患者血流动力学情况。长期的四环素与 TMP-SMZ 或林可霉素联合应用被认为是治疗 Q 热心内膜炎的成功方案。四环素 500 mg 或 250 mg 每天 4 次，再增加磺胺甲基异噁唑（Septrin 或 Bactrim）2 片，每天 2 次，临床效果明显，体温及血沉恢复正常，肝脾大消退。单独应用多西环素或利福平、喹诺酮或 TMP-SMZ 联用效果也很好。由于体外敏感试验证明，加氯喹可提高溶酶体 pH 而使多西环素能杀灭 Q 热立克次体，因而可考虑应用多西环素（200 mg/d）加羟氯喹（600 mg/d）的治疗方案。法国曾用此方案治疗 Q 热心内膜炎患者，其疗程比多西环素与氧氟沙星（ofloxacin）联用者短，并减少了复发。无论治疗方案如何，均需坚持持久治疗，包括那些已做过瓣膜修复术的患者。当血清查不出 I 相 IgA 或 IgG 效价 ≤ 1∶200 时，可认为患者已经治愈。曾有在治疗 Q 热心内膜炎患者（血清 TNFα 和 IL-6 水平升高）过程中发生呈急性发热的 Jarisch-Herxheimer 反应的报道。如因患者血流动力学需要或反复感染不能控制时，应在抗生素治疗期间结合进行心瓣膜置换。由于心内膜炎存在经常复发的危险，在治疗结束后应进行患者随访。

五、西南地区 Q 热分布情况

（一）云南省

1965 年 10 云南昭通牛、羊血清 Q 热抗体阳性率分别达 73.0% 和 70.8%，而 1977 年 6 月则为 6.2% 和 6.8%。云南省昆明市 1965 年发生在食品加工厂及制革厂等单位的流行，来源于所屠宰有严重 Q 热感染的牛、羊及其生皮。1966 年 3 月初发生在云南昆明西郊白花山农场的一次 Q 热暴发为密切接触感染山羊所引起的，当时该场山羊血清 Q 热补体结合抗体阳性率高达 92.5%。根据云南省流行病防治研究所对大理，迪庆、丽江的 Q 热血清学调查得知，其阳性率为 12.9%；另外对昆明、蒙自和下关采集 199 例呼吸道感染患者血清检测发现，Q 热补体结合抗体阳性率分别为 14%、5%、7%。数据提示云南省部分地区存在散发病例，特别是畜牧业地区对人畜危害较大，是必须关注的问题。

（二）四川省

1963 年四川省雅安皮革厂后来证实为一次 Q 热的"流行性感冒"流行，发病人数的 73.7% 为与家畜生皮有密切接触的刮皮、毛工人和生皮仓库保管员。在 Q 热自然疫源地调查的研究中，四川的铃头血蜱分离出 Q 热立克次体。

（三）西藏自治区

西藏是我国五大 Q 热流行区，只要是有牧场、食品加工和初级皮革生产的地区均有 Q 热的流行，昌都、波密、墨脱、拉萨、噶尔、日土、札达、普兰均有发病。本病无明显的季节性，全年均可发病，但以 12 月至翌年 7 月较为集中。流行区人群感染率在 20% ~ 60% 之间，昌都 56 例不明热患者的血清 Q 热补体结合抗体滴度在 1∶8 以上者 33 例，占 58.92%，当地居民和某部战士的血清抗体滴度在 1∶8 以上者分别为 39% 和 26%，阿里地区日土县的阳性检出率为 64.6%，是所见报道的最高检出率，该地区的平均阳性检出率为 49.5%。各年龄组间血清阳性率在 44.6% ~ 54.4% 之间，无明显的年龄变化趋势，男、女血清阳性率分别为 52.4% 和 48.0%，性别间差异不显著。

第十八章　鼠型斑疹伤寒

鼠型斑疹伤寒是一种以鼠蚤为传播媒介，由莫氏立克次体（*Rickettsia mooseri*）引起的具有自然疫源性的急性传染病，因流行多呈散发或地方性暴发，又名地方性斑疹伤寒（endemic typhus）。1931 年从我国东北地区分离出莫氏立克次体，而后在北京、上海、长沙等地均有记载，迄今已有 19 个省市（区）报道了鼠型斑疹伤寒，说明鼠型斑疹伤寒是一种分布广泛的人兽共患疾病，危害较大。

一、病原学

病原为莫氏立克次体，隶属立克次体属斑疹伤寒群成员，只能在活的细胞中生长，分布在胞质内，形态呈类球形小棒状，短线状排列，革兰染色阴性；可在鸡胚卵黄囊、小鼠淋巴细胞、猴肾细胞及多种传代细胞中培养。莫氏立克次体与普氏立克次体共同具有可溶性的组特异性抗原，故两者有交叉反应，均能与变形杆菌 OX 19 发生凝集反应；但两者的颗粒性抗原则具有种特异性，可藉补体结合试验而相互区别。

二、流行病学

（一）传染源及储存宿主

人类鼠型斑疹伤寒的感染与啮齿动物间的地方性流行有密切关系，人只是鼠间流行的一种续发现象。以鼠－鼠蚤或鼠虱－鼠的循环流行，长期存在于自然界，鼠感染后大多无症状，鼠蚤在鼠死后吮人血而使人受染；人患病后，又可通过人虱为媒介在人群中传播；家鼠如褐家鼠、黄胸鼠等为本病的主要传染源和储存宿主。人虱参与本病的传播，可作为传染源，人的作用只是暂时的，在流行病学上的意义不大。莫氏立克次体能在鼠蚤或鼠虱

的肠管上皮细胞内繁殖，细胞破裂后随粪排出，染疫蚤或虱一般不死，故蚤或虱类亦是本立克次体的储存宿主。

（二）传播途径

鼠蚤是鼠型斑疹伤寒的主要传播媒介，有人间流行时，人虱可参与传播，扩大其流行规模。经蚤类传播的特点有病原体不能经蚤卵传代，但能在蚤体内长期繁殖，并不影响受染蚤寿命；蚤受染后数小时即可经粪便排出病原体，直至终身；受染蚤并不能通过直接叮咬传播立克次体，经破损皮肤而感染是该病传播的主要途径；鼠蚤吮吸病鼠血时受染，当受染蚤吮吸人血时，同时排出含病原体的蚤粪和呕吐物于皮肤上；立克次体可经抓破处进入人体；或蚤被打扁压碎后，其体内病原体也可经同一途径侵入。进食被病鼠排泄物污染的饮食也可得病，干蚤粪内的病原体偶可成为气溶胶，经呼吸道或眼结膜而使人受染。另外，螨、蜱等节肢动物也可带有病原体，亦有可能成为本病的媒介。

（三）人群易感性

人群对鼠型斑疹伤寒普遍易感，病后可获持久免疫力，并与流行性斑疹伤寒有交叉免疫力。本病的发生除与自然环境、地理因素有关外，与流行区的经济、文化及卫生状况也有密切关系，尤其是患鼠的严重程度与本病的发生和流行密切相关。

（四）流行概况

本病在全球范围内均有分布，但以热带、亚热带及温带地区较多；我国分布也相当广泛，在黑龙江、吉林、辽宁、北京、河南、河北、云南、山东、广东、上海、福建、陕西、海南、四川、湖南、贵州、新疆、内蒙、甘肃等省市（区）均有分布；在经济欠发达、人口密集、居住条件差、鼠害严重或遭遇自然灾害的地区发病率较高。全年均可有病例发生，以晚夏和秋季谷物收割时发病较多。人群的发病率常因接触鼠类机会不同而有差异。在鼠类活动频繁的场所如仓库、码头、农田等工作的人员发病率较高，本病的发生年龄以小学生和青壮年居多。

三、预防与控制措施

鼠型斑疹伤寒的预防和控制措施包括消灭病媒蚤类、虱类及其他吸节肢动物、控制传染源和储存宿主、降低人群易感染性和改善生活环境和生态系等方面。

消灭病媒和控制传染源的方法参照斑点热和 Q 热。

注射普氏立克次体"E"株减毒活疫苗或流行性斑疹伤寒灭活疫苗，对于鼠型斑疹伤寒均有肯定的免疫效果。但该病通常是散发，故一般不以预防接种作为主要控制手段。

四、西南地区鼠型斑疹伤寒分布情况

（一）云南省

云南多个地区发现有鼠型斑疹伤寒病例。1983年西双版纳州景洪县暴发鼠型斑疹伤寒，1997年临沧城区发生鼠型斑疹伤寒，2008年玉溪市发现鼠型斑疹伤寒病例，2011年保山地区发生鼠型斑疹伤寒。2011年云南斑疹伤寒数量高达1372例，分布于云南多个地区。

（二）贵州省

贵州发现散发鼠型斑疹伤寒病例，分布于贵州多个地区，1995～2002年共发病105例，但近年来随着经济发展，数量逐渐减少。

（三）四川省

四川曾经暴发过斑疹伤寒，但近年来随着经济发展，斑疹伤寒数量日趋减少，但仍有散发病例。1993年四川泸州发现1名学生感染鼠型斑疹伤寒，而1995～2002年四川共发生斑疹伤寒591例，2011年经统计数据显示，四川上报斑疹伤寒126例。

（四）西藏自治区

20世纪90年代血清流行病学调查发现，察隅人群抗体阳性率为2.80%，米林为1.99%，日土县和札达县牧民抗体阳性率最高，分别为40.4%和35.7%，人群平均感染率为32.7%。不同年龄别的抗体检出率差异显著，且有随年龄的增长而有上升的趋势。

第十九章　埃立克体病

人类埃立克体病（human ehrlichiosis，HE）是由埃立克体经蜱传播所致的一种自然疫源性疾病。埃立克体是立克次体科中的一个属，主要侵犯白细胞和血小板。临床表现和其他立克次体病类似。

埃立克体病（Ehrlichiosis）是埃立克体感染引起的人畜共患的新发现传染病，由蜱叮咬传播，主要表现为发热、血小板和白细胞减少。人埃立克体病（HE）分腺热埃立克体病（Sennetsu热）、人单核细胞埃立克体病（human monocytic ehrlichiosis，HME）和人粒细胞埃立克体病（human granulocytic ehrlichiosis，HGE）3种。

一、病理学

埃立克体病是 1986 年在美国阿肯色州发现的一种新的立克次体病，1991 年从患者血液中分离出病原体，命名为查菲埃立克体（Ehrlichia chaffeensis），与犬埃立克体的生物学特性非常相似。血清学与犬埃立克体有很强的交叉反应，16 S rRNA 基因序列与犬埃立克体序列关系密切，同源性达 98.2%。病原体主要侵犯人巨噬细胞和单核细胞。此病流行于美国中、西部。一次调查发现我国云南军犬及人群中抗查菲埃立克体抗体阳性率可达 5% ~ 6%，提示我国可能也有埃立克体自然感染存在。本病临床表现类似于斑点热组立克次体病，有发热、头痛、皮疹等。诊断需依靠血清学和分子生物学检查。治疗同其他立克次体病。预后良好。

埃立克体目前已发现 10 余种。这种革兰阴性多型微生物的发育过程经历原体、初体和桑葚期。可以在原始单核细胞培养基或连续细胞层上培养，不能在鸡胚或不含细胞的培养基内生长。

埃立克体经蜱叮咬进入人体，通过血液循环和淋巴管扩散，侵入单核巨噬细胞系统和淋巴细胞，使肾、脑膜、脾等实质器官的血管周围形成由浆细胞组成的血管套，从而引起全身器官病变。本病可能是一种免疫病理性疾病，犬的淋巴结受侵袭后释放一种细胞表面活性因子，可攻击自身单核细胞；病犬血清可以在体外抑制血小板游走，因此血小板减少也与单核细胞毒作用有关。

二、流行病学

（一）地理分布

目前已发现的人埃立克体病有 4 种：第一种是由腺热埃立克体引起的腺热；第二种是由查菲埃立克体引起的人单核细胞埃立克体病（HME）；第三种是由侵犯粒细胞的埃立克体所致的人粒细胞埃立克体病（HGE）；第四种是由伊氏埃立克体引起的埃立克体病。腺热主要流行在日本和东南亚；HME 和 HGE 最初发现在美国，但欧洲、南美和非洲一些国家现已证实有其存在；由伊氏埃立克体引起的埃立克体病仅在美国有报道。

我国地域辽阔，具有不同的生态环境因而适合不同类型的生物生存，许多在国外首次发现的病原体，随后也在我国被发现。我国蜱类繁多，分布广泛，与美国携带埃立克体的蜱相近的蜱种在我国许多地区都存在。在我国已经从多种动物、蜱和人的血液中检测到查菲埃立克体、人粒细胞埃立克体和犬埃立克体等的存在。

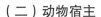

（二）动物宿主

查菲埃立克体和人粒细胞埃立克体在自然界的脊椎动物保存宿主尚不很清楚。HME 疫区的白尾鹿是美洲钝眼蜱的主要宿主，血清学和 PCR 分析均已证明某些白尾鹿带有查菲埃立克体，实验研究也已证明美洲钝眼蜱能够在鹿群中传播查菲埃立克体。用 PCR 分析 HGE 流行区的鹿血液标本，证明某些鹿带有人粒细胞埃立克体。另外，几名屠宰鹿的工人患 HGE，但他们均未被蜱叮咬过，可能是鹿血内存在的 HGE 病原体通过他们手上的伤口进入血流而使其感染。这些报告均提示鹿很可能是查菲埃立克体、人粒细胞埃立克体病病原体的保存宿主。

另一类人单核细胞埃立克体、人粒细胞埃立克体的保存宿主可能是啮齿类动物。在 HME 流行区的某些野鼠血液标本中用血清学分析检测到查菲埃立克体抗体；在实验室用查菲埃立克体感染小鼠，小鼠可被其持续感染。从自然疫源地收集肩突硬蜱的小哺乳动物宿主（包括白脚鼠、金花鼠、田鼠等）的血标本进行 PCR 和血清学分析，结果在 120 份标本中有 20 份扩增出人粒细胞埃立克体的基因片段，在 119 份白脚鼠的血清中检测出人粒细胞埃立克体抗体阳性 12 份。人粒细胞埃立克体在蜱与啮齿动物之间的循环也已在实验室模拟成功。以上的研究结果充分显示野外的啮齿动物可能是 HME 和 HGE 病原体的保存宿主。

从美国弗吉尼亚东南部的某些犬血液标本中用 PCR 扩增出查菲埃立克体的基因片段，HGE 病原体也从瑞士的病犬中发现，因而犬也有可能为人埃立克体的保存宿主。

在我国广东省饲养的犬体内检测到了近似犬埃立克体的病原体和血小板埃立克体，在西藏的牛体内检测到了近似查菲埃立克体的无形边缘体，在多种蜱体内检测到了单核细胞埃立克体和人粒细胞埃立克体 16 S rRNA 基因片段，它们都可能是埃立克体的储存宿主和传染源。

（三）传播媒介

在美国，人单核细胞埃立克体病主要流行在南部和东南部，由当地存在的美洲钝眼蜱（*A. americanum*）和变异革蜱（*D. variabilis*）做媒介传播；HGE 的主要流行区则在北部和东北部，目前已证实的传播媒介为当地的肩突硬蜱（*I. scapularis*）。肩突硬蜱也是莱姆病的传播媒介，已经证明该蜱可同时携有 HGE 和莱姆病的病原体。HGE 和莱姆病的病原体也已经从同一患者血液标本中分离出。这些结果提示，同时携有埃立克体和莱姆病等的病原体的蜱叮咬人后，可以引起埃立克体和其他病原体的混合感染。另外，在美国以外存在的全沟硬蜱（*I. persulcatus*）和蓖籽硬蜱（*I. ricinus*）可能也是人粒细胞埃立克体病的传播媒介。在我国某些蜱种包括广东的扇头蜱（*Rh. sanguineus*）；云南的龟形花蜱（*A. testudinarium*）；福建的越原血蜱（*Ha. yeni*）、卵形硬蜱（*I. ovatus*）；内蒙古和黑龙江的革蜱（*D. silvarum*）和全沟硬蜱（*I. persulcatus*）等均可能是埃立克体的传播媒介。

虽然蜱传埃立克体在自然界的循环尚不清楚，但是可以推测在自然界有多种动物为埃立克体的保存宿主。蜱通过叮咬被埃立克体感染的动物和吸血而被感染，被感染的蜱又在动物身上叮咬和吸血使埃立克体在动物间传播和循环。携带埃立克体的蜱叮咬人后将导致人埃立克体病的发生。

腺热埃立克体病也出现在夏、秋季，提示其与蜱传播有关，但是尚未获得其他任何证据。然而流行病学调查发现该病的发生与摄食生鱼有关，而且健康的志愿者在生吃腺热患者常食用的鲻鱼后，其中几位被腺热埃立克体感染。并且该埃立克体在生物学和遗传学特性上与腺热埃立克体密切相关。以上均提示腺热的传播媒介与 HME 和 HGE 的不同，它的传播媒介可能是鱼类的寄生物。埃立克体的自然宿主包括人和犬、马、牛、羊、鹿、鼠等动物。此外，尚有其他生物可作为埃立克体的传播媒介，例如：蜗牛是立氏埃立克体的传播媒介，鱼及海螺是腺热埃立克体的传播媒介等。随着对埃立克体研究的进一步深入，将会有更多的传播媒介被发现。其中以人为主要宿主的包括腺热埃立克体、查菲埃立克体和人粒细胞埃立克体。以犬为主要宿主的有犬埃立克体、尤因埃立克体、扁平埃立克体，另有报道在流行优势种区域内，犬还可自然感染立氏埃立克体、查菲埃立克体和人粒细胞埃立克体，有作者认为犬是这些病原的潜在宿主。最近有研究表明，在马埃立克体疫区，犬埃立克体病的血清学检测（IFA）、免疫印迹试验和 PCR 扩增产物的序列分析均证明病原是马埃立克体。另外，马和牛、羊等动物分别是其他埃立克体的主要宿主。许多研究证明，鹿是查菲埃立克体和人粒细胞埃立克体的自然保存宿主。

（四）人群易感性

人群普遍易感。发病人群主要集中在牧区、林区和蜱分布区的乡村居民以及高尔夫球场人员和野外宿营者。HME 和 HGE 的流行在每年的蜱活动期（4~9月），大部分患者出现在 5~7 月。

三、预防和控制

埃立克体病主要是通过蜱媒传播的自然疫源性疾病，蜱媒传染病的一般防治策略对其都适用。对于这一新认识的传染病，目前尚未有诸如疫苗接种等特异的预防措施。最为切实可行的预防在于宣传和普及有关本病媒介蜱类的防治知识，积极加强防蜱叮咬措施，条件允许的情况下进行灭蜱。一旦被蜱叮咬，则要适当处理，防止感染的发生和发展。

（一）人群预防

1. 宣传教育

宣传教育是避免被蜱叮咬的最重要的环节，无论怎样强调都不过分。使流行区居民了解本病的一些基本知识，认识其危害，并让他们学会如何防蜱，掌握被蜱叮咬后的处理方法十分必要。

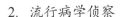

2. 流行病学侦察

侦察中主要了解当地居民的发病情况与受染场所，并结合当地的地理环境特点查看现场有无媒介蜱，根据侦察结果制订防治措施。洞穴查蜱是判定疫区的重要而简便的方法。抓到的蜱即放入试管中，带回实验室鉴定种类并分离病原体。

3. 灭蜱

消灭野生啮齿类动物是最有效的控制蜱的方法。在人、畜与蜱经常接触的场所，如房舍周围、宿营地帐篷附近、林间作业区、旅游风景区等，可喷洒杀虫剂。适于地面和航空喷洒的有滴滴涕、毒杀芬、氯丹、乐果、倍硫磷、杀虫畏等，用量均为每公顷 2.24 kg。用于每公顷的林丹剂量为 560 g，狄氏剂为 1.12 ~ 2.24 kg。

许多蜱种如硬蜱、革蜱等经常由动物带入建筑物，堆放刚刚砍来的木柴也易将蜱带入住宅。可应用 5% 滴滴涕、西维因、3% 氯丹、倍硫磷、2% 马拉硫磷、0.5% 林丹、狄氏剂、二嗪农等的油剂、水乳剂或粉剂在住宅内喷洒。

（二）个人防护

1. 避免与蜱接触

蜱的栖息和活动的生境多在林间草地、林缘灌木丛，家畜、兽类通行的小径、野生哺乳动物洞穴附近等。当通过有蜱类活动的地段时，应选择无杂草丛生的路径，快速穿行，尽量减少与蜱接触的机会和时间。最好不在蜱栖息生境地坐下来休息，如若休息应选择没有蜱活动的安全地点，并保持高度警惕性防止蜱爬入身体。有条件者可用驱避剂浸泡过的布单铺在地上，再坐下休息。

2. 穿适当的防护衣

林业工人、护林员，地质勘探、野外考察人员，林牧副业从业人员，中草药采集者，天文、气象观察站，边防侦察、巡逻等从事各种活动的人员，较长时间在蜱栖生地逗留或从事野外作业时，建议穿着"五紧防护服"，即衣服的袖口、领口、纽扣、裤脚、裤腰等部位缝有松紧带或拉链的特殊服装。无类似条件而用普通衣服时，要把袖口和裤脚扎紧，上衣下摆塞入裤腰内，领口围紧一条白色毛巾；如能穿长筒白袜和长筒靴，也有防护作用。

3. 个体检查

进入无蜱区，或工间休息及收工时，应先检查一下外衣、内衣有无蜱爬上，要仔细察看衣缝、皱褶、口袋、翻领及围在颈部的毛巾等。然后检查体表蜱类常侵寄的部位，如头皮、颈项、腋窝等，方便时，最好检查一下腹股沟、腰背下区及大腿部。如发现有蜱，立即取下处死，但切忌直接用手捏碎。午休和晚上就寝前都要养成检蜱的习惯，在野外穿过的衣服要挂在卧室外。

4. 使用驱避剂

驱蚊胺和驱蚊酮对蜱类有显著的驱避效果，软膏和乳剂适于直接涂于皮肤外露部位；

固体蜡块可涂在衣服的领口及袖口等蜱容易由此爬向皮肤的部位；水剂和乳剂适于涂搽和浸泡衣物，干燥后应用。选用对人体安全的低浓度化学杀虫剂，如 0.5% 的二氯苯醚菊酯等，直接喷洒处理外衣或鞋袜，可杀灭附着的蜱。

四、临床表现与诊断

（一）临床表现

HME 和 HGE 的症状基本相同（表 19-1）。患者均有发热，平均体温达 39℃。大部分患者有寒战、头痛和肌痛等类似于流感的症状；不少患者有恶心、呕吐和畏食；一些患者有咳嗽和肺部炎性浸润等呼吸道感染的表现；个别出现肾功能衰竭。严重的 HME 和 HGE 患者可有中枢神经系统受损，出现剧烈头痛、神志不清、嗜睡、阵挛、畏光、头面部神经麻痹、癫痫样发作、视力模糊、反射亢进、颈项强直或共济失调等不同表现。老年患者病情往往较重，常因继发感染而死亡。少数患者在躯干和四肢可出现淤斑或淤点样皮疹，常被误诊为斑点热。

腺热的临床表现一般较轻，从低热和轻度头痛到寒战、头痛和关节痛。患者可有全身淋巴结肿大和轻度肝脾大，但皮疹少见。无死亡病例和慢性感染报告。

多数埃立克体病患者有血象异常。在急性期，大部分 HME 和 HGE 患者的白细胞和（或）血小板计数下降。分析 HGE 流行区内 228 例急性发热患者的血象，有白细胞和（或）血小板计数下降的患者为 HGE 感染的可能性是该两种计数正常患者的 25 倍。白细胞和血小板计数下降可作为 HME 和 HGE 感染的主要特征而与其他的发热性感染相鉴别（表 19-1）。约有 90% 的 HME 和 HGE 患者血清中的肝脏天冬氨酸氨基转移酶（AST）水平增高。另外约有半数 HME 和 HGE 患者的血红蛋白水平或血细胞容积下降。

表 19-1　HME 和 HGE 的症状表现

临床表现	占调查总数的频率（%）		临床表现	占调查总数的频率（%）	
	HME[*]	HGE[**]		HME[*]	HGE[**]
发热	97	100	畏食	66	37
不适	84	98	咳嗽	26	29
头痛	81	85	腹泻	24	10
肌痛	68	98	皮疹	36	2
寒战	61	98	淋巴结肿大	25	–
关节痛	41	98	意识模糊	20	17
恶心	48	39	上胃肠道出血	–	5
呕吐	37	34			

[*] 调查例数：167 ~ 211；[**] 调查例数：41

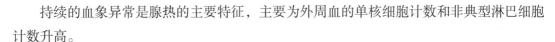

持续的血象异常是腺热的主要特征，主要为外周血的单核细胞计数和非典型淋巴细胞计数升高。

对 15 例有中枢神经系统损伤表现的 HME 或 HGE 患者的脑脊液做检查，其中 8 例有淋巴细胞增多和蛋白含量增加。

依据临床和实验室的检查结果，严重的埃立克体感染可误诊为败血症休克、中毒性休克、血液恶性肿瘤、血小板减少性紫癜或病毒性肝炎等。

（二）临床诊断

在 HME 和 HGE 流行的夏、秋季节以及在相应的蜱媒存在地区的发热患者，特别是在近期内被蜱叮咬或与蜱有过接触，应考虑其可能为埃立克体感染。如果患者有白细胞减少和（或）血小板减少，其患 HME 或 HGE 的可能性更大，进一步确诊需依靠血清学和 PCR 等病原学诊断，有条件的可做埃立克体病原分离。下面就 3 种人埃立克体病的主要特征进行比较（表 19-2）。

表 19-2　3 种人埃立克体病的主要特征

病名	病原体	靶细胞	潜伏期（d）	临床特征	传播媒介	临床特征已知流行区域
腺热	查菲埃立克体	单核细胞/巨噬细胞	2～6	有蜱接触史、发热、畏寒、疲乏、头痛、白细胞减少、血小板减少	蜱	美国、欧洲、亚洲
HME	人粒细胞埃立克体	粒细胞	8～15	有蜱接触史、发热、畏寒、疲乏、头痛、白细胞减少、血小板减少	蜱	美国、欧洲、亚洲
HGE	腺热埃立克体	单核细胞/巨噬细胞	不详	有吃生鱼史、发热、畏寒、疲乏、单核细胞增多	水生生物（不详）	日本、马来西亚

对于有流感样发热并伴有全身淋巴结肿大以及外周血的单核细胞计数和非典型淋巴细胞计数升高的患者应怀疑其为腺热感染。腺热需与其他病原体所引起的传染性单核细胞增多症相鉴别，确诊也必须依靠病原学诊断。

五、实验室诊断

埃立克体的实验室病原学诊断包括直接镜检、血清学检测、PCR 基因扩增以及病原体分离等。

（一）直接镜检

对于埃立克体病的早期诊断，直接镜检吞噬细胞内生长的埃立克体是一种最简便的方法，仅需采取患者的少量外周血制备血片，经简单的 Giemsa 或 Wright 染色即可在光镜下检查。在 25% ~ 80% 的 HGE 患者的感染早期血片的中性粒细胞的胞质内观察到埃立克体的桑葚样包涵体，但是在 HME 患者的血片的单核吞噬细胞的胞质内发现埃立克体的概率则很小。

（二）血清学检测

最常用的血清学检测方法是间接免疫荧光分析（IFA）。查菲埃立克体外感染的犬巨噬细胞（DH82）或人单核细胞（Thpl）和人粒细胞埃立克体感染的人粒细胞白血病细胞（HL-60）分别被用来制作诊断 HME 和 HGE 的抗原片。另外，由于埃立克体基因群内种之间的主要表面抗原相同，因而犬埃立克体感染的 DH82 细胞和马埃立克体感染马的血液中的白细胞也可分别用做诊断 HME 和 HGE 的抗原。腺热埃立克体体外感染的小鼠巨噬细胞（P388D1）则用来制备抗原片诊断腺热。

但是，由于 IFA 的敏感性不高，因而对于埃立克体病的早期诊断欠佳，常用其做回顾性诊断。调查结果显示，仅 23% ~ 29% 的 HGE 患者的急性期血清被 IFA 检出人粒细胞埃立克体抗体阳性。另外，由于细菌间交叉抗原的存在以及埃立克体感染所引发的机体非特异性回忆反应等，根据 IFA 的检测结果更难以作出诊断。有文献报道，1/3 以上的 HME 患者的血清中同时检出了斑点热、鼠型斑疹伤寒、Q 热、莱姆病或布鲁菌病的病原体抗体。另外，在 HGE 患者的血清中常检出较高滴度的抗莱姆病螺旋体抗体。

为了改善血清学检测的特异性，可采用免疫印迹方法分析针对不同埃立克体的主要抗原组分的血清抗体。HME 患者的血清中含有针对查菲埃立克体的 27 kD 和 29 kD 抗原蛋白的特异性抗体。在 HGE 患者的早期感染的血清中可检测到针对 40 kD 和（或）44 kD 人粒细胞埃立克体抗原的 IgM 抗体。

（三）PCR 基因扩增

PCR 基因扩增技术是目前最有效的埃立克体病的病原学诊断方法。该法依据查菲埃立克体和人粒细胞埃立克体的 16 S rRNA 基因的特异性碱基序列设计引物，分别扩增患者血液标本中的 HME 和 HGE 病原体的 16 S rRNA 基因片段。80% ~ 87% 的 HME 患者和 43% ~ 75% 的 HGE 患者的血标本 PCR 扩增结果为阳性。不同报道中所显示的 PCR 扩增结果差异较大，可能与报道者各自所使用的 PCR 扩增方法有异以及保存和处理标本的方法不同有关。采用二次扩增"套式"PCR 方法可明显地提高检测的敏感性。PCR 扩增血标本中埃立克体 16 S rRNA 基因片段的特异性几乎为 100%，但是由于 PCR 是一种高敏感的检测方法，因此防止检测过程中标本之间的交叉污染所引起的假阳性十分重要。目前已经开发出了实时 PCR 检测方法，大大提高了检测的特异性。

六、治疗

临床资料证明，埃立克体对四环素类药物敏感。四环素类药物治疗 HME、HGE 和腺热均有效。目前，多西环素为首选药物，成人 2 次 /d，100 mg/ 次；儿童每天 3 mg/kg，分两次服用。用药后，一般在 24 ～ 48 h 内退热；退热后应继续服用多西环素至少 3 d，以保证彻底清除体内的埃立克体。HME 患者服药后 7 d 内白细胞和血小板计数回升，肝转氨酶水平也恢复正常。患者的头痛、肌痛等症状可在用药后 2 ～ 3 d 内被缓解，1 周后临床症状基本消失。

七、西南地区分布情况

继 1993 年在云南发现抗查菲埃立克体抗体阳性犬及人群后，1998 年陆续出现一些关于媒介蜱中检出埃立克体基因的报道。我国在 1999 年报告了首例埃立克体病例。高东旗等在 2000 年证明我国存在查菲埃立克体和人粒细胞埃立克体。我国南方的龟形钝眼蜱（*A. testudinarium*）、越原血蜱（*H. yeni*）以及卵形硬蜱（*I. ovatus*）等均扩增出查菲埃立克体 16 S rRNA 基因片段。为普及对埃立克体病的认识，提高鉴别能力，深入开展我国人类埃立克体病的系统研究，现就埃立克体病在西南地区的分布情况综述如下。

（一）云南省

李芹阶等从云南省军区军犬训练大队收集的 28 份犬血清和从成都军区昆明总医院收集的 143 份人血清中检测出埃立克体抗体阳性标本，其中包括由云南文山、思茅、玉溪等地区新入伍战士（离开当地不超过两个月）的血清 75 份；曾赴云南老山前线参战战士的血清 50 份；另有 18 份血清采自成都军区昆明总医院收治的发热待诊患者。75 份文山、思茅、玉溪籍战士血清埃立克体抗体阳性者有 3 份，占 4%；曾赴老山前线参战战士血清埃立克体阳性率为 10%（5/50）。

云南地区的气候条件和自然环境独特，蜱种复杂，人、畜和蜱的接触机会多，诊断不明发热患者，或称之谓"老山热"、"昆明热"、"单核细胞增多症"者为数不少，其中是否有些是埃立克体病而被误诊，值得进一步研究。因而必须进一步研究我国埃立克体病的存在和诊断问题，以利于采取有效保障人、畜健康的防治措施。我国已从多种媒介蜱中检测到该类病原体。云南省的龟形花蜱中也曾扩增出查菲埃立克体特异 DNA 片段。

（二）西藏自治区

国内有学者在 1992 ～ 1993 年在西藏共检测 40 份牛血清。在所检测的 1992 年的 20 份标本中，E. canis 抗体阳性者 9 份，抗体滴度为 1：32 者 7 份，1：64 者 2 份；1993 年的

20 份标本中，仅有 2 份含 E. canis 抗体，其滴度为 1 : 64。1992 年和 1993 年检测阳性率分别为 45% 和 10%。镜下观察时可发现，荧光特点与其他立克次体不同，表现为成堆且无明显分散颗粒的包涵体状，显示了埃立克体在宿主细胞中以包涵体形式存在的特点。

2002 年，塞锐等在从西藏采集的 43 组微小牛蜱 DNA 样本中扩增出 16 组阳性片段，阳性率 37.2%，有意义的是我国科研工作者还从西藏微小牛蜱中检测到埃立克体新种，并初步命名为西藏埃立克体（*Ehrlichiasp. Tibet*）。进一步证实了西藏可能存在埃立克体病自然疫源地，可能存在人兽埃立克体病流行。

第二十章　鹦　鹉　热

鹦鹉热（Psittacosis）又称鸟疫（Ornithosis），是由鹦鹉热衣原体（*Chlamydia psittaci*，*C. p*）引起的自然疫源性疾病。鹦鹉热衣原体经鸟类传播而感染人体后，引起的一组临床症候群。它包括症状不明显的轻型（如仅有流感样症状）和症状较重的肺炎征象。人类感染多是由于吸入干的含有鹦鹉热衣原体的鸟粪所致。感染者多见于养鸟者。主要在鸟类及家禽中传播，人类也可因接触鸟类或羽毛制品而感染，临床表现多种多样，但以非典型肺炎多见，病程较长，反复发作或变为慢性型。本病广泛分布于世界各地，我国 20 世纪60 年代初期即证实有本病存在，一般呈散发，偶有小范围的暴发或流行。

一、病原学

鹦鹉热的病原是一种寄生于动物细胞内的微生物，属于衣原体科、衣原体属。用光学显微镜可查到，比细菌小而比一般病毒大，直径 300 ~ 400 nm。具有由黏质酸形成的细胞壁，细胞质中具备 DNA 及 RNA，并有不完全的酶系统。在宿主细胞质的空泡内增生，具有特异性包涵体，与病毒包涵体所在部位及性状不同。二分裂繁殖。对抗生素敏感。

已知鹦鹉热衣原体具有下列 3 种抗原（表 20-1）。

（1）属共同抗原：所有衣原体都具有的共同抗原。存在于衣原体的细胞壁中，耐热，溶于乙醚，具有属特异性，而无种特异性。

（2）种特异性抗原：不耐热。

（3）型特异性抗原：此种抗原存在于外膜蛋白质中，Winsor 和 Grimes 应用免疫斑点法证明，在 12 个鹦鹉衣原体分离株中存在 2 个血清型。

鹦鹉热衣原体包括多种血清型，但目前分型尚无统一的标准。

表 20-1　衣原体目分类

衣原体目	代表株	
	名称	另名
第 1 科：衣原体科（*Chlamydiaceae*）		
衣原体属（*Chlamydia*）	MoPn[T]	ATCC VR ~ 123
鼠衣原体新种（*Chlamydia muridarum sp.nov*）	S 45[T]	
猪衣原体新种（*Chlamydia Suis sp.nov*）	A/Har ~ 13[T]	ATCC VR ~ 571B
沙眼衣原体（*Chlamydia trachomatis*）	C/PK ~ 2	
沙眼生物型（*Biovar trachomatis*）	L2/434/BU	ATCC VR ~ 902B
淋巴肉芽肿生物型（*Biovar LGV*）		
亲衣原体属		
家畜亲衣原体新复合族（*Chlamydophila pecorum comb. nov*）	E58[T]	ATCC VR ~ 628
肺炎亲衣原体新复合族（*Chlamydophila penumoniae comb. nov*）	TW ~ 183[T]	ATCC VR ~ 2282
TWAR 生物型（*TWAR biovar*）	TW ~ 183[T]	ATCC VR ~ 2282
考拉树熊生物型（*Biovar Koala*）	LPCon	
马生物型（*Biovar Equine*）	N ~ 16	
鹦鹉热亲衣原体新复合族（*Chlamydophila psittaci comb. nov*）	6BC[T]	ATCC VR ~ 125
流产亲衣原体新种（*Chlamydophila abortus sp. nov*）	B577[T]	ATCC VR ~ 656
豚鼠亲衣原体新种（*Chlamydophila caviae sp. nov*）	GPIC[T]	ATCC VR ~ 813
猫亲衣原体新种（*Chlamydophila felis sp. nov*）	FP Baker[T]	ATCC VR ~ 120
第 2 科：*Simkaniaceae fam.nov*		
Simkania negevensis sp.nov	Z[T]	ATCC VR ~ 1471
第 3 科：*Parachlamydiaceae fam.nov*		
Parachlamydia acanthamoebae sp.nov	Bn9[T]	DSM in Branuschweig
第 4 科	WSU 86 ~ 1044	ATCC VR ~ 1470

（引自李子华，2003，国外医学微生物学进展）

二、流行病学

（一）宿主和传染源

C. p 的宿主范围极广泛，除鸟类和人类以外，许多哺乳动物也都是其天然宿主。鸟类和哺乳动物间可交互感染。

本病主要是群体巢居野禽的疾病。鸟类是 *C. p* 的天然储存宿主，也是人类感染的主要传染源。可能所有的鸟类都易感。已证实 71 个目的 130 多种鸟是 *C. p* 的宿主，包括鹦鹉科（金刚鹦鹉、白鹦、长尾鹦鹉、虎皮鹦鹉等）、雀科鸣禽（金丝雀、红腹灰雀、金翅雀、麻雀等）、家禽（鸡、鸭、鹅、火鸡等）、鸽、雉、白鹭、海鸥和海鹦等。非鹦鹉目的野生鸟类如金丝雀、红雀、相思鸟都感染 $C.p$，是人类和其他鸟类鹦鹉热的重要传染源。火鸡、鸭和鸡等饲养家禽也成为人类感染的重要传染源。血清学调查表明，养禽场和禽类加工厂的工人无症状感染很普遍。昆虫也可成为传染源。

$C.p$ 可感染多种哺乳动物，感染 $C.p$ 的绵羊、山羊和牛可发生流产、早产、死胎以及肺炎，也可无症状，也是人类感染重要的传染源。患本病的猫也可成为人和其他动物的传染源。

（二）传播途径

该病的传播主要是通过患病和带菌禽鸟类的排泄物、鼻腔分泌物、污染的食料和空气，吸入含有衣原体的飞沫和尘土等而感染。另一个传染途径是皮肤伤口感染。在鸡、鸭、海鸥和鹦鹉类已证明可经蛋传播，由于大多数感染蛋不易孵化，这种传播方式在流行病学上的意义不大。鸡螨、虱等吸血昆虫也可传播本病。

（三）地区分布

本病为分布极为广泛的自然疫源性疾病，凡已调查过的地区几乎都有本病存在。目前，欧、亚、非、澳、美洲的许多国家均有人类的病例报告或有感染的血清学证据。鸟类中的自然感染则更为广泛。

我国北京、天津、甘肃、青海、内蒙古、西藏、湖北、湖南、江西、上海、福建、安徽、浙江、江苏、陕西、广西、广东、山东等省区市，均已证实有本病存在。

三、预防与控制

从本病的复发和再感染看，本病病后不能产生持久免疫力，接种疫苗也达不到预防目的，必须采取杜绝引入传染源、控制感染动物和阻断传染途径的综合性预防措施。主要措施是：

（一）加强宣传

加强卫生宣传教育，特别是对高危人群的教育。普及卫生常识，提高对本病的认识，增强自我防护意识，自觉认真地执行各项预防措施。

（二）严格检疫

严格按规定进行鸟类进出口国境检疫和国内畜禽检疫，防止流通的病鸟（病畜）输入和输出。境外输入的鸟类在 30 d 的隔离检疫期间应用四环素类抗生素治疗，检疫期满后再继续治疗 15 d。

（三）加强饲养管理

宠鸟和室内饲养的禽类可长期于饲料和饮水中添加四环素类抗生素进行预防。

（四）加强对养禽场的卫生监督

禽舍要通风良好，清洁卫生。平常注意加强管理，改善卫生条件，消除降低禽鸟抵抗力的各种因素。一旦发现受感染农场立即按规定进行隔离检疫，并在饲料中添加四环素类抗生素 3 ~ 4 w。

（五）隔离染病流产的绵羊、山羊和牛

销毁胎盘，消毒污染场所，必要时对曾接触病畜的牛、羊进行四环素类抗生素的预防治疗。

（六）严格疫情报告制度

发现肺炎型鹦鹉热患者，应报告疫情，并隔离治疗。

四、临床表现

（一）人类的临床表现

鹦鹉热在人类的潜伏期为 7 ~ 15 d 或更长。多数无明显症状，也可表现为短暂的流感样症状或严重的肺炎。

1. 一般起病隐匿，以发冷、发热、头痛伴明显肌痛为常见症状，特别是颈及背部。关节痛亦属常见。

2. 咳嗽可延迟至病程第 1 周末方出现，多为干咳，亦可伴有少量黏液痰，偶带血丝。病初肺部体征多不明显，可听到细小的捻发音，偶可见胸膜炎及胸水。

3. 病情严重者有发绀、呼吸困难；胸部 X 线查可见斑片状浸润阴影，自肺门向外放射，以下叶多见，偶呈弥漫性粟粒样、结节样阴影或大叶实变。

4. 患者还可有纳差、恶心、呕吐等消化道症状，肝脾大、黄疸及进行性肾衰竭。偶有似伤寒样的斑点疹。尚可并发心肌炎、心内膜炎、心包炎。

5. 轻型病例可于 7 d 内恢复，较重病例热退较慢，病程可达数周。

（二）鸟类的临床表现

由于鸟禽种、年龄和吸入病原体的数量、毒力不同，潜伏期、症状、发病率、死亡率也不同。在鸟类症状一般表现为畏食、高度萎靡不振、鼻眼有分泌物及严重腹泻等。人工接种潜伏期为 3 ~ 10 d。

鹦鹉类：年龄较大的鸟一般没有或稍有症状，常为慢性感染，年幼鸟大都发生急性致死性感染。病鸟拒食、高度萎顿、羽毛粗乱无光泽、排黄绿色稀粪、鼻流黏液性分泌物、眼常被糊状分泌物封闭、腹泻、脱水，最后麻痹而死亡。幼鸟的死亡率高达 75% ~ 90%，病程为 3 ~ 7 d。

鸽：幼鸽的急性传染期经常出现在长羽毛期，引起双眼结膜炎、畏光、从鼻孔中流出

渗出物、精神不振、畏食、粪便呈绿色。成年鸽除此症状外，还会出现气囊炎、呼吸困难、啰音、翼脚麻痹。幼鸽的死亡率可达 75% ~ 90%。

火鸡：病鸡无精神、畏食、萎顿、腹泻、粪便黄绿色或带血，常使肛门附近羽毛结块、消瘦，症状像禽霍乱或丹毒。幼火鸡的死亡率可达 10% ~ 30%。

鸭：成年鸭一般不显症状，幼鸭畏食、粪便绿色、水样、在眼及鼻孔周围有浆液性或脓性分泌物、消瘦、颤抖、共济失调和恶病质，最后死于痉挛。发病率视幼鸭的日龄和是否并发沙门菌病为 10% ~ 80%，死亡率为 0 ~ 30%。

其他禽类：鸡对该病的抵抗力较强，常为隐性感染且感染率低。鹅感染后的临床症状与鸭相似。

（三）辅助检查

1. 白细胞计数正常或轻度升高，血沉快。

2. 急性期痰、咽拭子涂片可检查到包涵体细胞。

3. 病原分离。病初 2 ~ 3 w 血液及痰中可分离出鹦鹉热衣原体，但需有一定的设备与技术条件。

4. 血清学检查

（1）微量荧光免疫法检查特异性 IgM，阳性可用于早期诊断。双份血清 IgG 4 倍升高亦有诊断价值。

（2）补体结合试验抗体滴度 >1：32 虽有助于诊断，但与其他衣原体有交叉反应。Q 热、布鲁杆菌病及军团病亦可出现假阳性。

（四）鉴别诊断

1. 该病无特殊临床表现，对肺炎伴有高热、严重头痛及相对缓脉和有鸟类接触史的患者，应想到鹦鹉热的可能并与军团病、病毒性肺炎和支原体肺炎相鉴别，特异性实验室检查是确定诊断的必需条件。

2. 以全身感染症状为主要临床表现时应与伤寒、布鲁杆菌病、粟粒性结核等鉴别。

五、实验室诊断

（一）鹦鹉热衣原体的分离培养、直接抹片染色、镜检

无菌采集发病禽的肝、脾、肺等病变器官或从母猪流产的胎儿中采集肝、肺、脾和胃液，或以哺乳期表现为肺炎、肠炎而死亡的仔猪肺、肝等作为病料。将所采病料（肝、肺、脾）表面火焰消毒后，从其内部无菌取样，涂片，吉姆萨染色，在显微镜下观察是否有紫红色、针尖大小的衣原体样颗粒。

（二）鹦鹉热衣原体分离株的鉴定

培养基接种试验：将各分离株悬液分别接种于琼脂斜面、血液琼脂斜面和厌气肉肝汤，37℃培养 72 h，每日检查接种物是否生长。鹦鹉热衣原体分离株不能在人工培养基上生长。

（三）血清学试验

1. 补体结合反应（CFT）

一般用热处理过的衣原体特异性较好，但灵敏度不够高。补体必须来源于无衣原体感染的豚鼠。

2. 酶联免疫吸附试验（ELISA）

用兔抗衣原体脂多糖单克隆或多克隆抗体和标本中的抗原反应。此法适用于大量标本的检测，但与细菌有交叉反应，可出现假阳性。

3. 间接血凝试验（IHA）

用纯的衣原体致敏绵羊红细胞后用于衣原体抗体的检测，简单快速。

4. 直接免疫荧光

取病料涂片，甲醇固定 10 min，此法简便、特异性好。

（四）聚合酶链式反应（PCR）

采用衣原体的外膜主蛋白 MOMP 的基因序列合成引物，以衣原体基因组为模板扩增出特异性片段以检测衣原体，具有高灵敏性和高特异性，而且不用分离培养，能够快速诊断。nPCR 由于采用 2 对不同的引物两轮扩增，因此灵敏度和特异性较传统 PCR 大为提高。最近已经有人建立了 RT-PCR 技术检测衣原体。

（五）核酸测定法

应用核酸杂交法检测衣原体。其原理是用标记的单链 DNA 探针与衣原体胞质中的 rRNA 杂交，然后通过检测标记物获得结果。用血清学、单克隆抗体及组织培养确定为阴性的某些标本，用 DNA 探针检测可得到阳性结果。

六、治疗

（一）治疗

除对症及支持疗法外，抗生素首选四环素 2 g/d，分 4 次口服或红霉素 1 ~ 2 g/d，分 4 次口服。用药 24 ~ 72 h 发热及症状缓解，退热后至少继续用药 10 d，以免复发。

新的大环内酯类药如罗红霉素、阿奇霉素及克拉霉素的抗菌谱与红霉素相近，但作用更强、半衰期较长、组织中浓度高，且有很强的细胞内穿透作用，能在病原体细胞内发挥作用。剂量为罗红霉素 150 mg/d 口服，克拉霉素 500 mg，2 次/d 口服或阿奇霉素

500 mg，1 次 /d 口服。

（二）预防

应用纸巾掩住口鼻；患者的痰、其他分泌物和排泄物应消毒后处理。接触患者的医护人员和家人应注意个人防护。

七、西南地区人群分布

（一）云南省

1985 年，云南省流行病防治研究所的刘行知首次从家养鹌鹑及虎皮鹦鹉中分离到两株衣原体，检查证实为鹦鹉热衣原体。血清流行病学调查初步表明，该病在云南分布较广。另据调查，云南省大理地区鸡、鸽抗体阳性率为 45%；人和鸟类抗体阳性率分别为 28.03% 及 15.06%，说明鹦鹉热在云南的传播是十分广泛的。

1995 年，云南省流行病防治研究所的窦慧芬对云南省 7 地州（市）676 位健康职业人员进行鹦鹉热衣原体感染的调查。查到鹦鹉热衣原体血清抗体阳性人员 44 人，感染率为 6.51%，7 个地县（永善县、中甸县、宁蒗县、泸水县、景东县、勐海县和呈贡县）均有分布。调查显示男性感染率（6.67%）与女性感染率（6.09%）间差异不显著，职业、性别、年龄、民族间差异也不显著，说明人群对鹦鹉热衣原体普遍易感。

（二）四川省及重庆市

1987 年华南农业大学的李儒曙等曾从四川养猪场采集的 2989 份猪血清中检测出 462 份鹦鹉热抗体阳性样本，阳性率为 11.5%；1999 年又从四川青神、丹灵、仁寿、彭山四县市采集的 60 份猪血清中检测出 48 份鹦鹉热抗体阳性样本，阳性率为 80%。此次调查从 17 448 份猪血清所分离到的 12 株衣原体用经典的衣原体鉴定方法，均鉴定为鹦鹉热衣原体，未标明是否有从四川所搜集标本分离到的。

成都军区军马防治检验所的徐学乎在 1990 年对成都地区 3 个大型鸡场随机抽取的 46 份血清，采用间接补体结合反应（ICF）检测鹦鹉热衣原体抗体，血清效价在 1∶32 以上者高达 66.7%。

四川农业大学的刘宗秀等 2000 年从四川成都、温江、荣昌（现已划到重庆市）、眉山、达川和雅安等地采集的 94 份病猪新鲜粪便（分别来自成都 6 份、温江 6 份、荣昌 8 份、眉山 4 份、达县 6 份和雅安 64 份）中成功分离出 5 株鹦鹉热衣原体，分离率为 5.32%。

2009 年，四川省江油市中医院的张文源曾报道 2 例因密切接触死亡的鸭群而临床诊断为鹦鹉热肺炎的患者。

第二十一章　钩端螺旋体病

钩端螺旋体病是由有致病力的钩端螺旋体所致的一种自然疫源性急性传染病。其流行几乎遍及全世界，在东南亚地区尤为严重。我国大多数省、市、自治区都有本病的存在和流行。钩端螺旋体病是全身性感染疾病，病程常呈自限性，由于个体免疫水平上的差别以及菌株的不同，临床表现可以轻重不一。轻者可为轻微的自限性发热；重者可出现急性炎症性肝损伤、肾损伤的症状，如黄疸、出血、尿毒症等，也可出现脑膜的炎性症状如神志障碍和脑膜刺激征等；严重患者可出现肝、肾衰竭、肺大出血甚至死亡。

当前钩端螺旋体属分为两个种：问号钩端螺旋体（*L. interrogens*）和双曲钩端螺旋体（*L. biflexa*），前者对人与动物致病，后者自由生活。

1886 年外耳氏（A. weil）曾描写一种流行性急性传染性黄疸病，并报告了 4 例；其主要临床症状为骤起的寒战、发热、全身无力、黄疸、出血、肝脾大及肾衰竭等。自此以后，在一般医学文献中也称本病为外耳氏病（weil's disease）。

一、病原学

钩端螺旋体属于螺旋体目（*Order Spiroehaetalis*）、密螺旋体科（*Family Treponemataceae*）、钩端螺旋体属（*Genus Leptospira*）。是一种纤细的螺旋状微生物，菌体有紧密规则的螺旋，长 4 ~ 20 μm，宽约 0.2 μm（图 21-1）。菌体的一端或两端弯曲呈钩状，沿中轴旋转运动。旋转时两端较柔软，中段较僵硬。

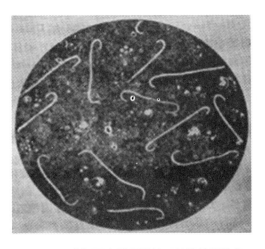

图 21-1　暗视野光学显微镜下的钩端螺旋体

钩端螺旋体不易着色，在普通显微镜下难以看到，需用暗视野显微镜观察，在黑色背影下可见到发亮的活动螺旋体（图21-1）。亦可用镀银法染色检查，菌体呈深褐色或黑色。由于钩端螺旋体的直径很小，菌体柔软易弯曲以及其特有的运动方式，所以能穿过孔径为0.1 ~ 0.45 μm 的滤膜，并能穿入含 1% 琼脂的固体培养基内活动。

钩端螺旋体对热、酸、干燥和一般消毒剂都敏感。在人的胃液中 30 min 内可死亡。在胆汁中迅速被破坏，以致完全溶解。在碱性水中（pH 7.2 ~ 7.4）能生存 1 ~ 2 个月，在碱性尿中可生存 24 h，但在酸性尿中则迅速死亡。50 ~ 56℃ 0.5 h 或 60℃ 10 min 均能致死，但对低温有较强的抵抗力，经反复冷冻溶解后仍能存活。钩端螺旋体对干燥非常敏感，在干燥环境下数分钟即可死亡。常用的消毒剂如 1/20 000 甲酚皂溶液、1/1000 苯酚溶液、1/100 含氯石灰溶液均能在 10 ~ 30 min 内杀死钩端螺旋体。

二、流行病学

（一）分布

钩端螺旋体病分布很广，几乎全世界各地都有此病的存在或流行，在我国已发现 25 个省、区有钩端螺旋体患者或带菌动物。它们是：广东、广西、福建、浙江、江西、湖南、贵州、云南、四川、江苏、河南、河北、安徽、辽宁、陕西、湖北、山东、黑龙江、山西、内蒙古、吉林、北京、上海、天津以及台湾，其中以广东、四川比较严重。随着调查研究工作的不断深入，一些新的疫区还将会不断地被发现。

（二）传染源

鼠类和猪是两个重要的保菌带菌宿主，它们可通过尿液长期排菌成为本病的主要传染源。但它们的带菌率、带菌的菌群分布和传染作用等方面各地区可有很大差别。在鼠类中，就国内资料分析看来，以黄胸鼠、沟鼠、黑线姬鼠、罗赛鼠、鼷鼠的带菌率较高，所带菌群亦多，分布较广；其他鼠类则次之。在家畜中，我国以猪带菌率最高，分布亦最广，在作为宿主动物这一点上比其他家畜占有重要地位，可能比鼠类还重要。从猫、马、梅花鹿和马鬃蜥体内都分离出钩端螺旋体，近年来我国不少地区从蛙类体内分离出致病性钩端螺旋体。用血清学检查的方法说明，蛇、鸡、鸭、鹅、兔、黄鼠狼、野猫、白面兽等动物均有可能是钩端螺旋体的储存宿主。

在传染源的意义上，应该重视人类也是钩端螺旋体的宿主这一问题。

（三）传染途径

病原体通过皮肤、黏膜侵入人体，这是传染本病的主要途径。在多数情况下，人接触被染有钩端螺旋体的疫水是传染本病的重要方式。与疫水接触时间愈长，次数愈多，发病的机会也愈多。

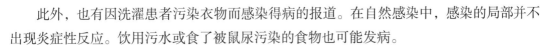

此外，也有因洗濯患者污染衣物而感染得病的报道。在自然感染中，感染的局部并不出现炎症性反应。饮用污水或食了被鼠尿污染的食物也可能发病。

（四）流行特征

在热带地区全年都可能有病例发生，国内大部分流行区主要于 7 ~ 10 月发病，其中 8、9 月为高峰。

（五）易感性

钩端螺旋体病患者多为农民，也有在流行地区疫水中游泳或沟溪中洗澡、涉水而感染的其他职业的病例。值得指出的是，许多家畜是本病的储存宿主，因此饲养员也是易感染者。

三、临床表现

在流行区，夏秋季节，对一切具有疑似本病临床表现并在近 1 ~ 2 w 内有接触疫水历史的急性传染病患者，应首先考虑本病的可能。在非流行区，亦可因接触鼠类或其他宿主动物的分泌物而发生散在病例。

1. 潜伏期

本病的潜伏期多为 5 ~ 10 d。最短 1 天，最长有达 35 d 者。

2. 临床表现

多数病例为突发 4 ~ 7 d 自限性无黄疸病，特征为发热骤起、头痛、肌痛、发冷、咳嗽、胸痛、颈硬等。约 10% 的病例出现黄疸、出血、肾衰竭及神经功能失常。体征有发热 38 ~ 40℃、结膜溢血、肝大、脾大、弥漫性腹部压痛、肌肉压痛、脑膜病征（12% ~ 40%）以及躯干斑性、荨麻疹性或紫癜性皮疹等。

钩端螺旋体病的临床症状可极悬殊，轻者可无任何自觉症状或仅有类似上呼吸道感染的症状，重者可出现肝、肾衰竭、肺大出血甚至死亡。

化验检查的特点是白细胞轻度增高，中性多形核细胞比例增加并有左移现象，血沉增快。轻度蛋白尿，尿镜检有红、白细胞及管型，多数患者伴有程度不同的氮质血症。

四、实验室检查

（一）血象

白细胞计数大多增高，半数左右在 10 000 ~ 20 000/mm³，最高可达 60 000/mm³ 或以上。血小板可见减少。血沉增快是本病的一个特征，一般可持续 2 ~ 3 w。

（二）肝功能检查

黄疸患者的血清胆红质增高视黄疸的消长而变动。

（三）尿及肾功能检查

钩端螺旋体对肾脏的损害比较普遍，比较严重，所以相当多数的患者有程度不同的肾功能异常。

（四）病原学检查

病期第1周病原体存在于血流中，此时从血液中找到钩端螺旋体的机会较多。第1周以后，体内逐渐产生抗体，病原体在血流中消失，血中找到病原体的机会极小。特异的实验室检查，可从病原学及血清学两个方面进行。

五、预防和控制

钩端螺旋体病的预防和控制需采取综合的措施，这些措施应包括消灭和管理好动物宿主、疫水的管理、消毒和个人防护等方面。

（一）消灭宿主动物

消灭宿主动物重点是灭鼠，结合群众性爱国卫生运动大力开展灭鼠工作。对其他宿主动物要进行调查，对受感染并排泄病原体的家畜，特别是猪、牛、羊等要给予隔离和治疗，并加强对饲养场所及排泄物的管理。

（二）疫水的消毒及管理

因地制宜地结合农田水利建设对疫源地进行改造。在收割谷物前排干稻田中的积水，以减少劳动时接触疫水的机会；并使塘水尽量曝露，利用太阳照射杀灭部分钩端螺旋体；结合施农药和施肥，用草木灰、石灰氮、生石灰或土农药消灭病原体。

（三）个人防护

加强卫生宣传，提高群众对钩端螺旋体病的认识，避免与可能受染的污水接触。在进行与疫水接触的劳动时，尽量穿着长袖衣、长裤，并扎好袖口、裤口，防止皮肤损破，减少感染机会。

（四）对患者进行治疗和隔离

对确诊的患者或在流行区中的疑似患者应集中治疗，注意隔离、消毒，同时做好疫情报告工作，在流行区开展综合的防治措施以控制流行。

（五）对易感人群的措施

1. 菌苗接种

菌苗免疫是最主要的预防手段，是控制钩体病流行的综合性措施中起重要作用的有效措施。其关键问题是菌苗所含菌型必须与流行菌型相对应。多年来广泛采用的为钩体普通和浓缩两种全苗。

2. 口服多西环素预防钩体病

六、治疗

钩端螺旋体是全身性疾患，多个脏器都受侵犯，因此采取抗菌特效治疗和支持性治疗的综合治疗是治疗工作的重要原则。

（一）抗生素治疗

青霉素为首选，但对其剂量大小存在不同意见。治疗过程中患者可出现赫斯海默反应而加重病情，因此主张首剂青霉素不超过 40 万 U 为宜，可在 2 h 后追加注射 40 万 U，每日总剂量为 160 万 ~ 240 万 U。另外，四环素、多西环素等均有很好的疗效。

（二）除抗菌治疗外，应重视对症治疗和支持疗法

根据具体情况及时采取有效措施。

七、西南地区发病情况

1993 年之前我国钩体病疫情严重，年均发病率约为 7/10 万，年均病死率约为 1%。1993 年后，全国钩体病疫情呈持续下降趋势，至 2006 年报告病例数降至 1000 例以下。2006 ~ 2010 年的 5 年，报告病例数分别为 627、868、862、562 和 677 例，共计 3596 例，年均 719 例，是自 1955 年以来报告病例数最少的 5 年。实验室诊断 891 例，占报告病例总数的 31.31%，5 年分别为 33.49%、30.88%、29.70%、27.94% 和 34.71%，病例的实验室诊断率较为稳定，且较之前年份有了较大幅度的提高（2004 和 2005 年实验室诊断病例分别仅占报告病例总数的 13.82% 和 8.34%）。5 年共报告死亡病例 89 例（分别为 16、33、18、11 和 11 例），合计病死率为 2.47%，5 年分别为 2.55%、3.80%、2.09%、1.96% 和 1.62%，呈现一定的下降趋势。

钩体病主要分布在南方的长江、珠江和澜沧江流域，其中包括长江流域的四川、湖南和江西，珠江流域的广西和广东以及澜沧江流域的云南。我国钩体病流行最为严重的四川、云南、湖南、江西、广西和广东 6 省的病例占全国病例的 74.58%。发病高峰为 8、9 月，占全年病例的 38.96%。2006 ~ 2010 年合计报告病例 2682 例，占同期全国病例总数的 74.58%。其中的四川、云南和湖南历来均为我国钩体病的高发省份，3 省近 5 年分别报告病例 950、544 和 355 例，合计占全国同期病例总数的 51.42%。5 年中，当年的 12 月至次年前 3 个月报告的病例数极少，自 4 月开始发病数逐渐上升。时曼华、于恩庶（2000）报告我国已从 67 种动物分离出钩体，包括哺乳纲、鸟纲、爬行纲、两栖纲、鱼纲、蛛形纲蜱虫螨目（1 种），其中 34 种钩体宿主动物为我国首先发现的。

病例中农民占 75.24%，学生占 11.01%，35 岁以上的中老年病例占 66.82%。10 ~ 15 岁

的儿童发病率出现小高峰，进入成年后发病率再次上升至中老年达到高峰。4 年来我国共报告 34 起钩体病的突发公共卫生事件，共发病 174 例，死亡 39 例。2006 ~ 2010 年，监测点搜集的 1020 例钩体病病例中 62.94% 发病前 1 个月有可疑疫水接触史，其中 91.74% 为田间劳动或有游泳戏水史。10 种常见鼠类及蛙、猪、牛、犬和小麂等检出带菌（表 21-1）。黄疸出血群赖型、秋季群秋季型、七日热群七日热型、流感伤寒群流感临海型和澳洲群澳洲型 5 种菌型的抗体近年来在人群中的最为常见。

表 21-1　我国西南地区钩端螺旋体病的主要宿主动物带菌率

省份	黑线姬鼠	黄毛鼠	黄胸鼠	褐家鼠	猪	犬
四川	2403 （10.69）	44 （2.33）	13 （0）	1222 （2.54）	312 （46.5）	100 （61.00）
贵州	19 675 （15.59）	350 （5.43）	1758 （2.50）	3289 （1.25）	5813 （1.48）	416 （3.85）
云南	143 （30.77）	0 （0）	17 588 （3.17）	2797 （1.54）	13 484 （8.21）	452 （16.81）

上表仿自时曼华（2000）参考文献，括号内数字为带菌率（%）

（一）云南省

云南省自 1955 年证实有钩端螺旋体（简称钩体）病流行以来，至 1992 年的 30 多年间，在进行钩体病流行病学的调查过程中，1957 ~ 1969 年为初期，调查地点着重于流行较为严重的滇南、滇西南的红河、西双版纳、思茅至临沧地州一带；1970 ~ 1975 年为普查期，全省各地州市均进行调查；1976 年和 1992 年为专题调查期，在具有不同地理气候的地区选点调查。各调查期鼠类阳性率分别为 9.3%、2.1% 和 3.49%。1958 ~ 1993 年间，云南省共发病 15 108 例。黄胸鼠（*Rattus flavipectus*）是云南的优势鼠种，是我国啮齿类中 3 个主要传染源之一，在云南的带菌现象最普遍，现已从 66 个县市中证明它带菌。

云南省流行的钩体病共有 17 个血清群，主要菌群为赛罗、流感伤寒、秋季、犬（Sejroe、Grippotyphpsa、Autumnlis 和 Canicola）。成都军区疾病预防控制中心军事医学研究所的范泉水等对疑为钩端螺旋体病的军犬病料进行致病性钩端螺旋体分离和鉴定，从病犬中分离到了 1 株犬型致病钩体。

至今，云南省共分离出 12 株钩体菌，群型未报。云南省在猪、犬和蛙肾中均检出了钩体菌，2009 年云南报告病例数 85 例，其中勐腊县再次成为全国近年报告钩体病病例数较多的县，占监测点病例报告总数的 75.73%。2002 年对云南省屏边、凤庆、绿春县部分健康人群的血清调查显示，阳性率为 47.53%，全省的平均水平为 27.30%。

2002 年 5 月，云南某警犬队发生一起由犬黄疸出血型钩端螺旋体引发的人、犬共患钩端螺旋体病的疫情。

（二）贵州省

1960 年，贵州首次在下乡参加劳动的学生和干部中发现钩体病 77 例，从 1958 ～ 2005 年期间，黔东南地区共计发生人钩体病 14 126 例，死亡 534 例。其中黎平县从 2001 ～ 2008 年间发病 127 例，死亡 28 例。

（三）四川省及重庆市

钩体在温暖潮湿环境存活更长，四川盆地气候温和，雨量充沛，春秋潮湿多雨，年平均气温 17.2℃，年平均降雨量 1300 mm，7 ～ 9 月（秋收季节）降雨量占全年的 70%，主产水稻，素有"天府之国"美称。四川民间称之为"打谷黄"、"稻瘟病"已有数百年。四川省 1955 ～ 1993 年几乎年年有散在钩体病流行，多为局部，偶有暴发流行。1979 年，达县地区卫生防疫站从黑斑蛙中分离出 1 株钩端螺旋体（钩体）新菌株，被命名为四川群四川型。截至 2005 年，四川群共发现有 17 个血清群，主要菌群为黄疸出血、秋季、七日热、赛罗（Icterohaemorrhagiae，Autumnlis，Hebdomadis，Sejroe）。

钩体病在长江流域及其以南各省区，四川、贵州和云南等主要为稻田型流行，鼠为其主要传染源，洪水型也时有发生。1958 ～ 1993 年，四川省共发现钩体病 663 467 例，是全国发病最多的省份。1994 年后，全省钩体病发病率已处于低水平小幅度波动状态（0.694 5/10 万 ～ 2.8/10 万），四川盆地的乐山眉山等市 20 世纪 70 年代连续不断发生肺大出血钩体病暴发流行时，川北的江油市年仅有散在钩体病发生，1990 年发生过一次局部暴发流行，据左桂香等报告，1995 年突然发生一次较大规模钩体病流行。1995 年 9 月中旬至10 月下旬在全市 82 万人口（农业人口占 76.55%）中，共计发生钩体病 471 例，死亡20 例，病死率达 4.25%。江油市在 20 世纪 70 年代和 90 年代初发生钩体病流行时，皆以七日热为主要流行菌群，而 1995 年以来，从人和啮齿食虫目中分离的钩体菌株，黄疸出血群占了 98.56%。1995 年 7 ～ 9 月雨量偏多，9 月中旬正值收割水稻时期，连续降雨几日造成稻田积水，有利于钩体在田间生存繁殖和传播。

四川省 1993 ～ 2001 年钩端螺旋体病传染源监测表明，鼠密度、鼠带菌率、带菌鼠密度分别与钩体发病率呈正相关，相关系数分别为 0.807，0.749，0.849。黑线姬鼠仍是四川省稻田型钩体的主要传染源。

2001 ～ 2010 年期间，眉山市共报告钩体病例 231 例，年平均发病率为 5.34/10 万，平坝和山区的发病率无显著性差异；病例主要集中在 10 ～ 50 岁之间，占发病总数的86.15%，发病以青壮年为主；季节分布呈单峰型，仅集中在 8 ～ 10 月，9 月为高峰期。2009 年，四川省报告病例 168 例。同时，在 2005 ～ 2010 年间对健康人群的 602 份血清进行监测，检出阳性血清 346 人份，阳性率为 53.89%，共检出 12 个血清群，主要为黄疸出血群和澳洲群，分别占 40.72%、20.75%。对四川各县鼠密度的调查发现，鼠密度较高的为温江区（14.26%）、开江县（10.83%），仍以短尾鼩和黑线姬鼠为主。

2005 年对来自绵阳、乐山、宜宾、达州、雅安 5 个地区农村的从业人员进行钩体病调查表明，务工人员的钩端螺旋体自然感染率最高达 31.43%。同年，调查四川理县部分自然村的健康人群，感染率为 28.29%，主要为拜伦、蛮耗群。

2002 ～ 2006 年宜宾市钩端螺旋体病共报告病例 393 例，死亡 2 例，平均发病率为 1.52/10 万。宜宾市各县区均有病例报告，报告发病率居前 3 位是屏山县（4.65/10 万）、长宁县（3.61/10 万）、筠连县（3.19/10 万），共占发病总数的 52.67%；发病数最多的是宜宾县（117 例）；发病率较低的有江安县（0.04/10 万）、翠屏区（0.10/10 万）、兴文县（0.14/10 万）。四川与重庆 2006 年 8、9 月曾遭遇 50 ～ 100 年一遇的罕见大旱情，旱情以川东和渝西的两省份交界区域最为严重，这一区域也恰是川渝两省历史上钩体病疫情最严重的地区。因此，2006 年钩体病疫情较之 2005 年有明显下降和此次当年川渝疫情可能存在一定联系。

2005 ～ 2008 年四川省累计发生钩体病 1316 例，死亡 11 例，除攀枝花市、德阳市、甘孜州和阿坝州外，其他各市州均有病例报告。患者血清群以黄疸出血群为主。自然人群血清群以黄疸出血群和澳洲群为主。宿主动物主要携带黄疸出血群钩体，但培养分离出钩体的宿主动物主要为高山姬鼠，而不是黑线姬鼠，应随时注意传染源的变化并加强传染源的监测。

（四）西藏自治区

西藏地区目前已证实藏东南察隅河谷有钩端螺旋体病存在。该地海拔 1500 m 左右，属于亚热带气候，植物茂盛，是西藏的主要稻谷产地，既往长期存在一不明原因发热病流行。1965 年，当地出现类似感冒、伤寒等患者 10 多例，曾怀疑是钩端螺旋体病。1966 年 9 ～ 10 月间，在察隅河谷的沙马和松谷两地，先后发生同类发热患者 93 例，根据流行病学分析及临床表现，认为是一次钩端螺旋体病流行。1967 年秋季，沙马收割人员中发生类似患者一批，同期居民中亦有发病，青霉素治疗效果好。1968 年 9 ～ 10 月间，沙马军民中发生本病 19 例，将采取患者血液接种培养基及豚鼠，分离出致病性钩端螺旋体 7 株，由病原学证实了本病在该地的存在。

此次流行的菌型由成都生物制品研究所鉴定为两群三型：七日热群七日热型、棉兰型；黄胆群沃尔登型。

据初步调查，察隅河谷钩端螺旋体病的可疑疫源地有两个类型，一种是稻田型，另一种是沼泽型。稻田型的特点是：环境为梯田低层水田，常年排水不尽，多属零星小块分布，间有杂草丛生的旱荒地；稻熟期间，鼠类活动频繁。1966 ～ 1968 年垦植此种低层水田的部队，均有钩端螺旋体病发生。其次是村寨附近的稻田，当地居民养猪以放养为主，猪经常在稻田活动。1968 年调查发生钩端螺旋体病的居民中都有在村落周围稻田中割水稻史。沼泽型的特点是：环境为沼泽地或沼泽荒塘，水深 20 ～ 90 cm，终年积水，水流缓慢，其间芦苇等杂草丛生，周围是旱地或丛林地，沼泽中有鼠类活动，猪、牛等家畜常出入其间。1966 年某部开垦此种沼泽荒塘时，曾发生钩端螺旋体病 93 人。1966 年及 1968 年所

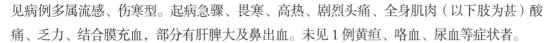

见病例多属流感、伤寒型。起病急骤、畏寒、高热、剧烈头痛、全身肌肉（以下肢为甚）酸痛、乏力、结合膜充血，部分有肝脾大及鼻出血。未见 1 例黄疸、咯血、尿血等症状者。

　　西藏大部分地区为海拔 4000 m 以上的高原环境，估计多数地区不可能存在本病。藏东及喜马拉雅高山峡谷地区的河谷地带气候温和湿润，目前除察隅河谷外，波密县易贡区及墨脱县曾有过疑似本病发生，是否具有本病疫源地存在还有待调查证实。

第二十二章　莱　姆　病

　　莱姆病是一种由蜱传伯氏疏螺旋体（*Borrelia burgdorferi*）引起的自然疫源性疾病，亦是一种人兽共患病。因在 1977 年最先发现于美国康涅狄克州的莱姆镇（Lyme town）而得名。传播媒介为硬蜱。自 1982 年 Burgdorfer 及其同事分离到莱姆病病原体以来，莱姆病在流行病学、病原学、临床学、发病机制及菌苗等方面有了飞速发展。莱姆病的流行范围已扩大到五大洲。在北美和欧洲，莱姆病为主要虫媒传染病。美国 CDC 自 1982 年开始莱姆病监测以来，现已有 10 万例病例报告，其中 1996 年报告病例达 1.6 万人。据估计，欧洲各国每年诊断的莱姆病达 5 万例以上。我国于 1986 年和 1987 年在黑龙江省和吉林省相继发现莱姆病，至今已证实 18 个省、区存在莱姆病自然疫源地。该病多发于气候温和的夏季，患者多在林木茂密地区野外活动时被蜱叮咬而感染，因而几种嗜血硬蜱是主要的传播媒介，一些脊椎动物如鼠、鹿、狗和兔等是其主要宿主。

一、病原学

　　我国已从患者、动物和蜱分离到 160 余株伯氏疏螺旋体。伯氏疏螺旋体在分类学上为螺旋体属的一种，它是一种单细胞的革兰阴性螺旋体。其形态较小，长 4 ~ 30 μm，横径在 0.22 μm 左右。伯氏疏螺旋体对常用化学消毒剂如乙醇、戊二醛、含氯石灰等敏感，对高温、紫外线等常用物理方法敏感，对青霉素、氨苄西林、四环素、红霉素等抗生素均敏感，对庆大霉素、卡那霉素等不敏感。

二、流行病学

（一）传染源

　　某些脊椎动物被认为是莱姆病的重要传染源。在不同地区传染源的种类有所不同。在北美，白足鼠和白尾鹿被认为是重要的传染源，一些宠物和牲畜如狗、马、羊和牛等因与人类生活紧密相连，也引起广泛关注。在欧洲，白尾鹿被认为是重要的传染源，狗也与一些地区该病的流行有关。我国已从黑线姬鼠、白腹鼠、社鼠、小家鼠、嗣婧、野兔及患者体内分离出病原体，一些家畜的感染率也很高，但作为传染源的意义如何尚需进一步调查。目前已分离出伯氏疏螺旋体或检出特异性抗体的动物有白足鼠、金花鼠、负鼠、田鼠、褐家鼠、小家鼠、天山蹶鼠、小林姬鼠、白尾鹿、黑尾鹿、浣熊、狗、牛、马、羊、兔、狼、狐狸、燕子和喜鹊等。

（二）传播媒介

本病主要是通过节肢动物蜱的叮咬在宿主动物与宿主动物及人之间造成传播的。通过其他途径如母婴垂直传播、直接接触传播和以节肢动物为媒介的传播少见。一些近缘硬蜱被认为是本病的主要传播媒介，依据如下：

1．硬蜱的地区分布与莱姆病的分布一致，无蜱的地区基本无病例，硬蜱密度高的地区发病率高。

2．硬蜱的季节消长与莱姆病的流行时间一致，寒冷的冬季基本无新发病例，而气候温和的夏季发病率高。

3．流行区蜱带菌率高。

4．患者大多有明确的蜱咬史。

5．带有病原体的硬蜱可使实验动物感染而发病。不带病原体的硬蜱叮咬带菌动物后受感染，其又可感染健康实验动物使之发病，从感染的蜱和动物中均可检出伯氏疏螺旋体。

6．病原体可经蜱垂直传播，从幼虫到稚虫的垂直传播率达100%。

虽然硬蜱作为传播媒介的作用已经确定，但在不同国家、不同地区作为主要传播媒介的蜱种有所不同。在美国，达敏硬蜱和太平洋硬蜱是主要的传播媒介；在欧洲，蓖麻硬蜱是主要的传播媒介；在我国，全沟硬蜱被认为是东北地区的主要传播媒介；要确定其他地区的传播媒介还需进一步的调查研究。

（三）易感人群

不同年龄的人群对本病普遍易感，但其感染率的高低与被蜱叮咬的概率有关。因此本病的发病对象主要是经常被蜱叮咬的人群，在我国以森林工人、山区居民和野外工作者发病较多。人感染伯氏疏螺旋体后可产生特异性 IgM 和 IgG 抗体，但其持续时间尚无肯定结论，通常认为症状较重者，特别是有心脏、神经和关节损害者抗体在体内持续时间较长。这种抗体是中和抗体，对病原菌有一定的杀灭作用。

（四）流行特征

1．地区分布

分布于全球众多的国家。美洲、欧洲、亚洲和澳洲都有病例，我国也有 20 余个省

（市、自治区）已经证实有伯氏疏螺旋体感染。但本病具体的发病地区有一定的局限性，多数患者分布于林木茂密的地区，而丘陵和平原地区少见。

2. 时间分布

本病的流行与气候条件有密切关系。

多发生在气候温暖的季节，一般春季出现发病，夏季和秋初达到高峰，至深秋发病逐渐减少。在我国南方的流行季节略早于北方，不过由于本病的潜伏期和病程都较长，又不易及时诊断，故全年各月均可见晚期病例。

3. 人群分布

发病不受年龄性别的限制，但主要见于林业工人、山区居民和各类野外工作者及活动者。一般是男性多于女性，户外活动者多于非户外活动者，养宠物的家庭多于无宠物者。

4. 流行趋势

本病于 1977 年被发现后，新发现的疫区范围不断扩大。

病例报道数逐渐增多。但我们认为本病在我国将呈明显的地方性流行特征，在一些生态环境适宜、存在传播媒介的地区的某些人群中发生或流行本病。

三、实验室诊断

非特异性的实验室检查可见血沉增快，天门冬氨酸氨基转移转酶、丙氨酸氨基转移酶和乳酸脱氢酶增高，少数人血常规可有轻度、中度贫血，白细胞数量增多等。极少数人有镜下血尿、中度蛋白尿，但尿素氮和肌酸酶正常。有脑炎症状者可见脑压增高、脑脊液细胞数增高、蛋白含量增高等。

本病的特异性诊断包括血清学检查，如检测特异性抗体 IgG 和 IgM，病原学检查如直接检查和分离培养伯氏疏螺旋体、检测伯氏疏螺旋体独有的 DNA 序列等。

诊断原则：根据典型的 ECM 皮肤表现，结合近期有在流行区野外活动史，特别是有蜱叮咬史等可作出临床诊断。但有些患者就诊时缺少这种 ECM，也不清楚是否被蜱叮咬，其临床表现又千差万别。因此，莱姆病患者的确诊应根据流行病学史（在流行区，流行季节有野外活动史）、有 ECM 或呈现间歇性、交替性出现的临床表现或无菌性脑膜炎症状、实验室特异性检查抗体阳性或抗原阳性或螺旋体分离培养阳性或检出特异性的 DNA 等可确诊。

四、临床鉴别诊断

临床表现初期多有典型的皮肤损害——慢性游走性红斑（ECM），同时伴有头痛、发热、寒战、疲乏不适，局部淋巴结肿大等症状和体征，后期表现为神经系统、循环系统、运动系统等呈间歇性、交替性出现的各种损害。具有分布广、病程长、病死率较高等特点。如能早期诊断、早期治疗常可痊愈，否则会出现严重的并发症。不典型 ECM 易与多形性红斑相混淆，但 ECM 较少见水疱，不累及掌蹠皮肤，一般也不损伤黏膜。莱姆病还要与一些疾病鉴别，如严重头痛、颈项强直反应与脑膜炎鉴别；恶心、呕吐、食欲减退、肝痛和肝大应与肝炎鉴别；全身淋巴结肿大、脾大应与传染性单核细胞增多症鉴别；莱姆病关节炎应与风湿性关节炎鉴别。

流行地区生活史、蜱叮咬史是主要的鉴别依据；使用抗生素后迅速好转者多为莱姆病。

五、预防和控制

莱姆病的预防应采用综合措施，即环境防护、个体防护和预防注射相结合的措施。蜱多停留在高 30 ~ 75 cm 的草端，有人、兽通过时便攀附于其身上。因此，应加强卫生宣教，搞好环境卫生，清理驻地、生产地区环境及通路的杂草和枯枝落叶，造成不利于蜱类孳生的环境，或使用有效的驱蜱剂。在林区工作、生活的人和去林区出差、旅游的人应加强个体防护，防止蜱类侵袭。可穿防护服，扎紧裤脚、袖口、颈部等，裸露部位可搽防蚊油，也可全身喷洒驱蜱剂。家养宠物者应多注意动物的卫生，经常进行消毒杀虫。

六、治疗

伯氏疏螺旋体对一些常用的抗生素如青霉素、四环素、红霉素等敏感，使用常可收到很好的疗效。

对莱姆病早期病例，有人用青霉素治疗，每日 4 次，每次 25 万 U，10 d 为 1 个疗程，可明显缩短 ECM 的病程（平均 4 天即消失），并可减少关节炎的出现。也有人用大剂量的青霉素 V 治疗，每日 640 万 U 静脉滴注，直至 ECM 消退。也可用青霉素 V 治疗，每日 4 次，每次 500 mg，10 ~ 20 d 为 1 个疗程。幼儿则根据体重计算，可按 50 mg/(kg·d)，最低每天不少于 1 g 使用。

对莱姆病迟发性病例，采用大剂量青霉素治疗，每日 1000 万 ~ 1200 万 U 静脉滴注，14 d 为 1 个疗程，一般 1 ~ 2 个疗程可有较好的疗效；有脑膜炎症状和脑炎症状者疗程较长；有面瘫者需辅以针灸或其他康复方法方可治愈。也可采用头孢三嗪每日 2 g 溶于 40 ml 生理盐水中，于 10 ~ 15 min 内静脉滴注。

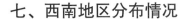

七、西南地区分布情况

自我国 1986 年首次报道发现莱姆病以来，经血清流行病学调查证实中国 23 个省（直辖市、自治区）的人群有莱姆病感染，18 个省（直辖市、自治区）存在莱姆病疫源地。2001 ~ 2006 年，对来自全国各地的 827 例临床拟诊莱姆病患者的血清进行抗伯氏疏螺旋体 IgM、IgG 抗体检查，有 135 例为抗体阳性，阳性率为 16.32%。四川、云南和贵州为二类流行区，其阳性检出率分别为 13.33%、22.22% 和 20.00%。流行病学和媒介生物学调查表明，南方的粒型硬蜱和二棘血蜱可能是传播本病的重要媒介，带菌率分别为 16% ~ 40% 和 24%，姬鼠可能是主要的储存宿主。

1987 ~ 1997 年间，牛、羊、狗、野兔和 8 种野鼠有莱姆病的感染存在，其中牛、羊、狗和野鼠的感染率分别为 18.18% ~ 32.61%、17.12% ~ 61.21%、38.5% ~ 60.00% 和 41.18% ~ 86.05%；从黑线姬鼠和白腹巨鼠的胎鼠分离到莱姆病螺旋体，证实莱姆病螺旋体可通过胎盘垂直传播。黑线姬鼠和棕背鼠平是中国莱姆病螺旋体的重要储存宿主。

（一）云南省

马海滨等通过血清流行病学调查发现云南 7 个县（市）暴露人群存在莱姆病螺旋体抗体，9 个县在鼠类查出莱姆病抗体，并根据流行病学、临床学、血清学确诊莱姆病典型患者 7 例，疑似患者 22 例，首次证实云南存在莱姆病。1991 年对云南孟连和丽江的农民进行莱姆病的血清学检测，阳性率分别为 10.26% 和 16.1%，未做进一步的鉴定分析。1998 年，张媛春等在云南玉溪地区进行的血清流行病学调查结果显示，新平县阳性率为 11.43%，元江县为 8.18%，通海县为 6.06%，峨山县为 4.90%，玉溪县为 3.43%，易门县为 2.41%。兰建强对云南犬莱姆病血清抗体的调查发现，犬血清阳性率为 34.62%，首次证实云南存在犬莱姆病。但至今未见云南莱姆病的分子流行病学调查资料，也未在云南成功分离、鉴定莱姆病病原体。

（二）贵州省

1990 年，对贵州黎平县大稼林场及其林区莱姆病感染情况的初步调查显示，人群阳性率为 32.00%，首次证实贵州有莱姆病存在，提示贵州为莱姆病疫源地的可能。2005 年，从贵州省荔波县瑶山乡拉片村捕获中华硬蜱中分离到 1 株莱姆病螺旋体。从农耕区的鼠类动物分离到的 21 株莱姆病螺旋体菌株进行基因鉴定，分为两个基因型：*Borrelia valaisiana*（*B. valaisiana*）20 株、Borreliasp 1 株。贵州以粒型硬蜱为优势种，粒型硬蜱的肠带螺旋体率为 24.00%。从贵州林区的褐家鼠和黄毛鼠中分离到莱姆病螺旋体，鼠的感染率分别为 7.14%。

（三）四川省及重庆市

1988 年，在对四川省（当时包括重庆市）的松潘、南坪、马尔康、道孚和西昌五县市的血清流行病学调查中发现，人群感染率为 6.98%，其中南坪县高达 10%，首次证实了四川有莱姆病存在。1989 ～ 1990 年调查四川南川县居民的莱姆病感染率为 18.0%，杨兴村的患病率为 9.0%，表明南川县有莱姆病的存在，并在某些乡村流行严重。1991 年 5 ～ 6 月，从南川县的白腹鼠肾脏分离出 1 株莱姆病螺旋体（SRI），同年从游离的二棘血蜱中也分离出了莱姆病螺旋体，提示白腹鼠可能是莱姆病的宿主动物，二棘血蜱在传播莱姆病上起着重要作用。不同地区蜱种中肠带螺旋体率及螺旋体的分离结果显示，四川的二棘血蜱和微小牛蜱的肠带螺旋体率分别为 40.00% 和 6.38%，二棘血蜱为优势种。血清流行病学证实，四川和重庆地区人群存在莱姆病的感染。病原学研究也证实，四川、重庆均存在莱姆病的自然疫源地。2007 年，从四川山区的牛和鼠身上分离出螺旋体，调查阳性率分别为 60.00% 和 62.79%。

（四）西藏自治区

本区尚无病例报道，但在既往血清流行病学调查中有阳性结果。1992 年 6 ～ 8 月对西藏察隅河谷人群莱姆病血清流行病学的调查研究中，共检测各类人群 572 人，抗体阳性 28 人，阳性率为 4.90%。个案调查发现，无蜱叮咬史 298 人，抗体阳性 8 人，阳性率为 2.68%；有蜱叮咬史 274 人，抗体阳性 20 人，阳性率为 7.30%。统计学处理显示两者有显著性差异（x^2=5.576，$P<0.05$），相对危险度（RR）为 2.72。

1993 年 4 ～ 8 月，在西藏山南错那地区的错那县城、麻玛区和基巴乡进行的人群莱姆病血清抗体的调查中共采血 318 份，检出阳性 13 份，阳性率为 4.10%。

另外，张大荣等于 1995 年 10 月和 1996 年 5 月两次对西藏林芝地区当地的藏族人群进行了血清学检测，136 人份藏族居民的血清标本进行了抗莱姆病螺旋体抗体（IgG）检测，阳性者 2 份，可疑阳性者 3 份，阳性率与可疑阳性率分别为 1.5% 和 2.2%。

上述调查研究表明，西藏存在莱姆患者群血清抗体阳性者，某些地区可能存在莱姆病的自然疫源地。

第二十三章　鼠　　疫

鼠疫（plague）是由鼠疫耶尔森菌引起的自然疫源性疾病，也叫做黑死病。鼠疫耶尔森菌等可以成为生物恐怖的武器，危害人类和平，因而鼠疫的防治更为重要。鼠疫是流行于野生啮齿类动物的疾病。鼠作为重要传染源，人类主要是通过鼠蚤为媒介，经人的皮肤传入引起腺鼠疫，经呼吸道传入发生肺鼠疫。临床表现为发热、严重毒血症状、淋巴结肿大、肺炎、出血倾向。均可发展为败血症，传染性强，死亡率高，是危害人类的最严重的

烈性传染病之一，属国际检疫传染病，在我国《传染病防治法》中列为甲类传染病之首。

本病远在 2000 年前即有记载。在世界历史上鼠疫曾发生 3 次大流行，死亡人数数以千万计。第 1 次发生在公元 6 世纪，从地中海地区传入欧洲，死亡近 1 亿人；第 2 次发生在 14 世纪，波及欧、亚和非洲；第 3 次是 18 世纪，传播 32 个国家。14 世纪大流行时波及中国。1793 年云南师道南所著《死鼠行》中描述当时"东死鼠，西死鼠，人见死鼠如见虎。鼠死不几日，人死如拆堵"，充分说明那时鼠疫在中国的流行十分猖獗。

新中国成立后我国政府采取各种措施，控制了人间鼠疫的流行，但仍有散发病例发生。目前我国鼠疫疫源地分布广、面积大，2001 年的鼠疫防治工作会议上提出力争到 2005 年基本控制人间鼠疫的上升趋势。

一、病原学

鼠疫耶尔森菌简称鼠疫杆菌，属肠杆菌科、耶尔森菌属。新分离株以亚甲蓝或吉姆萨染色，为两端钝圆、两极浓染、椭圆形的革兰阴性小杆菌，无鞭毛，无芽孢，有荚膜，兼性需氧。在普通培养基上生长良好但缓慢，在陈旧培养基及皮肤病灶中呈多型性。培养的最适宜温度为 28 ～ 30℃，最适宜 pH 为 6.9 ～ 7.1。

本菌菌体含有内毒素，并能产生鼠毒素和一些有致病作用的抗原成分。已证实有 18 种抗原，即 A ～ K、N、O、Q、R、S、T 及 W（VW），其中 F、T 及 VW 为最主要的抗原，为病原菌的特异性抗原。F 为荚膜抗原，有高度免疫原性及特异性，检测其中的 F1 可用于本病的血清学诊断，其抗体有保护作用。V 和 W 抗原为菌体表面抗原，为本菌的毒力因子，与细菌的侵袭力有关。T 抗原即鼠毒素，存在于细胞内，引起局部坏死和毒血症，有良好的抗原性，人和动物感染后可产生抗毒素抗体。内毒素可引中毒症状和病理变化，为本菌致病致死的毒性物质。

本菌对外界抵抗力较弱，对干燥、热和一般消毒剂均甚敏感。阳光直射、100℃ 1 min 可致细菌死亡。耐低温，在冷冻组织或尸体内可存活数月至数年，在脓液、痰、蚤类和土壤中可存活 1 年以上。

二、流行病学

（一）传染源

主要是啮齿动物中循环进行，形成自然疫源地。啮齿动物中主要是鼠类和旱獭，人间鼠疫的传染源以黄鼠和褐家鼠为最主要，各型鼠疫患者均可作为人间鼠疫的传染源。肺鼠疫患者痰中可排出大量鼠疫杆菌，因而成为重要的传染源。

（二）传播途径

经鼠蚤传播，即鼠→蚤→人的传播方式。人鼠疫流行前常有鼠间鼠疫流行，一般先由野鼠传家鼠。寄生鼠体的疫蚤叮咬人吸血时，因其胃内被菌栓堵塞，血液反流，病菌随之进入人体造成感染，含菌的蚤类亦可随挠抓进入皮内。最近研究发现，本病有由蜱类传播的可能性。

1. 经皮肤传播

因接触患者含菌的痰、脓或动物的皮、血、肉及疫蚤粪便，通过破损皮肤黏膜受到感染。

2. 经消化道传播

食入受染动物，经消化道感染。

3. 经呼吸道传播

含菌的痰、飞沫或尘埃通过呼吸道飞沫传播，并引起人间的大流行。

（三）人群易感性

人群普遍易感，预防接种可使易感性降低。可有隐性感染，并可成为无症状带菌者。病后可获得持久免疫力。

（四）流行特征

人间鼠疫以亚洲、非洲和美洲发病最多，我国主要发生在云南和青藏高原。男性普遍高于女性，以 10 ~ 39 岁居多，职业则多发于农牧人员及其子女，有明显的季节性。人间鼠疫多发生在夏、秋季，与狩猎及鼠类繁殖活动有关。

（五）发病机制

病原菌经皮肤侵入后，经淋巴管至淋巴结，引起剧烈的出血坏死性炎症反应（腺鼠疫），严重者病原菌进入血液循环，引发原发性败血型鼠疫。细菌可沿血液循环及淋巴管，以及浅表淋巴结及纵隔、肺门淋巴结扩散。

鼠疫的基本病理改变为淋巴管、血管内皮细胞损害和急性出血坏死性炎症。局部淋巴结有出血性炎症和凝固性坏死；脸部充血水肿；全身各组织脏器均可有充血、水肿、出血及坏死性改变。

（六）临床表现

腺鼠疫的潜伏期多为 2 ~ 8 d，原发性肺鼠疫及败血症型鼠疫的潜伏期为数小时至3 d，曾接受预防接种者可长达 9 ~ 12 d。起病急骤，有畏寒、发热及全身毒血症症状，可有呕吐、腹泻及身体各部位出血，亦可有呼吸急促、发绀、血压下降及全身衰竭等。临床分腺鼠疫、肺鼠疫和败血症型鼠疫，各具其特征性表现。

1. 腺鼠疫

最为常见，除有发热和全身毒血症症状外，主要表现为急性淋巴结炎。病初即有淋巴结肿大且发展迅速，淋巴结及其周围组织显著红、肿、热、痛，于病后 2 ～ 4 d 达高峰。腹股沟淋巴结最常累及，依次为腋下、颈部，多为单侧。若治疗不及时，淋巴结很快化脓、破溃，于 3 ～ 5 d 内因严重毒血症、休克、继发败血症或肺炎而死亡。

2. 肺鼠疫

可原发或继发于腺鼠疫。起病急，高热及全身毒血症症状，很快出现咳嗽、呼吸短促、胸痛、发生发绀、咳痰，初为少量黏液痰，继之为泡沫状或鲜红色血痰，肺部仅听到散在湿啰音或胸膜摩擦音，较少的肺部体征与严重的全身症状不相称。常因心力衰竭、出血、休克等而于 2 ～ 3 d 内死亡。临终前患者全身皮肤发绀呈黑紫色，故有"黑死病"之称。

3. 败血症型鼠疫

多继发于肺鼠疫或腺鼠疫，为最凶险的一型。起病急骤，寒战、高热或体温不升、谵妄或昏迷，进而发生感染性休克、DIC 及广泛皮肤出血和坏死等，病情发展迅速，如不及时治疗常于 1 ～ 3 d 死亡。

4. 其他类型鼠疫

如皮肤鼠疫、脑膜型鼠疫、肠鼠疫、眼鼠疫、扁桃体鼠疫等，均少见。

三、实验室诊断

（一）血常规

血白细胞明显升高，可高达 30×10^9/L，中性粒细胞亦明显升高，轻、中度贫血。

（二）细菌学检查

对确诊极为重要。可取淋巴结穿刺液、脓、痰、血、脑脊液等做涂片、镜检和培养及动物接种。

（三）血清学检查

1. 间接血凝法（PHA）

以鼠疫杆菌 F1 抗原检测血中 F1 抗体，感染后 5 ～ 7 d 出现阳性，2 ～ 4 w 达高峰，此后逐渐下降，可持续 4 年，常用于回顾性诊断和流行病学调查。

2. 酶联免疫吸附试验（EHSA）

用于测定 F1 抗体，亦可用抗鼠疫的 IgG 测定 F1 抗原。滴度 1：400 以上为阳性。

3. 放射免疫沉淀试验（RIP）

此法可查出 28 ～ 32 年前患过鼠疫的康复者体内的微量的 F1 抗体，用于追溯诊断及免疫学研究。

4. 荧光抗体法（FA）

用荧光标记的特异性抗血清检测可疑标本，可快速准确诊断。

（四）分子生物学检测

主要有 DNA 探针和聚合酶链反应（PCR），近年来应用较多，具有快速、敏感、特异的优点。

四、临床诊断标准

（一）流行病学资料

起病前 10 d 内到过鼠疫流行区，有鼠疫动物或患者接触史。

（二）临床表现

突然发病、高热、严重的全身中毒症状及早期衰竭、出血倾向，并有淋巴结肿大、肺部受累或出现败血症等。

（三）实验室检查

从淋巴结穿刺液、脓、血等标本中检出病原菌和（或）检出血清特异性 F_1 抗体。

（四）鉴别诊断

1. 腺鼠疫

应与一般急性淋巴结炎相鉴别。

2. 肺鼠疫

与其他病原引起的肺炎相鉴别，如大叶性肺炎、严重急性呼吸窘迫综合征、钩端螺旋体病肺出血型、衣原体及支原体肺炎等。

3. 败血症型鼠疫

与其他原因引起的败血症及肾综合征出血热相鉴别。

五、预防和控制

（一）管理传染源

1. 灭鼠、灭蚤，监测和控制鼠间鼠疫。

2. 加强疫情报告，严格隔离患者，患者和疑似患者应分别隔离。腺鼠疫隔离至淋巴结肿完全消散后再观察 7 d。肺鼠疫隔离至痰培养 6 次阴性。接触者医学观察 9 d，曾接受预防接种者应检疫 12 d。

3. 患者分泌物与排泄物应彻底消毒或焚烧。死于鼠疫者的尸体应用尸袋严密包套后焚烧。

4. 加强疫源地的监测，不仅鼠间鼠疫的情况，而且鼠疫宿主和媒介的密度消长也具有非常重要的预报价值。

（二）切断传播途径

加强国际检疫和交通检疫，对来自疫区的车、船、飞机进行严格检疫并且灭鼠灭蚤。对可疑旅客应隔离检疫。

（三）保护易感者

1. 进入疫区的医护人员应做好个人防护，如接触患者应预防用药，可口服磺胺嘧啶，每次 1.0 g，每日 2 次；亦可用四环素，每次 0.5 g，每日 4 次口服；均连用 6 d。

2. 预防接种的主要对象是疫区及其周围的人群及参加防疫、进入疫区的医务人员。使用鼠疫活苗 6 岁以下 0.3 ml，皮下 1 次注射；15 岁以上 1 ml，7～14 岁 0.5 ml。也可用划痕法：15 岁以上在上臂外侧滴菌苗 3 滴，滴间距 2～3 cm；7～14 岁 2 滴；6 岁以下 1 滴（菌苗浓度与注射者不同），在每滴菌苗上各划"#"字痕。通常于接种后 10 d 产生抗体，1 个月后达高峰，免疫期 1 年，需每年加强接种 1 次。

（四）疾病护理

1. 消毒人员的防护

鼠疫消毒的工作人员在工作中要注意个人防护，必须穿着防鼠疫服，严格遵守操作规程和消毒制度，以防受到污染。必要时可口服抗生素预防。全套的防鼠疫服包括：联身服、三角头巾、护目镜、防鼠疫纱布口罩、橡胶手套、长筒胶靴和罩衫。起穿脱方法如下：先穿联身服和长筒胶靴，戴工作帽，再穿上罩衫，最后戴橡胶手套。在消毒工作后，仍戴着消毒人员的个人防护手套在 0.2% 过氧乙酸中浸泡 3 min，穿着长筒胶靴站入盛有 0.2% 过氧乙酸溶液 30～40 cm 的药槽中 3～5 min。然后，戴着手套脱下罩衫浸入 0.2% 过氧乙酸溶液中，取下防护眼睛浸入 75% 乙醇中，解下口罩与头巾浸入 0.2% 过氧乙酸溶液中。最后，脱下胶靴、手套再脱下联身服，用刺激性轻微的消毒剂进行手的消毒。

2. 消毒方法

（1）对室内地面、墙壁和门窗及暴露的用具，用 0.2%～0.5% 过氧乙酸溶液有效氯消毒剂喷雾，作用时间不少于 60 min。

（2）室内空气：房屋经密闭后，对细菌繁殖体和病毒的污染。用 2% 过氧乙酸溶液（8 ml/m³）气溶胶喷雾消毒，作用 30～60 min。

（3）衣物、被褥：耐热、耐湿的纺织品可煮沸消毒 30 min，或用流通蒸汽消毒 30 min；不耐热的毛衣、毛毯、被褥、化纤尼龙制品，可采用过氧乙酸熏蒸消毒。熏蒸消毒时，将欲消毒衣物悬挂室内，密闭门，糊好缝隙，每立方米用 15% 过氧乙酸溶液 7 ml，放置在瓷或玻璃容器中，加热熏蒸 1～2 h。

（4）患者排泄物、呕吐物和分泌物及其容器：稀薄的排泄物或呕吐物，每 100 ml 可加漂白粉 50 g 或 20 g/L 有效氯含氯消毒液 2000 ml 搅匀放置 2 h。无粪的尿液每 1000 ml 加入干漂白粉 5 g 或次氯酸钙 1.5 g 或 10 g/L 有效氯含氯消毒液 100 ml 混匀放置 2 h；成形粪

便不能用干漂白粉消毒，可用 20% 漂白粉乳剂或 50 g/L 有效氯含氯消毒剂溶液 2 份加于 1 份粪便中，混匀后，作用 2 h。

（5）餐具；首选煮沸消毒 15 ~ 30 min，或流通蒸汽消毒 30 min。也可用 0.5% 过氧乙酸溶液或 250 ~ 500 mg/L 二溴海因溶液。

3. 避免在鼠疫疫源地接触鼠及旱獭，特别是病死旱獭，有感染鼠疫的危险

（1）坚持"三不"制度

①不接触、不剥皮、不煮食病（死）旱獭及其他病死动物。

②不在旱獭洞周围坐卧休息，以防跳蚤叮咬。

③不到鼠疫患者或疑似鼠疫患者家中探视护理或吊丧。

（2）坚持"三报"制度

①发现病（死）旱獭和其他病（死）动物要报告。

②发现鼠疫患者或疑似鼠疫患者应立即报告。

③发现原因不明的急死患者应立即报告。

（3）人感染鼠疫菌的主要途径也有三种：一是接触患有鼠疫病的动物，如剥皮、煮食等；二是被带有鼠疫菌的跳蚤叮咬；三是肺鼠疫患者传播。

（4）疫源地居民安置地、救援人员驻扎地选择要远离旱獭栖息地，做好防鼠防蚤。需要在鼠疫活动地区内宿营时，最好能在宿营地周围喷洒一些杀虫药剂，杀灭可能侵袭人类的吸血昆虫。

（5）不要剥食不明原因死亡的藏系绵羊。这些动物体表的蚤类不活跃，只要人类不主动接触它们，就会减少和避免感染鼠疫的危险。不要接触牧羊犬叼食的病死旱獭。

（6）疫源地内，或在 10 d 内进入或到过疫源地的人员，突然发生高热，发生明显的淋巴结肿大，或咳嗽、痰中带血，且病程进展迅速，应考虑感染鼠疫的可能性，及时就诊，立即向防疫机构报告，并采取措施，避免患者与更多的人接触。

（7）在尚未发现鼠疫疫情情况下，一般群众和救援人员不需要采取接种疫苗、预防性服药等特异性预防措施，也不需要穿着特殊防护装备。

实践经验证明，及时准确的诊断是降低病死率的关键，在有特效药应用以来，大多数死者是因为诊断不及时或延误诊断造成的。因此，除熟悉鼠疫的一般临床知识外，需认真注意以下几点。

①流行病学指征：临床资料显示，绝大部分患者源于疫源地动物鼠疫流行区，往往是出现动物鼠疫猛烈流行时才波及人间。因此，应注意患者发病前的潜伏期（10 d 左右）内是否到过鼠疫区和与传染源接触的程度，重点是有无被蚤叮咬的可能，是否剥食可能染疫的动物。应在查明疫源地的情况下掌握动物鼠疫流行状态，注意情况不明的死角地区。

②注意特有的症状和体征：在获得流行病学阳性资料并有类似鼠疫症状时，首先要怀

疑鼠疫，诊查的同时即开始治疗。

③病原学诊断是关键。鼠疫能否在人间造成大流行，首先取决于对首发病例的准确诊断。

4. 鼠疫防治的长期性

目前，我国鼠疫疫源地分布于地广人稀的草原和荒漠地带，生态环境基本处于原始状态，因而动物鼠疫流行不受社会和自然因素的影响，使鼠疫菌能在生物群落中世代交替，繁衍不断，保证了动物鼠疫存在的持续性。只要有鼠疫自然疫源地的存在，就有发生人间鼠疫的危险，因此鼠防工作不可放松。近代经济和科技迅猛发展的今天，无疑增大了鼠疫可防可治的力度，难以再出现近代史上曾有过的历史灾难。但决不能忽视新形势下出现的危险因素，如旅游业的发展，家养猫、狗等宠物的人越来越多，野生动物进入餐桌等，人感染鼠疫的方式也多样化起来。我国防治鼠疫的历史经验证明，党和政府的坚强领导及《传染病防治法》的实施是鼠疫防治工作的有力保证。

六、治疗

凡确诊或疑似鼠疫患者，均应迅速组织严密的隔离，就地治疗，不宜转送。

必须做到早发现、早诊断、早隔离、早治疗及疫区早处理。患者应严格隔离，病室应无鼠、无蚤。

（一）一般及对症治疗

急性期应卧床，保证热量供应，补充足够的液体。对于高热患者，用药物及物理退热；疼痛及烦躁不安者用止痛及镇静剂。中毒症状严重者可予肾上腺皮质激素短期应用，但必须与有效抗菌药物兼用；呼吸困难、循环衰竭及合并DIC者应予吸氧、抗休克及应用肝素钠治疗。

（二）病原治疗

早期足量应用抗生素是降低病死率的关键。常用药物为链霉素成人每日2g，分2～4次肌内注射，热退后改为每天1g，疗程为7～10d。庆大霉素成人160～320mg，分次静脉滴注，用药7～10d。肺鼠疫链霉素首剂1g，后每4h 0.5g，热退后改为每6h 0.5g，连用5～7d。庆大霉素首剂160mg，而后每6h 80mg静脉滴注；也可用氯霉素、氨苄西林、磺胺药及第三代头孢菌素等。氨基苷类若与四环素或氯霉素合用，则剂量可酌减。磺胺药宜用于轻症及腺鼠疫，常用者为SD，首剂2～4g，后每4h 1～2g，与等量碳酸氢钠同服；不能口服时静脉滴注，体温正常3～5d后停药。

对于肺鼠疫、败血症型鼠疫等应联合用药，首选为链霉素加氯霉素或四环素，次选为庆大霉素加氯霉素或四环素。四环素和氯霉素在开始两天宜用较大剂量，成人每日

3 ~ 4 g，分 4 次口服。不能口服时改为静脉滴注，四环素静脉滴注时每日剂量不宜超过 2 g；热退后即改口服，每日 1.5 ~ 2.0 g，连用 6 d。

（三）局部治疗

腺鼠疫淋巴结切忌挤压，可局部用药外敷。如脓肿形成可切开排脓，皮肤病灶可局部用抗生素软膏，眼鼠疫可用抗生素滴眼剂。

以往腺鼠疫的病死率自 20% ~ 70% 不等，自应用抗菌药物后，病死率下降至 5% 左右。肺型、败血症型、脑膜型等鼠疫患者在未接受特效治疗时几无一存活，现如果及早积极处理，则每可转危为安。

七、西南地区分布情况

我国是世界上活跃的鼠疫疫源地的国家之一，近 30 年来，鼠疫流行范围不断扩大。全国疫源县已从 199 年的 225 个增加到 2008 年的 295 个。疫源地面积从 2000 年的 98 万平方公里扩大到 2008 年的 140 余万平方公里。鼠疫疫源地扩展到包括西藏、四川、云南、贵州在内的 19 个省区的 277 个县（旗）境内，形成相对独立的 11 大片，通常以其所在的地理位置和主要宿主动物命名。这 11 大片疫源地为：①青藏高原喜马拉雅旱獭鼠疫疫源地；②天山山地灰旱獭、长尾黄鼠鼠疫疫源地；③帕米尔高原红旱獭鼠疫疫源地；④呼伦贝尔高原蒙古旱獭鼠疫疫源地；⑤松辽平原达乌尔黄鼠鼠疫疫源地；⑥甘宁黄土高原阿拉善黄鼠鼠疫疫源地；⑦锡林郭勒高原布氏田鼠鼠疫疫源地；⑧内蒙古高原长爪沙鼠鼠疫疫源地；⑨滇西北山地大绒鼠、齐氏姬鼠鼠疫疫源地；⑩滇、黔、桂黄胸鼠鼠疫疫源地；⑪东南沿海褐家鼠鼠疫疫源地。

鼠疫动物病连年都有流行，有的年份流行还相当猛烈；滇、黔鼠疫疫源地中的某些地段近年来鼠疫动物病的流行也有上升的趋势，甚至波及到人间。

目前在全世界已发现有 223 种啮齿类动物（包括啮齿目和兔形目的 8 个科）在自然界中感染鼠疫。我国的鼠疫自然疫源地内已判断自然染疫的动物有 87 种，其中啮齿目 53 种、兔形目 5 种、食虫目 5 种、食肉目 12 种、偶蹄目 9 种、鸟类 3 种。已明确为主要宿主的动物有达乌尔黄鼠（*Spermophilus dauricus*）、阿拉善黄鼠（*Spermophilus alaschanicus*）、长尾黄鼠（*Spermophilus undulatus*）、蒙古旱獭（*Marmota sibirica*）、灰旱獭（*Marmota baibacina*）、红旱獭（*Marmota caudata*）、喜马拉雅旱獭（*Marmota himalayana*）、黄胸鼠（*Rattus flavipectus*）、长爪沙鼠（*Meriones unguiculatus*）、大绒鼠（*Eothenomys miletus*）、齐氏姬鼠（*Apodemus chevrieri*）、布氏田鼠（*Microtus brandti*）和青海田鼠（*Microtus fuscus*）。

目前，在我国的各鼠疫疫源地中已被确认为鼠疫主要媒介的蚤种有人蚤（*Pulex irritans*）、印鼠客蚤（*Xenopsylla cheopis*）、同形客蚤（*Xenopsylla conformis*）、特新蚤

（*Neopsylla specialis*）、近代新蚤（*Neopsylla pleskei*）、方形黄鼠蚤（*Citellophilus tesquorum*）、细钩黄鼠蚤（*Citellophilus sparsilis*）、谢氏山蚤（*Oropsylla silantiewi*）、斧形盖蚤（*Callopsylla dolabris*）、腹窦纤蚤（*Rhadinopsylla li*）、光亮额蚤（*Frontopsylla luculenta*）、似升额蚤（*Frontopsylla elatoides*）、原双蚤（*Amphipsylla primaris*）、直缘双蚤（*Amphipsylla tuta*）、方叶栉眼蚤（*Ctenophthalmus quadratus*）、绒鼠怪蚤（*Paradoxopsyllus custodis*）、秃病蚤（*Nosopsyllus laeviceps*）、不等单蚤（*Monopsyllus anisus*）和低地狭臀蚤（*Stenischia humilis*）。其中印鼠客蚤是世界公认的媒介效能最高、对人最危险的鼠疫媒介蚤。

2000 ~ 2008 年，疫源地动物和媒介样本采样监测结果显示，云南、贵州、四川三省的总平均鼠疫菌株检出率为 0.10%。贵州地区，宿主及媒介样本中病原菌的检出率在 2000 ~ 2002 年为高峰，最高达到 7.66% ~ 10.00%，以后逐年下降，2004 年后无阳性检出，下降趋势明显；云南和四川地区在 9 年间检出率分别维持在 0.01% ~ 1.66%，趋势稳定。动物与媒介样本检出率与人间鼠疫疫情相比，贵州地区两者有共同的消长趋势，而云南和四川的这种相关趋势不明显。其中，近年来四川的病原体阳性检出率持续稳定和无病例报道现象有待深入分析。

2000 ~ 2008 年动物（宿主及媒介）血清学监测结果显示，云南、贵州、四川三省平均鼠疫 F_1 抗体阳性率为 0.42%，其中云南平均为 0.25%、贵州为 0.82%、四川为 3.38%。各地均显示有逐年降低的趋势。

云南、贵州同属黄胸鼠鼠疫自然疫源地，是目前我国最活跃的鼠疫自然疫源。

地形地貌和气候复杂。云南的西北山地还有局部的齐氏姬鼠、大绒鼠鼠疫疫源地（野鼠鼠疫疫源地）；四川西北部的甘孜和阿坝州是旱獭鼠疫自然疫源地的通道，2007 年证实的德格地区也属于旱獭鼠疫疫源地，而 1997 年证实的石渠属于田鼠鼠疫自然疫源地。根据地理信息数据，不同类型的疫源地地理景观有明显差异，而不同地区的同类疫源地的特征确有很多的相近之处。我国西南地区不同鼠疫疫源地见表 23-1。

表 23-1　西南地区不同鼠疫疫源地

疫源地编号	疫源地名称	地形	行政区划范围地理位置
I	黑线姬鼠疫源地	四川盆地、贵州高原	四川中东部平原
II	高山姬鼠疫源地	四川盆地西南、川滇纵谷东北	四川南部、云南北部
III	黄胸鼠疫源地	滇南山地高原	云南思茅、西双版纳、红河州、文山州地

（一）云南省

云南是我国历史上鼠疫流行较严重的地区之一。目前确认的有剑川野鼠鼠疫疫源地、玉龙野鼠鼠疫疫源地和云南家鼠鼠疫自然疫源地，家鼠鼠疫疫源地主要分布于云南西部、西南部及南部地区。

　　早在公元 1108 年云南就有鼠疫在流行的记载。其后几次引起全省性大流行，并有人认为第 3 次世界鼠疫大流行是源于云南。剑川县自 1898 ～ 1954 年有 4 个年次人间鼠疫流行；1954 年，曾在沙溪乡大长乐村发现 34 例腺鼠疫病例，死亡 15 例。1955 年 1 月在该村耕作地捕获的嗜谷绒鼠中检出 1 株鼠疫菌；1957 年长春鼠疫防治所和云南鼠疫防治单位在狮河乡下河村室内栖息的褐家鼠的体外寄生蚤和绒鼠怪蚤及不等单蚤中各检出鼠疫菌 1 株。洱源县从 1776 ～ 1898 年有 25 个年次人间鼠疫流行。丽江县从 1779 ～ 1890 年间出现 29 个年次的人间鼠疫流行。

　　云南省野鼠鼠疫疫源地即齐氏姬鼠、大绒鼠鼠疫自然疫源地于 1974 年发现，主要分布在剑川及周围的洱源、漾濞、云龙、兰坪和玉龙 5 个县，面积约 1600 平方公里，自发现以来多次出现动物鼠疫的流行。经传播试验表明，主要媒介是特新蚤指名亚种，主要宿主是齐氏姬鼠和大绒鼠，该疫源地从发现至今尚未出现人间鼠疫。

　　云南鼠疫疫情在 2000 ～ 2002 年处于高峰期，分别有 16、20 和 14 个县（市）出现鼠疫疫情，分布地区主要为德宏、保山、临沧和思茅（表 23-2）。1982 ～ 2010 年德宏州有 25 年次发生鼠疫流行，判定动物鼠疫疫点 497 个，疫情波及 5 县（市）、41 个乡（镇）、319 个自然村或单位，动物疫情出现了自西向东、由边境向内地扩散的严重局面。值得注意的是，2003 ～ 2008 年在疫点点次数和病例大幅度下降的背景下，每年仍有 1 ～ 8 个县（市）出现鼠疫疫情，说明云南鼠疫疫情流行范围仍然广泛。

　　1956 年后人间鼠疫得到控制，从 1956 ～ 1981 年的 26 年间未发现人间病例，但在滇西一带偶尔也能从动物间监测到微弱的流行。

表 23-2　云南鼠疫疫情地区分类表

地州	县市		
	一类区	二类区	三类区
德宏	陇川、盈江、潞西	瑞丽、梁河	
保山	龙陵	保山、施甸、腾冲	昌宁
临沧	耿马、临沧、镇康	沧源、双江、云县、凤庆	永德
思茅	普洱、思茅、墨江	澜沧、景谷、孟连、江城、镇源	景东、西盟
版纳	勐海、景洪	勐腊	
红河	石屏、建水、个旧、红河、弥勒、蒙自、开远	绿春	泸西、元阳、屏边、河口、金平
文山	文山、砚山、邱北	马关	西畴、广南、富宁、麻栗坡
昆明	宜良、富民		盘龙、五华、官渡、西山、安宁、呈贡、晋宁、嵩明、石林、禄劝、东川、寻甸

续表

地州	县市		
	一类区	二类区	三类区
玉溪	元江、新平		红塔、江川、澄江、通海、华宁、易门、峨山
曲靖			麒麟、沾益、宣威、马龙、富源、罗平、师宗、陆良、会泽
昭通			昭通、鲁甸
楚雄			楚雄、双柏、牟定、南华、姚安、大姚、永仁、元谋、武定、禄丰
大理			洱源、云龙、宾川、大理、祥云、弥渡、永平、鹤庆、漾濞、南涧、巍山
丽江			丽江、兰坪
迪庆			中甸
怒江			泸水
16	26	17	68

（二）贵州省

贵州省历史上无鼠疫记载，2000年7～10月，贵州、广西两省（区）交界处的天生桥水电站库区沿岸突然暴发流行人间腺鼠疫，波及黔西南州兴义、安龙两市（县）的7个乡镇。此后，2001～2003年该地区每年都有鼠间鼠疫流行和人间腺鼠疫发生。此后至2003年，兴义每年都有鼠疫病例发生，2004年至今，贵州全省无鼠疫病例报告。2001～2003年对兴义、安龙两市（县）鼠疫流行地区的蚤类进行了调查。此次调查证实印鼠客蚤和不等单蚤是该地区的主要蚤种，陈贵春曾报告从该地区黄胸鼠和褐家鼠检获的印鼠客蚤和不等单蚤中检出鼠疫杆菌，印鼠客蚤和不等单蚤无疑是今后鼠疫预防控制的主要防制对象。缓慢细蚤也是该地区的主要蚤种，但尚未检出鼠疫杆菌。黄胸鼠（47.19%）和褐家鼠（40.38%）为优势鼠种，贵州鼠疫流行区的野鼠寄生蚤主要组成见表23-3。

陈贵春于2005～2006年间对构皮滩水电站库区进行了鼠疫疫源调查，流行病学调查未发现疑似鼠间或人间鼠疫疫情线索。检测138只啮齿动物肝脾脏器和3组蚤组，未检出鼠疫菌。检测啮齿动物滤纸血132份、正常人血清164份和犬血清80份，均未检出鼠疫F_1抗体。2005年8～10月对兴仁、安龙两县开展鼠疫疫源性疾病的调查，黄胸鼠和褐家鼠为20.33%和22.76%，兴仁县的优势鼠种群为小家鼠。

表 23-3　贵州鼠疫流行地区野鼠寄生蚤组成

鼠种	种类 species of flea			
species of rodent	印鼠客蚤	不等单蚤	缓慢细蚤	穗缘端蚤中缅亚种
	X. cheopis	M. anisus	L. segnis	A. episema girshami
黄胸鼠　R. flavipectus	1	0	0	0
褐家鼠　R. norvegicus	5	40	8	0
锡金小鼠　M. pahari	0	1	6	1
未定种　sp. ind.	0	1	0	0
合计　total	6	42	14	1
组成（%）composition	9.52	66.67	22.22	1.59

（三）四川省及重庆市

目前四川有国家级鼠疫监测点 2 个：石渠和德格县；省级监测点 11 个：色达、炉霍、甘孜、白玉、得荣、巴塘、阿坝、壤塘、若尔盖和红原县及攀枝花市。

四川省于 20 世纪 80 年代后期血清学证实部分地区有染疫动物存在，1997 年在甘孜州石渠县首次从青海田鼠分离出鼠疫杆菌，证实鼠疫疫源地存在。1999 年四川省石渠县首次发生人间鼠疫疫情；2007 年四川省德格县首次发生喜马拉雅旱獭动物鼠疫。

四川染疫动物种类也在逐年增加。1997 年仅有青海田鼠和牧犬，1999 年增加猞猁（人间鼠疫）、2000 年增加沙狐、2001 年增加家猫、2003 年增加旱獭、2004 年增加藏系绵羊、2005 年增加狗獾、2007 年增加长尾仓鼠。染疫媒介蚤类包括 2001 年证实的细钩黄鼠蚤、直缘双蚤指明亚种和 2007 年证实的五侧纤蚤邻近亚种。

巴塘县 2010 年确定为四川省级鼠疫监测县，1993 年在巴塘县亚日贡乡红日贡村有疑似人间鼠疫发生，发病 20 人、死亡 13 人。2011 年四川省、甘孜州和巴塘县鼠疫联合调查队确认巴塘县为喜马拉雅旱獭鼠疫自然疫源地，为四川省新发现的鼠疫自然疫源地，而且动物间鼠疫正在发生，随时有波及人间的可能。

2012 年 9 月 2 日，四川省甘孜州理塘县村戈乡村民在放牧过程中发现了一个死亡的旱獭，几个人一块儿剥食这个旱獭，9 月 4 日其中一个村民出现了寒战、全身酸痛、恶心呕吐、腹泻、右腋下肿大伴疼痛等症状。自己在家吃药没有好转，9 月 7 日到医院就诊，基层医务人员以疑似鼠疫立即报告当地疾病预防控制中心。9 月 7 日晚 7 点患者出现了一些严重症状，经过全力抢救最后死亡。9 日 17 时，省、州鼠防专家从死者标本中检出鼠疫杆菌，根据临床表现、流行病学调查和实验室检测结果，国家和省、州专家组确认该起疫情为腺型继发败血型鼠疫。

1981 ～ 2010 年对四川鼠疫疫源地的调查，证实了四川鼠疫自然疫源地的存在，发现了青海田鼠疫源地和喜马拉雅旱獭鼠疫自然疫源地。1997 年鼠疫自然疫源地的发现、

1999 年人间鼠疫的发生、2007 年旱獭鼠疫疫源地的证实，2005 年将攀枝花市纳入四川省级鼠疫监测点，2005 ~ 2010 年对四川省攀枝花地区鼠疫疫源地的啮齿动物、犬血清、鼠血清和媒介蚤的调查，均显示鼠疫杆菌抗体阴性。

2000 年对三峡库区开县动物间鼠疫疫情和 2009 年开始每年对三峡库区重庆段进行调查表明，黄胸鼠和印鼠客蚤是南方家鼠鼠疫疫源地的主要宿主和媒介生物，开县和丰都县存在鼠疫疫源地的条件，有发生鼠疫疫情的可能性。虽然从未发生过鼠疫，开展鼠疫监测是必要的。

2010 年 5、10 月对重庆万州和涪陵地区进行鼠疫疫源地调查，万州及涪陵区捕获的活体鼠形动物鼠疫血清抗体检测结果均为阴性。

（四）西藏自治区

西藏自 1966 年首次证实鼠疫流行以来，共发生人间鼠疫 21 起，发病 114 人，死亡 74 人，病死率高达 64.9%。平均每 2 ~ 3 年发生一起人间鼠疫，成为全国人间鼠疫病死率最高的省（区）。

2005 ~ 2010 年西藏自治区新增 11 个鼠疫自然疫源县，鼠疫自然疫源地面积迅速增加；观测的 6 年间，西藏共检测动物 2518 只，动物阳性病例共计 210 例，阳性率为 8.3%，检测各种动物血清学材料 32 148 份，阳性检出率为 1.03%，动物间鼠疫流行强度较高；鼠疫主要宿主密度在 0.04 ~ 0.16 只 /hm^2 之间，平均旱獭密度为 0.08 只 /hm^2；经统计分析，西藏自治区动物间鼠疫与喜马拉雅旱獭密度之间无线性相关关系。在观察的 6 年间西藏自治区共计发生 3 起人间鼠疫，发病 13 人，其中男性 11 例、女性 2 例；外来人口感染鼠疫 5 例，占西藏自治区人间鼠疫病例总数的 38%；人间鼠疫主要集中发生在仲巴县和朗县，发生时间为 6 月份和 9 月份；人间鼠疫传播方式主要包括直接接触和动物媒介传播两种；临床病型以肺型鼠疫居多。

根据疫情监测，截至 2007 年西藏全区已先后判定鼠疫自然疫源县 42 个，总面积 50 万平方公里。西藏自治区已成为全国受鼠疫危害最为严重的省区之一。截至 2005 年全区共发现各类染疫动物 9 种。

疫源地分布广，1966 ~ 2005 年在西藏经鼠疫细菌学方法确诊的动物间鼠疫疫情达 177 次，累计检出鼠疫菌 511 株，除 1977 年未检出阳性材料外，其余各年份均有动物间鼠疫疫情发生和流行，部分年份发生暴发。2001 ~ 2010 年间西藏鼠疫流行情况见表 23-4。2005 ~ 2010 年研究者对西藏自治区动物染疫情况进行了鼠体寄生蚤和血清学监测，结果见表 23-5、表 23-6。西藏鼠疫疫情长期呈现活跃态势，特别是近年来，动物鼠疫流行范围逐渐扩大，新的鼠疫自然疫源县不断被发现的同时，老的疫源县连年有动物鼠疫流行。

西藏自治区鼠疫持续活跃，由于主要宿主分布广泛，理论上认为全区范围内都有可能发生鼠疫。西藏自治区动物间鼠疫可以说是连年发生。人间事实表明，鼠疫也间隔发生，最近的两次人间鼠疫分别发生在 2008 年和 2010 年。尽管这些疫情得到了及时的控制，但是这些疫情也不断地警醒着西藏人民，西藏鼠疫具备突发性，且具有许多的不确定因素，以肺型鼠疫感染者居多，应保持警惕，加强监测才能确保人民身体健康，将鼠疫危害降低到最小限度。

表 23-4　西藏自治区 2001 ~ 2010 年人间鼠疫统计

年份	县（市、区）	疫点名称	患者数		病型				
			发病人数	死亡人数	肺鼠疫	腺鼠疫	肠鼠疫	腺鼠疫继发肺鼠疫	败血性鼠疫继发肺鼠疫
2001	当雄	乌玛塘乡	2	2					
2001	扎囊	桑聂镇	5	4	3	1	2		
2002	林周	松盘乡	2	2	1	1			
2002	江孜	卡堆乡	1	1		1			
2005	仲巴	琼果乡	5	2	3		2		1
2008	朗县	仲达镇	2	2	1			1	
2010	朗县	拉多乡	6	1	5			1	
合计			23	14	13	3	4	2	1

表 23-5　2005 ~ 2010 年西藏自治区鼠疫动物疫情及鼠体蚤监测情况

时间（年）	动物疫情			鼠体蚤		
	监测数（只）	阳性数（只）	阳性率（%）	检测数	检蚤数	蚤指数
2005	301	27	8.9	6	7	1.2
2006	300	13	4.3	28	12	0.4
2007	441	41	9.3	177	51	0.3
2008	658	62	9.4	23	9	0.4
2009	324	35	10.8	96	26	0.3
2010	494	32	6.5	32	9	0.3
合计	2518	210	8.3	362	114	0.3

表 23-6　2005 ~ 2010 年西藏自治区鼠疫血清学监测情况

时间（年）	血清学			χ^2	P
	监测数（份）	阳性数（份）	阳性率（%）		
2005	5422	64	1.18		
2006	5209	39	0.74		
2007	8382	105	1.25		
2008	5500	45	0.82	15.483	0.008
2009	4322	32	0.74		
2010	474	46	0.97		
合计	29 309	331	1.13		

第二十四章　非结核分枝杆菌病

非结核分枝杆菌（nontuberculous mycobacteria，NTM）病是指除人型牛型结核杆菌及麻风杆菌以外的分枝杆菌感染所引起的肺部和肺外疾病。随着 HIV 感染和 AIDS 的流行，非结核分枝杆菌病亦渐增多。其组织病理学表现类似于结核病，即渗出性病变、增殖性病变和硬化性病变。

非结核分枝杆菌曾有许多命名，如非典型分枝杆菌（atypical mycobacteria）、非分类分枝杆菌（anonymous unclassified mycobacteria）等，但均不够确切。目前普遍采用美国微生物学和疾病控制中心的命名，即非结核分枝杆菌，其中以鸟复合分枝杆菌（M. aviumcomplex）堪萨斯分枝杆菌（M. kartsasii）和蟾蜍分枝杆菌（M. xenopi）为引起肺部病变的最常见致病菌。

一、流行病学

（一）流行情况

国外 NTM 感染率健康搜索在 1.6% ~ 7.3% 之间，我国 1979 年全国结核病流调 52 万人群中检查痰标本 681 份，分离出 NTM 29 株，分离率为 4.3%。我国常见的 NTM 感染有 8 种，即堪萨斯分枝杆菌（M. kanssasii）、瘰疬分枝杆菌（M. scrofulaceum）、胞内分枝杆菌（M. intracellulare）、偶发分枝杆菌（M. fortuitum）、戈登分枝杆菌（M. gordonae）、草分枝杆菌（M. phlei）、转黄分枝杆菌（M. flavescens）和未分类分枝杆菌，其中前 4 种被认为有致病性。

1986 年以后全球包括绝大多数发达国家的结核病呈上升趋势（WHO 宣布），与此同时则未见非结核分枝杆菌病流行资料的动态调查报告。1992 年前文献报道经菌型鉴定而确诊的非结核分枝杆菌病例数国外仅有 1500 例，我国约有 150 例。由于菌型鉴定技术没有普遍开展，有不少非结核分枝杆菌病被漏诊或误诊为结核病。实际上本病比较常见，我国报告 29 例，经菌型鉴定证实鸟胞内分枝杆菌病 14 例，占 48.3%，偶发及龟分枝杆菌（M. chelonei）病 12 例，占 41.4%；堪萨斯分枝杆菌病 3 例，占 10.3%，这是引起我国非结核分枝杆菌病的常见致病菌。多数报告 NTM 的感染与发病都有明显的地区差异，一般是南方高、北方低，温暖潮湿地区高、寒冷干燥地区低，沿海高、内陆低，农村高、城市低。1990 ~ 1991 年调查 18 省市入伍新兵 14 834 人，胞内分枝杆菌（PPD-B 皮试）感染率为 10.5%。

（二）病因

非结核分枝杆菌广泛存在于自然界的土壤、尘埃、水、鱼类和家禽中。传播途径主要从环境中获得感染，例如污水。而人与人之间的传染极少见，通常此类分枝杆菌对人类致病性较结核分枝杆菌低，但如果存在易感因素，使宿主局部或全身免疫功能发生障碍则可导致病变。

（三）常见病原菌

包括鸟复合分枝杆菌（*M. avumcomplex*）、堪萨斯分枝杆菌（*M. kansasii*）、蟾蜍分枝杆菌（*M. xenopi*）、瘰疬分枝杆菌（*M. scrofulaceum*）、苏尔加分枝杆菌（*M. szulgai*）、猿分枝杆菌（*M. simine*）、随遇分枝杆菌（*M. fortuifumcompeex*）、海鱼分枝杆菌（*M. malmoense*）、施氏分枝杆菌（*M. shimodii*）和海氏分枝杆菌（*M. marinum*），亦偶见土分枝杆菌（*M. terraccomplex*）、戈登分枝杆菌（*M. gordonae*）和胃氏分枝杆菌（*M. gastri*）等。

（四）感染途径

1. 环境感染人

环境是主要的公认的感染途径。NTM 广泛存在于水、土壤与灰尘中。水发生的气雾颗粒、土壤与灰尘颗粒都可能形成带菌颗粒被健康人群吸入，进入人体的门户是上呼吸道。从咽淋巴组织中 NTM 的分离中发现而得到证实，且在水池、海洋和自来水中也已分离出胞内戈登蟾型和堪萨斯分枝杆菌的存在，所以 NTM 又曾命名为环境分枝杆菌（environmental mycobacteria，EM）。

2. 动物感染人

从巴斯德法消毒的奶中分离出堪萨斯鸟胞内、戈登和淋巴结分枝杆菌，从感染鸟分枝杆菌的母鸡所生的蛋中分离出鸟分枝杆菌，从动物的肉或体内如牛猪鸡、马、鼠、类人猿等能培养出鸟胞内分枝杆菌。家禽饲养者患鸟型分枝杆菌病较多，但也有人持不同意见。

3. 人感染人

有报告感染堪萨斯分枝杆菌而发病的患者，其接触者对堪萨斯菌素（PPD-Y）反应的阳性率升高。也有指出在同一家属中有相互传染的病例。有的认为不存在人与人之间感染的更多的确切证据。

另外饮用污染 NTM 的水也可侵入扁桃体、咽淋巴结及颈淋巴结，引起非结核分枝杆菌扁桃体炎、咽淋巴结炎及颈淋巴结炎海分枝杆菌侵入皮肤的小伤口也可引起皮肤非结核分枝杆菌病。

（五）发病机制

致病性 NTM 中有致病性与非致性两大类，其中 2/3 无致病性，仅 1/3 有致病性。有致病性 NTM 的致病性特点如下：

1．对人的致病力比结核分枝杆菌低。

2．引起人的非结核分枝杆菌病少部分是独立的原发病，大部分是继发的，是其他疾病的继发病或伴随病。

3．致病有很强的机会性是一个显著的特点，所以把NTM又称为条件或机会分枝杆菌（opportunistic mycobacterium）。人体存在NTM致病的很多机会或条件，如老年、慢性支气管炎、慢性阻塞性肺病、支气管扩张、恶性肿瘤、血液透析、器官移植、使用皮质激素、免疫抑制剂等使免疫功能降低，均可继发非结核分枝杆菌肺病。

4．AIDS患者并发卡氏肺孢子虫肺炎占第1位，其次为巨细胞病毒肺炎，第3位则是非结核分枝杆菌肺病。除这些机会性肺炎外，AIDS患者对结核的感染或并发结核病也比健康人群明显增高，如欧美AIDS患者50%感染NTM，其中10%～15%为鸟胞内复合体播散，非洲90%的新发病结核病患者HIV抗体阳性。

二、临床诊断

非结核分枝杆菌肺病的诊断需结合接触史、易感性、基础疾病临床表现、胸部X线表现、病原菌检查，甚至病理组织学检查做综合判断。

（一）胸部X线检查

胸部X线平片常显示单双侧上肺野纤维结节状阴影，当病情进展时病灶扩大融合且边界模糊，并出现薄壁空洞，空洞周围浸润及播散病灶较少，慢性空洞呈厚壁和蜂窝状影，两肺下叶尖段病灶亦常见。糖尿病及其他免疫抑制者常表现为中、下野小结节状病灶，较少见胸腔积液；高分辨度胸部CT扫描能更清晰地显示肺部病灶以及伴随的多发性支气管扩张。

（二）细菌学检查

痰和支气管肺泡灌洗液涂片和培养为最常见的检查方法。涂片抗酸染色（Ziehl-Neelsen）阳性，但检出率低，且不能与结核分枝杆菌做鉴别。需做培养和生化检查，如烟酸试验、过氧化氢酶试验和芳香硫酸酯酶活性等，但检验费时，不能及早得到检验结果。近年有一些快速培养和菌型鉴定方法已有临床应用，例如BACTEC液体放射核素培养基结合核酸探针可以显著节省检测时间，对常见的鸟复合分枝杆菌、堪萨斯分枝杆菌等能提供迅速、准确的诊断。但由于基因的异质性，因此对某些结核分枝杆菌检测的敏感性不高。非结核分枝杆菌对常用抗结核药物的耐药发生率高，因此应做耐药性测定。

由于非结核分枝杆菌肺病的临床表现往往与肺结核相混淆，影响诊断和治疗，因此"肺结核"患者有下列情况时在进行抗结核药物治疗的同时应做非结核分枝杆菌检查。

1．痰培养阳性，但菌落形态及发生情况与人型结核杆菌不符。

2. 初治患者首次分离出分枝杆菌，对一、二线抗结核药物耐药。

3. 患者经用各种抗结核药物治疗无效，痰菌持续阳性。

4. 新发现肺结核病患者病变广泛有空洞而症状轻微，经正规化疗 3 ~ 6 个月仍排菌或无空洞的浸润病变，经正规化疗 6 个月以上仍排菌者。

5. 伴有免疫缺陷的肺病患者如糖尿病，硅沉着病，长期使用免疫抑制剂及 HIV/AIDS 患者。

6. 痰中发现抗酸杆菌，而临床表现与肺结核不相符者。

（三）诊断标准

非典型（非结核）分枝杆菌肺病诊断试行方案（中华医学会结核病科学会，1988）如下：

1. 胸片

有异常阴影病变，常与排菌有平行关系，且已除外肺结核感染者。

2. 细菌检查

（1）新发现病例 1 个月内 3 次培养中 2 次有同一病原性分枝杆菌。

（2）慢性肺部病变患者 6 个月内每个月做 1 次痰培养，3 次以上证明为同一种病原性分枝杆菌。

（3）在经灭菌消毒的穿刺物、活检手术标本活检肺病灶中发现非结核分枝杆菌，而无其他致病菌者（注：诊断为细胞内分枝杆菌感染，痰培养菌落至少有 1 次在 100 以上）。

三、实验室诊断

（一）实验室检查

痰和支气管肺泡灌洗液涂片和培养为最常见的检查方法。涂片抗酸染色（Ziehl-Neelsen）阳性，但检出率低，且不能与结核分枝杆菌做鉴别。需做培养和生化检查如烟酸试验、过氧化氢酶试验和芳香硫酸酯酶活性等，但检验费时，不能及早得到检验结果。近年有一些快速培养和菌型鉴定方法已有临床应用，例如 BACTEC 液体放射核素培养基结合核酸探针可以显著节省检测时间，对常见的鸟复合分枝杆菌、堪萨斯分枝杆菌等能提供迅速准确的诊断。但由于基因的异质性，健康搜索对某些结核分枝杆菌检测的敏感性不高。非结核分枝杆菌对常用抗结核药物的耐药发生率高，因此应做耐药性测定。

（二）其他辅助检查

胸部 X 线平片常显示单、双侧上肺野纤维结节状阴影，当病情进展时病灶扩大融合，且边界模糊并出现薄壁空洞，空洞周围浸润及播散病灶较少，慢性空洞呈厚壁和蜂窝状影，两肺下叶尖段病灶亦常见。糖尿病及其他免疫抑制者常表现为中、下野小结节状病灶，

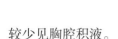

较少见胸腔积液。

高分辨度胸部 CT 扫描能更清晰地显示肺部病灶以及伴随的多发性支气管扩张。

四、预防与控制

NTM 感染的药物预防可降低菌血症的危险。美国卫生健康学会推荐对 HIV 感染 CD4<100/mm³ 者，应终身服用利福布汀。

五、治疗

（一）常规治疗

非结核分枝杆菌病的治疗仍以目前常用的抗结核药物，如异烟肼、利福平、乙胺丁醇、吡嗪酰胺和链霉素为主，但耐药率较高。且因机体体质因素等问题故治疗较困难，治疗原则为联合、长程药物治疗。近年来用于治疗非结核分枝杆菌病的药物尚包括喹诺酮类，如环丙沙星（ciprofloxacin）、氧氟沙星（ofloxacin）、氟罗沙星（fleroxacin）；大环内酯类，如阿奇霉素（azithromycin，AZ）、克拉霉素（clarithromycin，Cear）；头孢菌素类，如头孢酊（cefoxitin，Cet）、头孢克肟（cefixime）；氨基苷类，如阿米卡星（丁胺卡那霉素，Amikacir，AM）、卷曲霉素（capreomycin，Cap）、庆大霉素（gentamicin，Gm）以及利福布汀（rifabutin，Rb）、环丝氨酸（cycloserine，Cy）和乙硫异烟胺（ethionamide，Ethion）。此外，如亚胺培南（imipenem）、四环素（tetracycline，Tz）、多西环素（doxycycline，Dox）、对氨基水杨酸钠（PAS）和磺胺甲噁唑（sulfamethoxazole）亦有一定疗效。不同的非结核分枝杆菌有关的药物敏感性不尽一致，故应针对病原菌结合药敏试验结果考虑 2 ~ 4 种药联合治疗的方案。

（二）鸟复合分枝杆菌肺病非 HIV 感染

成人患者采用 REIS 方案，即利福平（R）600 mg/d+ 异烟肼（I）300 mg/d+ 乙胺丁醇（E）25 mg/d 2 个月，然后每天 15 mg/kg，在治疗最初 8 周可加用链霉素（S），每周 2 ~ 3 次，每次 1.0 g，疗程应维持至痰培养转阴性达 1 年或 REIClof（氯法齐明，clofazimine）方案。近年认为异烟肼和吡嗪酰胺对鸟复合分枝杆菌疗效差，建议在联合治疗方案中采用阿奇霉素（Az 500 ml/d）或克拉霉素（Clar 500 mg，2 次/d），如克拉霉素 + 乙胺丁醇 + 利福平（ClarER）或以利福布汀丁（Rb）取代利福平（R）以及氯法齐明 ± 阿奇霉素 ± 利福平 ± 环丙沙星 ± 庆大霉素（Clof ± Ag ± R ± Cip ± Gm）或以卷曲霉素（Cap）取代庆大霉素（Gm）。或其他联合治疗方案如利福平 + 乙胺丁醇 + 阿米卡星 + 环丙沙星（REAmCip）或利福平 + 乙胺丁醇 + 环丙沙星 + 氯法齐明（Clof 100 mg/d）对于 AIDS。CD₄<50 者，可

做预防性治疗，利福布汀（Rb）300 mg/d，克拉霉素（Clar）500 mg，2 次 /d。药物治疗无效，而肺部病变局限者可考虑手术治疗。

（三）堪萨斯分枝杆菌肺病

成人患者采用利福平 + 乙胺丁醇 + 异烟肼 ± 乙硫异烟胺（REI ± Ethio），或以环丝氨酸（Cy）取代乙硫异烟胺，疗程共 18 个月；病菌转阴性达 12 个月亦可采用利福布汀 + 乙胺丁醇 + 克拉霉素 + 环丙沙星（RbEclarCip）方案治疗。疗程最初 2 ~ 3 个月并用阿米卡星（Am）每天 1 次或每周 5 次，继续间歇注射共 5 个月。亦可合用磺胺甲噁唑（3.0 g/d）。

（四）其他非结核分枝杆菌感染

海鱼分枝杆菌感染可用利福平 + 异烟肼 + 乙胺丁醇（RIE）方案或多西环素（Dox）100 mg，2 次 /d 或磺胺甲噁唑 / 甲氧苄啶（甲氧苄啶 / 磺胺甲噁唑）160/800 mg，2 次 /d 治疗。蟾蜍分枝杆菌和瘰疬分枝杆菌感染可用 RIES 方案治疗，苏尔加分枝杆菌感染可用 REI ± Cap 治疗方案，猿分枝杆菌感染用 REIClar 方案，海水分枝杆菌感染用 AmCef。考虑到患者的全身体质状态以及需要长期联合使用多种药物，因此应注意观察不良反应，结合病情变化及时处理和调整治疗。

六、西南地区分布情况

（一）贵州省

2005 年 6 月 ~ 2008 年 3 月期间，遵义医学院第五附属医院曾收治 20 例手部非结核分枝杆菌患者。实践表明，对于手部非结核分枝杆菌感染，手术是一种较好的治疗方法。

（二）四川省及重庆市

对 2002 ~ 2011 年四川省结核病参比实验室收集的分枝杆菌进行药物敏感性检测及菌种鉴定，对确诊为 NTM 的病例进行流行病学分析。结果显示，2002 ~ 2011 年四川省结核病参比实验室对 2356 个分枝杆菌菌株进行菌种鉴定，确诊为 NTM 的为 251 株，占10.65%，其中 245 株对异烟肼、对氨基水杨酸钠、乙胺丁醇、利福平、链霉素等常用抗结核药物存在不同程度的耐药，耐药率高达 97.60%。

（三）西藏自治区

2011 年，黄丽萍曾从医院收治的 412 份分枝杆菌痰培养物中分离出 18 株非结核性分枝杆菌。

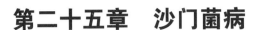

第二十五章 沙门菌病

　　沙门菌（*Salmonella*）病又名副伤寒，是指除人伤寒和副伤寒甲、乙、丙以外的人和各种动物由沙门菌属细菌引起的疾病总称。临床上多表现为败血症和胃肠炎，也可使怀孕母畜发生流产。本病遍发于世界各地，对牲畜的繁殖和幼畜的健康带来严重威胁。许多血清型沙门菌可使人感染，发生食物中毒和败血症等，是重要的人兽共患病。由于广泛使用抗菌药物（包括作为动物饲料添加剂）等因素，该类细菌耐药性日趋严重，发病率上升而备受重视。

　　伤寒是人类急性肠道传染病，在各国均有发生，其中以热带和亚热带地区最为多见。20 世纪 80 年代以来，出现了多重耐药伤寒沙门菌病流行，使得该病重新变得严重起来。

一、病原学

（一）分类

　　根据新近的沙门菌分类方案，本属菌分为肠道沙门菌（*S. enterica*，亦称为猪霍乱沙门菌，*S. choleraesuis*，下同）和邦戈尔沙门菌（*S. bongori*）两个种，肠道沙门菌又可分为 6 个亚种：肠道亚种（*subsp. enterica*）、萨拉姆亚种（*subsp. salamae*）、亚利桑那亚种（*subsp. arizonae*）、双相亚利桑那亚种（*subsp. diarizonae*）、浩敦亚种（*subsp. houtenae*）以及因迪卡亚种（*subsp. indica*）。这些种和亚种均属于对应的 DNA 同源群。长期以来沙门菌根据其血清型分类，目前已有 2500 种以上，其中只有 10 个以内的罕见血清型属于邦戈尔沙门菌，其余均属于肠道沙门菌，几乎包括了对所有人和温血动物致病的各种血清型菌株，并具有属的典型生化特征。

　　虽然对沙门菌已规定新的命名法，但通常仍惯用简单的通用命名，即以该菌所致疾病、或最初分离地名、或抗原式 3 种方式来命名，如鸡白痢沙门菌病和猪伤寒沙门菌病。目前，对沙门菌各亚种成员的鉴定主要根据生化试验，而血清型分型作为一项亚种水平以上的鉴定内容。

（二）形态

　　沙门菌属是肠杆菌科中的一个重要成员，呈直杆状，是一大属血清学相关的革兰阴性杆菌，不产生芽孢，亦无荚膜。大小为（0.7 ~ 1.5）μm ×（2.0 ~ 5.0）μm，间有形成短丝状体。除鸡白痢沙门菌（*S. pullorum*，又称雏沙门菌）和鸡伤寒沙门菌（*S. gallinarum*，又称鸡沙门菌）无鞭毛不运动外，其余各菌均以周生鞭毛运动，且绝大多数具有 I 型菌毛。

（三）培养及生化特性

沙门菌只有鸡白痢、鸡伤寒、羊流产和甲型副伤寒等沙门菌在肉汤琼脂上生长贫瘠，形成较小的菌落。在肠道杆菌鉴别或选择性培养基上，大多数菌株因不发酵乳糖而形成无色菌落。本菌属在培养基上有 S-R 变异。

培养基中加入硫代硫酸钠、胱氨酸、血清、葡萄糖、脑心浸液和甘油等有助于本菌生长。与肠道亚种相比，其余各亚种的生化反应虽然不太典型，但同一亚种各菌间的生化特性相当一致。有时极个别分离菌株在某一特性上可能有所不同，如发酵蔗糖或产生吲哚等，只要它们具有本菌属典型的 O 和 H 抗原，就不应将其排除在本菌属外。

绝大多数沙门菌发酵糖类时均产气，但伤寒和鸡伤寒沙门菌从不产气。正常产气的血清型也可能有不产气的变型，尤其在都柏林和鸡白痢沙门菌中更多见。本菌属通常不发酵阿拉伯糖、卫矛醇、鼠李糖、蕈糖和木糖。不发酵肌醇的有甲型副伤寒、乙型副伤寒、猪霍乱、仙台、伤寒、肠炎、纽波特、山夫顿堡、斯坦利和迈阿密等沙门菌。多数鸡白痢沙门菌菌株不发酵麦芽糖。猪伤寒沙门菌不发酵甘露糖。大部分沙门菌产生硫化氢，但甲型副伤寒、猪伤寒、仙台和巴布亚等菌型不产生，猪霍乱、伤寒和鸡伤寒沙门菌的反应则不定。本属菌通常能在西蒙柠檬酸盐琼脂上生长，但甲型副伤寒、猪伤寒、伤寒、都柏林、仙台、鸡伤寒、鸡白痢以及猪霍乱及孔成道夫变型等沙门菌属不利用。除甲型副伤寒血清型外，其余各菌均有赖氨酸脱羧酶。大部分沙门菌的鸟氨酸脱羧酶呈阳性，但伤寒血清型为阴性。

（四）抗原及血清型

沙门菌具有 O（菌体）、H（鞭毛）、K 和菌毛 4 种抗原。O 和 H 抗原是其主要抗原，构成沙门菌血清型鉴定的物质基础。

O 抗原是沙门菌细胞壁表面的耐热多糖抗原，目前已发现的全部沙门菌可分为 A、B、$C_1 \sim C_4$、$D_1 \sim D_3$、$E_1 \sim E_4$、F、$G_1 \sim G_2$、H……Z 和 $O_{51} \sim O_{63}$ 以及 $O_{65} \sim O_{67}$ 计 51 个 O 血清群，包括 58 种 O 抗原。

H 抗原是沙门菌的蛋白质性鞭毛抗原，共计有 63 种。

K 抗原是伤寒、丙型副伤寒和部分都柏林沙门菌表面包膜抗原，功能上相当于大肠埃希菌 K 抗原，但一般认为其与毒力有关，故称为 Vi 抗原。Vi 抗原是一种 N- 乙酰 -D- 半乳糖胺糖醛酸聚合物。有 Vi 抗原的菌株不被相应的抗 O 血清凝集，而将 Vi 抗原加热破坏后则能。在普通培养基上多次传代后易丢失此抗原。

沙门菌的抗原有时可发生变异，除 H-O 和 S-R 变异外，在菌型鉴定中最多见的是 H 抗原的位相变异，即两个相的 H 抗原可以交相产生的现象。

沙门菌血清型（又称血清变异型）分解是依据不同的 O、Vi 和 H 抗原。用已知的沙门菌 O 和 H 单因子血清做玻板凝集试验，可确定一个沙门菌分离物的血清型或抗原式，

对可能有 Vi 抗原的菌株还须用 Vi 抗血清鉴定之。如有 Vi 抗原可写在 O 抗原之后，如伤寒沙门菌血清型为 9，12，Vi:d:-。对人和温血动物致病的血清型绝大多数分属于 A ~ F 血清群，在疾病中经常出现的却不足 50 种。

（五）生物型

沙门菌还有细胞壁多糖的化学型分型和噬菌体分型。

细胞壁多糖组成的化学型分型是根据沙门菌细胞壁多糖成分，提取单糖进行分析而建立的一种分型技术。在本属菌中，现已发现至少有 14 种单糖，不同血清型菌株的单糖组成是不同的，故可将本菌分为 17 个化学型。同一血清群的菌株 O 抗原单糖组成是一致的，说明抗原特异性与单糖成分有密切关系。但同一化学型内可包括两个或两个以上的血清群，所以在同一化学型中不同血清群间的抗原性有差异，这是由于抗原特异性取决于末端单糖及多糖体的排列顺序，即同样的单糖成分，其结合方式不同可导致抗原特异性或血清学特异性不同。

噬菌体分型系根据培养物对一系列适当稀释的噬菌体的敏感性不同而设计的一种定（分）型技术。目前的噬菌体分型是以 1 RTD 的噬菌体来分型的，RTD 是以平板上滴加噬菌体的部位刚刚能出现或不出现完全融合性裂解（CL）所需的噬菌体稀释度。一般说，噬斑为中等大小（1 ~ 2 mm）的噬菌体，1 RTD 有 10^5 ~ 10^6 pfu/ml。如噬菌斑很大的噬菌体，1 RTD 约有 10^3 pfu/ml。此分型技术不仅在沙门菌的流行病学调查和传染源追踪上有很大价值，如肠炎沙门菌 PT40 型、鼠伤寒沙门菌 7774 型、伤寒沙门菌 M1 型等，而且在临床诊断时也能使用，如 Felix 和 Callow 的 O-I 噬菌体对沙门菌高度特异，在常规沙门菌诊断中，可裂解 98% 以上的菌株。

（六）致病性

沙门菌均有致病性，根据对宿主适应性或嗜性的不同，可将沙门菌分成三群。第一群具有高度适应性或专嗜性，它们只对人或某种动物产生特定的疾病。属于这群的不多，例如鸡白痢和鸡伤寒沙门菌仅使鸡和火鸡发病，马流产、牛流产和羊流产等沙门菌分别致马、牛、羊的流产等，猪伤寒沙门菌仅侵害猪；伤寒与甲、乙、丙三型副伤寒以及仙台等血清型是高度适应于人类的沙门菌，对动物不引起自然感染。第二群是在一定程度上适应于特定动物的偏嗜性沙门菌，仅个别血清型，如猪霍乱和都柏林沙门菌，分别是猪和牛、羊的强适应性菌型，多在各自宿主中致病，但也能感染其他动物。现在常可从羔羊腹泻中分离到亚利桑那沙门菌，并认为该型菌正在适应于羊。第三群是非适应性或泛嗜性沙门菌，它们具有广泛感染的宿主谱，能引起人和各种动物的沙门菌病，具有重要的公共卫生意义。这群血清型占本属的大多数，鼠伤寒和肠炎沙门菌是其中的突出代表。近年亦有报道鼠伤寒沙门菌出现宿主适应性变异型。

沙门菌感染动物后常导致严重的疾病，并成为人类沙门菌病的传染源之一。因此，沙门菌病是一种重要的人畜共患病。本菌最常侵害幼、青年动物，使之发生败血症、胃肠炎及其他组织局部炎症。对成年动物则往往引起散发性或局限性沙门菌病，发生败血症的怀孕母畜可出现流产，在一定条件下亦偶尔引起急性流行性暴发。

（七）耐药性

1. 伤寒沙门菌的耐药性

20 世纪 80 年代以来，在世界范围内出现了对氯霉素、氨苄西林等药物耐药的多重耐药伤寒沙门菌的流行。近年来在中国流行的菌株不仅对氯霉素耐药，且对多重抗菌药物（包括链霉素、氨苄西林、羧苄西林、氯霉素、哌拉西林、卡那霉素、复方磺胺甲噁唑等）呈现多重耐药性，优势菌株主要为 M1 型，细菌 DNA 指纹图等研究证实其带有耐药 R 质粒。

氟喹诺酮类药物是治疗多重耐药伤寒沙门菌感染的首选药物。但是在广泛使用这类药物后，伤寒沙门菌对喹诺酮类药物也逐渐产生了耐药性。

2. 非伤寒沙门菌的耐药性

非伤寒沙门菌的耐药性也同样不容乐观，以最常见的鼠伤寒沙门菌为例，到了 20 世纪 90 年代，该菌耐药性显著增加，呈现多重耐药，且已对氨基苷类药物、氟喹喏酮类药物也产生了一定的耐药性。

在 1991 年湖北省发生了一起鼠伤寒沙门菌感染的暴发流行，历时 86 天，感染发病率达到 74.7%，死亡率为 61.8%，鼠伤寒沙门菌检出率为 61.1%；流行株为 77 770 型、77 740 型和 77 000 型，分别占 52.9%、41.5% 和 5.9%；药敏试验对 16 种抗菌药物耐药，对其中 6 种 100% 耐药。

谢一俊等报道对福建省 1980 ~ 1995 年鼠伤寒沙门菌进行动态监测，结果显示，1980 ~ 1984 年只对 6 种药物耐药，且耐药率低，耐药菌株主要集中于二耐和三耐（97.1%）。1985 ~ 1988 年耐药种类猛增到 15 种，且耐药率明显上升（$P<0.01$），并出现对氨苄西林、羧苄西林、庆大霉素、卡那霉素、新霉素、呋喃妥因、哌拉西林、阿洛西林、头孢噻吩耐药的菌株，但对这些药物的耐药率均低于 10%，该年段≤三耐菌株占 55.5%，且出现 10 个耐菌株（7.0%）。1989 ~ 1995 年菌株耐药状况更为严重，耐药的药物升到 19 种，且耐药率均比前 2 个年段有明显上升（$P<0.01$），12 种常用药物中耐药率达 70% 的有氨苄西林、羧苄西林、链霉素、多西环素、呋喃唑酮、呋喃妥因和四环素；耐药率达 50% 的有庆大霉素、复方磺胺甲噁唑和氯霉素。新一代广谱半合成青霉素哌拉西林和阿洛西林耐药率也分别猛增到 53.4% 和 80.1%，依诺沙星和培氟沙星也出现近 20% 的耐药率，该年段≤三耐菌仅占 18%，而 66.2% 的菌株同时耐 10 种以上的药物。说明福建省鼠伤寒沙门菌耐药率逐年大幅上升，耐药谱逐年迅速增宽，多重耐药菌株逐年急剧增多。因此，定期进行鼠伤寒沙门菌耐药性动态监测，掌握其变迁趋势，选择敏感药物，是控制鼠伤寒沙门菌病暴发和流行的重要环节。

潘志明等对我国部分地区 1962 ～ 1999 年间 346 株鸡白痢沙门菌进行了药物敏感性测定。在近 40 年的时间里，鸡白痢沙门菌对氨苄西林、大观霉素、复方磺胺、磺胺异噁唑、甲氧苄啶、羧苄西林、四环素、链霉素、青霉素的耐药率显著增强（ *P*<0.01 ），菌株的多重耐药率明显增加。20 世纪 60 年代以二耐菌株为主（37.0%），70 年代以四耐、五耐菌株居多（60.5%），80 年代五耐、六耐和七耐菌株占大多数（80.2%），90 年代仅七耐以上菌株就达 83.7%。不同年代菌株显示出不尽相同的耐药谱，且呈现出不断增宽的趋势。通过流行病学调查发现，60 ～ 90 年代鸡白痢沙门菌对青霉素、链霉素、磺胺类药物、四环素、卡那霉素、氯霉素、庆大霉素等药物的耐药性大多呈现出显著增强的变化趋势，这充分说明细菌耐药性的形成和发展与抗菌药物长期反复使用有着极为密切的关系。但目前尚缺乏对动物源菌株与人源菌株间耐药性关系的系统研究。

二、流行病学

（一）伤寒

我国的伤寒暴发流行以水型为主。贵州省的水型传播由水井被污染引起的占 95%。江苏省绝大多数发生在里下河和太湖流域两个水网地区，以河水为主。

1978 ～ 1997 年的前 11 年（1978 ～ 1988 年）中除 1985 年伤寒发病率曾下降至 8.4/10 万人口的低点，一般均在 10/10 万 ～ 15/10 万人口上下波动。高发省区此落彼起，后 9 年伤寒发病率稳步下降，至 1997 年已下降至 4.8/10 万人口，前景看好。1978 年以来，我国伤寒的流行主要在农村，主要的传播方式是水型传播。江苏自 1983 年以来是全国伤寒病例数最多的省，每年病例数在 2 万例以上，占全国的 1/5 ～ 1/4。1988 年伤寒病例数猛增至71 819 例，占全国病例数的 1/2。江苏省的伤寒疫情主要集中在里下河和太湖流域两个水网地区。1988 年开始水改以后，1989 年这两个水网地区的伤寒病例数显著减少，江苏省伤寒发病率逐年下降，从 1988 年的 114/10 万降至 1997 年的 9/10 万。湖北仙桃市原来集中式供水未能普及，多数城镇和近郊居民饮用河水，1986 年因仙下河上游市区污水排入主流而发生伤寒的暴发流行，发病率高达 372/10 万人口；1987 年全市建自来水厂 237 处，水改受益人数由原来的 45 万人增至 83 万人，伤寒发病人数比上年减少了 91.1%。

伤寒病后带菌者是重要的传染源之一。贵州安顺市 1985 年发生伤寒暴发性流行，8 个月检查 208 人中有 12 例带菌。病后带菌率随年龄而增高，1 ～ 9 岁 154 人中有 4 例带菌（2.6%），20 ～ 53 岁 54 人中有 8 例带菌（14.8%）。湖北仙桃市 1986 年发生伤寒暴发，出院患者带菌率高达 13%，3 ～ 5 个月后检查 1025 人仍有 30 例带菌（2.9%）。浙江长兴县于 1991 年和 1992 年先后发生两起伤寒暴发，1 个月后对 71 例患者大便培养 221 人次，检出带菌者 5 例（7%）。上海普陀区对 104 例伤寒带菌者随访检查，其带菌期随年龄而增

高，$r=0.924$。在边缘贫困山区，由于医疗条件和居民经济状况，患者就诊不及时，住院率低，治疗不彻底，导致带菌者增多。

（二）非伤寒沙门菌病

1. 传染源

储存宿主、患病动物、带菌动物与患者均是传染源，但人几乎没有长期健康带菌者，只是感染后排菌时间长短不一。多数来自病畜如猪、牛、羊及家禽等。野生动物如啮齿类、狼及鸟类均可是储存宿主。患者自潜伏期即可排菌，但更为重要的时期为患者恢复期排菌。据国外2000多例统计，有症状者排菌时间长，但排菌时间长短取决于年龄及患者的免疫功能。

据观察，临床上健康的畜禽的带菌现象（特别是鼠伤寒、肠炎沙门菌等）相当普遍。病菌可潜藏于消化道、淋巴组织和胆囊内。当外界不良因素使动物抵抗力降低时，病菌可变为活动化而发生内源感染，病菌连续通过若干易感畜禽，毒力增强而扩大传染。在一个发病的畜禽群中，有一定比例的个体是隐性感染或康复带菌者，并间歇地排菌，成为主要的传染来源。

2. 传播途径

沙门菌很容易在动物与动物、动物与人、人与人之间通过直接或间接途径传播，没有中间宿主。主要传染途径是消化道，食用染菌而未经彻底消毒的饮食是主要的传播方式，亦可通过带菌的蟑螂、鼠或苍蝇污染用具或食物而传播。患儿医院感染鼠伤寒沙门菌是由于病房环境污染、医务人员带菌引起的。截瘫患者泌尿系统感染鼠伤寒沙门菌与家庭环境污染及护理者带菌有关。

病菌和带菌动物可由粪便、尿、乳汁以及流产的胎儿、胎衣和羊水排出病菌，污染水源和饲料等，经消化道感染健畜。病畜与健畜交配或用病公畜的精液人工授精可发生感染。此外，子宫内感染也有可能。

禽沙门菌病常形成相当复杂的传播循环。病禽、带菌禽是主要的传染源。有多种传播途径，最常见的通过带菌卵而传播。带菌卵有的是从康复或带菌母鸡所产的卵而来，有的是健康卵壳污染有病菌，通过卵壳而成为感染卵。染菌卵孵化时，有的形成死鸡胚，有的孵出病雏鸡。病雏鸡的粪便和飞绒中含有大量病菌，污染饲料、饮水、孵化器、育雏器等。因此与病雏鸡共同饲养的健康雏鸡可通过消化道，有时经呼吸道或眼结膜而受感染。被感染的小鸡若不加治疗，则大部死亡，耐过本病的鸡长期带菌，成年后也能产卵，卵又带菌，若以此作为种蛋时，则可周而复始地代代相传。

3. 易感性

各年龄组均可感染发病，但发病与下列因素有关。

（1）免疫力：免疫缺陷者不但易感染，且易致败血症。如AIDS患者感染机会多，且

易致肠道外感染。

（2）年龄：人群以1岁以下婴儿及老人最多。幼年畜禽较成年易感。

（3）其他因素：环境污秽、潮湿，棚舍拥挤，粪便堆积；饲料和饮水供应不良；长途运输中气候恶劣、疲劳和饥饿、内寄生虫和病毒感染；内服皮质类激素、分娩、手术；母畜缺奶；新引进家畜未实行隔离检疫等因素均可促进本病的发生。

4. 流行特征

（1）发病率：对沙门菌性肠炎发病率的了解主要是通过卫生防疫系统实验室检出的阳性菌株数，或者来自医院的就诊人数，故整个社会的实际发病率远比这个数字要高得多。沙门菌感染近年来在有的地区有所增加，其原因可能是：①对本病的认识和细菌培养技术的提高；②食品大规模生产及广泛发售，但有的卫生管理不严；③集体就餐的机会增加；④集约化的畜禽饲养，人们的动物源性食品如肉、蛋、奶等增多；⑤国内及国际间动物交往增加。这些因素可引入新的血清型及引起本病的传染播散。

（2）地区分布：本病主要为世界性散发流行，偶有通过污染某类商品如香烟、胭脂引起国际流行。

本病在畜群内发生后，一般呈散发性或地方流行性。有时还可表现为流行性。饲养管理较好而又无不良因素刺激的猪群甚少发病，即使发病亦多呈散发性；反之，则疾病常成为地方流行性。成年牛发病呈散发性，一个牛群仅有1～2头发病，第一个病例出现后往往相隔2～3w再出现第二个病例；但牛犊发病后传播迅速，往往呈流行性。马一般呈散发性，有时呈地方流行性。

（3）季节性：本病一年四季均可发生。在动物，猪在多雨潮湿的季节发病较多，成年牛多于夏季放牧时发生，马多发生于春（2～3月）、秋（9～11月）两季，育成期羔羊常于夏季和早秋发病，孕羊则主要在晚冬、早春季节发生流产。

三、预防和控制

（一）伤寒

伤寒的预防和控制要点主要有以下五点：

1. 全民动员，大搞爱国卫生运动。

2. 建立和健全城乡医疗卫生网，建立疫情报告制度。

3. 改善农村饮水卫生，逐步普及自来水和机井水。

4. 积极开展预防接种和菌苗研究。

主要是对重点人群进行伤寒菌苗的预防接种。1986年湖北仙桃市在仙下河水系范围内暴发伤寒，1987年除大量兴建自来水厂外，还对65万人普种伤寒菌苗，在降低伤寒发

病率方面也起到重要作用。

5. 建立疫情监测网点，有效指导和评价防治工作。

针对疫情漏报率居高不下的情况，80年代在全国许多省市区设立疫情监测点，普遍开展疫情漏报调查。随即又在全国设立了10个伤寒疫情监测省（市），即江苏、贵州、云南、湖南、湖北、浙江、广西、河南、福建和上海。通过监测省（市）和监测点，以分析疫情漏报情况。

在伤寒预防和控制工作中，有一些问题值得注意和高度警惕：首先，由于经济发展不平衡，贫困落后地区面貌一时难以全面改变。这些地区将仍然可能是引起伤寒暴发的高危地区。根本的措施是尽快使这些地区摆脱贫困，才能逐步建设好符合卫生要求的新的农村居民点。其次，由于多年以来伤寒在全国各地流行，遗留下大批伤寒带菌者，这些带菌者的大量存在是导致新的暴发流行的危险因素。全面清理查治伤寒带菌者将是今后应当坚持去做的一项重要工作。再者，密切关注国际疫情的新动向，严把检验检疫关。同时，要研究国际反恐斗争中以伤寒沙门菌等作为生物细菌武器的潜在危险性，制定防范的策略和措施。

（二）非伤寒沙门菌病

1. 人类非伤寒沙门菌病

主要做好卫生管理及粪便无害化处理。

（1）防止感染：医院特别是产房、儿科病房和传染病病房要防止病房内流行。一旦发现，应彻底消毒，一般擦洗及烟熏多难奏效，床垫、被褥应高压密闭环氧乙烷消毒。严格隔离，防止患者污染环境，必要时病房应停诊处理。保护婴幼儿及免疫力低下的患者不受感染。

（2）加强食品卫生管理：对病畜禽及污染食品要消毒处理。

（3）对医院污水要按要求消毒，粪便要经无害化处理。

（4）禁止将与人有关的抗生素用做畜牧场动物饲料添加剂而增加病菌耐药机会。

（5）加强出入境检验检疫，防止新的沙门菌菌群（型）输入。

（6）母乳含sIgA及sIgM，故应提倡母乳喂养，以加强婴儿的肠道被动免疫，防止沙门菌感染。

（7）为了防止本病从畜禽传染给人，病畜禽应严格执行无害化处理，加强屠宰检验，特别是急宰病畜禽的检验和处理。肉类一定要充分煮熟，家庭和食堂保存的食物注意防止鼠类窃食，以免被其排泄物污染。饲养员、兽医、屠宰人员以及其他经营与畜禽及其产品接触的人员应注意卫生消毒工作。

2. 畜禽非伤寒沙门菌病

预防本病应加强饲养管理，消除发病诱因，保持饲料和饮水的清洁、卫生。目前国内已研制出猪的、牛的和马的副伤寒菌苗，必要时可选择使用。根据不少地方的经验，应用

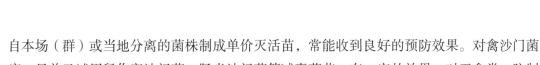

自本场（群）或当地分离的菌株制成单价灭活苗，常能收到良好的预防效果。对禽沙门菌病，目前已试用鼠伤寒沙门菌、肠炎沙门菌等减毒菌苗，有一定的效果。对于禽类，防制本病仍必须严格贯彻消毒、隔离、检疫、药物预防等一系列综合性防制措施；在有病鸡群，应定期反复用凝集试验进行检疫，将阳性鸡及可疑鸡全部剔出淘汰，使鸡群净化。

近年来，活菌制剂 -CE 培养物在鸡沙门菌的防制上取得了进展。国外许多研究已证实，给新孵出的雏鸡提供从成龄鸡盲肠或粪排泄物所获细菌构成的 CE 培养物，可使沙门菌在盲肠定植的发生率降低。国内自 1986 年以来，一些研究者在不同地区使用"促菌生"或其他活菌剂来预防雏鸡白痢，也获得了较好的效果。应该注意的是，由于促菌生制剂是活菌制剂，因此应避免与抗微生物制剂同时应用。

四、临床学

（一）临床表现

1. 人　除了伤寒、副伤寒沙门菌以外，主要由人畜共患的鼠伤寒、肠炎、猪霍乱、都柏林、牛病、德尔卑、纽波特或鸭沙门菌等引起。临床症状可分为三型：胃肠炎型、败血症型、局部感染化脓型，以胃肠炎型（即食物中毒）最为常见。

（1）胃肠炎型：潜伏期 4 ~ 24 h，最短者仅 2 h。多数患者起病急骤，畏寒发热，体温一般 38 ~ 39℃，多伴有头痛、食欲减退、恶心、呕吐、腹痛、腹泻，每天排便多次，自 3 ~ 4 次至数十次不等，呈黄色水粪，带有少量黏液，有恶臭，个别病例可混有脓血。病程一般 2 ~ 4 d。

（2）败血症型：潜伏期为 1 ~ 2 w。多起病骤，畏寒发热，热型不规则或呈间歇热，持续 1 ~ 3 w。血中可查到病原菌，而大便培养常为阴性。此型如医治不及时，可发生死亡。

（3）局部感染性化脓型：患者在发热阶段或退热以后出现一处或几处化脓病灶，可见于身体的任何部位。

2. 猪　主要由猪霍乱、猪霍乱孔成道夫变型、猪伤寒、猪伤寒 Voldagsen 变型、鼠伤寒、德尔卑或肠炎沙门菌等引起。潜伏期一般为 2 天到数周不等。临床上分为急性、亚急性和慢性。

（1）急性（败血型）：体温突然升高（41 ~ 42℃），精神不振，不食。后期间有下痢，呼吸困难，耳根、胸前和腹下皮肤有紫红色斑点。有时出现症状后 24 小时内死亡，但多数病程为 2 ~ 4 d。病死率很高。

（2）亚急性和慢性：是本病临床上多见的类型，与肠型猪瘟的临床表现很相似。病猪体温升高（40.5 ~ 41.5℃），精神不振，寒战，喜钻垫草，堆叠一起，眼有黏性或脓性分泌物，上下眼睑常被黏着。病猪食欲缺乏，初便秘后下痢，粪便呈淡黄色或灰绿色，恶臭，很快消瘦。部分病猪在病的中、后期皮肤出现弥漫性湿疹，特别在腹部皮肤，有时可见绿豆大、干涸的浆性覆盖物，揭开见浅表溃疡。病情往往拖延 2 ~ 3 w 或更长，最后极度消瘦、衰竭而死。

有的猪群发生所谓潜伏性"副伤寒"，小猪生长发育不良，被毛粗乱、污秽，体质较弱，偶尔下痢。体温和食欲变化不大，一部分患猪发展到一定时期突然症状恶化而引起死亡。

3. 牛　主要由鼠伤寒、都柏林或纽波特沙门菌所致。在成年牛常有高热（40 ~ 41℃）、昏迷、食欲废绝、脉搏频数、呼吸困难，体力迅速衰竭。大多数病牛于发病后 12 ~ 24 h 粪便中带有血块，不久即变为下痢，粪便恶臭，含有纤维絮片，间杂有黏膜。下痢开始后体温降至正常或较正常略高。病牛可于发病 24 小时内死亡，多数则于 1 ~ 5 d 内死亡。病期延长者可见迅速脱水和消瘦、眼窝下陷、黏膜（尤其是眼结膜）充血和发黄。病牛腹痛剧烈，常用后肢蹬踢腹部。怀孕母牛多数发生流产，从流产胎牛中可发现病原菌。

如牛群内存在带菌母牛，牛犊则可于生后 48 h 内即表现拒食、卧地、迅速衰竭等症状，常于 3 ~ 5 d 内死亡。

4. 羊　主要由鼠伤寒、羊流产和都柏林沙门菌引起。

（1）下痢型：病羊体温升高达 40 ~ 41℃，食欲减退，腹泻，排黏性带血稀粪，有恶臭；精神萎顿、虚弱、弓背，继而卧地，经 1 ~ 5 d 死亡。有的经两周后可康复。发病率为 30%，病死率为 25%。

（2）流产型：沙门菌自肠道黏膜进入血流，被带至全身各个脏器，包括胎盘。细菌在脐带区离开母血经绒毛上皮细胞而进入胎儿血液循环中。怀孕绵羊于怀孕的最后 1/3 期间发生流产或死产。在此之前，病羊体温上升至 40 ~ 41℃，部分羊有腹泻症状。流产前和流产后数天阴道有分泌物流出。病羊产下的活羔表现衰弱、萎顿、卧地，并可有腹泻；不吮乳，往往于 1 ~ 7 d 内死亡。病母羊也可在流产后或无流产的情况下死亡。羊群暴发 1 次一般持续 10 ~ 15 d，流产率和病死率可达 60%。其他羔羊的病死率达 10%，流产母羊一般有 5% ~ 7% 死亡。

5. 马　由马流产沙门菌引起。临床特征是妊娠母马发生流产；幼驹表现为关节肿大、下痢，有时还见支气管炎；公马、公驴表现为睾丸炎、鬐甲肿。

6. 骆驼　由鼠伤寒、肠炎沙门菌引起，以腹泻为特征。急性者首先发生呈绿色的恶臭水泻，1 周后出现全身症状，体温升高至 40℃以上，有时表现疝痛，病情趋向恶化，于 12 ~ 15 d 死亡。亚急性和慢性者病情发展较慢，食欲缺乏，经常腹泻，病驼消瘦，经 30 d 或更长时间之后死亡。

7. 兔　由鼠伤寒、肠炎沙门菌引起，以腹泻和流产为特征。

8. 毛皮动物　由肠炎、猪霍乱和鼠伤寒沙门菌等引起。本病一般发生在 6 ~ 8 月。

病的经过多为急性，多侵害仔兽，哺乳期母兽少见。以发热、下痢、黄疸为特征；麝鼠多发生败血症。病兽多归于死亡。妊娠母兽往往在产前 3 ~ 14 d 发生流产。仔兽在哺乳期染病时表现为虚弱，有的发生昏迷及抽搐，经 2 ~ 3 d 死亡。

9. 禽　禽沙门菌病病原体的不同可分为鸡白痢、禽伤寒和禽副伤寒 3 种。

（1）鸡白痢：本病在雏鸡和成年鸡中所表现的病状和经过有显著的差异。雏鸡和雏火鸡两者的症状相似。潜伏期 4 ~ 5 d，出壳后感染的雏鸡多在孵出后几天才出现明显的症状。7 ~ 10 d 后雏鸡群内病雏逐渐增多，在第 2、第 3 周达高峰。发病雏鸡呈最急性者，无症状迅速死亡。稍缓者病初食欲减少，而后停食，多数出现软嗉症状。同时腹泻，排稀薄如糨糊状粪便。由于肛门周围炎症引起疼痛，故常发生尖锐的叫声，最后因呼吸困难及心力衰竭而死。有的病雏出现眼盲，或肢关节肿胀，呈跛行症状。病程短的 1 d，一般为 4 ~ 7 d，20 d 以上的雏鸡病程较长，且极少死亡。感染鸡生长发育不良，成为慢性患者或带菌者。

成年鸡感染常无临床症状。母鸡产卵量与受精率降低，这种鸡只能用血清学试验才能查出。极少数病鸡腹泻，产卵停止。有的因卵黄囊炎引起腹膜炎，腹膜增生而呈"垂腹"现象。

（2）禽伤寒：由鸡伤寒沙门菌引起。在年龄较大的鸡和成年鸡急性经过者突然停食，排黄绿色稀粪，体温上升 1 ~ 3℃。病鸡可迅速死亡，通常经 5 ~ 10 d 死亡，病死率较高。雏鸡和雏鸭发病时其症状与鸡白痢相似。

（3）禽副伤寒：由鼠伤寒、肠炎、德尔卑、海德堡、纽波特或鸭沙门菌等引起。各种家禽及野禽均易感。常在孵化后两周之内感染发病，6 ~ 10 d 达最高峰。呈地方流行性。

经带菌卵感染或出壳雏禽在孵化器感染病菌常呈败血症经过，往往不显任何症状迅速死亡。年龄较大的幼禽则常取亚急性经过，主要表现水泄样下痢。病程为 1 ~ 4 d。1 月龄以上的幼禽一般很少死亡。雏鸭感染本病常见颤抖、喘息及眼睑水肿等症状。常猝然倒地而死，故有"猝倒病"之称。成年禽一般为慢性带菌者，常不出现症状。有时出现水泄样下痢。

人类的沙门菌感染和食物中毒也常常来源于副伤寒的禽类、蛋品或其他产品。

（二）临床诊断

根据流行病学、临床症状和病理变化只能作出初步诊断，确诊需从患者或病畜（禽）的血液、内脏器官、粪便，流产胎儿胃内容物、肝、脾取材，做沙门菌的分离和鉴定。近年来单克隆抗体技术和酶联免疫吸附试验（ELISA）已用来进行本病的快速诊断。

畜禽感染沙门菌后的隐性带菌和慢性无症状经过较为多见，检出这部分患畜（禽）是防制本病的重要一环。目前实践中常用血清学方法对马副伤寒、鸡白痢进行血清学诊断。对马副伤寒可采取马血清做试管凝集试验；对鸡白痢、鸡伤寒可采取鸡的血液或血清做平板凝集试验。猪副伤寒多表现为亚急性和慢性，与亚急性和慢性猪瘟相似，应注意鉴别诊断。

（三）治疗

1. 胃肠炎型

不必使用抗菌药，口服补充液体与电解质即可。

2. 痢疾型

可给予短程抗菌药治疗。

3. 败血症或伤寒型

应采用抗菌药充分治疗，直到症状控制及病原完全被清除以后。一般不少于 10 d。

4. 婴儿及免疫功能不全者

应注意及时发现败血症及局部感染并予以治疗。1 岁以内婴儿主要由于 sIgA、sIgM
缺乏，应特别强调母乳喂养。切勿反复大量使用抗菌药治疗，否则不但达不到清除病菌的
目的，还会影响发育。

5. 根据药敏试验结果选用药物

沙门菌，特别是鼠伤寒沙门菌，多重耐药者多。在婴儿、免疫缺陷者，特别是肠外感
染者，治疗比较困难，如脑膜炎的病死率高达 43% ~ 87.5%，常用抗菌药如四环素族、庆
大霉素、复方磺胺甲噁唑、氨苄西林及第一、二代头孢菌素，均多数耐药，疗效差。少数
报道磷霉素效果较好，但口服制剂价格较高，目前只宜注射给药。氟喹诺酮类药物和第三
代头孢素对沙门菌均有很强的抗菌活性。可用环丙沙星，每次 100 mg，每日 2 次，疗效
显著。但对儿童使用氟喹诺酮类药物的意见不一，目前以慎用为宜。

总之，目前对非伤寒沙门菌感染的抗菌治疗应是：败血症及其他肠外感染可用氟喹诺
酮类、庆大霉素、氯霉素等；对鼠伤寒引起的免疫功能缺陷、婴儿、医院内感染等选用第
三代头孢菌素，如头孢曲松、头孢噻肟等；剂量应合理，如脑膜炎需较大剂量的第三代头
孢菌素，新生儿以周龄计算，疗程应不短于 2 周；对骨髓炎、脓胸、关节炎等局部感染除
抗菌药外，应同时进行外科引流治疗。

畜禽沙门菌病的治疗应根据药敏试验结果选用合适的药物，不应将对人不利的抗生素
（如氯霉素等）用于动物治疗。

五、实验诊断

1. 标本采集

肠热症因病程不同采取不同的标本。第 1 周取外周血，第 1 ~ 3 周取骨髓液，第 2 周
起取粪便和尿液。胃肠炎取粪便、呕吐物和可疑食物。败血症取血液。

2. 分离培养与鉴定

血液和骨髓液需要增菌，然后再划种于血琼脂平板；粪便和经离心的尿沉淀物等直接

接种于肠道鉴别培养基或 SS（Salmonella-Shigella）选择培养基。37℃孵育 24 h 后，挑取无色半透明的乳糖不发酵菌落接种至双糖或三糖铁培养基。若疑为沙门菌，再继续做系列生化反应，并用沙门菌多价抗血清做玻片凝集试验予以确定。

近有学者采用 SPA 协同凝集试验、对流免疫电泳、乳胶凝集试验和 ELISA 法等，以快速早期诊断粪便、血清或尿液中的沙门菌等可溶性抗原。

分子生物学技术也可用于沙门菌感染的诊断中。基因探针可检出标本中的伤寒沙门菌量需 1000 个；而 PCR 法对 10 个伤寒沙门菌就可检出。

在流行病学调查和传染源追踪中，Vi 噬菌体分型则是一种常用方法。标准 Vi 噬菌体有 33 个型，其特异性比血清学分型更为专一。

3. 血清学诊断

肠热症由伤寒沙门菌和甲型副伤寒沙门菌、肖氏沙门菌、希氏沙门菌所引起，病程长。因目前使用抗生素普遍，肠热症的症状常不典型，临床标本阳性分离率低，故血清学试验仍有其协助诊断意义。用于肠热症的血清学试验有肥达（Widal）试验、间接血凝法、ELISA 法等，其中肥达试验仍较普及。

肥达试验是用已知伤寒沙门菌菌体（O）抗原和鞭毛（H）抗原，以及引起副伤寒的甲型副伤寒沙门菌、肖氏沙门菌和希氏沙门菌 H 抗原的诊断菌液与受检血清做试管或微孔板凝集试验，测定受检血清中有无相应抗体及其效价的试验。

肥达试验结果的解释必须结合临床表现、病程、病史，以及地区流行病学情况。

沙门菌单克隆抗体在沙门菌血清学鉴定中有一定的应用意义。

（1）正常值：人们因沙门菌隐性感染或预防接种，血清中可含有一定量的有关抗体，且其效价随地区而有差异。一般是伤寒沙门菌 O 凝集效价 ≥ 1∶80，H 凝集效价 ≥ 1∶160，引起副伤寒的沙门菌 H 凝集效价 ≥ 1∶80 时才有诊断价值。

（2）动态观察：有时单次效价增高不能定论，可在病程中逐周复查。若效价逐次递增或恢复期效价比初次 ≥ 4 倍者始有意义。

（3）O 与 H 抗体的诊断意义：患伤寒或副伤寒后，O 与 H 在体内的消长情况不同。IgM 类 O 抗体出现较早，持续约半年，消退后不易受非伤寒沙门菌等病原体的非特异刺激而重现。IgG 类 H 抗体则出现较晚，持续时间长达数年，消失后易受非特异性病原刺激而能短暂地重新出现。因此，O、H 凝集效价均超过正常值，则肠热症的可能性大；如两者均低，患病可能性小；若 O 不高 H 高，有可能是预防接种或非特异性回忆反应；如 O 高 H 不高，则可能是感染早期或与伤寒沙门菌 O 抗原有交叉反应的其他沙门菌（如肠炎沙门菌）感染。

（4）其他：有少数病例在整个病程中肥达试验始终在正常范围内，其原因可能由于早期使用抗生素治疗或患者免疫功能低下等所致。

4. 伤寒带菌者的检出

分离出病原菌是最可靠的方法。标本采取可疑者粪便、肛拭子、胆汁或尿液，但检出率不高。一般可先用血清学方法检测可疑者 Vi 抗体效价，若 ≥ 1∶10 时，再反复取粪便等标本进行分离培养，以确定是否为伤寒带菌者。

六、西南地区分布情况

（一）云南地区流行情况

云南一直是伤寒副伤寒的高发省份，2001 ～ 2008 年云南玉溪沙门菌感染一直在较高的发病水平上下波动，且发病低谷年份的发病率呈逐渐上升的趋势；城区发病明显高于乡镇地区，城区人群年平均发病率是乡镇地区的 4.60 倍；高发的年份为 2001 年、2004 年、2006 年、2007 年，职业年均发病率居前五位的为教师（532.96/10 万）、工人（465.00/10 万）、医务人员（364.94/10 万）、学生（364.92/10 万）、家务及待业人员（288.00/10 万），农民虽然发病数较多，但年平均发病率仅为 103.59/10 万（年均发病率居 11 位）。玉溪市红塔区和澄江县又是伤寒副伤寒高发地区，1998 ～ 2007 年间，云南玉溪市红塔区共出现伤寒患者 4389 例（男性 2201，女性 2188 例）。其中 2000 ～ 2003 年玉溪市红塔区（中心城区）共报告伤寒和副伤寒病例 1399 例，年平均发病率为 232.36/10 万，其中以 2000 年发病率最低为（33.03/10 万），2001 年最高为（517.58/10 万）。

1999 ～ 2003 年的 5 年间大理州共发生伤寒 1562 例，男性 791 例、女性 771 例，年平均发病率为 9.50/10 万，5 年发病率分别为 12.73/10 万、10.12/10 万、9.80/10 万、8.10/10 万、6.80/10 万。发病率位居全州法定报告传染病的 4 ～ 6 位，无死亡病例。发病以农民为主，病例数为 879 例，占总病例数的 56.27%；其次为学生。季节分布以 5 ～ 11 月份为主，在此月份内共发生病例 1267 例，占总数的 81.11%。从地区分布看，发病集中在大理州的南部县区（弥渡、南涧、巍山、宾川），这可能与温度较高有关。提示要加强南部县区的伤寒防治的力度。其中，2003 年大理州发生伤寒患者 227 例，无死亡病例，发病率为 6.81/10 万，疫情分布在大理州 12 个县市，发病率比 2002 年下降 16.05%，局部地区呈流行状态。

2004 ～ 2008 年，云南红河州共报告伤寒副伤寒病例 6414 人，无死亡病例，平均发病率为 29.8/10 万。其中伤寒 3539 例，平均发病率为 16.44/10 万，占 55.17%；副伤寒 2875 例，占 45.83%。2005 年报告发病率最高（为 56.949/10 万），2008 年最低（为 13.56/10 万）。伤寒暴发流行 3 起，均发生在弥勒县，2 起为水型，1 起为日常生活密切接触引起。

1999 年 1 月至 2004 年 8 月云南省玉溪市人民医院共收治 2335 名甲型副伤寒沙门菌患者，近年来，云南省成为全国甲型副伤寒沙门菌（Salmonella enterica serotype paratyphi A，SPA）流行的高发地区，而玉溪市又是云南省 SPA 主要流行的地区。

1987 ～ 1990 年，昆明市两主城区共报告 587 起伤寒。2001 年 6 月 3 日 ～ 29 日，西畴县逸夫中学发生一起伤寒暴发，共发病 43 例，均为学生，无死亡病例。2003 年，玉溪华宁县暴发一起甲型副伤寒，共 35 人患病。2005 ～ 2009 年从玉溪市 6 县 1 区甲型副伤寒患者血液中分离的 194 株 SPA，经血清学鉴定为 O2，Ha 凝集。分布于红塔区 113 株，澄江县 38 株，新平县 9 株，峨山县 10 株，通海县 11 株，华宁县 7 株，江川县 6 株。近 5 年来，云南玉溪伤寒发病率逐年下降，下降幅度达 46.58%，说明该州的伤寒防治取得一定成效。

2000 ～ 2010 年云南澄江县共报告伤寒、副伤寒患者 2077 例，无死亡病例，年均发病率为 120.68/10 万。该县 6 年来以甲型副伤寒发病为主。

（二）贵州地区流行情况

贵州 1951 ～ 2001 年伤寒、副伤寒流行变迁及 577 起暴发流行的原因，贵州省 50 年间共累计报告伤寒、副伤寒病例 445 261 例，病死 3515 例，年平均发病率 34.82/10 万，病死率为 0.79%，总趋势为或高或低的不规则波动，且波动幅度较大，呈不规则的阶梯状上升，形成发病率、病例数上升，而病死率下降的趋势。疫区范围不断扩大，已从 50 年代的 78 个县发展到全省 89 个县（市、区）。2000 ～ 2001 年，贵阳、六盘水、黔西南、毕节和遵义 5 个地区相继发生了甲型副伤寒的大流行，致使甲型副伤寒跃居贵州省暴发流行疾病的主要位置。

1999 ～ 2007 年贵州共报告伤寒副伤寒 103 419 例，伤寒 76 054 例，年均发病率 30.79/10 万；副伤寒 27 365 例（占伤寒副伤寒总报告数的 26.46%），每年均有死亡，共报告 94 例，年均病死率 0.09%，总体发病呈下降趋势。2007 年发病率为全国发病率的 4.38 倍，报告伤寒病例占 73.54%。年均发病率最高地区为黔西南州，其次是贵阳市和安顺市。全年均可发病，5 ～ 9 月发病占 62.30%。男女病例之比为 1.28∶1，5 ～ 55 岁发病占 88.31%。农民发病占 33.43%，学生占 25.53%。伤寒副伤寒暴发疫情 423 起，报告病例 20 214 例，占 19.55%，暴发疫情呈逐年减少的趋势；暴发地点多在贫困农村、学校和城郊结合部；水型暴发起数占 50.57%，食物型 18.39%，流行菌型 79.87% 为甲型副伤寒沙门菌，伤寒占 19.31%。1998 年前以伤寒为主，副伤寒较少见，1998 年以后甲型副伤寒逐年增多。全省伤寒副伤寒发病率明显降低，部分地区发病率仍较高，伤寒副伤寒沙门菌耐药日益严重，流行形势依然严峻，流行菌型及药敏监测势在必行，采取以切断传播途径为主导的综合控制措施，保证"洁净的饮用水、卫生的食物和有效的健康教育"等最基础和重要的措施落在实处，才能从根本上遏制伤寒副伤寒流行或暴发。

1995 年，贵州仁怀发生一起办婚宴引起的伤寒暴发，共 88 人发病，无死亡。1997 年 12 月 ～ 1998 年 5 月贵州某部队发现患者 175 人，罹患率为 14.4%，无病死者。1998 年 6 月 1 日至 7 月 2 日，晴隆县三宝乡大坪村村寨有 13 人暴发伤寒。2005 年 8 月 10 日至 9 月

5 日该省沿河县官舟镇（主要集中在集中村、泥马村和老寨村）发生伤寒疫情，共发现发热病例 155 例，病例主要分布在镇所在地的两所学校。2011 年 10 月，铜仁市茶店镇发生伤寒暴发疫情，发病 28 例，分离到伤寒菌株 19 株，为水源污染引起的暴发。

（三）四川重庆地区流行情况

重庆四川近年来没有伤寒副伤寒的大流行和暴发，但是局部和小范围的流行一直没有间断。

1977 年，重庆市 ×× 厂地处江北区，全厂职工 60 d 时间内先后共发生确诊伤寒 53 例。1978 年 7 月下旬至 8 月下旬，某部队农场发生一起伤寒暴发流行，共有 51 人发病。1986 年 6 月，重庆铜梁县共有确诊的伤寒病患者 47 例，其中传入病例 24 例，继发病例 23 例（主要是一起水源性暴发流行）。1991 年成都市玉林小区发生一起伤寒暴发，确诊病例 44 人，系食物污染引起。1993 年 1 月 2 日至 3 月 1 日，华蓥某煤矿发生一起伤寒暴发流行，共发病 38 例。1993 年 5 月，垫江某中学发生一起沙门菌病暴发，共 19 人患病。2001 年 9 月至 10 月，位于三峡库区的重庆市忠县汝溪镇出现一起以持续发热、头痛、乏力为主要症状的疾病流行，经调查确系为伤寒和甲型副伤寒暴发，发现患者 961 例，其中血清学诊断 60 例（肥达反应阳性），病原学诊断 17 例（伤寒 10 例、甲型副伤寒 7 例），其余病例为临床表现，结合胶乳试验和流行病学史诊断；病例主要集中在场镇的 3 所中小学。2006 年 6 月 20 日至 9 月底四川昭觉县期阿木和木期两个自然村发生伤寒病暴发，共发 48 例，死亡 3 例。2007 年 8 月 19 日，重庆南岸区某酒楼发生一起食品污染引起的伤寒暴发，共 59 人患病（其中实验室诊断 34 人、临床诊断 25 人），检出带菌者 16 例。

事实表明，伤寒副伤寒在儿童中也一直有散发，1993 ~ 2008 年重庆医科大学附属儿童医院共收治住院 125 例儿童伤寒病例。

（四）西藏地区流行情况

1998 年 5 月，林芝地区畜牧局猪场饲养场发生一起猪仔副伤寒的流行，共 40 头猪染病，这批从四川荣昌买进的猪仔没有及时注射副伤寒疫苗。

第二十六章 土拉弗菌病

土拉弗菌病（Tularaemia，或称兔热病、野兔热、鹿蝇热）是一种急性、感染性人兽共患疾病，发生在北半球的多数国家，流行于北纬 30° ~ 71° 地区。其致病菌是土拉弗朗西斯菌（Francisella tularensis，简称土拉弗菌、土拉杆菌）。1912 年 McCoy 从美国土拉县的黄鼠中分离出一株新菌种，根据该地地名命名为土拉菌。1919 年，美国首都华盛

顿的一名公共卫生官员 E. Francis 被派到犹他州调查鹿蝇热病，做了大量研究工作，鉴于 E. Francis 的贡献，该菌重命名为土拉弗朗西斯菌。

一、病原学

土拉杆菌是一种微小（0.3 ～ 0.7）μm × 0.2 μm、无活动力的革兰阴性球杆菌，在培养基上可具多形性，在组织内可形成荚膜。在一般培养基中不易生长，常用血清 – 葡萄糖 – 半胱氨酸培养基及血清 – 卵黄培养基。菌型可分为：

（1）美洲变种（A 型），能分解甘油，对家兔毒力强。

（2）欧洲变种（B 型），不分解甘油，对家兔毒力弱。本菌具有三种抗原：①多糖抗原，可使恢复期患者发生速发型变态反应；②细胞壁及胞膜抗原，有免疫性和内毒素作用；③蛋白抗原，可产生迟发型变态反应。土拉杆菌在自然界中生存力较强，但对理化因素抵抗力不强，加热 55 ～ 60℃、10 min 即死亡，普通消毒剂可灭活。对低温、干燥的抵抗力较强，在尸体中能生存 133 d。

二、流行病学

（一）传染源

在自然界的百余种野生动物、家畜、鸟、鱼及两栖动物中均曾分离出土拉菌，但主要传染源是野兔、田鼠。羊羔和 1 ～ 2 岁幼羊感染后也可作为传染源。人传染人未见报道。

（二）传播途径

主要为直接接触、昆虫叮咬以及消化道摄入传染。亦可由气溶胶经呼吸道或眼结合膜进入人体。本菌传染力强，能透过没有损伤的黏膜或皮肤，所以人类在狩猎、农业劳动、野外活动及处理病畜时要特别注意。

（三）易感人群

不同年龄、性别和职业的人群均易感。猎民、屠宰、肉类皮毛加工、鹿鼠饲养、实验室工作人员及农牧民因接触机会较多，感染及发病率较高。本病隐性感染较多，病后可有持久免疫力，再感染者偶见。本病一年四季均可流行，较多病例发生在夏季。

（四）发病机制和病理

土拉杆菌所导致的人体免疫主要是细胞免疫，在感染后 2 ～ 4 w 形成。近来认为中性粒细胞尤其重要，该细胞对土拉杆菌成为"细胞内生长菌"有阻碍作用。

病原菌自皮肤破损处侵入人体后，于 2 ～ 5 d 内（1 ～ 10 d）局部形成红斑或丘疹、皮损扩大并形成溃疡，细菌即循淋巴管侵入附近淋巴结，并引起炎症。土拉杆菌属细胞内生长菌，细菌被吞噬细胞吞噬后不一定被杀灭，且可从淋巴结中逸出，进入血液循环而引起菌血症，并侵入全身脏器，其中肝、脾、深部淋巴结、骨髓等单核吞噬细胞系统摄菌尤多。

肝、脾与淋巴结（继发性）中有结核性肉芽肿，具一定的特征性。肉芽肿无出血，是与鼠疫区别的重要标志。

病原菌由呼吸道吸入后，可被肺泡内的巨噬细胞所吞噬，若在肺泡内不被消灭，则病原菌繁殖，周围可出现炎症反应，伴肺泡壁坏死，纵隔淋巴结常肿大。肉眼可见散在的斑片状支气管肺炎，某些可相互融合。肺内结核样肉芽肿的形成较其他部位为少。

三、临床表现

潜伏期为 1 ~ 10 d，平均为 3 ~ 5 d。

大多急剧起病，突然出现寒战，继以高热，体温达 39 ~ 40℃，伴剧烈心痛、乏力、肌肉疼痛和盗汗。热程可持续 1 ~ 2 w，甚至迁延数月。肝脾大、有压痛。由于本菌的侵入途径较多，临床表现多样化，可分为下列类型。

（一）溃疡腺型

最多见，占75% ~ 80%，主要特点是皮肤溃疡和痛性淋巴结肿大。与兔有关的患者皮损多在手指和手掌。蜱媒传播的患者皮损多在下肢与会阴。病原菌入侵 1 ~ 2 d 后在侵入部位发生肿胀与疼痛，继而出现丘疹、水疱和脓疱。脓疱破溃后形成溃疡，溃疡呈圆形或椭圆形，边缘隆起有硬结感；周围红肿不显著，伴有疼痛，有时有黑色痂皮。依溃疡部位不同，发生相应处的淋巴结肿大。常有肱骨内上踝、腋下及腹股沟淋巴结肿大。

（二）腺型

仅表现为局部淋巴结肿大而未见皮肤病损，占5% ~ 10%。腺肿以腋下或腹股沟多见，可大如鸡卵，开始疼痛明显，以后逐渐减轻。多在 1 ~ 2 个月内消肿，也有于 3 ~ 4 w 时化脓而破溃，排出乳白色脓液，无臭，脓汁外溢可达数日不愈。

（三）胃肠型

主要表现为腹部阵发性钝痛，伴恶心、呕吐，颈、咽及肠系膜淋巴结肿大，偶致腹膜炎。

（四）肺型

出现上呼吸道卡他症状，咳嗽、气促、咳痰及胸骨后钝痛，重者伴有严重毒血症状。肺部阳性体征少，胸部 X 线示支气管肺炎。偶见肺脓肿、肺坏疽和肺空洞。肺门淋巴结常有肿大。

（五）伤寒型

占5% ~ 15%，起病急，剧烈头痛、寒战、高热、体温可达40℃以上，热程为 1 ~ 2 w，

大汗，肌肉及关节疼痛，肝脾大、常有触痛。偶有瘀点、斑丘疹和脓疱疹。

（六）眼腺型

少见，表现为眼结合膜充血、发痒、流泪、畏光、疼痛、眼睑严重水肿、角膜溃疡及严重的全身中毒症状。

（七）咽腺型

病原菌经口侵入，可致扁桃体及周围组织水肿发炎，并有小溃疡形成，偶见灰白色坏死膜，患者咽痛不明显，但可致颈、颌下淋巴结肿大和痛。

四、实验室诊断

（一）流行病学资料

注意职业特征，特别是有野兔接触史及相关职业等有重要的参考意义，昆虫叮咬史也很重要。

（二）临床表现

如皮肤溃疡、单侧淋巴结肿大、眼结合膜充血溃疡等有一定的诊断价值。确诊有待细菌分离和阳性免疫反应，凝集效价逐次增高较 1 次高效价更有意义。

（三）实验室检查

1. 血象

白细胞多数在正常范围，少数病例可升达（12 ~ 15）× 10^9/L，血沉增速。

2. 细菌培养

以痰、脓液、血、支气管洗出液等标本接种于含有半胱氨酸、卵黄等的特殊培养基上，可分离出致病菌。但血培养的阳性率一般较低。

3. 动物接种

将上述标本接种于小白鼠或豚鼠皮下或腹腔，动物一般于 1 周内死亡，解剖可发现肝、脾中有肉芽肿病变，从脾中可分离出病原菌。

4. 血清学试验凝集试验

应用普遍，凝集抗体一般于病后 10 ~ 14 d 内出现，可持续多年，效价 ≥ 1∶160 提示近期感染，急性期和恢复期双份血清的抗体滴度升高 4 倍有诊断意义；反向间接血细胞凝集试验具有早期快速诊断的特点；免疫光抗体法特异性及灵敏度较好，亦可用于早期快速诊断。

5. 皮肤试验

用稀释的死菌悬液或经提纯抗原制备的土拉菌素接种 0.1 ml 于前壁皮内，观察 12 ~ 24 h，呈现红肿即为阳性反应。主要用于流行病学调查，亦可做临床诊断的参考。

（四）鉴别诊断

本病应与鼠疫、炭疽、鼠咬热等皮肤病灶和淋巴结肿大相鉴别。

1. 鼠疫

淋巴结肿大为流行时最先出现的病变，腹股沟淋巴结最先累及，依次为腋下、颈部淋巴结，常有较重的全身症状。淋巴结肿痛显著，可软化、化脓，易破溃，脓液中找到鼠疫杆菌可确诊。鼠疫溃疡的疼痛远较兔热病为剧。

2. 炭疽

炭疽的淋巴结肿大较轻，无痛。炭疽溃疡则有突出的黑色焦痂，周围组织水肿显著，而疼痛则极轻微。

3. 鼠咬热

由鼠类咬伤所致的急性传染病，病原为小螺菌，感染后出现高热、局部硬结性溃疡、局部淋巴结肿大，有压痛、皮疹等。

此外，兔热病还应与恙虫、伤寒、类鼻疽、皮肤型孢子丝菌病、传染性单核细胞增多症等相区别。

五、预防与控制

强调个人防护，预防接种尤为重要。一般采用减毒活菌苗皮上划痕法，疫区居民应普遍接种，每5年复种1次，每次均为0.1 ml，可取得较好的预防效果。也有采用口服减毒活疫苗及气溶胶吸入法者。

疫区居民应避免被蜱、蚊或蚋叮咬，在蜱多地区工作时宜穿紧身衣，两袖束紧，裤脚塞入长靴内。剥野兔皮时应戴手套，兔肉必须充分煮熟。妥善保藏饮食，防止被鼠排泄物所污染，饮水须煮沸。实验室工作者须防止染菌器皿、培养物等污染皮肤或黏膜。

应结合疫区具体情况开垦荒地、改进农业管理，以改变环境，从而减少啮齿类动物和媒介节肢动物的繁殖。

六、治疗

（一）一般治疗和对症治疗

饮食应有足够的热量和适当的蛋白质，肺炎病例宜给氧，肿大淋巴结不可挤压，无脓肿形成应避免切开引流，可用饱和硫酸镁溶液局部湿敷。

（二）抗菌治疗

首选链霉素，成人1 g/d，分2次肌内注射，疗程为7～10 d。链霉素过敏者可采用

四环素类药物，亦可用于复发再治疗，成人 2 g/d，分 4 次口服，疗程为 10 ~ 14 d。合并脑膜炎者可选用氯霉素，成人 1.5 ~ 2.0 g/d，静脉给药，疗程为 10 ~ 14 d。庆大霉素、阿米卡星、妥布霉素、氯霉素必要时亦可采用。多种抗菌药物联合应用似无必要。

七、西南地区分布情况

1959 年，西藏地区首先在野兔中发现土拉菌，其后 1962 ~ 1972 年在西藏地区郭从原等从患者、野兔和蜱体内培养分离到土拉菌。目前，西藏确定为土拉弗朗西斯病菌疫源地的有波密、洛隆、丁青、类乌齐、昌都、察隅、墨脱、当雄、林周、仲巴、拉萨、普兰、葛尔、日土和革吉。

阿里地区已证实为土拉弗菌（Francisella *tularen. vi*）病的自然疫源地。1991 ~ 1994 年，调查阿里地区 425 份人血清，土拉菌间接血凝阳性率为 0.9% ~ 21.2%，平均为 2%；1500 份羊血清的阳性率为 6.7% ~ 54.8%，平均为 18.6%。西藏革蜱是该地区土拉菌病的优势媒介。1992 年在西藏地区，从银盾革蜱中发现 13 株土拉菌。

1992 ~ 1993 年对西藏阿里的日土县、噶尔县、普兰县、扎达县和革吉县进行了土拉菌病的血清流行病学调查，人土拉感染阳性检出率为 1.2%（4/349），羊检出率为 21.2%（90/425），人检出率随年龄增大而呈上升趋势。在银盾革蜱春季活动高峰期，羊带蜱率几乎达 100%，带蜱指数为 40 ~ 70。1992 年，对西藏察隅进行土拉菌感染调查，556 份人血清中 15 份阳性，阳性率为 2.70%。1993 年，对米林进行调查，453 份人血清中 12 份阳性，阳性率为 2.65%。

由于土拉杆菌病的感染途径和方式很多，如直接接触和经消化道、呼吸道、虫媒传播等，不同的感染方式由各方面条件决定在不同的季节引起。因而，土拉菌病一年四季都可流行。

第二十七章　布鲁菌病

布鲁菌病（Brucellosis）是由布鲁杆菌所引起的疾病，传染源以家畜为主，接触传染为主要途径，它们在蜱体内有繁殖和感染的能力。

布鲁菌病在国内羊为主要传染源，牧民或兽医接触羔为主要传播途径。皮毛、肉类加工、挤奶等可经皮肤黏膜受染，进食病畜肉、奶及奶制品可经消化道传染。不产生持久免疫，病后再感染者不少见。

一、病原学

国际上将布鲁菌分马尔他（羊）、流产（牛）、猪、犬、森林鼠及绵羊附睾等6个生物种、19个生物型，即羊种（3个生物型）、牛种（8个生物型，牛3型和牛6型菌的生物特性是一致的，1982年国际微生物学会布鲁菌分类学会将其合并为一个生物型称为3/6型）、猪种（5个生物型，原为4型，1982年国际会议上增加第5型）、森林鼠种、绵羊附着和犬种各1生物型。我国以羊种菌占绝对优势，其次为牛种菌，猪种菌仅存在于少数地区。近年发现在23个省区，犬中的犬种感染率为7.5%；五省区抽样调查，人群的感染率为6.1%。布鲁菌为一不活动、微小的多形球状杆菌，革兰染色阴性，无芽孢形成。该菌对光、热、常用化学消毒剂等均很敏感；日光照射10～20 min、湿热60℃10～20 min、3%含氯石灰澄清液等数分钟即可将其杀灭。布鲁杆菌在外界环境中的生活力较强，在干燥土壤、皮毛和乳类制品中可生存数周至数月，在水中可生存5天至4个月。布鲁菌仅产生内霉素，对实验动物具一定的毒性。

二、临床表现

本病临床表现变化多端，就个别患者而言，其临床表现可以很简单，仅表现为局部脓肿，或很复杂而表现为几个脏器和系统同时受累。羊型和猪型布鲁菌病大多较重，牛型的症状较轻，部分病例可以不发热。国内以羊型布鲁菌病最为多见，未经治疗者的自然病程为3～6个月（平均为4个月），但可短仅1个月或长达数年以上。其病程一般可为急性期和慢性期，牛型的急性期常不明显。潜伏期为7～60 d，一般为2～3 w，少数患者在感染后数月或1年以上发病。实验室中受染者大多于10～50 d内发病。人类布鲁菌病可分为亚临床感染、急性和亚急性、慢性感染、局限性和复发感染。

亚急性及急性感染病：急骤起病者占10%～30%。少数患者有1至数日的前驱症状，如无力、失眠、低热、食欲缺乏、上呼吸道炎等。急性期的主要临床表现为发热（45%～100%）、多汗（40%～95%）、乏力（30%～10%）、关节炎（70%～90%）、睾丸炎（占男性病例的20%～40%）等。

热型：以弛张型最为多见，波状型虽仅占5%～20%，但最具特征性。其发热为2～3 w，继以3～5 d至2 w无热期后热再起，如此循环起伏而呈波状型；多数患者仅2～3个波，偶可多达10个以上。其他热型尚有不规则型、持续低热等。

多汗：是本病的突出症状，较其他热性病为著。常于深夜清晨热急骤下降出现大汗淋漓，大多患者感乏力、软弱。

关节疼痛：常使患者辗转呻吟和痛楚难忍，可累及一个或数个关节，主要为骶髂、髋、膝、肩、腕和肘等大关节，急性期可呈游走性。痛呈锥刺状，一般镇痛药无效。部分患者的关节有红肿，偶有化脓。局部肿胀如滑囊炎、腱鞘炎、关节周围炎等也较多见。肌肉疼痛多见于两侧大腿和臀部，后者可出现痉挛性疼痛。

睾丸炎：也是布鲁菌病的特征性症状之一，乃睾丸及附睾被累及所致，大多呈单侧性，可大如鹅卵，伴明显压痛。

次要症状：有头痛（30%～84%）、神经痛、肝脾大（约50%）、淋巴结肿大等，皮疹较少见。

慢性感染：特点为：①主诉多，尤以夜汗、头痛、肌痛及关节痛为多，还可有疲乏、长期低热、寒战或寒意、胃肠道症状等，如胃纳差、腹泻、便秘等，还可有失眠、抑郁、易激动等，易被诊为神经官能症；②急性期遗留的症状，如背痛、关节痛、坐骨神经痛、明显乏力、夜汗、迁延多日的低热等。固定而顽固的关节痛多见于羊型，化脓性并发症则多见于猪型。

如药物的疗程不足，则复发率可达10%～40%，高于未接受特效治疗的患者（6%～10%）。经彻底治疗3年后再发病者称为再感染。

三、流行病学

（一）流行环节

1. 传染源及宿主

（1）传染源：本病的传染源很广泛。家畜中以羊、牛、猪为主，此外还有马、驴、骆驼、狗、猫、牦牛、鹿等；家禽和野生动物，如野兔、鼠、狐狸、狼等60多种均可自然感染成为传染源。流行病学意义最大的传染源是羊、牛、猪，其次为其他家畜，再次为野生动物，家禽意义最小。人患病后，虽然能排菌，但作为传染源极少见。

患布鲁病的羊是人布鲁病的主要传染源。羊患病后临床表现不明显，有时表现为无力、好卧、跛行，怀孕母羊对布鲁菌极敏感，受染后易流产、早产或死产。妊娠3～4个月最易流产。流产羔的布鲁菌分离率可达70%左右。母羊流产多由于患子宫内膜炎、胎盘炎、常有血样分泌物排出。流产后病菌随胎羔、羊水、分泌物排出，因此病畜产羔时，布鲁菌常污染环境而导致人间、畜间传播。对病畜的胎盘、胎衣等排出物应妥善处理。

公羊患布鲁病主要表现为睾丸炎、附睾炎、关节炎等，公羊精液中常有布鲁菌，可通过配种感染母羊，从而造成畜群中布鲁病流行。牛、猪受布鲁菌感染后临床表现主要亦是流产。

人间牛型布鲁病是我国某些牧区的多发病，也是牛奶厂等企业的职业病。猪型菌的致

病力仅次于羊型菌，而猪对羊型菌也易感。患布鲁病的猪对屠宰场和饲养场工作人员及食猪肉的人都可构成威胁。

（2）布鲁菌宿主：布鲁菌寄生宿主可分为两类。一类是布鲁菌各种型经常感染寄生、繁殖，并致病的宿主，称为最适宿主；另一类是布鲁菌各种型偶然侵入的机体，可能为一过性感染，虽可生存乃至繁殖，但致病力较弱的宿主，称为转移宿主。如羊种布鲁菌经常侵入羊，羊是其最适宿主，偶然机会羊种菌也可侵入牛、猪、鹿、犬等，这些家畜是转移宿主。布鲁菌种型寄生宿主综合于表 27-1 中。

表 27-1　布鲁菌宿主

菌种	适宜宿主	转移宿主	对人致病性
羊种菌	各类羊	牛、猪、犬、鹿、骆驼、马等	最强
牛种菌	各类牛	羊、猪、犬、鹿、骆驼等	较强
猪种菌	各类猪（1、3 型）、野猪和野兔（2 型） 野鹿（4 型）、鼠类、啮齿类（5 型）	羊、牛、犬、鹿等	较强
犬种菌	各类犬	很难转移至其他动物	弱
绵羊附睾种菌	绵羊	?	不致病
沙林鼠种菌	沙林鼠	?	不致病

2. 传播途径

布鲁菌可经破损皮肤、黏膜（包括眼结膜）、消化道、呼吸道等途径侵入人体，其中以皮肤接触、消化道途径感染最常见。

在给病畜接羔，处理胎羔、胎盘等流产物，挤奶、屠宰、剥皮、切肉、毛皮加工以及接触病畜阴道分泌物、尿、粪、尸体等，经破损皮肤和黏膜而感染。所以牧民、兽医、饲养员、皮毛工人、屠宰工和实验室人员的受染机会较多。

经消化道传播，主要传染源是奶类及其制品，喝病畜生奶、吃生奶制品、吃半生或生病畜肉者易受感染。如果水源受污染，喝生水时也可受染，经水传染的布鲁病也有不少报道。受病畜奶、肉污染的食具又污染了食物也可作为传播媒介，或吃了受病畜尿、粪污染的菜肴而感染发病。

经呼吸道传播是由于畜圈、牧场、屠宰场、皮毛车间、布鲁病实验室的空气中含有布鲁杆菌的飞沫或尘埃，随呼吸进入呼吸道，经黏膜侵入体内，造成感染。

3. 人群易感性

各年龄段、不同性别、种族的人群都可受染发病，但布鲁病患者多见于青壮年，因受染机会多，儿童受染后病情较轻，病后很少留有后遗症。人感染布鲁菌后可获得免疫。布鲁菌寄生在细胞内，以细胞免疫为主，也有体液免疫参与。病后免疫不稳固，可再感染。

在流行区人群血清中有较高的布鲁病抗体阳性率（40% ~ 45%），说明隐性感染的存在。

人和动物自然感染后均出现 IgM 和 IgG，但与接种菌苗者不同的是 IgM 下降而 IgG 不下降，尤其当疾病转入慢性期后，血清中以 IgG 为主。故可利用不同时期 IgM 和 IgG 含量的高低来鉴别是自然感染与自动免疫。

（二）流行特征

1. 地区分布及流行概况

本病分布于世界各国，我国主要分布在西藏、内蒙、青海、新疆、甘肃、宁夏、陕西、山西、黑龙江、吉林、辽宁等省区境内的牧区、半农牧区。一般牧区多为严重流行区，农业区次之，多以散发病例为主，城镇最低。北方以羊型菌布鲁病最多，南方以猪型菌布鲁病多见。内蒙古牛、羊感染率平均达 20%，个别严重地区达 50%。陕北流行区内居民感染率达 3.3% ~ 7.4%。20 世纪 90 年代之前，我国的布鲁病疫情可分为两个阶段：50 ~ 60 年代末为严重流行阶段，人间感染率为 10% ~ 20%，患病率为 4% ~ 8%，年平均新发病人数为 6000 人；家畜中羊的感染率为 11% ~ 22%，牛为 14% ~ 23%，猪为 5% ~ 36%。70 ~ 90 年代初为稳定下降阶段，人间感染率为 0.3% ~ 5%，年新发病人数为 300 ~ 500 人。畜间羊感染率为 0.43% ~ 1.8%，牛为 0.4% ~ 0.8%，猪为 0.30% ~ 1.8%。

1990 ~ 1996 年在我国 14 个省（区）15 个重点监测点的布鲁菌病监测显示：牧区（阿坝、拉萨、塔城、锡盟、赤峰）的牛、羊血清学检查阳性率分别为 0.79%、0.31%；显著高于半农半牧区和农区。7 年人间血清学监测平均阳性率最高是石家庄，为 12.67%，其后依次为拉萨、塔城、酒泉、南通、锡盟、齐齐哈尔，分别为 9.41%、7.21%、6.65%、4.51%、4.00%、3.82%，最低为济南（0.15%）。但从不同生产类型的疫区看，平均阳性率最高是半农半牧区，其次是牧区和农区，显示人畜间疫情出现分离现象：这种现象表现为，有些点畜间阳性率较低或根本未查出阳性畜，而人间阳性率却较高并有新发病人。其原因有待阐明，可能与以下因素有关：①可能从外地收购了污染畜产品，感染了职业人群。②可能是布鲁菌病畜被杀掉而漏检。③可能因为被抽检人畜样本的地点、范围不一致。④个别点与菌苗免疫有关。

2. 季节分布

虽然一年四季布鲁菌病均可发生，但其流行仍有明显的季节性，尤其在羊种菌布鲁菌病疫区。我国北方牧区羊群中流产高峰在 2 ~ 4 月，人间发病高峰在 4 ~ 6 月，滞后羊流产高峰在 1 ~ 2 个月。由于夏季剪毛、挤奶等也可出现 1 个小高峰。在牛种菌和猪种菌布鲁菌病疫区流行的季节性不明显。布病流行的季节性与牲畜配种及产羔（犊）的季节有关。如果配种不集中、自然配种，流行季节性就不明显。随着农业的发展，经人工授精控制配种季节，羊、牛受孕、流产期可异于往常，人间发病季节随之推移，这是值得注意的。

3. 人群分布特征

布病感染率以青壮年较高，其主要原因为该人群均为家庭主要劳动者，从事放牧、接羔、剪羊毛、挤奶等生产活动，感染机会较多。

牧区群众从事畜牧业生产活动，直接接触牲畜，在挤奶、接羔、处理流产物等过程中不采取任何防护措施；特别是高原牧民有吃生肉（风干牛羊肉）、喝生奶的习惯，防疫知识贫乏，缺乏自身防护，这些都增加了感染布鲁菌病的机会。此外饲养员、兽医、屠宰工人、皮毛及肉食品加工工人等的感染率也较高。

部队中骑兵和驻流行区的部队易受染。特别是在布鲁菌病流行区从事农、副业生产和驻训、演习的部队，如果不注意预防，常可感染本病。驻于流行区的边防站人员也易感染本病。

四、发病机制与病理改变

（一）发病机制

布鲁菌自皮肤或黏膜进入人体后，中性多核粒细胞首先出现，被吞噬的牛型细菌可部分被杀死，但羊型菌不易被杀死。存活的布鲁菌随淋巴液到达局部淋巴结。根据人体的抗病能力和侵入菌的数量及毒力，病菌或在局部被消灭，或在淋巴结中生长繁殖而形成感染灶。当病菌增殖达到相当数量后，即冲破淋巴结屏障而侵入血液循环，此时可出现菌血症、毒血症等一系列症状。布鲁菌主要寄生于巨噬细胞内，与其他寄生细胞内细菌所引起的慢性传染病一样，其发病机制以迟发型变态反应为主。布鲁菌病的发生、发展乃甚为复发一则与菌血症、毒血症、变态反应有关，二则该菌侵犯多个器官，三则抗菌药物与抗体不易进入细胞，所以本病临床表现复杂、难治。单核吞噬细胞系统在急性期呈弥漫增生，在慢性期则可出现由上皮样细胞、巨细胞、浆细胞、淋巴细胞等所组成的肉芽肿，此系组织对细菌产生的变态反应。肝、脾、淋巴结及骨髓中均可有类似病变。在羊型和猪型布鲁杆菌病中，特别是在后者中常有化脓性肉芽肿形成。

（二）病理改变

血管的增生破坏性病变也为变态反应所致，主要累及肝、脾、脑、肾等的小血管及毛细血管，导致血管内膜炎、血栓性脉管炎、脏器的浆液性炎症与微小坏死等。骨、关节和神经系统的变态反应性炎症主要表现为关节炎、关节强直、脊椎炎、骨髓炎、神经炎、神经根炎等。肺可有出血卡他性肺炎，心脏病变较血管病变少见，有心内膜炎、心肌炎等。肾混浊肿胀，偶见弥漫性肾炎和肾盂肾炎。此外，尚有睾丸炎、附睾炎、子宫内膜炎等。

五、临床诊断

（一）医技检查

1. 周围血象

白细胞计数正常或稍偏低，淋巴细胞相对或绝对增多。血沉在急性期增速，慢性期亦偏高。贫血不清，仅见于严重患者或有延徙性病灶者。

2. 细菌培养

需时较长，4 周后仍无生长方可放弃。骨髓培养的阳性率高于血液，慢性期犹然。急性期羊型患者的血培养阳性率可达 60% ~ 80%。牛型布鲁菌初分离时需 10% 的二氧化碳。从尿液、脑膜炎患者的脑脊液、脓液等中也可分离出病菌，可将标本接种于豚鼠或小白鼠。

3. 免疫学试验

（1）血清凝集试验：试管法乃直接检测脂多糖抗原的抗体，效价 ≥ 1：160 为阳性，但注射霍菌苗后也可呈阳性，故应检查双份血清。若效价有 4 倍或以上增长，乃提示近期布鲁杆菌感染。

（2）酶联免疫吸附试验（ELISA）：该法的阳性率高于凝集试验，且检测 IgM 及 IgG 的敏感性相似。因慢性患者的抗体属 IgG 型，故本法可同时用于急、慢性患者的诊断。近来有采用亲和素酶联试验，较 ELISA 更敏感。

（3）2-巯基乙醇（2-ME）试验：本法可检测 IgG，用于鉴别自然感染与菌苗免疫。自然感染达 1 个月后，体内凝集即以 IgG 型为主（初为 IgM 型），该 IgG 对 2-ME 有耐受性；而菌苗免疫后 3 个月内的凝集素均以 IgM 为主，可为 2-ME 所破坏。

（4）补结试验：补结抗体亦属 IgG，病程第 3 周的效价可超过 1：160。本试验的阳性率高于凝集试验，特异性亦高，但出现时间晚于凝集试验。

（5）抗人球蛋白试验：患者尚可产生一种不完全抗体，后者虽可与抗原结合，但肉眼不可见。当将抗人球蛋白免疫血清加入抗原 – 不完全抗体复合物中，即出现直接可见的反应。不完全抗体出现早而消失晚，故可用于急、慢性期患者的诊断。鉴于本法操作复杂，只适用凝集试验阴性的可疑患者，效价 >1：80 为阳性。

（6）皮内试验：布鲁菌素皮试乃为一种延迟型超敏反应，24 ~ 48 h 观察结果。仅有局部红晕而无肿块者为阴性，局部红肿和硬块直径达 2 ~ 6 cm 者为阳性。皮试在病程 6 个月内的阳性率很低，慢性期患者几近 100% 呈阳性或强阳性反应。

（7）其他免疫试验：有反向被动血凝试验、放射免疫、间接免疫荧光试验等，因操作复杂，不适于普遍采用。

4．其他检查

脑脊液检查适用于脑膜炎患者，脑脊液细胞增多（以淋巴细胞为主），蛋白质增高，其余均正常。心电图可示 P-R 间期延长、心肌损害、低电压等。骨、关节的 X 线检查可见软组织钙化、骨质修复反应强而破坏性小、椎间盘和椎间隙变窄等。肝功能及脑电图的改变的均属非特异性。

（二）诊断依据

1．流行病学

有流行地区旅居史；曾与病畜及其排泄物接触或饮用未消毒的奶类等。

2．临床特点

（1）急性及亚急性：发病多徐缓。发热以波状热型最具特征，亦可呈弛张型或不规则型，每波持续 1 至数周，间歇数天至 2 w，少则 2 ～ 3 波，多则 10 余波。体温下降时伴有大汗及关节痛。常见肝脾及淋巴结肿大，可有神经痛及睾丸炎等。亚急性期尚可并发各处化脓性病灶，如化脓性关节炎、骨髓炎、心内膜炎、脑膜炎等。

（2）慢性期：有长期低热、寒意、疲惫、失眠、夜汗、肌痛、关节痛、神经痛等症状。久病可发生关节强直或挛缩。

（3）实验室检查

①白细胞计数及中性粒细胞正常或轻度减少。

②血、骨髓或局部病灶穿刺液等培养阳性。

③血清免疫学检查：

a．血清凝集试验：单份血清凝集效价 1：160 以上，或双份血清效价递增者有诊断意义。

b．补体结合试验：病后 3 周呈阳性反应。

c．荧光抗体染色检查、反向间接血凝试验等阳性有利于早期诊断。

d．抗人球蛋白试验：用于凝集试验阴性者。

e．布鲁菌素皮试阳性（用于未接种过布鲁菌苗者）：适用于流行病学调查。

（三）容易误诊的疾病

本病的急性期易与伤寒、副伤寒、风湿病、类风湿关节炎、流行性感冒、其他病毒性呼吸道感染、病毒性肝炎、疟疾、淋巴瘤、系统性红斑狼疮等相混淆。布鲁菌病的慢性期宜与各种骨和关节疾病、神经官能症等相鉴别。

六、预防与控制

大力开展以牲畜预防接种为主的综合性措施是控制以至消灭布鲁菌病的关键。包括加强个人防护，消除传播因素，做好牲畜和人群的免疫工作等综合措施。实践中总结出五个

字的重点预防工作：查、免、分、管、治。

（一）查清畜、人间疫情

查明某地区人、畜患病情况，掌握部队驻地的疫情、优势菌种（型）的数量及分布规律，以便有针对性地开展防治工作。

（二）积极开展人、畜自动免疫

疫区的有关人群应定期做预防接种。驻疫区部队必要时应对全体人员预防接种。疫区健康的羊、牛等应全部免疫。

目前均应用减毒活菌苗、人用的 104-M 菌苗和 19Ba 菌苗，做皮上划痕或气雾免疫，接种时间在 9～10 月间为宜。兽用菌苗为猪二号（S）菌苗，牛羊皮下注射，饮水或气雾免疫；猪可饲食免疫。羊 5 号（M）菌苗仅用于羊、牛等皮下注射或气雾免疫。牲畜在每年配种前接种。免疫后有效期为 6 个月至 1 年。

（三）畜圈与居民点分开

家畜圈宜集中在村庄一头或迁出村外。人畜用水源分开。病畜在治疗中应分群饲养管理，不能外调，防止疫情扩散。

（四）加强畜群和畜牧人员的卫生管理

重视畜群的卫生管理，结合当地情况，制订切实可行的畜群管理制度，包括严格的检疫制度，定期对畜群检查，对健康与病畜分群管理。配种前做好公畜检疫工作。严禁买卖病畜。由外地购进的牧畜均要进行检疫，证明无布鲁菌感染时方可买入。病畜肉、奶须经高热处理后方可出售食用。

对病畜流产排出的死羔、胎盘以及被污染的铺垫等均应深埋，被污染的环境应消毒。可能受污染的皮毛亦应消毒，可用含氯消毒液浸泡消毒或用环氧乙烷消毒。畜牧人员应注意个人防护，特别是接羔、育羔、接触流产分泌物时需要遵守防护规定。

部队在移防或选择新牧场、靶场时应做好流行病学侦察，凡是 3～5 个月内发生过布鲁菌病的牧场不宜选用。

（五）积极治疗患者和病畜

人或家畜一旦诊断为布鲁菌病，应立即就地隔离治疗。有的病畜可淘汰处理。

目前多采用抗生素联合治疗，治疗愈早，疗效愈好。急性期一般用四环素族抗生素与链霉素或磺胺药联合治疗。连续 2 个疗程，每个疗程为 3w，停药 1～2w 重复 1 个疗程。

慢性布鲁菌病患者应根据临床表现和患者的体质情况辨证施治，坚持病因和对症、调动机体因素等综合治疗方法。

七、治疗

（一）急性感染

1. 一般疗法及对症疗法

患者应卧床休息，注意水、电解质及营养的补充，给予足量的 B 族维生素和维生素 C，以及易于消化的饮食。高热者可同时应用解热镇痛剂。肾上腺皮质激素（激素）有助改善血症症状，但必须与抗生素合用，疗程 3～4 d。有认为感染累及中枢神经系统及长期有睾丸肿痛者，均有应用激素的指征。

2. 抗菌治疗

利福平对本病有效，利福平 600～900 mg/d 加四环素 200 mg/d，疗程 6 w，为世界卫生组织推荐的治疗方案。羊、猪型感染者以四环素与链霉素合用为宜，一般采用两个疗程，每次间隔 5～7 d，每个疗程为 3 w。四环素的每天剂量为 2 g，分服 4 次。发热一般于用药后 3～5 d 内消退，此时剂量可减为 1.5 g。链霉素的每天成人剂量为 1 g，分 2 次肌内注射。SMZ 和 TMP 合剂对本病也具有一定的效果，对四环素过敏者、孕妇等可以采用。疗程宜为 4～6 w，过短易有复发（复发率 4%～50%）。链霉素也需同用，成人剂量为每天 1 g，分 2 次肌内注射，疗程 3 w。

（二）慢性感染

一般认为四环素与链霉素合用有一定疗效，但四环素的疗程应延长至 6 周以上，链霉素以 4 周为宜。对脓性病灶可予手术引流。

布鲁杆菌骨髓炎应予彻底清创，辅以长期抗菌治疗，除四环素及链霉素外，亦可试用氯霉素与庆大霉素联合治疗。脊柱炎或椎间盘感染一般无需外科引流。关节炎患者偶需做滑膜切除术。

布鲁菌心内膜炎宜用四环素治疗，疗程 2～3 个月；链霉素的疗程为 6 w。四环素亦可与庆大霉素、复方 SMZ 联合治愈本病。也可在上述基础上加用利福平。但成功的治疗常需换瓣。

布鲁菌经典疗程已沿用 20 余年，静脉注射，首剂为 25 万个菌体，以后依次为 50 万、125 万、250 万、500 万、1000 万、2000 万、5000 万、7500 万、1 亿、1.5 亿。每次注射后引起短暂的发热为有效。禁忌证为：活动性且肺结核、风湿热、恶性肿瘤、肝肾功能不全及妊娠等。

布鲁菌病的并发症有心内膜炎、心包炎、脑膜脑炎、脑膜炎、脊髓炎、支气管肺炎、胸膜炎、子宫内膜炎等，个别患者可发生失语、瘫痪、听力减退、耳聋、角膜炎、视神经炎、视网膜炎、肾炎、肾盂肾炎等。妊娠患者发生流产者约占 1%。

（三）预后

预后良好，患者大多于 3 ～ 6 个月内康复，仅 10% ～ 15% 的病例病程超过 6 个月。未经抗菌药物治疗的病死率为 2% ～ 3%，主要死亡原因为心内膜炎、严重中枢系统并发症、全血细胞减少症等。慢性患者可因关节病变、肌腱挛缩等而使肢体活动受限。

八、西南地区分布情况

（一）全国疫情

1905 年 Boone 在重庆首次报告 2 例。

1916 年在福建报告数例。

1925 年在河南报告 4 例，分出羊种菌。

1932 ～ 1949 年谢少文收集 29 例。

1936 年日本人在白城调查羊感染率为 33%。

1952 ～ 1981 年，全国共发现疫区县 1109 个，共有暴发点 245 个（其中 70 年代以前 202 个，占 82.4%；70 年代以后 43 个，占 17.6%）。畜间布鲁菌病的平均感染率为 4.97%，人间平均感染率为 8.16%（1.42% ～ 16.4%），平均患病率为 3.88%，（0.73% ～ 7.71%），累计发病 134 252 人，历年发病率在 0.02/10 万 ～ 1.77/10 万之间。

1982 ～ 1991 年，畜间平均感染率为 0.49%，人间平均感染率为 0.73%，平均患病率为 2.51%，累计新发病人数达 3369 人，平均发病率为 3.10/10 万。

1992 ～ 1995 年年末，布鲁菌病疫区县达 1369 个，实有患者 71 979 人。1995 年新发患者 1045 人，四川出现 1 起布鲁菌病暴发事件。

1. 畜间疫情

（1）绵山羊：平均感染率为 0.5%。

（2）牛：平均感染率为 0.4%。

（3）猪：平均感染率为 1.7%。

（4）鹿：平均感染率为 0.5%。

（5）犬：平均感染率为 6.5%。

2. 人间疫情

（1）一类地区：人间报告发病率超过 1/10 万或畜间疫情未控制的县数占总县数的 30% 以上的省区。包括北京、天津、河北、内蒙古、山西、黑龙江、吉林、辽宁、山东、河南、陕西、新疆、宁夏、青海、甘肃 15 个省区和新疆兵团。

（2）二类地区：有本地新发人间病例发生、报告发病率低于 1/10 万或畜间疫情未控制的县数占总县数的 30% 以下的省区。包括江苏、上海、浙江、江西、福建、安徽、湖南、

湖北、广东、广西、海南、四川、重庆、贵州、云南和西藏等 16 个省区。

3. 菌种菌型分布

至今已分离出布鲁菌 3500 ~ 4000 株，包括羊种菌 1、2 和 3 型，牛种菌 1、2、3、4、6、7 和 9 型，猪种菌 1 和 3 型，绵阳附睾种菌，犬种菌共 5 个种、14 个生物型，其中羊 1 型占羊种菌的 50% 多，牛以 1、3、6 和 9 型为主，猪种菌以 3 型较多。

（二）贵州省

2011 年曾对贵州务川县的人间布鲁菌病进行血清学调查，调查和采集血样本 331 人份，RBPT 与 SAT 阳性 3 人，阳性率为 0.90%（3/331），其中大坪镇的阳性率为 4.34%，浞水镇的阳性率为 2.70%，其他乡镇的阳性率为 0。

（三）四川省及重庆市

从 20 世纪 50 年代开始，中国对人畜布鲁菌病进行了调查及防治工作，目前人畜间布鲁菌病分布在 28 个省市、自治区和直辖市。1989 ~ 1993 年间，通过对四川省部分布鲁菌病达标县的人群血清学检测发现，1989 年检查 1398 人，阳性 3 人，阳性率为 0.21%；1990 年 1568 人，阳性 7 人，阳性率为 0.45%；1991 年 1787 人，阳性 3 人，阳性率为 0.17%；1992 年 1885 人，阳性 3 人，阳性率为 0.16%；1993 年 2373 人，无阳性。考核达标县人间布鲁菌病疫情控制仍是稳定的，但仍有零星传染源存在的危险性。

四川省布鲁菌病主要流行于甘孜、阿坝、凉山等少数民族地区的牧区和半农半牧区、内地盆地及周边山区的 51 个县。2005 ~ 2009 年四川省人间布鲁菌病监测结果显示，5 年间报告人间布鲁菌病病例 7 人，总的血检阳性率为 1.97%，以 20 ~ 39 岁的青壮年感染为主，男女性别间无差异，地区间甘孜州高于阿坝州、阿坝州高于凉山州。

2004 年，四川省疾控中心在理塘县、金阳县和若尔盖县进行人间布鲁菌病监测，职业人群血清 1123 份，经 SAT 检测，阳性 29 份，阳性率为 2.58%。据调查，理塘县的人间布鲁菌病感染率 2000 年为 7.03%（患病率为 6%）、2001 年为 5.16%、2002 年为 5.57%、2003 年为 5.71%、2004 年为 4.65%，金阳县今年也重新出现血检阳性；而非监测点的石渠县今年人间布鲁菌病感染率为 3.95%、疑似为 5.62%、绵羊布鲁菌病阳性率为 3.81%，阿坝州的壤塘县（1991 年达到基本控制区标准）2003 年人间布鲁菌病感染率为 4.67%，汶川县（1991 年达到基本控制、1995 年达到稳定控制）于 2001 年和 2002 年各发现 1 例急性期布鲁菌病患者。2011 年 5 月，四川眉山曾发生 1 起布鲁菌病报告。

2011 年，在德阳市、甘孜州等 15 个市（州）进行了流行病学调查显示，不同市州布鲁菌病的阳性率差异较大，川东、川北地区疫情形势平稳，川西北、川南及历史疫区布鲁菌病阳性率依然偏高。绵阳、德阳等川北地区家畜布鲁菌病的阳性率控制在 0.5% 以内，甘孜、阿坝等川西北部布鲁菌病历史地区家畜布鲁菌病的阳性率依然较高，在 1.5% ~ 3% 之间浮动。

（四）西藏自治区

布鲁菌病早在 1913 年就流行于西藏羌塘草原，西藏大部分地区为布鲁菌病的自然疫源地。根据今年来调查显示，那曲、昌都、阿里等地区布鲁菌病人群感染情况比较严重（表 27-2，表 27-3）。

表 27-2 2006 年那曲、昌都地区布鲁菌病感染情况

地区	检查人数	阳性人数	阳性率（%）
那曲	240	15	6.25
昌都	212	21	9.90
合计	452	36	7.96

表 27-3 西藏布鲁菌病人群感染情况

调查地区	调查人数	阳性数	阳性率（%）	调查方法
那曲县	1456	562	38.36	皮试
贡觉县	1048	363	34.64	皮试
班戈县	92	27	29.35	平板凝集
萨葛县	1370	319	23.28	皮试
八宿县	1297	275	21.20	皮试
墨竹工卡县	1205	243	20.17	皮试、试管凝集
当雄县	1060	165	15.57	皮试
江孜县	662	37	5.59	皮试
江达县	73	3	4.11	皮试

据对那曲地区斑戈县的调查，发现多集中于羊流产高潮后 1 个月左右，且呈流行状态。当地羊流产在 2、3 月，人间发病高峰在 4 月。随着今后农业的发展，经人工授精控制配种季节，羊、牛受孕、流产期可异于往常，人间发病季节随之推移，这是值得注意的。

根据那曲、昌都、阿里地区的调查显示，布鲁菌病感染率以青壮年较高，其主要原因为该人群均为家庭主要劳动者，从事放牧、接羔、剪羊毛、挤奶等生产活动，感染机会较多。不同年龄和性别的感染率分布见表 27-4 至表 27-6。

牧区群众从事畜牧业生产活动，直接接触牲畜，在挤奶、接羔、处理流产物等过程中不采取任何防护措施；当地牧民有吃生肉（风干牛羊肉）、喝生奶的习惯，防疫知识贫乏，缺乏自身防护，这些都增加了感染布鲁菌病的机会。

表 27-4　2006 年那曲、昌都地区不同性别和年龄的布鲁菌病感染情况

年龄组（岁）	男性			女性			总计		
	检查人数	阳性人数	阳性率（%）	检查人数	阳性人数	阳性率（%）	检查人数	阳性人数	阳性率（%）
0 ~	12	1	8.33	10	3	30.00	22	4	18.18
10 ~	111	6	5.40	70	5	7.14	181	11	6.08
20 ~	47	5	10.64	36	1	2.78	83	6	7.23
30 ~	35	1	2.86	37	2	5.40	72	3	4.17
40 ~	24	2	8.33	17	2	11.76	41	4	9.76
50 ~	16	4	25.00	17	–	–	33	4	12.12
60 ~ 70	10	2	20.00	10	2	20.00	20	4	20.00
合计	255	21	8.24	197	15	7.61	452	36	7.96

表 27-5　阿里牧区各年龄组布鲁菌病感染率与患病率

年龄组	检查人数	感染		患病	
		人数	%	人数	%
~ 15	565	113	20.00	48	8.50
~ 25	409	159	38.88	95	23.23
~ 35	225	109	48.44	77	34.22
~ 45	223	120	53.81	103	46.19
~ 55	171	84	49.12	80	46.78
56 ~	79	42	53.17	35	44.30
合计	1672	627	37.50	438	26.20

表 27-6　阿里地区农区与牧区布鲁菌病感染率及患病率

区别	检查人数	感染		患病	
		人数	%	人数	%
牧区	1672	627	37.50	438	26.20
农区	468	56	12.02	40	8.58

第二十八章　类　鼻　疽

类鼻疽（melioidosis）是由类鼻疽杆菌（burkholderia pseudomallei）所致的分布在热带地区的人兽共患自然疫源性疾病。由 Whitmore 1912 年发现于缅甸仰光，在此后相当长的时间内一直没有引起人们的关注，直到 20 世纪 60 ~ 70 年代侵越美军因感染本病造成

几百人非战斗减员才引起重视。东南亚和澳大利亚北部为本病多发地区，泰国东北部有的医院每年收治近百例类鼻疽患者，澳大利亚昆士兰地区的猪因感染本病造成很大的经济损失。类鼻疽主要通过皮肤和呼吸道感染，特别是战伤感染，由于患者无特异性症状，病原对许多常用抗生素有耐药性，因而常被误诊、误治，急性型患者病死率达 90% 以上，亚临床感染可在 20 多年后发病，故在医学上有"定时炸弹"之称。

类鼻疽杆菌是热带土壤的腐生菌，对营养需求低，在适宜的环境中可长期存活，形成永久性自然疫源地，目前被视为亚洲孟加拉湾至中国南海广大地域的重要感染因素。

李俐、陆振豸等于 1975 年证实我国华南热带地区存在类鼻疽疫源地，并相继发现病畜、患者，对本病的病原学、流行病学进行了比较深入系统的研究。我国流行地区人群感染率高，但与之极不相称的是自 1989 年以来仅有几十例患者报告，况且都来自海南、湛江地区的细菌学检验开展较好的省级医院或医学院校附属医院。国外也有类似情况，如泰国在 1974 年之前仅有几例类鼻疽病例报道，在该国传染病协会的重视下，1974 ~ 1986 年上报的病例达 800 例。新加坡在 1985 年前未发现病例，但至 1995 年报告的患者有 90 例。随着我国经济的发展、科学技术的提高和有关类鼻疽知识的普及，预见会有更多的患者被发现，并能得以及时救治。

一、病原学

（一）分类

1912 年 Whitmore 从 38 例类似鼻疽病理变化的败血症病例中分离出一种有运动性的细菌，1915 年将该菌归入假单胞菌属，1957 年假单胞类鼻疽菌（*Pseudomonas pseudomallei*）被正式引用。20 世纪 70 年代初，有学者应用 DNA-DNA 体外杂交技术把假单胞菌属分成 5 个 DNA 群，其中把假单胞类鼻疽菌归入群 Ⅱ。随着细菌分类技术的发展，假单胞菌属中的各 DNA 群已另有归属。90 年代初日本学者将群 Ⅱ 中的 7 个种归于一个新属 Burkholderia（音译为：伯科属），该分类已被世界各国的学者接受，全称为类鼻疽伯科菌（*Burkholderia pseudomallei*），一般简称为类鼻疽杆菌。

（二）形态

类鼻疽杆菌是革兰阴性短杆菌，两极浓染，大小为（1.2 ~ 2.0）m×（0.4 ~ 0.5）m，端鞭毛。普通光学显微镜很难观察到荚膜，电镜下可以看到菌体周围附着有团状的荚膜样物质，菌体内可见数量不等的椭圆状的电子透明带，核质向两端集中。

（三）致病性

类鼻疽杆菌对哺乳动物的感染谱较广泛，包括野生动物和家畜，鸟类也有感染的报道。实验动物中家兔、金黄地鼠和豚鼠敏感，人工接种细菌后几乎全以败血症死亡。美国

报道地鼠气溶胶感染的 LD_{50} 为 73.5 个菌，也可经口感染。我国分离株对地鼠的 LD_{50} 介于 10.5 ~ 40 个菌之间。澳大利亚学者用 C57BI/6 鼠建立了慢性类鼻疽感染实验动物模型，病变与马、猪慢性病例相似，呈肝、脾脓肿及干酪样坏死病变。

二、流行病学

（一）自然疫源地

1. 疫源地结构

无论是实地调查或是实验室模拟试验都证实类鼻疽杆菌能在适宜的场合中长期存活，在其世代繁衍中不需要动物宿主参加。曾有人认为鼠类是本病的宿主动物，但后来有研究者对越南西贡和马来西亚的鼠类进行了大量剖检分离，排除了这种可能。作者对海南流行地区的水禽和塘鱼做了肛拭子和鱼鳃的病菌分离，亦为阴性结果。佟世德等研究证实，只要温度和湿度适宜，类鼻疽杆菌能在泥土中存活 3 年以上。澳大利亚的 Currie 用 PCR 技术对达尔文地区的土壤进行了研究，发现在一定深层的土壤中类鼻疽杆菌的分布广泛而恒定，在旱季里土壤的保菌量也相当高。

2. 疫源地分布

（1）世界分布：经病原学确认存在类鼻疽疫源地的国家和地区，亚洲有东南亚的缅甸、泰国、越南、柬埔寨、马来西亚、菲律宾、新加坡、印尼；南亚的印度、斯里兰卡、巴基斯坦、孟加拉；东亚的中国和西亚的伊朗。非洲有东非的肯尼亚、乌干达；西非的冈比亚、上沃尔特、新几内亚、科特迪瓦（原象牙海岸）、尼日尔；中非的乍得和南非的马达加斯加。澳洲和太平洋岛屿有澳大利亚、巴布亚新几内亚、斐济、关岛。美洲有北美的墨西哥；中美的巴拿马、萨尔瓦多；南美的巴西、秘鲁、智利、厄瓜多尔；加勒比地区的海地、波多黎各和阿鲁巴岛。上述国家和地区除了伊朗外，疫源地都分布在南北纬 20 度左右之间的低纬度地区。

（2）国内分布：对南方 6 省区 59 个县市（湘 4、粤 24、桂 13、琼 5、闽 9、滇 4 个县市）检查的结果证实存在疫源地的有 14 个县市，即海南的三亚、琼海、澄迈、海口，广东湛江、高州、惠阳、河源、新丰，广西南宁、扶绥、崇左、桂平和福建莆田。南端为北纬 18 度的海南三亚，北端为 25.3 度的福建莆田。香港亦已证实存在疫源地，台湾报道有患者，怀疑是从菲律宾溺水感染的。上述地区主要分布在等温线以南的华南热带和南亚热带，呈地带性分布，与世界分布是一致的。我国地域广大，华中、西南地区存在的一些热带"飞地"中可能也有疫源地分布。

3. 疫源地的自然因素

（1）地理位置和地形地貌：类鼻疽疫源地虽呈地带性分布，但同处相同地带的地区由

于所处位置及地形、地貌的差异，病原分布结果亦不尽相同。如福建莆田与广西桂林虽在同一纬度，前者地处沿海，具热带景观，病原分离阳性；后者为内陆地区，具亚热带景观，病原分离阴性。海南岛分离的类鼻疽杆菌和患者都来自丘陵台地和平原地区，中部山地（海拔高于500 m）的分离结果阴性，人畜也未发现感染。

（2）温度：实验表明类鼻疽杆菌的适宜生长繁殖温度为18～37℃，20～32℃可活存3年以上，超出此范围寿命明显缩短。热带和南亚热带地区气温年平均在20℃以上，适宜本菌生存。我国的调查表明，每年月均气温低于18℃超过3个月的地区不能分离到类鼻疽菌。澳大利亚昆士兰地区的调查结果亦与此相似，当气温低于18℃时分离结果阴性。

（3）雨水：实验表明，类鼻疽杆菌在水中生长的适宜pH为5～8，只要温度适宜可长期生存，干燥时只能生存30 d左右。本病疫源地分布地区降雨量大，年降雨量大于1600 mm，雨季长，属于干燥度小于0.75的湿润区。马来西亚的研究表明，其环境病菌分离率与雨量呈正相关。国内分离的病菌都来自长期积水的水坑、稻田、沟渠和沼泽，这些停滞水水温高，含有机质丰富，pH6左右，适宜该菌生长。从流动水、深水中未获阳性结果。

（4）土壤：实验表明，不同地区来源的土壤对本菌的生存影响无明显不同，只要土壤含水量达20%病菌就同在水中一样可长期活存。实地调查表明，土壤的结构主要是蓄水性能对本菌的生存有重要影响。Thomase报道澳大利亚的调查结果，地表20～40 cm的黏土层适宜本菌生存，砂土层分离结果阴性。我国西沙群岛其热带气候适宜本菌生存，但岛上地表全部是珊瑚贝壳风化的石灰土，无蓄水性能，分离结果阴性。

（二）传染源

人和动物可直接接触带菌的水土感染类鼻疽。类鼻疽杆菌是流行区土壤常在菌，据调查，泰国某些地区稻田土标本病菌分离阳性率高达78.1%，马来西亚稻田水阳性率33.3%，伊朗土壤分离阳性率17.0%，我国海南三亚的稻田、沟渠水分离阳性率11.0%，广东惠阳潼湖水阳性率为9.0%。由于这些地区环境中有类鼻疽杆菌广泛分布，人类极易引发感染，特别是战争时期，如法军在越南的一次翻车事故中有3人翻入泥水中，通过伤口感染，此3人于事故后8～24 d先后都死于类鼻疽败血症。

感染类鼻疽的动物虽然不直接参与本病的传播，但能将病原携带到非流行区，污染环境。Dodin报道在本病的非流行区法国巴黎发生类鼻疽杆菌污染动物园环境，造成马、骡死亡，并殃及猫、鸽等小动物，可能是引进亚洲带菌动物所致。

（三）传播途径

本病主要传播途径是带菌水土直接污染皮肤伤口感染，其次是通过空气吸入气溶胶感染。法军在越南发生的100多例严重类鼻疽患者大部分是经常通过稻田、沼泽、沟渠涉水巡逻的士兵。美军类鼻疽患者中有1/3是直升机机组人员，认为是因吸入螺旋桨刮起的尘埃

所致。对于动物还有经口感染的可能。其他传播途径如人与人之间的直接传播，通过导尿管的医院内传播等仅是个别报道。经感染动物传染人的事例至今虽然未见报道，但流行区的猪、羊感染类鼻疽很普遍，通过带有菌的猪肉、羊奶传播仍然是值得关注的问题。

（四）易感性

1. 人

人对类鼻疽易感，与人种、年龄、性别无关，流行区人群类鼻疽感染率高，血清调查表明泰国为 29.1%，马来西亚为 7.3%，侵越美军为 9.0%，作者等曾调查海南琼海某医院门诊待查患者，血清阳性率竟达 53.0%。

2. 动物

类鼻疽能感染多数哺乳动物，报道的自然感染病例有猪、山羊、绵羊、羚羊、马属动物、牛、骆驼、狗、猫、鼠、袋鼠、灵长动物及海豚，鸟类也有感染的报道。家畜中猪易感性最强，Thomas（1981）报道，澳大利亚北昆士兰一个猪场一年屠宰的一千多头猪中确认类鼻疽而废弃的占 2.36%。我国疫区猪的感染也比较普遍，作者曾调查海南的一个养猪场，猪群的感染率达 35.0%，剖检血清学阳性猪都能见到内脏病变，半数可分到类鼻疽杆菌。

绵羊的类鼻疽常呈地方性流行，Thomas 从澳大利亚北部 39 份有病变的标本中分离到 12 株病原。我国海南岛山羊的感染率为 10%，在广西从 23 份山羊的病变标本中分离到 1 株病原。牛对类鼻疽杆菌感染率高，但发病极少见。

马对类鼻疽杆菌有一定的抵抗力，静脉接种 5 亿～15 亿活菌引起剧重病情，部分死亡；皮下接种 50 亿活菌仅引起短暂发热和局部脓肿。欧洲有马群暴发类鼻疽的报道。我国疫区的自然感染马都是隐性经过，仅表现为血清学抗体阳性反应。类鼻疽杆菌感染的马对鼻疽杆菌抗原无论是血清学还是变态反应都呈阳性结果，所以能干扰鼻疽检疫。

海洋哺乳动物海豚对类鼻疽易感，香港海洋公园 32 只海豚感染本菌，死亡 27 只，并从海滩和环境中分离到了类鼻疽杆菌。

（五）流行特征

本病流行的地区分布与疫源地的分布是一致的。我国目前报道的患者都来自海南岛、雷州半岛和香港，国外非本病流行地区发现的病例也都有接触过疫源地的历史。动物中猪对类鼻疽易感、数量大，对猪的血清流行病的调查结果很能说明这种地区分布特征。作者等调查了我国南方 5 个省区（琼、粤、桂、湘、鄂）的 28 个县市猪血清类鼻疽抗体的分布，以北纬 24°（与 1 月平均 12℃等温线基本平行）为分界，界南 18 个县市猪抗体阳性率为 15.0%，界北 10 个县市猪阳性率为 1.3%，差异非常显著。动物免疫学检疫结果与疫源地的地区分布是一致的，人群血清学调查亦如此。

三、预防和控制

对类鼻疽的预防迄今还没有有效的菌苗，类鼻疽杆菌又是疫区环境中的常在菌，所以疫源地无法拔除，个人防护也难以做到。目前控制本病的办法首先是查清疫源地的分布，特别是我国热带和南亚热带区域新的经济开发区及有军事行动的地区。二是普及本病的防治知识，提高医务人员的认识，对有疫区生活史的感染性患者和不明发热的患者首先应排除此病，以免误诊。三是要防止带菌动物和肉品扩散病菌，污染新的环境，应在动物检疫和肉食品检验法规中加入类鼻疽的内容。下面介绍疫源地调查和动物检疫及肉食品检验的一些方法。

（一）疫源地调查

1. 病原分离

（1）标本的采集和处理：由于水中的类鼻疽杆菌比泥土中含量高，因此分离病菌一般采集水样。选择停滞水如稻田、积水坑、沼泽水等，采集时轻轻搅动水面，收集 200 ml 置三角烧瓶中，静置片刻弃去粗渣沉淀，倾出上清加明矾和碳酸氢钠各 50 mg，充分搅拌，静置 15 min，用滤纸过滤，将纸面的滤渣用 1 ~ 2 ml 生理盐水洗下，用于接种。

（2）动物接种：最好选用金黄地鼠，也可用豚鼠代替，每份水样接种 1 只动物，动物不足时也可几份水样接种一只动物，24 h 内死亡者为非特异性死亡。类鼻疽感染的动物一般于 48 h 以后死亡，剖检可见肝、脾等脏器有小化脓灶或干酪样坏死灶，取心血或肝、脾接种于选择性培养基。

（3）细菌鉴定：见实验室诊断部分。如鉴定为类鼻疽杆菌，即可确认疫源地。

2. 血清学调查

（1）标本来源和处理：采集人群和动物血清，每个采样点不少于 30 份。动物血清可以猪作为"哨兵"动物，因为猪的数量大分布广，对类鼻疽杆菌易感。被检血清 56℃灭活 30 min。

（2）方法：采用间接血凝试验（见实验室诊断部分）。

（3）结果分析：血清间接血凝试验的临界诊断标准是 1∶40，我国类鼻疽疫源地人群抗体阳性率 3.80% ~ 15.2%，猪抗体阳性率为 15.2%，可作为参考。

（二）动物检疫与肉食品检验

1. 动物检疫

国外因感染动物扩散类鼻疽杆菌已有报道，有的国家口岸检疫法规中已经列有类鼻疽内容。我国已研制出特异的类鼻疽菌素，可以对动物进行变态反应试验，曾在军马检疫中应用。

2. 肉食品检验

对感染类鼻疽杆菌的肉用动物，目前仅在屠宰后废弃有眼观病变的脏器部分，不做细菌学检验。有一些快速的检测方法如荧光标记抗体技术、酶标记抗体技术，由于无法规可依，都未在实际中应用。

四、病理学

（一）发病机理

类鼻疽杆菌可以突破吞噬体的膜，潜入细胞浆中，从而避免了溶酶体的杀灭，因此认为这是类鼻疽杆菌在机体内存活的机制之一。肺组织中的细菌周围有纤维状的物质呈发散状排列，这种纤维状物质有效地保护细菌免受机体的抗菌因素作用，显然是细菌在组织中的一种存在形式。在病变的肺组织中，类鼻疽杆菌周围有纤维性生物膜包裹，以微菌囊群的形式存在，因此认为，组织中的类鼻疽杆菌并不存在被吞噬和杀灭的问题，这是类鼻疽杆菌在机体长期隐性感染的机制之二。

当机体抵抗力强、感染的细菌量少或者毒力弱时，呈一过性表现，或者仅仅呈现血清学阳性反应。反之，当感染的细菌量大、毒力强及机体抵抗力弱时，体内细菌就会大量繁殖，使机体发病。在类鼻疽疫区，土壤中细菌的分布是很广泛的，人们野外作业感染的机会很多，在这些感染的个体中只有一部分发展为类鼻疽病例。临床资料表明，人类鼻疽的发病有许多诱因，如糖尿病、癌症、严重烧伤及手术等。糖尿病是一个主要诱因，一般认为糖尿病是通过降低机体免疫力而起作用的。

（二）病理变化

1. 人类鼻疽

（1）急性类鼻疽：急性类鼻疽表现为败血症，累及所有器官，但最常见的是肺、肝、脾和淋巴结。病变为泛发性灶性小脓肿，直径 1 ~ 3 mm，与周围组织界限明显，很少仅侵害一个器官。病程维持几天的患者，小的化脓灶可能融合增大；肺炎症状明显的患者，小脓肿融合，区域广泛，没有明显的界限。组织学变化见渗出液中优势细胞是多形核白细胞，组织细胞数量不定，在化脓区可见散在的巨核细胞。肝、脾等器官的病变没有出血，而在肺脏病灶周围常绕有出血区。新鲜病变边缘见有纤细的纤维蛋白网，较陈旧的病灶则可见粗股纤维蛋白团块。坏死常伴随化脓发生，坏死区中有明显的细胞坏死和核碎片。淋巴结发生两种不同类型的反应，一是与其他器官所见相同的小脓肿，另一种是急性反应性淋巴结炎，以淋巴窦组织细胞增生为特征。所有急性病灶中均能发现两极浓染的类鼻疽杆菌。

（2）慢性类鼻疽：多数局限于 1 个器官，以肺部最为多见，呈现坏死和肉芽肿结合的病理变化，病变中心部分为坏死区，常含有脓性渗出物，有时呈干酪样外观。周围包有肉芽组织，由上皮样细胞和巨噬细胞组成，可能是朗格汉斯细胞或异物巨细胞或两者兼有。类鼻疽肉芽肿在病理上很难与其他病菌所致的肉芽肿作出区别。

2. 动物类鼻疽

以猪的病变为例，剖检病变可见于各实质脏器，但以肺脏多发，眼观为脓肿或结节。脓肿呈多发性，有的脏器有几十个，大的有鸡蛋大，小的仅针头大。组织学变化可见两种病理过程，一是渗出性化脓性炎症，在肺脏见细支气管和肺泡蓄脓，肝、脾、淋巴结为化脓灶，渗出细胞以多形核白细胞和单核细胞为主，与周围组织界限明显；另一种是肉芽肿，呈结节状，分层明显，中心为深染的坏死细胞核碎片，周围是淡染、核结构疏松的上皮样细胞层，第三层是由多量单核细胞、淋巴细胞和少量多型核白细胞组成的反应带，外层是结缔组织包膜。肺脏还可见淋巴小结增生和机化灶的形成。

五、临床学

（一）临床表现

1. 人的类鼻疽

临床上一般分为急性败血型、亚急性型、慢性型及亚临床感染。

（1）急性败血型：是最严重的病型。Susaeugrat 报道泰国的 220 例类鼻疽患者，急性败血型占 58%（127 例）。潜伏期一般 4 ~ 5 d，但有的潜伏型感染患者可以在感染很长时间后受到某种应激而突然发病。患者表现为严重的寒战、发热、虚脱及呼吸道感染症状（咳嗽、脓痰、咯血、胸痛等）、肾衰竭和消化道症状。当患者存活 4 ~ 5 d 或以上时，才出现局部症状，平均病程 14 d 左右。本型患者多数伴有糖尿病、严重烧伤及癌症等，预后不良，如果诊治不当，死亡率可达 90%。就在撰写本文之际，海南省人民医院 1 周内收治 6 例类鼻疽患者，其中 4 例死亡。

（2）亚急性型：病程数周至数月，感染局限于各种组织。较常见的表现为：肺炎、肺脓肿、脓胸、肺肉芽肿、心包炎、心包积水、肾盂肾炎、前列腺炎、骨髓炎、脾脓肿、蜂窝织炎、皮下脓肿、肝脓肿、脑炎、脑膜炎等，偶尔也有胃肠炎表现。其中以肺部感染占很高的比例，1965 ~ 1970 年美军某医院收治了 39 例肺型类鼻疽，以发热、咳嗽和消瘦为特征，X 线透视可见肺空洞和浸润，多见于肺上叶。该型可转化为急性败血型或慢性型。

（3）慢性型：病程长达数年，如越南一名患者患骨脓肿 18 年，最后定为类鼻疽。由于慢性类鼻疽主要侵害肺部，酷似结核或真菌感染，香港有的研究者认为当地许多慢性肺结核实质是慢性类鼻疽。

（4）亚临床型：感染类鼻疽后由于机体抵抗力强，没有发展为显性病例，而只有血清抗体阳性。感染者可能终生不会发展为显性类鼻疽，但当诱因存在时，如糖尿病、尿结

石、慢性肾衰竭、肾盂肾炎、吸毒、酗酒、肝硬化、癌症、艾滋病等，常可使其转化为显性感染。侵越美军中约有 9% 的亚临床型病例，回国后不断有发病报道，最长的潜伏期为26 年。

2.　动物类鼻疽

由于感染动物的种类不同，感染的部位不一，临床表现各异。

（1）猪：临床表现为发热、呼吸加快、运动失调、鼻眼流出脓性分泌物、关节肿胀等。成年猪一般宰后才被发现，幼猪一般 1 ～ 2 w 后死亡，剖检最常见的是肺、脾及所属淋巴结的损害，有时可侵害肾及睾丸。

（2）羊：绵羊类鼻疽常呈地方性流行，表现发热、咳嗽、呼吸困难、跛行，有的出现精神症状。山羊类鼻疽多呈慢性经过，缺少临床症状，但乳腺被侵害，羊奶中可长期带菌。

（3）马：马的临床症状多样，常见咳嗽、发热、疝痛、神经症状等，但最后出现肺部感染症状。1987 年法国报道了两起马类鼻疽的暴发流行，一起是一个具有 180 匹马的马群，其中 4% 死亡；另一起是具有 44 匹马的马群，发生 1 例急性、12 例亚急性类鼻疽病马。急性型主要呈现高热、腹泻、疝痛；亚急性型主要呈现衰弱和水肿。

（4）牛：牛类鼻疽病例报道得不多，临床症状主要表现为发热、气喘、拱背和不安。有的报道为截瘫和一侧躯体麻痹。

（5）犬：病初表现不一，但到病的后期均表现为高热、睾丸炎、附睾炎、肢体肿胀、跛行及白细胞增加。

（二）临床诊断

人类鼻疽的症状是多样的，没有什么示病症状，故国外有 "great mimicker（似百样病）" 之称，所以单靠临床症状难以确诊。但处在类鼻疽疫区的临床医生应时刻予以警惕，对于原因不明的发热患者首先要排除类鼻疽杆菌感染。急性败血型病例病情险恶，往往未等最后确诊已经死亡。为了解决该型临床诊断的问题，泰国 Khon Kean 大学通过大量的病例分析，将糖尿病、多器官受累、没有腹痛、肺部感染作为败血型类鼻疽的临床特点，据说其准确性达 85%。对于亚急性型和慢性型类鼻疽最终还需实验室确诊。

六、实验室诊断

（一）细菌分离与鉴定

未污染的病料如无菌抽血或无菌抽取的脓汁等可直接接种于 4% 普通肉汤或普通营养琼脂进行培养，一般于 37℃培养 24 ～ 48 h 即可获得纯培养物。未用抗生素治疗的败血症患者血液与培养基之比应为 1∶4，若已用抗生素治疗可将此比例提高到 1∶10。骨髓培养无意义。

已污染的病料需要用选择性培养基。常用的选择性培养基有改良麦康凯培养基、Ashdown 培养基。

根据类鼻疽杆菌在 Ashdown 培养基上的生长情况、气味、运动性可作出初步判断，有条件的单位进一步用细菌鉴定系统鉴定，如 Sceptor 系统。没有条件的单位可以用生化试验予以鉴定，与同属其他 6 个种及铜绿假单胞菌的鉴别可参照表 28-1 进行。

表 28-1　类鼻疽伯科菌与同属菌种及铜绿假单胞菌的鉴别

	41℃生长	麦康凯	纤维二糖	麦芽糖	水杨苷
类鼻疽伯科菌（*B. pseudomallei*）	+	−	+	+	−
鼻疽伯科菌（*B. mallei*）	−	+	+	−	−
洋葱伯科菌（*B. cepacia*）	+	−	+	+	+
卡亚菲伯科菌（*B. caryophylli*）	−	−	−	−	+
高得里伯科菌（*B. gladiolis*）	−	+	−	−	−
皮氏伯科菌（*B. pickettii*）	−	−	+	+	−
索蓝伯科菌（*B. solanacearum*）	−	−	−	−	−
铜绿假单胞菌（*P. aeruginosa*）	+	+	−	−	−

（二）PCR 技术

PCR 技术可以检测到 1 ml 全血含 10 个菌的水平。

（三）抗原检测

在临床诊断中，细菌学方法需要一定的时间，检测抗体的血清学方法存在假阳性和假阴性的问题，所以有许多学者尝试循环抗原的检测。20 世纪 80 年代末，马来西亚学者制备了类鼻疽杆菌外毒素单克隆抗体，并建立了 ELISA 试验，在实验室达到了检测 16 ng/ml 的浓度水平，未见应用于临床的研究报道。90 年代泰国学者在 ELISA 的基础上使用了生物素 – 亲和素系统，在检测细菌提取的抗原中可以测到 3.9 ng/ml 的水平，也没有使用于临床诊断的下文。

（四）血清学诊断

（1）间接血凝试验（IHA）：通常不把 IHA 试验作为临床诊断的工具，而只是利用其敏感性高的特点进行大样品被检血清的筛选，或者用来进行血清学调查。

（2）补体结合试验（CF）：没有被广泛使用，近年来有用该技术检测动物类鼻疽的研究报道。类鼻疽 CF 试验血清阳性的临界值为 1∶8。此法不适用于猪血清检测。

（3）荧光抗体试验：荧光抗体 IgG 检测技术（IFA-IgG）不能用于早期诊断，不过是在 IHA 的基础上提高了敏感性和特异性，没有广泛推广和使用。

（4）酶联免疫技术：为了克服荧光抗体试验在设备上有要求的缺点，Ashdown 于 1989 年发表了应用 ELISA 检测类鼻疽特异性 IgM 和 IgG 的文章。次年泰国的研究者又对此技术予

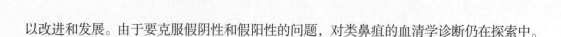

以改进和发展。由于要克服假阴性和假阳性的问题，对类鼻疽的血清学诊断仍在探索中。

七、治疗

尽早选用敏感抗生素，而且用药量要足，两种以上抗生素联合使用，用药时间要长，一般达 30 天以上。在常用的抗生素中可选氯霉素、多西环素、四环素、土霉素、卡那霉素、增效磺胺。氯霉素每日 1.0 ~ 1.2 g 静脉注射，加上新生霉素每日 2 ~ 4 g 静脉注射或卡那霉素 2 ~ 4 g 肌内注射。四环素每日 2 g 肌内注射 7 d，然后每日 2 g 口服至少 30 d，对严重的患者可加入氯霉素或卡那霉素。在新型抗生素中有人推荐使用第三代头孢菌素，但我国研究人员对 7 株临床分离株进行了药敏分析，发现只有 40% 的菌株对大多数第三代头孢菌素敏感；在抗第三代头孢菌素等药物的菌株中，有 1 个菌株对 90% 的药物不敏感。从我们的分析中发现，目前最敏感的药物是亚胺培南（lmipenem），其次是舒巴坦 – 氨苄西林（sulbactam/ampicillin）和克拉维酸 – 替卡西林（clavulanic acid/ticarcillin）。泰国的学者对亚胺培南和头孢他啶（ceftazidime）进行了比较，结论是亚胺培南安全有效，在治疗败血症类鼻疽中建议用亚胺培南代替头孢他啶。此后英国的一位学者使用了亚胺培南，有效地治疗了类鼻疽患者。另外，对局部脓肿的切除和引流也是最基本的外科疗法。

八、西南地区分布情况

1992 ~ 1993 年，对西藏部分地区进行了血清流行病学调查，其中察隅和米林共检测人群血清 1009 份，抗体阳性率为 2.68%（27/1009）、察隅阳性率为 2.16（12/556）、米林为 3.31%（15/453）；当地居民和部队人群感染率分别为 4.47%（24/537）和 0.64%（3/472）；亚东和错那抗类鼻疽抗体阳性率为 3.78%（31/820）；抗体滴度 1∶40 的血清 14 份、1∶80 者 9 份、1∶160 及以上者 8 份，其中亚东地区血清阳性率为 2.62%（15/572）、错那地区为 6.45%。

第二十九章　李斯特菌病

李斯特菌属（*Listeria*）有 7 个菌种，其中单核细胞增多性李斯特菌（*Listeria monocytogenes*，LM）对人和动物致病，引起李斯特菌病（listeriosis）。单核细胞增多性李斯特菌是一种胞内寄生菌，分布广泛，在土壤、水、植物和动物粪便中普遍存在，也可从甲壳动物、蝇、蝉中分离出。单核细胞增多性李斯特菌能引起多种野生动物和家畜感染，包括山羊、绵羊、

马、狗、猫、啮齿类动物、鸟和鱼等。1926年报道第1例人类李斯特菌病，以后报道的人类发病率明显增加。单核细胞增多性李斯特菌能引起人类脑膜炎、脑膜脑炎、原发性菌血症、心内膜炎和肺炎等疾患，尤以妊娠期妇女、胎儿和新生儿，以及细胞免疫功能低下或抑制的患者更易感染。近年来，李斯特菌病的发病率在一些国家和地区大幅上升，多数通过食物暴发流行，而且有较高的病死率，所以引起了普遍的关注。

一、病原学

（一）分类

根据1986年版《Bergey's 系统细菌学手册》，李斯特菌归属于规则的无芽孢革兰阳性杆菌。根据李斯特菌属细菌的化学分析、DNA同源性、16S RNA排列及其他参数，李斯特菌属的分类学要点为：①包括单核细胞增多性李斯特菌（*L. monocytogenes*）、无毒李斯特菌（*L. innicua*）、西利坚拉李斯特菌（*L. seeligeri*）、威尔逊李斯特菌（*L. welshimeri*）、伊万诺夫李斯特菌（*L. ivanovil*）、格氏李斯特菌（*L. grayi*）和默氏李斯特菌（*L. murrayi*）7个种；②原隶属于李斯特菌属的脱氧李斯特菌（*L. denitrificans*）已成为一个新属，即乔西菌属，称为脱氧乔西菌属（*J. denitrificans*）；③本菌属与环线杆菌属密切相关，但与链球菌、乳酸球菌、肠球菌及葡萄球菌等相距较远，介于乳酸杆菌与芽孢杆菌之间。李斯特菌属G+C含量为37%～39%。近年在畜间疫病流行区新发现致病性产H_2S李斯特菌，其G+C含量为30.5%。

（二）形态

单核细胞增多性李斯特菌（简称LM）是一种革兰阳性杆菌，大小为（0.5～2.0 μm）×（0.4～0.5 μm），有周鞭毛，在一定范围内能做旋转式运动。形态与培养时间有关，37℃孵育3～6 h菌体主要呈杆状，随后则以球杆形为主；3～5 d的培养物常形成6～20 μm或更长的丝状。不产生芽孢，室温（20～25℃）时为4根鞭毛的周毛菌，运动活泼，呈特殊的滚动式；37℃时只有1根鞭毛，运动缓慢。将细菌接种至半固体琼脂培养基，置于室温孵育，由于动力强，细菌自穿刺接种线向四周弥漫性生长，在离琼脂表面数毫米处出现一个倒伞形的"脐"状生长区，是本菌的特征之一。幼龄菌呈革兰阳性，陈旧培养物常转为革兰阴性，呈两极着色，易误认为双球菌。

二、流行病学

（一）传染源及宿主

李斯特菌属是一类革兰阳性杆菌，在自然界广泛存在，可从污水、小河、土壤、腐烂物、青贮饲料中及昆虫、鱼、鸟、野生动物及家养哺乳动物体内分离出。李斯特菌属中单核细胞增多性李斯特菌对人致病，另外 6 种李斯特菌很少对人致病。在 1926 年就从患病家兔血液中发现了单核细胞增多性李斯特菌，之后相继自野鼠、牛、羊身上发现，后又从传染性单核细胞增多症患者的血液和咽部分离到，所以有单核细胞增多性李斯特菌之称。当时有学者认为本菌是传染性单核细胞增多症的病原菌，但后经多数学者研究发现，传染性单核细胞增多症是由病毒引起的，单核细胞增多性李斯特菌可能只是伴随感染，并非该病的病原菌。并证实单核细胞增多性李斯特菌除感染多种动物外，也是人类李斯特菌病的病原菌。

李斯特菌病是由单核细胞增多性李斯特菌引起的感染，一般发生于孕妇及新生儿、老年人、药物或疾病所致的免疫抑制或缺陷者。人类李斯特菌病重要的传播途径之一是经食物传播，但不同于大多数经食物传播的胃肠道炎症性感染，并不以腹泻、呕吐为主要表现。李斯特菌引起孕妇感染并可导致流产、早产及新生儿化脓性脑膜炎、脑膜脑炎、播散性粟粒样脓肿等。老年人及免疫功能缺陷者主要表现为脑膜炎、败血症、心内膜炎及局限性感染等。引起的脑膜炎起病急剧，病死率高达 70% ～ 90%。1% ～ 5% 的健康成人和 10% ～ 20% 与李斯特菌有接触的人为无症状肠道带菌者。该菌在女性阴道和男性尿道中可长期存在，不产生症状。健康带菌者是主要的传染源。在绵羊、山羊和牛的散发性和流行性发病时表现为脑膜炎、脑炎或流产。动物是李斯特菌重要的储存宿主。单核细胞增多性李斯特菌能引起鱼类、鸟类和哺乳动物等多种动物疾病，可引起牛、绵羊的脑膜炎，可使家兔于感染后单核细胞增高达 30% ～ 60%。

（二）传播途径

1. 粪 - 口途径传播

人李斯特菌感染主要经粪 - 口途径传播，多为散发，亦可暴发流行。李斯特菌病目前虽不多见，但危害性很大，死亡率可高达 30% ～ 35%。近年来，世界各地报道了多次暴发流行，主要传播途径是粪 - 口传播。1998 年夏季单核细胞增多性李斯特菌又在港、台地区暴发，污染了甜筒、冰淇淋、雪糕等多种冷食，致许多儿童发病，还导致 1 名中年男子因李斯特菌引发脑膜炎而死亡。在我国畜牧区猪群也有李斯特菌暴发流行的报道。

李斯特菌等细菌污染所涉及的食品安全问题近年来也备受关注。北京市疾病预防控制中心营养与食品卫生所在 2001 年对北京市丰台区和怀柔县生产、销售的食品进行了采样监测，在监测工作中重点侧重于对蔬菜、水果、生肉类、淡水鱼及鲜奶污染状况的监测，135 件微生物样品中，6 件样品检出了单核细胞增多性李斯特菌。从 2001 年 11 月以来，我国质检部门多次从美国、丹麦、法国、比利时、爱尔兰和加拿大的 20 多家肉类加工厂进口的猪腰、猪肚、猪耳、猪脚、猪小排等 30 多批近千吨猪副产品中检出李斯特菌、沙门菌等致病菌，暂停了被发现问题外国企业的肉类产品向中国出口。肉类产品中可能携带的人畜共患的单核细胞增多性李斯特菌，直接危及人的生命和健康，并且会威胁国家的畜牧业的发展，一旦传播，不仅造成动物疫情，还可能导致其他国家限制进口，带来严重的经济损失和社会影响。因此各国的海关和出入境检验检疫等口岸部门都大力加强对进出口食品中李斯特菌的检测和监控。

2. 垂直传播

可通过胎盘和产道感染是李斯特菌病的特点，并且单核细胞增多性李斯特菌和弓形虫等感染导致胎儿流产或新生儿缺陷的病例报道也逐渐增加。前述粪－口传播的李斯特菌病的暴发流行中，孕妇感染后可传播给胎儿或新生儿，引起流产或死胎。

3. 直接接触

眼和皮肤与病畜直接接触也可能引起局部感染。单核细胞增多性李斯特菌尚可由感染动物经损伤的皮肤而直接传染给农场工人和兽医，其他传播方式包括污染的物品和无症状的带菌者。由于单核细胞增多性李斯特菌可从患者的粪、尿、痰、鼻腔和阴道分泌物及病灶中分离获得，因而存在有性接触和医院内交叉感染的可能。

（三）易感人群

感染上单核细胞增多性李斯特菌发病时，除出现恶心、呕吐、腹痛、腹泻等一般细菌性食物中毒症状外，脑膜炎、脑膜脑炎是本病的主要临床表现。孕妇、婴儿、老年人、体弱和饮酒过度、滥用药物以及免疫功能低下者易感染本菌发病。孕妇不仅感染率高，且染病后易引发流产。美国 CDC（疾病管制中心）曾在 1991 年进行了一项著名的研究，针对 3400 万人做血液细菌培养，发现 1700 位感染单核细胞增多性李斯特菌的人当中就有高达 1/4 是孕妇。孕妇感染后可传播给胎儿或新生儿。医院内医疗器械的污染或消毒隔离不严可引起院内交叉感染。兽医和其他人群与感染动物直接接触也可发生李斯特菌感染。易感人群主要为免疫缺陷者、老年人、孕妇及其新生儿，无性别差异。随着疾病或药物所致免疫缺陷人群的增加，致使本病的发生增加。美国饮用巴氏消毒牛奶发病的 49 人中 42 例（86%）为免疫缺陷者，患者常有 1 种或 1 种以上的基础疾病如癌症、糖尿病、肾脏病、心脏病、肝病、胃肠道疾病、系统性红斑狼疮、AIDS 或器官移植受者和长期服用皮质类固醇激素者。

（四）季节性

本病发病有季节性，家养动物多在冬末到春初，人类发病多在夏末至秋初。发病动物数和患者例数及发病地点之间无明显关系。

三、预防和控制

李斯特菌广泛存在于土壤、水域和各种未加工的食品中。其生存环境可塑性甚大，在

4～6℃的低温下能较长时间生存、繁殖，适于在冰箱冷藏室内生长，而且酸碱度适应范围大，酸性、碱性条件都适应。如果食品生产、加工过程不完全密闭，工作人员的手不清洗消毒，食品就有可能在包装、运输过程中被污染成为"带菌食品"。李斯特菌病的发生和食品处理与保存方面的许多变化有关。对食品的"天然性"要求提高，相对使用较少的防腐剂或二道屏障用来阻止食品的损坏，结果只有用冰箱来保存食品，这就可导致李斯特菌及耶尔森菌等微生物在低温下生长问题的出现。

（一）预防及控制病原菌污染

世界卫生组织强调，预防李斯特菌感染的主要措施是控制李斯特菌的生存和繁殖，切断传播途径，使其在食品中的数量减少到最小限度。专家们建议在所有的食物加工环节中建立严格的控制与消毒程序。对于与李斯特菌关系密切的食品进行严格消毒、杀菌是降低李斯特菌数量的有效方法。有研究表明，食品加工过程中使用热蒸汽、热空气和热水的程序对彻底清除李斯特菌有效。经过这种根绝程序的控制样品，放置5个月后仍无一含李斯特菌。因为李斯特菌常从食物中分离到，所以控制李斯特菌传播的主要措施应针对食品的加工、储存、运输及销售等环节，并加强卫生监督，使其免受细菌污染。动物食品如牛肉、羊肉、猪肉和家禽等和解冻肉类食品应彻底煮熟。烹调后冷冻的食品于食用前应再次加热灭菌。避免饮用生奶及生奶制品。生食蔬菜要仔细洗净。熟食应与生的食物分开。菜刀和砧板于使用前后应清洗干净。在陈旧的食品中李斯特菌容易孳生繁殖，应注意食品的出厂日期、消毒奶类制品的有效期。

（二）切断传播途径

应该不饮、食未经巴氏消毒的生奶及其制品，不食生的或未经煮熟的肉类。孕妇应避免接触感染者或动物，包括患者或有病的农场动物、流产的动物胚胎。对高危人群如孕妇和免疫缺陷者应特别注意饮食卫生，注意食物的清洗和烹调，食物于彻底加热后食用，除非煮熟，也不要吃即食食品。

（三）及时对患者进行抗菌治疗

孕妇泌尿道和生殖道感染即使很轻也应治疗。孕妇感染本病后病情轻，当孕妇有发热、流感样症状时，应提高对本病的警惕，及时进行血培养与细菌鉴定，并立即给孕妇抗生素如氨苄西林治疗，以预防流产、早产及新生儿感染。对反复发生流产及早产的孕妇，应考虑有单核细胞增多性李斯特菌感染的可能。住院的孕妇、新生儿、老年人及免疫缺陷患者应与李斯特菌感染者隔离。避免院内交叉感染。美国研究人员调查发现，为控制发热婴儿可能的单核细胞增多性李斯特菌和肠球菌感染，医师应凭经验给生后1个月内的新生儿常规使用氨苄西林。

四、临床学

（一）临床表现

单核细胞增多性李斯特菌名称的由来系因该菌能使受感染的动物血中单核细胞增多。人类李斯特菌感染则常并无单核细胞增多。潜伏期为数日至数周。李斯特菌病约 1/3 发生于孕妇，在妊娠的任何时期均可发病，但多在妊娠晚期（第 7 ~ 9 个月），可能系妊娠早期的流产很难得到细菌培养阳性结果未能确诊之故。李斯特菌感染的孕妇本身病情较轻，有"流感样"症状，发冷、发热、咽痛、全身疼痛，或伴腹泻、腹痛、恶心、呕吐等胃肠道症状，但对胎儿影响甚大，常于 3 ~ 7 d 后发生流产、早产或新生儿出生后有早发型感染。

新生儿感染单核细胞增多性李斯特菌后病情极为严重，即使出生时存活的患儿其病死率也近 50%。新生儿李斯特菌病分早发型和迟发型。早发型感染是宫内感染所致，在出生时或出生后 1 w（一般为 2 d）内发病，常呈败血症，病死率极高。多数在出生后第 2 日出现症状，主要表现为呼吸窘迫、气急、发绀、尖叫、抽搐等，体温常低于正常，可有出血性皮疹、化脓性结合膜炎、肝大和婴儿败血症性肉芽肿病，后者的特征为多发性弥漫性粟粒样脓肿，累及肝、脾、肺、肾上腺和其他部位。迟发型感染于出生后 1 ~ 3 w 发病，受感染新生儿常足月出生和出生时无病态。病死率虽低于早发型，但仍为严重的高病死率感染，主要表现为脑膜炎，出现拒食、多哭、易激惹、发热或脑膜刺激征，很快发生抽搐和昏迷。在新生儿败血症和脑膜炎的病因中，单核细胞增多性李斯特菌感染占第 3 位，仅次于大肠埃希菌和 B 组链球菌感染。

成人李斯特菌病多发生在免疫功能缺陷者和老年人。常见的基础疾病有恶性肿瘤、糖尿病、肾病、肝病、器官移植、长期使用皮质类固醇激素者和 AIDS 患者，AIDS 患者的李斯特菌病发病率明显高于一般人群。成人李斯特菌病最常见的临床表现为中枢神经系统感染和心内膜炎，呈现脑膜炎、脑膜脑炎或败血症。一般健康成人摄入单核细胞增多性李斯特菌污染的食品，通过肠道也可能引起感染。若表现为脑膜炎，不及时治疗的病死率亦高。

单核细胞增多性李斯特菌可由伤口感染或上呼吸道侵入血液并且增殖。李斯特菌败血症的临床表现与其他细菌性败血症相比差别不明显。患者常有发热、乏力、肌痛，部分患者有胃肠道前驱症状如恶心、呕吐、腹痛和腹泻等。血培养阳性率较高。并可损害内脏器官，引起器官功能障碍，特别是肝脏受损害最严重，可出现肝脏功能异常和黄疸；也可侵入颅内，引起化脓性脑膜炎，尤其是新生儿或婴幼儿多见。李斯特菌脑膜炎患者多数同时有败血症存在，部分患者可仅表现为败血症。

（二）临床诊断

凡新生儿、孕妇、老年人、免疫功能缺陷者及少数正常人发生原因不明的发热时，应考虑李斯特菌病的可能。患者血白细胞增多，中性粒细胞比例增加，偶有单核细胞增多。脑膜炎患者脑脊液外观多混浊，细胞数增加，中性粒细胞增多，少数以单核细胞为主；蛋白质增加，糖量降低。细菌涂片可供参考，细菌培养和分子生物学快速侦检是诊断的关键。血清学试验也可供参考，但不宜用于诊断本病，因为与单核细胞增多性李斯特菌接触的人较普遍，正常人群中有一定比例的人为无症状肠道带菌者，且感染后抗体滴度又无明显增加，以及李斯特菌与链球菌、肺炎球菌等有相同的抗原，还可引起交叉反应。

（三）鉴别诊断

在早产、自然流产或死产的病例应与 B 组链球菌、先天梅毒和弓形虫所引起的感染者鉴别。新生儿脑膜炎败血症以 B 组链球菌和大肠埃希菌引起者为多，应与之鉴别。器官移植受者、长期接受皮质类固醇激素治疗者、恶性肿瘤或 AIDS 患者发生脑膜炎时，其鉴别诊断中常应考虑李斯特菌感染，而健康成人所患脑膜炎则以奈瑟脑膜炎球菌、肺炎球菌或病毒引起者为多。

（四）治疗

近 20 年来，单核细胞增多性李斯特菌对抗生素的敏感性无明显改变。体外敏感试验李斯特菌对多种抗生素敏感，对青霉素和氨卡西林最为敏感；对其他抗生素如氨基苷类、TMP-SMZ、红霉素、四环素、氯霉素和利福平等亦大多敏感。青霉素或氨苄西林与氨基苷类抗生素联合有协同作用，但氯霉素和利福平对青霉素类可能有拮抗作用。李斯特菌对头孢菌素类敏感，但此类药物不易透过血脑屏障，有用头孢菌素治疗失败和复发者，所以不推荐使用头孢菌素。对于新生儿脑膜炎和败血症，虽多由其他细菌引起，在不能除外李斯特菌感染的情况下，不能单以 1 种头孢菌素进行治疗。有报道称单核细胞增多性李斯特菌的某些临床菌株中带有 1 种可自行转移的抗链霉素、四环素、氯霉素和红霉素的质粒，用药前应予以考虑。

目前临床上仍首选氨苄西林或青霉素治疗本病，该药对孕妇和婴儿也安全有效。有学者认为，对患儿不明原因的发热及脑膜炎、脑膜脑炎时，不能排除李斯特菌感染的情况下，应常规使用氨苄西林的治疗。氨苄西林的治疗剂量为 150 ~ 200 mg/（kg·d），青霉素为 24 万 ~ 32 万 U/（kg·d）；病情严重、有免疫缺陷、新生儿感染、中枢神经系统感染及心内膜炎患者需给较大剂量，氨苄西林为 200 ~ 300 mg/（kg·d），青霉素为 32 万 ~ 48 万 U/（kg·d），均分为 6 次静脉给药。尚可加用氨基苷类如庆大霉素 5 ~ 6 mg/（kg·d），分 4 次给药。疗程一般为热退后继续治疗 2 ~ 3 d，重者适当延长，可达 4 ~ 6 d。

对青霉素过敏的患者可用易于透过血 – 脑屏障的杀菌剂 TMP-SMZ，按 15 ~ 75 mg/（kg·d）分 3 次静脉给药。肾功能不正常者适当减量。

五、实验室诊断

（一）常规法

1. 标本采集

李斯特菌的营养要求不高，在常用的细菌培养基上生长良好，但从严重污染或慢性感染的标本中分离却比较困难。无菌采集（采集脑膜炎和败血症患者的血液、脑积液进行检查；此外根据症状可采集宫颈、阴道、鼻咽部等分泌物，以及组织碎块、粪便等）血、骨髓、脑脊液、局部损害部位的分泌物或脓液、新生儿脐带残端、羊水、咽喉部和外耳道分泌物、粪、尿等标本做细菌培养。但从有菌部位如阴道和直肠取标本做培养则无诊断价值。

2. 直接涂片

单核细胞增多性李斯特菌呈现为革兰阳性球杆菌，传代培养后常呈球菌状趋势。陈旧培养菌的革兰染色反应可变为阴性。脑脊液涂片不易发现病菌。因细菌形状与类白喉杆菌相似，不要随意地将这些革兰阳性杆菌误认为是类白喉杆菌或枯草杆菌并标明为污染菌。

3. 增菌和分离培养

单核细胞增多性李斯特菌在营养肉汤加脑心浸液、血琼脂平板或巧克力色琼脂平板上生长良好，菌落小、圆、透明。在血琼脂平板上有狭窄溶血圈，有时需待移去菌落后才能察觉。这种菌落和溶血现象易与 B 群链球菌者相混淆。凡从有症状患者分离所得的革兰阳性杆菌，有溶血、有动力者应进一步做鉴定。由于单核细胞增多性李斯特菌具有在 4℃ 生长的不寻常特征，遇有杂菌污染严重的标本，分离培养时可采用"冷增菌"技术。方法是将检材接种至肉汤培养基，置 4℃ 数周后，再每周接种分离培养 1 次，以选择出能在 4℃ 生长的病菌。但是该法需时长久，所以对临床可疑病例应及时治疗，不要等结果报告。最早采用的增菌方法之一为冷增菌法，即将食物或环境标本经营养肉汤稀释后置 4℃，每周 1 次取样选择培养基 35℃ 孵育，4℃ 环境能抑制多数其他生物生长，但李斯特菌属细菌能缓慢地进行繁殖。

4. 溶血活性试验

常用的为 cAMP 试验，即在兔、绵羊或马血琼脂平板上金黄色葡萄球菌或马红球菌（R. equi）菌落附近的李斯特菌属细菌菌落有 β-溶血环。采用 cAMP 试验及发酵极易将李斯特菌属中 5 个种的细菌加以鉴别。

（二）快速检测法

单核细胞增多性李斯特菌用常规培养法检验周期长，需 5 ~ 14 d 才能出结果，不能满足临床和检疫的需要。李斯特菌属细菌的快速检测包括荧光抗体法、酶免疫法、流速细胞测定及 DNA 杂交、PCR 等方法。目前多采用分子生物学技术快速、特异灵敏地检测标

本中的单核细胞增多性李斯特菌的特异性 DNA 片段，以供诊断。

六、西南地区流行情况

2005 年，对四川省食品进行李斯特菌监测，结果从 461 份、9 种食品中检出单核细胞增多性李斯特菌 90 株，总的污染率为 19.5%。其中污染最严重的是冻禽类，为 47.5%；其次为水产品，达 42.5%。

第三十章　炭　疽

炭疽是由炭疽芽孢杆菌（*Bacillus anthracis*）简称炭疽杆菌引起的人畜共患的急性传染病，食草大家畜是主要易感动物。炭疽原发流行在畜区，动物发病急，四肢颤抖，呼吸急促，突然死亡，伴自然孔出血，尸检脾大，故称"脾脱疽"。人患炭疽多由屠宰病畜，接触污染皮毛、尘土，误食病畜引起，是典型的畜源性传染病。所以，消灭动物炭疽是控制人炭疽的关键。根据传播途径，临床分为 3 型：体表感染型（皮肤炭疽），最常见，占总发病率的 95% ~ 98%；吸入感染型（肺炭疽）和经口感染型（肠或口咽部炭疽）。后两型又称内脏炭疽，易误诊，如治疗不当，死亡率高达 70% ~ 100%。凡三型并发败血症时，会引起炭疽性脑膜炎，往往致死。炭疽的传染性不是很强，尚无人与人间直接传播的确切报道。炭疽在我国列为乙类传染病，发生肺炭疽要按甲类传染病处理。

炭疽是一种古老的疾病，炭疽杆菌是细菌学中发现最早的病原菌之一，早在 1850 年 Kayer 从濒死的炭疽病羊血中看到不能运动的杆菌微生物，以后 Davaine 用病畜血液实验感染羊、马、牛、豚鼠、小鼠成功；1875 年 Cohn 发现死畜脏器和人恶性脓疮中也存在本菌，将炭疽的病原体命名为炭疽芽孢杆菌（*Bacillus anthracis*），简称炭疽杆菌。炭疽杆菌是需氧芽孢杆菌属（*Bacillus*）中最重要的致病菌，在有氧、温度适宜（25 ~ 30℃）的外界环境或人工培养基上易形成芽孢，位于菌体中央，呈椭圆形，孢子囊不膨大。芽孢又称内生孢子（endospore），带有完整的核质、酶系统，合成菌体的机构，保存细菌的全部生命活性。在适宜的条件下，芽孢通过激活、发芽、生长 3 个连续阶段又可成为新的繁殖体，继续分裂、增殖、活跃生长，所以芽孢是处于休眠状态的细菌，广泛存在于空气、尘埃、地表、水源、土壤和腐烂的物体中。每种细菌的芽孢形态、大小和在菌体中所处的部位相当稳定，这在细菌鉴别上有重要意义。芽孢具有多层厚膜结构，其中芽孢壳（coat）是由一种类似于角蛋白（keratin）的憎水蛋白质组成的，非常致密，不具渗透性，能抵御表面活性剂、化学药物的渗透和常用物理灭菌法。炭疽芽孢污染点难以彻底消除，往往成为顽固疫点，是炭疽的自然疫源地，是炭疽病在畜间、人间暴发流行的源头。

炭疽病在历史上给人类造成经济和健康的巨大损失及危害，在欧洲、亚洲都发生过多次家畜和人间大流行：家畜死亡达百万头，经济损失惨重；发病人数上万，死亡人数上千。随着经济、科学的发展，以及卫生条件的改善和对炭疽的积极预防，炭疽在世界范围内的发病率明显下降。目前，炭疽仍呈全球性分布，虽然在发达国家和地区不再暴发流行，但在温带、经济较落后、卫生条件较差、从事畜牧业的发展中国家和地区仍是危害较严重的传染病，以中美、南美、中欧、南欧、非洲和亚洲国家较多，呈地方性流行。我国在新中国成立后加强了卫生防疫工作，制定了预防为主的方针政策，注重做好炭疽疫情的处理、预防和控制。我国工业型炭疽较少见，农业型炭疽仍有地方性流行，偶尔还相当严重。西部 10 个监察区发病人数占全国发病总人数的 90.65%，属高发地区。此外，炭疽杆菌营养要求不高，易于大量培养，世界卫生组织（WIIO）顾问组将炭疽杆菌芽孢列为可能生物战剂，美军列为制式生物战剂。2001 年 10 月美国东部发生炭疽局部流行，10 月 2 ～ 28 日全美共出现炭疽患者 23 例：11 例吸入性炭疽，死亡 5 例；皮肤炭疽 12 例，7 例确诊，5 例疑诊，无 1 例死亡。根据流行病学调查，这次炭疽流行与生物恐怖相关，因此称为生物恐怖相关炭疽（bioterrorism-related anthrax）。炭疽芽孢作为生物武器的潜在威胁已在局部地区成为现实。由此可见，加强对炭疽杆菌和炭疽病的密切和高度关注，提高对它们的诊断、检测、防治和控制水平有现实意义。

一、病原学

炭疽芽孢杆菌是病原菌中最大的杆菌之一，大小为（3 ～ 5）μm×（1 ～ 1.2）μm，革兰染色阳性。镜检两端平切，在动物和人体标本中常呈单个或短链排列，在人工培养基中常形成竹节状长链，有的链长达数百个菌体，菌体相连处有孢间链丝，无鞭毛，不能运动。在机体内或含血清、碳酸氢钠特殊培养基中可形成荚膜。荚膜抗腐败能力大于菌体，因此在腐尸检片中可见到称为菌影的无内容物的荚膜。荚膜由质粒 DNA 编码，无毒菌株不产生荚膜。在有氧、温度适宜（25 ～ 30℃）的外界环境或人工培养基上易形成芽孢，位于菌体中央，呈椭圆形，孢子囊不膨大。芽孢成熟后，菌体躯壳吸收，成为游离芽孢。芽孢对外界抵抗力强，是炭疽杆菌在自然条件下存在的主要形式；在宿主体内和完整尸体内炭疽杆菌保持繁殖体形态，不形成芽孢。所以，炭疽病尸体严禁解剖、屠宰、剥皮，以防止炭疽芽孢污染环境。

二、流行病学

（一）炭疽的自然疫源

1. 炭疽杆菌的生态学及炭疽自然疫源地的形成

炭疽杆菌芽孢在适宜的外部环境中能生存相当长的时间，并能在土壤中借助腐殖质发芽繁殖。炭疽杆菌最适宜在湿度不低于 80%，土表温度为 15 ~ 20℃，含有丰富的有机物的碱性土壤中繁殖。此特性使炭疽杆菌发病地点有相对固定性，这种固定地点被称为"孵育点"（incubator area）。1971 年 van Ness 等发现炭疽杆菌在这样的土壤中可按繁殖体 – 芽孢 – 繁殖体循环多年；当芽孢经生物竞争存活下来，气候及 pH 条件有利于繁殖，数量不断增多后才能有效地感染动物，从而构成炭疽自然疫源地或称疫点。我国从海拔 1500 m 的山间河谷地区到海岛都有过炭疽病的发生；多发点为潮湿、淤沮、低洼、易涝地区及干枯的水道或山旁渗水区和牧区、半牧区，以及皮毛加工业的周围及其河流下游。在这些传染源地区炭疽杆菌易于较长时期地存在，欲控制炭疽病暴发，就要设法使"孵育点"消除。如果土壤及水体的酸碱度不适宜炭疽杆菌生长繁殖或遇生活力强的微生物共存，则炭疽杆菌及其芽孢将有被消除的可能。

炭疽的自然疫源是患病草食动物，包括家畜和野生动物。这些动物在炭疽芽孢污染的草场放牧，饮水或饮食炭疽污染的牧草或饲料，炭疽芽孢有可能被食入、吸入或从破损皮肤、黏膜进入体内，引发皮肤、肠、肺炭疽，造成畜间的炭疽原发流行。这类动物感染后，常呈急性或亚急性过程，多数因败血症而死，绵羊的死亡率高达 90% 以上，多有自然孔出血。血性分泌物和排泄物富含炭疽杆菌，一旦暴露空气中，即形成芽孢，造成环境污染。如处理病死畜不正确，污染更加严重。因此炭疽芽孢污染的草场、土壤、水源就成为长期炭疽疫源地或疫点，所以，以畜牧业为主要经济的国家和地区往往是炭疽的重发区。

2. 动物炭疽

炭疽病在家畜流行远较在人间流行广泛而严重，动物炭疽多为肠炭疽。目前，炭疽在世界各大洲仍有地方性流行，主要在发展中国家，尤以非洲西部流行较为严重。在欧洲，炭疽主要危害地区是土耳其、希腊、阿尔巴尼亚、意大利南部、罗马尼亚、西班牙中部。从土耳其到巴基斯坦是传统的炭疽带，还包括叙利亚、印度、斯里兰卡与东南亚连接起来。根据 WHO 1986 年收集的 6 个地区、174 个国家的资料统计，有 82 个国家发生过牛炭疽，占 47.1%；发病率最高的 5 个国家为苏丹、比绍几内亚、柬埔寨、危地马拉和东帝汶。41 个国家报告有绵羊和山羊炭疽，占 24.1%；其中乍得、比绍几内亚、孟加拉、不丹、伊朗、巴基斯坦和土耳其流行严重。加纳报告有马炭疽地方流行，不丹有猪发病。印度根据两项邻邦调查资料显示，1980 ~ 1988 年共发生流行 64 起，造成牛、羊死亡 202 头；偶尔

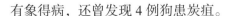

有象得病，还曾发现 4 例狗患炭疽。

　　1 个多世纪来，炭疽一直被列为世界性五大兽疫之一，每年有大量牛、羊、马等牲畜因炭疽而死亡，经济损失严重。如 1945 年伊朗暴发动物炭疽，导致 100 万头羊死亡。兽医学界普遍认为炭疽是一种永久性的危害。在非洲纳米比亚国家公园，炭疽在以角马为主的草食野生动物间保持野外生态循环，至今消长不已。这些事例说明炭疽污染的尸体进入了食物链，全球发生的炭疽流行多由动物食料被污染而引起。

　　被炭疽杆菌芽孢污染的垫草、马具、用具、手术器械和衣服均可通过破损皮肤造成家畜感染。吸血昆虫也能引起炭疽畜间传播。Stein 报道，1952 年美国的炭疽病例有 20% 系使用劣质注射剂所引起的。有报道，羊群因通过炭疽芽孢污染的砂砾路，吸入飞扬的尘埃而发生呼吸道炭疽。

（二）人间炭疽

1. 流行概况

　　人炭疽常尾随畜间炭疽而发生，羊只死亡常是牧区和半牧区的人、畜流行的前驱，大牲畜和人发病、死亡紧接其后。也可涉及猪、狗感染，常因无症状，成为带菌者而未引起注意。WHO 报告，80 年代以来仍有发病的国家有非洲的布基纳法索、埃及、肯尼亚、马里、卢旺达、塞内加尔、苏丹；亚洲的伊朗、伊拉克、泰国、越南；欧洲的意大利、西班牙、东欧各国和前苏联；南美的圭亚那、危地马拉、洪都拉斯、秘鲁；北美地区无病例报告；地中海 6 个国家是炭疽高发区，尤以土耳其为最，约占病例数的 54%。由此可见，非、欧、亚、南美各洲都有人间散发或局部暴发流行，呈此起彼伏状态，每 3 ~ 5 年重复 1 次，尤其在老疫区。1979 年和 1985 年津巴布韦发生炭疽大流行，发病人数达 1 万人以上，几乎全是皮肤炭疽，多有与感染动物或污染的动物制品接触史。所以消灭动物炭疽是控制人炭疽的关键。

　　在我国，由于建立了严格的皮毛检疫制度，改善了工人的劳动条件，工业型炭疽病例极少见，而农业型炭疽屡有发生。全国 27 个省区有病例报告，省区间差别很大，主要分布在我国西南、西北的广大农村、牧区，占全国总发病数的 90% 以上，农牧民是主要的的受害者。1996 ~ 2001 年我国西部 10 个炭疽高发省区（云南、贵州、广西、西藏、青海、新疆、内蒙、甘肃、四川和湖南）的炭疽年均发病率为 0.0479/10 万 ~ 0.1020/10 万，病死率为 1.595% ~ 5.441%。以皮肤炭疽为主，占 91.84%；肠炭疽次之，占 5.97%；肺炭疽少见，占 2.186%。据台湾科技人员介绍，台湾地区无炭疽病例。

　　自 1970 年以来，我国炭疽发病总的趋势是稳中有降，未发生炭疽流行，多为散发病例和局部暴发。但 1980 年后病死率又有回升，表现为老疫区发病不断，新疫区又有扩大。1989 年昌都地区暴发流行达 4 个县，发病 602 例，死亡 217 例，病死率高达 36.05%，主要病因为吃风干牛肉，经口感染，引起肠炭疽。疫区不断扩大，如贵州省 1963 年 24 个

县有炭疽病例，而 1987 年竟有 81 个县发生炭疽。湖南地区污染严重，全省 89 个县发生过炭疽，占总县数的 85.6%；据 41 年间的发病统计资料，10 年以上的县 30 个、5～10 年的 21 个、1～4 年的 38 个，在此期间不完全统计共发生牛炭疽 14 185 例。在新疆炭疽常发的 12 个地（州）中，喀什地区在 30 年中有 21 年居首位，发病率最高年份 1978 年达 113.85/10 万。

2. 传染源

主要是患炭疽病的草食动物如羊、牛、马、骡等大牲畜及其尸体。在我国北方主要是羊，南方以牛为多，以及猪、狗系无症状带菌动物。有报道病牛死前 48 h 内乳汁中排出炭疽杆菌，"病愈"奶牛乳汁中也有炭疽杆菌。奶牛场发生炭疽，乳汁传播有可能，尤其是喝生乳。

炭疽患者的痰、飞沫、粪便、血及病灶分泌物均具有传染性，可培养出有毒力的炭疽杆菌，可造成居住环境和墓地污染。国内外均有记载婴儿接触患皮肤炭疽的亲人，感染了炭疽病；患皮肤炭疽的儿童若不隔离，可引起一起玩耍的儿童交叉感染；有传染科实习医生患咽部炭疽的事例；给吸入性炭疽患者喂中药的中医和护理人员感染了吸入型炭疽。由此可见，人与人间传播有可能，但不多见。

3. 传播途径（图 30-1）

（1）皮肤接触（体表）感染：牧民、兽医、屠宰工和皮毛工人由于直接接触病畜，剖检或处理病尸，或间接接触死亡牲畜的皮毛、皮革而遭感染，是最常见的传播方式，多表现为皮肤炭疽。

（2）呼吸道（吸入）感染：由吸入含有大量炭疽芽孢的尘埃而引起，少见。在皮毛加工厂，因皮毛未经检疫、消毒，接触皮毛的工人常因吸入尘埃而感染发病。在农村，因炭疽病死家畜误诊、漏诊，群众剥皮吃肉（常引发皮肤炭疽或偶见肠炭疽），剖解处未进行任何消毒处理，而造成地面、土壤污染。当干燥多风季节，挖土积肥、工地施工或大型群众集会，炭疽芽孢可随风飞扬，易使人群吸入而感染发生炭疽暴发流行。如 1956 年 1～2 月河北省涿鹿某村积肥运动，挖掘埋炭疽死畜坑时引起肺炭疽和炭疽脑膜炎的流行，发病 44 例，死亡 43 人，死亡率为 97.72%，肺炭疽患者 4 d 内死亡者占 75.5%。

（3）消化道（经口）感染：因食未煮透的病畜肉类、病畜奶或污染炭疽杆菌的食物而致病，也少见。我国农村大多有良好的饮食习惯，食肉大多煮 2～3 h，足以杀死炭疽芽孢，不易致病。如在处理炭疽疫情时发现群众剥食了误诊、漏诊的病死畜肉，在调查炭疽患者时一般只发现皮肤炭疽并未发现肠炭疽。值得注意的是饮食习惯和烹调方法，如煮大块肉、制作香肠、包饺子等，加温不够，吃了显然危险。如 1952 年顺义县赵××一家五口人，因吃了炭疽死畜肉做的饺子，先后患炭疽死去；青藏地区吃生牛、羊肉，嚼风干生肉等均有肠炭疽病例报道。

（4）昆虫叮咬感染：极少见。

（5）人为传播感染：炭疽芽孢被用做生物战剂，多次被人工播散，引起人感染。

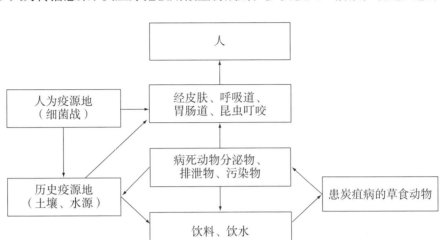

图 30-1　炭疽传染途径

4. 流行特点

（1）流行型别：从全球流行特点来看，当今的炭疽主要为农业型，工业型炭疽已较少见。这主要是由于皮毛工厂改善了劳动条件，加强了皮毛消毒，建立了防护制度，开展了预防接种，使工业型炭疽得到了有效控制。

（2）季节性：农业型炭疽有明显的季节性，与气候条件有关，一般 7～9 月为发病季节高峰，多发生在大雨后，但一年四季亦可有散发病例。从事冬春积肥、碾场磨面、取土垫圈、改土造田等农事活动易使人、畜接触染菌土壤，常可引起暴发流行。工业型炭疽无明显的季节性，全年都可发病。

（3）年龄、性别、民族、职业关系：人对炭疽的易感性无年龄、性别和民族差别，无论男女老幼均可感染发病，主要决定于接触机会的多少。一般而言，成年男性为农牧业的主要劳动力，故发病一般以青壮年为多，男女之比为 7.09∶1。但在特定条件下，也有老人或儿童为主要感染对象的，小至 2 月龄大至 80 岁。如有时老年人帮助处理病畜脏器，常引起接触感染；亦有因屠宰病畜在小学操场上造成严重污染，引起小学生发病死亡的事件。据新疆喀什地区资料，当地因风沙干旱，有涂油护肤的习惯，屠宰牛羊时常将油脂往儿童身上涂搽，以至引起 3 岁以下幼儿的发病率竟高达 1850.6/10 万，9 岁前儿童的发病率为 865.4/10 万。

三、预防和控制

炭疽是典型的畜源性传染病，病原是对外界抵抗力极强、能长期在自然疫源地存活的炭疽芽孢。由于病原菌的潜伏不易彻底清除，各地常有畜间炭疽暴发流行。炭疽病畜及其分泌物、排泄物，炭疽病畜、尸体及其皮、毛、肉、骨制品是引起人间炭疽的主要传染源。因此，炭疽控制的关键是预防畜间炭疽，重点应放在家畜感染的防治和牧场、畜圈、场院的卫生防护上。但此项工作非卫生部门能独自承担，必须与兽医、农、牧部门密切配合、协同工作才能奏效。

（一）炭疽的控制

1. 严格管理传染源

（1）提高牲畜疫苗接种率，降低牲畜发病率：要控制和消除炭疽病，首先要控制牲畜炭疽病。据 WHO 介绍塞浦路斯消灭炭疽的成功经验：成立专门机构（兽医服务部），坚持疫苗接种。该岛在 20 世纪 20 年代早期每年死于炭疽的牲畜达 5 万多头，约占牲畜总数的 10%，人炭疽也常见。从 1947 年开始给牲畜接种 34F2 炭疽芽孢苗，做到每年牲畜全部接种。至 20 世纪 50 年代，每年接种率达 96.2%，再无人发病；自 1963 年起，牲畜炭疽得到控制，1968 年最后 1 头羊死于炭疽，再无炭疽暴发；1975 年起停止全面接种，每年只给随群放牧的当年幼畜接种，并限于 3 ~ 4 月这两个月接种完毕。1983 年喀什地区防疫站在疏附县阿瓦提公社试点，牲畜接种无毒炭疽芽孢苗密度达 75%，炭疽发患者数由 1982 年的 102 例减至 38 例，发病数下降 62%。上述两个例子说明，只要控制牲畜炭疽病，人炭疽的发病率随之下降，如持之以恒可以达到控制目的。因此建议每年坚持给炭疽高发地区的牲畜全部接种无毒炭疽芽孢苗，要求牲畜接种率达 90% 以上，每年坚持，直至 3 ~ 5 年内无动物炭疽发生。

（2）严格执行兽医监督：制定炭疽病畜、死畜管理办法，包括建立炭疽死亡牲畜报告制度；未经兽医检验的病畜不准屠宰；炭疽死亡畜尸应由兽医监督消毒处理；炭疽病畜的皮、肉严禁出售或分食等；死畜应焚毁或在有生石灰的条件下整体深埋 2 m 以下；牲畜收购、调运、屠宰和畜产品加工各环节皆需经过兽医监督把关。

（3）加强卫生宣传：宣讲炭疽对人畜的危害性和各项防疫措施，做到家喻户晓，使群众认识到炭疽对人民生命和经济建设的危害和掌握预防炭疽的基本科学知识，从而做到自觉接受牲畜预防接种和遵守病畜管理制度，以杜绝不服从兽医监督、炭疽死亡牲畜不报告，单纯从经济损失考虑，任意屠宰剥食和出售病畜皮肉，不能即时彻底消毒炭疽芽孢污染的畜圈、场院等情况。

（4）炭疽患者要隔离：接诊医师应按传染病分类管理要求即时填写传染病报卡上报。患者隔离治疗直至症状消失，细菌培养连续 3 次阴性。分泌物、排泄物及患者接触过的物品、废物应消毒处理或焚毁，尸体火化。

2. 切断传播途径

（1）凡与患者和病畜接触过或用过的一切物品都应进行消毒、灭菌处理，按不同物品

采用确保安全的不同的消毒灭菌方法。

（2）加强食品卫生管理，禁止出售被污染或可疑污染的乳、肉等食品，严禁出售炭疽病畜的皮、毛、肉、骨等制品。

（3）改善兽医、防疫人员及畜产品加工厂的工作人员等的劳动条件，加强防护设施，工作时要穿工作服，戴口罩和手套。皮、毛等原料应事先检验，发现染菌应予以严格消毒、灭菌处理。

（4）组织力量调查传染源，划定污染范围，及时进行消毒灭菌、预防接种处理，必要时封锁疫区。

3．保护易感者

（1）加强卫生宣传，从事畜牧业、畜产品加工的工作人员和诊治病畜的卫生人员要熟知本病的预防方法和养成良好的卫生习惯。工作时要穿戴工作服帽、口罩、手套；严禁吸烟和进食，下班要清洗、消毒、更衣。皮肤受伤破损后立即用 2% 碘酒或碘附涂抹，以免感染。

（2）从事与牲畜和畜产品有关的工作人员及收治炭疽患者的医护人员应接受炭疽疫苗预防接种，每年 1 次，以提高特异性免疫力。

现已颁布的《中华人民共和国国家标准》（GB）涉及炭疽的内容有下述 7 项，全国各组织应切实按照 GB 的要求认真执行。

①炭疽细菌学检查（GB）。

②炭疽血清学检查（GB）。

③炭疽诊断与处理原则（GB）。

④炭疽患者的诊断（GB）。

⑤炭疽患者的治疗（GB）。

⑥炭疽患者的处理原则和感染来源的确定与处理（GB）。

⑦炭疽病畜及受到炭疽芽孢污染的畜产品及环境处理（GB）。

（二）炭疽的预防接种

自 1881 年 Pasteur 首创炭疽活苗以来，迄今已有 120 多年，一般不主张采用广泛疫苗接种，只对牧民、屠宰牲畜人员、兽医、皮毛加工人员、接触炭疽杆菌和炭疽患者的医务卫生工作者、密切接触牲畜的人员和炭疽老疫区、常发地区人群实施疫苗预防。疫情发生时，应实施紧急疫苗接种。

1．炭疽活芽孢苗

（1）兽用活苗：当年 Pasteur 用 42～43℃ 高温培养炭疽菌，培养 15～20 d 的减毒株只杀死小鼠和幼令豚鼠，称为Ⅰ号苗；培养 10～12 d 的减毒株能使豚鼠致死而不杀死兔和绵羊，称为Ⅱ号苗。先给动物注射Ⅰ号苗进行基础免疫，2 w 后再注射Ⅱ号苗，加强免疫，收到了很好的效果。20 世纪 30 年代为简化免疫程序，只用加皂角苷佐剂的巴氏Ⅱ号

苗，称 Carbozoo 苗，免疫效果好，可惜会引起局部化脓。

1939 年 Sterne 分离到无荚膜减毒株（Cap⁻ Tox⁺），免疫原性好，现场报告疫苗接种后 2 周可完全中止畜间炭疽的暴发流行。至今全球包括国内几乎全采用 Sterne 株生产兽用苗，每年接种 1 次，控制畜间炭疽。每毫升活苗含芽孢 2.5×10^7 个，大动物皮下注射疫苗 1 ml，羊、小马、犊牛减半注射。

山羊、美洲驼类对该株较敏感，偶会发生接种反应，引起水肿，甚至死亡，造成接种损失。

（2）人用活苗：只有俄罗斯和我国生产，均为无荚膜弱毒株（Cap⁻ Tox⁺）。俄罗斯用前苏联 CTИ-1 株，1954 年生产，本国使用。我国杨叔雅经长期实验研究（1953～1958 年），分离到无荚膜减毒株（Cap⁻ Tox⁺）A16R 株，能分解动物蛋白，兔、羊、猴等动物实验证明安全和有较好的保护效果；1960 年经兰州生物制品所全面检定表明该株弱毒遗传性稳定，芽孢形成率和活菌率均略高于 CTИ-1 株；经绵羊、兔、猴和人体试验，结果表明接种安全，对炭疽强毒攻击的保护率为 75%～100%。乃于 1960 年报原卫生部批准后生产，每毫升活苗含芽孢 4×10^9 个，为 20 人份，采用皮上划两个"井"字接种。接种后 3 d 产生免疫力，半个月后达保护水平，免疫有效期为 1 年，建议每年加强接种 1 次。自 1961 年起一直在国内使用至今，人群接种安全，但流行病学效果资料尚不够充分，有个别接种后仍感染和误采用皮下注射的报道。划痕接种操作较难掌握，若改用皮下或皮内注射需进一步研究。

2. 炭疽无菌苗（PA 吸附苗）人用 PA 苗

英、美已于 60 和 70 年代初获批准，英国疫苗肌内注射 0.5 ml，3 针间隔 3 w，6 和 12 个月各加强 1 针（0.5 ml）；美国是 Al（OH）₃ 吸附甲醛灭活抗原，皮下注射 0.5 ml，3 针间隔 2 w，6、12 和 18 个月各加强注射 1 次，以后每年加强 1 针。

四、临床诊断

（一）病史和流行病学资料

患者的职业、工作和生活情况对本病的诊断有重要的参考价值，应详情询问。患者多是与牛、马、羊等有频繁接触的农牧民或屠宰、肉类处理和皮毛加工工人，2 周内接触过炭疽杆菌污染的皮毛、进食过污染的肉类、到过炭疽疫区或吸入污染的尘埃。此外，当地近来有无大家畜暴死和深挖土地、兴修水利、土建等工程等。

（二）临床表现

潜伏期为 1～5 d，一般为 3 d，最短 12 h，最长 12 d。临床可分为以下 5 型：

1. 皮肤炭疽

最为多见，约占 95%，可分为炭疽痈和恶性水肿两型。炭疽痈多发生于面、颈、肩、手和脚等裸露部位的皮肤。初起为丘疹或斑疹，次日顶部出现水疱，内含淡黄色液体，周围组织硬而肿，呈非凹陷性水肿，第 3 ~ 4 日中心区呈现出血性坏死，稍下陷，周围有成群的 1 ~ 3 mm 的小水疱，水肿区继续扩大。第 5 ~ 7 日水疱坏死溃破成为浅溃疡，血性分泌物结成黑色似炭块的干痂，痂下为肉芽组织，周围组织仍呈非凹陷性水肿。黑痂坏死区的直径大小不等，自 1 ~ 2 cm 至 5 ~ 6 cm，水肿区直径可达 5 ~ 20 cm，坚实、疼痛不显著。黑痂、无疼痛、溃疡不易化脓为本病的特征。继之水肿渐退，黑痂在 1 ~ 2 w 内脱落，留下肉芽组织创面，再过 1 ~ 2 w 愈合成瘢痕。发病 1 ~ 2 d 后会出现发热、头痛、全身不适、局部淋巴结肿大及脾大等证候。

少数病例局部无黑痂形成而呈现大片水肿，多见于眼睑、颈、手、腿等组织疏松处，患处肿胀，透明而坚韧，扩展迅速，可致大片坏死。全身毒血症明显，伴有高热、头痛、恶心、呕吐等，病情危重，若治疗贻误，可因循环衰竭而死亡。如病原菌进入血液，可产生败血症，并继发肺炎及脑膜炎。

2. 肺炭疽

大多为原发性，由吸入炭疽芽孢所致，也可继发于皮肤炭疽。起病多急骤，但一般先有几小时至 2 ~ 4 d 的感冒症状，且在稍微缓解后再突然起病，呈双相型。临床表现为突发性寒战、高热、气急、呼吸困难、喘鸣、发绀、血样痰、胸痛等，有时在颈、胸部出现皮下水肿。肺部仅闻及散在的细湿啰音，或有胸腔积液的胸膜炎体征；胸部 X 线检查大多数显示纵隔增宽伴淋巴结病及胸腔积液，体征与病情严重程度不成比例。病情大多危重，常并发败血症和感染性休克，偶也可继发脑膜炎。若不及时诊断与抢救，则常在急性症状出现后 24 ~ 48 h 因呼吸、循环衰竭而死亡。

3. 肠或口咽部炭疽

4. 脑膜型炭疽

大多继发于伴有败血症的各型炭疽，原发性偶见。临床症状有剧烈头痛、频繁呕吐、神志障碍、抽搐，为明显的脑膜刺激征。病情凶险，发展特别迅速，患者可于起病 2 ~ 4 d 内死亡。脑脊液大多呈血性。

5. 败血型炭疽

多继发于肺炭疽或肠炭疽，由皮肤炭疽引起者较少。可伴高热、头痛、出血、呕吐、毒血症、感染性休克、DIC 等，病死率极高。

（三）诊断

依据流行病学相关资料并结合典型的临床表现，只要医师警惕，炭疽诊断一般不困难；但确诊需要病原体检查阳性，尤其以细菌培养阳性结果为准。

（四）鉴别诊断

1. 皮肤炭疽

（1）皮肤感染及蜂窝织炎：均为局部皮肤感染而有局部红、肿、热、痛，重者亦伴有全身中毒症状，外周血白细胞亦可明显增高。鉴别点：

①局部疼痛明显，皮肤处无焦痂及周围水肿；而皮肤炭疽局部形成焦痂，周围明显水肿，且局部无明显疼痛。此为重要鉴别点。

②引起病变之病菌不同，局部取材做涂片及培养不是炭疽菌而是其他种细菌。

（2）恙虫病：亦可有局部皮肤损害及焦痂，亦伴有发热及头痛等症状。鉴别点：

①去过恙虫病疫区，而无病畜接触史。

②伴皮疹及肝脾大。

③外周血细胞正常。

④血清学检查外斐反应变形杆菌 OX_K 凝集试验 >1∶160。

2. 肺炭疽

与大叶性肺炎、肺鼠疫及肺出血型钩端螺旋体病相鉴别，均有发热、呼吸道症状，尤其是咯血及肺部有湿性啰音等。肺部 X 线、病原学检查和流行病学调查是主要依据。

（1）大叶性肺炎

①无病畜接触史。

②咳铁锈色痰，肺部可有肺实变体征。

③肺部 X 线检查有大片状阴影。

④痰内可查出肺炎球菌，而无炭疽杆菌。

（2）肺鼠疫

①去过鼠疫疫区，接触过鼠疫患者或病鼠。

②临床表现重，有咯血为主的出血性肺炎表现。

③痰细菌学检查查出鼠疫杆菌。

（3）肺出血型钩端螺旋体病

①去过疫区及有疫水接触史，而无病畜接触史。

②除了咯血等呼吸道症状外，可有发热、乏力、腓肠肌疼痛、淋巴结肿大及结膜充血表现。

③钩端螺旋体凝集溶解试验阳性。

3. 肠炭疽

与出血性肠炎及急性细菌性痢疾相鉴别，均有腹痛、腹泻及血便。

（1）出血性肠炎

①无病畜接触史，此点很重要。

②临床表现为剧烈腹痛，腹部明显压痛。

③大便多为血便，而肠炭疽多为水样便或血水样便。大便培养无炭疽杆菌。

（2）急性细菌性痢疾

①无病畜接触史，未吃过病畜肉。为重要鉴别点。

②临床表现为腹部下坠、里急后重，大便多为脓血黏液便，少数患者可有血便。

③大便镜检多数为红、白细胞或脓细胞；培养可检出痢疾杆菌，排泄物检出的病原菌种类是重要鉴别点。

4. 炭疽败血症及炭疽脑膜炎

与其他细菌引起之败血症及化脓性脑膜炎相鉴别，临床表现均有发热、全身中毒症状；脑膜炎患者均有发热、脑膜刺激征，脑脊液呈化脓性改变。但其他败血症及脑膜炎有如下特点：

（1）无牲畜接触史，这点很重要。

（2）一般细菌性脑膜炎脑脊液为化脓性，不是血性脑脊液。

（3）重要鉴别为细菌学检查不是炭疽杆菌，而是其他细菌。炭疽败血症和炭疽脑膜炎患者的血、脑脊液往往直接涂片即可检出炭疽杆菌。

五、实验室检查

（一）周围血象

白细胞总数大多增高，一般在（10 ~ 20）× 10^9/L，少数可高达（60 ~ 80）× 10^9/L，分类以中性粒细胞为高。

（二）病原学检查

操作应按炭疽细菌学检查要求（GB）进行。

实验诊断的要求是快速检出、分离病原菌和正确鉴定，以利早期确诊、查清疫源、及时治疗和采取正确、合理的防治对策。炭疽杆菌的检验程序见图30-2。

样品采集的原则是在治疗、消毒处理前尽量无菌、多部位、采足量，注意个人、环境防护，妥善运送。对疑似炭疽的污染样品推荐用多黏菌素-溶菌酶-EDTA-醋酸铊（PLET）选择性琼脂培养基；对细菌含量较少的样品采用血清肉汤增菌和感染豚鼠、小鼠法提高检出率。检查内容如下，具体操作可参阅有关检查手册。

1. 标本采集和处理

（1）标本采集

①患者：皮肤炭疽以无菌手续采取局部病灶渗出物、水疱内容物；肺炭疽采取血液和痰；肠炭疽采取血液、呕吐物及血样便；败血型炭疽采取血液；脑膜性炭疽采集脑脊液。

②病畜死畜、实验动物：炭疽感染尸体严禁屠宰解剖，以防芽孢形成，一般割取耳朵、舌尖组织供检；实验动物静脉或心脏采血和肋部切开检查脾病变，无菌手续取脾1块。病、死猪切开咽喉部采取淋巴结和出血性浸液。

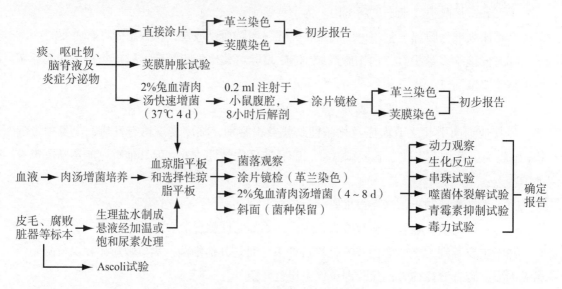

图 30-2 炭疽芽孢杆菌的检验程序

③外界现场标本：根据污染情况采取空气、土壤、水、食品、物件表面等标本。

（2）标本处理

①患者、病畜标本：血液直接检查。脏器经研磨制成 1∶10 ～ 1∶20 的悬液，供检。

②外界现场标本：炭疽芽孢杆菌沾染的外界现场天然的基本是芽孢；人为的也是用其芽孢作为生物战剂。芽孢气溶胶沾染的外界标本中混有杂菌和杂质，应先将标本经过稀释、洗脱、加温处理。不同标本的稀释方法见表30-1。

表 30-1 外界现场标本的稀释

标本	检验量	稀释倍数	加水量
土壤	1 g	20 ～ 200 倍	20 ml，加温后再稀释 10 倍
滤膜（水、空气）	1 块	剪碎	5 ml*
棉拭子（分泌物、物体表面）	1 支	浸泡	5 ml
皮毛、树叶	1 g	剪碎	20 ml

* 连同滤膜碎片一起培养效果较好

2. 快速检验

（1）直接涂片镜检：渗出液、血液可直接涂片，新鲜器官组织切面制成压印片。自然干燥，通过火焰固定后，在 10% 甲醛溶液中浸泡 10 ～ 15 min 或在 1∶1000 氯化汞溶液中

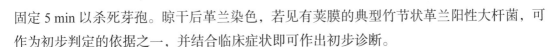

固定 5 min 以杀死芽孢。晾干后革兰染色，若见有荚膜的典型竹节状革兰阳性大杆菌，可作为初步判定的依据之一，并结合临床症状即可作出初步诊断。

涂片亦可用特异性荧光抗体染色法或荚膜肿胀试验进行检查。

（2）肉汤串珠试验：炭疽杆菌在含有适当浓度的青霉素培养基中可发生形态变异，菌体肿大而成均匀的圆球，呈串珠状。此为炭疽杆菌特有。

取经处理的被检标本液接种于 2% 兔血清肉汤，置 37℃ 水浴中快速增菌培养 4 h，等量分装 3 管，其中 2 管加入青霉素溶液，使青霉素终浓度分别为 0.5 U/ml 和 1.0 U/ml，混匀。另一管加同量生理盐水作为对照。再置 37℃ 水浴作用 1 h（时间过久串珠过度肿胀，会破裂），加 20% 甲醛溶液（终浓度为 2%），置室温 10 min，固定串珠形态和杀灭活菌。取 2 滴上述培养物于载玻片上，镜检，如找到典型串珠则有判定意义。还可做串珠荧光抗体染色。

六、治疗

炭疽的治疗原则应是早期诊断，尽早治疗；杀灭体内细菌，中和体内毒素；抗生素与抗血清联合使用；同时应及时进行对症治疗，防止呼吸衰竭和并发炭疽脑膜炎。

（一）一般治疗及对症治疗

患者应严格隔离，对其分泌物和排泄物按芽孢的消毒方法进行消毒处理。对进食量少、吐泻次多量大和全身中毒症状患者，可给予高热量流质或半流质，必要时静脉补液，出血严重者应适当输血。对有明显毒血症和恶性水肿者可应用肾上腺皮质激素，对控制局部水肿的发展及减轻毒血症有效，一般可用氢化可的松 100 ~ 200 mg/d 或地塞米松 10 ~ 20 mg/d 短期静脉滴注，但必须在青霉素的保护下采用。如有严重水肿及呼吸困难，可给氧和注射异丙去甲肾上腺素及支持疗法的其他措施。有感染性休克、DIC 者，应及时应用肝素、双嘧达莫（潘生丁）等做相应处理。对炭疽脑膜炎患者，可用甘露醇液 250 ml 快速静脉注射，每 4 h 1 次，可减轻脑水肿、降低颅内压、防止脑疝形成。

（二）抗生素治疗

疑似炭疽即应用抗生素治疗，以免耽误病情，即使推迟数小时也将减少生存概率，尤其是来自疫区的发热或有全身症状的患者。首选青霉素，根据病情注射 80 万 ~ 160 万 U/12 h。注射前应做过敏试验，皮试阳性者或遇耐药菌株者应换用其他广谱抗生素，如四环素、多西环素、环丙沙星等。严重内脏型患者可用青霉素静脉滴注，200 万 ~ 400 万 U/6 h，体温正常后可改用普鲁卡因青霉素注射，最长维持 1 w。

青霉素与 β-内酰胺类药物主要抑制 G^+ 细胞壁合成，失去胞壁的原生质会形成 L 型，可在胞内寄生甚至产生 L 型菌血症，表现为周期性热型，可久治不愈。因此凡用此类药物治疗者，均应做 L 型培养检查，以培养阴性为治愈标准。

（三）抗血清治疗

炭疽为毒素原性疾病，抗生素治疗虽能杀灭体内细菌但不能中和体内毒素，有时治疗后血液循环中炭疽杆菌虽阴性，但病情会突然恶化、死亡。因此，对严重水肿型及内脏型炭疽建议同时应用抗血清治疗，每天 80 ~ 100 ml，分两次肌内注射，抢救危重患者亦可用静脉输入，体温恢复正常即停止使用。抗血清对中和体内毒素、消退严重水肿、降低持续高温、恢复心血管功能、缩短疗程均有抗生素所不及的效果。

国内现生产动物（马）抗炭疽血清，虽经精制成为 F（ab）$_2$抗体片段，血清病已显著减少，但其对人仍为异种蛋白，仍可引起过敏反应，必须严格按使用说明书使用。

（四）生物战炭疽患者治疗

最近，美国成立了炭疽生物防御工作组（Inglesby 等，1999），在其推荐的《炭疽生物防御意见书》中提到过两种炭疽治疗方案可供临床医学治疗参考。此两种方案是工作组根据动物实验和体外实验资料提出的一致意见，未经 FDA 批准。

七、西南地区流行情况

从云南、贵州、广西 3 省 14 市（县）的茄科等 7 科 35 属 38 种寄主共采集 323 份具有炭疽病病症的标本，分离得到 190 株菌株，表明该地区炭疽病非常普遍。另外，豆类炭疽菌在我国贵州、云南和广西非常严重，共分离到 41 株，占分离总数的 21.6%。

在中国，以西部地区炭疽的发病较多，其中贵州、云南、新疆、广西、湖南、西藏、四川、甘肃、内蒙、青海等省区为高发地区，西部高发省区的人炭疽病例占全国总病例数的 90% 以上。北京、天津、上海等大城市的工业型炭疽已基本消灭，现在主要发生的是农业型炭疽。南方以猪和水牛为主要传染源，北方则以羊、牛和马为多发家畜。山东省也是重要的炭疽疫区省份之一，几乎每年都有炭疽病例报告。由于历史性污染严重，炭疽在我国的发生有明显的地方性特点。

（一）云南省

1963 年 7 月、1972 年 9 月和 1981 年 8 月该地区所属的马者哨乡、哨龙寺等地发生本病 3 次，死于炭疽病的牲畜 6 头；因食用患有炭疽病的畜肉被感染炭疽病者 42 人，死亡 2 人。发病季节在 6 ~ 9 月之间。1991 年 11 月和 1993 年 6 月，云南建水县发生了两起皮肤炭疽病暴发，皆因剥食病死的水牛致病，共发病 31 人。1993 年 7 月 4 日红河州医院收治 1 例急性炭疽患者（皮肤恶性水肿型合并肠型），当日确诊后，即向本地防疫站报告疫情。据调查，共死亡牛 2 头，76 人中因食用病死的牛被感染炭疽病者为 23 人，其中 8 人屠宰死牛进食其内脏发病，死亡 1 人。

（二）贵州省

炭疽病是贵州省危害人畜健康比较严重的传染病之一，每年都有病例报告和局部流行，发病率和死亡率都在全国平均水平之上。

从 1957 年有炭疽疫情资料记载以来，每年都有病例报告和局部暴发流行，70～80 年代成为我国炭疽病主要的高发省份之一，发病率和病死率都在全国平均水平之上；1984 年以来，年发病数均居全国第 1 位。发病率上升至 2.80/10 万，发病县（市）达 77 个，占全省县（市）数的 94%；病死率则 50、60 年代高于 70、80 年代，分别是 0.92%、11.55%、4.67% 和 6.30%，总病死率为 6.34%。

1985 年 6 月，花垣县两河乡马岩村因宰死牛暴发 1 起人皮肤炭疽病。5 月 29 日，该村一村民从贵州省松桃县巴茅乡不扪村借 1 头耕牛犁田，次日死在田里，未经兽医检疫即邀请 29 名村民帮助宰牛，剥皮食用的食肉者共 80 人。首发病例为 6 月 6 日，前后 10 天共发生 11 例，死亡 1 例，11 例患者均为参加宰牛的男性，而食肉的 80 人未发病。1987 年 5 月～1988 年 7 月对铜仁地区德江、思南、沿河和玉屏 4 个县 8 个自然村的人畜感染炭疽病情况及家畜与炭疽病的关系进行了调查，从人体病料检出炭疽杆菌 3 株、从家畜病料检出抗原 5 份，现将调查结果报告如下。人群感染情况：参加剖解的人数为 52 人，26 人经手指伤口感染，表现为皮肤炭疽型，其中 3 人死亡；家畜发病情况：发病的动物为牛 4 头、羊 5 只、马 2 匹、猪 3 头、犬 2 只，其中 24 头牛、羊、马、猪、犬皆死亡。

罗甸县是贵州省最严重的炭疽病高发县之一。据疫情报告统计，1981～1990 年，人间炭疽累计发病 763 例，死亡 30 例，年均发病率为 33.17/10 万，病死率为 3.9%。发病率一直居全省第 2 位，在这 10 年中，有 1 个乡发病从未间断，连续 5 年发病的有 2 个乡，连续 3 年发病的有 5 个乡。且不断出现人畜点状暴发，并呈逐年上升的趋势。为进一步了解炭疽病在我省的流行情况，现将 1998 年发病情况简述如下。1998 年全省发病 483 例，死亡 30 例，发病率为 1.371/10 万，死亡率为 0.091/10 万，病死率为 6.21%。与 1997 年同期相比，发病率上升 0.07%，死亡率上升 0.14%，病死率上升 6.55%，发病区县数上升 2.50%。全省 9 个地州市均有疫情报告和不同程度的流行，其中以毕节、黔南、黔西南和安顺地州市发病较多，共 368 例，占全省总发病数的 76.2%；发病较少的有铜仁地区和贵阳市。由此可见，贵州省炭疽病流行面广，给预防工作造成很大的困难。

（三）四川省及重庆市

1988 年 8 月 2～13 日，彭水县走马乡关坪村发生 1 起以皮肤损害为主要特征的急性传染病，调查和实验证实为畜间炭疽病引起的人间炭疽病暴发。人间发病 9 例，畜间发病 25 头，死亡 23 头，家禽（鸡）死亡 24 只。8 月 13 日流行终止。

四川省从 1956～1990 年来炭疽累计发病 728 例，死亡 225 例，年平均发病率为 0.18/10 万，病死率为 30%。35 年来共出现 2 次流行高峰，第 1 次在 1963～1967 年，

持续 5 年，高峰年发病率为 0.55/10 万（1965 年）；第 2 次在 1971 ~ 1975 年，也持续
5 年，年发病率峰值为 0.46/10 万（1973 年）。1975 年以后呈逐年下降的趋势，近年来又
有所回升。凉山、甘孜、阿坝三州（简称三州）和该省其余地区（简称内地）疫情波动情
况基本一致，只是流行强度和持续时间不同。

2004 ~ 2009 年四川省共报告炭疽病例 712 例，发病呈现小的上升趋势。流行表现形
式以常年散发伴局部地区小暴发为主，具有一定的地域性特征。主要发病在牧区和半农半
牧地区，阿坝州较高（9.33/10 万），高于甘孜州（1.96/10 万）和凉山州（0.46/10 万）。发
病季节多见于夏、秋季的 7 ~ 9 月（55.90%）。发病年龄以农牧民中的青壮年为主，男性
多于女性。

（四）西藏自治区

新中国成立前本病在西藏的流行情况无资料可考。据不完全报告，最近 20 年中主要有
3 起人炭疽暴发疫情。1989 年 3 ~ 9 月，西藏昌都地区发生了 1 起罕见的炭疽暴发疫情，
波及 5 个县、34 个自然村，发病 507 人，死亡 162 人，病死率为 31.9%。此次炭疽疫情病
情重、传播快、病死率高，为新中国成立以来最严重的一次，首例患者是因剥食流产的小
牛而感染。1993 年 9 月 13 ~ 28 日，拉萨市墨竹工卡县尼玛江热乡十五村发生 1 起因剥
食病牛肉而引起的人间炭疽暴发疫情，10 人发病，死亡 1 人。最新的 1 起炭疽疫情暴发
于 2004 年 2 月 27 ~ 29 日，昌都地区左贡县美玉乡报告该乡因剥食病死牛、羊肉后发生
皮肤炭疽疫情，发病 3 例，均治愈。

据 1955 ~ 2010 年的不完全疫情报告以及文献资料记载（表 30-2），全区共发生人炭
疽 636 例，病死 173 例，病死率为 27.20%。

本病在西藏多为散发，但也有人、畜间的局部暴发流行；主要分布于拉萨和昌都等地。

表 30-2　1955 ~ 2010 年西藏地区炭疽疫情统计

地区	1956 ~ 1958	1959	1960	1961	1962	1963	1964	1965 ~ 1966	1989	1993	2004	合计
拉萨	4	2	25	8	0	7	6	2	0	9	0	63
昌都	2	0	2	25	0	4	3	0	507	0	3	546
山南	0	0	0	0	0	1	0	0	0	0	0	1
阿里	0	0	0	0	1	4	1	0	0	0	0	6
日喀则	1	0	0	0	0	0	0	0	0	0	0	1
那曲	0	0	0	10	0	4	5	0	0	0	0	19
合计	7	2	27	43	1	20	15	2	507	9	3	636

剥食病畜、死畜是感染发病的直接原因。特别是 1989 年 3 月昌都地区的炭疽暴发疫
情是由于大批孕畜流产，牧民把死亡牲畜的肉晾晒成干肉，并作为主要食物食用，而死于
炭疽的牲畜其肉品中有大量炭疽芽孢杆菌，风干时没有杀死，因而在生吃过程中直接通过

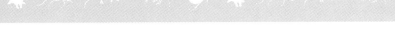

口腔黏膜破损处进入机体感染，导致多人发病、死亡。

畜牧业管理缺乏防病知识，死畜、病畜排泄物对生活环境、草场、水源的污染是散播本病的重要因素。藏族居民衣着原料有很多家畜皮毛，自行加工制作，也为发病增加了机会。

第三十一章 弓形虫病

弓形虫（Toxoplasma gondii Nicolle et Manceaux，1908）于 1908 年由 Nicolle 和 Manceaux 发现，是一种广泛存在于人和动物的寄生原虫，能引起人兽共患的弓形虫病。世界首例弓形虫病患者报道于 1920 年，我国第 1 个病例发现于 1964 年。以前由于病例少见，症状轻微，故弓形虫及弓形虫病一直未引起人们的足够重视。近年来，由于弓形虫病的几次暴发流行、艾滋病的泛滥以及诊断水平的提高，人们逐渐认识到弓形虫是一种非常重要的机会性致病病原体，在某些情况下可以引起严重的疾病，如孕妇感染弓形虫则可能影响胎儿的发育，严重者致畸甚至死亡，同时可使孕妇流产或早产；对于免疫抑制或免疫缺陷的患者（如器官移植或艾滋病患者），弓形虫更是一个主要的机会致病因素。据报道，有 6%~10% 的艾滋病患者并发弓形虫病，而艾滋病患者所患脑炎中有 50% 是由弓形虫所引起的。弓形虫对宿主无严格的选择性，在众多的温血动物及人群中广泛存在。猫科动物是其终宿主（同时也可是其中间宿主）并为重要的传染源，哺乳类、鸟类、爬行类、鱼类、昆虫类动物及人类均可为其中间宿主。由于弓形虫的高感染率及它与围生期医学、优生优育学和艾滋病等以及畜牧业的密切关系，近年来已引起人们的高度重视。

一、病原学

（一）分类

弓形虫又称弓形体或弓浆虫，其具体人分类地位尚未完全确定。根据 Thomas（1984）按照 Levin 等（1980）的分类法将其初步定为：

界（Kingdom）：动物界（Animalia）

门（Phylµm）：原生动物门（Protozoa）

亚门（Subphylµm）：顶复亚门（Subphylµm Apicomplexa）

纲（Class）：孢子虫纲（Class Sporozoasida）

亚纲（Subclass）：球虫亚纲（Subclass Loccidia）

目（Order）：真球虫目（*Order Eucoccidiida*）

亚目（Suborder）：艾美耳亚目（*Suborder Eimeriina*）

科（Family）：肉孢子虫科（*Family Sarcocystidae*）

属（Genus）：弓形属（*Genus Toxoplasma*）

种（Species）：刚地种（*Species Gondii*）

属名源自希腊单词"Toxon"，"弓"形的意思取意于弓形虫速殖子在细胞外时的形态；种名源自北非刚地梳趾鼠（Ctenatactylus gondii），弓形虫就是最早从这种鼠中分离到的。

迄今，多数学者认为弓形虫只有 1 个种，但由于不同地域、不同的宿主来源，其毒性大小有所不同，生活史多期发育时间长短亦有差异等，将弓形虫分为许多不同的虫株（strain）。

（二）形态

弓形虫的生活史中可归纳出 5 个形态阶段：速殖子、包囊、裂殖体、配子体和卵囊。

（三）生活史

弓形虫的整个生活史发育过程需要两个宿主。猫科动物如家猫为终末宿主，在终末宿主体内的肠上皮细胞内进行无性和有性生殖。有性生殖只限于猫小肠绒毛上皮细胞内，而无性生殖既可在小肠上皮细胞，又可在小肠外其他器官组织内进行。弓形虫对中间宿主的选择极不严格，无论哺乳类、鸟类和人都可作为中间宿主，猫既可作为终末宿主又可作为中间宿主。对组织的选择也不严格，除红细胞外，任何有核细胞都可侵犯。在中间宿主内，弓形虫在肠外的组织器官内进行无性生殖（图 31-1）。

二、流行病学

（一）流行环节

1. 传染源

感染弓形虫的动物尤其是猫及猫科动物均可为传染源。人是垂直传播的传染源，输血也可能传染。滋养体、包囊、囊合子（卵囊）皆为感染阶段。动物间的互相残杀捕食及猫科动物粪便的污染在更换宿主及传播上具有重要意义。猫是人类感染弓形虫的主要传染源，误食其排出的囊合子是人类感染该虫的重要途径。猪、羊等家畜的感染率颇高，国内近年来对某些家畜的感染情况做了调查，如猪的感染率为 4% ~ 71.4%、牛为 0.2% ~ 43%、绵羊为 6.2% ~ 25%、山羊为 3.9% ~ 19.2%，所以生食或半生食肉类也是弓形虫感染的又一重要途径。鲜奶及禽蛋也已发现有感染，所以饮用或食用生奶生蛋亦可造成感染。输血以及经损伤的皮肤、黏膜感染也是弓形虫感染的可能途径。

2. 传播途径

（1）垂直传播：指胎儿在母亲子宫内经过胎盘而感染，为先天性感染。

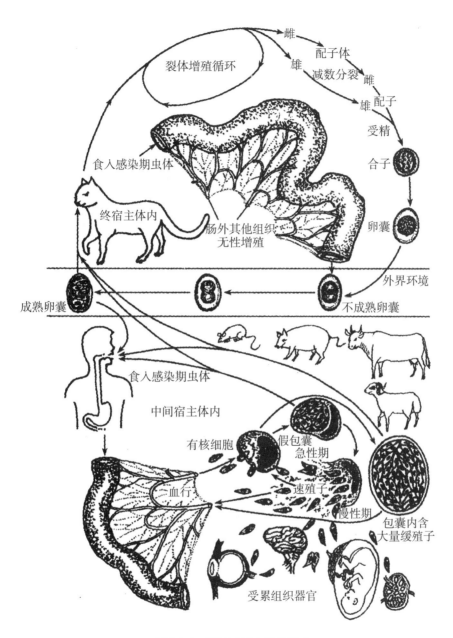

图 31-1　刚地弓形虫的生活史

（2）水平传播：指出生后由外界获得的感染，为获得性感染。传播途径多种多样，如经消化道传播、接触传播、经损伤的皮肤及黏膜传播、经昆虫或吸血节肢动物传播、经输血或器官移植传播、经空气飞沫或尘埃传播等。

昆虫如苍蝇、蟑螂等可机械携带本虫而起传播作用。Chinchilla（1976）观察，蟑螂吞食卵囊后 2 ～ 4 天其粪便具有传染性。

值得指出的是，虽然一些食草类的牲畜如牛、羊等既不吃肉，其牧地亦大多与猫很少

有关系，但其感染率确很普遍。又据 Rawal（1959）的调查，吃肉的穆斯林教徒与素食的印度教徒其血清抗体阳性率无大的差别。故本虫的传播途径尚需进一步研究。

3. 人群易感性

人类对弓形虫普遍易感，比较而言，孕妇易感性比常人高，胎儿和幼儿易感性比成年人高，肿瘤患者及应用免疫抑制剂者易感性增加。

（二）流行特征

1. 地区分布

弓形虫病基本呈全球性分布。人类的弓形虫感染率极高，一般为 20% ~ 50%，最高达 94%，有人估计全球有 5 亿 ~ 10 亿人有感染。我国人群感染率极不一致，从不足 1%至 38.6%，一般为 5% ~ 20%。家畜感染率一般可达 10% ~ 50%，是畜牧业中亟待解决的问题。儿童先天性感染为 1.5% ~ 6%，已成为先天性感染中最为严重的疾病。随着艾滋病的蔓延，弓形虫机会感染呈增加趋势。

弓形虫感染极为普遍，原因可能为：

（1）弓形虫生活史中的多个时期均具传染性。

（2）中间宿主和寄生组织的选择性不严格，与人关系密切的家畜均具易感性。

（3）终宿主可有可无，在中间宿主之间可互相传染。

（4）虫体在宿主体内保存时间长，对外界环境的抵抗力强。

2. 季节分布

本病季节性不明显。

3. 人群分布

人类对弓形虫普遍易感，胎儿、幼儿、老弱者、肿瘤患者及免疫功能低下者（如艾滋病患者及使用免疫抑制剂者）对弓形虫易感性增强。免疫系统保护性的强弱及功能的完善与否，在感染及发病中起决定性作用。先天性感染时是由于虫体随母血经胎盘传给胎儿所致。国外报道孕妇的感染率最高达 71%，国内最高为 32.9%，这给围生期医学及优生优育造成严重的危害。

三、预防和控制

艾滋病及恶性肿瘤时伴发弓形虫病的概率相当高，对这些病例的处理较复杂。目前已有杀灭速殖子的较理想的药物，但针对包囊的理想药物尚缺乏，故对弓形虫病的近期治疗效果较好，但复发率较高。对于孕妇来说，感染本虫往往造成严重的后果。所以，本病的预防和早期治疗显得很重要，但由于目前仍无有效的免疫预防措施以及该虫感染途径复杂等因素，进行本病的预防工作难度较大。主要预防控制措施包括以下几点：

1. 大力开展卫生宣传教育，增强对弓形虫一般危害及预防常识的了解。

2. 对病猫进行治疗或改变养猫习惯，尽量减少与猫的接触。

3. 加强对肉类及奶、蛋类食品的消毒、管理，改变对这些事物进食的不良习惯。

4. 改善对家畜的饲养管理，加强水源的卫生控制，减少对环境的污染。

5. 对育龄妇女及孕妇应加强普查监视，做到早发现、早治疗，以免产生严重后果。

6. 疫苗（人工免疫）

（1）死疫苗：用杀死的弓形虫制成疫苗做试验，曾取得不同的结果。在豚鼠、家兔、小鼠等实验动物中，用甲醛处理或裂解的弓形虫悬液与福氏完全佐剂一起注射后，可以抵抗 RH 毒株弓形虫致死量的攻击感染（Cutenins，1956；Jecobs，1965；Foster et al，1968；Krabenbuhl et al，1972）。但 Huldt 等（1966）在兔体和 Nakayama（1965）在鼠体所得的结果不同。Stadlsbeadea（1971）用同样热杀死的弓形虫免疫小鼠亦不能引起抗弓形虫毒株感染的保护性。Nakayama（1969）曾用热杀死的弓形虫免疫小鼠，以单一抗原或福氏佐剂抗原免疫动物后，第 6 个月进行攻击感染，结果在延长存活时间和降低死亡率方面具有一定的效果。总之，目前使用死疫苗接种不足以抗强毒株的攻击感染，而对延长存活时间和降低死亡率方面具有一定的作用。

（2）活疫苗：由于使用无毒株和死疫苗接种免疫未能达到良好效果，人们注意对致弱活疫苗的研究。Seah 等（1975）报告用 2 万伦琴的 X 线致弱的弓形虫免疫小鼠，可消除毒力并可保护强毒株的攻击。但由于致弱活疫苗存在恢复突变的可能，难以用于人体，从而影响了致弱活疫苗的进一步研究。

（3）亚单位疫苗：近年来，人们从新的思路研制弓形虫疫苗。Capron 等在体外表达了分子量为 24 kD 的速殖子抗原，该抗原被认为是 ESA 的重要组成部分。用它来免疫敏感的大鼠，该蛋白能提供部分保护，提高大白鼠的存活天数。Boothroyd 等以 P30 为抗原，以 Saponin adjuvant、Quil A 或 Liposomes 为佐剂免疫小鼠，结果呈现 100% 的保护，而且 6 w 后小鼠的脑内也未发现卵囊，说明 P30 是一个极有潜力的、对急慢性弓形虫病都有保护性作用的抗原。陈晓光等在体外扩增并克隆了 P30 的编码基因，并分别在大肠埃希菌及昆虫杆状病毒载体系统进行了表达，免疫印迹试验显示表达产物具有特异的免疫反应性。利用重组 P30 制成免疫刺激复合物去免疫小鼠，免疫小鼠呈现特异的细胞及体液免疫，对弓形虫 ZS1 株的攻击感染也呈现出一定的保护性。

（4）核酸疫苗：弓形虫的核酸疫苗研制尚属起步阶段，近年来国内外已陆续有一些报道，但离实际应用尚有距离。

四、临床诊断

（一）先天性弓形虫病

先天性弓形虫病是经胎盘传播的，只发生在母体原虫血症的时候。母体在怀孕前感染弓形虫一般不会传染给胎儿。据统计，在怀孕期母亲获得感染者，约有 50% 的胎儿得到先天性感染。在怀孕初期 3 个月内感染的症状较严重，常使胎儿发生广泛的病变而致流产、死产或婴儿出现弓形虫病症状。常见的有脑积水、小脑畸形、脑钙化灶、精神障碍、小眼球畸形、脉络膜视网膜炎和肝脾大合并黄疸等。经感染而能存活的儿童常有脑部先天性损害而遗留智力发育不全或癫痫。部分先天感染的婴儿无明显症状而仅表现为血清抗体阳性，这类婴儿可在成年后才出现脉络膜视网膜炎。受到感染的母亲在产下 1 胎先天性感染的婴儿后，因本身已成为慢性感染者，故罕见有次胎再出现先天性感染的。

（二）获得性弓形虫病

获得性弓形虫病最常见的表现为淋巴结肿大，较硬，有橡皮样感，伴有长时间的低热、疲倦、肌肉不适，部分患者有暂时性脾大，偶尔出现咽喉肿痛、头痛和皮肤出现斑疹或丘疹。如弓形虫侵犯其他器官则可出现相应的症状，如心肌炎、肺炎、脑炎等。成人的获得性弓形虫病很少出现脉络膜视网膜炎。

弓形虫抗体广泛存在于人群中，但临床上弓形虫病患者却不多见，这说明绝大多数感染是无症状的。

五、实验室诊断

（一）病原学诊断

弓形虫病的病原学诊断较困难。常用的有涂片检查法，视病情不同可取组织液、脑脊液、血液涂片染色镜检；也可取胎盘组织、脑组织（死胎）等切片做活组织检查。发现速殖子或假包囊者可确诊为急性弓形虫感染，但发现包囊者尚不能确诊为弓形虫感染，还应结合其他临床资料进行综合分析。也可以做动物接种以分离病原体而诊断，常以脑脊液或淋巴结穿刺液接种于小鼠来进行。

（二）免疫学诊断

1. 检测抗体

（1）染色试验（dye test，DT）。

（2）补体结合试验（complement fixation test，CF）。

（3）间接荧光抗体试验（indirect fluorescent antibody test，IFAT）。

（4）凝集试验（agglutination test，AT）。

（5）酶联免疫吸附试验（enzyme-linked immunosorbent assay，ELISA）。

（6）放射免疫试验（radioimmunoassay，RIA）。

2. 检测抗原

系指用免疫学方法检测宿主细胞内的弓形虫速殖子（或包囊），以及在血清及体液中的代谢或裂解产物（循环抗原），是早期诊断或确诊弓形虫感染的可靠方法。

（1）循环抗原（circulating antigen，cag）检测法。

（2）循环免疫复合物（circulating immunocomplex，cic）检测法。

（三）基因诊断

1. DNA 探针

夏爱娣等（1989）首次将 DNA 探针应用于弓形虫病的病原检测，用 ^{32}P 标记含有弓形虫特异 DNA 顺序的克隆（探针），该探针与患者外周血白细胞或组织 DNA 进行分子杂交，显示特异性杂交条带或点状时为阳性反应。该法检测无脑儿、脑积水、死胎标本 7 例中有 5 例阳性，61 例正常人中有 2 例阳性，而 2 例阳性血清经 IFAT 试验亦呈阳性反应。

2. PCR

弓形虫分子生物学的研究发展使得 PCR 技术在弓形虫的检测上得到了迅速的应用。Burg 等以 B1 基因作为 PCR 的靶基因，已成功地从细胞裂解物中检出仅含的 1 个弓形虫；Savva 等用巢式 PCR 检出了 0.05 pg 的 P30 DNA。国内夏爱娣、陈晓光等也分别构建成功弓形虫的 PCR 体系。

陈晓光等构建的 PCR 体系是以弓形虫主要表面抗原为靶基因，一次 PCR（30 个循环）能检测到的弓形虫 DNA 量为 1 pg，巢式 PCR 所能测出的弓形虫 DNA 量为 0.05 pg，这相当于一个弓形虫虫体所含有的 DNA 量。对于不同来源的标本（血液、腹水、脑组织、羊水、绒毛膜等），不同的制作方法（酚三氯甲烷法抽提的 DNA 标本或快速粗制获得的 DNA 标本），只要里面含有弓形虫，本系统基本上都能有效检出。

六、治疗

目前抗弓形虫药物主要是针对滋养体的药物，疗效较佳的有乙胺嘧啶、磺胺嘧啶、螺旋霉素及克林霉素等。在药物抗虫的同时，对严重的弓形虫病（如脑弓形虫病以及艾滋病、恶性肿瘤等伴发的弓形虫感染）患者尚需结合并发症进行对症处理。

（一）先天性弓形虫病的治疗

先天性弓形虫病的治疗见表 31-1

（二）眼弓形虫病的治疗

治疗活动性脉络膜视网膜炎可联合应用乙胺嘧啶+SD，其剂量分别为 50 mg/d 和 4 g/d，

表 31-1　先天性弓形体虫的治疗

药物	怀疑胎儿感染	确诊胎儿感染
螺旋霉素	持续使用 1200 万 U/d	不适宜单一疗法
甲氧苄啶 + 磺胺甲噁唑	不宜使用	160 mg/d+800 mg/d 为期 21 d 的 1 个疗程或几个疗程
乙胺嘧啶 + 磺胺嘧啶 *	不宜使用	50 mg/d+3 g/d 为期 21 d 的 1 个疗程或几个疗程

＊ 结合使用 15 mg/d 亚叶酸预防疗法

疗程至少 1 个月。若感染持续存在，疗程还可延长。也可用克林霉素，该药可高浓度聚集在脉络膜、虹膜和视网膜，治疗脉络膜视网膜炎的临床效果与乙胺嘧啶+SD 联合疗法相同，其剂量为克林霉素每次口服 300 mg，每日 4 次，至少连服 3 w，病损较大者需服 6 w以上。

若脉络膜视网膜炎威胁到黄斑区，则常需加用皮质类固醇，有助于减轻急性炎症反应和防止瘢痕形成。泼尼松龙的剂量为初始口服 40 ~ 60 mg/d，以后逐渐递减直至停药，疗程为 3 w。

（三）艾滋病患者急性弓形虫病的治疗

中枢神经系统弓形虫病是艾滋病最常见的机会性感染，至今乙胺嘧啶和磺胺嘧啶联合应用仍是治疗该类患者最有效的方法，但剂量宜大。乙胺嘧啶第 1 天剂量为 200 mg，分 2 次服，以后每天服 75 ~ 100 mg。磺胺嘧啶的首次剂量为 75 mg/kg，最大不超过 4 g，以后每天服 6 ~ 8 g，直至急性症状、体征得到控制，一般至少需要 6 w。对磺胺类药物过敏或不能耐受者，可改用克林霉素与乙胺嘧啶合用，剂量为每次 300 ~ 450 mg，每天服 4次。另外，尚可选用阿奇霉素。

（四）器官移植患者弓形虫病的治疗

器官移植时，将弓形虫血清学阳性的供体移植到血清学阴性的受者，很易发生弓形虫病。若在移植后每天口服乙胺嘧啶 25 mg，连服 6 w，可防止发生。也有人主张同时加服磺胺嘧啶每天 4 g，4 次分服或螺旋霉素每天 2 g，2 次分服。心、肺、肝、肾和骨髓等器官移植时，可考虑预防服用乙胺嘧啶等药物。

七、西南地区流行情况

成都军区疾病预防控制中心曾在拉萨、日喀则、泽当镇和错那县 4 个地区对不同民

族的门诊患者和接受健康检查与普查者采血，用 IHA 法进行了弓形虫感染的血清学调查。共检测血清标本 468 份，阳性 48 份，总阳性率为 10.26%（表 31-2、表 31-3 和表 31-4）。结果显示，弓形虫感染与年龄、职业分布和海拔高度没有联系。

表 31-2　西藏地区人群弓形虫感染地区和滴度分布

地区	海拔（m）	检测人数	阳性人数	感染率（%）	抗体滴度		
					1：64	1：256	1：1024
拉萨	3650	139	15	10.79	11	4	0
泽当	3550	85	10	11.76	7	2	1
日喀则	3800	94	10	10.76	8	1	1
错那	4300	150	13	8.67	9	4	0
合计		468	48	10.26	35	11	2

表 31-3　西藏地区人群弓形虫感染年龄分布

年龄组别	检测人数	阳性人数	阳性率（%）
0 ~	23	2	8.70
10 ~	61	9	14.75
20 ~	176	15	8.52
30 ~	124	12	9.68
40 ~	67	6	8.96
50 ~	17	4	23.53
合计	468	48	10.26

表 31-4　西藏地区人群弓形虫感染职业分布

职业	检测人数	阳性人数	阳性率（%）
工人	25	1	4.00
农牧民	54	6	11.11
学生	50	7	14.00
干部教师	117	9	7.69
其他	43	5	11.63
合计	289	28	9.67

第三十二章　内脏利什曼病

内脏利什曼病（visceral leishmaniasis）又名黑热病。本病特点为长期不规则发热，肝脾大尤以脾大更为显著，消瘦，贫血，白细胞及血小板减少，丙种球蛋白增多。该病曾广泛分布于我国长江以北的 16 个省、市、自治区，自 20 世纪 50 年代经大规模的有效防治，多数地区已基本消灭了黑热病。近年来在新疆、甘肃、四川、陕西、山西和内蒙古等 6 个省（区）仍有 62 个县（市）出现当地感染的黑热病，另有 50 个县有输入性病例报告。其中以川北、陇南和新疆的患者最多。四川省黑热病散发于川北的汶川、九寨沟、茂县、理县、北川和黑水等 6 县（市）。

一、病原学

利什曼原虫与锥虫同属一个科，即锥虫科（*Trypanosomatidae*）。目前，已报道具致病性的利什曼原虫多达 16 种或亚种。利什曼原虫随着生活史的不同阶段而表现出不同的形态。按其生活史的共同特点有前鞭毛体（promastigote）和无鞭毛体（amastigote）两个时期，前鞭毛体寄生在无脊椎动物的消化道内，其宿主为白蛉（sandfly.）。无鞭毛体寄生在脊椎动物的网状内皮细胞内，其宿主为哺乳类和爬行类动物。

前鞭毛体呈圆形或卵圆形，无游离鞭毛。虫体内有一较大的圆形核和棒状动基体，在动基体和核间可偶见空泡。前鞭毛体体形狭长，大小为（15～20）μm×（1.5～3.5）μm。动基体在核的前端，并由此伸出一条鞭毛作为运动器官。无鞭毛体呈卵圆形或圆形，虫体呈卵圆形，大小为（1.5～3）μm×（2.5～6.5）μm。无鞭毛体多见于感染动物的巨噬细胞内，但在涂片上常因巨噬细胞破裂而游离于细胞外，有时可散落于红细胞上。

二、流行病学

（一）传染源

传染源包括患者和狗。犬内脏利什曼病是由犬利曼原虫引起的。根据国内研究，犬内脏利什曼病和人黑热病的分布，在很多地方是平行的。皖北和豫东以北平原地区以患者为主；西北高原山区以病犬为主。少数野生动物如狼、狐等亦可为传染源，内蒙古、新疆等的荒漠地区，野生动物为主要传染源。

（二）传染途径

主要是通过白蛉作为传染媒介进行传播，偶可经破损皮肤和黏膜、胎盘或输血传播。

（三）流行特征

本病主要见于农村。我国流行于长江以北 17 个省份自治区。因起病缓慢，发病无明显季节性。男性较女性多见，儿童及青壮年你发病较多。

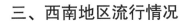

三、西南地区流行情况

四川省是黑热病的高发地区，流行区地处岷江和嘉陵江的上游，系康藏高原与四川盆地的过渡地带。境内崇山峻岭，河流湍急，海拔由东向西北递次上升，多在 1000 ~ 4000 m 之间。气候随海拔高度增加而趋向寒冷，年平均气温在 11.3 ~ 13.2℃，月平均气温在 15℃以上的有 5 个月（5 ~ 9 月），最高可达 32℃，年平均相对湿度 71%，年降雨量 500 ~ 600 mm。疫区内地广人稀，居住有藏、羌、回、汉等民族。居民多在河流沿岸的台地和坡地定居，居民多无蚊帐，易受白蛉叮咬。而且多有养犬以协助护园和看家的习惯。

1984 ~ 2005 年全省共报告黑热病 836 例，每年均有发病。四川省黑热病流行区属犬源型或称山丘型，主要传染源为病犬，传播媒介为中华白蛉。黑热病主要流行于川西北地区阿坝州的九寨沟县、黑水县、茂县、汶川县、理县和绵阳市的北川县与广元市。发病以中青年为主，全年各月均有发病，以 3 ~ 4 月发病数最高。

第三十三章　血吸虫病

血吸虫病（schistosomiasis）是一种严重危害人类健康的寄生虫病。据世界卫生组织（WHO）于 1995 年估计，全球有 75 个国家和地区有血吸虫病的流行，受威胁人口约 6.25 亿，感染血吸虫病者 1.93 亿。感染人的血吸虫主要有 6 种：埃及血吸虫（*Schistosoma. haematobium*）、曼氏血吸虫（*S. mansoni*）、日本血吸虫（*S. japonicum*）、湄公血吸虫（*S. mekongi*）、间插血吸虫（*S. intercalatun*）和马来血吸虫（*S. malayensis*），以前三种流行最广。我国为日本血吸虫病的流行区，是日本血吸虫病 4 个流行国中最严重的国家，也是全球血吸虫病危害最严重的 4 个国家之一。我国的血吸虫病流行于长江流域及其南部的 12 个省（市、自治区），受威胁的人群达 1 亿。

一、病原学

（一）形态
1. 成虫

雌雄异体，口、腹吸盘在虫体前部，相距甚近。虫体呈长圆柱状，雄虫略粗短，呈乳白色或灰白色，大小为（10 ~ 22）mm ×（0.5 ~ 0.55）mm，背腹略扁，虫体自腹吸盘

后向两侧增宽并向腹部中线方向卷曲，形成一纵形沟槽状构造，雌虫居于此沟中，称抱雌沟。雌虫细长，大小为（12～28）mm×（0.1～0.3）mm，口、腹吸盘均比雄虫的小。

2. 虫卵

成熟虫卵呈椭圆形或类圆形，淡黄色，大小为（58～109）μm×（44～80）μm，平均 82 μm×62 μm，内含一毛蚴。卵壳均匀无卵盖，在亚侧位有一逗点状棘突。虫卵表面常黏附有许多宿主的组织残留物。在毛蚴和卵壳之间的间隙中常可见到大小不一的圆形或椭圆形如油滴状的毛蚴腺体分泌物。虫卵卵壳内侧有一层薄的胚膜。若成熟虫卵内毛蚴在10～11天死亡，即可逐渐成为变性卵或钙化卵。未成熟卵一般略小，卵内虽无毛蚴，但有清晰的不同发育阶段的卵胚构造，变性卵的内部构造一般模糊不清，甚至卵壳变黑。偶尔在粪便中也有少数未成熟卵，内含卵细胞或胚胎。

3. 毛蚴

呈梨形或长椭圆形，左右对称，平均大小为 99 μm×35 μm。周身被有纤毛，是其活动器官。

4. 尾蚴

血吸虫尾蚴属叉尾型，分体部和尾部，尾部又分尾干和尾叉。

（二）生活史

日本血吸虫的生活史比较复杂，包括在终宿主体内的有性世代和在中间宿主钉螺体内的无性世代的交替。生活史分成虫、虫卵、毛蚴、母胞蚴、子胞蚴、尾蚴和童虫等 7 个阶段。日本血吸虫成虫寄生于人及多种哺乳动物的门脉 – 肠系膜静脉系统。雌虫产卵于静脉末梢内，虫卵主要分布于肝及结肠肠壁组织。虫卵发育成熟后，肠黏膜内含毛蚴虫卵脱落入肠腔，随粪便排出体外。含虫卵的粪便污染水体，在适宜条件下卵内毛蚴孵出。毛蚴在水中遇到适宜的中间宿主钉螺，侵入螺体并逐渐发育。先形成袋形的母胞蚴，其体内的胚细胞可产生许多子胞蚴，子胞蚴逸出，进入钉螺肝内，其体内胚细胞陆续增殖，分批形成许多尾蚴。尾蚴成熟后离开螺体，常常分布在水的表层，人或动物与含有尾蚴的水接触后尾蚴经皮肤而感染。尾蚴侵入皮肤，脱去尾部，发育为童虫。童虫穿入小静脉或淋巴管，随血流或淋巴液到达右心、肺，穿过肺泡小血管到左心并运送到全身。大部分童虫再进入小静脉，顺血流入肝内门脉系统分支，童虫在此暂时停留，并继续发育。当性器官初步分化时，遇到异性童虫即开始合抱，并移行到门脉 – 肠系膜静脉寄居，逐渐发育成熟交配产卵。

1. 成虫产卵及卵的排出

成虫寄生于终宿主的门脉、肠系膜静脉系统，虫体可逆血流移行到肠系膜下层的小静脉末梢，合抱的雌雄虫在此处交配产卵，每条雌虫每日产卵 300～3000 个，其产卵量因雌虫的品系（株）、实验动物宿主及虫体寄生时间长短不同而异。所产的虫卵大部分沉积于肠壁小血管中，少量随血液进入肝。约经 11 d，卵内的卵细胞发育为毛蚴，含毛蚴的成熟虫卵在组织中能存活10 d，由于毛蚴分泌物能透过卵壳，破坏血管壁，并使周围组织发炎坏死；同时肠的蠕动、腹内压增加，致使坏死组织向肠腔溃破，虫卵便随破溃组织落入肠腔，随粪便排出体外。不能排出的虫卵沉积在局部组织中，逐渐死亡、钙化。血吸虫的生活史如图33-1。

2. 毛蚴的孵化

含有虫卵的粪便污染水体，在适宜的条件下卵内毛蚴孵出。毛蚴的孵出与温度、渗透压、光照等因素有关。以 25 ～ 30℃最为适宜，一般温度愈高，孵化愈快，毛蚴的寿命也愈短；低渗透压的水体、光线照射可以加速毛蚴的孵化；水的 pH 也很重要，毛蚴孵化的最适宜 pH 为 7.5 ～ 7.8。毛蚴孵出后，多分布在水体的表层，做直线运动，并且有向光性和向清性的特点。毛蚴在水中能存活 1 ～ 3 d，当遇到中间宿主钉螺就主动侵入，在螺体内进行无性繁殖。

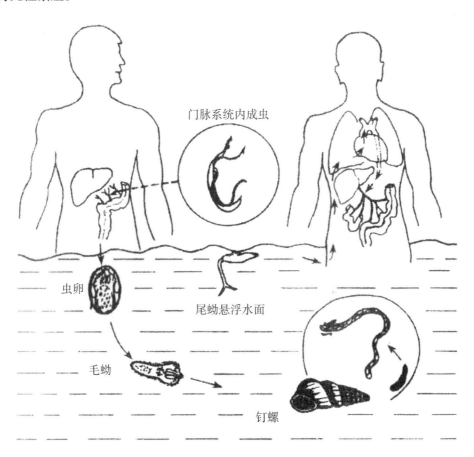

门脉系统内成虫

虫卵

尾蚴悬浮水面

毛蚴

钉螺

图 33-1　血吸虫生活史示意图

3. 幼虫在钉螺体内的发育繁殖

钉螺是日本血吸虫的唯一中间宿主。毛蚴吸附螺软组织是由于前端钻器的吸附作用和

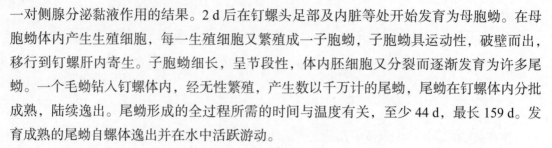

一对侧腺分泌黏液作用的结果。2 d 后在钉螺头足部及内脏等处开始发育为母胞蚴。在母胞蚴体内产生生殖细胞，每一生殖细胞又繁殖成一子胞蚴，子胞蚴具运动性，破壁而出，移行到钉螺肝内寄生。子胞蚴细长，呈节段性，体内胚细胞又分裂而逐渐发育为许多尾蚴。一个毛蚴钻入钉螺体内，经无性繁殖，产生数以千万计的尾蚴，尾蚴在钉螺体内分批成熟，陆续逸出。尾蚴形成的全过程所需的时间与温度有关，至少 44 d，最长 159 d。发育成熟的尾蚴自螺体逸出并在水中活跃游动。

4. 尾蚴逸出及侵入宿主

影响尾蚴自螺体逸出的因素很多，最主要的因素是水温，在 15 ~ 35℃范围内无大区别，最适宜的温度为 20 ~ 25℃；光线对尾蚴逸出有良好的作用；水的 pH 在 6.6 ~ 7.8 范围内尾蚴逸出不受影响。尾蚴逸出后，主要分布在水面下，其寿命一般为 1 ~ 3 天。当尾蚴遇到人或动物皮肤时，用吸盘吸附在皮肤上，依靠其体内腺细胞分泌物的酶促作用、头器伸缩的探查作用，以及虫体全身肌肉运动的机械作用而协同完成钻穿宿主皮肤，在数分钟内即可侵入。尾蚴一旦侵入皮肤即丢弃尾部。

5. 成虫定居及营养

尾蚴脱去尾部，侵入宿主皮肤后称为童虫（schistosomula）。童虫在皮下组织停留短暂时间后，侵入小末梢血管或淋巴管内，随血流经右心到肺，再由左心入大循环，到达肠系膜上下静脉，穿过毛细血管进入门静脉，待发育到一定程度，雌雄虫合抱，再移行到肠系膜下静脉寄居、交配、产卵。自尾蚴侵入宿主至成虫成熟并开始产卵约需 24 d，产出的虫卵在组织内发育成熟需 11 d 左右。成虫在人体内存活时间因虫种而异，日本血吸虫成虫的平均寿命约 4.5 年，最长可活 40 年之久。

二、流行病学

（一）地理分布

我国流行的是日本血吸虫病。病原流行于广东、广西、福建、江西、浙江、江苏、安徽、湖南、湖北、云南、四川和上海市等 12 个省、市、自治区的 409 个县、市（区），感染血吸虫病 1200 万，耕牛 120 万头。有螺面积 148 亿 m^2，1 亿人口受感染威胁。经过 40 余年的防治，到 1999 年，已有上海、广东、广西、福建、浙江等 5 个省、区市、的 238 个县（市）达到消灭血吸虫病（传播阻断）标准。52 个县（市）达到基本消灭血吸虫病（传播控制）标准。尚有 119 个县（市）未控制流行。有螺面积为 36.2 亿 m^2（许隆祺等，2000）。根据 1995 年全国血吸虫病抽样调查结果推测，全国感染血吸虫人数为 86.5 万，病牛 10 万头。

（二）传染源

日本血吸虫病是人兽共患寄生虫病，传染源是患者和保虫宿主。保虫宿主种类较多，

有多种家畜和野生动物。在我国，自然感染日本血吸虫的家畜有六、犬、猪等9种；野生动物有褐家鼠、野兔、野猪等31种。由于储蓄宿主种类繁多、分布广泛，使得防治工作难度加大，在流行病学上患者和病牛是重要额的传染源。评价这些动物在流行病学上的意义，既要考虑到其体内血吸虫生物学特性，又要注意这些动物数量以及它们与人类之间的关系，还要考虑到动物粪便中的含卵量及其污染环境程度。

（三）传播途径

血吸虫的传播途径包括虫卵入水、毛蚴孵出、侵入钉螺、尾蚴从螺体逸出和侵入终宿主这一全过程。在上述各个环节中，含有血吸虫卵的粪便污染水体、水体中存在钉螺和人群接触疫水是3个重要环节。粪便污染水的方式与当地的农业生产方式、居民生活习惯及家畜的感染性。人体感染血吸虫的方式一般可分为生产下水和生活下水两类。在流行区，经常受患者、病畜的粪便污染，而钉螺感染率高的处所，常是人、畜最易感染血吸虫的地方，通常称为易感地带。

（四）易感人群

不论何种性别、年龄和种群，人类对日本血吸虫皆有易感性。患者的年龄、性别、职业分布均随接触疫水的机会而异，以男性青壮年农民和渔民感染率最高，男多于女，夏秋季感染机会最多。

三、西南地区流行情况

（一）四川省及重庆市

广汉、涪城、中江、东坡、仁寿、丹棱、蒲江、西昌、德昌9个县（市、区）为国家血吸虫病监测点，9个监测点历史上均为血吸虫病重流行区。2010年张旭东等对9个监测点的监测结果显示，检查5173人，仅西昌查出患者，其余监测点未查出患者。9个监测点的查螺总面积为1 992 627 m^2，查出有螺面积为128 285 m^2。血检阳性率和人群感染率分别为7.62%、0.10%，均略高于2009年的血检阳性率7.11%及2009年的人群感染率0.02%。在职业方面，农民和学生血检人数分别为4153人、785人，占全部血检人数的80.28%和15.17%。在文化程度方面，受检居民以小学和初中文化为主，分别为1983人、2299人，两者占总受检人数的82.78%。对居民年龄分析结果显示，40岁及以上年龄组的血清阳性率高于40岁以下组，这可能由于家庭劳动结构的改变，农村年轻人更倾向于在外打工，家里农活就只有靠老年人从事，因此老年人在日常生产生活中接触疫水的可能性增加，而导致容易感染血吸虫。

重庆市属血吸虫病非流行区，但研究资料表明三峡成库后存在血吸虫病流行的危险性。2007年重庆市各级各类医疗机构、疾病预防控制机构共发现3例输入性的慢性血吸

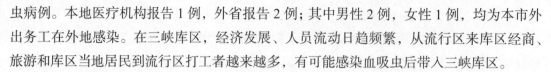

虫病例。本地医疗机构报告 1 例，外省报告 2 例；其中男性 2 例，女性 1 例，均为本市外出务工在外地感染。在三峡库区，经济发展、人员流动日趋频繁，从流行区来库区经商、旅游和库区当地居民到流行区打工者越来越多，有可能感染血吸虫后带入三峡库区。

（二）云南省

云南省血吸虫病主要分布在大理、丽江、楚雄和红河的 18 个县、86 个乡（镇）、461 个行政村、2875 个自然村，主要属山丘型。2004 ~ 2007 年全省校正后人群血吸虫感染率分别为 2.26%、1.00%、0.90% 和 0.30%。2004 ~ 2007 年，全省共检查耕牛 38 万头，阳性率分别为 3.75%、3.64%、3.57% 和 1.35%。2007 年查出钉螺面积 1727.93 hm²，其中稻田占 79.28%，水沟占 16.90%，草地占 1.05%，水塘占 0.27%，其他占 2.47%。主要分布在农田、沟渠，占 96.18%。

第三十四章　并殖吸虫病

并殖吸虫病（paragonimiasis）又名肺吸虫病，是由并殖吸虫寄生所致的一种自然疫源性疾病，主要流行于山丘地区。临床表现主要有发热、咳嗽、胸痛、咳痰等，因病变多发生在肺部故又称肺吸虫病。本病流行于亚洲、非洲、拉丁美洲及大洋洲的许多国家。

一、病原体

本病病原体属于吸虫纲，复殖目，并殖科，并殖属。①成虫：虫体肥厚，生活时为暗红色虫体形状随其蠕动伸缩而改变，大小长为 7 ~ 12 mm，宽为 4 ~ 6 mm，厚为 2 ~ 4 mm，静止时则为短椭圆形。②虫卵：形状变异较大，一般为长卵圆形，人痰内者大小为（80 ~ 118）μm×（46 ~ 60）μm，金黄色，前端稍宽，有一扁平的卵盖，后端稍窄小，卵壳多厚薄不匀，左右亦多不对称，对盖端多有不同程度之增厚，少数可形成小结节，卵内有一大胚细胞及 10 余个卵黄细胞。③生活史：本病为一自然疫源性疾病（或人兽共患病），其自然终末宿主为猫、犬科多种动物，已知者有家猫、野猫、虎、豹、猞猁、狮、家犬、狼狐、猪、獾等，其他已报告者尚有猪、野猪、鼬、貂、水獭等，人亦是重要的终末宿主，但各地区的感染度不一。

虫卵随终末宿主痰或粪便排出到水中或潮湿土壤内（卵在干燥时迅速死亡），其中胚细胞开始发育，在 25 ~ 30℃约经 3 w 形成毛蚴，毛蚴在水中游动迅速，在 20 ~ 25℃时可生活 24 h 左右。当其找到合适的第一中间宿主淡水螺时，则钻入其体内，毛蚴侵入螺

体后在淋巴间隙内经一个多月生成胞蚴，胞蚴呈长椭圆形，两端较狭窄，其体内含胚细胞多个，约 1 个月后其内胚细胞逐渐形成为母雷蚴；母雷蚴由胞蚴体内破出，并向螺之肝部移动，成熟之母雷蚴体内含有早期子雷蚴 10 余个。子雷蚴离开母雷蚴并在螺肝内继续发育，再经一个月左右逐渐成熟，其体内含有 20 余个尾蚴，成熟之尾蚴即由此逸出。尾蚴逸出螺体后在水中能生存 1 ~ 2 d。卫氏并殖吸虫的第二中间宿主为多种淡水蟹及蝲蛄类，在我国已证实者有 9 属，21 种。人被感染除直接食入外，尚可因食具、手被活囊蚴所污染而食入。此外喝被囊蚴污染的河水或溪水亦可被感染。

根据实验，在蟹体内的囊蚴加热处理 55℃ 30 min 才死亡，70℃时则需约 10 min 才死亡；如将其浸泡在 10% 盐水中 72 h 后有 40% ~ 50% 仍存活；浸泡在绍兴酒（含乙醇约 12.2%）内 72 h 有 48% ~ 87% 仍存活。

二、流行病学特征

肺吸虫病的流行取决于当地存在的该病的储存宿主、转续宿主、第一及第二中间宿主，且当地居民有吃生或不熟蟹类的饮食习惯。

（一）地理分布

在我国分布较广，达 18 个省市自治区，即黑龙江、吉林、辽宁、安徽、江西、江苏、浙江、福建、台湾、云南、湖南、湖北、河南、四川、贵州、广州、广东等。

（二）流行环节

1. 传染源

凡在痰中、粪便中能够检出虫卵的动物和人均可作为此病的传染源而传播疾病。

2. 传播途径和感染方式

主要是因人们吃生或不熟的带有肺吸虫囊蚴的溪蟹或蝲蛄而感染，也可因吃生或不熟的带有肺吸虫童虫的猪、野猪、鸡、鸭等转续宿主的肉而感染。

3. 人群易感性

普遍易感。肺吸虫囊蚴当被吞食后，经 30 ~ 60 min 即在上段小肠内经胆汁等消化液的作用而脱囊，脱囊后尾蚴穿过肠壁到达腹腔，在腹腔内幼虫先钻入腹壁肌肉内，稍稍发育，约 1 w 后再逸出到腹腔内。可暂时侵入肝脏或穿透横膈到达胸腔，在胸腔内生活数日至十几日后侵入肺实质，并在肺内定居发育，经 60 ~ 80 d 后即成熟排卵。虫体虽大多穿过横膈进入胸腔，但亦可继续在腹腔内窜行，侵犯肝脏、脾脏、肾脏形成囊肿。虫体亦可直接沿神经根侵入脊椎管在脊髓旁形成囊肿，破坏或压迫脊髓，造成截瘫。窜向下腹可侵及膀胱或沿腹股沟管到阴囊，引起精索及阴囊内病变，有的虫体可穿过腹壁肌至皮下组织，并到处游走成为游走性皮下结节。

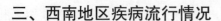

三、西南地区疾病流行情况

四川盆地西北山区是并殖吸虫病的高发区，顾星和等对四川省绵阳地区龙门山脉 6 个县的调查提示第一中间宿主泥泞拟钉螺并殖吸虫尾蚴的携带率平均为 0.29%（13/4533），第二中间宿主锯齿华溪蟹感染率最高，平均为 16.87%（348/2276），人群感染率 7.29%，以生食或半生食溪蟹及习惯饮山溪生水为主要感染方式，不同年龄与性别之间无显著性差异。根据自然地理的分布，青川、平武、广元、江油、剑阁和安县等山区及丘陵地带是并殖吸虫的自然疫源地。这一现场流行病学调查和实验研究结果，发现并证实了四川绵阳地区为并殖吸虫病流行区，致病虫种为斯氏狸殖吸虫。

此外，四川省彭州市也被证实为并殖吸虫的自然疫源地。伍霞等对彭州市所辖龙门山镇国坪村的调查得出，溪蟹囊蚴的感染率为 69%（138/200）；对 250 人进行血清抗体检测，其中 1 例抗体阳性，阳性率为 0.4%。

从 50 年代后期开始，国内学者对云南的并殖吸虫新种已开始报道，先后有云南并殖吸虫（*Paragonimus yunanensis*）、异盘并殖吸虫（*P. heterotremes*）、丰宫并殖吸虫（*P. prolif erus*）、团山并殖吸虫（*P. tuanshanensis*）、勐腊并殖吸虫（*P. menlaensis*）和小睾并殖吸虫（*P. microrchis*）。其中异盘并殖吸虫和丰宫并殖吸虫新种报道发表于 1964 年 6 月，同年的 10 月从云南西双版纳自治州采集的标本报道的团山、勐腊并殖吸虫在形态上和上两种相比并不具备新种的独立性，按国际动物命名法应为异盘和丰宫并殖吸虫的同种异名。云南的一些少数民族地区有些居民认为吃生的螃蟹可以治疗发热的病症，有些儿童会误食生蟹，另外还有烤吃和食用腌螃蟹酱的风俗习惯，在马关、勐腊、景洪、勐海和耿马等县市已相继发现并殖吸虫病患者。王文林等对云南易门县的调查证实了该县为斯氏狸殖吸虫的分布区。根据杨斌斌等的调查结果，云南省红河州的西南部绿春县为丰宫并殖吸虫的分布区，溪蟹感染丰宫并殖吸虫（*Paragonimus proliferus*）后尾蚴的感染率为 27.6%。

贵州省是肺吸虫病的流行区，感染虫种为斯氏狸殖吸虫。第二中间宿主蟹类是该省人群肺吸虫（斯氏狸殖吸虫）感染的主要传染源，其感染状况与肺吸虫病的流行传播有着直接关系。1991～2002 年在贵州省各种寄生虫病住院治疗的病例中，肺吸虫病患者数居第 3 位（3.63%）。李安梅等对贵州省 16 个县（市）肺吸虫第二中间宿主自然感染的监测结果显示，溪蟹感染斯氏狸殖吸虫囊蚴的平均阳性率 9.54%（54/566），携带囊蚴 272 个，平均每克体重携带囊蚴 0.96 个。

第三十五章　姜片吸虫病

姜片吸虫病是我国南部和中部常见的一种人兽共患的吸虫病。本病对人和猪的健康有明显的损害，可以引起贫血、腹痛、腹泻等症状，甚至引起死亡。

一、病原学

布氏姜片吸虫寄生于人和猪的小肠内，以十二指肠为最多，偶见于犬和野兔。虫体背腹扁平，前端稍尖，后端钝圆，肥厚宽大，很像斜切下的生姜片，故称姜片虫。新鲜虫体呈肉红色，虫体大小常因肌肉伸缩而变化很大，一般长 20～75 mm、宽 8～20 mm、厚 2～3 mm。姜片吸虫在小肠内产出虫卵，随粪便排出体外，落入水中孵出毛蚴；毛蚴钻入中间宿主——扁卷螺体内发育繁殖，经过胞蚴、母雷蚴、子雷蚴各个阶段，最后形成大量尾蚴由螺体逸出；尾蚴附着在水生植物（如水浮莲、水葫芦、茭白、菱角和荸荠等）上，脱去尾部，分泌黏液并形成囊壁，尾蚴居在其内，形成灰白色、针尖大小的囊蚴。

二、流行病学特征

感染源：猪生食尾蚴附着的植物而感染。囊蚴进入猪的消化道后，囊壁被消化溶解，幼虫吸附在小肠黏膜上生长发育，约经 3 个月发育为成虫。虫体在猪体内的寿命为 9～13 个月。

三、西南地区疾病流行情况

西南地区人群姜片吸虫病发病很少见，但针对宿主的调查显示，几个地区猪感染姜片吸虫的情况较为常见。周文忠等对云南省玉溪市仔猪感染肠道寄生虫的情况的调查结果显示，布氏姜片吸虫在 61 日龄以上猪的感染率为 13.9%（91/654/），60 日龄内仔猪的感染率为 6.7%（27/401）。阮正祥等对贵州毕节地区的调查结果显示，布氏姜片吸虫的感染率为 1.24%（59/4758）。荆安等对重庆市江津区的调查结果为解剖猪 40 头，布氏姜片吸虫的感染率为 25%。

第三十六章　华支睾吸虫病

华支睾吸虫病是由华支睾吸虫寄生于胆管所引起的以肝胆病变为主的一种人兽共患性寄生虫病，也称为肝吸虫病。本病分布在亚洲，主要流行于丘陵及平原地区，主要通过吃没做熟的淡水鱼而感染。临床表现主要为胆管胆囊炎、胆石症等并可引起多种并发症。

一、病原学

华支睾吸虫（*Clonorchis sinensis*）按其发育程序可分为成虫、虫卵、毛蚴、胞蚴、雷蚴、尾蚴和囊蚴等阶段。成虫虫体狭窄，扁薄、透明，前端尖、后端钝，体表无棘，大小为（10 ~ 25）mm×（3 ~ 5）mm。卵呈黄褐色，为人体寄生虫卵中之最小者，大小为（27 ~ 35）μm×（11 ~ 19）μm。卵前端狭小有盖，卵盖"陷入"卵壳，卵盖与卵壳相接处形成肩峰。卵后端钝圆，有一小结节样突起。虫卵内含1个已发育好的毛蚴。

二、流行病学

（一）传染源

1. 带虫者

在大多数流行地区带虫者的数量多于患者的数量。往往由于带虫者无明显的症状不能主动就诊，得不到及时的治疗，故带虫者是十分重要的传染源。

2. 患者

患者体内虫数一般较多，有报道肝内寄生虫数多达27 600条的病例和每克粪便虫卵数达157 000个的患者。因此患者是主要的传染源之一。

3. 保虫宿主

国内报道自然感染华支睾吸虫的保虫宿主有33种，重度感染地区家猫的感染率可达100%，1只猫或狗体内可有虫体数千条。在保虫宿主中，猫、狗、猪、鼠类在流行及传播上起着特别重要的作用。

（二）中间宿主

1. 第一中间宿主

有10余种淡水螺可作为华支睾吸虫的第一中间宿主，多为中、小型螺蛳，栖息于坑塘、沟渠中，有较强的环境适应能力。

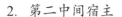

2. 第二中间宿主

分布十分广泛，仅在日本、韩国、我国大陆和台湾省所发现的可作为第二中间宿主的淡水鱼就有 139 种。野生小鱼感染较重，国内有报道在 1 条 0.2 g 的麦穗鱼体内共分离出华支睾吸虫囊蚴 3429 个。除淡水鱼外，已发现体内有华支睾吸虫囊蚴寄生的淡水虾有 4 种。

（三）感染方式和途径

1. 生食或半生食淡水鱼、虾。

2. 加工所致的感染。

3. 捕鱼引起的感染。

4. 饮用生水。

（四）影响因素

包括卫生宣教、生活习惯、水源管理及地理气候等因素。

成虫主要寄生在终宿主肝内 2 级以上分支的胆管内，严重感染者胆囊、胆总管，甚至胰腺管内也有成虫寄生。成虫的机械性损伤和代谢产物是致病的主要因素。华支睾吸虫与胆石症、胆管炎、胆囊炎、肝硬化有着密切的因果关系，与原发性肝癌也密切相关，长期患病可导致儿童营养发育不良、生长发育障碍。

三、西南地区疾病流行情况

该病主要流行于东亚和东南亚地区。截至 2005 年，全球华支睾吸虫感染人数大约为 3500 万。华支睾吸虫病在我国是一种流行面积很广、感染率较高的寄生虫病，严重危害广大人民的身体健康，是当前我国最严重的食源性寄生虫病之一。1988～1992 年首次全国人体寄生虫分布调查（简称"首次寄调"）结果显示，华支睾吸虫感染呈现随水系流域分布的规律，我国华支睾吸虫病主要分布于外流区域的太平洋流域，以东南沿海、长江流域、松花江流域及五大淡水湖泊为主，而印度洋流域和北冰洋流域则无感染。首次寄调时，我国人群华支睾吸虫的平均感染率为 0.365%，依此次调查结果推算，全国约有 470 万感染者。到 2001～2004 年全国人体重要寄生虫病现状调查（简称"二次寄调"）时，我国人群华支睾吸虫的平均感染率为 0.58%，较首次调查时有所上升，根据此次调查结果推算，全国华支睾吸虫感染人数约为 1249 万。

四川及重庆地区是华支睾吸虫病的流行地区，四川省从 20 世纪 60 年代起在 77 个县、市调查 180 879 人，该虫感染者 7886 人，分布在 50 个县、市，平均感染率为 0.38%～16.70%，其中重度流行地区绵阳地区的 11 个县中有 9 个县感染率高于 7.10%，农村人口的感染率为 10.9%，个别村庄高达 50%。在全国二次寄调中，全省共抽查 18 个县、市，仅在 4 个县、市查出感染者 28 人，感染率为 0.18%，较以往有了大幅下降。由顾星河等的调查得知，绵阳地区赤豆螺和纹沼螺及 19 种淡水鱼类为华支睾吸虫的第一、第二中间宿主，华支睾吸虫携带率前者为 0.19%、后者为 21.89%。保虫宿主感染率为 45.56%。地势、河流与华支睾吸虫感染有关联，见表 36-1。7 种淡水鱼感染华支睾吸虫的情况见表 36-2。

表 36-1　不同地势、水势的华支睾吸虫感染情况

地势特点	受检人数	阳性人数	感染率（%）
平原：海拔 300 m 以下	2257	83	3.68
丘陵：海拔 300 ~ 500 m	3160	221	6.97
大河：涪江水系主干支流	2391	82	3.43
小河：区境内地面水汇集而成	5338	608	11.39

表 36-2　7 种淡水鱼类感染华支睾吸虫囊蚴的情况

鱼名	检查数	感染数	感染率（%）
麦穗鱼 *Pseudorasbora porva*	1078	321	29.78
棒花鱼 *Abbottina riurlaris*	98	18	18.37
岐尾斗鱼 *Macropodus anguilicaudtus*	49	8	16.33
泥鳅 *Misgurnus anguilicaudtus*	20	3	15.00
条纹鮈 *Gnathopogon taeniatus*	85	5	6.02
华鲮 *Sinilabeo rendahli*	50	1	2.00
鲫鱼 *Carassius auratus*	133	2	1.50

南充地区曾经也是华支睾吸虫病流行较为严重的地区，20 世纪 80 年代的调查结果显示岳池县以及现在的广安市人群感染率平均为 21.5%，且以青少年感染为主，感染方式可能为与吃盐腌晒干鱼、烧鱼和生鱼有关。保虫宿主主要是家猫、犬、猪、鼠等，第一中间宿主主要为纹沼螺和赤豆螺，第二中间宿主主要是麦穗鱼，感染数量多且感染重。

蒋诗国等对重庆市 18 个区县、112 个点、23 738 人开展华支睾吸虫病的流行病学调查，检出华支睾吸虫卵阳性者 982 人，人群平均感染率为 4.13%。中间宿主感染情况与四川省各地相近，文沼螺的感染率为 3.38%（62/1834），赤豆螺的感染率 0.84%（10/1196）。第二中间宿主主要也是麦穗鱼，感染率为 36.80%（732/1969）。包虫宿主感染情况：检查 30 只家猫粪便，华支睾吸虫卵阳性 18 只，感染率为 60.00%；检查 142 只犬粪便，54 只犬检获华支睾吸虫卵，感染率为 38.03%；检查 189 头猪粪便，阳性 34 头，感染率为 17.99%。

第三十七章 包 虫 病

包虫病（hydatidosis，hydatid disease）又称棘球蚴病，是细粒棘球绦虫的幼虫感染人体所致的一种古老的人兽共患慢性寄生虫病。狗为终宿主，羊、牛是中间宿主；人因误食虫卵成为中间宿主而患包虫病。

迄今为止在我国已证实人体包虫病有 2 型，一种是由细粒棘球绦虫引起的单房型或囊型包虫病（cystic echinococcosis，CE），主要侵犯肝，其次是肺，统称包虫囊肿；另一种是有多房棘球绦虫引起的多房型或泡型包虫病（alveolar echinococcosis，AE），几乎全部原发于肝脏，亦称泡状棘球蚴（泡球蚴）病。

一、病原学

（一）形态

细粒棘球绦虫的成虫寄生在犬的小肠中，是带科绦虫中最小的一种。虫体长度为 2 ~ 11 mm，多数在 5 mm 以下。虫卵为圆形或椭圆形，直径为 30 ~ 40 μm，内为六钩蚴，对外环境有较强的抵抗力。细粒棘球蚴囊或称包虫囊是寄生在中间宿主家畜和人体内的发育阶段，囊壁由两层构成，内层直接包裹着囊液，称为生发层。生发层之外的角质层系由生发层分泌形成，为无细胞的较坚韧的板层状结构。囊液透明，内有原头节、育囊和子囊，子囊壁的结构与母囊同。

多房棘球绦虫主要侵犯人体肝脏，引起多房型或泡型包虫病。它属于泡球属，成虫虫体更纤细微小，总长为 1.6 ~ 2.8 mm，孕节片长 0.57 ~ 1.04 mm。虫卵呈圆形或椭圆形，直径为 31 ~ 38 μm。

（二）生物学特征

成虫寄生在终宿主——犬的小肠上段（空肠），借顶突钩和吸盘固定在肠黏膜上，不引起宿主症状。从食入原头节到成虫发育成熟所需时间为 6 ~ 9 w。孕节中的虫卵每 7 ~ 14 d 成熟，每个孕节含有虫卵 100 ~ 1500 个。孕节或虫卵随粪便排出，污染牧场、畜舍、皮毛、蔬菜、土壤、水源等。虫卵被牲畜（羊、牛）或人吞食后，卵内六钩蚴在十二指肠孵出，钻入肠壁，通过门静脉系统进入肝、肺等脏器，约经 5 个月发育成包虫（棘）球蚴。人仅为中间宿主。动物的包囊如被狗吞食，其头节在狗的小肠经 3 ~ 10 w 长成成虫。细粒棘球绦虫的终宿主与中间宿主范围很广，但主要在狗（终宿主）与羊（中间宿主）间循环。

二、传播及影响因素

（一）传染源

家犬是细粒棘球绦虫的终宿主，也是最主要的传染源。寄生在犬小肠中的成虫每7～14 d 虫卵成熟、孕节脱落 1 次，但在感染犬粪中持续有虫卵排出。

（二）中间宿主

寄生在中间宿主体内的细粒棘球蚴是细粒棘球绦虫生活史中的重要阶段，它以无性生殖的方式繁殖而且寿命很长，又不易受外界环境因素的影响。最重要的中间宿主是绵羊，绵羊有高度的易感性，在重流行地区绵羊的患病率可达 90% 以上。

（三）人类的感染

在细粒棘球绦虫的生活史中，人类是偶然感染的，并不参与寄生虫的生活史。人类的感染及在人群中的流行强度取决于犬 / 绵羊循环的传播水平及人类与之接触的密切程度，因而人类包虫病的流行区也就是畜牧业生产比重较大的地区。

（四）主要的流行因素

1. 生活习惯

家犬有舔拭肛门的习惯，由此可将虫卵散布于全身表面，当与人接触时随时可将虫卵传染给人。含有虫卵的犬粪可污染水源和土壤，通过水和土壤污染人的手、蔬菜和水果等食物。

2. 自然地理条件

细粒棘球绦虫的生活史需一定的外环境条件，特别是虫卵排出后需生存一段时间才能获得感染中间宿主的机会。气温较低、湿度较大，又有一定遮荫条件的草原和山地草原适于虫卵在外界的存活。

三、西南地区流行情况

本病是动物源性疾病，西南畜牧业发达地区往往是此病的流行区，发病的主要分布在四川阿坝、甘孜藏族自治州及云南迪庆、丽江和大理 3 个州。

（一）云南省

姜进勇等于 2002～2003 年按照全国人体重要寄生虫病现状调查实施细则要求，对洱源县、祥云县和剑川县开展了包虫病的人群抽样调查，3 个县包虫病的阳性率分别为10.10%（104/1030）、12.73%（131/1029）和 17.92%（176/982），平均为 13.52%。

董莹等在云南 3 县 6 个调查点共对 3042 名居民进行个人问卷调查、包虫患病和感染检测，B 超检出包虫病患者 1 例，患病率为 32.87/10 万；411 人为包虫血清特异性抗体阳

性，感染率为 13.51%。回顾性调查共搜索到包虫病患者 5 例，其中 4 例为肝泡型，1 例为膈下包虫病，全部接受化学治疗，2 例无效，3 例治疗后病情有好转。被调查人群男女性别比为 0.7167∶1，覆盖 14 个民族，少数民族占 50.33%，农民占 74.05%，文盲人口占 15.29%。包虫病及其感染的地区分布于 3 个调查县中，仅在洱源县查出包虫病病例，包虫感染率最高为剑川县的 17.92%。包虫感染的人群分布调查的 100 多人，汉、白和回 3 个民族的包虫感染率分别为 16.35%、10.30% 和 12.97%，汉族对包虫的感染率显著高于白族（x^2=10.733，P<0.01）。以工人、农民、学生等 7 类职业为分组的比较中，半商半农者的包虫感染最严重，其感染率与家庭妇女的差异存在显著性（x^2=9.24，P<0.01）；学生及学龄前儿童的包虫感染率最低；本次调查无畜牧从业者。

王尚位等对云南祥云县进行的人群抽样调查结果显示，抽查山区和坝区 2 岁以上居民 1025 人，阳性 131 人，阳性率为 12.78%，其中山区为 12.04%（62/515）、坝区为 13.53%（69/510）。

（二）四川省

1. 人群发病情况

2004 ~ 2008 年四川省共报告病例 5249 例，占全国报告病例数（10 790 例）的 48.6%，分布在 14 州（市），66 个县 290 个乡，主要分布在甘孜和阿坝两自治州，占 99.05%。其中甘孜藏族自治州 4977 例（94.82%）、阿坝藏族羌族自治州 222 例（4.23%）、其他 12 个州（市）共报告病例 50 例，每个州（市）报告的病例都在 10 例以下，均为散发病例。2012 年，郭莉等对四川省阿坝州若尔盖县、理塘县和色达县 6 个乡、12 个村展开的包虫病流行病学调查得出，感染率为 2.59%（12/464）。

2. 性别与年龄分布

由邱加闽，刘凤洁等对石渠县与甘孜县部分农牧地区与城镇 8 个调查点共 3999 人的调查结果得出，男性 1919 人，查出患者 71 人（CE 40 人、AE 31 人），平均感染率为 3.70%（CE 2.08%、AE 1.62%）；女性 2080 人，患者 90 人（CE 45 人、AE 45 人），感染率为 4.33%（CE 2.07%、AE 2.26%），女性略高于男性。但在性别上无显著性差异（x^2=1.02，P>0.05）。<20 岁的年龄组为低感染人群，31 ~ 40 岁达到并超过平均感染水平，中老年人群患者最多。CE 患者年龄最小者 9 岁，最大者 85 岁，平均年龄为 38.8 岁（n=85）；AE 年龄最小者 13 岁，最大者 81 岁，平均年龄为 45.6 岁（n=76）。两县人群的 CE 和 AE 均随年龄的增长感染率明显升高。

3. 职业与文化程度

邱加闽、刘凤洁等的调查发现各种职业人群中（除学龄前儿童外）都有 HD 患者。但感染率与居民从事的职业有密切关系，两县调查结果均显示牧民是高危人群。石渠县牧民感染率达 13.53%（受检人数 n=495），甘孜县牧民为 7.01%（n=314），明显高于其他职业人群。AE 患者人数亦以牧民最多，石渠县牧民感染率为 6.06%（ n=495 ），甘孜县牧民为 4.46%（ n=314 ）。青藏高原寺庙众多，喇嘛僧人是一种特殊职业的人群，寺庙内外通常是无主犬较集中的地方，僧人受染的概率亦高于人群平均水平。其他职业如职工（包括行政与事业单位）、农民、学生、工人的感染率依次降低。

（三）西藏自治区

包虫病是西藏地区常见的多发病。经调查，在自然死亡的牲畜中羊的平均感染率为 74.1%，在屠宰育肥的牦牛中其感染率为 3% ~ 37.2%。通过对全区 13 个县 30 个调查点进行人群寄生虫分布调查，人群棘球蚴的感染率为 34.9%，为藏区人体感染率最高的寄生虫病，尸解 27 例（生前毫无本病症状，均死于其他疾患），发现 4 例患有肝包囊肿（占 14.81%），可见人群中本病流行之严重。

1996 年 1 月 ~ 2000 年 7 月，自治区第一人民医院、第二人民医院及那曲地区人民医院共收治 709 例包虫患者。年龄分布如表 37-1，青壮年较多见。职业分布见表 37-2，牧民因接触狗、羊、牛等宿主的概率大于其他人群，因此发病人数远高于其他人群。

在牧区，人与牛、羊、狗接触密切，一方面狗的粪便常污染牧草和水源，使人畜易染；另一方面，屠宰牲畜时又常将有包虫囊的肝、肺喂狗，因而造成本病在牛、羊、狗中严重流行。居民目前尚不能做到餐前洗手，亦是人感染的重要因素。

表 37-1　709 例包虫病患者的年龄分布

年龄	病例数	所占百分数（%）
~ 10	49	6.9
10 ~ 19	91	12.8
20 ~ 39	391	55.1
40 ~ 59	155	21.9
60 ~	23	3.2
合计	709	

表 37-2　709 例包虫病患者的职业分布

职业	发病数	所占百分数（%）
牧民	531	74.9
农民	48	6.8
学生	39	5.5
城镇居民	58	8.2
其他职业	33	4.6
合计	709	

第三十八章　曼氏迭宫绦虫病

曼氏迭宫绦虫（*Spirometra mansoni*；Joyeux et Houdemer，1928）的成虫主要寄生在猫科动物，偶然寄生在人体；但中绦期裂头蚴可在人体寄生，导致曼氏裂头蚴病（sparganosis mansoni），其危害远较成虫为大。曼氏迭宫绦虫成虫较少寄生在人体，对人的致病力也不大，可能因虫体机械和化学刺激引起中、上腹不适、微疼、恶心、呕吐等轻微症状。

一、病原学

（一）成虫

长 60 ~ 100 cm，宽 0.5 ~ 0.6 cm。头节细小，长 1 ~ 1.5 mm，宽 0.4 ~ 0.8 mm，呈指状，其背、腹面各有 1 条纵行的吸槽。颈部细长，链体有节片约 1000 个，节片一般宽度均大于长度，但远端的节片长与宽几近相等。成节和孕节的结构基本相似，均具有发育成熟的雌、雄性生殖器官各 1 套。肉眼即可见到每个节片中部凸起的子宫。

曼氏迭宫绦虫（7 张）睾丸呈小泡形，有 320 ~ 540 个，散布在节片靠中部的实质中，由睾丸发生的输出管在节片中央汇合成输精管，然后弯曲向前并膨大成储精囊和阴茎，再通入节片前部中央腹面的圆形雄生殖孔。卵巢分两叶，位于节片后部，自卵巢中央伸出短的输卵管，其末端膨大为卵模后连接子宫。卵膜外有梅氏腺包绕。阴道为纵行的小管，其月牙形的外口位于雄性生殖孔之后，另端膨大为受精囊再连接输卵管。卵黄腺散布在实质的表层，包绕着其他器官，子宫位于节片中部，做 3 ~ 4 个或多至 7 ~ 8 个螺旋状蟠曲，紧密重叠，基部宽而顶端窄小，略呈发髻状，子宫孔开口于阴道口之后。

（二）卵

曼氏迭宫绦虫（5 张）呈椭圆形，两端稍尖，长 52 ~ 76 μm、宽 31 ~ 44 μm，呈浅灰褐色，卵壳较薄，一端有卵盖，内有 1 个卵细胞和若干个卵黄细胞。

（三）裂头蚴

呈长带形，白色，大小约 300 mm × 0.7 mm，头端膨大，中央有一明显凹陷，与成虫头节略相似；体不分节但具有不规则的横皱褶，后端多呈钝圆形，活动时伸缩能力很强。

二、流行病学特征

（一）生活史

曼氏迭宫绦虫的生活史中需要 3 个宿主。终宿主主要是猫和犬，此外还有虎、豹、狐和豹猫等食肉动物。第一中间宿主是剑水蚤，第二中间宿主主要是蛙。蛇、鸟类和猪等多种脊椎动物可作其转续宿主。人可成为它的第二中间宿主、转续宿主甚至终宿主。

曼氏迭宫绦虫成虫寄生在终宿主的小肠内。卵自虫体子宫孔中产出，随宿主粪便排出体外，在水中适宜的温度下经过 3 ～ 5 w 发育（25 ～ 28℃约需 15 d）即孵出椭圆形或近圆形、周身被有纤毛的钩球蚴。钩球蚴直径为 80 ～ 90 μm，常在水中做无定向螺旋式游动，当其主动碰击到剑水蚤时即被后者吞食，随后脱去纤毛，穿过肠壁入血腔，经 3 ～ 11 d 的发育长成原尾蚴。1 个剑水蚤血腔里的原尾蚴数可达 20 ～ 25 个。原尾蚴呈长椭圆形，大小为 260 μm×（44 ～ 100）μm，前端略凹，后端有小尾球，内仍含 6 个小钩。带有原尾蚴的剑水蚤被蝌蚪吞食后失去小尾球，随着蝌蚪逐渐发育成蛙，原尾蚴也发育成为裂头蚴。裂头蚴具有很强的收缩和移动能力，常迁移到蛙的肌肉，特别是在大腿或小腿的肌肉中寄居，多卷曲穴居在肌肉间隙的一小囊内，或游离于皮下。当受染的蛙被蛇、鸟类或猪等兽类非正常宿主吞食后，裂头蚴不能在其肠中发育为成虫，而是穿出肠壁，移居到腹腔、肌肉或皮下等处继续生存，蛇、鸟、兽即成为其转续宿主。猫、犬等终宿主吞食了带有裂头蚴的第二中间宿主蛙或转续宿主后，裂头蚴逐渐在其肠内发育为成虫。一般在感染约 3 w 后，终宿主粪便中开始出现虫卵。成虫在猫体内可存活 3 年半。

（二）致病

裂头蚴寄生人体引起曼氏裂头蚴病，危害远较成虫大，其严重程度因裂头蚴移行和寄居部位不同而异。常见寄生于人体的部位依次是：眼部、四肢躯体皮下、口腔颌面部和内脏。在这些部位可形成嗜酸性肉芽肿囊包，致使局部肿胀，甚至发生脓肿。囊包直径 1 ～ 6 cm，具囊腔，腔内蟠曲的裂头蚴可从 1 条至 10 余条不等。根据对我国见于报道的 513 例患者临床表现分析，可归纳为以下 5 型。

1. 眼裂头蚴病

最常见，占 45.6%。多累及单侧眼睑或眼球，表现为眼睑红肿、结膜充血，畏光、流泪、微疼、奇痒或有虫爬感等；有时患者伴有恶心、呕吐及发热等症状。在红肿的眼睑和结膜下，可有流动性、硬度不等的肿块或条索状物，直径 1 cm 左右。偶尔破溃，裂头蚴自动逸出而自愈。若裂头蚴侵入眼球内，可发生眼球凸出、眼球运动障碍；严重者出现角膜溃疡，甚至并发白内障而失明。眼裂头蚴病在临床上常误诊为睑腺炎、急性葡萄膜炎、眼眶蜂窝织炎、肿瘤等，往往在手术后才被确诊。

2. 皮下裂头蚴病

占患者数的 31.0%，常累及躯干表浅部如胸壁、乳房、腹壁、外生殖器以及四肢皮下，表现为游走性皮下结节，可呈圆形、柱形或不规则条索状，大小不一，直径长 0.5 ~ 5 cm，局部可有瘙痒、有虫爬感等，若有炎症时可出现间歇性或持续性疼痛或触痛，或有荨麻疹。

3. 口腔颌面部裂头蚴病

占 20.1%，常在口腔黏膜或颊部皮下出现硬结，直径为 0.5 ~ 3 cm，患处红肿、发痒或有虫爬感；并多有小白虫（裂头蚴）逸出史。

4. 脑裂头蚴病

占 2.3%，临床表现酷似脑瘤，常有阵发性头痛史，严重时昏迷或伴喷射状呕吐、视力模糊、间歇性口角抽搐、肢体麻木、抽搐，甚至瘫痪等，极易误诊。

5. 内脏裂头蚴病

仅占 1%，临床表现因裂头蚴移行位置而定，有的可经消化道侵入腹膜，引起炎症反应，有的可经呼吸道咳出，还有见于脊髓、椎管、尿道和膀胱等处，引起较严重的后果。

另外，国内外文献均报道了数例人体"增殖型"裂头蚴病（"proliferative type" sparganosis），认为可能是由于曼氏裂头蚴患者免疫功能受抑或并发病毒感染后裂头蚴分化不全引起的。虫体较小而不规则，最长不超过 2 mm，可广泛侵入各组织芽生增殖。还有一种增殖裂头蚴病（proliferative sparganosis），经研究认为系由另一种较少见的增殖裂头蚴（*Spargnum proliferum*）引起的。虫体是多态形，具不规则的芽和分支，大小约 10 mm × 1 mm，最长者 24 mm。亦可移行到人体各部位组织中进行芽生增殖，预后很差。但有关这两种裂头蚴病的发病机制仍有待进一步研究。

（三）感染途径

人体感染裂头蚴的途径有两条，即裂头蚴或原尾蚴经皮肤或黏膜侵入，或误食裂头蚴或原尾蚴。具体方式可归纳为以下 3 种：

1. 局部敷贴生蛙肉为主要的感染方式，占患者的半数以上。在我国某些地区，民间传说蛙有清凉解毒的作用，常用生蛙肉敷贴伤口或脓肿，包括眼、口颊、外阴等部位。若蛙肉中有裂头蚴即可经伤口或正常皮肤、黏膜侵入人体。

2. 吞食生的或未煮熟的蛙、蛇、鸡或猪肉。民间沿用吞食活蛙治疗疮疖和疼痛的陋习，或喜食未煮熟的肉类，吞食到裂头蚴即穿过肠壁入腹腔，然后移行到其他部位。

3. 误食感染的剑水蚤，饮用生水，或游泳时误吞湖塘水，使受感染的剑水蚤有机会进入人体。据报道原尾蚴直接经皮侵入或经眼结膜侵入人体也有可能。

三、西南地区疾病流行情况

曼氏迭宫绦虫分布很广，但成虫在人体感染并不多见，国外仅见于日本、俄罗斯等少数国家。在我国，成虫感染病例报道近 20 例，分布在上海、广东、台湾、四川和福建等省市。患者年龄最小 3 岁，最大 58 岁。曼氏裂头蚴病多见于东亚和东南亚各国，欧洲、美洲、非洲和澳洲也有记录。在我国已有 800 多例报告，来自 21 个省、市、自治区，依感染例数排序是广东、吉林、福建、四川、广西、湖南、浙江、海南、江西、江苏、贵州、云南、安徽、辽宁、湖北、新疆、河南、河北、台湾、上海和北京。感染者年龄为 0 ~ 62 岁，以 10 ~ 30 岁感染率最高，男女比例为 2 ∶ 1，各民族均有。

西南地区人群曼氏迭宫绦虫病患病情况：西南几省市曼氏迭宫绦虫病发病数较少，近年来仅偶有报道。2006 年 8 月，贵州锦屏县皮肤曼氏裂头蚴病 1 例。2009 年 6 月，贵州开阳县收治 1 例寄生于右颊部软组织内的曼氏迭宫绦虫裂头蚴病患者。至 2005 年，云南共报告的裂头蚴病 10 例，其中皮下裂头蚴病 5 例、眼裂头蚴病 2 例、内脏裂头蚴病 3 例。其中 2 例为男性，其余 8 例均为女性；年龄最小的 4 岁，最大的 46 岁。地区分布在昆明、玉溪、曲靖、昭通、思茅及西双版纳等 6 个地州市，感染的方式和途径可能是误食受感染的剑水蚤，或者是原尾蚴直接经皮肤和黏膜侵入。2011 年，云南省大理州巍山县发现 1 例女性皮下曼氏裂头蚴病患者。

动物带虫情况：张同富对四川省重点地区野生动物带虫情况进行的调查结果见表 38-1。

表 38-1　8 种野生动物蔓氏裂头蚴感染情况

动物名	地点	时间	解剖数	感染数	感染率（%）	感染度（条）	平均虫数
黑斑蛙	自贡市	1983 ~ 1986	214	35	16.36	1 ~ 7	1.69
	雅安市	1982 ~ 1986	54	15	27.78	1 ~ 9	3.53
	宜宾市	1983	51	7	13.73	1 ~ 4	1.43
	富顺县	1988	10	3	30.00	1 ~ 3	2.0
沼蛙	自贡市	1984 ~ 1985	38	5	13.18	1 ~ 7	2.8
泽蛙	自贡市	1984	4	3	75.00	1 ~ 2	1.33
双团棘胸蛙	雅安市	1982 ~ 1986	63	2	3.17	1 ~ 9	5
乌梢蛇	犍为县	1986	1	1	100	371	371
菜花原矛头蝮	雅安市	1982 ~ 1990	4	1	25.00	2	2
棕背伯劳	自贡市	1985 ~ 1993	6	2	33.33	1	1
红尾伯劳	雅安市	1985	5	1	20.00	1	1

第三十九章　旋毛虫病

旋毛虫病（trichinosis）是旋毛形线虫（*Trichinella spiralis*）引起的人畜共患病。人因生食或未煮熟含有活的旋毛虫幼虫而感染。主要临床表现有胃肠道症状、发热、眼睑水肿和肌肉疼痛。本病于 1828 年在伦敦首次发现人体病例。在我国，1964 年西藏自治区首次发现我国人体旋毛虫病。此后，云南、西藏又相继发现了多起人体旋毛虫病例。1975 年后，在吉林、辽宁、黑龙江、河南和湖北等省、市、自治区也有本病暴发的报告。到 1999 年年底，已在我国 17 个省、市、自治区报道了人体旋毛虫病，而猪旋毛虫病则见于我国 26 个省、市、自治区。本病目前在世界上已是一种较常见的人畜共患寄生虫病，不仅严重危害人体健康，而且对养猪业可造成巨大的经济损失。

一、病原学

旋毛虫属于线虫动物门、无尾感器纲、毛形目、毛形科、毛形属的一种。旋毛虫幼虫寄生于肌纤维内，一般形成囊包，囊包呈柠檬状，内含 1 条略弯曲似螺旋状的幼虫。囊膜由两层结缔组织构成。外层甚薄，具有大量结缔组织；内层透明玻璃样，无细胞。

（一）形态

成虫微小，呈细线状，乳白色，头端较尾端稍细。旋毛虫为雌雄异体。雄虫大小为（1.4 ~ 1.6）mm×0.04 mm，生殖器官为单管形，虫体尾端有两个叶状交配附器。雌虫大小为（3 ~ 4）mm×0.06 mm，尾部直而钝圆，生殖器官亦为单管形，包括卵巢、输卵管、子宫、阴道等。卵巢位于虫体后部，子宫后段充满虫卵，近阴门处已有发育成熟的幼虫，阴门位于虫体前 1/5 处，成熟幼虫自阴门排出，故旋毛虫的生殖方式为卵胎生。新生幼虫系刚产出的幼虫甚微小，大小为 124 μm×6 μm。成熟幼虫具有感染性，长约 1 mm，卷曲于横纹肌内的梭形囊包中。囊包大小为（0.25 ~ 0.5）mm×（0.21 ~ 0.42）mm，其长轴与横纹肌纤维平行排列。1 个囊包内通常含有 1 ~ 2 条幼虫，有时可多达 6 ~ 7 条。

（二）生活史

旋毛虫成虫寄生于宿主小肠，主要在十二指肠和空肠上段，含幼虫的囊包则寄生于同一宿主的横纹肌细胞内，对新宿主具有感染性。两者均不需要在外界发育，但必须转换宿主才能继续下一代生活史。因此，被旋毛虫寄生的宿主既是终宿主，也是中间宿主。人、猪、野猪、犬、猫、鼠、熊及多种野生动物均可作为本虫的宿主。人或动物食入了含有活的旋毛虫幼虫囊包的肉类如猪肉、野猪肉、犬肉及熊肉等动物肉类之后，囊包在消化液的作用下，数小时内幼虫在十二指肠自囊包内逸出，侵入小肠黏膜，经过 24 h 的发育后又返回肠腔，经 4 次蜕皮在 48 h 内发育为成虫。雌雄虫交配后，雄虫大多死亡由肠道排出。雌虫受精后虫体继续长大并深入肠黏膜，有的还可寄生于腹腔和肠系膜淋巴结等处。在感染后 3 ~ 4 d，子宫内虫卵发育为幼虫并逐渐移至阴门，第 5 天开始产出幼虫。产幼虫期可持续 4 ~ 16 w，少数可持续到死亡。在此期间，每条雌虫可产幼虫 1000 ~ 2000 条，最多可达 10 000 条。雌虫的寿命一般为 1 个月，也可达 3 ~ 4 个月，雌虫死亡之后随宿主粪便排出体外。绝大多数新生幼虫产于肠黏膜内，侵入局部的淋巴管和小静脉，随淋巴和血液循环进入右心，经肺循环回到左心，然后再随体循环到达身体各部，但只有到达横纹肌的幼虫才能继续发育。幼虫穿破微血管进入肌细胞内逐渐长大。由于幼虫机械的和代谢产物的刺激，使肌细胞受损，局部出现炎性细胞浸润和纤维组织增生。受累的肌细胞出现了结构上的明显变化（如肌丝崩解和肌细胞核增大等），形成了在解剖结构上独立于其他肌肉组织的营养细胞（保姆细胞，nurse cell），其功能是给幼虫提供所需的营养物质并保护幼虫免遭宿主免疫反应的破坏。感染后 1 个月内幼虫周围形成囊包。成熟囊包对宿主具有感染性，被新宿主吞食后则又可重复其生活史。约经半年囊包两端开始出现钙化，幼虫则逐渐丧失感染能力并随之死亡，最后整个囊包钙化。但亦有人报告幼虫在钙化的囊包内可继续存活数年，甚至长达 30 年。

二、流行病学特征

Campbell（1988）提出了旋毛虫病的两个传播环，即家养动物环和野生动物环，人是作为这两个传播环的旁系，在无人类感染的情况下这两个传播环均能各自运转。

（一）传染源

绝大多数哺乳动物及食肉鸟类对旋毛虫均易感。现已发现有 150 多种家畜和野生动物自然感染旋毛虫，这些动物互相残杀吞食或食入含有旋毛虫活幼虫的动物尸体而互相传播。但因人多食猪肉，故以猪与人体感染的关系最密切，其次为野猪、熊等。据统计，在我国发生的 548 次旋毛虫病暴发中，因食猪肉引起者为 525 次（95.8%），其次为狗肉 8 次，（占 1.5%）。猪的感染主要是由于吞食含有旋毛虫囊包的肉屑或鼠类。我国 26 个省、市、自治区已发现有猪旋毛虫病，屠宰猪群中旋毛虫的检出率在 0.1% ~ 34.2% 的 5 个省区分别是辽宁为 0.34%、黑龙江为 0.12%、湖北为 2.18%、河南为 34.2% 及云南为 1%。我国狗的旋毛虫感染率也较高，辽宁为 0.8% ~ 28.6%、吉林为 9.8%、黑龙江为 4.9% ~ 54.3%、河北为 11.3%、甘肃为 0.9% ~ 27.2%、河南为 7%、湖北为 18.6%、广西为 33.3% 及云南为 9.6% ~ 10.4%。在我国发生的因食狗肉引起的旋毛虫病暴发发生于吉林、辽宁和北京，主要因生食凉拌狗肉或涮狗肉所致（侯汉武等，1983；姜汉范等，1989；汪培山等，1989）。

　　此外，近年来因食草食动物和野生动物肉类而引起的旋毛虫病暴发在我国及其他国家多有报道，已成为目前旋毛虫病研究方面的热门课题。草食动物由于其食物中通常不含肉类而认为不会感染旋毛虫，但至1999年年底，仅我国大陆地区已发生7次因食涮羊肉或烤羊肉而引起的旋毛虫病暴发（庞天翔，1991）。草食动物自然感染旋毛虫的原因可能是其饲料中掺入了含有旋毛虫的肉屑、泔水或用洗肉水拌草料，或是在放牧时食入了被腐烂动物尸体污染的青草所致。虽然草食动物感染旋毛虫的机制尚未完全阐明，但上述事实表明草食动物作为人体旋毛虫病感染来源的重要性却在逐步增加。海豹、鲸及猫头鹰等动物也有旋毛虫感染的报道。

　　（二）感染方式

　　人体感染旋毛虫病主要是因为生食或半生食含有旋毛虫的猪肉和其他动物的肉类所致，其感染方式取决于当地居民的饮食习惯。

　　1. 吃生肉

　　云南省等少数民族地区常将生肉剁碎或切成肉丝伴以佐料后生食（傣族叫"剁生"，白族叫"生皮"）；我国东北地区则有生吃凉拌狗肉的习惯。

　　2. 吃"过桥米线"

　　系将生猪肉片浸入热油汤中烫吃，如汤的温度不够、烫的时间不长或肉片太厚，则都有可能导致感染。"过桥米线"为云南著名的地方小吃，现已被全国大多数地区引进，仅郑州市已有数家"过桥米线"饭馆，就餐时应注意避免感染旋毛虫。

　　3. 吃腌肉、香肠、腊肠或酸肉（生肉发酵）等

　　在熏烤、腌制、曝晒等方法加工制作肉类食品时，常不足以杀死肉中的幼虫。如果加热烹调时间不足，食后亦可感染。如1995年广西德保县发生的本病暴发流行就是因为食腌酸生猪肉所致，发病率为59%，病死率达7.5%（卢汉兴等，1996）。

　　4. 喝生血

　　有的民族有喝生血的习惯，如血中含有移行期的旋毛虫幼虫，则亦有可能引起感染。

　　5. 生熟刀砧不分

　　切生熟食品的刀、砧不分开，造成含有旋毛虫幼虫囊包的肉屑污染刀、砧，继而又污染熟食或凉拌菜，也可导致感染。

　　我国北方地区居民一般无吃生肉或半生肉的习惯，旋毛虫病的暴发流行多因聚餐时吃"涮猪肉"、"串白肉"、"炸春卷"、爆炒猪肉片或未煮熟的猪肉水饺所致；散发病例多因家庭生、熟刀、砧不分、尝饺子馅、吃红烧肉或猪头肉等所致。但近年来随着居民生活习惯的改变，亦有因食"凉拌生猪肉丝"、生猪肉饺子馅而感染者。此外，居民吃火锅和烤羊肉串者日渐增多，若肉片厚或涮、烤的时间短，则不能杀死肉中的旋毛虫也可感染本病。

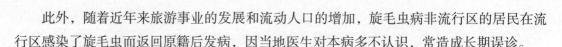

此外，随着近年来旅游事业的发展和流动人口的增加，旋毛虫病非流行区的居民在流行区感染了旋毛虫而返回原籍后发病，因当地医生对本病多不认识，常造成长期误诊。

（三）幼虫的抵抗力

旋毛虫囊包内的幼虫抵抗力较强，能耐低温。如猪肉中囊包内的幼虫在 –15℃时储存近20 天才死亡，–12℃时可存活 57 天；北极熊肉中的幼虫甚至在 –15℃冷冻保存 12 个月以后还能存活，并对实验动物仍具有感染性（Dick 等，1978）。囊包在腐肉中也能存活 2 ~ 3 个月。熏烤、烙制及曝晒等常不能杀死囊包内的幼虫。最近，西藏有因生食风干的熊肉干而引起旋毛虫病的报道。但是，旋毛虫幼虫不耐热，在 70℃时囊包内的幼虫即可被杀死。因此，生食或半生食受染的猪肉或其他动物肉类及其制成品是人类感染的主要方式。暴发流行与食肉习惯密切相关，发病人数中吃生肉者占 90% 以上，完全熟食者则不发病。

（四）发病季节

我国的散发病例见于一年四季。暴发病例多发生于节假日、当地居民的传统节日或婚丧、盖房等宴会时。河南省的病例多发生于中秋节、冬至、元旦及春节前后，可能与此时个体屠宰户增多、肉检工作不严致旋毛虫病猪肉上市，加之此时居民食肉量增加、感染机会增多以及不良的饮食习惯有关。

（五）易感人群

不论男女老幼和种族，对旋毛虫均易感。

三、西南地区疾病流行情况

旋毛虫病是一种严重的人兽共患寄生虫病，呈世界性分布，我国自 1964 年在西藏发现人体旋毛虫病以来，云南、广东、广西、四川、内蒙、辽宁、吉林、黑龙江、河北、湖北和四川等地均已有本病的散发或暴发流行。目前，云南、湖北和河南等省为我国旋毛虫病的高发区。云南省自 1964 ~ 1999 年底已暴发旋毛虫病 442 次，发病 20 344 人，死亡217 人。在 442 次暴发中，除 7 次是因生食野猪肉、山羊肉、麂肉、竹鼠肉外，其他均因生食或半生食猪肉而感染（庞颜坤，张莉莉，1999；李彦忠等，1999）。

汪丽波等于 2002 ~ 2003 年对云南省查 10 个县、20 个点、34 个自然村的 10 109 人开展了旋毛虫人群血清学调查，阳性人数 852，阳性率为 8.42%。同时发现不同地区、不同民族间有喜食"生皮""剁生"或"用自制酸水浸泡生肉凉拌吃"等不良的生活和饮食习惯，加上农民对旋毛虫病的传播途径认识少，这可能是造成云南省旋毛虫血清阳性率较高的原因。

四川省也是我国旋毛虫病重要的流行地区之一。1987 ~ 1992 年，该省在 44 县开展旋毛虫感染的血清学调查，检查 16 500 人，阳性 64 例，人群阳性率仅为 0.60%。2002 ~ 2003 年，抽查 7 个市、县 8416 人，检出阳性 450 例，人群阳性率为 5.35%。四川省首起人体旋毛

虫病暴发流行于 1968 年，发生在黑水县，之后又在黑水、金川、马尔康与丹巴、雅江、白玉、巴塘、理塘等县发生多起人群发病与死亡病例，均在患者的腓肠肌或在吃剩的动物肉类中检获旋毛虫幼虫囊包而被证实为旋毛虫病。发病原因均为当地人群因生食或半生食熊肉、猪肉、野猪肉而感染，至 2006 年已流行 13 次，发病 223 人，死亡 11 人。几次调查结果提示，四川省旋毛虫病主要分布在西部地区，阿坝藏族自治州、攀枝花市和德阳市的发病率相对较高。

旋毛虫病是西藏自治区常见的寄生虫病，自 1964 年林芝地区发现首例病例以来，西藏各地均有报告旋毛虫病发生。对全区 13 个县 30 个调查点进行人群寄生虫分布的调查后发现，居民旋毛虫的感染率为 26.8%。

从 2001 年至今，西藏地区有文献资料记载的旋毛虫病暴发疫情有 5 起，总计 73 人确诊旋毛虫病，5 人死亡（表 39-1）。

表 39-1　2001 ~ 2010 年西藏地区旋毛虫病疫情统计

时间	地点	发病人数	死亡人数
2001 年 4 月	达孜县	46	0
2002 年 1 月	米林县	3	3
2007 年 5 月	工布江达	10	2
2008 年 2 月	米林县	12	0
2009 年 2 月	工布江达	2	0
总计		73	5

第四十章　广州管圆线虫病

广州管圆线虫病（angiostrongyliasis cantonensis）又称嗜酸粒细胞增多性脑膜脑炎，是一种人兽共患寄生虫病，因吃了生的或不熟的含有广州管圆线虫幼虫的淡水螺肉而感染，幼虫寄生在中枢神经系统而致病。主要临床表现为脑膜炎、脊髓膜炎、脑炎或脊髓炎，末梢血和脑脊液内嗜酸性粒细胞数量增高。本病广泛存在于亚洲太平洋中部及东南亚地区，例如：日本、夏威夷群岛、马来西亚、菲律宾、泰国、越南等。在我国，以前主要流行在台湾，近年来在我国多个省市不断有暴发事件发生，1997 年温州有暴发流行，病例达 50 余人，2006 年北京市暴发病例达 160 人。2003 年，我国卫生部已将广州管圆线虫病列为新发传染病范畴，它也是严重威胁人类健康的食物源性寄生虫病。

一、病原学

成虫虫体呈线状,雌虫长 20～40 mm、宽 0.3～0.6 mm,雄虫长 15～20 mm、宽 0.3～0.4 mm,头端尖细,虫体后部向腹侧弯曲,尾端尖锐。

生活史:成虫寄生于终宿主黑家鼠、褐家鼠及多种野鼠等肺动脉内,偶见于右心。虫卵产出后在肺毛细血管内发育成熟,并孵出第 1 期幼虫,幼虫穿过毛细血管进入肺泡,沿呼吸道移行至咽喉部,再吞入消化道,然后随宿主粪便排出体外。第 1 期幼虫在体外潮湿或有水的环境中可活 3 w,但不耐干燥。当它被吞入或主动侵入中间宿主螺蛳或蛞蝓体内后,幼虫可进入宿主肺及其他内脏、肌肉等处,在适宜的温度(25～26℃)下,约经 1 w 蜕皮为第 2 期幼虫,2 周后经第 2 次蜕皮发育成为第 3 期幼虫即为感染期幼虫。

鼠类等终宿主因吞入含有第 3 期幼虫的中间宿主、转续宿主以及被幼虫污染的食物而被感染。第 3 期幼虫在宿主的消化道内穿肠壁进入血液循环,经肝、肺、左心室至全身各部器官,但多数幼虫沿颈总动脉到达脑部。在感染后 4～6 天和 7～9 天先后在脑部经 2 次蜕皮发育为第 4 期幼虫,即幼龄成虫,此期已能区别雌雄。幼龄成虫大多于感染后 24～30 天由静脉回到肺动脉,继续发育成熟。雌虫多在感染后 35 天才能成熟。雌虫产卵随血流到肺部小血管并在血管中孵化为第 1 期幼虫,然后穿过微血管进入肺泡,再移行到气管、咽喉,经吞咽进入胃肠,随粪便排出。一般在感染后 42～45 天在粪便内即可找到第 1 期幼虫。1 条雌虫平均每天可产卵约 15 000 个。

广州管圆线虫在人体的移行、发育大致上和在鼠类中相同。调查资料显示,在人体幼虫通常留在中枢神经系统,不在肺血管完成其发育。但如果幼虫进入肺似也可完成发育。广州管圆线虫的幼虫在终宿主体内移行受各种因素包括个体差异、血流动力学等的制约。其产生的后果,例如移行途径、经历时间、发育情况、到达部位、组织反应等可有明显的不同。从理论上说,通过血流或幼虫本身的移行,虫体可在终末宿主包括人的任何器官或组织中出现,在人体广州管圆线虫出现在中枢神经系统的机会特别多,并在其中完成发育,认为是与幼虫嗜神经性的向性或特性有关。

二、流行病学特征

(一)传染源
感染本虫的鼠类。

(二)传播途径
人吃了生的或不熟的含有本虫第 3 期幼虫的螺肉或吃了生的或未做熟的转续宿主如

鱼、虾、蟹、蛙、蛇等的肉而感染。其感染的方式还可通过被含有感染期幼虫的淡水螺或蛞蝓的分泌物污染的蔬菜、食物或手而被感染。

（三）传播途径

传播途径主要是经口到达消化道，其感染的方式有以下几个方面。

1. 生吃或半生吃陆地螺。

2. 幼虫污染食物或手，常见于用螺类喂养家禽或加工人员。陆地螺或蛞蝓含有幼虫的分泌物污染地面，儿童在地面玩耍时接触而被感染。

3. 生吃蔬菜，吞食附于蔬菜的陆地蜗牛或蛞蝓分泌物（黏液）含有感染性幼虫。

4. 吞食蛞蝓或转续宿主如蟾蜍、蛙等"治病"被感染。

5. 生吃或半生吃转续宿主淡水虾、虾制品、蟹（螃蟹和螃蟹制品）、鱼等。台湾和大陆沿海地区有此习惯。

6. 饮水污染。水生甲壳类吞食软体动物体中的幼虫后可排出，或淡水螺死亡后幼虫从螺体逸出。

7. 实验证明感染性幼虫可经皮肤（完好或损伤）侵入大白鼠，故不能排除通过皮肤感染人体的可能性。

（四）易感人群

人群普遍易感。

三、西南地区疾病流行情况

该病在世界 21 个国家和地区均有流行及病例分布，国内 1979 年黄贤姝首次报道第 1 例疑似病例后，1984 年何竞智等在广东徐闻县一患者脑脊液中检获广州管圆线虫首次证实了该病在我国人体的存在。继后，黑龙江、云南、福建、浙江、辽宁、天津、江苏、广东和北京等 9 个省市的报道病例陆续增加。

在四川省近年来仅报道了 1 例广州管圆线虫感染病例，系 2008 年 3 月 1 名因在云南大理旅游时生食凉拌福寿螺肉后返回成都家中发病的患者。虽然目前四川未报道其他本地病例，但可能是小管福寿螺的潜在分布区域。

云南省是我国广州管圆线虫的疫区，2011 年大理和昆明两地相继暴发 3 起广州管圆线虫病集体感染事件，共 25 例临床诊断病例，18 例疑似病例。调查人员在云南德宏州瑞丽市福寿螺销售市场检出了阳性螺，其福寿螺来源部分来自缅甸，部分为本地田间采集，同时通过调查证实瑞丽市顺哈村银井为广州管圆线虫的自然疫源地。此外，云南河口县也曾在 4 种陆生软体动物及室外褐家鼠体内检出广州管圆线虫幼虫，证实了云南河口县存在广州管圆线虫的自然疫源地。李富华等对云南省部分地区人群进行了血清学检测。河口县和金平县部分农场工人和学生 554 人，采用 ELISA 测定广州管圆线虫抗体，结果广州管圆线虫病血清阳性 36 份，阳性率为 6.49%，对云南南部与越南、老挝、缅甸接壤的 5 个县（金平、河口、勐海、西盟和耿马）采集人群耳垂滤纸血 1653 份，阳性率为 6.60%。

2006 ~ 2009 年，汪丽波等对云南省昆明市的富民县和西山区，普洱市的宁洱县、思茅区和江城县，临沧市的永德县，保山市的龙陵县，德宏州的陇川县和瑞丽市，文山州的西畴县和广南县，昭通市的彝良县，西双版纳州的景洪市和勐腊县，曲靖市的宣威市和罗平县，红河州的个旧市和河口县，玉溪市的元江县共 10 个州 / 市的 19 个县（市、区）开展广州管圆线虫病疫源地调查。抽样点调查采集到的 7 种广州管圆线虫中间宿主，9 个被调查县中 13 个县有福寿螺分布，占 68.42%，在捕获的 3874 只螺类生物中，福寿螺占 51.83%、褐云玛瑙螺占 6.56%；在对景洪、勐腊县福寿螺的调查中查到广州管圆线虫第 3 期幼虫，感染率分别为 0.56% 和 0.26%。

第二篇　西南地区医学动物

XINAN DIQU YIXUE DONGWU

西南地区［云南、贵州、四川（含重庆）、西藏］医学动物，包括蚊、蠓、白蛉、蚋、虻、蝇、蚤、虱、臭虫、蜚蠊、蜱、恙螨、革螨、蚂蝗、啮齿动物、食虫动物、蝙蝠、蛇18大类。本篇在编写过程中，查阅了大量国内外文献、专著，尽可能收集与人类生产、生活密切相关的种类，力求准确、全面，遗漏之处在所难免。现将西南地区医学动物在各省的种类名录及分布分述如下。

第四十一章　云南省重要医学动物

云南省医学动物，包括蚊、蠓、白蛉、蚋、虻、蝇、蚤、虱、臭虫、蜚蠊、蜱、恙螨、革螨、蚂蝗、啮齿动物、食虫动物、蝙蝠、蛇18大类共2009种及亚种。

第一节　蚊类（双翅目：蚊科）

迄今，云南的蚊类有262种及亚种，分属于3亚科、15属。

蚊科 Family CULICIDAE
一、按蚊亚科 Subfamily ANOPHELINAE

（一）按蚊属 Genus *Anopheles* Meigen，1818
（按蚊亚属 Subgenus *Anopheles* Meigen，1818）
1．艾氏按蚊（无斑按蚊）*Anopheles*（*Anophele*）*aitkenii* James，1903
分布：云南（保山、龙陵、潞西、金平、思茅、澜沧、双江、耿马、景洪、元江、景东、景谷、普洱、勐海、云县、河口、勐腊、蒙自、麻栗坡、勐连、墨江）、四川（雅安、万县、会理）、江西、浙江、福建、湖南、广东、广西。
孳生场所：山谷积水。

2. 嗜人按蚊 *Anopheles*（*Anophele*）*anthropophagus* Xu *et* Feng，1975

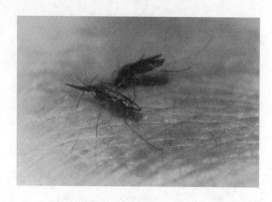

分布：云南（昭通地区、思茅地区、西双版纳州、临沧地区、红河州）、四川、贵州、江苏、安徽、浙江、福建、广东、广西、海南。

3. 银足按蚊 *Anopheles*（*Anophele*）*argyopus*（Swellengrebel，1914）

分布：云南（西双版纳州、耿马）。

4. 须喙按蚊 *Anopheles*（*Anophele*）*barbirostris* Van dor Wulp，1884

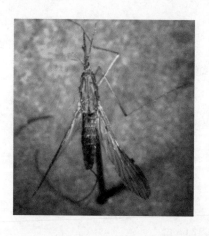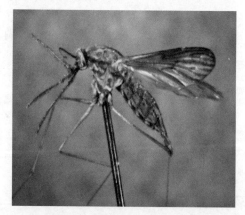

分布：云南（潞西、双江、金平、思茅、澜沧、勐连、耿马、景洪、镇沅、勐海、勐腊、石屏、瑞丽、凤庆、镇康、河口、保山、个旧、西盟、下关、大理、石屏、邓川、潞西、瑞丽、陇川、昭通、元江、新平、峨山、双柏、华平、巧家、宜良）、四川、贵州、浙江、安徽、广东、广西、海南。

5. 须阴按蚊（类须阴按蚊、巴朋按蚊）*Anopheles*（*Anophele*）*barbumbrosus* Strickland *et* Chowdhury，1927

分布：云南（昭通地区、文山州、红河州、思茅地区、西双版纳州、德宏州、畹町、宝山地区、永平、元谋、元江、新平、大姚、双柏）。

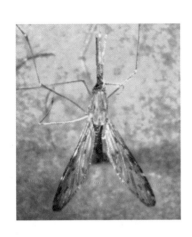 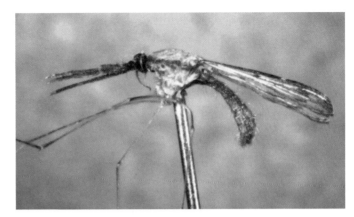

6. 孟加拉按蚊（艾氏按蚊孟加拉亚种）*Anopheles（Anophele）bengalensis* Puri, 1930

=*Anopheles（Anophele）aitkenii bengalensis* Puri，1930

分布：云南（双江、元江、思茅、景洪、潞西、麻栗坡、金平、澜沧、龙陵、耿马、景东、景谷、镇沅、瑞丽、陇川、河口、莲山、镇康、勐腊）、四川、贵州、安徽、福建、台湾、广东、广西。

7. 平原按蚊 *Anopheles（Anophele）campestris* Reid，1962

分布：云南。

8. 克氏按蚊 *Anopheles（Anophele）crawfordi* Reid，1953

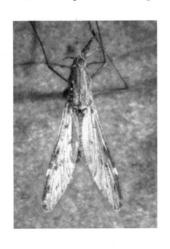 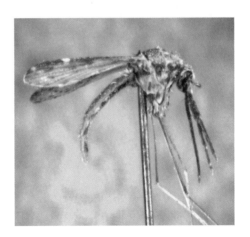

分布：云南（西双版纳州、思茅、耿马、镇康、沧源、双江）。

9. 黑须按蚊（付氏按蚊）*Anopheles（Anophele）freyj* Meng，1957

分布：云南（永善、巧家、昭通、宜良）、四川。

栖息场所：牛房、住室。

10. 巨型按蚊暗缨亚种（巨型按蚊贝氏变种）*Anopheles（Anophele）gigac baileyi* Edwards，1929

分布：云南（全省）、四川、贵州、西藏、河南、安徽、湖南、台湾、广西。

孳生场所：山阴渗出水、泉水、水坑、水沟、水井、水浮莲池。

栖息场所：住室、牛房、草丛。

11. 巨型按蚊西姆拉亚种 *Anopheles（Anophele）gigas simlensis*（James，1911）

分布：云南（潞西、云县、耿马、陇川、景东、金平、元阳、思茅、巧家、盐津、勐腊、昆明、西盟）、四川、贵州、西藏、甘肃。

12. 簇足按蚊（安氏按蚊间断亚种）*Anopheles（Anophele）interruptus* Puri，1929

　　　　　　　　　　　　=*Anopheles（Anophele）annandalei interruptus* Puri，1929

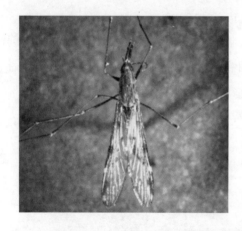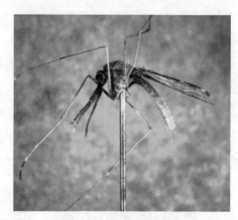

分布：云南。

13. 花岛按蚊 *Anopheles（Anophele）insulaeflorum*（Awellengrebel *et* Swellengrevel De Graaf，1919）

分布：云南（西双版纳州、麻栗坡、耿马、镇康、澜沧、孟连）、四川、台湾、广东、海南岛。

14. 贵阳按蚊 *Anopheles（Anophele）kweiyangensis* Yao & Wu，1994

分布：云南（昭通地区、曲靖、下关、昆明、大理）、四川、贵州、浙江、安徽、福建、江西、河南、湖北、湖南、广西。

孳生场所：水田、池塘、水坑、水井、山阴渗出水、水沟。

栖息场所：住室、牛房、猪圈、山洞、野外草丛。

15. 昆明按蚊 *Anopheles（Anophele）kunmingensis* Dong *et* Wang，1985

分布：云南（昆明、丽江、宝山、龙陵、德钦、昭通、维西、腾冲、凤庆）。

16.　窄卵按蚊嗜人亚种（雷氏按蚊）*Anopheles（Anophele）lesteri anthrcpophagus* Xu & Feng，1975

　　分布：云南、四川、贵州、江苏、安徽、浙江、江西、福建、湖北、湖南、广东、广西。

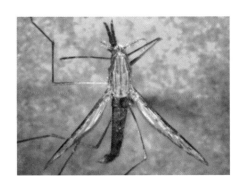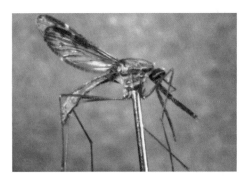

17.　凉山按蚊 *Anopheles（Anophele）liangshangensis* Kang，Tan *et* Cao，1984

　　　　　　　=*Anopheles（Anophele）kunmingensis* Dong *et* Wang，1985 昆明按蚊

　　分布：云南、四川。

18.　林氏按蚊（环股按蚊）*Anopheles（Anophele）lindesayi* Giles，1900

　　　　　　　=*Anopheles（Anophele）lindesayi japonicus* Famada，

　　　　　　　1918 环股按蚊日本亚种

　　　　　　　=*Anopheles（Anophele）lindesayi plecau* Koizumi，1924

　　　　　　　环股按蚊卜来考亚种

　　分布：云南（全省分布）、四川、贵州、西藏及全国（除吉林、黑龙江、青海、新疆、香港、澳门外）。

　　孳生场所：山阴渗出水、泉水、山涧小溪。

　　栖息场所：住室、牛房、野外草丛。

　　重要习性：以幼虫越冬。

19.　勐朗按蚊 *Anopheles（Anophele）menglangensis* Ma，1981

　　分布：云南（勐腊、澜沧、瑞丽）。

20.　最黑按蚊 *Anopheles（Anophele）nigerrimus* Giles，1900

　　分布：云南（全省分布）、四川、贵州、重庆、福建、江西、广西。

　　孳生场所：稻田、池塘、清水坑。

　　栖息场所：住室、牛房、山洞。

21.　小洁按蚊 *Anopheles（Anophele）nitidus* Harrison，Scanlon *et* Reid，1973；Harrison，Scanlon and Reid，1973：266（A）

　　分布：云南（西双版纳州、思茅、盐津、绥江）、贵州、广西。

22. 棕毛按蚊 *Anopheles*（*Anophele*）*palmatus*（Rodenwaldt，1926）

分布：云南（勐腊、麻栗坡）。

23. 带足按蚊 *Anopheles*（*Anophele*）*peditaeniatus*（Leicester，1908）

分布：云南（西双版纳州、思茅地区、临沧地区、红河州、文山州、德宏州、畹町、宝山地区、永平、元江、新平、元谋、大姚、双柏）、四川、贵州、福建、广东、广西。

24. 中华按蚊 *Anopheles*（*Anophele*）*sinenis* Wiedemann，1828

雌蚊下颚须有白环；翅前缘有明显的亚缘脉白斑和亚端白斑，基段可杂有少数淡色鳞，但无白斑，径脉干大部黑色，膊横脉通常有少数鳞片，纵脉6仅有2黑斑；后跗节1～4有窄端白环，第4节基部通常无白环；腹部侧膜上一般有"T"形暗斑。雄蚊抱肢基节背面有很多淡色鳞。幼虫头毛2-c简单，3-c分枝成树枝状；前胸内肩毛（1-p）简单。卵的甲板宽，约占卵宽（包括浮器）的1/3以上。

雌蚊兼吸人、畜血液，但偏向牛、马、驴等大家畜血液。是中国广大平原地区传播疟疾的重要媒介，也是马来丝虫病的重要媒介之一。有些地区也曾从这种按蚊分离到流行性乙型脑炎病毒。

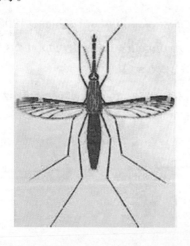 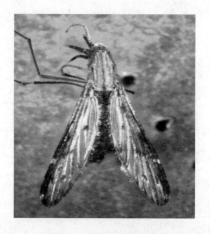

分布：云南（全省分布）、贵州、西藏、四川及全国（除青海、新疆外）。

孳生场所：稻田、水库、沼泽、堰塘、小水坑、雨水粪坑、河床积水、小溪、灌溉沟、泉水、水井、太平缸、石穴、竹筒、树洞、蹄印。

栖息场所：住室、牛房、空房、猪圈、鸡笼、麓下柴堆、山洞、窨洞、坟洞、桥洞、草丛、竹林。

25. 宽鳞按蚊（辛氏按蚊）*Anopheles*（*Anophele*）*sintonoides* Ho，1938

分布：云南（景洪）、广东。

26. 许氏按蚊 *Anopheles*（*Anopheles*）*xui* Dong，Zhou，Dong *et* Mao，2007

分布：云南（思茅）。

27. 八代按蚊 *Anopheles*（*Anophele*）*yatsushiroensis* Miyazaki，1951

分布：云南（昭通地区、迪庆州）、四川、贵州、河北、北京、内蒙古、辽宁、吉林、黑龙江、江苏、山东、河南。

栖息场所：牛房。

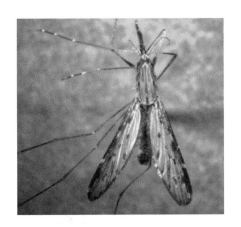 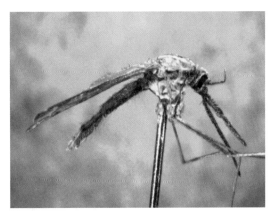

（塞蚊亚属 Subgenus *Cellia* Theobald，1902）

28. 乌头按蚊 *Anopheles*（*Cellia*）*aconitus* Doenitz，1912

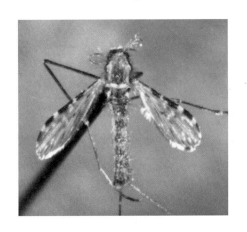 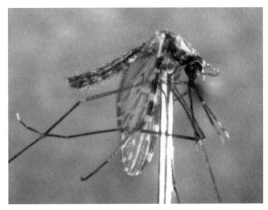

分布：云南（西双版纳州、思茅地区、临沧地区、红河州、文山州、德宏州、畹町、宝山地区、永平、元江、新平、元谋、大姚、双柏）、贵州、广东、广西。

29. 环纹按蚊 *Anopheles*（*Cellia*）*annularis* Van der Wulp，1884

=*Anopheles*（*Cellia*）*annularis adiei* James & Liston，1911

分布：云南（西双版纳州、思茅地区、临沧地区、红河州、文山州、德宏州、畹町、宝山地区、永平、元江、新平、元谋、大姚、双柏、巧家、大关、姚安）、四川、浙江、广西、海南。

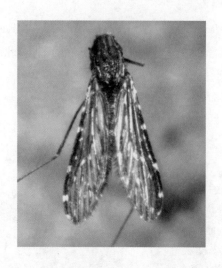

30. 库态按蚊 *Anopheles*（*Cellia*）*culicifacies* Giles，1901

分布：云南（西双版纳州、思茅地区、临沧地区、红河州、文山州、德宏州、畹町、宝山地区、永平、元江、新平、元谋、大姚、双柏、巧家、大关、姚安、永平、师宗、罗平、绥江、维西、昭通、东川、华坪、武定、宾川、南涧）、四川、贵州、广西、海南。

孳生场所：池塘、水坑、山谷积水、河床积水、水沟。

31. 大劣按蚊 *Anopheles*（*Cellia*）*dirus* Peyton *et* Harrison，1979

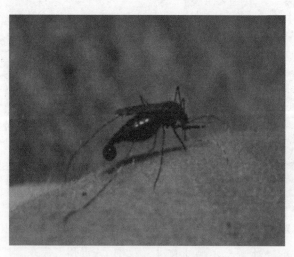

分布：云南（潞西、金平、麻栗坡、思茅、景洪、巧家、镇雄、盐津、江城、镇康、河口、耿马、马关、昆明、勐腊、蒙自、红河）、广东、广西、海南。

32. 溪流按蚊 *Anopheles*（*Cellia*）*fluviatiais* James，1902

分布：云南（潞西、双江、云县、金平、普洱、思茅、澜沧、孟连、耿马、昭通、巧家、永善、大关、会泽、东川、华坪、武定、邓川、双柏、元江、新平、峨山、易门、华宁、杞麓、景东、景谷、镇沅、墨江、江城、勐海、勐腊、蒙自、河口、开远、石屏、红河、陇川、临沧、凤庆、镇康、安宁、马关、孟定、沧沅、麻栗坡、元阳、建水、广南、西畴、永德、绥江、江川、元谋、奕良、盐津）、四川、贵州、浙江、湖北、江西、福建、台湾、广东、广西。

孳生场所：溪流、河床积水。

栖息场所：住室、牛房、空房、山洞。

33．无定按蚊（浅色按蚊无定亚种）*Anopheles*（*Cellia*）*indefinitus* Ludlow，1904

分布：云南（西双版纳州、耿马）。

34．詹氏按蚊（白跗按蚊）*Anopheles*（*Cellia*）*jamesii* Theobald，1901

分布：云南（思茅、景谷、景东、澜沧、耿马、潞西、云县、华坪）、广东、广西。

35．杰普尔按蚊 *Anopheles*（*Cellia*）*jeyporiensis* James，1902

　　［杰普尔按蚊日月潭亚种 *Anopheles*（*Anophele*）*jeyporiensis candidiensis* Koizumi，1924］

分布：云南（全省分布）、四川、贵州、浙江、安徽、福建、台湾、江西、湖南、香港、澳门、广西、海南。

孳生场所：水井、水溪。

36．卡瓦按蚊 *Anopheles*（*Cellia*）*karwari*（James，1902）

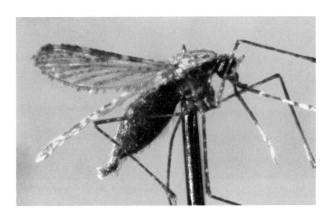

分布：云南（潞西、龙陵、思茅、景洪、勐海）、广东、广西、香港、澳门、海南。

37．腹簇按蚊（寇氏按蚊）*Anopheles*（*Cellia*）*kochi* Donitz，1901

分布：云南（潞西、双江、墨江、金平、麻栗坡、思茅、景洪、澜沧、孟连、耿马、瑞丽、罗平、元江、新平、景东、马关、景谷、镇沅、江城、勐海、勐腊、个旧、河口、红河、莲山、陇川、云县、凤庆、镇康、蒙自、元阳、盐津）、四川、贵州、台湾、广东、广西、海南。

38. 多斑按蚊（斑点按蚊）*Anopheles（Cellia）maculates*（Theobald，1901）

同物异名 *Anopheles（Cellia）maculates hanabusai* Yamada，1925

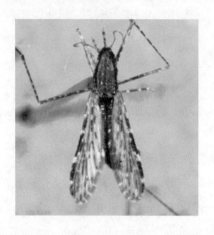
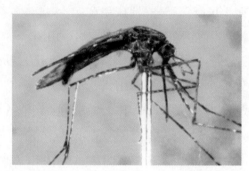

分布：云南（全省分布）、四川、贵州、西藏、安徽、福建、台湾、江西、河南、湖北、湖南、广东、香港、澳门、广西、海南。

孳生场所：稻田、水井、泉潭、溪床积水、河边清水石窝、渗出水、水沟。

栖息场所：住室、牛房、竹林。

39. 微小按蚊 *Anopheles（Cellia）minimus* Theobald，1901

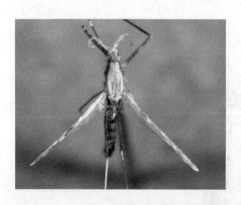
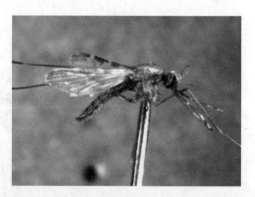

分布：云南（潞西、龙陵、开远、个旧、思茅、金平、弥渡、麻栗坡、云县、普洱、景洪、临沧、澜沧、孟连、耿马、瑞丽、腾冲、陇川、双江、昭通、巧家、奕良、永善、大关、会泽、东川、盐津、华坪、武定、双柏、罗平、元江、新平、羕山、易门、景东、景谷、镇沅、墨江、江城、勐海、勐腊、蒙自、河口、石屏、红河、莲山、保山、盈江、梁河、昌宁、凤庆、镇康、富宁、马关、元阳、建水、西畴、邱北、永德、绥江、元谋、镇雄、威信）、四川、贵州、重庆、浙江、安徽、福建、台湾、江西、河南、湖北、湖南、广东、香港、澳门、广西、海南。

孳生场所：稻田、堰塘、水井、水坑、河床积水、岩穴水、泉水、山溪缓流、水沟。

栖息场所：住室、牛房、空房、猪圈、檐下柴堆、山洞、草丛、竹林。

40. 帕氏按蚊（济南按蚊、潘氏按蚊）*Anopheles*（*Cellia*）*pattomi* Christophers，1926

分布：云南（昭通、巧家、大关、会泽、昆明、镇康、江川、澄江、武定、罗平、永善、镇雄）、四川、贵州、辽宁、宁夏、甘肃、河北、陕西、山西、山东、河南、湖北。

孳生场所：稻田、水坑、泉水、河床积水、水井、石穴、水沟、山洞小溪。

栖息场所：住室、牛房、山洞、草丛。

41. 菲律宾按蚊 *Anopheles*（*Cellia*）*philippinensis* Ludiow，1902

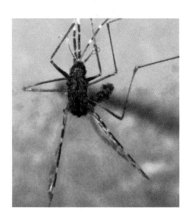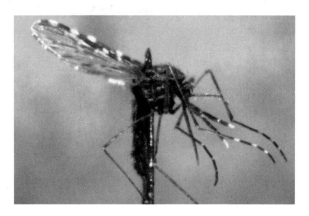

分布：云南（潞西、新平、元江、墨江、思茅、峩山、景洪、澜沧、孟连、耿马、华坪、邓川、易门、华宁、杞麓、景谷、镇沅、普洱、江城、勐海、勐腊、蒙自、河口、石屏、红河、金平、瑞丽、陇川、云县、凤庆、镇康、马关、麻栗坡、双江、昆明、个旧、元阳、建水、大关）、四川（米易）、贵州、广西、海南。

孳生场所：稻田、水沟。

42. 阔鳞按蚊 *Anopheles*（*Cellia*）*ramsayi* Covell，1927

分布：云南（耿马）。

43. 美彩按蚊 *Anopheles*（*Cellia*）*splendidus* Koezumi，1920

分布：云南（潞西、双江、金平、麻栗坡、思茅、普洱、景洪、澜沧、孟连、耿马、瑞丽、陇川、昭通、晋宁、邓川、巧家、华坪、元江、新平、易门、景东、景谷、镇沅、墨江、江城、勐海、个旧、河口、石屏、云县、凤庆、镇康、马关、富宁、沧源、勐腊、元阳、畹町、大关）、四川（普格、西昌）、贵州、江西、福建、台湾、广东、香港、广西。

孳生场所：水沟。

44. 斯氏按蚊 *Anopheles*（*Cellia*）*stephensi* Liston，1901

分布：云南（潞西、双江、罗平、思茅、景东、景谷、镇沅、澜沧、墨江、江城、景洪、勐腊、蒙自、金平、凤庆、麻栗坡、马关、河口、红河、元阳、镇康、华坪、巧家）、四川、贵州、广西、海南。

45. 浅色按蚊 *Anopheles*（*Cellia*）*subpictus* Grassi，1899

分布：云南（潞西、双江、思茅、澜沧、临沧、耿马、瑞丽、陇川、镇沅、景洪、墨江、勐腊、河口、蒙自、麻栗坡、孟连、勐海、巧家）、贵州、福建、广西、海南。

46. 棋斑按蚊 *Anopheles*（*Cellia*）*tessellates* Theobald，1901

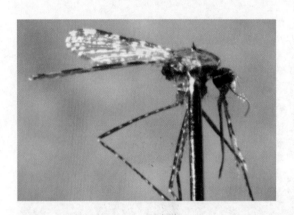 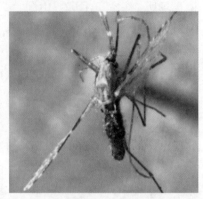

分布：云南（潞西、金平、双江、瑞丽、耿马、思茅、景洪、巧家、华坪、元江、景东、澜沧、墨江、勐海、河口、蒙自、石屏、红河、云县、元阳、新平）、四川（金阳）、贵州、福建、台湾、湖南、香港、澳门、广西、海南。

47. 迷走按蚊（迷糊按蚊）*Anopheles*（*Cellia*）*vagus* Doenitz，1902

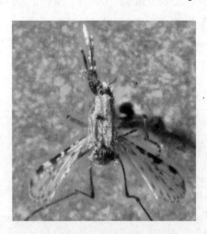 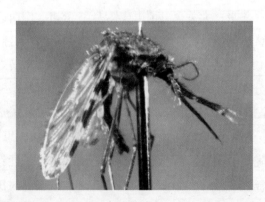

分布：云南（潞西、双江、下关、保山、龙陵、开远、新平、元江、思茅、金平、蒙自、景洪、澜沧、孟连、耿马、瑞丽、陇川、麻栗坡、景谷、镇沅、墨江、勐海、勐腊、个旧、河口、石屏、红河、云县、凤庆、镇康、富宁、马关、大理、昆明、畹町）、贵州、广东、广西、台湾、海南、香港。

48. 瓦容按蚊 *Anopheles*（*Cellia*）*varuna* Lyengar，1924

分布：云南（西双版纳州、临沧地区、红河州、德钦州、畹町、保山地区、元谋、双柏、大姚、元江、师宗、罗平）。

二、库蚊亚科 Subfamily CULICINAE

（二）伊蚊属 Genus *Aedes* Meigen，1818

（伊状蚊亚属 Subgenus *Aedimorphus* Theobald，1903）

49. 白盏伊蚊 *Aedes*（*Aedimorphus*）*alboscutellatus*（Theobald，1905）

分布：云南（勐腊、景洪、沧源、耿马、盈江）、四川（成都）、广西、台湾、湖北。

孳生场所：清水坑、石槽、水沟。

50. 刺管伊蚊 *Aedes*（*Aedimorphus*）*caecus*（Theobald，1901）

分布：云南（西双版纳州、思茅地区、临沧地区、德宏州、文山州、红河州、宝山、腾冲、施甸、元江、新平、元谋）、四川、贵州、广东、广西、浙江。

孳生场所：浅潭、蹄印、洼地积水。

51. 中线伊蚊 *Aedes*（*Aedimorphus*）*mediolineatus*（Theobald，1901）

分布：云南（蒙自）、广东、广西、海南。

孳生场所：水坑、草潭。

52. 条足伊蚊 *Aedes*（*Aedimorphus*）*pallidostriatus*（Theobald，1907）

分布：云南（金平）。

孳生场所：水潭。

53. 刺扰伊蚊（骚扰伊蚊）*Aedes*（*Aedimorphus*）*vexans*（Meigen），1830

分布：云南（全省分布）、贵州、西藏、四川及全国。

孳生场所：稻田、池塘、清水坑、水沟、污水坑、竹节。

栖息场所：住室、牛房、猪圈、空房、草丛、竹林。

54. 白点伊蚊 *Aedes*（*Aedimorphus*）*vittatus*（Bigot，1861）

分布：云南（西双版纳州、思茅地区、临沧地区、文山州、红河州、德宏州、保山、元谋、永仁）、四川、贵州、广东、广西、海南。

（艾蚊亚属 Subgenus *Ayurakitia* Thurman，1954）

55. 佩氏伊蚊 *Aedes*（*Ayurakitia*）*oeytoni* Reinert，1973

分布：云南（瑞丽、陇川、盈江、潞西）。

（博蚊亚属 Subgenus *Bothaella* Reiert，1973）

56. 褐盾伊蚊 *Aedes*（*Bothaella*）*brownscutumus* Dong，Zhou *et* Dong，2004

分布：云南（西双版纳）。

57. 爱氏伊蚊 *Aedes*（*Bothaella*）*eldridgei* Reiert，1973

分布：云南（耿马、双江、临沧）。

[克蚊亚属（环喙蚊亚属）Subgenus *Christopheriomyia* Barraud，1923]

58. 白背伊蚊 *Aedes*（*Christopheriomyia*）*ibis* Barraud，1931

分布：云南（勐腊）、广东、广西。

（ 箭阳蚊亚属 Subgenus *Edwardsaedes* Belkin，1962 ）

59. 安汶伊蚊 *Aedes*（*Edwardsaede*）*imprimens*（Walker，1860）

分布：云南、广西。

[纷蚊亚属 Subgenus（*Finlaya*）Theobald，1903]

60. 侧白伊蚊 *Aedes*（*Finlaya*）*albolateralis*（Theobald），1908

分布：云南（耿马、双江、金平、潞西、麻栗坡、景洪、思茅、澜沧、瑞丽、保山、莲山、盈江、河口、腾冲、勐腊、蒙自）、四川、贵州、西藏、江苏、安徽、江西、台湾、广东、广西。

孳生场所：竹筒、树洞。

61. 白带伊蚊米基尔亚种 *Aedes*（*Finlaya*）*albotaeniatus mikiranus* Edwards，1922

分布：云南（西双版纳州、思茅地区、镇康、耿马、沧源、河口、潞西、龙陵、盈江、瑞丽）、贵州、广东。

62. 白条伊蚊 *Aedes*（*Finlaya*）*albocinctus*（Barraud），1924

分布：云南、四川（渡口）、台湾。

孳生场所：树洞。

63. 阿萨姆伊蚊 *Aedes*（*Finlaya*）*assamensis*（Theobald），1903

分布：云南（耿马、双江、金平、潞西、思茅、景洪、澜沧、瑞丽、麻栗坡、盈江、河口、保山、腾冲、勐腊）、四川（屏山、万源）、广东、广西。

孳生场所：树洞。

64. 金条伊蚊 *Aedes*（*Finlaya*）*aureostriatus*（Doleschall，1857）

分布：云南（勐腊、镇康、耿马、景谷、下关、景洪、漾濞）、四川、广西、海南。

65. 克氏伊蚊 *Aedes*（*Finlaya*）*christophersi* Edwards，1922

分布：云南（漾濞、丽江、大理）。

66. 金线伊蚊 *Aedes*（*Finlaya*）*chrysolineatus*（Theobald，1907）

分布：云南（西双版纳州、思茅、景谷、澜沧、耿马、镇康、瑞丽、陇川、沧源、孟连）、福建。

67. 钟氏伊蚊 *Aedes*（*Finlaya*）*chungi* Lien，1968

分布：云南（勐腊、龙陵）。

68.　异形伊蚊 *Aedes*（*Finlaya*）*dissimilis*（Leicester，1908）

分布：云南（广布滇西、滇南及新平、元江等）、福建、广东。

69.　棘刺伊蚊（艾氏伊蚊）*Aedes*（*Finlaya*）*elsiae*（Barraud），1923

分布：云南（全省分布）、四川、贵州、西藏、河南、浙江、江西、福建、广东、广西。

孳生场所：石穴、河床积水、树洞、山洞积水。

栖息场所：河边草丛、河边石灰、土坎下。

70.　哈维伊蚊（叶生伊蚊）*Aedes*（*Finlaya*）*harveyi*（Barraud，1923）

分布：云南（全省分布）、四川、贵州、江西、福建、广东、广西。

71.　台湾伊蚊 *Aedes*（*Finlaya*）*formosensis* Yamada，1921

分布：云南（全省分布）、四川、贵州、西藏、安徽、台湾、湖北、广东、广西。

孳生场所：树洞、菌体积液、石穴、叶腋。

72.　金背伊蚊 *Aedes*（*Finlaya*）*gilli*（Barraud，1924）

分布：云南（勐腊、景谷、思茅、耿马）。

73.　功果伊蚊 *Aedes*（*Finlaya*）*gonguoensis* Gong *et* Lu，1986

分布：云南（漾濞、中甸、云龙）。

74.　日本伊蚊 *Aedes*（*Finlaya*）*japonicus*（Theobald），1901

分布：云南（思茅、耿马、镇康、绥江、盐津、威信、永平）、四川、贵州、河南、浙江、福建、广东、广西、河北、江西、湖南、台湾。

孳生场所：石穴、石槽、轮胎、铁锅、木桶、瓦缸等积水处。

栖息场所：住室、牛房、石穴、草丛。

75.　竖麟伊蚊 *Aedes*（*Finlaya*）*khazani* Edwards，1922

分布：云南（麻栗坡、景洪、勐腊）、贵州、广西。

孳生场所：树洞、竹筒积水。

76.　乳点伊蚊 *Aedes*（*Finlaya*）*macfarlanei*（Edwards，1914）

分布：云南（金平、双江、耿马、潞西）、福建、广东、广西。

77.　东瀛伊蚊 *Aedes*（*Finlaya*）*nipponicus* La，Casse *et* Yamaguti，1948；Watteni Lien，1968

分布：云南（勐腊）、贵州、河北、辽宁、吉林、浙江、台湾、江西、河南、湖北、广西。

78.　类雪伊蚊 *Aedes*（*Finlaya*）*niveoides* Barraud，1934

分布：云南（西双版纳州、思茅、景谷、澜沧、孟连、陇川、耿马、瑞丽、镇康、沧源）。

79.　新雪伊蚊 *Aedes*（*Finlaya*）*novoniveus* Barraud，1934

分布：云南（麻栗坡、勐腊、景洪、保山、潞西、耿马、思茅）、四川、贵州、云南、西藏、广西。

孳生场所：竹筒、树洞。

80.　大森伊蚊（刺皮伊蚊）*Aedes*（*Finlaya*）*omorii* Lien，1968

分布：云南（勐腊）、广东、海南、台湾。

81.　金叶伊蚊 *Aedes*（*Finlaya*）*oreophilus*（Edwards），1916

分布：云南（耿马、腾冲、思茅、勐腊、龙陵）、四川（西昌、米易、会理）。

孳生场所：树洞。

82.　斑翅伊蚊 *Aedes*（*Finlaya*）*poicilius*（Theobald，1903）

分布：云南（沧源）。

83.　显著伊蚊 *Aedes*（*Finlaya*）*prominens*（Barraud，1923）

分布：云南（耿马、景洪、思茅、勐腊）、贵州、湖南、福建、浙江。

84.　美腹伊蚊 *Aedes*（*Finlaya*）*pulchriventer*（Giles），1901

分布：云南（耿马、澜沧、昆明、保山、腾冲）、四川、贵州、西藏、湖南。

孳生场所：竹林下积水、石凹、山溪。

85.　石穴伊蚊 *Aedes*（*Finlaya*）*saxicola* Edwards，1922

分布：云南（盐津、腾冲、勐腊、思茅、临沧）、四川、广东、广西。

孳生场所：石穴、山麓水沟。

86.　辛东伊蚊 *Aedes*（*Finlaya*）*sintoni*（Barraud，1924）

分布：云南。

87.　亚同伊蚊 *Aedes*（*Finlaya*）*subsimilis*（Barraud，1927）

分布：云南（勐腊、耿马、镇康）。

88.　北部伊蚊 *Aedes*（*Finlaya*）*tonkinensis* Galliard *et* Ngu，1947

分布：云南（麻栗坡、保山、广南、腾冲）、四川、贵州、广东、广西。

89.　云南伊蚊 *Aedes*（*Finlaya*）*yunnanensis*（Gaschen），1934

分布：云南（昆明、楚雄、马光、腾冲、丽江、德钦、维西、马关、河口、麻栗坡）、四川、贵州。

孳生场所：竹筒、石穴、容器等。

（奈蚊亚属 Subgenus *Kenknightia*）

90.　类异形伊蚊 *Aedes*（*Kenknightia*）*dissimilierodes* Dong，Zhou *et* Dong，2002

分布：云南（西双版纳、勐腊）。

（新黑蚊亚属 Subgenus *Nemelaniconion* Newstead，1907）

91.　窄翅伊蚊 *Aedes*（*Nemelaniconion*）*lineatopennis*（Ludlow），1905

分布：云南（云南北纬 26° 以南）、四川、西藏、福建、广东、广西、云南、台湾。

孳生场所：清水沟、山坡积水坑。

（复蚊亚属 Subgenus *Stegomyid* Theobald，1901）

92．白纹伊蚊 *Aedes*（*Stegomyid*）*albopictus*（Skuse），1895

俗称：花蚊子、黑白蚊子。

形态特征：中小型黑色蚊种，有银白色斑纹。在中胸盾片上有一正中白色纵纹，从前端向后伸达翅基水平的小盾片前而分叉。后足跗节 1 ~ 4 节有基白环，末节全白。腹部背面 2 ~ 6 节有基白带。

成蚊主要在白天吸血。下午活动高峰比上午明显，雌蚊是非常活跃和凶猛的吸血者。虽喜在室外活动，但亦会飞进室内，雌蚊在日间吸食血（高峰期出现于日出后两小时内及日落前两小时内），飞行能力不强（约 100 m），传播登革热、乙型脑炎等。

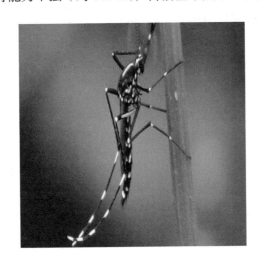

分布：云南（全省分布）、四川、重庆、贵州、西藏、辽宁、河北、山西、陕西、山东、河南、江苏、安徽、浙江、湖北、江西、湖南、福建、台湾、广东、广西。

孳生场所：竹筒、树洞、石缸、石穴、瓦缸、花盆、太平缸、泡菜坛等积水处。

栖息场所：住室、牛房、竹林、草丛。

93．圆斑伊蚊 *Aedes*（*Stegomyid*）*annandalei*（Theobald，1910）

　　　　　=*Aedes*（*Stegomyid*）*annandalei herishensis* Yamada，1921

分布：云南（潞西、耿马、双江、金平、麻栗坡、澜沧、瑞丽、景洪、河口、思茅、勐海、勐腊）、四川、贵州、浙江、台湾、广西。

栖息场所：竹筒积水。

94．仁川伊蚊 *Aedes*（*Stegomyid*）*chemulpoensis* Yamada，1921

分布：云南（德钦、大理）、四川、辽宁、甘肃、河北、山东、河南、江西、浙江、湖北、吉林、山西、安徽。

孳生场所：树洞。

95. 尖斑伊蚊（长抱伊蚊）*Aedes*（*Stegomyid*）*craggy*（Barraud），1923

分布：云南（勐腊、耿马、镇康、盈江）、四川、贵州、安徽、浙江、江西、湖南、福建。

孳生场所：竹筒。

重要习性：在梁平竹林内帐诱中占蚊总数的 10.63%。

96. 环胫伊蚊 *Aedes*（*Stegomyid*）*desmotes*（Giles，1904）

分布：云南（耿马、河口、勐腊、景东、沧源、潞西、陇川、盈江、瑞丽）、台湾。

97. 类缘纹伊蚊 *Aedes*（*Stegomyid*）*gallosioides* Liu *et* Lu，1982

分布：云南（昆明、洱源、漾濞、大理、永平、丽江）。

98. 股点模伊蚊模拟亚种 *Aedes*（*Stegomyid*）*gardnerii imitator*（Leicestor，1908）

分布：云南（耿马、双江、潞西、勐腊）、台湾、海南、广西、湖南。

99. 马来伊蚊 *Aedes*（*Stegomyid*）*malayensis* Colless，1962

分布：云南、福建、广东、台湾、浙江。

100. 马立伊蚊 *Aedes*（*Stegomyid*）*malikuli* Huang，1973

分布：云南（漾濞、耿马、大理、沧源）。

101. 中点伊蚊 *Aedes*（*Stegomyid*）*mediopunctatus*（Theobald，1905）

=*Aedes*（*Stegomyid*）*mediopunctatus submediopunctatus*（Barraud，1923）

分布：贵州、云南（景洪、孟连、耿马、瑞丽、沧源）、安徽、福建、江西、广西。

102. 新白纹伊蚊 *Aedes*（*Stegomyid*）*novalbopictus* Barraud，1931

分布：云南、广东。

103. 类黄斑伊蚊 *Aedes*（*Stegomyid*）*patriciae* Mattingly，1954

分布：云南、台湾。

104. 伪白纹伊蚊 *Aedes*（*Stegomyid*）*pseudalbopictus*（Borel），1928

分布：云南（耿马、双江、金平、景洪、澜沧、思茅、河口、勐腊、腾冲、瑞丽、保山、麻栗坡、蒙自）、四川、贵州、安徽、浙江、江西、湖南、福建、台湾、广东、广西。

孳生场所：石穴、竹筒、树洞。

栖息场所：竹林、草丛。

105. 亚白纹伊蚊 *Aedes*（*Stegomyid*）*subalbopictus* Barraud，1931

分布：云南（保山、勐腊、景洪、河口、双江、耿马）。

（维蚊亚属 Subgenus *Verrallina* Theobald）

106. 克里特伊蚊 *Aedes*（*Verrallina*）*cretatus* Delfinado，1967

分布：云南（勐腊）。

（三）阿蚊属 Genus *Armigeres* Theobald，1901

（阿蚊亚属 Subgenus *Armigeres* Theobald，1901）

107.　达勒姆阿蚊 *Armigeres*（*Armigeres*）*durhami* Edwards，1917

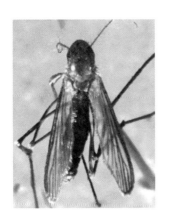 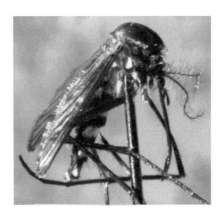

　　分布：云南（耿马、金平、潞西、思茅、景洪、澜沧、瑞丽、梁河、麻栗坡、河口、蒙自、沧源、畹町、勐腊、个旧）、四川、安徽、湖南。

　　栖息场所：树洞、竹筒等。

108.　马来阿蚊 *Armigeres*（*Armigeres*）*malayi*（Theobald，1901）

分布：云南（麻栗坡、勐腊、勐海）、安徽、浙江、湖南、广东。

109.　白胸阿蚊 *Armigeres*（*Armigeres*）*pallithorax* Dong，Zhou *et* Dong，2004

分布：云南（西双版纳）。

110.　毛抱阿蚊 *Armigeres*（*Armigeres*）*seticoxitus* Lun *et* Li，1981

分布：云南。

111.　骚扰阿蚊 *Armigeres*（*Armigeres*）*subalbatus*（Coquillett），1898

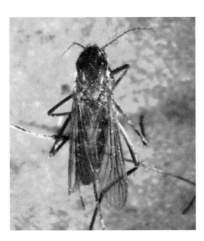 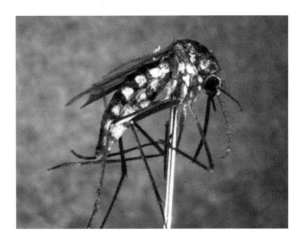

分布：云南（全省分布）、贵州、西藏、四川及全国（除黑龙江、吉林、辽宁、内蒙古、宁夏、青海、新疆、山东外）。

孳生场所：极污浊的水中、稀粪池、污水坑、阴沟积水、稻田、瓦缸积水、泡菜水、清水沟、木桶、树洞、竹筒。

栖息场所：住室、牛房、空房、猪圈、坟洞、桥洞、土坎、竹林、草丛。

112.　黄斑阿蚊 *Armigeres*（*Armigeres*）*theobaldi* Barraud，1934

分布：云南（西双版纳州、思茅地区、临沧地区、德宏州、畹町、文山州、红河州、保山地区、元江、新平、元谋）、广西。

（厉蚊亚属 Subgenus *Leicesteria* Theobald）

113.　环须阿蚊 *Armigeres*（*Leicesteria*）*annulipalpis*（Theobald，1910）

分布：云南（西双版纳州、思茅、景谷、普洱、澜沧、孟连、耿马、镇康、金平、潞西）、广东、台湾。

114.　环跗阿蚊 *Armigeres*（*Leicesteria*）*annulitarsis*（Leicester，1908）

分布：云南（河口、勐腊、耿马、瑞丽、盈江、潞西）、广东、台湾。

115.　五指阿蚊 *Armigeres*（*Leicesteria*）*digitatus*（Edwards，1914）

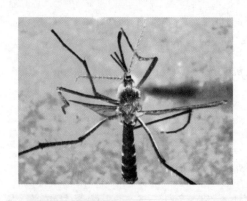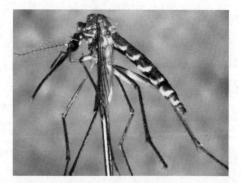

分布：云南（勐腊、河口、耿马）、台湾。

116.　黄色阿蚊 *Armigeres*（*Leicesteria*）*flavus*（Leicester，1908）

分布：云南（潞西、双江、耿马、勐海、河口、金平、勐腊、麻栗坡、昆明、澜沧、文山、蒙自）、广西、台湾。

117.　白斑阿蚊 *Armigeres*（*Leicesteria*）*inchoatus* Barraud，1927

分布：云南（龙陵、瑞丽、陇川、耿马、盈江、沧源、思茅）、广东、广西。

118.　巨型阿蚊 *Armigeres*（*Leicesteria*）*magnus*（Theobald，1908）

分布：贵州、云南（双江、潞西、金平、澜沧、孟连、耿马、莲山、梁河、景洪、勐腊、瑞丽、河口）、西藏、香港、澳门、海南、广西。

孳生场所：竹筒、叶腋积水。

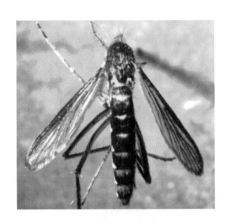 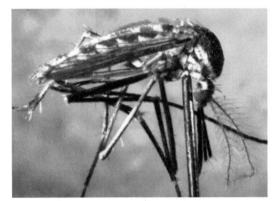

119. 勐腊阿蚊 *Armigeres*（*Leicesteria*）*menglaensis* Dong，Zhou *et* Dong，2002

分布：云南（勐腊）。

120. 多指阿蚊 *Armigeres*（*Leicesteria*）*omissus*（Edwards，1914）

分布：云南（河口、勐腊、莲山、梁河）、海南、广西、台湾。

（四）领蚊属（哈蚊属、赫蚊属）Genus *Heizmannia* Ludlow，1905

（领蚊亚属 Subgenus *Heizmannia* Ludlow，1905）

121. 异栉领蚊 *Heizmannia*（*Heizmannia*）*chengi* Lein，1968

分布：云南（勐腊、思茅、瑞丽）、广东、台湾。

122. 粗毛领蚊 *Heizmannia*（*Heizmannia*）*covelli* Barraud，1929

分布：云南（勐腊、耿马、孟连、景洪、沧源）。

123. 异刺领蚊 *Heizmannia*（*Heizmannia*）*heterospina* Gong *et* Lu，1986

分布：云南（潞西、瑞丽、大理）。

124. 李氏领蚊 *Heizmannia*（*Heizmannia*）*lii* Wu，1936

分布：云南（西双版纳州、思茅地区、临沧地区、德宏州、红河州、文山州、元江、双柏、元谋、新平）、贵州。

125. 浅喙领蚊 *Heizmannia*（*Heizmannia*）*macdonaldi* Mattingly，1957
　　　　　　　　Heizmannia（*Heizmannia*）*nivirostris* Lein，1968

分布：云南（勐腊）、台湾。

126. 白小盾领蚊 *Heizmannia*（*Heizmannia*）*mattinglyi* Thurman，1959

分布：云南（勐腊）。

127. 巨鳞领蚊 *Heizmannia*（*Heizmannia*）*maximalepido* Dong，Zhou *et* Dong，2005

分布：云南（西双版纳）。

128. 孟连领蚊 *Heizmannia*（*Heizmannia*）*menglianensis* Lu *et* Gong，1986

分布：云南（孟连、沧源）。

129. 类孟连领蚊 *Heizmannia*（*Heizmannia*）*menglianeroides* Dong，Dong *et* Zhou，2003

分布：云南（西双版纳）。

130. 近接领蚊（尖刺领蚊）*Heizmannia*（*Heizmannia*）*proxima* Mattingly，1970

分布：云南（勐腊）。

131. 多带领蚊 *Heizmannia*（*Heizmannia*）*reidi* Mattingly，1957

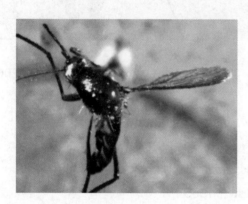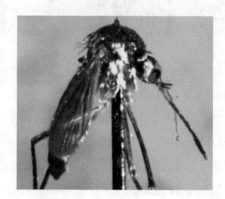

分布：云南（西双版纳州、思茅、景谷、澜沧、潞西、陇川、孟连、镇康、瑞丽、盈江、沧源）、广东、台湾。

132. 瑞丽领蚊 *Heizmannia*（*Heizmannia*）*ruiliensis* Dong *et al.*，1997

分布：云南（瑞丽）。

133. 腾冲领蚊 *Heizmannia*（*Heizmannia*）*tengchongensis* Dong，Wang *et* Zhou，2002

分布：云南（腾冲）。

（无鬃蚊亚属 Subgenus *Mattinglyia* Lien，1968）

134. 无鬃领蚊 *Heizmannia*（*Mattinglyia*）*achaetae*（Leicester，1908）

分布：云南（勐腊、思茅、镇康、沧源）、广东。

（五）库蚊属 Genus *Culex* Linne，1758

（库蚊亚属 Subgenus *Culex* Linne，1758）

135. 环带库蚊 *Culex*（*Culex*）*annulus* Theobald，1901

分布：云南（西双版纳州、思茅地区、临沧地区、麻栗坡、瑞丽、盈江、大理、洱源）、四川、贵州、福建、台湾、广东、广西、海南。

136. 二带喙库蚊 *Culex*（*Culex*）*bitaeniorhynchus* Giles，1901

分布：云南（全省分布）、贵州、西藏、四川及全国（除内蒙古、青海以外）。

　　孳生场所：最喜孳生于含有线形藻类（如水绵）的水体，其次为稻田、沼泽、清（污）水坑、水井、河床积水、凹地积水、石穴、泉潭、沟渠。

　　栖息场所：住室、空房、牛房、猪圈、山洞、竹林、草丛。

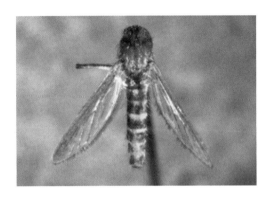

137.　五指库蚊 *Culex*（*Culex*）*edwardsi* Barraud，1923

　　分布：云南（思茅、潞西、盈江）、四川、广西、湖南。

138.　棕头库蚊 *Culex*（*Culex*）*fuscocephalus* Theobald，1901

　　分布：云南（西双版纳州、思茅地区、临沧地区、德宏州、文山州、红河州、玉溪地区、保山地区、楚雄、双柏、姚安、永平、大关、盐津、绥江、巧家、昆明、丽江）、四川、贵州、西藏、山东、山西、江西、安徽、湖北、江西、湖南、福建、台湾、广东、广西、甘肃、新疆。

　　孳生场所：稻田、清（污）水坑、河床积水。

　　栖息场所：牛房。

139.　白雪库蚊（雪白库蚊）*Culex*（*Culex*）*gelidus* Theobald，1901

　　　　　　　　　　　=*Culex*（*Culex*）*gelidus cuneatus* Theobald，1901

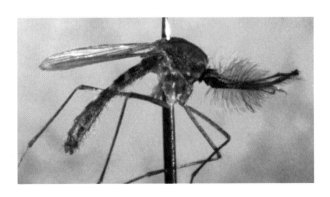

　　分布：云南（西双版纳州、思茅地区、临沧地区、德宏州、文山州、红河州、保山、龙陵、元谋、双柏、大姚、永平）、四川、贵州、浙江、台湾、湖北、湖南、广东、香港、

广西、海南。

栖息场所：石坑、临时积水、蹄印、石穴、稻田等。

140．黄氏库蚊（类致倦库蚊）*Culex（Culex）huangae* Meng，1958

分布：云南（昆明、丽江、保山、大理、楚雄、德钦、潞西）、四川、贵州。

栖息场所：污水坑、水沟、水缸等。

141．角管库蚊 *Culex（Culex）hutchinsoni* Barraud，1924

分布：云南（耿马、景洪）。

142．棕盾库蚊 *Culex（Culex）jacksoni* Edwards，1934

　　　　　=*Culex（Culex）fuscifurcatus* Edwards，1934

　　　　　=*Culex（Culex）tsengi* Lien，1968

分布：云南（西双版纳州、思茅地区、临沧地区、德宏州、文山州、保山地区、玉溪地区、楚雄、昭通地区、下关、洱源、永平、罗平、师宗、昆明、丽江）、四川、贵州、河北、山西、辽宁、吉林、黑龙江、江苏、安徽、福建、台湾、山东、河南、湖北、湖南、广东、香港、澳门、广西、海南。

栖息场所：富含水草、水藻的水体。

143．拟态库蚊 *Culex（Culex）mimeticus* Noe，1899

分布：云南（全省分布）、四川、贵州、西藏及全国（除内蒙古、青海、新疆外）。

栖息场所：牛房、山洞、草丛、树木、室外阴暗处。

144．拟拟态库蚊 *Culex（Culex）mimuloide* Barraud，1924

分布：云南。

145．小拟态库蚊 *Culex（Culex）mimulus* Edwards，1915；*neomimulus* Lien，1968

分布：云南（西双版纳州、思茅地区、临沧地区、文山州、红河州、德宏州、元江、新平、元谋、永平、昆明、保山、腾冲、龙陵、下关、云龙、楚雄、禄丰）、四川、贵州、西藏、江苏、浙江、安徽、福建、台湾、江西、河南、湖北、湖南、广东、香港、广西、海南、陕西、甘肃。

孳生场所：稻田、生长有水绵之积水、清水缸、水坑、清水粪坑、石穴、水沟、水溪。

栖息场所：住室、牛房、山洞、坟洞、苕窖、竹林、草丛。

146．类拟态库蚊 *Culex（Culex）murrelli* Lien，1968

分布：云南（勐腊、景洪、思茅）、贵州、江苏、浙江、湖南、台湾、广东、广西。

147．致倦库蚊 *Culex（Culex）fatigens* Wiedemann，1828

分布：云南（全省分布）、贵州、四川及北纬30°以南地区。

孳生场所：水坑、清水粪坑、水沟、稻田、池塘、缸盆、沼泽、水井、蹄迹、石穴、竹筒、树洞。

栖息场所：住室、牛房、畜房、空房、坟洞、桥洞、山洞、阴沟、草丛。

148. 贵州库蚊 *Culex*（*Culex*）*guizhouensis* Chen *et* Zhao，1985

分布：四川、贵州、云南。

149. 混杂库蚊 *Culex*（*Culex*）*perglexus* Leicester，1908

分布：云南（西双版纳）。

150. 伪杂鳞库蚊 *Culex*（*Culex*）*pseudovishnhi* Coless，1957

分布：云南（全省分布）、贵州、西藏、四川及全国（除黑龙江、辽宁、内蒙古、吉林、青海、新疆外）。

孳生场所：稻田、水池、石穴、路旁积水、清水沟。

151. 中华库蚊 *Culex*（*Culex*）*sinensis* Theobald，1903

分布：云南（全省分布）、贵州、四川全国（除山西、内蒙古、黑龙江、吉林、青海、新疆、西藏外）。

孳生场所：稻田、缓流、灌溉沟、水容器。

栖息场所：人房、牛房、山洞、草丛。

152. 希氏库蚊（纹腿库蚊）*Culex*（*Culex*）*theileri* Theobald，1903

分布：云南（全省分布）、四川、贵州、浙江、安徽、福建、山东、湖北、湖南、广西。

孳生场所：稻田、堰塘、水池、粪坑、清水坑、蹄迹、水井。

栖息场所：住室、牛房。

153. 天坪库蚊 *Culex*（*Culex*）*tianpingensis* Chen，1981

分布：云南、四川、贵州、广西。

154. 三带喙库蚊 *Culex*（*Culex*）*tritaeniorhynchus* Giles，1901

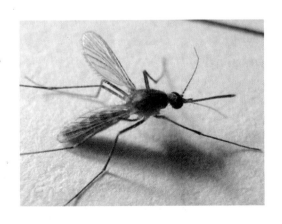 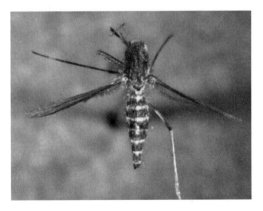

棕褐色小型蚊种。喙中段有一宽阔白环，触须尖端为白色；各足跗节基部有一细窄的白环；第 2 ~ 7 腹节背面有基部淡色带。

头顶竖鳞暗而平齐；盾鳞暗棕呈花椒色；雄蚊触须第 3 节腹面有一行垂毛；雌蚊食窦甲齿纤维状；后骨末端黑环很窄。幼虫 7-1 分 2 芒枝。栉齿末端圆而有缝。

三带喙库蚊兼食人和动物血。猪、牛是其主要吸血对象，三带喙库蚊常常在黄昏后 2 小时左右及黎明前在室外袭击人、吸人血。三带喙库蚊是脑炎流行地区的主要媒介。

分布：云南（全省分布）、贵州、四川及全国（除青海、新疆、西藏外）。

孳生场所：稻田、水塘、水坑、蹄迹、水井、石穴、树洞、太平缸、竹节、缓流。

栖息场所：以牛房为主，其次为住室、空房、猪圈、坟洞、桥洞、石岩、山洞、竹林、草丛。

155.　迷走库蚊 *Culex*（*Culex*）*vagens* Wiedemann，1828

分布：云南（全省分布）、贵州、西藏、四川及全国（除陕西、新疆外）。

孳生场所：稻田、水塘、污水缸、蹄迹、水坑、石穴、水潭、河床、积水、山阴积水、水井、水沟。

栖息场所：人房、牛房、竹林、草丛、灌木丛。

156.　杂鳞库蚊（魏仙库蚊）*Culex*（*Culex*）*vishnui* Theobnld，1901

分布：云南、四川及南方各省。

孳生场所：稻田、池塘、藕田、水井、沼泽、水坑、清水粪坑、蹄迹、缓流。

栖息场所：牛房。

157.　白霜库蚊（惠氏库蚊）*Culex*（*Culex*）*whitmorei*（Giles），1904

分布：云南（全省分布）、四川、贵州、西藏、吉林、辽宁、河南、江苏、安徽、浙江、湖北、江西、湖南、福建、台湾、广东、广西。

孳生场所：稻田、水井、山溪。

栖息场所：住室、牛房、草丛。

（库状蚊亚属 Subgenus *Culiciomyia* Theobald）

158.　平脊库蚊 *Culex*（*Culiciomyia*）*bailyi* Barraud，1934

分布：云南（西双版纳州、思茅地区、临沧地区、德宏州、保山地区、文山州、新平、元江、元谋、双柏）、四川、贵州。

栖息场所：石穴、石槽、水田、树洞。

159.　佛氏库蚊 *Culex*（*Culiciomyia*）*fragilis* Ludlow，1903

分布：云南（勐腊）。

160.　大爪库蚊 *Culex*（*Culiciomyia*）*megaonychus* Yang，Li *et* Chen，1993

分布：云南（怒江凤凰山）。

161.　黑点库蚊 *Culex*（*Culiciomyia*）*nigropunctatus* Edwards，1926

分布：云南（西双版纳州、玉溪地区、永平、大姚、双柏、姚安、圆满、师宗、罗平、思茅地区、临沧地区、红河州、文山州、德宏州、保山地区）、贵州、西藏、广西、海南。

孳生场所：石穴、山溪渗出水、蹄印、沼泽、竹筒、树洞、盆罐积水等。

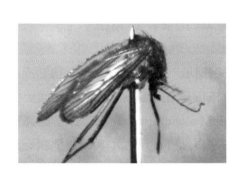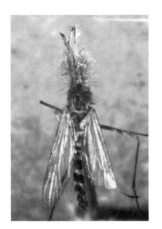

162. 白胸库蚊 *Culex*（*Culiciomyia*）*pallidothorax* Theobald，1905

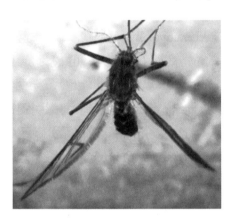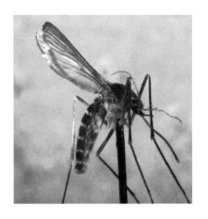

分布：云南（西双版纳州、思茅地区、临沧地区、红河州 、德宏州、保山地区、文山州、新平、元江、元谋、双柏、丽江、下关、云龙）、四川、贵州、山西、江苏、浙江、福建、台湾、江西、山东、湖北、河南、广东、香港、澳门、广西、海南。

孳生场所：清（污）水坑、水井、石槽、石穴、混水粪坑、蹄迹、树洞、竹筒、山涧。

栖息场所：住室、牛房、山洞、草丛。

163. 长管库蚊 *Culex*（*Culiciomyia*）*scanloni* Bram，1967

分布：云南（勐腊、耿马、镇康）。

孳生场所：树洞、竹筒、渗出积水。

164. 薛氏库蚊（白顶库蚊）*Culex*（*Culiciomyia*）*shebbearei* Barraud，1924

分布：云南（全省分布）、四川、贵州、西藏、浙江、江西、江苏、安徽、福建、湖北、湖南、广东、香港。

孳生场所：小型积水、清水粪坑、石穴、河床积水、稻田、水井、树洞、竹筒。

栖息场所：住室、牛房、山洞、竹林下草丛。

165.　星毛库蚊 *Culex*（*Culiciomyia*）*thurmanorum* Bram，1967

分布：云南（勐腊、耿马）、贵州。

166.　绿腹库蚊 *Culex*（*Culiciomyia*）*viridiventer* Giles，1901

分布：云南。

孳生场所：木槽积水、林间清凉水坑、渗出积水。

167.　京都库蚊 *Culex*（*Culiciomyia*）*kyotoensis* Yamaguti *et* Lacasse，1952

分布：云南（碧江）。

孳生场所：铁锅积水。

168.　大爪库蚊 *Culex*（*Culiciomyia*）*megaonychus* Yang，Li *et* Chen

分布：云南（怒江州）。

孳生场所：树洞（海拔 2300 m）。

（真黑蚊亚属 Subgenus *Eumelanomyia* Theobald，1909）

169.　短须库蚊 *Culex*（*Eumelanomyia*）*brevipalpis*（Giles，1902）

分布：云南（西双版纳州、思茅地区、临沧地区、德宏州、保山地区、文山州、红河州、元谋、双柏、永平、新平、元江）、四川、贵州、浙江、江西、湖南、福建、台湾、广东、广西。

孳生场所：树洞、竹筒、水沟等。

170.　叶片库蚊 *Culex*（*Eumelanomyia*）*foliatus* Brug，1932

　　　　　　　= *Culex*（*Eumelanomyia*）*chungkiangensis* Chang *et* Chang，1974

分布：云南（西双版纳州、思茅地区、临沧地区、红河州、文山州、德宏州、保山地区、永平、元谋、双柏、新平、元江、昆明）、四川、贵州、湖南、湖北、河南、福建、台湾、广东、广西。

孳生场所：清澈静滞的小水体，如石穴、岩洞积水。

171.　林氏库蚊 *Culex*（*Eumelanomyia*）*hayashii* Yamada，1917

分布：云南（西双版纳州、思茅地区、临沧地区、文山州、红河州、保山地区、楚雄、下关、洱源）、四川、贵州、吉林、辽宁、河北、山东、河南、江苏、安徽、浙江、湖北、江西、湖南、福建、台湾、广西。

孳生场所：清洁的水体，如清水池、泉井、石穴等。

172.　巨端库蚊 *Culex*（*Eumelanomyia*）*macrostyle* Sirivanakarn *et* Ramalingam，1976

分布：云南（耿马）。

173．马来库蚊 Culex（Eumelanomyia）malayi（Leicester，1908）

分布：云南（西双版纳州、思茅地区、临沧地区、红河州、文山州、保山地区、玉溪地区、德宏州、元谋、大姚、双柏、永平、昆明）、四川、贵州、山东、河南、江苏、安徽、浙江、湖北、湖南、福建、台湾、广东、广西、甘肃。

孳生场所：石穴积水、山溪、池塘、稻田等。

174．里奇库蚊（柬埔寨库蚊）Culex（Eumelanomyia）richei Klein，1970

分布：云南（西双版纳州）、四川、贵州、广西。

175．细须库蚊 Culex（Eumelanomyia）tenuipalpis Barraud，1924

分布：云南（西双版纳州、思茅地区、临沧地区、文山州、红河州、德宏州、保山、昌宁、龙陵、腾冲）。

孳生场所：清凉水塘、林间小水池、渗出积水、浅塘。

（簇角蚊亚属 Subgenus Lophoceromyia Theobald，1905）

176．尖叶库蚊 Culex（Lophoceromyia）aculeatus Colless，1965

分布：云南（勐腊）。

177．孟加拉库蚊 Culex（Lophoceromyia）bengalensis Barraud，1934

分布：云南（勐腊、耿马、思茅）。

孳生场所：竹筒、树洞。

178．须喙库蚊 Culex（Lophoceromyia）bicornutus Theobald，1910

分布：云南（思茅）。

179．短须库蚊 Culex（Lophoceromyia）brevipalpis（Giles，1902）

分布：云南、贵州、四川、浙江、江西、湖南、福建、台湾、广东、广西。

孳生场所：树洞、竹筒、水沟等。

180．带纹库蚊 Culex（Lophoceromyia）cinctellus Edwards，1922

分布：云南（西双版纳州、思茅地区、耿马、镇康、沧源）、广东。

181．幼小库蚊（哑库蚊）Culex（Lophoceromyia）infantulus Edwards，1922

分布：云南（西双版纳州、思茅地区、临沧地区、德宏州、文山州、红河州、保山、龙陵、昌宁、施甸、永平、元江、永平、元谋、双柏、云龙）、四川、贵州、河南、江苏、安徽、浙江、湖北、江西、湖南、福建、台湾、广东、广西。

孳生场所：石槽、山洞积水。

栖息场所：牛房、山洞。

182．长指库蚊 Culex（Lophoceromyia）macdonaldi Colless，1965

分布：云南（勐腊、景谷、思茅）。

孳生场所：树洞。

183.　乳突库蚊 *Culex*（*Lophoceromyia*）*mammilifer* Leicester，1908

分布：云南（勐腊）。

孳生场所：清凉水坑、林中清水塘、渗出积水。

184.　小型库蚊 *Culex*（*Lophoceromyia*）*minor*（Leicester，1908）

　　　　　　　Culex（*Culiciomyia*）*harpagophallus* Wang *et* Feng，1964

分布：云南（西双版纳州、思茅地区、临沧地区、文山州、红河州、德宏州、保山、龙陵、昌宁、元谋、双柏、永平、新平、元江）、贵州、浙江、福建、广东、海南。

孳生场所：石穴、树洞、竹筒、溪涧渗出水等。

185.　佩顿库蚊 *Culex*（*Lophoceromyia*）*peytoni* Bram *et* Rattanrithikul，1967

分布：云南（勐腊、思茅、澜沧）。

186.　毛股库蚊 *Culex*（*Lophoceromyia*）*pilifemoralis* Wang *et* Feng，1964

分布：云南（思茅）。

187.　红胸库蚊 *Culex*（*Lophoceromyia*）*rubithoracis*（Leicester，1908）

分布：云南（耿马）、贵州、浙江、福建、台湾、广东、香港、澳门、海南。

孳生场所：清水池、水塘、沼泽等。

188.　细刺库蚊 *Culex*（*Lophoceromyia*）*spiculosus* Bram *et* Rattanarithikul，1967；Hui Lein，1968

分布：云南（西双版纳州、思茅地区、临沧地区、德宏州、文山州、红河州、新平、元江、龙陵）、贵州、台湾。

189.　思茅库蚊 *Culex*（*Lophoceromyia*）*szemaoensis* Wang *et* Feng，1964

　　　　　　　=*Culex*（*Lophoceromyia*）*ganapathi* Colless，1965

分布：云南（西双版纳州、思茅地区、临沧地区、德宏州、文山州、红河州、保山、昌宁、新平、元江）。

190.　异变库蚊 *Culex*（*Lophoceromyia*）*variatus*（Leicester，1908）

分布：云南。

191.　韦氏库蚊 *Culex*（*Lophoceromyia*）*witfedi* Colless，1965

分布：云南（勐腊）。

（路蚊亚属 Subgenus *Lutzia* Theobald）

192.　褐尾库蚊 *Culex*（*Lutzia*）*fuscanus* Wiedemann，1820

分布：云南（全省分布）、贵州、四川及全国（除内蒙古、吉林、黑龙江、澳门、青海、宁夏、新疆外）。

孳生场所：水坑、池塘、石穴等。

193. 贪食库蚊 *Culex*（*Lutzia*）*halifaxii* Theobald，1903

              Culex（*Lutzia*）*raptor*（Edeards，1922）

              Culex（*Lutzia*）*vorax*（Edwards，1921）

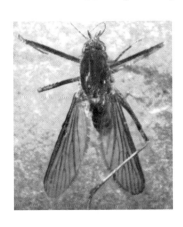 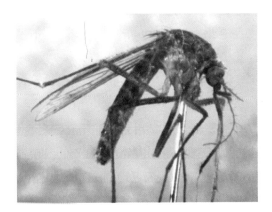

分布：云南（全省分布）、四川、贵州、西藏及全国（除山西、内蒙古、吉林、黑龙江、澳门、青海、宁夏、新疆外）。

孳生场所：稻田、沼泽、沟渠、污水坑、洼地积水、石穴、树洞等。

194. 陈氏库蚊 *Culex*（*Thaiomyia*）*cheni* Dong，Dong *et* Zhou，2003

分布：云南（腾冲）。

（**泰蚊亚属 Subgenus** *Thaiomyia* Bram，1966）

195. 无梳库蚊 *Culex*（*Thaiomyia*）*dispectus* Bram，1966

分布：云南（勐腊、景谷、镇康）。

孳生场所：竹筒。

（六）**脉毛蚊属（赛蚊属）Genus** *Culissta* Felt，1904

             = （Genus *Theobaldia* Neveu-Lemaire，1902）

（**脉毛蚊亚属 Subgenus** *Culiseta* Felt，1904）

196. 黑须脉毛蚊 *Culiseta*（*Culiseta*）*bergrothi*（Edwards，1921）

分布：云南（德钦）。

孳生场所：清水塘、沼泽。

197. 银带脉毛蚊 *Culiseta*（*Culiseta*）*niyeitaeniata*（Theobald），1907

分布：云南（昆明、盐津、大关、绥江、德钦、丽江、下关、大理、剑川、宾川）、四川、贵州、西藏、河北、陕西。

孳生场所：清水坑、清水粪坑、污水坑、瓦缸、清（污）水沟。

栖息场所：住室、牛房、畜圈、空房、山洞、土崖、竹林。

198.　中华脉毛蚊 *Culiseta*（*Culiseta*）*sinensis*（Meng and Wu），1962

分布：云南、四川、重庆、贵州、西藏、河北、台湾、山东、陕西。

孳生场所：清（污）水坑、容器积水等。

（七）费蚊属 Genus *Ficalbia* Theobald，1903

199.　香港费蚊 *Ficalbia jacksoni* Mattingly，1949

分布：云南（耿马）。

200.　最小费蚊 *Ficalbia minima*（Theobald，1901）

分布：云南（勐腊、景洪、耿马、镇康）。

（八）小蚊属 Genus *Mimomyia* Theobald，1903

（鳞腋蚊亚属 Subgenus *Etorleptiomyia* Theobald，1904）

201.　吕宋小蚊 *Mimomyia*（*Etorleptiomyia*）*luzonensis*（Ludlow，1905）

分布：云南（西双版纳州、思茅、景谷、孟连、瑞丽、双江、潞西、河口、梁河、澜沧、耿马、镇康）、贵州、西藏、河北、江苏、湖南、福建、台湾、广东、香港、广西、海南。

孳生场所：沼泽、池塘、茭白地、稻田。

（乌蚊亚属 Subgenus *Ravenalites* Doucet，1908）

202.　棕色小蚊 *Mimomyia*（*Ravenalites*）*fusca*（Leicester，1908）

分布：云南（勐腊、思茅、瑞丽、潞西、河口、陇川、盈江）。

（九）曼蚊属 Genus *Mansonia* Blanchard，1901

（轲蚊亚属 Subgenus *Coquillettidia* Dyar，1905）

203.　粗腿曼蚊 *Mansonia*（*Coquillettidia*）*crassipe*（Van der Wulp，1881）

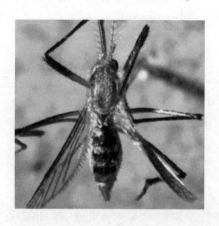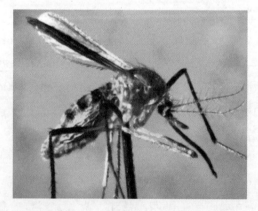

分布：云南（勐腊、景洪、思茅、耿马、镇康、双江、河口、潞西、瑞丽、孟连）、广东。

204.　黄色曼蚊 *Mansonia*（*Coquillettidia*）*ochracea*（Theobald，1903）

分布：云南（耿马、双江）、山东、河南、江苏、浙江。

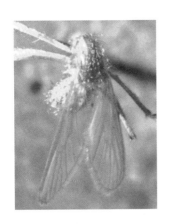
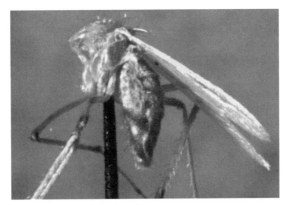

（类曼蚊亚属 Subgenus *Mansonia* Theobald，1907）

205．多环曼蚊 *Mansonia*（*Mansonia*）*annulifera*（Theobald，1901）

分布：云南（勐腊、景洪、耿马、思茅、景谷）、广东、广西。

206．三点曼蚊 *Mansonia*（*Mansonia*）*dives*（Schiner，1868）

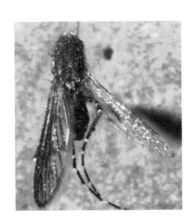
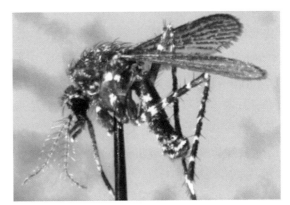

分布：云南（勐腊、景洪、耿马、镇康、双江、金平）、广东。

207．常型曼蚊 *Mansonia*（*Mansonia*）*uniformis*（Theobald），1901

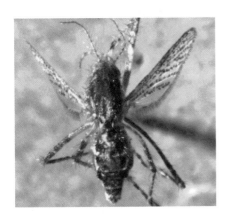
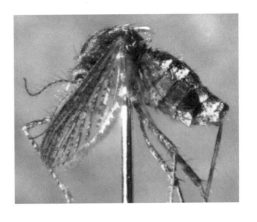

分布：云南（西双版纳州、思茅地区、临沧地区、文山州、红河州、玉溪地区、保山地区、德宏州、元谋、大姚、双柏、姚安、永平、昆明、洱源）、贵州、四川及全国（除黑龙江、吉林、辽宁、内蒙古、宁夏、青海、新疆、西藏外）。

孳生场所：沼泽、池塘、竹筒等。

栖息场所：住室、牛房。

（十）直脚蚊属 Genus *Orthopodomyia* Theobald，1904

208. 白花直脚蚊 *Orthopodomyia albipes* Leicester，1904

分布：云南（勐腊、耿马、镇康）。

209. 安达曼直脚蚊 *Orthopodomyia andamanensis* Barraud，1934

分布：云南（孟连、景洪、瑞丽）。

210. 类按蚊直脚蚊 *Orthopodomyia anopheloides*（Giles），1903

分布：云南（西双版纳州、思茅地区、临沧地区、德宏州、畹町、文山州、红河州、元江、新平、元谋、大姚、双柏、昌宁、施甸、永平、保山）、四川、贵州、河南、江苏、安徽、浙江、湖北、江西、湖南、福建、台湾、广东、广西。

孳生场所：树洞、竹筒。

（十一）钩蚊属 Genus *Malaya* Leicester，1908

211. 肘喙钩蚊 *Malaya genurostris* Leicester，1908

分布：云南（西双版纳州、思茅地区、临沧地区、德宏州、畹町、文山州、红河州、元江、新平、元谋、双柏、下关、漾濞、云龙）、西藏、湖南、福建、台湾、广东、广西。

212. 无纹钩蚊 *Malaya incomptas* Ramalingam *et* Pillai，1972

分布：云南（临沧地区）。

213. 灰唇钩蚊 *Malaya jacobsoni*（Edwards，1930）

分布：云南、台湾、广西。

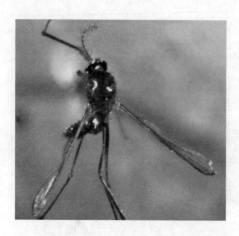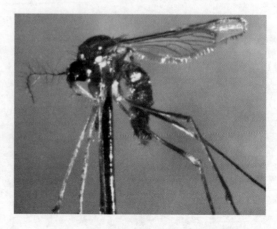

（十二）局限蚊属 Genus *Topomyia* Leicester，1908

（丽蚊亚属 Subgenus *Suaymyia* Thurman，1959）

214. 嵴突局限蚊 *Topomyia*（*Suaymyia*）*cristatus* Thurman，1959

分布：云南（勐腊、盈江）。

215. 胡氏局限蚊（遮放局限蚊）*Topomyia*（*Suaymyia*）*houghtoni* Feng，1941

分布：云南（西双版纳州、耿马、镇康、双江、云县、沧源、潞西、畹町、盈江、思茅、景谷、澜沧、孟连、江城、金平、陇川、瑞丽）、广西。

216. 刺阳局限蚊 *Topomyia*（*Suaymyia*）*spinophallus* Zhou，Zhu *et* Lu，1999

分布：云南（西双版纳）。

217. 类细局限蚊 *Topomyia*（*Suaymyia*）*yanbareroides* Dong *et* Ichiro Meyagi，1995

分布：云南（景洪）。

（局限蚊亚属 Subgenus *Topomyia* Leicester，1908）

218. 宝麟局限蚊 *Topomyia*（*Topomyia*）*baolini* Gong，1989

分布：云南（盈江）。

孳生场所：野生芭蕉叶腋。

219. 屈端局限蚊 *Topomyia*（*Topomyia*）*inclinata* Thurman，1959

分布：云南（勐腊、孟连、耿马）。

220. 林氏局限蚊 *Topomyia*（*Topomyia*）*lindsayi* Thurman，1959

分布：云南（耿马、勐腊）。

221. 斯瓦局限蚊 *Topomyia*（*Topomyia*）*svastii* Thurman，1959

分布：云南（勐腊）。

222. 森林局限蚊 *Topomyia*（*Topomyia*）*sylvatica* Lu，Dong *et* Wang，1986

分布：云南（勐腊）。

223. 双叉局限蚊 *Topomyia*（*Topomyia*）*bifurcata* Dong *et* Lu，1995

分布：云南（勐腊）。

224. 丛鬃局限蚊 *Topomyia*（*Topomyia*）*hirticrus* Gong，1989

分布：云南（盈江）。

孳生场所：青芋叶腋。

225. 长鬃局限蚊 *Topomyia*（*Topomyia*）*longisetosa* Gong，1994

分布：云南（盈江）。

226. 孟氏局限蚊 *Topomyia*（*Topomyia*）*mengi* Dong *et* Wang，1986

分布：云南（勐腊）。

227. 张氏局限蚊 Topmyia（Topomyia）zhangi Gong，1991

分布：云南（独龙江）。

228. 冬季局限蚊 Topomyia（Topomyia）winter Dong，Wu et Mao，2006

分布：云南（思茅）。

（十三）杵蚊属 Genus Tripteroides Giles 1904

（星毛蚊亚属 Subgenus Rachionotomyia Theobald，1905）

229. 蛛形杵蚊 Tripteroides（Rachionotomyia）aranoides（Theobald，1901）

   =Tripteroides（Rachionotomyia）szechwanensis Hsu，1964 四川杵蚊。

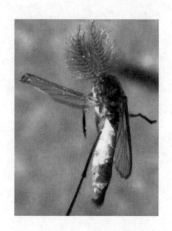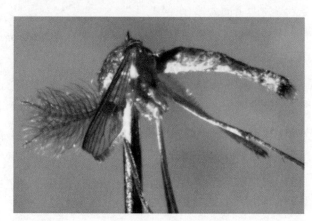

分布：云南（西双版纳州、思茅地区、临沧地区、德宏州、贡山、文山州、红河州、元江、新平、元谋、双柏）、四川、贵州、湖南、福建、台湾、广东、香港、澳门、广西。

孳生场所：竹筒、树洞。

（杵蚊亚属 Subgenus Tripteroides Giles，1904）

230. 竹生杵蚊 Tripteroides（Tripteroides）bambusa（Yamada，1917）

分布：云南（思茅、勐腊、景谷、下关、盐津、景洪）、四川、贵州、吉林、辽宁、河南、安徽、浙江、湖北、江西、湖南、福建、台湾、广东、广西。

孳生场所：竹筒、树洞。

231. 兰屿杵蚊 Tripteroides（Tripteroides）cheni Lien，1968

分布：云南（景洪）。

232. 印度杵蚊 Tripteroides（Tripteroides）indicus（Barraud，1929）

   =Tripteroides（Tripteroides）powelii indicus（Barraud，1929）

分布：云南（西双版纳州、思茅、镇康、耿马、金平、潞西、澜沧、双江、大理、云县、盐津、绥江、麻栗坡）、广西。

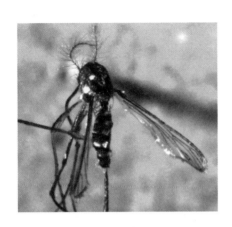
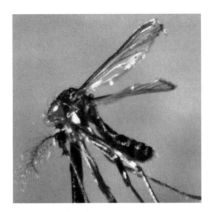

233. 似同杅蚊 *Tripteroides*（*Tripteroides*）*similis*（Leicester，1908）

分布：云南（景洪）。

234. 毛跗杅蚊 *Tripteroides*（*Tripteroides*）*tarsalis* Delfinado *et* Hodges，1968

分布：云南（勐腊、思茅）。

235. 长管杅蚊 *Tripteroides*（*Tripteroides*）*longisiphonus* Dong，Zhou *et* Dong，2001

分布：云南（西双版纳）。

（十四）蓝带蚊属 Genus *Uranotaenia* Lynch Arribalzaga，1891

（伪费蚊亚属 Subgenus *Pseudoficalbia* Theobald，1912）

236. 迭名蓝带蚊 *Uranotaenia*（*Pseudoficalbia*）*abdita* Peyton，1977

分布：云南（勐腊、景洪、麻栗坡）。

孳生场所：清凉小水坑。

237. 双色蓝带蚊 *Uranotaenia*（*Pseudoficalbia*）*bicolor* Leicester，1908

分布：云南（勐腊、景洪、麻栗坡）、海南、广西。

孳生场所：竹筒。

238. 迷洞蓝带蚊 *Uranotaenia*（*Pseudoficalbia*）*enigmatica* Peyton，1977

分布：云南（西双版纳州）。

239. 香港蓝带蚊（黄胸蓝带蚊）*Uranotaenia*（*Pseudoficalbia*）*jacksoni* Edwards，1935

分布：云南（勐腊）、海南、香港。

240. 景洪蓝带蚊 *Uranotaenia*（*Pseudoficalbia*）*jinhongensis* Dong，Dong *et* Zhou，2003

分布：云南（景洪）。

241. 科利蓝带蚊 *Uranotaenia*（*Pseudoficalbia*）*koli* Peyton *et* Klein，1970

分布：云南（西双版纳州、陇川、瑞丽）。

242. 贫毛蓝带蚊 *Uranotaenia*（*Pseudoficalbia*）*lutesens* Leicester，1908

分布：云南（勐腊、镇康、耿马）。

243. 巨型蓝带蚊 *Uranotaenia（Pseudoficalbia）maxima* Leicester，1908

分布：云南（西双版纳州、思茅地区、临沧地区、红河州、瑞丽、陇川、盈江、文山州）、贵州、安徽、湖南、福建、台湾、广东。

244. 白胸蓝带蚊 *Uranotaenia（Pseudoficalbia）nivipleura* Leicester，1908

分布：云南（西双版纳州、思茅、澜沧、孟连、景谷、镇康、耿马、瑞丽、陇川、沧源、河口）、四川（雷波、长宁）、福建、广西。

孳生场所：树洞、竹筒。

245. 新糊蓝带蚊 *Uranotaenia（Pseudoficalbia）novobscura* Barraud，1934

分布：云南（西双版纳州、思茅地区、临沧地区、德宏州、红河州、文山州、保山地区、元江、新平、元谋、双柏、下关、大理、漾濞）、四川、贵州、西藏、安徽、浙江、江西、福建、台湾、河南、湖北、湖南、广东、广西。

孳生场所：树洞、竹筒。

246. 暗糊蓝带蚊 *Uranotaenia（Pseudoficalbia）obscura* Edwards，1915

分布：云南（潞西）。

247. 细刺蓝带蚊 *Uranotaenia（Pseudoficalbia）spiculosa* Peyton *et* Rattanarithikul，1970

分布：云南（勐腊、景洪）。

孳生场所：溪床积水、蟹洞、林中积水。

248. 瞿氏蓝带蚊 *Uranotaenia（Pseudoficalbia）qiu* Dong，Dong *et* Zhou，2003

分布：云南（西双版纳）。

249. 八重山蓝带蚊 *Uranotaenia（Pseudoficalbia）yaeyamana* Tanaka，Mizusawa *et* Saugstad，1975

分布：云南（河口、勐腊）。

孳生场所：石穴、水坑。

（蓝带蚊亚属 Subgenus *Uranotaenia* Lynch Arribalzaga，1891）

250. 白环蓝带蚊 *Uranotaenia（Uranotaenia）alboannulata*（Theobald，1905）

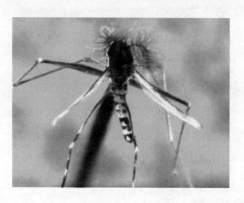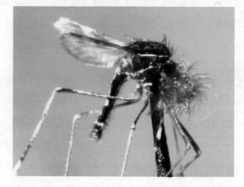

分布：云南（河口）。

251. 安氏蓝带蚊（短铗蓝带蚊）*Uranotaenia*（*Uranotaenia*）*annandalei* Barraud，1926

分布：云南（西双版纳州、思茅地区、临沧地区、德宏州、畹町、红河州、文山州、新平、元江、保山、昌宁）、贵州、四川、安徽、福建、台湾、广东。

252. 爱德蓝带蚊（黑喙蓝带蚊）*Uranotaenia*（*Uranotaenia*）*edwardsi* Barraud，1926

分布：云南（耿马）、广东。

253. 罕培蓝带蚊 *Uranotaenia*（*Uranotaenia*）*hebes* Barraud，1931

分布：云南（勐腊、耿马、镇康、景谷、思茅、孟连、景洪）、台湾。

254. 麦氏蓝带蚊（花背蓝带蚊）*Uranotaenia*（*Uranotaenia*）*macfarlanei* Edwards，1914

分布：云南（西双版纳州、思茅、澜沧、孟连、河口、盈江、潞西、麻栗坡、个旧、景谷、镇康、畹町、云县、双江）、贵州、四川、安徽、浙江、湖北、江西、湖南、福建、台湾、广东、广西。

孳生场所：山阴下溪床积水、沙底水坑、清水粪坑。

栖息场所：山洞。

255. 素蓬蓝带蚊 *Uranotaenia*（*Uranotaenia*）*sombooni* Peyton *et* Klein，1970

分布：云南（西双版纳、勐腊、景洪、思茅、景谷、镇康）、广东。

256. 钻色蓝带蚊 *Uranotaenia*（*Uranotaenia*）*testacea* Theobald，1905

分布：云南（西双版纳州、思茅、景谷、孟连、澜沧、耿马、镇康、沧源）、海南、香港。

257. 云南蓝带蚊 *Uranotaenia*（*Uranotaenia*）*yunnanensis* Dong，Dong *et* Wu，2004

分布：云南（景东）。

三、巨蚊亚科 Subfamily TOXORHYNCHITINAE

（十五）巨蚊属 Genus *Toxorhynchites* Theobald，1901

（巨蚊亚属 Subgenus *Toxorhynchites* Theobald，1901）

258. 黄边巨蚊 *Toxorhynchites*（*Toxorhynchites*）*edwardsi*（Barraud），1924

分布：云南（西双版纳州、思茅、耿马、镇康、沧源、云县、景谷、陇川）、四川（万源）、贵州。

孳生场所：树洞。

259. 紫腹巨蚊 *Toxorhynchites*（*Toxorhynchites*）*gravelyi*（Edwards），1921

分布：云南（西双版纳州、耿马、镇康、沧源、德宏州、文山州、红河州、保山地区、畹町、盈江、新平、元江、元谋、下关）、四川（米易、黑水、长宁）、贵州、江西、湖南、福建。

孳生场所：树洞、竹筒。

260.　阚氏巨蚊 *Toxorhynchites*（*Toxorhynchites*）*kempi*（Edwards，1921）

分布：云南（沧源、耿马）。

261.　台湾巨蚊 *Toxorhynchites*（*Toxorhynchites*）*manicatus* Edwards，1921

分布：云南（勐腊、镇康、景洪）。

孳生场所：树洞。

262.　华丽巨蚊 *Toxorhynchites*（*Toxorhynchites*）*spendens*（Wiedemann，1819）

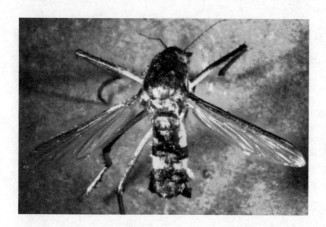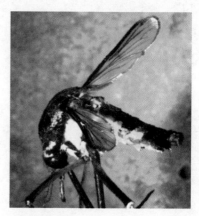

分布：云南（西双版纳州、思茅地区、临沧地区、德宏州、畹町、红河州、文山州、保山、昌宁、龙陵、施甸、新平、元江）、贵州、广东、广西。

第二节　蠓类（双翅目：蠓科）

云南蠓科昆虫有 4 亚科、14 属、170 种。

蠓科 Family CERATOPOGONIDAE
一、细蠓亚科 Subfamily LEPTOCONOPINAE

（一）细蠓属 Genus *Leptoconops* Skuse

（全蠓亚属 Subgenus *Holoconops* Kieffer，1918）

1.　小斧细蠓 *Leptoconops*（*Holoconops*）*ascia* Yu *et* Hui，1988

分布：云南（景洪）。

2.　勐腊细蠓 *Leptoconops*（*Holoconops*）*menglaensis* Yu *et* Liu，2005

分布：云南（勐腊）。

3.　郧县细蠓 *Leptoconops*（*Holoconops*）*yunhsienensis* Yu，1963

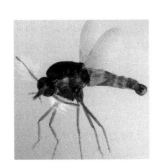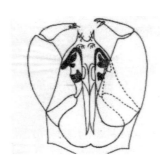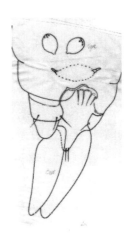

分布：云南（澜沧江）、湖北、四川。

4.　云南细蠓 *Leptoconops*（*Holoconops*）*yunnanensis* Lee，1978

分布：云南（元江、勐腊）。

二、毛蠓亚科 Subfamily DASYHELEINAE

（二）毛蠓属 Genus *Dasyhele* Kieffer，1911

（毛蠓亚属 Subgenus *Dasyhelea*）

5.　朴乐毛蠓 *Dasyhelea*（*Dasyhelea*）*bullocki* Tokunaga，1958

分布：云南（怒江）、四川、贵州。

6.　暗色毛蠓 *Dasyhelea*（*Dasyhelea*）*caeruleus* Yu *et* Hao，2005

分布：云南（怒江）、四川、广西。

7.　扩张毛蠓 *Dasyhelea*（*Dasyhelea*）*dilatatus* Yu，2005

分布：云南（西双版纳）。

8.　裂片毛蠓 *Dasyhelea*（*Dasyhelea*）*diversiloba* Yu，2005

分布：云南（景洪）。

9.　边界毛蠓 *Dasyhelea*（*Dasyhelea*）*fossatus* Yu，2005

分布：云南（景洪）。

10.　裂叶毛蠓 *Dasyhelea*（*Dasyhelea*）*schizothrixi* Lee *et* Writh，1989

分布：云南（思茅、西双版纳）、台湾、广西、海南。

11.　芒市毛蠓 *Dasyhelea mangshi*，2010

分布：云南（芒市）。

（瘦蠓亚属 Subgenus *Leptobranchia* Waugh *et* Wirth，1976）

12.　缝合毛蠓 *Dasyhelea*（*Leptobranchia*）*consutus* Yu *et* Zhao，2005

分布：云南（景洪）。

13.　带状毛蠓 *Dasyhelea*（*Leptobranchia*）*infula* Yu，2005

分布：云南（景洪）。

14.　南竹毛蠓 *Dasyhelea*（*Leptobranchia*）*nandina* Zhao *et* Yu，1997

分布：云南（昆明）。

15.　短剑毛蠓 *Dasyhelea*（*Leptobranchia*）*siculla* Yu *et* Zhao，2005

分布：云南（思茅）。

（前蠓亚属 Subgenus *Prokempia* Kieffer，1913）

16.　泸定毛蠓 *Dasyhelea*（*Prokempia*）*ludingensis* Zhang *et* Yu，1996

分布：云南（昆明、西双版纳）、北京、山西、江苏、浙江、安徽、福建、台湾、江西、山东、河南、湖北、湖南、广东、香港、广西、海南、四川、陕西、甘肃。

（类库亚属 Subgenus *Pseudoculicoides* Malloch，1915）

17.　宽带毛蠓 *Dasyhelea*（*Pseudoculicoides*）*fasciigera* Kieffer，1924

分布：云南（景洪）、北京、河北、黑龙江、江苏、上海、福建、江西、河南、湖北、湖南、广东、四川、新疆。

18.　角翼毛蠓 *Dasyhelea*（*Pseudoculicoides*）*alula* Yu，2005

分布：云南（昆明）、四川、北京、广东、海南、西藏。

19.　奇异毛蠓 *Dasyhelea*（*Pseudoculicoides*）*barbaros* Yu，2005

分布：云南（思茅）。

20.　欧洲毛蠓 *Dasyhelea*（*Pseudoculicoides*）*europaea* Remm，1962

分布：云南（昆明）、四川。

21.　静波毛蠓 *Dasyhelea*（*Pseudoculicoides*）*jingboi* Yu，2005

分布：云南（昆明）、广东、四川。

22.　昆明毛蠓 *Dasyhelea*（*Pseudoculicoides*）*kunmingensis* Zhao *et* Yu，1997

分布：云南（昆明）、四川。

23.　钉绊毛蠓 *Dasyhelea*（*Pseudoculicoides*）*echma* Yu，2005

分布：云南（南温河）。

24.　西部毛蠓 *Dasyhelea*（*Pseudoculicoides*）*occasus* Zhang *et* Yu，1996

分布：云南（昆明、西双版纳）、北京、山西、江苏、浙江、福建、台湾、江西、山东、河南、湖北、湖南、广东、香港、广西、海南、四川、重庆、陕西、甘肃。

三、铗蠓亚科 Subfamily FORCIPOMYIINAE

（三）裸蠓属 Genus *Atrichopogon* Kieffer，1906
（裸蠓亚属 Subgenus *Atrichopogon*）

25. 长背裸蠓 *Atrichopogon*（*Atrichopogon*）*longitergitus* Yan *et* Yu，2001
分布：云南（思茅）、贵州。

26. 美岛裸蠓 *Atrichopogon*（*Atrichopogon*）*formosanus* Kieffer，1918
分布：云南（昆明、思茅）、广东、福建、台湾。

27. 杰克裸蠓 *Atrichopogon*（*Atrichopogon*）*jacobsoni*（De Meijere，1907）
分布：云南（西双版纳）、广西、广东。

28. 毡帽裸蠓 *Atrichopogon*（*Atrichopogon*）*pileolus* Yu *et* Yan，2001
分布：云南（孟仑）。

29. 壶状裸蠓 *Atrichopogon*（*Atrichopogon*）*ollicula* Yan *et* Yu，2001
分布：云南（西双版纳）、四川。

30. 叉茎裸蠓 *Atrichopogon diandrous*，2010
分布：云南（芒市）。

（肯蠓亚属 Subgenus Kempia Kieffer，1913）

31. 游荡裸蠓 *Atrichopogon*（*Kempia*）*solivagus* Yu *et* Yan，2005
分布：云南（昆明、思茅）。

32. 短茎裸蠓 *Atrichopogon*（*Kempia*）*brevipenis* Yu *et* Yan，2001
分布：云南（昆明、勐腊）、广西。

33. 棕须裸蠓 *Atrichopogon*（*Kempia*）*clavifuscus* Tokunaga，1940
分布：云南（昆明）。

34. 短背裸蠓 *Atrichopogon*（*Kempia*）*exiletergitus* Yu，2005
分布：云南（昆明）。

35. 长膜裸蠓 *Atrichopogon*（*Kempia*）*longiserrus* Kieffer，1921
分布：云南（勐腊）。

36. 冲绳裸蠓 *Atrichopogon*（*Kempia*）*okinawensis* Tokunaga，1962
分布：云南（勐腊、思茅）、湖北、四川。

37. 方茎裸蠓 *Atrichopogon*（*Kempia*）*qudratepenis* Yu *et* Yan，2005
分布：云南（勐腊）。

38. 林丛裸蠓 *Atrichopogon*（*Kempia*）*xylochus* Yu *et* Yan，2005

分布：云南（思茅、昆明）、四川、广西。

（长喙亚属 Subgenus *Lophomyidium* Cordero，1929）

39. 棕色裸蠓 *Atrichopogon*（*Lophomyidium*）*fusculus*（Coquillett，1901）

分布：云南（西畴）、黑龙江、河南、湖北、湖南、四川、贵州。

40. 淡足裸蠓 *Atrichopogon*（*Lophomyidium*）*pedipalens* Yan *et* Yu，1999

分布：云南（麻栗坡）。

（多赘亚属 Subgenus *Psilokempia* Enderlein，1936）

41. 琴形裸蠓 *Atrichopogon*（*Psilokempia*）*lyratus* Yu *et* Yan，2005

分布：云南（思茅）。

42. 卵形裸蠓 *Atrichopogon*（*Psilokempia*）*oviformis* Liu *et* Yan，1996

分布：云南（勐腊）、海南。

43. 淡尾裸蠓 *Atrichopogon*（*Psilokempia*）*pallidicillus* Yu *et* Zou，1988

分布：云南（麻栗坡、西畴）、四川。

44. 类瘦裸蠓 *Atrichopogon*（*Psilokempia*）*subtenuiatus* Yu *et* Yan，2001

分布：云南（勐腊）、广西、贵州、福建。

（四）铗蠓属 Genus *Forcipomyia* Meigen，1818

（集蠓亚属 Subgenus *Collessohelea* Debenham，1987）

45. 曼庄铗蠓 *Forcipomyia*（*Collessohelea*）*manzhuangensis* Liu *et* Yu，2001

分布：云南（曼庄）。

（载蠓亚属 Subgenus *Dycea* Debenham，1987）

46. 哈氏铗蠓 *Forcipomyia*（*Dycea*）*hamoni* De Meillon，1959

分布：云南（昆明）。

（尤蠓亚属 Subgenus *Euprojoannisia* Brethes，1914）

47. 具齿铗蠓 *Forcipomyia*（*Euprojoannisia*）*calamistrata* Debenham and Wirth，1984

分布：云南（麻栗坡）、安徽。

48. 修饰铗蠓 *Forcipomyia*（*Euprojoannisia*）*picturatus* Liu *et* Yu，2001

分布：云南（勐腊）。

49. 三角铗蠓 *Forcipomyia*（*Euprojoannisia*）*yoshimurai* Tokunaga，1940

分布：云南（石林）。

（铗蠓亚属 Subgenus *Forcipomyia*）

50. 具孔铗蠓 *Forcipomyia*（*Forcipomyia*）*antrosus* Liu *et* Yu，2001

分布：云南（昆明）。

51. 丛林铗蠓 Forcipomyia（Forcipomyia）bessa Liu et Yu，2001

分布：云南（景洪）。

（钳蠓亚属 Subgenus Japygahelea Yu et Liu，2005）

52. 羽状铗蠓 Forcipomyia（Japygahelea）pinnatus Yu et Liu，2005

分布：云南（滇西）。

（丽蠓亚属 Subgenus Lepidohelea Kieffer，1917）

53. 圆蓬铗蠓 Forcipomyia（Lepidohelea）palliscuta Tokunaga，1959

分布：云南（思茅）。

（小蠓亚属 Subgenus Microhelea Kieffer，1917）

54. 温和铗蠓 Forcipomyia（Microhelea）almus Liu et Yu，2001

分布：云南（昆明）。

（腺蠓亚属 Subgenus Thyridomyia Saunders，1925）

55. 灌丛铗蠓 Forcipomyia（Thyridomyia）frutetorum（Winnertz，1852）

分布：云南、吉林、辽宁、江西、安徽、江苏、浙江、山东、四川、重庆、广西、福建。

（五）蠛蠓属 Genus Lasiohelea Kieffer，1921

56. 三地蠛蠓 Lasiohelea anabaenae Chan et Saunders，1965

分布：云南（麻栗坡、西畴）、四川（西昌）、台湾、广西。

57. 儋县蠛蠓 Lasiohelea danxianensis Yu et Liu，1982

分布：四川、云南、河南、安徽、江苏、浙江、江西、湖北、福建、台湾、广东、广西、海南。

58. 扩散蠛蠓 Lasiohelea divergena Yu et Wen，1982

分布：云南（西畴）、甘肃、江苏、四川、重庆、江西、湖南、广西、浙江。

59. 低飞蠛蠓 Lasiohelea humilavolita Yu et Liu，1982

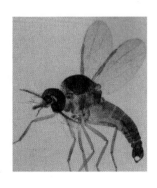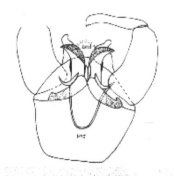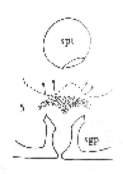

分布：云南（思茅、勐腊、西畴、麻栗坡）、甘肃、河南、安徽、浙江、湖北、重庆、四川、贵州、江西、福建、台湾、广西、海南。

60. 庐山蠛蠓 *Lasiohelea lushana* Yu *et* Wang，1982

分布：云南（景洪、勐腊、麻栗坡）、江西、重庆、广西。

61. 混杂蠛蠓 *Lasiohelea mixta* Yu *et* Liu，1982

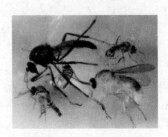
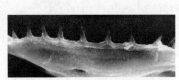
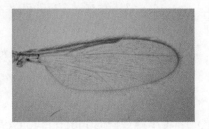

分布：云南（孟定、麻栗坡）、浙江、福建、广东、广西、海南。

62. 多齿蠛蠓 *Lasiohelea multidentis* Yu，2005

分布：云南（西双版纳）、海南。

63. 多感蠛蠓 *Lasiohelea multisensora* Yu，2005

分布：云南（昆明）。

64. 南方蠛蠓 *Lasiohelea notialis* Yu，1982

分布：云南（孟连、勐腊、耿马、保山、永胜、西畴、麻栗坡、弥勒、景洪、瑞丽、潞西）。

65. 山栖蠛蠓 *Lasiohelea oreita* Liu *et* Yu，1996

分布：云南（怒江、西畴）。

66. 趋光蠛蠓 *Lasiohelea phototropia* Yu *et* Zhang，1982

分布：云南（思茅、景洪、西畴、麻栗坡）、河南、江苏、安徽、浙江、江西、湖南、湖北、四川、重庆、福建、台湾、广东、海南。

67. 五齿蠛蠓 *Lasiohelea quinquedentis* Yu *et* Zhou，1988

分布：云南（麻栗坡）、海南。

68. 台湾蠛蠓 *Lasiohelea taiwana* Shiraki，1913

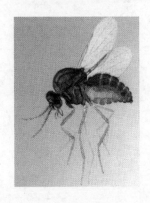
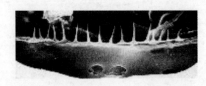
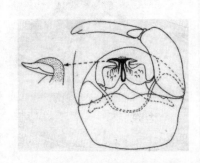

分布：云南、贵州、四川、山西、江苏、浙江、安徽、福建、台湾、江西、山东、河南、湖北、湖南、广东、广西、海南、甘肃、陕西。

69. 钩茎蠛蠓 Lasiohelea uncusipenis Yu et Zhang，1982
分布：云南（麻栗坡、勐腊）、四川、江西、福建、广东。

70. 小枝蠛蠓 Lasiohelea vigula Yu et Wen，1985
分布：云南（麻栗坡）。

四、蠓亚科 Subfamily CERATOPOGONINAE

（六）库蠓属 Genus Culicoides Latreille，1809

（三囊亚属 Subgenus Trithecoides Wirth et Hubert，1959）

71. 嗜蚊库蠓 Culicoides（Trithecoides）anophelis Edwards，1922
分布：云南（勐腊、麻栗坡）、福建、台湾、广东、广西、海南、四川。

72. 巴沙库蠓 Culicoides（Trithecoides）baisasi Wirth et Hubert，1959
分布：云南（麻栗坡）、海南、西藏。

73. 黑背库蠓 Culicoides（Trithecoides）elbeli Wirth et Hubert，1959
分布：云南（勐腊、麻栗坡）、福建。

74. 黄胸库蠓 Culicoides（Trithecoides）flavescens Macfie，1937
分布：云南（勐腊、蒙自、麻栗坡）、福建、广东、广西、海南。

75. 黄盾库蠓 Culicoides（Trithecoides）flavisutatus Wirth et Hubert，1959
分布：云南（麻栗坡、勐腊、西畴、景洪、新平、瑞丽、陇川、盈江、龙陵、勐海）、福建、台湾、海南、西藏。

76. 肩宏库蠓 Culicoides（Trithecoides）humeralis Okada，1941
分布：云南（勐腊、麻栗坡、瑞丽）、黑龙江、吉林、福建、台湾、山东、湖北、广东、广西、海南、西藏。

77. 长囊库蠓 Culicoides（Trithecoides）longiporus Chu et Liu，1978
分布：云南（勐腊）。

78. 棕胸库蠓 Culicoides（Trithecoides）macfiei Causey，1938
分布：云南（勐腊）、福建、山东。

79. 蛮耗库蠓 Culicoides（Trithecoides）manhauensis Yu，1982
分布：云南（西双版纳）。

80. 明边库蠓 Culicoides（Trithecoides）matsuzawai Tokunaga，1950
分布：云南（勐腊、江城）、辽宁、安徽、福建、台湾、江西、广东、广西。

81.　勐腊库蠓 Culicoides（Trithecoides）menglansis Chu et Liu，1978

分布：云南（勐腊）。

82.　新须库蠓 Culicoides（Trithecoides）neopalpifer Chen，1983

分布：云南（麻栗坡）、台湾。

83.　抚须库蠓 Culicoides（Trithecoides）palpifer Das Gupta et Ghosh，1956

分布：云南（勐腊、白城、江城、麻栗坡）、福建、台湾、广东、广西、海南、西藏。

84.　帕巴库蠓 Culicoides（Trithecoides）parabarnetti Wirth et Hubert，1989

分布：云南（勐腊）。

85.　趋黄库蠓 Culicoides（Trithecoides）paraflavescens Wirth et Hubert，1959

分布：云南（勐腊、勐海、金平、麻栗坡、西畴、瑞丽、新平、潞西、陇川、盈江、蒙自）、江苏、福建、台湾、广东、广西、海南。

86.　细须库蠓 Culicoides（Trithecoides）tenuipalpis Wirth et Hubert，1959

分布：云南（麻栗坡）、福建、台湾、广东、西藏。

（桥茎亚属 Subgenus Pontoculicoides Zhogolew et Remm，1968）

87.　卡奴库蠓 Culicoides（Pontoculicoides）kamrupi Sen et Das Gupta，1959

分布：云南（景洪）。

88.　暴刺库蠓 Culicoides（Pontoculicoides）saevus Kieffer，1922

分布：云南（勐腊）、河北、内蒙古、辽宁、宁夏、新疆。

89.　三袋库蠓 Culicoides（Pontoculicoides）sejfadinei Dzhafarov，1958

分布：云南（勐海、耿马）、山西。

90.　类三袋库蠓 Culicoides（Pontoculicoides）subsejfadinei Liu，Wang et Hao，1999

分布：云南（宾川）。

（二囊亚属 Subgenus Avaritia Fox，1955）

91.　琉球库蠓 Culicoides（Avaritia）actoni Smith，1929

分布：云南（勐腊、弥勒、麻栗坡、瑞丽）、黑龙江、安徽、福建、台湾、山东、湖北、广东、广西、海南、四川、西藏、陕西。

92.　白带库蠓 Culicoides（Avaritia）albifascia Tokunaga，1937

分布：云南（麻栗坡）、黑龙江、台湾、四川、西藏。

93.　短须库蠓 Culicoides（Avaritia）brevipalpis Delfinado，1961

分布：云南（勐腊）、台湾、广东、海南。

94.　长斑库蠓 Culicoides（Avaritia）elongatus Chu et Liu，1978

分布：云南（勐腊、麻栗坡）、福建。

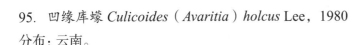

95．凹缘库蠓 *Culicoides*（*Avaritia*）*holcus* Lee，1980

分布：云南。

96．屏东库蠓 *Culicoides*（*Avaritia*）*hui* Wirth *et* Hubert，1961

分布：云南（勐腊、麻栗坡）、台湾、广东、海南。

97．标翅库蠓 *Culicoides*（*Avaritia*）*insignipennis* Macfie，1937

分布：云南、福建、台湾。

98．连斑库蠓 *Culicoides*（*Avaritia*）*jacobsoni* Macfie，1934

分布：云南（勐腊、江城、麻栗坡、蒙自、蛮耗）、福建、台湾、广东、广西、海南、西藏。

99．新竹库蠓 *Culicoides*（*Avaritia*）*liui* Wirth *et* Hubert，1961

分布：云南（勐腊、麻栗坡）、台湾。

100．马来库蠓 *Culicoides*（*Avaritia*）*malayae* Macdie，1937

分布：云南（麻栗坡）、福建、台湾、广东、广西、海南。

101．怒江库蠓 *Culicoides*（*Avaritia*）*nujiangensis* Liu，1990

分布：云南（怒江）。

102．不显库蠓 *Culicoides*（*Avaritia*）*obsoletus* Meigen，1818

分布：云南、山西、内蒙古、辽宁、吉林、黑龙江、福建、山东、四川、重庆、西藏。

103．东方库蠓 *Culicoides*（*Avaritia*）*orientalis* Macfie，1932

分布：云南（麻栗坡）、福建、台湾、海南、西藏。

104．巴涝库蠓 *Culicoides*（*Avaritia*）*palauensis* Tokunage，1959

分布：云南（麻栗坡）、广东、海南。

105．牧场库蠓 *Culicoides*（*Avaritia*）*pastus* Kitaoka，1980

分布：云南（麻栗坡）、四川。

106．异域库蠓 *Culicoides*（*Avaritia*）*peregrinus* Kieffer，1910

分布：云南（勐腊、瑞丽、麻栗坡）、河北、内蒙古、辽宁、江苏、福建、台湾、江西、河南、广东、广西、海南。

107．瑞丽库蠓 *Culicoides*（*Avaritia*）*ruiliensis* Lee，1980

分布：云南（瑞丽）。

108．苏岛库蠓 *Culicoides*（*Avaritia*）*sumatrae* Macfie，1934

分布：云南（蛮耗）、福建、台湾、广东、广西、海南、西藏。

109．铃库蠓 *Culicoides*（*Avaritia*）*suzukii* Kitaoka，1973

分布：云南（麻栗坡）、台湾。

110. 西藏库蠓 *Culicoides*（*Avaritia*）*tibetensis* Chu，1977

分布：云南（德钦）、四川、西藏。

（库蠓亚属 Subgenus *Culicoides* Latreille，1809）

111. 黑脉库蠓 *Culicoides*（*Culicoides*）*aterinervis* Tokunaga，1937

分布：云南（麻栗坡）、吉林、福建、广东、西藏。

112. 印度库蠓 *Culicoides*（*Culicoides*）*indianus* Macfie，1932

分布：云南、台湾、广东、海南、西藏。

113. 龙溪库蠓 *Culicoides*（*Culicoides*）*lungchiensis* Chen *et* Tsai，1962

分布：云南（麻栗坡）、辽宁、福建、台湾、四川。

114. 日本库蠓 *Culicoides*（*Culicoides*）*nipponensis* Tokunaga，1955

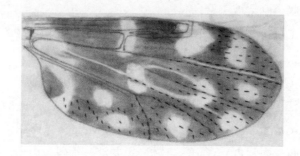

分布：云南（勐腊、麻栗坡）、辽宁、吉林、江苏、浙江、安徽、福建、台湾、江西、山东、河南、湖北、湖南、广东、广西、四川、重庆、西藏、陕西、青海。

115. 灰黑库蠓 *Culicoides*（*Culicoides*）*pulicaris*（Linnaeus，1758）

分布：云南（维西、丽江、石屏、昆明、建水、弥勒、宜良、德钦、中甸、新平、西畴）、内蒙古、辽宁、吉林、黑龙江、浙江、安徽、台湾、山东、湖北、西藏、陕西、甘肃、宁夏、新疆。

116. 刺螫库蠓 *Culicoides*（*Culicoides*）*punctatus* Meigen，1804

分布：云南（弥勒、麻栗坡）、河北、内蒙古、辽宁、吉林、黑龙江、浙江、福建、山东、湖北、四川、陕西、甘肃、宁夏、新疆。

117. 云南库蠓 *Culicoides*（*Culicoides*）*yunnanensis* Chu *et* Liu，1978

分布：云南（昆明、勐腊、麻栗坡）、西藏、广西。

（屋室亚属 Subgenus *Oecacta* Poey，1851）

118. 连阳库蠓 *Culicoides*（*Oecacta*）*continualis* Chu *et* Liu，1982

分布：云南（新平）。

119. 毛眼库蠓 *Culicoides*（*Oecacta*）*comosioculatus* Tokunaga，1956

分布：云南。

120.　梯库蠓 Culicoides（Oecacta）furcillatus Callot，Kremer et Paradis，1962

分布：云南、西藏、黑龙江。

121.　单带库蠓 Culicoides（Oecacta）fascipennis Staeger，1839

分布：云南（蒙自）、内蒙古、辽宁、黑龙江、浙江、四川、陕西。

122.　横断山库蠓 Culicoides（Oecacta）hengduanshanensis Lee，1984

分布：云南（昆明）、辽宁、黑龙江、西藏。

123.　霍飞库蠓 Culicoides（Oecacta）huffi Causey，1938

分布：云南（瑞丽、新平）、江苏、四川、福建、台湾、广东、广西、海南、西藏。

124.　贵船库蠓 Culicoides（Oecacta）kibunensis Tokunaga，1937

分布：云南（昆明、德钦）、四川（成都、茂汶）、河北、内蒙古、辽宁、吉林、黑龙江、江苏、福建、山东、西藏、陕西、新疆。

125.　陵水库蠓 Culicoides（Oecacta）lingshuiensis Lee，1975

分布：云南（昆明、新平、景洪、勐海）、海南。

126.　缘斑库蠓 Culicoides（Oecacta）marginus Chu et Liu，1978

分布：云南（勐腊）、新疆。

127.　勐海库蠓 Culicoides（Oecacta）menghaiensis Lee，1980

分布：云南（勐海）。

128.　北京库蠓 Culicoides（Oecacta）smorisitai Tokunaga，1940

分布：云南（蒙自）、内蒙古、河北、辽宁、江苏、上海、浙江、安徽、福建、台湾、山东、河南、湖北、广东、海南、四川、陕西、甘肃、宁夏、新疆。

129.　尖喙库蠓 Culicoides（Oecacta）oxystoma Kieffer，1910；Chu，1959

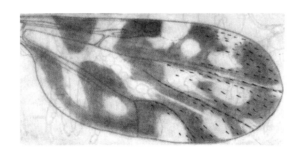

分布：云南（勐腊、弥勒、麻栗坡、蒙自、瑞丽）、河北、山西、内蒙古、辽宁、吉林、黑龙江、江苏、上海、浙江、安徽、福建、台湾、江西、湖北、山东、河南、广东、广西、海南、四川、重庆、贵州、西藏、陕西、宁夏。

130.　头巾库蠓 Culicoides（Oecacta）tiaratus Liu et Zhao，2005

分布：云南（勐腊）。

131.　冈库蠓 *Culicoides*（*Oecacta*）*toshiokai* Kitaoka，1975

分布：云南、台湾、海南。

132.　骚扰库蠓 *Culicoides*（*Oecacta*）*vexans* Staeger，1839

分布：云南（德钦、中甸）、西藏。

133.　新平库蠓 *Culicoides*（*Oecacta*）*xinpingensis* Chu *et* Liu，1982

分布：云南（新平）。

134.　武夷库蠓 *Culicoides*（*Oecacta*）*wuyiensis* Chen，1981

分布：云南（昆明）、福建、广东、四川。

（血色亚属 Subgenus *Haemophoructus* Macfie，1925）

135.　大室库蠓 *Culicoides*（*Haemophoructus*）*gemellus* Macfie，1934

分布：云南（麻栗坡）、台湾、海南、重庆。

136.　孪库蠓 *Culicoides*（*Haemophoructus*）*gentilis* Macfie，1934

分布：云南。

137.　吉姆库蠓 *Culicoides*（*Haemophoructus*）*gymnopterus* Edwards，1926

分布：云南（勐腊）。

（傲蠓亚属 Subgenus *Fastus* Liu，2005）

138.　端斑库蠓 *Culicoides*（*Fastus*）*erairai* Kono *et* Takahashi，1940

分布：云南（勐腊、耿马、勐海、蒙自、孟连、澜沧、景洪、新平、瑞丽、陇川、腾冲、潞西、盈江、龙陵、西畴）、内蒙古、辽宁、吉林、黑龙江、浙江、福建、江西、河南、陕西、湖北、广东、广西、四川（长宁、犍为、叙永）、宁夏；日本。

139.　曲斑库蠓 *Culicoides*（*Fastus*）*recurvus* Delfinado，1961

分布：云南（麻栗坡）。

（带纹亚属 Subgenus *Beltranmyia* Vargas，1953）

140.　荒川库蠓 *Culicoides*（*Beltranmyia*）*arakawai* Arakawa，1910

分布：云南（勐腊、弥勒、麻栗坡、蒙自、瑞丽）、河北、山西、辽宁、吉林、江苏、上海、浙江、安徽、福建、台湾、江西、山东、河南、湖北、湖南、广东、广西、海南、四川、重庆、贵州、陕西。

141.　环斑库蠓 *Culicoides*（*Beltranmyia*）*circumscriptus* Kieffer，1918

分布：云南（昆明、临沧、弥勒、麻栗坡、蒙自）、河北、山西、内蒙古、辽宁、吉林、黑龙江、江苏、福建、山东、河南、湖北、广东、广西、海南、四川、重庆、西藏、青海、陕西、宁夏、新疆。

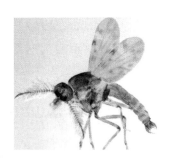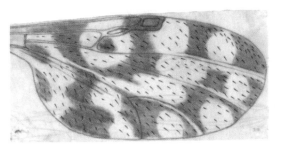

142. 角突库蠓 *Culicoides*（*Beltranmyia*）*corniculus* Liu *et* Chu，1981

分布：云南（景洪）。

143. 角突库蠓 *Culicoides*（*Beltranmyia*）*corniculus* Liu *et* Qu，1981

分布：云南（蒙自、开远、勐海、新平）。

144. 肠形库蠓 *Culicoides*（*Beltranmyia*）*duodenarius* Kieffer，1921

分布：云南（麻栗坡）、福建、台湾、广西、海南、四川。

145. 滴斑库蠓 *Culicoides*（*Beltranmyia*）*guttifer* Meijere，1907

分布：云南（勐腊）、福建、广东。

146. 大和库蠓 *Culicoides*（*Beltranmyia*）*japonicus* Arnaud，1956

分布：云南（麻栗坡）、辽宁、四川。

147. 疑库蠓 *Culicoides*（*Beltranmyia*）*suspectus* Zhou *et* Lee，1984

分布：云南（麻栗坡）、四川、重庆。

（单囊亚属 Subgenus *Monoculicoides* Khalaf，1954）

148. 原野库蠓 *Culicoides*（*Monoculicoides*）*homotomus* Kieffer，1922

分布：云南（勐腊、弥勒、麻栗坡、蒙自、瑞丽）、河北、山西、内蒙古、辽宁、吉林、黑龙江、江苏、浙江、安徽、福建、台湾、江西、山东、河南、湖北、湖南、广东、广西、海南、四川、重庆、西藏、陕西、甘肃、青海、宁夏、新疆。

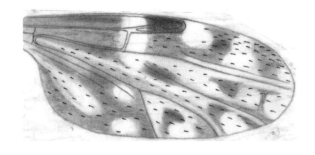

149. 隆林库蠓 *Culicoides*（*Monoculicoides*）*longlinensis* Yu，1982

分布：云南（罗平）、江西、广西。

150.　曲囊库蠓 *Culicoides*（*Monoculicoides*）*puncticollis*（Becker，1903）

分布：云南（潞西）、内蒙古、辽宁、山东、湖北、甘肃、宁夏、新疆。

（未列入亚属 Subgenus Systematic Position Uncertain）

151.　小须库蠓 *Culicoides brachcordylus* Liu *et* Zhao，2005

分布：云南（麻栗坡）。

152.　小钩库蠓 *Culicoides minutunculus* Yu *et* Liu，2005

分布：云南（景洪）。

（七）埃蠓属 Genus *Allohelea* Kieffer，1917

153.　暗黑埃蠓 *Allohelea nigripes* Ratanaworabhan *et* Wirth，1972

分布：云南（麻栗坡）。

（八）阿蠓属 Genus *Alluaudomyia* Kieffer，1913

154.　弯曲阿蠓 *Alluaudomyia flexuosa* Yu *et* Hao，2005

分布：云南（西双版纳）、广东、福建、广西、海南。

155.　随意阿蠓 *Alluaudomyia lucania* Lee *et* Yu，1997

分布：云南（石屏）、河南、贵州。

156.　边缘阿蠓 *Alluaudomyia marginalis* Wirth *et* Delfinado，1964

分布：云南（西双版纳）、广东、珠海、广西。

157.　棘刺阿蠓 *Alluaudomyia spinospes* Tokunaga，1962

分布：云南（西双版纳）、四川、福建、广西、广东、海南。

158.　白袍阿蠓 *Alluaudomyia candidus* Yu，1999

分布：云南（西双版纳）、北京。

159.　梯泊阿蠓 *Alluaudomyia tiberghieni* Neveu，1978

分布：云南（西双版纳）、北京、陕西。

160.　淡黄阿蠓 *Alluaudomyia xanthocoma* Kieffer，1913

分布：云南（新平）、四川、广西、广东、台湾。

（九）柱蠓属 Genus *Stilobezzia* Kieffer，1911

（棘蠓亚属 Subgenus *Acanthohelea* Kieffer，1917）

161.　勐腊柱蠓 *Stilobezzia*（*Acanthohelea*）*menglaensis* Yu，2005

分布：云南（勐腊）。

162.　洛伊柱蠓 *Stilobezzia*（*Acanthohelea*）*royi* Das Gupta，Chaudlhuri *et* Sanyal，1971

分布：云南（麻栗坡）。

（柱蠓亚属 Subgenus *Stilobezzia* Kieffer，1911）

163.　毛背柱蠓 *Stilobezzia*（*Stilobezzia*）*hirtaterga* Yu，1989

分布：云南（麻栗坡、石屏、勐腊、景洪）、浙江、安徽、四川、贵州、福建、广西、广东、海南。

164.　坚齿柱蠓 *Stilobezzia*（*Stilobezzia*）*immodentis* Liu，Yan *et* Liu，1997

分布：云南（麻栗坡）、海南。

（十）约蠓属 Genus *Johannsenomyia* Malloch，1915

165.　似银约蠓 *Johannsenomyia pseudoargentata* Saha *et* Das Gupta，1996

分布：云南（西双版纳）。

（十一）绒蠓属 Genus *Mallochohehea* Wirth，1962

166.　云南绒蠓 *Mallochohehea yunnana* Yu，2005

分布：云南（麻栗坡）。

（十二）奇蠓属 Genus *Xenohelea* Kieffer，1917

167.　多刺奇蠓 *Xenohelea spinosus* Liu Yan *et* Liu，1996

分布：云南（西双版纳）、海南。

（十三）贝蠓属 Genus *Bezzia* Kieffer，1899

168.　澜沧贝蠓 *Bezzia kancanga* Yu，2005

分布：云南（西双版纳）。

169.　中华贝蠓 *Bezzia sinica* Hao *et* Yu，2003

分布：云南（勐腊）、广东、广西、浙江、四川、福建、海南、新疆。

（十四）须蠓属 Genus *Palpomyia* Meigen，1818

170.　曲折须蠓 *Palpomyia zyzza* Yu *et* Zou，2005

分布：云南（麻栗坡）。

第三节　白蛉（双翅目：白蛉科）

云南的白蛉有 1 科、3 属、11 种。

白蛉科 Family PHLEBOTOMIDAE

（一）白蛉属 Genus *Phlebotomus* Rondani，1843

（阿蛉亚属 Subgenus *Adlerius* Nitzulescu，1931）

1.　中华白蛉 *Phlebotomus*（*Adlerius*）*chinensis* Newstead，1843

=*Phlebotomus major var. chinensis* Newstead，1916 硕大白蛉中华亚种

=*Phlebotomus sichuanensis* Leng *et* Yin，1983 四川白蛉

成虫体长 3.0 ~ 3.5 mm，淡黄色，竖立毛类。口甲不发达，无色板。咽甲的前、中部

有众多尖齿，基部有若干横脊。受精囊纺锤状，分节，但不完全；囊管长度是囊体长度的
2.5 倍。雄蛉上抱器第 2 节有长毫 5 根，2 根位于顶端，3 根位于近中部，生殖丝长度约为
注精器的 5 倍。

白蛉除了叮人吸血外，能传播多种疾病。在我国仅传播黑热病。

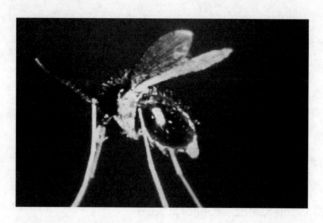

分布：云南（昆明）、四川、贵州、河北、山西、内蒙古、辽宁、吉林、江苏、安徽、
山东、河南、湖北、海南、陕西、甘肃、青海、宁夏。

2. 四川白蛉 *Phlebotomus*（*Adlerius*）*sicuanensis* Leng *et* Yin，1983

分布：云南（会泽）、四川、西藏。

（合蛉亚属 Subgenus *Anaphlebotomus* Theodor，1948）

3. 施氏白蛉 *Phlebotomus*（*Anaphlebotomus*）*stantoni* Newstead，1914

分布：云南（潞西）、四川、广东、海南。

（优蛉亚属 Subgenus *Euphlebotomus* Theodor，1948）

4. 江苏白蛉 *Phlebotomus*（*Euphlebotomus*）*kiangsuensis* Yao *et* Wu，1938

分布：云南（龙陵、盈江、盐津）。

（二）司蛉属 Genus *Sergenteyia* Franca *et* Parrot，1920

（新蛉亚属 Subgenus *Neophlebotomus* Franca *et* Farrot，1920）

5. 许氏司蛉 *Sergenteyia*（*Neophlebotomus*）*khawi* Raynal，1936

分布：云南（威信）。

6. 歌乐山司蛉 *Sergenteyia*（*Neophlebotomus*）*koloshanensis* Yao *et* Wu，1936

分布：云南（威信、盐津、施甸、潞西）、四川、重庆、甘肃。

7. 征鉴司蛉 *Sergenteyia*（*Neophlebotomus*）*zhengjiani* Leng *et* Yin，1983

分布：云南（盐津、会泽、下关）。

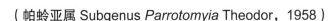

（帕蛉亚属 Subgenus *Parrotomyia* Theodor，1958）

8．鲍氏司蛉 *Sergenteyia*（*Parrotomyia*）*barraudi* Sinton，1929

　　　　=*Sergenteyia barraudi kwangsiensis* Yao *et* Wu，1941 鲍氏司蛉广西亚种

　　　　=*Sergenteyia barraudi siulamensis* Chen *et* Hsu，1955 鲍氏司蛉小揽亚种

分布：云南（蒙自、潞西、盐津、会泽、保山）、四川、江苏、安徽、福建、海南、台湾、湖北、广东。

9．平原司蛉 *Sergenteyia campester*（Sinton，1931）

分布：云南（施甸）。

10．贝氏司蛉 *Sergenteyia baiyi*（Sinton，1931）

分布：云南（龙陵）。

（三）异蛉属 Genus *Idiophlebotomus* Quate *et* Fairchild，1961

11．长铗异蛉 *Idiophlebotomus longiforceps* Wang，Ku *et* Yuan，1974

分布：云南（潞西、盈江）。

第四节　蚋类（双翅目：蚋科）

云南的蚋科昆虫有 1 属、8 亚属、34 种。

蚋科 Family SIMULIIDAE Newman，1834
蚋亚科 Subfamily SIMULIINAE Newman，1834

蚋属 Genus *Simulium* Latreille，1802
（真蚋亚属 Subgenus *Eusimulium* Roubaud，1906）

1．黄毛真蚋 *Simulium*（*Eusinulium*）*aureonirtum* Branutti，1911
分布：云南（盐津、大关）、四川（新市镇）。

2．三重真蚋 *Simulium*（*Eusinulium*）*mie* Ogata *et* Sasa，1954
分布：云南（永善、盐津、大关）、四川（雷波）。

3．威宁真蚋 *Simulium*（*Eusinulium*）*weiningense* Yang *et* Chen，1998
分布：云南（昭通）。

4．陈氏真蚋 *Simulium*（*Eusinulium*）*cheni* Xue *et* Hongti，1993
分布：云南（昭通）。

（吉蚋亚属 Subgenus *Gnus* Rubzov，1940）

5. 双齿吉蚋 *Simulium*（*Gnus*）*bidentalum*（Shirakj，1935）

分布：云南（永善、盐津、大关、绥江）、四川（雷波、峨眉山、乐山、昭觉、西昌）。

（绳蚋亚属 Subgenus *Gomphostilbia* Enderlein，1921）

6. 因他绳蚋 *Simulium*（*Gomphostilbia*）*inthanonense* Takaoka and Suzuki，1984

分布：云南。

7. 后宽绳蚋 *Simulium*（*Gomphostilbia*）*metatarsale* Brunetti，1911

分布：云南、浙江、江西、台湾、福建、广东、海南、广西、贵州。

（山蚋亚属 Subgenus *Montisimulium* Rubtsov，1974）

8. 清溪山蚋 *Simulium*（*Montisimulium*）*kirgisorum* Rubtsov，1956

分布：云南、北京、河北、西藏。

9. 谭氏山蚋 *Simulium*（*Montisimulium*）*tanae* Xue，1993

分布：云南。

（纺蚋亚属 Subgenus *Nevermannia* Enderlein，1921）

10. 清溪纺蚋 *Simulium*（*Nevermannia*）*kirgisorum* Xue，1991

分布：云南。

11. 三重纺蚋 *Simulium*（*Nevermannia*）*mie* Ogata and Sasa，1954

分布：云南、四川、福建、浙江、贵州。

12. 窄跗纺蚋 *Simulium*（*Nevermannia*）*angustitarse* Lundstrom，1911

分布：云南。

13. 黄毛纺蚋 *Simulium*（*Nevermannia*）*aureohirtum* Brunetti，1911

分布：云南、福建、广东、广西、海南、湖南、四川、贵州、西藏。

14. 苍山纺蚋 *Simulium*（*Nevermannia*）*cangshanense* Xue，1993

分布：云南（大理）、辽宁。

15. 陈氏纺蚋 *Simulium*（*Nevermannia*）*cheni* Xue，1993

分布：云南。

16. 林纺蚋 *Simulium*（*Nevermannia*）*silvestre* Rubtsov，1956

分布：云南、四川。

（短蚋亚属 Subgenus *Odagmia* Enderlein，1921）

17. 青木短蚋 *Simulium*（*Odagmia*）*aokii* Takahasi，1941

分布：云南（永善、盐津、大关、绥江、水富、威信）、四川（雷波、峨眉山、乐山、昭觉、西昌、新市）。

18. 华丽短蚋 *Simulium*（*Odagmia*）*ornata*（Meigen，1918）

分布：云南（永善、绥江、水富、昭通、彝良）、四川（雷波、峨眉山、乐山、昭觉、西昌、新市）。

19. 庄氏短蚋 *Simulium*（*Odagmia*）*ornatum* Meigen，1818

分布：云南、吉林、辽宁、四川、贵州。

（蚋亚属 Subgenus *Simulium* Latreille，1802）

20. 青木蚋 *Simulium*（*Simulium*）*aokii* Takahasi，1941

分布：云南、四川、贵州、吉林、辽宁。

21. 双齿蚋 *Simulium*（*Simulium*）*bidentatum* Shiraki，1935

分布：云南、辽宁、黑龙江、山西、青海、福建、贵州、四川。

22. 昌隆蚋 *Simulium*（*Simulium*）*chamlongi* Takaoka and Suzuji，1984

分布：云南。

23. 清迈蚋 *Simulium*（*Simulium*）*chiangmaiense* Takaoka and Suzuki，1984

分布：云南（保山、施甸）。

24. 那空蚋 *Simulium*（*Simulium*）*nakhonense* Takaoka and Susuki，1984

分布：云南、海南。

25. 亮胸蚋 *Simulium*（*Simulium*）*nitidithorax* Puri，1932

分布：云南、贵州、四川、福建、海南。

26. 节蚋 *Simulium*（*Simulium*）*nodosum* Puri，1933

分布：云南、广东、广西。

27. 怒江蚋 *Simulium*（*Simulium*）*nujiangense* Xue，1993

分布：云南。

28. 五条蚋 *Simulium*（*Simulium*）*quinquestriatum*（Shiraki，1935）

分布：云南（大关、盐津）、贵州、四川、辽宁、福建、江西、广东、广西、台湾、湖南、西藏。

29. 红色蚋 *Simulium*（*Simulium*）*rufibasis* Brunetti，1911

分布：云南（大关、盐津、彝良）、贵州、四川、辽宁、福建、台湾、湖北、湖南。

30. 崎岛蚋 *Simulium*（*Simulium*）*sakishimaense* Takaoka，1977

分布：云南（大关、永善）、贵州、四川、福建、浙江、江西、海南、湖南、台湾。

31. 铃木蚋 *Simulium*（*Simulium*）*suzuki* Rubtso，1963

分布：云南、江西、台湾、香港。

32. 谭氏蚋 *Simulium*（*Simulium*）*tanae* Xue，1992

分布：云南。

33. 泰国蚋 *Simulium*（*Simulium*）*thailandicum* Takaoka and Susuki，1984

分布：云南。

（维蚋亚属 Subgenus *Wilhelmia* Endertein，1922）

34. 高桥维蚋 *Simulium*（*Wilhelmia*）*takahasii* Rubzov，1962

分布：云南（彝良）。

第五节　虻类（双翅目：虻科）

云南的虻科昆虫有 195 种及亚种，分属于 2 亚科、6 属。

虻科 Family TABNIDAE Leach，1817
一、斑虻亚科 Subfamily CHRYSOPSINAE

（一）斑虻属 Genus *Chysops* Meigen，1803

1. 暗狭斑虻 *Chysops atrinus* Wang，1986

分布：云南（泸水）。

2. 舟山斑虻 *Chysops chusanensis* Ouchi，1939

　　　　　　=*Chysops subchusanensis* Wang *et* Liu，1990

分布：云南、四川、贵州、辽宁、浙江、安徽、福建、山东、河南、湖北、广东、广西、陕西、甘肃。

3. 迪庆斑虻 *Chysops deqenensis* Yang *et* Xu，1995

分布：云南（迪庆、中甸）。

4. 指定斑虻 *Chysops designatus* Ricardo，1911

分布：云南。

5. 三角斑虻 *Chysops disignata* Ricardo，1911

分布：云南（芒市、金平）。

6. 蹄斑斑虻 *Chysops dispar* Fabricius，1978

分布：云南（麻栗坡、河口、江城、勐腊、勐海、蛮耗、思茅、耿马、双江、云县、蒙自）、贵州、福建、台湾、广东、广西、海南。

7. 黄胸斑虻 *Chrysops flaviscutellus* Philip，1963

分布：云南（迪庆、丽江、中甸、昭通）、四川、贵州、江西、湖南、福建、广东、海南、广西。

8.　黄带斑虻 *Chysops flavocinctus* Ricardo，1902

分布：云南（潞西、个旧、沧源、勐腊、镇远）、西藏、广东、海南。

9.　副三角斑虻 *Chysops paradesignata* Liu & Wang，1977

分布：云南（潞西、金平、勐海）、西藏。

10.　帕氏斑虻 *Chysops potanini* Pleske，1910

分布：云南（中甸、迪庆）、贵州、四川、山西、浙江、安徽、福建、陕西、甘肃。

11.　银脸斑虻 *Chysops silvifacies* Philip，1963

分布：云南（耿马、勐海、金平、河口、丽江、景洪）、西藏（墨脱）。

12.　银脸斑虻云南亚种 *Chysops silvifacies yunnanensis* Liu & Wang，1977

分布：云南（沧源、耿马）。

13.　中华斑虻 *Chrysops sinensis* Walker，1856

分布：云南（丽江、大关、水富、昭通、巧家、云县、耿马、昆明、麻栗坡）、四川、重庆、贵州、吉林、河北、北京、天津、陕西、山西、辽宁、山东、江苏、安徽、上海、浙江、江西、福建、台湾、河南、湖北、湖南、广东、香港、广西、宁夏、甘肃。

14.　条纹斑虻 *Chrysops striatulus* Pechumann，1943

分布：云南（水富、绥江、永善、威信、彝良、大关）、贵州、重庆、四川、陕西、福建、湖北、湖南、广西。

15.　四川斑虻 *Chrysops szechuanensis* Krober，1933

分布：云南（宁蒗、维西）、贵州、四川、重庆、辽宁、陕西、甘肃、山东、安徽、浙江、福建、河南、湖北、广西。

16.　范氏斑虻 *Chrysops vanderwulpi* Krober，1929

分布：云南（麻栗坡、江城、思茅、澜沧、孟连、沧源、耿马、腾冲、维西、大理、丽江）、四川、重庆、贵州、河北、黑龙江、吉林、辽宁、山东、江苏、安徽、浙江、江西、福建、台湾、河南、湖北、湖南、广东、广西、宁夏、甘肃。

17.　云南斑虻 *Chrysops yunnanensis* Liu *et* Wang，1977

分布：云南（勐海、金平、景洪、耿马、维西、绥江、永善、彝良）、贵州。

二、虻亚科 Subamily TABANINAE

（二）黄虻属 Genus *Atylotus* Osten-Sacken，1876

18.　建设黄虻 *Atylotus janshei* Sun *et* Xu，2008

分布：云南（丽江、大理）。

19. 骚扰黄虻 *Atylotus miser*（Szilady，1915）

分布：云南（水富、彝良）、四川、重庆、贵州、河北、山西、内蒙古、吉林、辽宁、山东、江苏、安徽、浙江、江西、福建、河南、湖北、湖南、广东、广西、陕西、青海、宁夏、甘肃、新疆。

20. 淡跗黄虻 *Atylotus pallitarsis*（Olsufjev，1936）

分布：云南（曲靖、宣威、昭通、昆明）、贵州、吉林、辽宁、内蒙古、北京、河北、陕西、甘肃、新疆、湖北、福建。

21. 四列黄虻 *Atylotus quadrifarius*（Loew，1874）

分布：云南（丽江）。

22. 黑胫黄虻 *Atylotus rusticus*（Linnaeus，1767）

分布：云南（下关、大理）、四川、黑龙江、吉林、辽宁、内蒙古、北京、河北、山西、山东、陕西、宁夏、甘肃、青海、新疆。

（三）麻虻属 Genus *Haematopota* Meigen，1803

23. 长角麻虻 *Haematopota annandalei* Rieardo，1911

分布：云南。

24. 阿萨姆麻虻 *Haematopota assamensis* Rieardo，1911

分布：云南（思茅、勐腊、耿马、麻栗坡、江城、勐海、孟连、沧源、水富、绥江、永善、永胜）、四川、贵州、福建、广西。

25. 缅甸麻虻 *Haematopota burmanica* Senior-White，1922

分布：云南（腾冲、片马）。

26. 柏通麻虻 *Haematopota burtoni* Xu *et* Sun，2005

分布：云南（勐腊、孟定）。

27. 成勇麻虻 *Haematopota chengyongi* Xu *et* Guo，2005

分布：云南（麻栗坡、沧源、腾冲、六库、片马）。

28. 浙江麻虻 *Haematopota chekiangensis* Oucui，1940

分布：云南（澜沧江）、河南、陕西、甘肃、浙江、湖北、广西。

29. 鋄腿麻虻 *Haematopota cilipes* Bigot，1890

分布：云南（勐腊、景洪）、贵州、福建。

30. 二郎山麻虻 *Haematopota erlangshansis* Xu，1980

分布：云南（维西）、四川。

31. 格氏麻虻 *Haematopota gregorvi* Stone & Philip，1974

分布：云南（维西、中甸、德钦、永善、绥江、大关、兰坪、彝良、巧家）、四川。

32. 广西麻虻 *Haematopota guangxiensis* Xu，2002

分布：云南（屏边大围山）、广西。

33. 露斑麻虻圆胛亚种 *Haematopota irrorata sphaerocalla*（Wang & Liu，1977）

分布：云南（勐腊、耿马）。

34. 爪哇麻虻 *Haematopota javana* Wiedeman，1828

分布：云南（勐腊、思茅、麻栗坡、江城、景洪、孟连、芒市、耿马、六库、泸水）、贵州、福建、广东、广西。

35. 建中麻虻 *Haematopota jianzhongi* Xu *et* Guo，2005

分布：云南（腾冲）。

36. 约翰柏通麻虻 *Haematopota johnburtoni* Xu *et* Sun，2008

分布：云南（勐腊、孟定）。

37. 扁带麻虻 *Haematopota lata* Ricardo，1903

分布：云南（耿马）。

38. 澜沧江麻虻 *Haematopota lancangjiangensis* Xu，1980

分布：云南（思茅、江城、勐腊、景洪、勐海、耿马）。

39. 条带麻虻 *Haematopota lineola* Philip，1960

分布：云南（勐腊、江城、景洪）。

40. 怒江麻虻 *Haematopota lukiangensis*（Liu & Wang，1977）

分布：云南（怒江）。

41. 孟定麻虻 *Haematopota mengdingensis* Xu *et* Guo，2005

分布：云南（耿马孟定）。

42. 勐腊麻虻 *Haematopota menglaensis* Wu *et* Xu，1992

分布：云南（勐腊）。

43. 明庆麻虻 *Haematopota mingqingi* Xu *et* Guo，2005

分布：云南（腾冲）。

44. 副截形麻虻 *Haematopota paratruncata* Wang *et* Liu，1977

分布：云南（景洪、勐腊）。

45. 沥青麻虻 *Haematopota picea* Stone & Philip，1974

分布：云南（江城、勐腊、景洪、勐海、耿马、临沧）。

46. 粉角麻虻 *Haematopota pollinantenna* Xu *et* Liao，1985

分布：云南（富宁、河口、江城、勐腊、孟连、耿马）、广西。

47. 针细麻虻 *Haematopota punctifera* Bigot，1871

分布：云南（勐海、景洪）。

48. 螯麻虻 *Haematopota pungens* Doleschall，1856

分布：云南。

49. 邛海麻虻 *Haematopota qionghaiensis* Xu，1980

分布：云南（宁蒗县）、四川。

50. 瞿氏麻虻 *Haematopota qui* Xu，1999

分布：云南（江城、勐腊）。

51. 中华麻虻 *Haematopota sinensis* Ricado，1911

分布：云南（耿马）、四川、河北、辽宁、吉林、江苏、浙江、安徽、山东、河南、湖北。

52. 圆胛麻虻 *Haematopota sphaerocallus*（Wang *et* Liu，1977）

分布：云南（江城、勐腊、景洪、勐海、沧源、耿马、孟定、芒市、潞西、保山、六库、昆明）、福建。

53. 亚露麻虻 *Haematopota subirrorata* Xu，1980

分布：云南（勐腊、泸水）。

54. 亚沥青麻虻 *Haematopota subpicea* Wang *et* Liu，1991

分布：云南（勐腊）。

55. 铁纳麻虻 *Haematopota tenasserimi* Szilady，1926

分布：云南（思茅）。

56. 阳刚麻虻 *Haematopota yanggangi* Xu *et* Guo，2005

分布：云南（勐腊、江城）。

57. 永平麻虻 *Haematopota yongpingi* Xu *et* Guo，2005

分布：云南（江城、勐腊）。

58. 天纳西麻虻 *Haematopota tenasserimi* Sziady，1926

分布：云南（勐腊、孟仑、思茅）。

59. 云南麻虻 *Haematopota yunnanensis* Liu & Wang，1977

分布：云南（景洪）。

60. 拟云南麻虻 *Haematopota yunnanoides* Xu，1991

分布：云南（永善、永胜、宁蒗、迪庆、维西、绥江、大关）、四川、贵州。

61. 曾健麻虻 *Haematopota zengjiani* Xu *et* Guo，2005

分布：云南（勐海、金平）。

（四）瘤虻属 Genus *Hybomitra* Enderlein，1922

62. 高原瘤虻 *Hybomitra alticola* Wang，1981

分布：云南（迪庆、尼古山、白芒雪山）、四川、甘肃。

63. 乌腹瘤虻 *Hybomitra atritergita* Wang，1981

分布：云南（迪庆、中甸、白芒雪山）。

64. 拟星瘤虻 *Hybomitra asturoides* Liu & Wang，1977

分布：云南（腾冲、大理、泸水、迪庆、白芒雪山）。

65. 波拉瘤虻 *Hybomitra branta* Wang，1982

分布：云南（迪庆、中甸）、西藏、四川。

66. 拟波拉瘤虻 *Hybomitra brantoides* Wang，1984

分布：云南（维西、中甸）、四川。

67. 甘肃瘤虻 *Hybomitra kansui* Philip，1979

　　　　　=*Hybomitra atrepes* Krober，1933

　　　　　=*Hybomitra atritergita* Wang，1981 乌腹虻

分布：云南（迪庆、中甸、白芒雪山）、四川、陕西、甘肃、青海。

68. 刘氏瘤虻 *Hybomitra liui* Yang *et* Xu，1993

分布：云南（迪庆、白芒雪山、德钦）、四川。

69. 泸水瘤虻 *Hybomitra lushuiensis* Wang

分布：云南（泸水）。

70. 蜂形瘤虻 *Hybomitra mimapis* Wang，1981

分布：云南（中甸、迪庆、白芒雪山）、四川、西藏、陕西、青海、甘肃。

71. 峨眉山瘤虻 *Hybomitra omeishanensis* Xu *et* Li，1982

　　　　　=*Hybomitra fopingensis* Wang，1985 佛平虻

　　　　　=*Hybomitra fujianensis* Wang，1987 福建虻

　　　　　=*Hybomitra subomeishanensis* Wang *et* Liu，1990 亚峨眉山瘤虻

分布：云南（巧家县药山）、四川、贵州、福建、陕西、甘肃。

72. 药山瘤虻 *Hybomitra yaoshanensis* Yang *et* Xu，1996

分布：云南（巧家县药山）。

（五）指虻属 Genus *Isshikia* Shiraki，1918

73. 良清指虻 *Isshikia liangqingi*（Xu *et* Sun，2005）

分布：云南（勐腊、孟连、沧源）。

74. 汶川指虻 *Isshikia wenchuanensis* Wang，1986

分布：云南（绥江、永善、水竹、大关、片马）、四川（汶川）、甘肃。

（六）虻属 Genus *Tabanus* Linne，1758

75. 辅助虻 *Tabanus administrans* Schiner，1868

分布：云南（麻栗坡、马关、新平、昭通、水富、永善、曲靖、宣威、威信、巧家、

丽江）、四川、重庆、贵州、辽宁、北京、山西、山东、河南、陕西、江苏、上海、安徽、湖北、江西、湖南、福建、台湾、广东、海南、香港、广西。

76. 白点虻 *Tabanus albicuspis* Wang，1985

分布：云南（西双版纳）。

77. 原野虻 *Tabanus amaenus* Walker，1848

分布：云南（麻栗坡、孟连、双江、永善、华坪、丽江）、贵州、四川、重庆、吉林、北京、河北、山西、陕西、甘肃、上海、安徽、辽宁、山东、江苏、浙江、江西、福建、台湾、河南、湖北、湖南、广东、香港、广西。

78. 乘客虻 *Tabanus anabatus* Philip，1960

分布：云南（勐腊、景洪、勐海、耿马、云县）。

79. 柱角虻 *Tabanus angustitriangularis* S. Stekhoven，1926

分布：云南。

80. 金条虻 *Tabanus aurotestaceus* Walker，1854

分布：云南（威信、永善）、四川、贵州、江苏、上海、浙江、江西、福建、台湾、广东、海南、香港、广西。

81. 宝鸡虻 *Tabanus baojiensis* Xu *et* Liu，1980

分布：云南（昭通、曲靖、永善、绥江、彝良、大关、盐津）、四川、贵州、陕西、甘肃、湖北。

82. 缅甸虻 *Tabanus birmanicus*（Bigot，1892）

分布：云南（麻栗坡、文山、景东、江城、勐腊、景洪、勐海、思茅、孟定、蛮耗、沧源、陇川、耿马、芒市、六库、片马、维西、云龙、弥渡、永善、威信、大关、巧家）、四川、贵州、甘肃、浙江、湖南、福建、台湾、广东、广西。

83. 似缅甸虻 *Tabanus birmanioides* Xu，1979

分布：云南（迪庆、维西）。

84. 亲北虻 *Tabanus borealoriens* Burton，1978

分布：云南（勐腊、景洪、勐海、思茅、孟连、沧源、耿马、腾冲、六库）。

85. 棕翼虻 *Tabanus brunnipennis* Ricardo，1911

分布：云南（景洪、勐腊、思茅、江城、勐海、耿马、孟定）、贵州、广西。

86. 佛光虻金维亚种 *Tabanus budda auricauda* Philip，1956

分布：云南（永善、绥江、盐津、大关、威信、曲靖、巧家）、四川。

87. 徒劳虻 *Tabanus caduceus* Burton，1978

分布：云南（景洪）、台湾、海南、广西。

88. 美腹虻 *Tabanus callogaster* Wang，1988

分布：云南（巧家、永善、绥江、大关、威信、镇雄）。

89. 浙江虻 *Tabanus chekiangensis* Ricardo，1911

分布：云南（河口、勐腊、蛮耗、昭通、水富、盐津）、四川、重庆、贵州、浙江、陕西、甘肃、福建、湖北、江西、湖南、广东、海南、广西。

90. 似柯虻 *Tabanus cordigeroides* Chen *et* Xu，1992

分布：云南（曲靖、宣威、昭通、威信、永善、绥江、水富）。

91. 朝鲜虻 *Tabanus coreanus* Shiraki，1932

分布：云南（水富、盐津）、四川、重庆、贵州、吉林、辽宁、北京、河北、山西、山东、河南、陕西、甘肃、江苏、安徽、浙江、湖北、福建。

92. 红腹虻 *Tabanus crassus* Walker，1850

　　　　　　　　=*Tabanus rufiventris* Fabricius，1905 赤腹虻

分布：云南（勐腊、个旧、麻栗坡）、贵州、福建、台湾、广东、香港、广西、海南。

93. 道氏虻 *Tabanus daohaoi* Xu *et* Sun，2005

分布：云南（勐腊、勐海）。

94. 异额虻 *Tabanus diversiforns* Ricardo，1911

分布：云南（富宁、麻栗坡、河口、孟连）、广西。

95. 棕带虻 *Tabanus fulvinctus* Ricardo，1914

分布：云南（屏边）、四川、贵州、福建、台湾、广东、海南、广西。

96. 中赤虻 *Tabanus fulvimedius* Walker，1848

分布：云南（文山、勐腊、景洪、勐海、思茅、耿马、沧源、片马）、西藏（察雅）、台湾。

97. 烟棕虻 *Tabanus fumifer* Walker，1857

分布：云南（勐腊、景洪）。

98. 暗尾虻 *Tabanus furvicaudus* Xu，1981

分布：云南（勐腊）。

99. 褐斑虻 *Tabanus fuscomaculatus* Ricardo，1911

分布：云南（勐腊、马关、思茅）。

100. 褐腹虻 *Tabanus fuscoventris* Xu，1981

分布：云南（勐腊、勐海）。

101. 邛海虻 *Tabanus gonghaiensis* Xu，1979

分布：云南（丽江、宁蒗）、四川。

102. 大尾虻 *Tabanus grandicauda* Xu，1979

分布：云南（永善、绥江、盐津）、四川。

103. 土灰虻 *Tabanus griseinus* Philip，1960

分布：云南（永善）、四川、重庆、贵州、黑龙江、吉林、辽宁、内蒙古、北京、天津、河北、山西、山东、河南、陕西、宁夏、甘肃、江苏、安徽、浙江、湖北、福建。

104. 贵州虻 *Tabanus guizhouensis* Chen *et* Xu，1992

分布：云南（维西、迪庆、昭通、曲靖、绥江）、贵州、西藏。

105. 杭州虻 *Tabanus hongchowensis* Liu，1962

分布：云南（勐腊、昭通、水富、永善、盐津）、四川、浙江、江西、湖北、湖南、广东、广西。

106. 海氏虻 *Tabanus haysi* Philip，1956

分布：云南（盐津、水富）。

107. 似杭州虻 *Tabanus hongchowoides* Chen *et* Xu，1992

分布：云南（曲靖、宁浪、维西、威信）。

108. 杭州虻 *Tabanus hongchowonsis* Liu，1962

分布：云南（昭通、水富、永善、盐津）、四川、重庆、贵州、河南、陕西、甘肃、浙江、江西、湖北、湖南、福建、广东、广西。

109. 拟矮小虻 *Tabanus humiloides* Xu，1980

分布：云南（水富、绥江、大关、宁蒗、维西、威信、永善）、四川、贵州、西藏。

110. 混杂虻 *Tabanus hybridus* Wiedeman，1828

分布：云南（勐腊）、广东。

111. 下巨虻 *Tabanus hypomacros* Surcouf，1922

分布：云南（勐海）。

112. 皮革虻 *Tabanus immamis* Wiedeman，1828

分布：云南（梁河、潞西、昆明）。

113. 鸡公山虻 *Tabanus jigongshanensis* Xu，1983

分布：云南（永善、绥江、威信）、四川、河南、陕西、宁夏、甘肃、湖北。

114. 拟鸡公山虻 *Tabanus jigongshanoides* Xu *et* Wang，1990

分布：云南（昆明）。

115. 景洪虻 *Tabanus jinghongensis* Yang，Xu *et* Chen，1999

分布：云南（勐腊）。

116. 适中虻 *Tabanus jucundus* Walker，1848

分布：云南（个旧）、广东、海南、广西。

117. 江苏虻 *Tabanus kiangsuensis* Krober，1934

分布：云南（新平、水富、永善、昭通、曲靖、宣威、威信、巧家）、四川、贵州、河北、吉林、辽宁、江苏、浙江、江西、福建、河南、湖北、湖南、广东、广西。

118. 昆明虻 *Tabanus kunmingensis* Wang，1985

分布：云南（片马、昆明、兰坪、芒市、下关、昭通、巧家、洱源、孟连）、贵州。

119. 广西虻 *Tabanus kwangsiensis* Liu & Wang，1977

分布：云南（永善、彝良）、四川、贵州、浙江、湖北、江西、福建、广东、广西。

120. 隐带虻 *Tabanus laticinctus schuurmans* Stekhoven，1926

分布：云南。

121. 老挝虻 *Tabanus laotianus*（Bigot，1890）

分布：云南（勐腊）。

122. 白膝虻 *Tabanus leucocnematus*（Bigot，1892）

分布：云南（勐腊）。

123. 良清虻 *Tabanus liangqingi* Xu *et* Sun，2005

分布：云南（勐腊、孟连）。

124. 凉山虻 *Tabanus liangshanensis* Xu，1979

分布：云南（盐津）、贵州、四川。

125. 丽江虻 *Tabanus lijiangensis* Yang *et* Wu，1993

分布：云南（丽江、宁浪、昭通）。

126. 线带虻 *Tabanus lineataenia* Xu，1979

分布：云南（昭通、永善、大关、威信）、四川、贵州、浙江、陕西、甘肃、安徽、江西、福建、广东、广西。

127. 长鞭虻 *Tabanus longibasalis* Schuurmans-Stekhoven，1926

分布：云南（金平、江城、勐腊、勐海、景洪、临沧、梁河）、广东、海南、香港、广西。

128. 中华虻 *Tabanus mandrinus* Schiner，1868

分布：云南（昆明）。

129. 曼尼埔虻 *Tabanus manipurensis* Ricardo，1911

=*Tabanus birmanioides* Xu，1979 拟缅甸虻

=*Tabanus axiridis* Wang，1982 黄胸虻

分布：云南（永善、维西）、四川、贵州、西藏。

130. 松本虻 *Tabanus matsumotoensis* Murdoch *et* Takahasi，1961

分布：云南（维西、华坪、彝良、下关）、四川、贵州、安徽、浙江、湖北、江西、福建、广东、广西。

131. 晨螫虻 *Tabanus matutinimordicus* Xu，1989

分布：云南（威信、维西、巧家、华坪）、贵州、浙江、福建、湖南、广西。

132.　孟定虻 *Tabanus mengdingensis* Xu，Xu *et* Sun，2008

分布：云南（孟定）。

133.　岷山虻 *Tabanus minshanensis* Xu *et* Liu，1982

分布：云南（巧家、威信、永善）、贵州、陕西、甘肃。

134.　三宅虻 *Tabanus miyajima* Ricardo，1911

分布：云南（勐腊）、四川。

135.　链珠虻 *Tabanus monilifer*（Bigot，1892）

分布：云南（勐腊、景洪、孟连）。

136.　一带虻 *Tabanus monotaeniatus*（Bigot，1892）

分布：云南（昆明）。

137.　中华虻 *Tabanus mandarinus* Schiner，1868

分布：云南（威信、大关）、四川、重庆、贵州、北京、天津、河北、山西、辽宁、上海、江苏、浙江、安徽、福建、江西、山东、河南、湖北、湖南、广东、广西、海南、陕西、甘肃、香港、台湾。

138.　多带虻 *Tabanus multicinctus* Schuurmans-Stekhoven，1926

分布：云南（耿马、孟定）。

139.　革新虻 *Tabanus mutates* Wang *et* Liu，1990

分布：云南（勐腊、曲靖、宁蒗、维西、威信）、四川、贵州、海南。

140.　黑螺虻 *Tabanus nigrhinus* Philip，1962

分布：云南（耿马、勐腊、腾冲）、广西。

141.　黑尾虻 *Tabanus nigricaudus* Xu，1981

分布：云南（金平、景洪、勐腊、耿马、孟定）。

142.　黑斑虻 *Tabanus nigrimaculatus* Xu，1981

分布：云南（耿马、孟定）。

143.　昏螯虻 *Tabanus nigrimodicus* Xu，1979

分布：云南（勐腊、泸水）、湖北、福建、海南、广东。

144.　日本虻 *Tabanus nipponicus* Murdoch & Takahasi，1969

分布：云南（麻栗坡、维西、中甸、丽江、大理、昭通）、贵州、四川、重庆、辽宁、浙江、河南、陕西、甘肃、安徽、湖北、湖南、福建、台湾、广东、广西。

145.　黄赭虻 *Tabanus ochros* Stekhoven，1926

分布：云南。

146.　拟青腹虻 *Tabanus oliviventroides* Xu，1984

分布：云南（威信）、广西。

147. 峨眉山虻 *Tabanus omeishanensis* Xu，1979

分布：云南（巧家）、四川、贵州、陕西。

148. 东方虻 *Tabanus orientis* Walker，1848

分布：云南。

149. 窄带虻 *Tabanus oxyceratus*（Bigot，1892）

分布：云南（昆明）。

150. 土灰虻 *Tabanus pallidiventris* Olsufjev，1937

分布：云南（水富、绥江、盐津、大关、永善、彝良）、四川、重庆、河北、内蒙古、辽宁、吉林、黑龙江、江苏、浙江、福建、山东、河南、湖北、陕西、甘肃、宁夏。

151. 副佛光虻 *Tabanus parabuddha* Xu，1983

分布：云南（丽江、德钦）、四川（九龙）。

152. 副异额虻 *Tabanus paradiversifrons* Xu *et* Guo，2005

分布：云南（怒江六库）。

153. 派微虻 *Tabanus paviei* Burton，1978

分布：云南（勐腊）。

154. 屏边虻 *Tabanus pingbianensis* Liu，1981

分布：云南（屏边）。

155. 刺螯虻 *Tabanus puncturius* Xu *et* Liao，1985

分布：云南（永善、巧家）、广西。

156. 细小虻 *Tabanus pusillus* Macquart，1838

分布：云南（水富）。

157. 邛海虻 *Tabanus qionghaiensis* Xu，1979

分布：云南（兰坪）。

158. 五带虻 *Tabanus quinquecinctus* Ricardo，1914

分布：云南（麻栗坡、景洪、孟连、思茅、孟定、泸水、片马、永善、绥江、大关、威信、镇雄、彝良、宁蒗、维西）、四川、贵州、福建、台湾、广东、广西、海南。

159. 螺胛虻 *Tabanus rhinargus* Philip，1962

分布：云南（孟连、河口、江城、勐腊、耿马）、广西。

160. 暗红虻 *Tabanus rubicundulus* Austen，1922

分布：云南（思茅、耿马、孟定）。

161. 微红虻 *Tabanus rubicundus* Hlacquart，1846

分布：云南（麻栗坡、龙陵、昆明、芒市）。

162.　微赤虻 *Tabanus rubidus* Wiedeman，1821

分布：云南（麻栗坡、金平、勐腊、思茅、景洪、勐海、孟连、双江、孟定、蛮耗、易武、昆明、耿马、潞西）、贵州、福建、台湾、广东、香港、广西、海南。

163.　棕体虻 *Tabanus russatus* Wang，1982

分布：西藏（墨脱）、云南（片马）。

164.　六带虻 *Tabanus sexcinctus* Ricard，1911

分布：云南（个旧、孟连）、福建、台湾。

165.　陕西虻 *Tabanus shanxiensis* Xu，Lu *et* Wu，1990

分布：云南（永善、绥江）、陕西。

166.　山东虻 *Tabanus shantungensis* Ouchi，1943

分布：云南（维西）、四川、贵州、山东、安徽、浙江、福建、河南、湖北、陕西、甘肃、广东。

167.　重脉虻 *Tabanus signatipennis* Portschinsky，1897

分布：云南（华坪）、四川、重庆、贵州、河北、辽宁、山东、江苏、浙江、江西、福建、台湾、河南、湖北、湖南、广东、广西。

168.　角斑虻 *Tabanus signifer* Walker，1856

分布：云南（水富、盐津）、四川、安徽、浙江、湖北、江西、福建、台湾、广东、广西。

169.　薮氏虻 *Tabanus soubiroui* Surcouf，1922

分布：云南（景洪、勐海、孟连、孟定）。

170.　华丽虻 *Tabanus splendens* Xu *et* Liu，1982

分布：云南（个旧）。

171.　断纹虻 *Tabanus striatus* Fabricius，1794

　　　　　=*Tabanus hilaris* Walker，1850

　　　　　=*Tabanus triceps* Thunberg，1827

分布：云南（蒙自、麻栗坡、勐腊、孟连、蛮耗、耿马、永善、巧家、丽江）、四川、贵州、西藏、福建、台湾、广东、香港、广西、海南。

172.　细条虻 *Tabanus striolatus* Xu，1979

分布：云南（巧家）。

173.　亚柯虻 *Tabanus subcordiger* Liu，1960

分布：云南（曲靖、昭通）、四川、贵州、河北、内蒙古、辽宁、江苏、浙江、安徽、福建、山东、河南、湖北、陕西、甘肃、青海、宁夏。

174. 亚暗尾虻 *Tabanus subfurvicaudus* Wu *et* Xu，1992

分布：云南（勐腊）。

175. 亚岷山虻 *Tabanus subminshanensis* Chen *et* Xu，1992

分布：云南（威信、巧家）。

176. 台湾虻 *Tabanus taiwanus* Hayakawa *et* Takah，1983

　　　　　=*Tabanus nigroides* Wang，1987 拟黑虻

分布：云南（巧家、水富）、贵州、福建、台湾、广东、广西。

177. 高斑虻 *Tabanus takasagoensis* Shiraki，1919

分布：云南（永善、水富）。

178. 热地虻 *Tabanus thermarum* Burton，1978

分布：云南（景洪、勐腊、孟定）。

179. 天宇虻 *Tubanus tianyui* Xu *et* Sun，2008

分布：云南（腾冲）。

180. 天目虻 *Tabanus tienumensis* Liu，1962

分布：云南（永善、彝良）、四川、贵州、浙江、安徽、福建、江西、河南、湖南、广东、陕西、甘肃。

181. 三色虻 *Tabanus tricolorus* Xu，1981

分布：云南（勐腊）。

182. 三重虻 *Tabanus trigeminus* Copquillett，1898

分布：云南（威信）、四川、贵州、重庆、河北、辽宁、山东、江苏、安徽、浙江、福建、河南、湖北、广西、陕西、甘肃。

183. 异斑虻 *Tabanus varimaculatus* Xu，1981

分布：云南（思茅、勐海）。

184. 威宁虻 *Tabanus weiningensis* Xu，Xu *et* Sun，2008

分布：云南（丽江、维西、宁蒗、曲靖、宣威、昭通、威信、永善、水富、绥江）、贵州、西藏。

185. 学忠虻 *Tabanus xuezhongi* Xu *et* Guo，2005

分布：云南（泸水片马）。

186. 亚布力原虻 *Tabanus yabloricus* Takagi，1941

分布：云南（维西、丽江、彝良）、四川、重庆、贵州、黑龙江、吉林、辽宁、北京、河南、陕西、浙江、湖北、福建。

187. 山崎虻 *Tabanus yamasakii* Ouchi，1943

分布：云南（昆明）、贵州、辽宁、北京、河北、山东、河南、江苏、上海、浙江、

湖北、湖南、福建、广西。

188. 亚布力虻 *Tabanus yablonicus* Takagi，1941

分布：云南（维西、彝良）。

189. 姚氏虻 *Tabanus yao* Macquart，1855

分布：云南。

190. 云南虻 *Tabanus yunnanensis* Liu *et* Wang，1977

分布：云南（永善、大关、下关、华坪、永胜、巧家、昆明、麻栗坡、江城、澜沧、思茅、勐腊、宾川）、四川、贵州。

191. 学忠虻 *Tabanus xuezhongi* Xu *et* Guo，2005

分布：云南（怒江）。

192. 察雅虻 *Tabanus zayaensis* Xu *et* Sun，2007

分布：云南（中甸）、西藏。

193. 察隅虻 *Tabanus zayuensis* Wang，1982

分布：云南（维西）、西藏。

194. 中平虻 *Tabanus zhongping* Xu *et* Guo，2005

分布：云南（勐海、沧源、腾冲、片马）。

195. 遵明虻 *Tabanus zunmingi* Xu *et* Sun，2007

分布：云南（勐海、保山、镇康、沧源、景洪、勐腊）。

第六节　蝇类（双翅目）

云南的蝇类有 5 科、110 属、372 种。

一、花蝇科 Family ANTHOMYIIDAE
花蝇亚科 Subfamily ANTHOMYIINAE

（一）花蝇属 Genus *Anthomyia* Meigen，1803

1. 横带花蝇 *Anthomyia illocata* Walk，1856

分布：云南（昆明、东川、泸水、丽江、宁蒗、永胜、华坪、大关、盈江、保山、东川、双江、思茅、景洪、蒙自、元江、宾川）、四川、重庆、河北、山西、吉林、辽宁、山东、江苏、浙江、安徽、福建、台湾、河南、湖北、湖南、广东、广西、陕西。

2. 七星花蝇 *Anthomyia imbrida* Rondani，1866

分布：云南（大关、昆明）、山西。

3. 複斑花蝇 *Anthomyia pluinotata* Brulle，1832

分布：云南（昆明、丽江、宁蒗、华坪）、辽宁。

4. 羽芒花蝇 *Anthomyia plurinotata* Stein，1918

分布：云南（大关、孟连）。

5. 骚花蝇 *Anthomyia procellaris* Rondani，1866

分布：云南（兰坪、丽江、贡山）。

（二）拟花蝇属 Genus *Calythea* Schnabl *et* Dziedzicki，1911

6. 陈氏拟花蝇 *Calythea cheni* Fan，1965

分布：云南（兰坪、丽江）、辽宁、山东、西藏。

7. 草原拟花蝇 *Calythea pratincola* Meigen，1809

分布：云南（丽江）、河北、山西、内蒙古、黑龙江、辽宁、新疆。

8. 鬃额拟花蝇 *Calythea setifrons* Ackland，1986

分布：云南（兰坪、贡山、泸水、碧江、丽江、宾川）。

（三）拟缘花蝇属 Genus *Meliniella* Suwa，1974

9. 匙叶拟缘花蝇 *Meliniella spatuliforcep* Fan *et* Chu，1982

分布：云南（瑞丽）。

（四）蕨蝇属 Genus *Chirosia* Rondani，1856

10. 钝叶蕨蝇 *Chirosia frontata* Suwa，1983

分布：云南（贡山）。

11. 匙叶蕨蝇 *Chirosia fortipispatula* Xue，2001

分布：云南。

（五）地种蝇属 Genus *Delia* Robineau-Desyoidy，1830

12. 葱地种蝇 *Delia antiqua* Meigen，1826

分布：云南（景洪）、河北、山西、内蒙古、黑龙江、吉林、辽宁、山东、青海。

13. 黄基地种蝇 *Delia bracata* Rondain，1866

分布：云南（贡山、泸水、永胜、陇川）。

14. 菠茎地种蝇 *Delia echinata* Seguy，1923

分布：云南（贡山、德钦）。

15. 三条地种蝇 *Delia flabellifera* Pandelle，1900

分布：云南（泸水）、黑龙江。

16. 萝卜地种蝇 *Delia floralis* Fallen，1824

分布：云南（思茅）、河北、山西、内蒙古、黑龙江、辽宁、青海、新疆。

17. 三刺地种蝇 *Delia longitheca* Suwa，1974

分布：云南（巧家）。

18. 黑腹地种蝇 *Delia nigriabdomi nis* Xue，2001

分布：云南。

19. 毛尾地种蝇 *Delia planipalpis* Stein，1898

分布：云南（昆明、思茅）、内蒙古、黑龙江。

20. 灰地种蝇 *Delia platura* Meigen，1826

分布：云南（贡山、碧江、泸水、福贡、德钦、中甸、丽江、宁蒗、昭通、宾川、武定、禄劝、昆明、永胜、水富、思茅）、四川、西藏、河北、内蒙古、黑龙江、辽宁、江苏、浙江、安徽、福建、台湾、河南、陕西、甘肃、青海、新疆。

（六）隰蝇属 Genus *Hydriphoria* Robineau-Desvoidy，1830

21. 长毛隰蝇 *Hydriphoria hyalipennis* Zetterstedt，1855

分布：云南（盈江）。

22. 乡隰蝇 *Hydriphoria ruralis* Meigen，1826

分布：云南（兰坪、贡山、泸水、丽江、宁蒗、永胜、龙陵、昆明、临沧、建水、武定）、内蒙古、黑龙江、吉林、辽宁、江苏、安徽、浙江、福建。

种蝇亚科 Subfamily HYLEMYINAE

（七）邻种蝇属 Genus *Paregle* Schnable，1911

23. 密胡邻种蝇 *Paregle densibarbata* Fan，1982

分布：云南（泸水、碧江、丽江、永善、宾州）。

（八）种蝇属 Genus *Hylemya* Robineau-Desvoidy，1830

24. 黄股种蝇 *Hylemya cinerella* Fallen，1825

分布：云南（福贡、德钦、昆明）、四川。

25. 异股种蝇 *Hylemya femoralis* Stein，1915

分布：云南（泸水、丽江、宾川、禄劝）。

26. 后眶种蝇 *Hylemya probilis* Ackland，1967

分布：云南（丽江、宁蒗、巧家）。

27. 黑跗种蝇 *Hylemya nigrimana* Meigen，1820

分布：云南（贡山）。

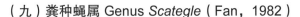

（九）粪种蝇属 Genus *Scategle*（Fan，1982）

28．粪种蝇 *Scategle cinerella*（Fallen，1825）

分布：云南（昆明、勐腊、腾冲、文山、泸水、碧江、德钦、中甸、丽江、宁蒗、永胜、华坪、昭通、水富、盈江、宾川、双江、耿马、玉溪、新平、元江）、四川、河北、内蒙古、黑龙江、辽宁、山东、江苏、安徽、浙江、福建、台湾、河南、湖北、广东、陕西、宁夏、甘肃、青海、新疆、西藏。

（十）泉种蝇属 Genus *Pegohylemyia* Schnabl，1911

29．端栉泉种蝇 *Pegohylemyia quainlani* Ackland

分布：云南（碧江）。

（十一）草种蝇属 Genus *Phorbia* Robineau-Desvoidy，1830

30．尼泊尔草种蝇 *Phorbia nepalonsis*

分布：云南（大关）。

泉蝇亚科 Subfamily PEGOMYINAE

（十二）粪泉蝇属 Genus *Emmesomyia* Malloch，1917

31．亚绒粪泉蝇 *Emmesomyia sociasuwai* Ge *et* Fan，1988

分布：云南（巧家）。

32．黄跗粪泉蝇 *Emmesomyia flavitarsis* Suwa，1974

分布：云南（巧家）、江苏。

（十三）泉蝇属 Genus *Pegomya* Robineau-Desvoidy，1830

33．四条泉蝇 *Pegomya quadrivittata* Karl，1935

分布：云南（兰坪、大关、龙陵）、江苏、福建、台湾、广东。

（十四）原泉蝇属 Genus *Nupedia* Karl，1928

34．河南原泉蝇 *Nupedia henanensis* Ge *et* Fan，1982

分布：云南（贡山）。

35．棕黄原泉蝇 *Nupedia fulua* Malloch，1934

分布：云南（丽江）。

36．夏原泉蝇 *Nupedia aestiva* Meigen，1826

分布：云南（巧家、武定、禄劝）。

（十五）叉泉蝇属 Genus *Eutrichota* Kowarz，1893

37．暗黑叉泉蝇 *Eutrichota fuscigenua* Feng，1987

分布：云南。

二、粪蝇科 Family CORDILUDAE

（十六）粉粪蝇属 Genus *Scatophaga*

38. 黄粉粪蝇 *Scatophaga mellipes*

分布：云南（福贡、碧江、中甸、耿马）。

39. 污粉粪蝇 *Scatophaga scybalaria*

分布：云南（宁蒗）。

三、丽蝇科 Family CALLIPHORIDAE
丽蝇亚科 Subfamily CALIPHORINAE

（十七）阿丽蝇属 Genus *Aldrichina* Townsend，1934

40. 巨尾阿丽蝇 *Aidrichina grahami* Aldrich，1930

体长 6.5 ~ 8.0 mm。胸部黑色，腹部蓝黑色。中胸盾沟前的中央有 3 条明显的黑色纵条，正中 1 条略宽；中鬃 3+3，背中鬃 3+3，翅内鬃 0+3（3 ~ 4），肩后鬃 3。雄第 9 背板巨大，尾节折曲在腹部后下方。

本种体型大，身长可达 12 mm。青蓝色，覆薄的淡色粉被。在丽蝇中，巨尾阿丽蝇雄性额宽，约为头宽的 1/7，两性中胸盾片沟前有三条明显的黑色纵条，中间一条较宽；雄性尾器特别巨大。

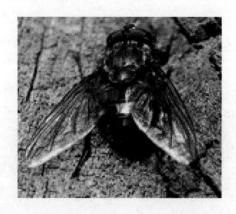

分布：云南（思茅、昆明、保山、大理、石屏、楚雄、禄丰、建水、文山、腾冲、耿马、永平、潞西）、四川、重庆、贵州、西藏、河北、山西、内蒙古、辽宁、吉林、黑龙江、山东、江苏、安徽、浙江、江西、福建、台湾、河南、湖北、湖南、广东、广西、陕西、宁夏、甘肃、青海。

孟蝇亚科 Subfamily BENGALIIAE

（十八）孟蝇属 Genus *Bengalia* Robineau-Desvoidy，1830

41. 浙江孟蝇 *Bengalia chekiangensis* Fan，1965

分布：云南、安徽、浙江、江西。

42. 环斑孟蝇 *Bengalia escheri* Bezzi，1913

分布：云南（勐腊、蒙自、西双版纳）、四川、安徽、浙江、福建、台湾、广东。

43. 凹圆孟蝇 *Bengalia emarginata* Malloch，1927

分布：云南（勐腊）。

44. 突唇孟蝇 *Bengalia labiata* Robineau-Desvoidy，1930

分布：云南（勐龙）。

45. 侧线孟蝇 *Bengalia lateralis* Macg，1843

分布：云南（西双版纳）。

46. 变色孟蝇 *Bengalia varicolor*（Fabricius，1805）

分布：云南（勐腊、景谷、西双版纳）。

47. 盗孟蝇 *Bengalia latro* De Meij，1910

分布：云南（澜沧、泸水、沧源、孟连、勐海、勐腊、玉溪、永仁）。

48. 台湾孟蝇 *Bengalia taiwanensis* Fan，1965

分布：云南（瑞丽）。

（十九）陪丽蝇属 Genus *Bellardia* Robineau-Desvoidy，1863

49. 弯叶陪丽蝇 *Bellardia curviloba* Liang *et* Gan，1986

分布：云南（中甸）。

50. 新月陪丽蝇 *Bellardia Menechna*（Segy，1934）

分布：云南（丽江、大关、昆明）、四川、北京、河南、甘肃、江苏、上海、湖北、湖南。

51. 拟新月陪丽蝇 *Bellardia menechmoides* Chen，1979

分布：云南（贡山、泸水、德钦、中甸、丽江、宁蒗、宾川、元谋）。

52. 小新月陪丽蝇 *Bellardia micromenechma* Liang *et* Gan，1986

分布：云南（宁蒗）。

53. 南新月陪丽蝇 *Bellardia notomenechma* Liang *et* Gan，1986

分布：云南（瑞丽、昆明）、四川。

（二十）绛蝇属 Genus *Caiusa* Surcouf，1919

54. 越北绛蝇 *Caiusa coomani* Seguy，1948

分布：云南、四川、浙江、湖南、广东、广西。

（二十一）丽蝇属 Genus *Calliphora* Robineau-Desvoidy，1830

55. 青海丽蝇 *Calliphora*（*Acrophag*）*chinghaiensis* Van *et* Ma，1978

分布：云南（中甸大雪山、德钦白芒雪山、德钦梅里雪山）、四川、西藏、青海。

56. 斑颧丽蝇 *Calliphora*（s.str.）*loewi* Enderlein，1903

分布：云南（德钦、丽江）、西藏、新疆。

57. 红头丽蝇 *Calliphora vicind* Robinedu-Desvoidy，1830

分布：云南（洱源、文山、贡山、泸水、碧江、丽江、永胜、宁蒗、昭通、保山、宾川、洱源、永平、昆明、双江、景东、景谷、个旧、金平、元江、玉溪、祥云、漾濞、大理）、四川、贵州、重庆、西藏、黑龙江、吉林、辽宁、内蒙古、河北、北京、天津、山西、山东、河南、陕西、宁夏、甘肃、青海、新疆、江苏、江西、湖北、湖南。

58. 反吐丽蝇 *Calliphora vomitoria*（Linne，1756）

分布：云南（昆明、保山、腾冲、思茅、德钦、丽江、维西、泸水、片马）、四川、贵州、西藏、黑龙江、吉林、辽宁、内蒙古、河北、天津、山西、山东、河南、陕西、宁夏、甘肃、青海、新疆、安徽、江苏、上海、浙江、江西、湖北、湖南、福建、台湾、广东。

59. 黑丽蝇 *Calliphora pattoni* Aubertin，1931

分布：云南（丽江、贡山、昆明）。

60. 宽丽蝇 *Calliphora lata* Coquillett，1898

分布：云南（德钦、双江）。

61. 天山丽蝇 *Calliphora tianshanica* Rohd

分布：云南、四川、西藏、北京、黑龙江、吉林、辽宁、内蒙古、天津、山东、山西、河南、陕西、甘肃、青海、新疆、江苏。

（二十二）蓝蝇属 Genus *Cynomya* Robineau-Desvoidy，1830

62. 尸蓝蝇 *Cynomya mortuorum*（Linnaeus，1758）

分布：云南（德钦白芒雪山）、四川、黑龙江、吉林、辽宁、内蒙古、河北、山西、甘肃、宁夏、青海、新疆。

（二十三）瘦粉蝇属 Genus *Dexopollenia* Townsend，1917

63. 黑膝瘦粉蝇 *Dexopollenia geniculate* Malloch，1935

分布：云南（大理）、四川。

（二十四）带绿蝇属 Genus *Hemipyrellia* Townsend，1918

64. 瘦叶带绿蝇 *Hemipyrellia ligurriens*（Wiedemann，1830）

分布：云南（六库、普洱、景东、金平、勐腊、车里、芒市、河口）、四川、重庆、贵州、西藏、陕西、河南、江苏、上海、浙江、江西、湖北、湖南、福建、台湾、广东、海南、广西。

（二十五）巨尾蝇属 Genus *Hypopygiopsis* Townsend，1916

65. 斑翅巨尾蝇 *Hypopygiopsis fortis*（Walk，1857）

分布：云南（勐腊、昆明、勐龙）、广东。

66. 瘦突巨尾蝇 *Hypopygiopsis infumata*（Bigot，1877）

分布：云南（西双版纳、耿马）。

67. 紫巨尾蝇 *Hypopygiopsis violacea*（Macguart，1835）

分布：云南（勐腊、耿马、西双版纳）、广东。

（二十六）绿蝇属 Genus *Lucilia* Robinedu-Desvoidy，1830

68. 瓣腹绿蝇 *Lucilia appendicifera* Fan，1965

分布：云南（元江、盈江）、辽宁、山东、江苏、浙江、福建。

69. 南岭绿蝇 *Lucilia bazini* Segvy，1934

分布：云南（勐腊、金平、西双版纳橄榄坝）、四川、贵州、西藏、陕西、江苏、浙江、福建、台湾、江西、海南。

70. 铜绿蝇 *Lucilia cuprina*（Wiedemann，1830）

中型种，最大者身长可达 8 mm，体色呈嫩橄榄绿色至青铜色。有金属光泽，外部特征很像丝光绿蝇，主要区别是它的后胸腹板无纤毛；在额的最狭处，雄性侧额约和间额等宽，雌性侧额宽约为间额宽的 2/3；从侧面观雄蝇腹部在后上方拱起。它的习性与丝光绿蝇相似。

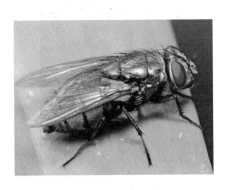

分布：云南（思茅、保山、昆明、金平、镇源、个旧、麻栗坡、勐腊、西双版纳）、四川、重庆、贵州、西藏、辽宁、江苏、安徽、浙江、江西、福建、台湾、山东、河南、

湖南、广东、海南。

71.　亮绿蝇 *Lucilia illustris*（Meigen，1842）

分布：云南（昆明、丽江、泸水、红河、勐腊）、四川、贵州、河北、北京、山西、内蒙古、辽宁、吉林、黑龙江、山东、江苏、浙江、河南、湖南、陕西、新疆。

72.　巴浦绿蝇 *Lucilia papuensis* Mecguart，1842

分布：云南（思茅、耿马、勐腊、西双版纳）、四川、重庆、贵州、江苏、浙江、福建、台湾、江西、山东、河南、湖北、湖南、广东、陕西。

73.　紫绿蝇 *Lucilia porphyrina*（Walker，1857）

分布：云南（思茅、昆明、耿马、保山、金平、麻栗坡、勐腊、西双版纳）、四川、重庆、贵州、西藏、陕西、江苏、浙江、福建、台湾、江西、山东、河南、湖北、湖南、广东。

74.　丝光绿蝇 *Lucilia sericata*（Meigen，1826）

体长 5 ～ 10 mm，具金绿色的金属光泽。触角黑褐色，第 3 节为第 2 节的 3 ～ 4 倍，触角芒短，两侧有羽状分枝。雄性两眼分离，额最狭处，侧额宽为间额的一半，雌性侧额亦为间额的一半宽；后侧顶鬃一般 2 对以上；肩胛的肩鬃后区有小毛 6 根以上；胸部背板横缝的后方有 3 对中鬃，从后背面看，第 2 对前中鬃长达到第 1 对后中鬃的基部；胸部小毛较长密；后胸基腹片具纤毛；侧面观，雄性腹部不拱起。翅第 4 纵脉强弯曲，与第 3 纵脉相距颇近。肛尾叶后视端部向末端尖削。

丝光绿蝇为住区附近及野外常见种。成虫活动范围极广，出入人群聚居处，为半住区性蝇种。幼虫尸食性，主要滋生于腥臭腐败的物质如尸体、鱼、虾、垃圾等处，也能在猪粪及动物饲料内繁殖。成虫对腥臭的鱼肉最敏感。繁殖期很长，雌蝇喜欢在脓疮、伤口、腐败的动物尸体等处产卵。

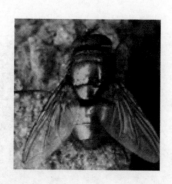

分布：云南（昆明、思茅、保山、耿马、金平、双江、麻栗坡、文山）、四川、重庆、贵州、西藏、河北、山西、内蒙古、辽宁、吉林、黑龙江、山东、江苏、安徽、浙江、江西、福建、台湾、河南、湖北、湖南、广东、广西、陕西、宁夏、甘肃、青海、新疆。

75. 沈阳绿蝇 *Lucilia shengyangensis* Fan, 1965

分布：云南（泸水）、四川、贵州、西藏、黑龙江、吉林、辽宁、内蒙古、北京、山西、山东、河南、陕西、甘肃、宁夏、河北。

76. 中华绿蝇 *Lucilia sinensis* Aub., 1933

分布：云南（维西县攀天阁）、四川、贵州、台湾。

（二十七）蜗蝇属 Genus *Melinda* Robineau-Desvoidy, 1830

77. 小黑蜗蝇 *Melinda nigrella* Chen, Li *et* Zhang, 1988

分布：云南（巧家）。

78. 云南蜗蝇 *Melinda yunnanensis* Fan, Chen *et* Li

分布：云南（宾川、鸡足山）。

（二十八）蚓蝇属 Genus *Onesia* Robineau-Desvoidy, 1830

79. 卧龙蚓蝇 *Onesia wolongensis* Chen *et* Fan, 1992

分布：云南（维西、攀天阁）、四川。

（二十九）变丽蝇属 Genus *Paradichosia* Sen. Wh., 1923

80. 康定变丽蝇 *Paradichosia kangdingensis* Chen *et* Fan, 1992

分布：云南（德钦、梅里雪山）、四川。

81. 黑腹变丽蝇 *Paradichosia itoi*（Kano, 1962）

分布：云南（大关、潞西）。

82. 黄足变丽蝇 *Paradichosia pusilla*（Villen, 1927）

分布：云南（泸水、大关、宾川）。

83. 斑股变丽蝇 *Paradichosia okazaii*（Kano, 1962）

分布：云南（泸水、宾川）。

84. 长鬃变丽蝇 *Paradichosia scutellata* Sen *et* Wh., 1923

分布：云南（永平、永善）。

85. 长簇变丽蝇 *Paradichosia vanemedni*（Kurahashi, 1970）

分布：云南（泸水、片马）。

（三十）拟粉蝇属 Genus *Polleniopsis* Townsend, 1917

86. 云南拟粉蝇 *Polleniopsis yunnuensis* Chen, Li *et* Zhang, 1988

分布：云南（巧家）。

87. 周氏拟粉蝇 *Polleniopsis choui* Fan *et* Chen, 1991

分布：云南（永善）。

88. 德钦拟粉蝇 *Polleniopsis deqenensis* Chen *et* Fan, 1992

分布：云南（德钦、梅里雪山）。

（三十一）粉腹丽蝇属 Genus *Pollenomyia* Seguy，1935

89. 中华粉腹丽蝇 *Pollenomyia sinensis* Seguy

分布：云南（大关）、黑龙江、辽宁、北京、陕西、甘肃、青海、浙江。

（三十二）台南蝇属 Genus *Tainanina*

90. 阳春台南蝇 *Tainanina yangchunensis* Fan *et* Yau，1984

分布：云南（元谋）。

（三十三）叉丽蝇属 Genus *Triceratopyga* Rohd，1931

91. 叉丽蝇 *Triceratopyga calliphoroides* Rohd，1931

分布：云南（武定、禄劝、昆明、贡山、德钦、祥云）、四川、贵州、福建、黑龙江、吉林、辽宁、内蒙古、河北、北京、天津、山西、山东、河南、陕西、宁夏、甘肃、青海、安徽、江苏、上海、浙江、江西、湖北、湖南。

（三十四）伪丽蝇属 Genus *Tricycleopsis*

92. *Triceratopyga nr tibialis*

分布：云南（大关）。

金蝇亚科 Subfamily CHRYSOMYIINAE

（三十五）裸金蝇属 Genus *Achaetandrus* Bezzi，1927

93. 绯颜裸金蝇 *Achaetandrus phaonis* Seguy，1928

分布：（思茅、金平、双江、勐腊、耿马、澜沧、西双版纳、泸水、丽江、宁蒗、澜沧、宾川、蒙自、河口、潞西、昆明、梁河、景谷、临沧、元谋、木仁）、四川、贵州、山东、河南、安徽、江苏、上海、浙江、江西、福建、台湾、广东、海南、广西。

94. 粗足裸金蝇 *Achaetandrus rufifacies* Macg，1842

分布：云南（勐腊、西双版纳、思茅、玉溪、金平）、海南。

（三十六）锡蝇属 Genus *Ceylonomyia* Fan，1965

95. 乌足锡蝇 *Ceylonmyia nigripes* Aubetin，1932

分布：云南（耿马、景谷、澜沧、西双版纳）。

（三十七）金蝇属 Genus *Chrysomyia* Robinedu-Desvoidy，1830

96. 蛆症金蝇 *Chrycomyia bazziana* Villeneuve，1914

分布：云南（金平、西双版纳）、西藏、福建、台湾、广东、广西、海南。

97. 星岛金蝇 *Chrysomya chani* Kurahashi，1979

分布：云南（西双版纳、勐仑）、海南。

98. 大头金蝇 *Chrysomyia megacephala*（Fbricius，1794）

成虫体长 8 ~ 11 mm，金属绿色，粉被灰色。复眼鲜红，雄性两眼前缘合生，额狭似线，复眼上部 2/3 的小眼面很大，下部 1/3 的小眼面很小，两者界限明显，在整个长度内约有小眼面 25 排。大头金蝇的雌性额宽与眼宽相等，间额宽为一侧额的 2 倍或更宽；颊和触角大部分呈橙黄色。雄性腹侧片和第 2 腹片大部具黑毛，雌性大部具黄毛。腋瓣深棕色，缘缨除上、下腋瓣交接处呈白色外，大部分灰色至黑色。

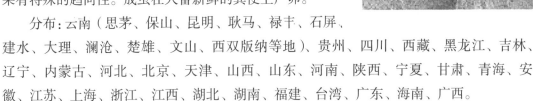

幼虫粪食性，主要在人粪（尤其是稀粪）内滋生，也在畜骨、畜毛上繁殖。成虫为秋季室外的主要蝇种，对水果有特殊的趋向性。成虫在人畜新鲜的粪便上产卵。

分布：云南（思茅、保山、昆明、耿马、禄丰、石屏、建水、大理、澜沧、楚雄、文山、西双版纳等地）、贵州、四川、西藏、黑龙江、吉林、辽宁、内蒙古、河北、北京、天津、山西、山东、河南、陕西、宁夏、甘肃、青海、安徽、江苏、上海、浙江、江西、湖北、湖南、福建、台湾、广东、海南、广西。

99. 广额金蝇 *Chrysomyia phaonis* Seguy，1928

分布：云南（昆明、贡山、福贡、泸水、丽江、宁蒗、永胜、祥云、元江、宾川、思茅、西双版纳、德钦、中甸、南华、碧江、维西、保山）、贵州、四川、重庆、西藏、辽宁、内蒙古、河北、北京、天津、山西、河南、陕西、宁夏、甘肃、青海、江苏、湖北、山东、安徽、浙江、江西、福建、台湾、河南、广东、广西、陕西。

100. 肥躯金蝇 *Chrysomyia pinguis*（Walker，1858）

体长 7.5 mm。体呈金属蓝绿色。雄额狭，前单眼旁的侧额狭于前单眼宽；复眼在前面中央不隆起，上方小眼面不显著扩大，在额长度内的小眼面约 35 排；颜部暗红色，侧颜毛和颜堤毛黑色，颊部暗灰色，前半部的颊毛黑色。中鬃 0+2；腋瓣暗棕色，上腋瓣外方褐色，其上面的毛亦黑。雄下阳体前面有纤毛，端阳体明显具棘。

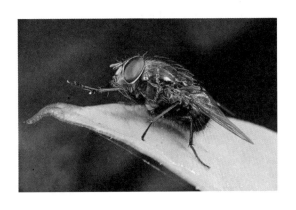

分布：云南（思茅、昆明、勐腊、建水、西双版纳、昆明、贡山、福贡、泸水、丽江、宁蒗、永胜、澜沧、楚雄、文山、建水、个旧、景谷、镇源、西盟、孟连）、贵州、四川、西藏、辽宁、内蒙古、北京、山西、山东、河南、陕西、甘肃、宁夏、安徽、江苏、上海、浙江、江西、湖北、湖南、福建、台湾、广东、海南、广西。

101.　泰国金蝇 *Chrysomyia thanomthini* Kurahashi *et* Tumras，1977

分布：云南（盈江、瑞丽、腾冲、宾川、沧源、思茅、镇源、澜沧、勐腊、勐海、兰坪）。

102.　安定金蝇 *Chrysomyia defixa*（Walk，1875）

分布：云南（临沧、勐腊、西双版纳）。

伏蝇亚科 Subfamily PHORMIINAE

（三十八）原丽蝇属 Genus *Protocalliphora* Hough，1899

103.　青原丽蝇 *Protocalliphora azurea*（Fall，1816）

分布：云南（昭通、保山、昆明、瑞丽）、河北、内蒙古、黑龙江、吉林、辽宁、山东、浙江、江苏、河南、陕西、甘肃、新疆。

104.　深兰原丽蝇 *Protocalliphora caerulea* Robinedu-Desvoidy，1830

分布：云南（腾冲、昆明）。

鼻蝇亚科 Subfamily RHINIINAE

（三十九）阿里彩蝇属 Genus *Alikangiella* Villeneuve，1927

105.　三条阿里彩蝇 *Alikangiella vittata*（Peris，1952）

分布：云南（贡山、碧江）、西藏、浙江、福建、广西。

（四十）污彩蝇属 Genus *Borbororhinia* Townsend，1917

106.　双晕污彩蝇 *Borbororhinia bivittata*（Walker，1856）

分布：云南（勐腊）、台湾。

（四十一）彩蝇属 Genus *Cosmina* Robinedu-Desvoidy，1830

107.　缘翅彩蝇 *Cosmina limbipennis*（Macq，1848）

分布：云南（勐海、景洪、勐腊）。

108.　双色彩蝇 *Cosmina bicolor* Walker，1857

分布：云南（耿马、勐腊、红河、景洪）。

（四十二）依蝇属 Genus *Idiella* Brauer *et* Stamm，1899

109.　黑边依蝇 *Idiella divisa*（Walk，1861）

分布：云南（西双版纳、德钦、宁蒗、贡山、兰坪、维西、宾川、耿马、昆明、建水、元江、砚山、西盟、盈江）。

110. 华依蝇 *Idiella mandarina*（Wiedemann，1830）

分布：云南（勐腊、昆明、思茅、临沧、红河、建水、玉溪）、四川、天津、山东、江苏、上海、福建、台湾、广西、广东、海南。

111. 三色依蝇 *Idiella tripartite*（Bigot，1874）

分布：云南（勐腊、保山、潞西、龙陵、耿马、昆明、建水、元江、砚山、西盟、盈江、中甸、维西、弥勒、保山、永平）、四川、贵州、西藏、福建、广东、内蒙古、河北、北京、天津、山西、山东、陕西、宁夏、甘肃、青海、安徽、江苏、上海、浙江、江西、湖北、湖南。

（四十三）等彩蝇属 Genus *Isomyia* Walker，1860

112. 毛突等彩蝇 *Isomyia capilligonites* Liang，1991

分布：云南（勐腊）。

113. 扁角等彩蝇 *Isomyia complantenna* Liang，1991

分布：云南（勐腊、勐仑）。

114. 台湾等彩蝇 *Isomyia electa*（Villeneuve，1927）

分布：云南（泸水、西盟、勐腊）。

115. 老挝等彩蝇 *lsomyia isomyia*（Seguy，1946）

分布：云南（西双版纳）、海南。

116. 宽边等彩蝇 *Isomyia latimarginata* Fan *et* Fan，1985

分布：云南（景洪）。

117. 舌尾等彩蝇 *Isomyia lingulata* Fan *et* Fan，1985

分布：云南（瑞丽）。

118. 斑翅等彩蝇 *Isomyia nedulosa*（Townsend，1917）

分布：云南（耿马、孟连、西盟、西双版纳）。

119. 牯岭等彩蝇 *Isomyia oestracea*（Seguy，1934）

分布：云南（金平、永胜、泸水、西双版纳）、西藏（墨脱）、安徽、浙江、江西、福建。

120. 五鬃等彩蝇 *Isomyia pentochaeta* Fan *et* Fan，1985

分布：云南（景洪）。

121. 伪绿等彩蝇 *Isomyia pseudolucilia*（Malloch，1928）

分布：云南（泸水）、四川、安徽、浙江、湖南、福建。

122. 类方等彩蝇 *Isomyia quadrina* Fang *et* Fan，1986

分布：云南（景东）。

123. 厚叶等彩蝇 *Isomyia*（*Noviculicauda*）*pachys* Liang，1991

分布：云南（景洪大勐龙）。

124. 小突等彩蝇 *Isomyia paurogonita* Fang *et* Fan，1986

分布：云南（景洪大勐龙）。

125. 反曲等彩蝇 *Isomyia recurvata* Fan *et* Fan，1985

分布：云南（景洪）。

126. 箭尾等彩蝇 *Isomyia sagittalis* Fang *et* Fan，1986

分布：云南（西双版纳、小勐养、金平、勐腊）。

127. 勺尾等彩蝇 *Isomyia spotulicerca* Fang *et* Fan，1986

分布：云南（六库、瑞丽）。

128. 细叶等彩蝇 *Isomyia tenuloba* Liang，1991

分布：云南（思茅、盈江、景东、耿马、勐海、勐腊、瑞丽）。

129. 变色等彩蝇 *Isomyia versicolor*（Bigot，1877）

分布：云南（勐腊）。

130. 绿盾等彩蝇 *Isomyia viridiscutum* Liang，1991

分布：云南（腾冲）。

131. 金绿等彩蝇 *Isomyia viridaurea*（Wied，1819）

分布：云南（勐海、勐腊、西盟、思茅）。

132. 绿小盾等彩蝇 *Isomyia viridiscutellata* Fan *et* Fan，1985

分布：云南（景东）。

133. 西双等彩蝇 *Isomyia xishuangensis* Fan *et* Fan，1985

分布：云南（勐海）。

（四十四）金彩蝇属 Genus *Metallea* Wulp，1880

134. *Metallea erinacea*

分布：云南（贡山、大理、勐腊）。

（四十五）拟金彩蝇属 Genus *Metalliopsis* Townsend，1917

135. 胖角拟盘影蝇 *Metalliopsis inflata* Fang *et* Fan，1986

分布：云南（昆明、勐养）、福建。

136. 喜马拟盘彩蝇 *Metalliopsis setosa* Townsend，1917

分布：云南（金平、屏边、西双版纳）、西藏、福建、广东。

（四十六）绿鼻蝇属 Genus *Chlororhinia* Townsend，1917

137. 铜绿鼻蝇 *Chlororhinia exempta*（Walker，1856）

分布：云南（思茅、金平、西双版纳）、西藏。

（四十七）鼻蝇属 Genus *Rhinia* Robinedu-Desvoidy，1830

138. 异色鼻蝇 *Rhinia discolor*（Fab，1805）

分布：云南（泸水、昆明、路南、双江、耿马、勐腊、石屏）。

139. 月纹口鼻蝇 *Rhinia stomorhina lundta*（Fab，1805）

分布：云南（耿马、建水、腾冲、思茅、保山、永平）。

140. 黄褐鼻蝇 *Rhinia apicalis* Robinedu-Desvoidy，1830

分布：云南（瑞丽）。

（四十八）鼻彩蝇属 Genus *Rhyncomya* Robineau-Desvoidy，1830

141. 黄基鼻影蝇 *Rhyncomya flavibasis*（Senior-White，1922）

分布：云南（西双版纳）、四川、广东、海南。

（四十九）口鼻蝇属 Genus *Stomorhina* Rondani，1861

142. 异色口鼻蝇 *Stomorhina discolor* Fab，1794

分布：云南（勐腊、景洪、马关、昆明、开远、下关、泸水、片马、保山、孟定、车里、金平、漾濞、景东、勐腊）、西藏、浙江、江西、福建、台湾、广东、海南、广西。

143. 月纹口鼻蝇 *Stomorhina lunata*（Fab，1805）

分布：云南（昆明、宾川、永平、漾濞、碧江、中甸、贡山、丽江、玉龙山、维西、兰坪、泸水、片马、保山、腾冲、建水、江城、思茅、金平、勐腊、大勐龙）、四川、西藏、台湾。

144. 黑口鼻蝇 *Stomorhina melanostoma* Wiede，1830

分布：云南（勐腊、个旧）。

145. 不显口鼻蝇 *Stomorhina obsoleta*（WiedemanD，1830）

分布：云南（石屏）、四川、重庆、贵州、西藏、黑龙江、吉林、辽宁、内蒙古、河北、北京、天津、山西、山东、河南、陕西、宁夏、甘肃、安徽、江苏、上海、浙江、江西、湖北、湖南、福建、台湾、广东、广西。

（五十）弧彩蝇属 Genus *Strongyioneura*

146. 黄毛弧彩蝇 *Strongyloneura flavipilicoxa* Fang *et* Fan，1988

分布：云南（西双版纳）。

147. *Strongyioneura prasina* Big，1886

分布：云南。

四、蝇科 Family MUSCIDAE
厕蝇亚科 Subfamily FANNIIDAE

（五十一）厕蝇属 Genus *Fannia* Robineau-Desvoidy，1830

148. 夏厕蝇 *Fannia canicularis* Linnaeus，1761

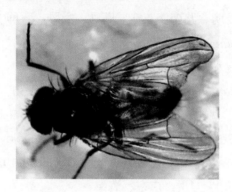

体较瘦，体长 5.0 ~ 6.0 mm。雄性两眼接近，间额狭，侧颜向下变狭，侧额和侧颜覆银白色粉被；雌性眼离生，侧额内缘稍凸，粉被灰白色，间额宽约为侧额的一倍半。雌性中胸背板 3 棕色纵条较雄性明显。翅 M1+2 脉末端直。

雄性腹部第 1、2 合背板及第 3 背板大部黄色，仅正中及后缘暗色，第 4 背板后半部及第 5 背板暗灰色；雌性腹部斑纹与雄性同，但有时仅第 1、2 合背板的大部和第 3 背板两侧或腹基部略显黄色。卵产后 1 天孵化为幼虫。幼虫形状特殊，体略扁平，有很多分枝状的肉质突起。蛹壳仍保留幼虫期的分枝突起，很像幼虫。

成虫栖息在野外或人群聚居场所。卵与幼虫常随食物进入人体，亦可进入尿道和肠腔，引起蝇蛆症。

分布：云南（碧江、中甸、宁蒗、永胜、华坪、昭通、保山、昆明、东川、双江、耿马、思茅、元江）、四川、重庆、西藏、河北、山西、内蒙古、黑龙江、吉林、辽宁、山东、江苏、河南、陕西、宁夏、甘肃、青海、新疆。

149. 白纹厕蝇 *Fannia leucosticta* Meigen，1826

分布：云南（陇川、昆明、思茅）、内蒙古、辽宁、山东、江苏、浙江、台湾、河南、广东、陕西、新疆。

150. 毛踝厕蝇 *Fannia manicata* Meigen，1826

分布：云南（福贡、中甸、丽江）、西藏。

151. 元厕蝇 *Fannia prisca* Slein，1918

分布：云南（兰坪、福贡、贡山、泸水、中甸、丽江、永胜、宁蒗、华坪、昭通、大关、水富、盈江、宾川、昆明、临沧、双江、耿马、思茅、勐海、新平、元江、文山、玉溪）、贵州、西藏、河北、黑龙江、吉林、辽宁、山东、江苏、浙江、江西、福建、台湾、河北、河南、湖北、湖南、广东、广西、陕西、甘肃、四川。

152. 瘤胫厕蝇 *Fannia scalaris* Fabricius，1974

又称灰腹厕蝇，体型较小，灰色，无金属光泽。触角芒无毛，第 4 纵脉近似直线无弯曲，第 6 纵脉短，第 6 纵脉弯至第 5 纵脉前。雄蝇中足股节内侧有一明显结节。

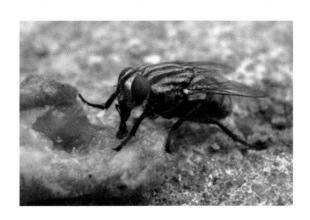

分布：云南（碧江、德钦、中甸、丽江、永胜、宁蒗、华坪、昭通、大关、盈江、宾川、昆明、砚山）、四川、贵州、河北、山西、内蒙古、黑龙江、吉林、辽宁、山东、江苏、浙江、福建、河南、陕西、甘肃。

153. 长跗厕蝇 *Fannia tanotarsis* Feng *et* Xue，2006

分布：云南、四川（二郎山）。

芒蝇亚科 Subfamily ATHERIGONINAE

（五十二）芒蝇属 Genus *Atherigona* Rondani，1856

154. 黑须芒蝇 *Atherigona atripalpis* Malloch，1925

分布：云南（西双版纳）。

155. 中华毛跗芒蝇 *Atherigona bella sinobella* Fan，1965

分布：云南（西双版纳）。

156. 双疣芒蝇 *Atherigona bituberculata* Mall，1925

分布：云南（西双版纳）。

157. 黄髭芒蝇 *Atherigona destructor* Malloch，1923

分布：云南（西双版纳）。

158. 扁跗芒蝇 *Atherigona leata* Wd，1830

分布：云南（西双版纳、碧江）。

159. 大叶裸跖芒蝇 *Atherigona nudiseta megaloba* Fan，1965

分布：云南（西双版纳）。

160. 裸跖芒蝇 *Atherigona nudiseta nudiseta* Malloch，1923

分布：云南（景洪）。

161. 侧小疣芒蝇 *Atherigona laterituberculata* Su *et al.*，1989

分布：云南（丽江）。

162. 稻芒蝇 *Atherigona oryzae* Mall，1925

分布：云南（澜沧、西双版纳、昆明）。

秽蝇亚科 Subfamily COENOSIINAE

（五十三）裸池蝇属 Genus *Brontaea* Kowarz，1873

163. 小裸池蝇 *Brontaea humilis* Zett，1860

分布：云南（丽江、陇川、耿马）。

164. 斑裸池蝇 *Brontaea spilogaster* Seguy，1932

分布：云南（昆明、景洪、勐腊）。

165. 花裸池蝇 *Brontaea tonitrui* Wd，1824

分布：云南（华坪、昆明、双江、耿马、文山、麻栗坡）。

166. 升斑裸池蝇 *Brontaea ascendens* Stein，1915

分布：云南（泸水、水富、潞西、陇川）。

167. 毛颊裸池蝇 *Brontaea lasiops* Emden，1965

分布：云南（泸水、宁蒗、华坪、宾川）。

168. 分斑裸池蝇 *Brontaea distincta* Stein，1909

分布：云南（勐腊）。

169. 类宗脉裸池蝇 *Brontaea*

分布：云南（泸水、昭通、宾川）。

（五十四）秽蝇属 Genus *Coenosia* Meigen，1826

170. 黄角秽蝇 *Coenosia flavicornis* Fallen，1825

分布：云南（龙陵、勐海、景洪）。

171. 拟长足秽蝇 *Coenosia mimilongipeda* Li，Feng *et* Xue，1999

分布：云南（贡山独龙江）、四川。

（五十五）池蝇属 Genus *Limnophora* Robineau- Desvoidy，1830

172. 锥蚊池蝇 *Limnophora conia* Stein，1915

分布：云南（勐腊、元江）。

173. 隐斑池蝇 *Limnophora fallax* Stein，1920

分布：云南（福贡、泸水、大关、昆明）。

174. 显斑池蝇 *Limnophora notata* Fall，1823

分布：云南（泸水、丽江、宁蒗、勐腊、双江）。

175. 银眶池蝇 *Limnophora oribitalis* Stein

分布：云南（德钦）。

176. 苍白池蝇 *Limnophora glaucescens*

分布：云南（华坪、禄劝）。

177. 羽芒池蝇 *Limnophora plumiseta* Stein，1903

分布：云南（永胜、景洪、勐海）。

178. 喜马池蝇 *Limnophora himalayensis* Brunetti，1907

分布：云南（新平）。

179. 端鬃池蝇 *Limnophora apicista* Eden，1965

分布：云南（华坪）。

棘蝇亚科 Subfamily PHAONIIAE

（五十六）毛膝蝇属 Genus *Hebecnema*

180. 隐毛膝蝇 *Hebecnema umbratica* Mg

分布：云南（保山、龙陵）。

（五十七）阳蝇属 Genus *Helina* Robineau- Desvoidy，1830

181. 棕膝阳蝇 *Helina brunnelgena* Emden，1965

分布：云南（泸水）。

182. 潮湿阳蝇 *Helina uliginosa* Fallen，1825

分布：云南（腾冲）。

183. 扁头阳蝇 *Helina lenticeps* Thomson，1869

分布：云南（泸水、华坪、禄劝、景洪、勐腊、河口）。

184. 鸡足山阳蝇 *Helina jizushanensis* Xue *et* Li，1989

分布：云南（宾川）。

185. 毛股阳蝇 *Helina hirtifemorata* Malloch，1926

分布：云南（大关）。

186. 林阳蝇 *Helina nemoram* Stein，1915

分布：云南（贡山、龙陵、宾川、宁蒗、禄劝、武定）。

187. 滇阳蝇 *Helina dianica* Qian *et* Feng，2005

分布：云南（德钦）。

188. 毁阳蝇 *Helina deleta* Stein，1914

分布：云南（丽江、宾川、永胜、大关）。

189. 脉阳蝇 *Helina nervosa* Stein，1909

分布：云南（澜沧、景洪）。

190. 蜜阳蝇 *Helina fica* Hsue，1985

分布：云南（贡山、武定、禄劝、潞西、腾冲）。

191. 桂阳蝇 *Helina guica* Qian *et* Feng，2005

分布：云南（昆明）。

192. 香格里拉阳蝇 *Helina xianggelilaensis* Xue，Feng *et* Tong，2005

分布：云南（香格里拉）。

193. 云南阳蝇 *Helina yunnanica* Feng *et* Ye，1989

分布：云南（马街）。

（五十八）溜蝇属 Genus *Lispe* Latreille，1796

194. 双条溜蝇 *Lispe bivittata* Stein，1909

分布：云南（泸水、华坪、南涧、勐海、元江）。

195. 吸溜蝇 *Lispe consanguinea* Loew，1958

分布：云南（丽江、昭通、大关）。

196. 黄趾溜蝇 *Lispe kowarzi* Becker，1903

分布：云南（景洪、勐海、勐腊、墨江）。

197. 长条溜蝇 *Lispe longicollis* Mg，1826

分布：云南（勐海、元江、西盟、江城）。

198. 月纹溜蝇 *Lispe melaleuca* Loew，1847

分布：云南（瑞丽、双江、勐海、勐腊）。

199. 天目溜蝇 *Lispe quaerens* Villen，1936

分布：云南（泸水、丽江、永胜、华坪、宁蒗、澜沧、景洪、勐海、勐腊、新平、元江、昭通、水富）。

200. 东方溜蝇 *Lispe orienntalis* Wiedemann，1830

分布：云南（泸水、碧江、丽江、宁蒗、永胜、华坪、水富、潞西、盈江、宾川、南涧、昆明、临沧、双江、永德、勐海、玉溪、新平、元江、文山、澜沧）。

201. 白点溜蝇 *Lispe leucospila* Wiedemann，1830

分布：云南（昭通）。

202. 高原鳌溜蝇 *Lispe leucospila* Wiedemann，1830

分布：云南（德钦）。

203. 瘦须溜蝇 *Lispe pygmaea* Zhong *et* Fan，1981

分布：云南（昆明、昭通、水富、宾川、新平）。

（五十九）棘蝇属 Genus *Phaonia* Robineau-Desvoidy，1830

204. 酸棘蝇 *Phaonia acerba* Stein，1918

分布：云南。

205. 侧圆尾棘蝇 *Phaonia caudilata* Fang *et* Fan，1992

分布：云南（德钦）。

206. 叉尾刺棘蝇 *Phaonia cercoechinata* Fang *et* Fan，1987

分布：云南（德钦、云龙）、四川。

207. 秘突棘蝇 *Phaoniu cryptoista* Fang *et* Fan，1992

分布：云南（大理）。

208. 康定棘蝇 *Phaonia kangdingensis* Ma *et* Feng，1986

分布：云南（泸水、云龙）、四川。

209. 乳突棘蝇 *Phaonia papillaria* Fang *et* Fan，1992

分布：云南（维西）。

210. 伪毛足棘蝇 *Phaonia spuripilipes* Fang *et* Fan，1992

分布：云南（德钦）。

211. 瘦叶棘蝇 *Phaonia stenostylata* Fang *et* Fan，1999

分布：云南（泸水）。

212. 鬃脉棘蝇 *Phaonia venisetosa* Emden，1965

分布：云南（武定）。

213. 红腹棘蝇 *Phaonia venisetea*

分布：云南（武定）。

214. 异股棘蝇 *Phaonia debitis* Stein，1918

分布：云南（禄劝）。

215. 云荡棘蝇 *Phaonia yunanierronea* Hsue *et* Li，1989

分布：云南（陇川）。

216. 彩足棘蝇 *Phaonia profugax* Pand

分布：云南（泸水）。

点蝇亚科 Subfamily AZELINAE

（六十）毛胸黑蝇属 Genus *Huckettomyia* Pont *et* Shinonaga，1970

217. 弯突毛胸黑蝇 *Huckettomyia watanbei* Pont *et* Shinonaga，1970

分布：云南（芒市）。

（六十一）齿股蝇属 Genus *Hydrotaea* Robineau-Desvoidy，1830

218. 常齿股蝇 *Hydrotaea dentips* Fabricius，1805

分布：云南（德钦、丽江、宁蒗、兰坪）。

219. 曲胫齿股蝇 *Hydrotaea scamcus* Zett，1838

分布：云南（泸水）。

（六十二）黑蝇属 Genus *Ophyra* Robineau-Desvoidy，1830

220. 斑庶黑蝇 *Ophyra chalcogaster*（Wiedemann，1830）

分布：云南（福贡、泸水、德钦、丽江、宁蒗、华坪、永胜、昭通、大关、水富、奕良、潞西、元江、盈江、瑞丽、宾川、昆明、东川、双江、耿马、永德、思茅、澜沧、景洪、勐海、新平、文山、玉溪、元谋、永仁、河口）。

221. 斑跗黑蝇 *Ophyra chalcogaster*（Wiedemann，1824）

分布：云南、四川、河北、山西、辽宁、吉林、江苏、浙江、安徽、福建、台湾、江西、山东、河南、湖北、广东、广西、海南。

222. 银眉黑蝇 *Ophyra leucostoma*（Wiedemann，1817）

分布：云南、四川、河北、山西、内蒙古、辽宁、吉林、黑龙江、江西、山东、陕西、新疆。

223. 暗额黑蝇 *Ophyra obscurifrons* Sabrosky，1949

分布：云南（河口、双江、昆明、勐腊、元江）、四川、河北、辽宁、江苏、浙江、福建、山东、河南。

224. 厚环黑蝇 *Ophyra spinigera* Stein，1910

分布：云南（福贡、贡山、兰坪、丽江、永胜、昭通、昆明、东川、双江、耿马、麻栗坡、思茅、西双版纳）、四川、河北、辽宁、江苏、黑龙江、浙江、台湾、山东、河南。

225. 简黑蝇 *Ophyra simplex* Stein，1915

分布：云南（蒙自）。

邻家蝇亚科 Subfamily REINWARDTIIXAE

（六十三）妙蝇属 Genus *Myospila* Rondani，1856

226.　百色妙蝇 *Myospila boseica* Feng，2005

分布：云南（曼耗、开远）。

227.　棕色妙蝇 *Myospila brunnea* Feng，2005

分布：云南（曼耗）。

228.　华中妙蝇 *Myospila meditabunda brunettiana* Enderlein，1927

分布：云南（丽江、昆明）。

229.　黑股妙蝇 *Myospila nigrifemura* Feng，2005

分布：云南（昆明）、四川（名山、雅安）。

（六十四）重毫蝇属 Genus *Dichaetomyia* Malloch，1921

230.　铜腹重毫蝇 *Dichaetomyia bibax* Wiedemann，1830

分布：云南（昭通、大关、宾川、潞西、元江、泸水、陇川）、四川、西藏、浙江、河南、广东、广西。

231.　黄须重毫蝇 *Dichaetomyia flavipalpis* Stein，1915

分布：云南（泸水、西盟）、四川。

232.　四鬃重毫蝇 *Dichaetomyia quadrata*（Wiedemann，1824）

分布：云南（盈江、景洪、勐腊）、广东、广西。

233.　背条重毫蝇 *Dichaetomyia dorsocentralis* Emden，1965

分布：云南（盈江、宾川、陇川）。

234.　印度重毫蝇 *Dichaetomyia indica* Walk，1901

分布：云南（宾川）。

235.　淡色重毫蝇 *Dichaetomyia pallens* Stein，1918

分布：云南（河口）。

236.　鳞被重毫蝇 *Dichaetomyia scabipollinosa*

分布：云南（河口）。

237.　黑尾重毫蝇 *Dichaetomyia fulvoapicata* Emden，1965

分布：云南（河口）、四川。

238.　短小重毫蝇 *Dichaetomyia peroe* Walk，1849

分布：云南（河口）。

（六十五）腐蝇属 Genus *Muscina* Robineau-Desvoidy，1830

239. 狭额腐蝇 *Muscina angustifrons* Loew，1858

分布：云南（丽江、宁蒗、宾川、昆明）、四川、河北、吉林、辽宁、山东、江苏、安徽、浙江、江西、河南、湖北、广西、陕西。

240. 肖腐蝇 *Muscina assimilis* Fallen，1823

分布：云南（丽江）、内蒙古、黑龙江、吉林、辽宁、陕西、青海、新疆。

241. 牧场腐蝇 *Muscina pascuorum* Meigen，1826

分布：云南（兰坪、贡山、碧江、中甸、丽江、永胜、宾川、昆明、镇康）、四川、吉林、辽宁、山东、江苏、浙江、河南、陕西。

242. 厩腐蝇 *Muscina stabulans*（Fallen，1823）

分布：云南（昆明、砚山、镇康、建水、楚雄、西双版纳、泸水、丽江、宁蒗、永胜、华坪、昭通、大关、盈江、玉溪、新平、元江、东川、双江、宾川、洱源）、四川、重庆、西藏、河北、山西、内蒙古、黑龙江、吉林、辽宁、山东、江苏、浙江、江西、福建、河南、湖北、湖南、陕西、宁夏、甘肃、青海、新疆。

（六十六）雀蝇属 Genus *Paaeromyia* Rodhain *et* Villeneuve，1915

243. 异芒雀蝇 *Paaeromyia heterochaeta*（Villeneuve，1915）

分布：云南（丽江、永胜）、台湾、广东。

（六十七）纹蝇属 Genus *Graphomyia* Robineau-Desvoidy，1830

244. 斑纹蝇 *Graphomyia maculate* Scopoli，1763

分布：云南（泸水、双江、丽江）。

245. 疏斑纹蝇 *Graphomyia raphomyia paucimaculata* Ouohi，1938

分布：云南（思茅、西双版纳、孟连）。

246. 绯胫纹蝇 *Graphomyia rufibia* Stein，1918

分布：云南（思茅、西双版纳、泸水、丽江、昭通、盈江、昆明、耿马、新平、元江、武定）。

247. 天目山纹蝇 *Graphomyia tienmushanensis* ouchi，1939

分布：云南（思茅、耿马、元江）。

圆蝇亚科 Subfamily MYDAEINAE

（六十八）圆蝇属 Genus *Mydaea* Robineau-Desvoidy，1830

248. 少毛圆蝇 *Mydaea ancilla* Meigen，1826

分布：云南（泸水）。

249. 美丽圆蝇 *Mydaea urbana* Meigen，1826

分布：云南（贡山、昆明）。

（六十九）客圆蝇属 Genus *Xenosia* Malloch，1921

250. 双客圆蝇 *Xenosia bina* Wied，1830

分布：云南（瑞丽、勐海）。

（七十）肖客圆蝇属 Genus *Xenosina* Malloch，1925

251. 红缘肖客圆蝇 *Xenosina pudica rufomarginata* Mall，1925

分布：云南（陇川）。

252. *Xenosina slongata* Emden，1965

分布：云南（禄劝）。

（七十一）鼻园蝇属 Genus *Rhynchomydaea* Malloch，1922

253. 瘤颜鼻园蝇 *Rhynchomydaea tuberculifacies* Stein，1909

分布：云南（勐腊）。

家蝇亚科 Subfamily MUSCINAE

（七十二）毛蝇属 Genus *Dasyphora* Robineau-Desvoidy，1830

254. 紫色毛蝇 *Dasyphora kempi* Emden，1965

分布：云南（泸水、碧江、兰坪）。

255. 四鬃毛蝇 *Dasyphora quadrisetosa* Zimin，1951

= *Dasyphora sinensis* Ma，1979 中华毛蝇

= *Dasyphora huiliensis* Ni，1982 会理毛蝇

分布：云南（兰坪、泸水、碧江、德钦、中甸、丽江、宁蒗、宾川、禄劝、武定、昆明、元江、玉溪）、四川、西藏、山西、辽宁、云南、陕西、甘肃、宁夏。

（七十三）莫蝇属 Genus *Morellia* Robineau-Desvoidy，1830

256. 海南莫蝇 *Morellia hainanensis* Ni，1982

分布：云南（勐腊）。

257. 园莫蝇 *Morellia hortensia*（Wiedemann，1830）

= *Morellia pingi* Hsieh，1958 秉氏莫蝇

分布：云南（泸水、丽江、水富、潞西、元江、盈江、陇川、永平、耿马、思茅、麻栗坡）、四川、吉林、辽宁、山东、江苏、浙江、台湾、河南、湖北、广西、陕西。

258. 黑瓣莫蝇 *Morellia nigrisquarma* Malloch，1928

分布：云南（文山）。

259.　中华莫蝇 *Morellia sinensis* Ouchi，1942

分布：云南、四川、山西、内蒙古、辽宁、吉林、黑龙江、江苏、浙江、福建、台湾、山东、河南、湖北、湖南、广东、广西、贵州、陕西、甘肃、新疆。

（七十四）家蝇属 Genus *Mussa* Linnaeus，1758

260.　秋家蝇 *Musca autumnalis* De Geer，1776

分布：云南（兰坪、泸水、丽江、宁蒗、永胜、潞西、保山、昆明、玉溪、元谋）、四川、宁夏、甘肃、新疆。

261.　北栖家蝇 *Musca bezzii* Patton *et* Cragg，1913

分布：云南（保山、腾冲、耿马、兰坪、泸水、碧江、丽江、宁蒗、永胜、潞西、福贡、盈江、宾川、元江、武定、昆明、景洪、新平）、四川、重庆、河北、山西、内蒙古、黑龙江、吉林、辽宁、山东、江苏、浙江、江西、福建、河南、湖北、湖南、陕西、宁夏、甘肃、青海、新疆、西藏。

262.　瞿氏家蝇 *Musca chui* Fan，1989

分布：云南（耿马、勐腊、西双版纳）。

263.　逐畜家蝇 *Musca conducens* Walker，1859

分布：云南（思茅、耿马、腾冲、保山、双江、金平、勐腊、勐龙、永胜、潞西、福贡、盈江、宾川、元江、武定、昆明、兰坪、贡山、碧江、泸水、丽江、宁蒗、华坪、水富、昭通、瑞丽、东川、景洪、勐海、金平、玉溪、孟连、景东、文山、永仁、永德、思茅）、四川、重庆、甘肃、宁夏、河北、辽宁、山东、江苏、安徽、浙江、江西、福建、台湾、河南、湖北、湖南、广东、广西、陕西、贵州、西藏。

264.　突额家蝇 *Musca convexifrons* Thomson，1868

分布：云南（耿马、腾冲、金平、盈江、广南、勐腊、昆明、镇康、思茅、河口、保山、泸水、丽江、华坪、永胜、宁蒗、昭通、大关、水富、潞西、镇康、景洪、勐海、金平、个旧、河口、文山、元江、元谋、武定）、四川、重庆、山东、江苏、福建、台湾、河南、湖北、湖南、广东、广西、陕西。

265.　扰家蝇 *Musca craggi* Patton，1922

分布：云南（思茅、保山、耿马、西双版纳、双江、丽江、永胜）。

266.　肥喙家蝇 *Musca crasscrostris* Stein，1903

分布：云南（思茅、腾冲、勐腊、耿马、西双版纳、兰坪、泸水、丽江、永胜、华坪、潞西、盈江、宾川、勐海、新平、元江、元谋）、四川、江苏、福建、台湾、湖北、广西、广东。

267.　家蝇 *Musca domestica* Linnaeus，1758

分布：云南、四川、贵州及全国（除青藏高原）其他省份。

268.　舍蝇 *Musca domestica vicina* Macquart，1850

分布：云南、四川、重庆、河北、山西、内蒙古、黑龙江、吉林、辽宁、山东、江苏、安徽、浙江、江西、福建、台湾、河南、湖北、湖南、广东、广西、陕西、宁夏、甘肃、西藏。

269.　带纹家蝇 *Musca fasciata* Stein，1910

分布：云南（思茅、西双版纳、华坪、宁蒗）、江苏、浙江、江西、福建、台湾、湖南、广西。

270.　牛耳家蝇 *Musca fletcheri patton* Senior-White 1924

分布：云南（思茅、耿马、泸水、华坪、宾川、昆明、双江、永德、西双版纳）、福建、广东。

271.　台湾家蝇 *Musca formosana* Malloch，1925

分布：云南（思茅、耿马、昆明、西双版纳）。

272.　雨林家蝇 *Musca greeni* Patton，1933

分布：云南（思茅、耿马、保山、镇康、勐腊、腾冲）、广东、广西。

273.　黑边家蝇 *Musca hervei* Villeneuve，1922

分布：云南（腾冲、保山、下关、麻栗坡、昆明）、四川、重庆、河北、吉林、辽宁、山东、江苏、安徽、浙江、江西、福建、河南、湖北、湖南、广西、陕西、甘肃、西藏。

274.　毛瓣家蝇 *Musca inferior* Stein，1909

分布：云南（思茅、耿马、勐腊、西双版纳）、台湾、广东、广西。

275.　亮家蝇 *Musca lucens* Vill，1922

分布：云南（勐腊）、广东。

276.　毛颧家蝇 *Musca malaise* Emden，1965

分布：云南、西藏、四川。

277.　鱼尸家蝇 *Musca pattoni* Austen，1910

分布：云南（思茅、耿马、腾冲、保山、盈江、金平、勐腊、澜沧、勐海、丽江、昭通、水富、泸水）、广东、广西。

278.　平头家蝇 *Musca planiceps* Wiedemann，1824

分布：云南（耿马、西双版纳、个旧、金平）、广东、广西。

279.　牲家蝇 *Musca seniorwhitei* Patton，1922

分布：云南（耿马、西双版纳、潞西、华坪、大关）、台湾、广东。

280.　毛堤家蝇 *Musca pilifacie*s Emden，1965

=*Musca dasyops* Stein，1913 毛眼家蝇

分布：云南（泸水、丽江、宁蒗、永胜、龙陵、耿马）。

281. 市蝇 *Musca sorbens sorbens* Wiedemann，1830

分布：云南、四川、重庆、西藏、河北、内蒙古、辽宁、山东、江苏、安徽、浙江、江西、福建、台湾、河南、湖北、湖南、广东、广西、陕西、宁夏、甘肃、新疆。

282. 骚家蝇 *Musca tempestiwa* Fallen，1817

分布：云南、四川、重庆、河北、山西、内蒙古、吉林、辽宁、山东、江苏、河南、陕西、宁夏、甘肃、新疆。

283. 狭额市蝇 *Musca sorbens vetustissima* Walk，1849

分布：云南、四川、重庆、福建、台湾、广东、广西。

284. 西藏家蝇 *Musca tibetana* Fan，1978

分布：云南（丽江、永胜）、西藏。

285. 黄腹家蝇 *Musca ventrosa* Wiedemann，1830

分布：云南、贵州、河北、山西、山东、江苏、浙江、江西、福建、台湾、河南、湖北、湖南、广东、广西、海南、陕西、宁夏、四川。

（七十五）翠蝇属 Genus *Neomyia* Walker，1859

286. 明翅翠蝇 *Neomyia claripennis* Malloch，1923

分布：云南（建水、西双版纳、泸水、碧江、陇川、镇康、新平、元江、文山）、浙江、台湾、海南。

287. 鬃叶翠蝇 *Neomyia bristocercus* Ni

分布：云南。

288. 绿翠蝇 *Neomyia cornicina*（Fabricius，1781）

=*Orthellia caesarion*（Meigen，1838）绿翠蝇

分布：云南、四川、重庆、西藏、内蒙古、甘肃、青海、新疆。

289. 绿额翠蝇 *Neomyia coerulemfrons*（Mcguart，1850）

分布：云南（思茅、孟定、腾冲、保山、双江、耿马、沧源、金平、景洪、勐龙、勐腊、兰坪、贡山、泸水、永胜、华坪、昭通、水富、潞西、陇川、盈江、临沧、双江、金平）、四川、贵州、西藏、浙江、台湾、河南、广东、广西。

290. 广西翠蝇 *Neomyia fletcheri* Emden，1965

分布：云南、四川、西藏、广西、贵州。

291. 印度翠蝇 *Neomyia indica*（Robineau-Desvoidy，1830）

分布：云南（思茅、耿马、双江、下关、沧源、莲山、广南、潞西、西双版纳）、贵州、四川、山西、江苏、浙江、江西、台湾、福建、湖南、广东、广西、海南、陕西。

292. 黑斑翠蝇 *Neomyia lauta*（Wiedemann，1830）

分布：云南（思茅、耿马、金平、双江、沧源、莲山、下关、西双版纳）、江苏、福

建、台湾、广东、广西。

293. 绯角翠蝇 *Neomyia ruficornis* Shinonaga，1890

分布：云南（耿马、麻栗坡）。

294. 紫翠蝇 *Neomyia gavisa* Walker，1859

        =*Orthellia chalybea*（Wiedemann，1830）紫翠蝇

        =*Orthellia violacea*（Macquart，1850）紫翠蝇

分布：云南（兰坪、泸水、福贡、贡山、碧江、丽江、宁蒗、永胜、华坪、昭通、大关、水富、潞西、盈江、保山、腾冲、大理、宾川、永平、昆明、东川、双江、耿马、镇康、永德、临沧、思茅、西盟、西双版纳、开远、蒙自、建水、玉溪、元江、文山、马关、麻栗坡、沧源、石屏）、四川、重庆、西藏、辽宁、江苏、安徽、浙江、江西、福建、台湾、河南、湖北、湖南、广西、陕西、甘肃。

295. 蓝翠蝇 *Neomyia timorensis*（Robineau-Desvoidy，1830）

分布：云南（思茅、腾冲、耿马、双江、麻栗坡、下关、永平、保山、河口、金平、勐腊、广南、泸水、碧江、丽江、宁蒗、永胜、华坪、昭通、大关、水富、潞西、盈江、新平、广南）、四川、重庆、西藏、河北、内蒙古、辽宁、山东、江苏、安徽、浙江、江西、福建、台湾、河南、湖北、湖南、广东、广西、陕西、宁夏、甘肃。

296. 云南翠蝇 *Neomyia yunnanensis* Fan，1989

分布：云南（耿马、建水、昆明、保山、龙陵、景东、潞西、西双版纳）、西藏。

（七十六）直脉蝇属 Genus *Polietes* Rondani，1866

297. 黑缘直脉蝇 *Polietes nigrolimbata*（Bonsdorff，1866）

分布：云南（宁蒗、巧家）、四川、西藏、黑龙江、青海、新疆。

298. 峨眉直脉蝇 *Polietes omeishanensis* Fan，1965

分布：云南（泸水、碧江、龙陵、宾川）、四川、西藏。

299. 东方直脉蝇 *Polietes orientalis* Pont，1972

分布：云南、四川。

（七十七）璃蝇属 Genus *Rypellia* Malloch，1931

300. 半透璃蝇 *Rypellia semilutea*（Malloch，1923）

分布：云南（昆明、西双版纳）、四川、浙江、台湾、湖南。

（七十八）碧蝇属 Genus *Pyrellia* Robineau-Desvoidy，1830

301. 马粪碧蝇 *Pyrellia cadaverina*（Linnaeus，1761）

分布：云南（勐腊、碧江）。

螫蝇亚科 Subfamily STOMOXYDINAE

（七十九）血蝇属 Genus *Haematobia* Le petetier *et* Serville，1828

302.　东方血蝇 *Haematobia exigua*（de Meijere，1903）

分布：云南（瑞丽、耿马、思茅、勐腊、个旧、金平、河口）、四川、贵州、河北、山西、内蒙古、辽宁、吉林、黑龙江、山东、江苏、浙江、江西、台湾、河南、湖北、湖南、广东、海南、四川、陕西、甘肃、宁夏。

（八十）血喙蝇属 Genus *Haematobosca* Bezzi，1907

303.　骚血喙蝇 *Haematobosca perturbans*（Bezzi，1907）

分布：云南（景谷、勐腊）。

304.　血刺蝇 *Haematobosca sanguinolentus* Austen，1909

= *Bdellolarynx sanguinolentus* Austen，1909

分布：云南（兰坪、大关、福贡、潞西、元江、耿马、西双版纳、保山、腾冲、思茅、耿马）、四川、重庆、贵州、河北、山西、内蒙古、辽宁、吉林、山东、江苏、浙江、江西、福建、台湾、河南、湖北、湖南、广东、广西、海南、陕西、甘肃、宁夏。

（八十一）螫蝇属 Genus *Stomoxys* Geoffroy，1762

305.　厩螫蝇 *Stomoxys calcitrans*（Linnseus，1758）

分布：云南、四川、贵州、西藏及全国其他省份。

306.　南螫蝇 *Stomoxy ssitiens* Rondani，1973

= *Stomoxy dubitalis* Malloch，1932 南螫蝇

分布：云南（昭通、腾冲、宾川、昆明、耿马）、福建、台湾、广东、香港、广西、海南。

307.　印度螫蝇 *Stomoxys indicus* Picard，1908

分布：云南、四川、重庆、贵州、河北、山西、江苏、浙江、江西、福建、台湾、山东、河南、湖北、广东、广西、海南、陕西、宁夏、甘肃。

五、麻蝇科 Family SARCOPHAGIDAE Helicophagella Enderlein，1928
麻蝇亚科 Subfamily SARCOPHAGINAE

（八十二）黑麻蝇属 Genus *Bellieria* Robineau-Desvoidy，1863

308.　黑尾黑麻蝇 *Bellieria melanura*（Megin，1826）

分布：云南（兰坪、贡山、福贡、泸水、德钦、丽江、宁蒗、永胜、华坪、昭通、大关、水富、潞西、盈江、元江、陇川、宾川、昆明、东川、双江、镇康、耿马、个旧、蒙自、金平、元江、景谷、景东）、四川、贵州、西藏及全国其他省份。

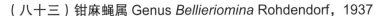

（八十三）钳麻蝇属 Genus *Bellieriomina* Rohdendorf，1937

309．台南钳麻蝇 *Bellieriomina josephi*（Bottcher，1912）

分布：云南（景洪、勐海、勐腊、思茅、耿马）。

（八十四）粪麻蝇属 Genus *Berceae* Robineau-Desvoidy，1863

310．红尾粪麻蝇 *Berceae haemorrhoidalis* Fallen，1816

分布：云南（兰坪、贡山、福贡、泸水、德钦、丽江、宁蒗、永胜、华坪、昭通、大关、水富、潞西、盈江、元江、陇川、宾川、昆明、东川、双江、镇康、耿马、个旧、蒙自、金平、元江、景谷、景东、瑞丽、保山、陇川、龙陵）、四川、西藏、河北、山西、内蒙古、江苏、上海、山东、河南、湖南、陕西、甘肃、宁夏、新疆。

（八十五）折麻蝇属 Genus *Blaesoxipha* Loew，1861

311．线纹折麻蝇 *Blaesoxipha lineata*（Fallen，1816）

分布：云南（兰坪、贡山）。

312．隆脊蝗折麻蝇 *Blaesoxipha valanga* Aldrich

分布：云南（兰坪）。

（八十六）别麻蝇属 Genus *Boettcherisca* Rohdendorf，1937

313．棕尾别麻蝇 *Boettcherisca peregrina* R-D，1830

中型至大型种，最大者身长可达 13 mm，体色灰褐，雄额宽约为头宽的 1/6，颊部后方 1/2～1/3 长度内为白色毛。前胸侧板中央凹陷处有不特别密的黑色纤毛，有时仅 1～2 根，后背中鬃 5～6 根，尾器棕褐色。

在中国分布广泛，主要孳生于人粪类的各种孳生物中，如厕所、露天茅厕、化粪池、地表人粪块，亦可孳生在屠宰场废弃物，以及发酵物质如醋渣中。

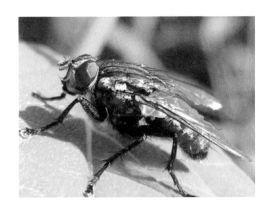

分布：云南（兰坪、贡山、福贡、泸水、德钦、丽江、宁蒗、永胜、华坪、昭通、大关、水富、潞西、盈江、元江、陇川、宾川、昆明、东川、双江、镇康、耿马、个旧、蒙自、金平、元江、景谷、景东、瑞丽、保山、陇川、龙陵、彝良、麻栗坡、永仁、元谋）、四

川、重庆、西藏、河北、山西、内蒙古、辽宁、吉林、黑龙江、江苏、安徽、浙江、江西、福建、台湾、山东、河南、湖北、湖南、广东、广西、海南、陕西、宁夏、甘肃、贵州。

314. 台湾别麻蝇 *Boettcherisca formosensis* Kirner *et* Lopes，1961

分布：云南（昆明、双江、玉溪、武定）、辽宁、台湾。

（八十七）缅麻蝇属 Genus *Burmanomuia* Fan，1964

315. 松毛虫缅麻蝇 *Boettcherisca beesoni*（Senior-White，1924）

分布：云南（昆明、思茅、元江）、四川、江苏、浙江、江西、福建、河南、广西。

316. 盘突缅麻蝇 *Boettcherisca pattoni*（Senior-White，1924）

分布：云南（昆明、西双版纳）、四川、湖北。

（八十八）须麻蝇属 Genus *Dinemomyia* Chen，1975

317. 黑鳞须麻蝇 *Dinemomyia nigribasicosta* Chen，1975

分布：云南（碧江）。

（八十九）冯麻蝇属 Genus *Fengia* Rohdendorf，1964

318. 印东冯麻蝇 *Fengia ositindicae* Senior-White，1924

分布：云南（西双版纳、耿马、陇川）、台湾、广东。

（九十）钩麻蝇属 Genus *Harpagophalla* Rohdendorf，1937

319. 曲突勾麻蝇 *Harpagophalla sera*（Rohdendorf，1930）

分布：云南（思茅、景东、西双版纳、个旧、金平、河口）、福建、广东、广西。

（九十一）黑麻蝇属 Genus *Helicophagella* Enderlein，1928

320. 黑尾黑麻蝇 *Helicophagella melanura* Meigen，1826

分布：云南、四川、贵州、西藏及全国。

（九十二）欧麻蝇属 Genus *Heteronychia* Brauer *et* Bergenstamm，1889

321. 曲股欧麻蝇 *Heteronychia curvifemoralis* Li，1980

分布：云南（兰坪、丽江）、四川。

（九十三）库麻蝇属 Genus *Kozlovea* Rohdendorf，1937

322. 侧突库麻蝇 *Kozlovea cetu* Chao *et* Chang，1978

分布：云南（德钦、丽江）、四川、西藏、河北、辽宁。

（九十四）克麻蝇属 Genus *Kramerea* Rohdendorf，1937

323. 舞毒蛾克麻蝇 *Kramerea schuetzei*（Kramer，1909）

分布：云南（贡山、双江）、吉林、辽宁。

（九十五）突额蝇属 Genus *Metopia* Meigen，1803

324. 白头突额蝇 *Metopia argyrocephala*（Meigen，1824）

分布：云南（玉溪、新平、西双版纳）。

（九十六）伊麻蝇属 Genus *Iranihindia* Rohdendorf，1961

325．密刺伊麻蝇 *Iranihindia spinosa* Li，Ye *et* Liu，1985

分布：云南（盈江）。

（九十七）球麻蝇属 Genus *Phallosphaera* Rohdendorf，1938

326．华南球麻蝇 *Phallosphaera gravelyi*（Senior-White，1924）

分布：云南（昆明、西双版纳）、四川、浙江、福建、广西。

（九十八）亚麻蝇属 Genus *Parasarcophaga* Johnston *et* Tiegs，1921

327．白头亚麻蝇 *Parasarcophaga albiceps* Meigen，1826

分布：云南（思茅、昆明、金平、潞西、蒙自、耿马、镇康、永胜、河口、勐海、兰坪、贡山、福贡、泸水、德钦、丽江、华坪、昭通、大关、水富、潞西、盈江、元江、陇川、双江、镇康、耿马、个旧、新平、宁蒗、武定）、四川、西藏、河北、山西、内蒙古、辽宁、吉林、黑龙江、江苏、浙江、江西、福建、台湾、山东、河南、湖北、广东、广西、陕西、甘肃。

328．短角亚麻蛇 *Parasarcophaga brevicornis* Ho，1914

分布：云南（思茅、丽江、永胜、昭通、保山、昆明、澜沧、双江、永德、西双版纳、砚山、临沧、河口）、四川、河北、辽宁、江苏、浙江、福建、山东、河南、湖北、广东、广西。

329．肥须亚麻蝇 *Parasarcophaga crassipalpis*（Macquart，1838）

分布：云南（昆明、双江、勐腊、蒙自、元江、瑞丽）、河北、内蒙古、黑龙江、吉林、辽宁、山东、江苏、河南、湖北、陕西、宁夏、甘肃、青海、新疆、西藏。

330．胡氏亚麻蝇 *Parasarcophaga hui*（Ho，1936）

分布：云南（澜沧、勐海、勐腊）。

331．义乌亚麻蝇 *Parasarcophaga qwanensis* Ho，1934

分布：云南（大关、景谷、金平、西双版纳、陇川、河口）、四川、江苏、浙江、广东、广西。

332．卡西亚麻蛇 *Parasarcophaga khasiensis*（Senior-White，1924）

分布：云南（耿马、大理、勐海、兰坪、泸水、碧江、腾冲、新平）、四川。

333．褐须亚麻蝇 *Parasarcophaga knabi* Parker，1917

分布：云南（思茅、昆明、金平、潞西、蒙自、耿马、镇康、永胜、河口、勐海、兰坪、贡山、福贡、泸水、德钦、丽江、华坪、昭通、大关、水富、潞西、盈江、元江、陇川、双江、个旧、新平、宁蒗、武定、孟连、玉溪）、四川、河北、内蒙古、辽宁、吉林、江苏、浙江、江西、福建、台湾、河南、湖北、广东、广西、陕西、甘肃。

334．巨耳亚麻蝇 *Parasarcophaga mdcroduriculata*（Ho，1930）

分布：云南（保山、思茅、福山、贡山、临沧、双江、勐海）、四川、河北、黑龙江、

辽宁、吉林、浙江、江西、福建、河南、陕西、西藏。

335. 酱亚麻蝇 *Parasarcopha ga misera*（Walker，1849）

分布：云南（河口、勐海、兰坪、贡山、福贡、泸水、德钦、景东、华坪、昭通、大关、水富、潞西、盈江、元江、陇川、勐腊、镇康、耿马、个旧、新平、宁蒗、武定、景谷）、四川、重庆、河北、黑龙江、辽宁、吉林、山东、江苏、安徽、浙江、福建、河南、湖南、湖北、广东、广西、陕西、宁夏、甘肃。

336. 裂突亚麻蝇 *Parasarcophaga kitaharai* Miyazaki，1958

分布：云南（泸水、丽江、宁蒗、华坪、腾冲、勐海）、江苏。

337. 黄须亚麻蝇 *Parasarcophaga orchided* Bottcher，1913

分布：云南（思茅、耿马、镇康、双江、勐腊、泸水、大关、水富、潞西、瑞丽、澜沧、双江、宾川、永德、景谷、思茅）、四川、河北、辽宁、吉林、山东、江苏、安徽、浙江、福建、台湾、河南、湖北、广东、广西、陕西。

338. 峨眉亚麻蝇 *Parasarcophaga deleschalli* Johnson *et* Tiegs，1921

分布：云南（河口）、四川。

339. 卡西亚麻蝇 *Parasarcophaga khasiensis*（Sen.-wh.，1924）

分布：云南、四川。

340. 褐须亚麻蝇 *Parasarcophaga knabi*（Parder，1917）

分布：云南、四川、河北、内蒙古、辽宁、吉林、江苏、浙江、江西、福建、台湾、河南、湖北、广东、广西、陕西、甘肃。

341. 秉氏亚麻蝇 *Parasarcophaga pingi*（Ho，1934）

分布：云南、四川、河北、辽宁、吉林、江苏、安徽、浙江、福建、河南、湖北。

342. 急钩亚麻蝇 *Parasarcophaga portschinskyi* Rohdendorf，1937

分布：云南、四川、西藏、河北、山西、内蒙古、辽宁、吉林、黑龙江、江苏、上海、山东、河南、陕西、甘肃、青海、宁夏、新疆。

343. 黄须亚麻蝇 *Parasarcophaga orchidea*（Bott，1913）

分布：云南、四川、河北、辽宁、吉林、山东、江苏、安徽、浙江、福建、台湾、河南、湖北、广东、广西、陕西。

344. 绯角亚麻蝇 *Parasarcophaga ruficornis*（Fabricius，1794）

分布：云南（瑞丽）、广东。

345. 野亚麻蝇 *Parasarcophaga similis*（Meade，1876）

分布：云南、四川、贵州、河北、山西、内蒙古、辽宁、吉林、黑龙江、江苏、江西、福建、山东、河南、湖北、湖南、广东、广西、海南、陕西、宁夏、甘肃。

346. 结节亚麻蝇 *Parasarcophaga tuberosa*（Pand，1896）

分布：云南（丽江）、河北、黑龙江、吉林、辽宁、山东、江苏、河南、湖北、广西、新疆。

347. 云南亚麻蝇 *Parasarcophaga yunnanensis* Fan，1964

分布：云南（景洪、勐腊）。

348. 琉球结节亚麻蝇 *Parasarcophaga tuberosa liukiuensis* Fan，1964

分布：云南（昆明）。

（九十九）细麻蝇属 Genus *Pierretia* Robineau-Desvoidy，1963

349. 杯细麻蝇 *Pierretie cdlicifera*（Botter，1912）

分布：云南（西双版纳、澜沧、勐腊、孟连）、四川、台湾。

350. 鸡尾细麻蝇 *Pierretie cdudaglli*（Bott，1912）

分布：云南（大勐龙、潞西、陇川、景洪、宁蒗、大关）。

351. 瘦叶细麻蝇 *Pierretie grdciliforceps*（Thomas，1949）

分布：云南、四川、河北、辽宁、浙江、湖北、重庆。

352. 台南细麻蝇 *Pierretie josephi* Bottcher，1912

分布：云南（耿马、思茅、西双版纳）、四川、贵州、河北、吉林、辽宁、江苏、浙江、江西、福建、台湾、河南、湖南、广东、重庆。

353. 肯特细麻蝇 *Pierretie kentejana*（Rohd，1937）

分布：云南（景洪、个旧、元江、泸水）、内蒙古、吉林、青海、西藏。

354. 锡霍细麻蝇 *Pierretie sichotedlini*（Rohd，1938）

分布：云南（潞西、昆明）、四川、吉林、辽宁、江苏、湖北。

355. 范氏细麻蝇 *Pierretie fani* Li et Ye，1985

分布：云南（丽江、大关）。

（一〇〇）拉麻蝇属 Genus *Ravinia* Robineau-Desvoidy，1863

356. 红尾拉蝇 *Ravinia striata* Fabricius，1794

分布：云南（泸水、兰坪、德钦、中甸、丽江、宁蒗、永胜、华坪、昭通、宾川、昆明、东川、元江、广南、金平、个旧、武定、禄劝）、四川、西藏、河北、山西、内蒙古、黑龙江、吉林、辽宁、山东、江苏、河南、湖北、湖南、陕西、甘肃、青海、新疆、四川、贵州。

（一〇一）叉麻蝇属 Genus *Robineauella* Enderlein，1928

357. 锚形叉麻蝇 *Robineauella anchoeiformis* Fan，1964

分布：云南（昆明、玉溪）。

358.　巨叉麻蝇 *Robineauella caerulescens*（Zetterstedt，1838）

　　　　　　　Robineauella scoparia（Padelle，1896）巨叉麻蝇

分布：云南、四川、西藏、吉林、新疆。

（一〇二）所麻蝇属 Genus *Sarcosolomonia* Baranov，1938

359.　倭叶所麻蝇 *Sarcosolomonia* Baranov，1938

分布：云南（金平）、广东。

360.　观高所麻蝇 *Sarcosolomonia crinita*（Parker，1917）

分布：云南（个旧）。

361.　六叉所麻蝇 *Sarcosolomonia nathani* Lopes *et* Kano，1969

分布：云南（新平）。

（一〇三）辛麻蝇属 Genus *Seniorwhitea* Rohdendorff，1937

362.　拟东方辛麻蝇 *Seniorwhitea krameri* Bottcher，1912

分布：云南（兰坪、潞西、勐腊、金平、个旧、新平、景洪）、西藏、江苏、浙江、江西、福建、台湾、山东、河南、湖北、湖南、广东、广西、海南、陕西、四川。

（一〇四）刺麻蝇属 Genus *Sinonipponia* Rohd，1959

363.　立刺麻蝇 *Sinonipponia hervebazini*（Seguy，1934）

分布：云南（丽江、下关、大关）、四川、贵州、山西、辽宁、江苏、浙江、台湾、江西、河南、湖北、湖南、云南、陕西、甘肃。

364.　海南刺麻蝇 *Sinonipponia hainanensis*（Ho，1930）

分布：云南（潞西、陇川）。

（一〇五）鬃麻蝇属 Genus *Tricholioptoctia* Baranoff，1938

365.　羚足鬃麻蝇 *Tricholioptoctia antilope*（Bottcher，1913）

分布：云南（双江、景谷、景东、孟连、西双版纳、河口）、浙江、台湾、河南、广东、广西、西藏。

366.　金翅鬃麻蝇 *Tricholioptoctia seniorwhite*（Ho，1938）

　　　　　　　=*Tricholioptoctia basalis*（Walker，1859）

分布：云南（西双版纳）。

（一〇六）掘麻蝇属 Genus *Horisca* Rohdendorf，1965

367.　鹿角掘麻蝇 *Horisca hozawai*（Hori，1954）

分布：云南（景东）。

（一〇七）阿蝇属 Genus *Sphenometopa* Townsend，1907

368.　牯岭阿蝇 *Sphenometopa koulingiana* Seguy，1941

分布：云南（兰坪、昆明）。

（一〇八）摩蝇属 Genus *Amobia* R-D，1830

369.　扭突摩蝇 *Amobia distorta*（Allen，1916）

分布：云南（昭通）。

（一〇九）长鞘蝇属 Genus *Cylidrothecum* Rohd，1930

370.　西班牙长鞘蝇 *Cylidrothecum ibericum*（Vill，1912）

分布：云南（西双版纳）。

371.　棘突长鞘蝇 *Cylidrothecum takanoi* Kurahashi，1970

分布：云南（西双版纳、个旧）。

（一一〇）短野蝇属 Genus *Brachycoma* Rondani，1856

372.　寂短野蝇 *Brachycoma devia*（Fallen，1820）

分布：云南（贡山、昆明）。

第七节　蚤类（蚤目）

云南的蚤类有 8 科、42 属、119 种及亚种。

角叶蚤总科 CERATOPHYLLOIDAE
一、角叶蚤科 Family CERATOPHYLLIDAE Dampf，1908
角叶蚤亚科 Subfamily CERATOPHYLLINAE Dampf，1908

（一）倍蚤属 Genus *Amphalius* Jordan，1933

1.　卷带倍蚤指名亚种 *Amphalius spirataenius spirataenius* Liu，Wu *et* Wu，1966

分布：云南（德钦、中甸、剑川、碧江）、西藏、四川、青海。

宿主：藏鼠兔、社鼠、西南绒鼠、黑唇鼠兔、间颅鼠兔、大耳鼠兔、狭颅鼠兔。

2.　卷带倍蚤宽亚种 *Amphalius spirataenius manosus* Li，1979

分布：云南（贡山）。

宿主：藏鼠兔、社鼠、小林姬鼠四川亚种、印度长尾駒。

（二）盖蚤属 Genus *Callopsylla* Wagner，1934

（盖蚤亚属 Subgenus *Callopsylla* Wagner，1934）

3.　鼯鼠盖蚤 *Callopsylla*（*Callopsylla*）*petaurista* Tsai，Wu *et* Wu，1974

分布：云南（中甸、德钦）、青海。

宿主：灰褐鼯鼠、赤腹松鼠、隐纹花鼠、珀氏长吻松鼠。

4. 昌都盖蚤 *Callopsylla*（*Callopsylla*）*changduensis*（Liu，Wu *et* Wu，1966）

分布：云南（德钦甲午雪山）、西藏、青海。

宿主：达乌尔黄鼠、红耳鼠兔。

5. 双盖蚤 *Callopsylla*（*Callopsylla*）*gemina*（Loff，1964）

分布：云南（中甸）。

宿主：鸟。

（副盖蚤亚属 Subgenus *Paracallopsylla* Ioff，1936）

6. 扇形盖蚤 *Callopsylla*（*Paracallopsylla*）*kaznakovi*（Wagner，1929）

分布：云南（德钦）、四川、青海、甘肃。

宿主：喜马拉雅旱獭、赤狐、香鼬、艾鼬、藏仓鼠、红耳鼠兔、林姬鼠。

（三）角叶蚤属 Genus *Ceratophyllus* Curtis，1832

7. 禽角叶蚤欧亚亚种 *Ceratophyllus gallinae tribulis* Jordan，1926

分布：云南（弥渡、大理）、四川、西藏、贵州（贵阳）、黑龙江、吉林、河北、甘肃、新疆、青海、山东、江苏、辽宁、内蒙古、山西、陕西、宁夏等。

宿主：麻雀、黄腹鹬鸰、喜马拉雅旱獭、灰眉岩鹀、黑腹沙鸡等。

8. 粗毛角叶蚤 *Ceratophyllus garei* Rothschild，1902

分布：云南（德钦、剑川）、西藏、四川、吉林、青海、甘肃、新疆、黑龙江、辽宁、河北。

宿主：棕背䶄、花鼠、百灵、喜马拉雅旱獭、岩鸽、喜鹊、山雀等。

9. 宽圆角叶蚤天山亚种 *Ceratophyllus eneifdei tianschani* Kunitskaya，1968

分布：云南（德钦、剑川、大理）、西藏、四川、青海、新疆。

宿主：赭红尾鸲、朱雀、白顶溪鸲、灰眉岩鹀、藏鹀、岩鸽等。

（四）黄鼠蚤属 Genus *Citellophilus* Wagner，1934

10. 细钩黄鼠蚤 *Citellophilus sparsilis*（Jordan *et* Rothschild，1922）

分布：云南（中甸）、西藏、四川、青海。

宿主：大林姬鼠、藏仓鼠、仓鼠、松田鼠、青海田鼠、根田鼠、西南绒鼠、藏鼠兔、喜马拉雅旱獭、斯氏高山䶄等。

（五）蓬松蚤属 Genus *Dasypsyllus* Baker，1905

11. 禽蓬松蚤指名亚种 *Dasypsyllus gallinulae gallinulae*（Dale，1878）

分布：云南（大理苍山）。

宿主：鸟。

（六）大锥蚤属 Genus *Macrostylophora* Ewing，1929

12．二刺形大锥蚤 *Macrostylophora bispiniforma* Li，Hsieh *et* Yang，1976

分布：云南（德钦）。

宿主：隐纹花鼠、赤腹松鼠。

13．绿春大锥蚤 *Macrostylophora liichunensis* Huang，1980

分布：云南（绿春黄连山）。

宿主：巨松鼠。

14．保山大锥蚤 *Macrostylophora paoshanensis* Li *et* Yan，1980

分布：云南（保山、碧罗雪山）。

宿主：岩松鼠、长吻松鼠。

15．矛形大锥蚤勐海亚种 *Macrostylophora hastatus menghaiensis* Li，Wang *et* Hsieh，1964

分布：云南（勐海、思茅）。

宿主：红颊长吻松鼠、隐纹花鼠、普通树鼩。

16．无值大锥蚤 *Macrostylophora euteles*（Jordan *et* Rothschild，1911）

分布：云南、西藏（察隅）、四川、贵州。

宿主：隐纹花松鼠、珀氏长吻松鼠、岩松鼠、长吻松鼠、红颊长吻松鼠、黑线姬鼠、黄喉姬鼠、小林姬鼠、大林姬鼠、赤腹松鼠、黄胸鼠、普通树鼩。

（七）巨槽蚤属 Genus *Megabothris* Jordan，1933

17．扇形巨槽蚤 *Megabothris rhipisoides* Li *et* Wang，1964

分布：云南（德钦）、西藏、青海。

宿主：百灵、地鸦巢、喜马拉雅旱獭。

（八）单蚤属 Genus *Monopsyllus* Kolenati，1857

18．不等单蚤 *Monopsyllus anisus*（Rothschild，1907）

分布：云南、四川、贵州等（除新疆、西藏外）。

宿主：褐家鼠、黄胸鼠、黄毛鼠、大足鼠、青毛鼠、黑线姬鼠、薛氏姬鼠、小家鼠、赤腹松鼠、树鼩、灰麝鼩、鼬等。

（九）病蚤属 Genus *Nosopsyllus* Jordan，1933

（病蚤亚属 Subgenus *Nosopsyllus* Jordan，1933）

19．长形病蚤 *Nosopsyllus*（*Nosopsyllus*）*elongates* Li *et* Shen，1963

分布：云南（莲山、盈江、普洱、陇川、德宏、梁河、保山、耿马、昆明、思茅、孟定、双江、景东、姚安、鲁甸、开远、玉溪、蒙自、罗平等）。

宿主：黄胸鼠。

20.　伍氏病蚤指名亚种 *Nosopsyllus*（*Nosopsyllus*）*wualis wualis* Jordan，1941

分布：云南（金平）、贵州、四川。

宿主：褐家鼠、黑线姬鼠、黄胸鼠。

（十）副角蚤属 Genus *Paraceras* Wagner，1916

21.　宽窦副角蚤 *Paraceras laxisinus* Xie，He *et* Li，1980

分布：云南（剑川）、贵州。

宿主：狐、青鼬、小泡巨鼠。

22.　纹鼠副角蚤 *Paraceras menetum* Xie，Chen *et* Li，1980

分布：云南（勐海、云县）。

宿主：条纹松鼠、黄胸鼠。

23.　獾副角蚤扇形亚种 *Paraceras melis flabellum*（Wagner，1916）

分布：云南（中甸、剑川、祥云）、西藏、四川、贵州、黑龙江、吉林、内蒙古、甘肃、青海、湖北、江西等。

宿主：獾、喜马拉雅旱獭、大灵猫、狐、豺、猪獾、家狗、鹰等。

（十一）距蚤属 Genus *Spuropsylla* Li，Xie *et* Gong，1982

24.　单毫距蚤 *Spuropsylla monoseta* Li，Xie *et* Gong，1982

分布：云南（剑川、下关）。

宿主：侧纹岩松鼠、小林姬鼠、白腹巨鼠、珀氏长吻松鼠。

二、蝠蚤科 Family ISCHNOPSYLLIDAE Wahlgren，1907

（十二）蝠蚤属 Genus *Ischnopsyllus* Westwood，1833

（蝠蚤亚属 Subgenus *Ischnopsyllus* Westwood，1833）

25.　李氏蝠蚤 *Ischnopsyllus*（*Ischnopsyllus*）*liae* Jordan，1941

分布：云南、贵州（贵阳）、福建。

宿主：山蝠。

（六栉亚属 Subgenus *Hexactenopsylla* Oudemans，1909）

26.　印度蝠蚤 *Ischnopsyllus*（*Hexactenopsylla*）*indicus* Jordan，1931

分布：云南（昆明市、勐腊）、四川、贵州、重庆、河北、湖北、湖南、台湾等。

宿主：山蝠、伏翼蝠、宽耳蝠、鼠耳蝠、菊头蝠。

27.　五鬃蝠蚤 *Ischnopsyllus*（*Hexactenopsylla*）*quinquesetus* Xie，Yang *et* Li，1983

分布：云南（祥云）。

宿主：蝙蝠。

28.　后延蝠蚤 *Ischnopsyllus*（*Hexactenopsylla*）*delectabilis* Smit，1952

分布：云南（勐海）；印度。

宿主：蝙蝠、伏翼蝠。

29.　四鬃蝠蚤 *Ischnopsyllus*（*Hexactenopsylla*）*quadrasetus* Xie，Yang *et* Li，1983

分布：云南（弥渡）。

宿主：蝙蝠。

（十三）耳蝠蚤属 Genus *Myodopsylla* Jordan *et* Rothschild，1911

30.　三鞍耳蝠蚤 *Myodopsylla trisellis* Iordan，1929

分布：云南（弥渡）、黑龙江。

宿主：鼠耳蝠、伏翼蝠。

（十四）怪蝠蚤属 Genus *Thaumapsylla* Rothschild，1907

31.　短头怪蝠蚤东方亚种 *Thaumapsylla breviceps orientalis* Smit，1954

分布：云南（弥渡）、贵州。

宿主：蝙蝠、棕果蝠、黑髯墓蝠。

三、细蚤科 Family LEPTOPSYLLIDAE Baker，1905

（十五）端蚤属 Genus *Acropsylla* Rothschild，1911

32.　穗缘端蚤中缅亚种 *Acropsylla episema girshami* Traub，1950

分布：云南（泸水、弥渡、保山、梁河、盈江、临沧、思茅）、福建、广东、广西、台湾。

宿主：黄毛鼠、黄胸鼠、黑线姬鼠、小林姬鼠、四川短尾鼩等。

（十六）双蚤属 Genus *Amphipsylla* Wagner，1909

33.　直缘双蚤察里亚种 *Amphipsylla tuta chaliensis* Jie，Yang *et* Li，1979

分布：云南（德钦察里雪山）、青海。

宿主：松田鼠、普通田鼠、西南绒鼠。

34.　直缘双蚤德钦亚种 *Amphipsylla tuta deqinensis* Jie，Yang *et* Li，1979

分布：云南（德钦白马雪山）。

宿主：西南绒鼠、松田鼠、大林姬鼠西南亚种、黑线姬鼠、喜马拉雅旱獭。

35.　似方双蚤中甸亚种 *Amphipsylla quadratoides zhongdianensis* Jie，Yang *et* Li，1979

分布：云南（中甸）。

宿主：松田鼠、藏仓鼠、玉龙绒鼠。

（十七）强蚤属 Genus *Cratynius* Jordan，1933

（纤细蚤亚属 Subgenus *Angustus* LI，Xie *et* Liao，1980）

36．陆氏强蚤 *Cratynius*（*Angustus*）*Lui*（Gong *et* Lei，1989）

分布：云南（泸水、贡山）。

宿主：鼩猬。

37．云南强蚤 *Cratynius*（*Angustus*）*yunnanus* Li，Hsieh *et* Liao，1980

分布：云南（梁河杞木寨）。

宿主：小毛猬缅甸亚种。

（十八）额蚤属 Genus *Frontopsylla* Wagner *et* Ioff，1926

（额蚤亚属 Subgenus *Frontopsylla* Wagner *et* Ioff，1926）

38．棕形额蚤指名亚种 *Frontopsylla*（*Frontopsylla*）*spadix soadix*（Jordan *et* Rothschild，1921）

分布：云南（德钦、丽江、永胜、碧江、下关、保山、梁河、莲山、陇川）、四川、西藏、青海。

宿主：小林姬鼠、黑线姬鼠、针毛鼠、黄毛鼠、黑尾鼠四川亚种、白腹巨鼠、黄胸鼠、丛林鼠、长尾仓鼠、五趾跳鼠等。

39．迪庆额蚤 *Frontopsylla*（*Frontopsylla*）*diqingensis* Li *et* Hsieh，1974

分布：云南（德钦、中甸）、四川。

宿主：大林姬鼠西南亚种、黑线姬鼠、大足鼠、黄胸鼠。

40．毛额蚤 *Frontopsylla*（*Frontopsylla*）*tomentosa* Xie *et* Cai，1979

分布：云南（德钦）、青海。

宿主：大林姬鼠、喜马拉雅旱獭、小林姬鼠。

（十九）茸足蚤属 Genus *Geusibia* Jordan，1932

41．指形茸足蚤 *Geusibia digitiforma* Gong *et* Lin，1990

分布：云南（高黎贡山）。

42．狭凹茸足蚤 *Geusibia stenosinuata* Li，1979

分布：云南（贡山）

宿主：藏鼠兔、小林姬鼠四川亚种、印度长尾鼩。

43．结实茸足鼠 *Geusibia torosa* Jordan，1932

分布：云南（德钦）、四川（若尔盖）、甘肃、青海。

宿主：狭颅鼠兔、藏鼠兔、达乌尔鼠兔、中华鼢鼠、松田鼠、黄喉姬鼠、喜马拉雅旱獭。

44．云南茸足蚤 *Geusibia yunnanensis* Xie *et* Gong，1982

分布：云南（剑川老君山）。

宿主：藏鼠兔、齐氏姬鼠、大林姬鼠。

（二十）细蚤属 Genus *Leptopsylla* Jordan *et* Rothschild，1911

（细蚤亚属 Subgenus *Leptopsylla* Jordan *et* Rothschild，1911）

45.　缓慢细蚤 *Leptopsylla*（*Leptopsylla*）*segnis*（Schonherr，1811）

分布：云南（昆明、宣威、下关、保山、麻栗坡、思茅、蒙自、金平）、四川、重庆、青海、新疆、山东、江苏、浙江、福建等。

宿主：小家鼠、褐家鼠、黑家鼠、黄胸鼠、大足鼠、黑线姬鼠、小林姬鼠、四川短尾鼩、麝鼩、家犬等。

（二十一）怪蚤属 Genus *Paradoxopsyllus* Miyajima *et* Koidzumi，1909

46.　绒鼠怪蚤 *Paradoxopsyllus custodies* Jordan，1932

分布：云南（剑川、宣威、祥云、下关、弥渡、保山、昆明、楚雄、梁河）、西藏、四川、甘肃。

宿主：褐家鼠、黄胸鼠、西南绒鼠、白腹巨鼠四川亚种、侧纹岩松鼠、四川短尾鼩、针毛鼠、社鼠、大足鼠、黑线姬鼠、田小鼠、岩松鼠、藏仓鼠、大耳鼠兔、黑唇鼠兔、树鼩。

47.　介中怪蚤 *Paradoxopsyllus intermedius* Hsieh，Yang *et* Li，1978

分布：云南（中甸）、西藏、青海。

宿主：西南绒鼠、大足鼠、大耳鼠兔、红耳鼠兔、藏仓鼠、达乌尔鼠兔、长尾仓鼠、松田鼠、大林姬鼠、黑线姬鼠、黄毛鼠。

48.　金沙江怪蚤 *Paradoxopsyllus jinshajiangensis* Hsieh，Yang *et* Li，1978

分布：云南（德钦）。

宿主：黄毛鼠。

49.　长突怪蚤 *Paradoxopsyllus longiprojectus* Hsieh，Yang *et* Li，1978

分布：云南（丽江、鹤庆）。

宿主：黄胸鼠。

（二十二）二刺蚤属 Genus *Peromyscopsylla* I. Fox，1939

50.　喜山二刺蚤中华亚种 *Peromyscopsylla himalaica sinica* Li *et* Wang，1959

分布：云南（中甸）、西藏、浙江、福建、台湾。

宿主：大足鼠、黄胸鼠、黑线姬鼠、黄毛鼠、针毛鼠、大林姬鼠、白腹巨鼠、社鼠四川亚种、小泡巨鼠、黑腹绒鼠、林姬鼠等。

51.　喜山二刺蚤川滇亚种 *Peromyscopsylla himalaica sichuanoyunnana* Xie，Chen *et* Liu，1986

分布：云南（德钦）、四川。

宿主：白腹巨鼠四川亚种、小林姬鼠、社鼠四川亚种、大林姬鼠西南亚种。

多毛蚤总科 HYSTRICHOPSYLLIDEA
四、栉眼蚤科 Family CTENOPHTHALMIDAE

（二十三）栉眼蚤属 Genus *Ctenophthalmus* Kolenati，1856

（真栉眼蚤亚属 Subgenus *Euctenophthamus* Wagner，1940）

52. 酷栉眼蚤 *Ctenophthalmus*（*Euctenophthamus*）*crudelis* Jordan，1932
分布：云南（中甸）。

宿主：不明。

（中华栉眼蚤亚属 Subgenus *Sinoctenophthalnus* Hopkins *et* Rothschild，1966）

53. 端凹栉眼蚤 *Ctenophthalmus*（*Sinoctenophthalnus*）*parcus* Jordan，1932
分布：云南（保山、梁河）、四川、黑龙江。

宿主：黑腹绒鼠、西南绒鼠、滇绒鼠、小林姬鼠、黄胸鼠、四川短尾鼩、达乌尔黄鼠。

54. 方叶栉眼蚤 *Ctenophthalmus*（*Sinoctenophthalnus*）*quadrates* Liu *et* Wu，1960
分布：云南（剑川、凤仪、云县、丽江、下关、巍山、永建、鹤庆、玉溪、泸西、勐腊）。

宿主：大绒鼠、黑线姬鼠、青毛巨鼠、黑家鼠、黄胸鼠、小家鼠等。

55. 喙突栉绒鼠 *Ctenophthalmus*（*Sinoctenophthalnus*）*proboscis* Wu，Xiue *et* Hu，1986
分布：云南（碧江碧罗雪山）。

宿主：滇绒鼠、小林姬鼠、松田鼠。

解氏栉眼蚤 *Ctenophthalmus*（*Sinoctenophthalmux*）*xiei* Gong *et* Duan，1992
分布：云南。

56. 云南栉眼蚤 *Ctenophthalmus*（*Sinoctenophthalnus*）*yunnanus* Jordan，1932
分布：云南（德钦、中甸）。

宿主：松田鼠、玉龙绒鼠、西南绒鼠、大林姬鼠西南亚种、藏鼠兔、褐家鼠。

57. 无突栉眼蚤 *Ctenophthalmus*（*Sinoctenophthalnus*）*aprojectus* Li，1979
分布：云南（贡山）。

宿主：滇绒鼠、社鼠、印度长尾鼩、小林姬鼠四川亚种、藏鼠兔、四川短尾鼩。

58. 短突栉眼蚤 *Ctenophthalmus*（*Sinoctenophthalnus*）*breviprojiciens* Li *et* Huang，1980
分布：云南（梁河）、贵州。

宿主：绒鼠、滇绒鼠。

（二十四）叉蚤属 Genus *Doratopsylla* Jordan *et* Rothschild，1912

59. 朝鲜叉蚤指名亚种 *Doratopsylla coreana coreana* Darskaya，1949
分布：云南（德钦、剑川、南华）、吉林、青海。

宿主：鼩鼱、大林姬鼠西南亚种、斯氏家鼠等。

60. 朝鲜叉蚤剑川亚种 *Doratopsylla coreana jianchuanensis* Xie *et* Yang，1983

分布：云南（剑川）。

61. 纪氏叉蚤 *Doratopsylla jii* Xie *et* Tian，1991

分布：云南（贡山）。

62. 刘氏叉蚤 *Doratopsylla liui* Xie *et* Xie，1991

分布：云南（贡山）。

（二十五）继新蚤属 Genus *Genoneopsylla* Wu，Wu *et* Liu，1966

63. 长鬃继新蚤 *Genoneopsylla longisetosa* Wu，Wu *et* Liu，1966

分布：云南（德钦）、西藏、青海、河南。

宿主：白腹巨鼠四川亚种、藏仓鼠藏南亚种、达乌尔鼠兔、松田鼠、大耳鼠兔、喜马拉雅旱獭、藏仓鼠。

64. 棒突继新蚤 *Genoneopsylla claviprocera* Hsieh *et* Wu，1980

分布：云南（德钦）。

宿主：松田鼠、大林姬鼠西南亚种。

（二十六）新蚤属 Genus *Neopsylla* Wagner，1903

65. 长鬃新蚤 *Neopsylla longisetosa* Li *et* Hsieh，1977

分布：云南（中甸）。

宿主：松田鼠、西南绒鼠、藏仓鼠。

66. 穗状新蚤 *Neopsylla fimbreta* Li *et* Hsieh，1980

分布：云南（贡山、碧江）。

宿主：滇绒鼠。

67. 斯氏新蚤川滇亚种 *Neopsylla stevensi sichuanyunnana* Wu *et* Wang，1982

分布：云南（陇川、梁河、凤庆、沧源、勐海、莲山、剑川、昆明、思茅）、四川。

宿主：白腹鼠四川亚种、社鼠四川亚种、针毛鼠、家鼠云南亚种、齐氏姬鼠、大荣鼠。

68. 相关新蚤 *Neopsylla affinis* Li *et* Hsieh，1964

分布：云南（德钦、中甸）、四川。

宿主：白腹鼠四川亚种、社鼠四川亚种、黑线姬鼠。

69. 大叶新蚤 *Neopsylla megaloba* Li，1980

分布：云南（贡山）。

宿主：藏仓鼠。

70. 后棘新蚤 *Neopsylla honora* Jordan，1932

分布：云南（德钦）、四川。

宿主：大林姬鼠西南亚种、社鼠四川亚种、白腹鼠四川亚种。

71. 二毫新蚤 *Neopsylla biseta* Li *et* Hsieh，1964

分布：云南（中甸、碧江、剑川）。

宿主：黑线姬鼠、玉龙绒鼠、林姬鼠、小毛蝟缅甸亚种、大林姬鼠西南亚种。

72. 绒鼠新蚤 *Neopsylla eleusina* Li，1980

分布：云南（贡山）。

宿主：滇绒鼠。

73. 特新蚤指名亚种 *Neopsylla specialis specialis* Jordan，1932

分布：云南（昆明、剑川、宝山）、贵州。

宿主：黑线姬鼠、社鼠、白腹鼠、针毛鼠、褐家鼠、丛林鼠、田小鼠、大绒鼠、树鼩。

74. 特新蚤德钦亚种 *Neopsylla specialis dechingensis* Hsieh *et* Yang，1974

分布：云南（德钦、中甸）。

宿主：松田鼠、黑线姬鼠。

75. 特新蚤贵阳亚种 *Neopsylla specialis kweiyangensis* Li，Li，Hsieh *et* Wang，1964

分布：云南（滇东北）。

宿主：齐氏姬鼠、褐家鼠。

76. 裂新蚤 *Neopsylla schismatosa* Li，1980

分布：云南（贡山）。

宿主：四川短尾鼩。

77. 不同新蚤指名亚种 *Neopsylla dispar dispar* Jordan，1932

分布：云南（云县、下关、江城、盈江）、西藏。

宿主：青毛巨鼠、四川短尾鼩。

（二十七）古蚤属 Genus *Palaeopsylla* Wagner，1903

78. 支英古蚤 *Palaeopsylla chiyingi* Xie *et* Yang，1982

分布：云南（宾川）。

宿主：川鼩。

79. 内曲古蚤 *Palaeopsylla incurve* Jordan，1932

分布：云南（勐海、碧江、思茅）、西藏。

宿主：灰麝鼩、丛林鼠、黄胸鼠。

80. 贵真古蚤 *Palaeopsylla kueichenae* Xie *et* Yang，1982

分布：云南（大理）。

宿主：齿鼩鼱。

81. 宽指古蚤 *Palaeopsylla laxidigila* Xie *et* Gong，1989

分布：云南（贡山）。

宿主：背纹駒鼱、长尾駒鼱、普通駒鼱。

82.　中突古蚤 *Palaeopsylla medimina* Xie *et* Gong，1989

分布：云南（贡山）。

宿主：多齿駒鼱、长尾鼩、背纹駒鼱、滇绒鼠、鼠兔。

83.　奇异古蚤 *Palaeopsylla Miranda* Smit，1960

分布：云南（剑川、大理）。

宿主：白尾鼩。

84.　怒山古蚤 *Palaeopsylla mushanensis* Gong *et* Li，1992

分布：云南（大理）。

85.　荫生古蚤 *Palaeopsylla opacusa* Gong *et* Feng，1997

分布：云南（大理）。

86.　多棘古蚤 *Palaeopsylla polyspina* Xie *et* Gong，1989

分布：云南（贡山）。

宿主：多齿駒鼱、长尾駒鼱。

87.　偏远古蚤 *Palaeopsylla remota* Jordan，1929

分布：云南（金平、思茅、龙陵、大理）、四川、江苏、台湾、甘肃、陕西。

宿主：四川短尾駒、鼩鼠、黑线姬鼠、大足鼠、华南缺齿鼩、黑线绒鼠。

88.　鼩古蚤 *Palaeopsylla talpae* Gong *et* Feng，1997

分布：云南（大理）。

89.　云南古蚤 *Palaeopsylla yunnanensis* Xie *et* Yang，1982

分布：云南（剑川）。

宿主：西南绒鼠。

（二十八）纤蚤属 Genus *Rhadinopsylla* Jordan *et* Rothschild，1912

（角头纤蚤亚属 Subgenus *Actenophthalmus* C. Fox，1925）

90.　五侧纤蚤邻近亚种 *Rhadinopsylla*（*Actenophthalmus*）*dahurica vicina* Wagner，1930

分布：云南（西北部）、西藏、青海。

宿主：达乌尔黄鼠、白尾松田鼠、黑唇鼠兔、灰仓鼠、长尾仓鼠、藏仓鼠、根田鼠、喜马拉雅旱獭。

91.　近缘纤蚤 *Rhadinopsylla accola* Wagner，1930

分布：云南（德钦白芒雪山）。

宿主：西南绒鼠。

92.　狭额纤蚤 *Rhadinopsylla stenofronta* Xie，1985

分布：云南（德钦）。

宿主：松田鼠。

（二十九）狭臀蚤属 Genus *Stenischia* Jordan，1932

93. 锐额狭臀蚤 *Stenischia angustifrontis* Xie *et* Gang，1983

分布：云南（剑川）。

宿主：齐氏姬鼠、大绒鼠、社鼠、隐纹花松鼠。

94. 金氏狭臀蚤 *Stenischia chini* Xie *et* Lin，1989

分布：云南（云龙、景东）。

宿主：滇绒鼠。

95. 低地狭臀蚤 *Stenischia humilis* Xie *et* Gong，1983

分布：云南（大理、祥云、剑川）、四川、贵州、福建、湖北、陕西、甘肃、青海、山西、江西、宁夏。

宿主：针毛鼠、黑线姬鼠、大仓鼠、白腹巨鼠、达乌尔黄鼠、林姬鼠、长尾仓鼠、齐氏姬鼠、大绒鼠、大足鼠、黄胸鼠、褐家鼠、珀氏长吻松鼠、灰麝鼩、普通树鼩、毛足鼠等。

96. 李氏狭臀蚤 *Stenischia liae* Xie *et* Lin，1989

分布：云南（贡山）。

宿主：滇绒鼠、多齿鼩鼹。

97. 柳氏狭臀蚤 *Stenischia liui* Xie *et* Lin，1989

分布：云南（泸水）。

宿主：白腹鼠、中华姬鼠、灰腹鼠、社鼠、婆罗门鼠。

98. 奇异狭臀蚤 *Stenischia mirabilis* Jordan，1932

分布：云南（中甸）、四川。

宿主：白腹巨鼠、大林姬鼠、松田鼠、藏仓鼠。

99. 高山狭臀蚤 *Stenischia montanis* Xie *et* Gang，1983

分布：云南（剑川、宾川、碧江）。

宿主：齐氏姬鼠、小林姬鼠、大林姬鼠西南亚种、社鼠、隐纹花鼠、侧纹岩松鼠。

100. 岩鼠狭臀蚤 *Stenischia repestis* Xie *et* Gang，1983

分布：云南（剑川鹅颈山）。

宿主：侧纹岩松鼠。

101. 吴氏狭臀蚤 *Stenischia wui* Xie *et* Lin，1989

分布：云南（贡山）。

宿主：四川短尾鼩、多齿鼩鼹。

（三十）历蚤属 Genus *Xenodaeria* Jordan，1932

102. 后历蚤 *Xenodaeria telios* Jordan，1932

分布：云南（碧江）、西藏。

宿主：丛林鼠滇南亚种、灰麝鼩、田鼠。

五、多毛蚤科 Family HYSTRICHOPSYLLIDAE Tiraboschi，1904

（三十一）多毛蚤属 Genus *Hystrichopsylla* Taschenberg，1880

（无腹栉蚤亚属 Subgenus *Hystroceras* Ioff *et* Scalon，1950）

103. 台湾多毛蚤云南亚种 *Hystrichopsylla*（*Hystroceras*）*ueida yunnanensis* Xie *et* Gong，1979

分布：云南（剑川）。

宿主：四川短尾鼩。

104. 圆凹多毛蚤 *Hystrichopsylla*（*Hystroceras*）*rotundisinuata* Li *et* Hsieh，1980

分布：云南（德钦、贡山）。

宿主：黑线姬鼠、白腹巨鼠四川亚种、大林姬鼠西南亚种、小林姬鼠。

六、臀蚤科 Family PYGIOPSYLLIDAE

（三十二）远棒蚤属 Genus *Aviostivalius* Traub，1980

105. 近端远棒蚤二刺亚种 *Aviostivalius klossi bispiniformis*（Li *et* Wang，1958）

分布：云南（连山、盈江、陇川、梁河、芒东、思茅、勐腊）、贵州、福建、广东、广西。

宿主：白腹巨鼠、黄胸鼠、大足鼠、针毛鼠、黑家鼠、社鼠、花鼠、树鼩鼱、黑线姬鼠、青毛鼠、毛猬、板齿鼠。

106. 毛猬远棒蚤 *Aviostivalius hylomysus* Li，Xie *et* Gong，1981

分布：云南（梁河、芒东）。

宿主：小毛猬缅甸亚种。

（三十三）韧棒蚤属 Genus *Lentistivalius* Traub，1972

107. 野韧棒蚤 *Lentistivalius ferinus*（Rothschild，1908）

分布：云南（芒市、瑞丽、德宏、盈江）。

宿主：黄胸鼠、褐家鼠、黑家鼠、小家鼠、臭鼩。

108. 滇西韧棒蚤 *Lentistivalius occidentayunnanus* Li，Xie *et* Gong，1981

分布：云南（梁河杞木寨、碧江）、四川。

宿主：臭鼩、四川短尾鼩、黄胸鼠、灰麝鼩。

（三十四）微棒蚤属 Genus *Stivalius* Jordan *et* Rothschild，1922

109. 无孔微棒蚤直指亚种 *Stivalius aporus rectodigitus*（Li *et* Wang，1958）

分布：云南（弥渡、勐海、江城）、广西、广东、海南。

宿主：黄胸鼠、黄毛鼠、板齿鼠、青毛鼠、小泡巨鼠、白腹鼠。

110. 宽叶微棒蚤 *Stivalius laxilobulus* Li，Xie *et* Gong，1981

分布：云南（梁河、芒东）。

宿主：刺毛猬。

蚤总科 PULICOIDAE
七、蚤科 Family PULICOIDAE Stephens，1829

（三十五）栉首蚤属 Genus *Ctenocephalides* Stiles *et* Collins，1930

111. 猫栉首蚤指名亚种 *Ctenocephalides felis felis*（Bouche，1835）

分布：云南、四川、贵州、吉林、新疆、湖北、福建、广东等。

宿主：家猫、家犬、黄鼬（黄鼠狼）、大灵猫、椰子猫、黄胸鼠、家兔、野兔、树鼩、人等。

112. 东洋栉首蚤 *Ctenocephalides orientis*（Jordan，1925）

分布：云南（凤仪、祥云、弥渡、芒市、勐海、金平、勐拉、勐腊）、广东、广西。

宿主：家犬、山羊、豺、狼、鼠、兔、鹿、马、猪、懒猴、猕猴及人等。

（三十六）角头蚤属 Genus *Echidnophaga* Olliff，1886

113. 鼠兔角头蚤 *Echidnophaga ochotona* Li，1957

分布：云南（德钦甲午雪山）、西藏。

宿主：川西鼠兔。

（三十七）长胸蚤属 Genus *Pariodontis* Jordan & Rothschild，1908

114. 豪猪长胸蚤云南亚种 *Pariodontis riggenbachi yunnanensis* Li *et* Yan，1986

分布：云南。

宿主：豪猪。

（三十八）蚤属 Genus *Pulex* Linnaeus，1758

115. 人蚤 *Pulex irritans* Linnaeus，1758

雌蚤长 3 mm 左右，雄蚤稍短，体棕黄至深褐色。有眼或无眼。全身多刚劲的刺称为鬃（bristle）。

分布：云南及全国各省、区、市；全世界。

宿主：人、兽、鸟等 15 目、77 属、130 余种和亚种动物。

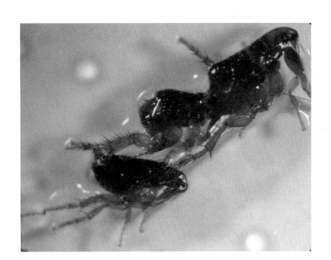

（三十九）潜蚤属 Genus *Tunga* Jarocki，1838

116. 俊潜蚤 *Tunga*（*Brevidigita*）*callida* Li *et* Chin，1957

分布：云南、贵州。

宿主：褐家鼠、田小鼠、齐氏姬鼠、西南绒鼠。

（四十）客蚤属 Genus *Xenopsylla* Glinkiewicz，1907

117. 印鼠客蚤 *Xenopsylla cheopis*（Rothschild，1903）

分布：云南、四川、贵州等（除宁夏、新疆、西藏）全国各省。

宿主：黄胸鼠、黑家鼠、褐家鼠、达乌尔黄鼠、黑线姬鼠、黑线仓鼠、田小鼠、小家
鼠、针毛鼠、黄毛鼠、臭鼩、社鼠等。

蠕形蚤总科 VERMIPSYLLIDEA
八、蠕形蚤科 Family VERMIPSYLLIDAE Wagner，1889

（四十一）鬃蚤属 Genus *Chaetopsylla* Kohaut，1903

（鬃蚤亚属 Subgenus *Chaetopsylla* Kohaut，1903）

118. 同鬃蚤 *Chaetopsylla*（*Chaetopsylla*）*homoea* Rothschild，1906

分布：云南、西藏、四川、辽宁、内蒙古、宁夏、甘肃、青海、新疆等。

宿主：狐、艾鼬、喜马拉雅旱獭、狗獾、猎犬、鼠兔等。

（四十二）蠕形蚤属 Genus *Vermipsylla* Schimkewitsch，1885

119. 平行蠕形蚤金猴亚种 *Vermipsylla parallela rhinopitheca* Li，1985

分布：云南（德钦甲午山）。

宿主：滇金丝猴。

第八节 虱类（虱目 ANOPLURA）

虱类 8 科、13 属、33 种。

一、恩兰科 Family ENDERLEINELLIDAE

（一）恩兰属 Genus *Enderleinellus* Fahrenhols，1912

1. 普文恩兰虱 *Enderleinellus puvensis* Blagvesthtchensky，1972

分布：云南（思茅、普文）。

二、血虱科 Family HAMATAOPINIDAE

（二）血虱属 Genus *Haematopinus*

2. 猪血虱 *Haematopinus suis*（Linnaeus，1758）

分布：云南。

宿主：猪。

3. 瘤突血虱 *Haematopinus tubercutus*（Burmeister，1800）

分布：云南（个旧、弥渡）。

宿主：水牛。

三、甲肋科 Family HOPLOPLEURIDAE

（三）甲肋属 Genus *Hoploleura* Enderlein，1904

4. 相关甲肋虱 *Hoploleura affinis*（Burmeister，1839）

分布：云南（剑川、砚山）。

宿主：黑线姬鼠。

5. 红姬甲肋虱 *Hoploleura akanizumi* Sasa，1950

分布：云南（中甸、志奔山、剑川、贡山、宾川、砚山）。

宿主：高山姬鼠、黑线姬鼠、小林姬鼠。

6. 社鼠甲肋虱 *Hoploleura confuciana* Blag，1972

分布：云南（思茅、勐海）。

宿主：社鼠。

7. 不似甲肋虱 *Hoploleura dissimilis* Blag，1972

分布：云南（勐海）。

宿主：黄毛鼠。

8．争持甲肋虱 *Hoploleura erismata* Blag，1972

分布：云南（勐海）。

宿主：赤腹松鼠、蓝腹松鼠。

9．稻桓甲肋虱 *Hoploleura inagakii* Ono *et* Nasegawa，1955

分布：云南（苍山、剑川、宾川）。

宿主：西南绒鼠、滇绒鼠。

10．长突甲肋虱 *Hoploleura longula*（Neumann，1909）

分布：云南（姚家坪、剑川）。

宿主：巢鼠。

11．小刺甲肋虱 *Hoploleura spiculata* Blag，1972

分布：云南（思茅）。

宿主：黄毛鼠。

12．余氏甲肋虱 *Hoploleura thurmanae* Johnson，1959

分布：云南（剑川、勐海、东里、小勐弄）。

宿主：*Tamiops swinhoei*，*T. macclellandi*.

（四）钩板属 Genus *Ancistroplax* Waterston，1929

13．麝钩板虱 *Ancistroplax crocidurae* Waterston，1929

分布：云南（下关、丽江、剑川、贡山、景东、阿东、姚家坪、思茅）。

宿主：褐駒鼱、大褐駒鼱、南小麝駒、白尾梢麝駒。

四、颚虱科 Family LINOGNATHIDAE

（五）颚虱属 Genus *Linognathus* Enderlein，1904

14．非洲颚虱 *Linognathus afrccanus* Kellogg *et* Paine，1911

分布：云南（德钦）。

宿主：绵羊。

15．牛颚虱 *Linognathus vituli*（Linnaeus，1758）

分布：云南（巧家）。

宿主：黄牛。

（六）管虱属 Genus *Solenopotes* Enderlein，1904

16．麂管虱 *Solenopotes muntiacus* Thompson，1938

分布：云南（勐海）。

宿主：*Muntiacus muntijak*

五、拟血虱科 Family HAEMATOPINOIDAE

（七）似颚虱属 Genus *Linognathus Inognathoides* Cummings，1914

17. 古北似颚虱 *Linognathus palaearctis*（Olsoufjev，1938）

分布：云南（德钦）。

宿主：喜马拉雅旱獭、灰旱獭。

六、多板科 Family POLYLICIDAE

（八）多板属 Genus *Polyplax*

18. 大齿鼠多板虱 *Polyplax dacnomydis*

分布：云南（瑞丽、芒市、宾川、大理）。

宿主：大臭鼩。

19. 弯多板虱 *Polyplax reclinata*（Nitzsch，1864）

20. 锯多板虱 *Polyplax serrata*（Burmeister，1839）

宿主：不详。

21. 棘多板虱 *Polyplax spinulosa*

分布：云南（中甸、勐海、弥渡、剑川）。

宿主：大林姬鼠、黄胸鼠。

22. 附近多板虱 *Polyplax vicina* Btagoveshtchensky，1972

分布：云南（思茅）。

宿主：黄毛鼠。

（九）树鼩虱属 Genus *Sathrax* Johnson，1964

23. 硬树鼩鼠 *Sathrax dura* Johnson，1964

分布：云南（景洪、大理、丽江、弥渡）。

宿主：中缅树鼩。

（十）血渴属 Genus *Haemodipsus* Enderlein，1904

24. *Haemodipsus setoni* Ewing，1924

分布：云南（昆明）。

宿主：灰尾兔。

（十一）新血虱属 Genus *Neohaematopinus* Mjoberg，1910

25. 丽松鼠新血虱 *Neohaematopinus callosciuri* Johnsoni，1959

分布：云南（东里、元江、思茅、景洪）。

宿主：赤腹松鼠、蓝腹松鼠。

26. 中华新血虱 *Neohaematopinus chinensis* Blang，1972

分布：云南（景洪、思茅、剑川）。

宿主：隐纹花鼠。

27. 艾氏新血虱 *Neohaematopinus elbeli* Johnsoni，1959

分布：云南（勐海）。

宿主：红颊长吻松鼠。

28. 条纹松鼠新血虱 *Neohaematopinus menetensis* Blag，1972

分布：云南（东里）。

宿主：线松鼠。

29. 岩松鼠新血虱 *Neohaematopinus rupestis* Chin，1985

分布：云南（剑川、下关）。

宿主：侧纹岩松鼠。

30. 多毛新血虱 *Neohaematopinus setosus* Chin，1985

分布：云南（剑川）。

宿主：珀氏长吻松鼠。

七、虱科 Family PEDICULIDAE

（十二）人虱属 Genus *Pediculus*

31. 头虱 *Pediculus capitis* De Geer，1778

头虱是一种灰色无翅的小昆虫，雌虱于交尾后 1～2 d，即开始产卵，每天 3～9 粒，一生可生产 50～150 粒。卵呈黄白色，黏在头发上，经过 5～10 d，孵化为幼虫，长成幼虫数小时后，即能吸血。幼虫共脱皮 3 次，变为成虱，两周后可产卵，繁殖甚快。

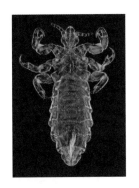

分布：云南、西藏、四川、贵州及全国各省。

宿主：云南（人）。

32. 体虱 *Pediculus corporis* De Geer，1778

分布：云南、西藏、四川、贵州及全国各省。

宿主：人。

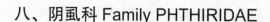

八、阴虱科 Family PHTHIRIDAE

（十三）阴虱属 Genus *Pthirus* Leach，1815

33. 阴虱 *Phthirus pubis* Linnaeus，1758

分布：云南、西藏、四川、贵州及全国各省。

宿主：人。

第九节　臭虫（半翅目 HEMIPTERA）

臭虫仅1科、1属、2种。

臭虫科 Family CIMICIDAE

臭虫属 Genus *Cimex*

1. 温带臭虫 *Cimex lectularis* Linnaeus，1758

吸食人和温血动物的血液。体扁宽，长 4 ~ 5 mm，红褐色，翅退化呈鳞状，有臭腺，分泌物有特殊气味。雌虫每个繁殖季节产卵200多粒，一年繁殖3代或3代以上。世界性分布，昼伏夜出，吸血后即躲藏不出，所吸血需数天才能完全消化。成虫能耐饥一年以上。

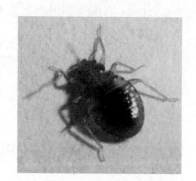

分布：云南、西藏、四川、贵州及全国各省（区）。

宿主：人及家禽等。

2. 热带臭虫 *Cimex hemipterus*

分布：云南（蒙自）。

第十节　蜚蠊（蜚蠊目 BLATTARIA）

云南的蜚蠊有5科、7属、13种。

一、蜚蠊科 Family BLATTIDAE

（一）斑蠊属 Genus *Neostylopyga* Shelford，1911

1. 斑蠊 *Neostylopyga rhombifolia* Stoll，1813

分布：云南、四川、贵州、福建、台湾、广东、广西。

孳生场所：室内厨房、厕所、食品库等。

（二）郝氏蠊属 Genus *Hebardina* Bey-Bienko，1938

2. 丽郝氏蠊 *Hebardina concinna* Hann，1842

分布：云南、四川、贵州、西藏、河北、北京、福建、广西。

孳生场所：室内厨房、下水道等，以野栖为主。

（三）大蠊属 Genus *Periplaneta* Burmeister，1938

3. 美洲大蠊 *Periplaneta americana* Linneaus，1758

形态特征：美洲大蠊是蜚蠊科中体积最大的昆虫。成虫体长 29 ～ 35 mm，红褐色，翅长于腹部末端。触角很长，前胸背板中间有较大的蝶形褐色斑纹，斑纹的后缘有完整的黄色带纹。

美洲大蠊原产于南美洲，食性广泛、喜食糖和淀粉，污染食物，机械传播病菌和寄生虫，是世界性卫生害虫。

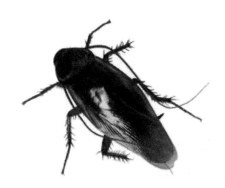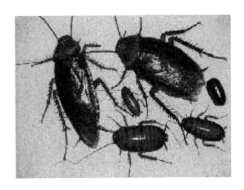

分布：云南、四川、贵州、西藏、陕西、新疆、河北、北京、天津、内蒙古、辽宁、吉林、黑龙江、江苏、上海、浙江、福建、台湾、江西、山东、河南、湖北、湖南、广东、广西。

孳生场所：室内厨房、下水道、地沟、暖水沟、阴井等。

4. 澳洲大蠊 *Periplaneta australasiae* Fabricius，1775

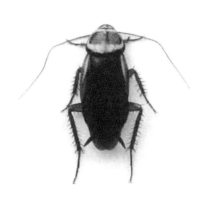

　　它除以含淀粉物品为食外，也喜欢咬食植物。雌虫长出卵荚后一天即产下。

　　繁殖力强、适应性强，食性复杂，难以根除。它们污染食物，机械传播病菌和寄生虫，对人类环境和健康造成严重影响，是重要的世界性卫生害虫。

　　分布：云南、四川、贵州、福建、广东、广西、海南。

　　孳生场所：室内厨房、温室等。

　　5. 褐斑大蠊 *Periplaneta brunnea* Burmeister，1938

　　形态特征：褐斑大蠊的成虫棕褐色，体长 25 ～ 30 mm。前胸背板中央有一不太明显的赤褐色锚状斑。翅发达，伸达腹端。本种大蠊外形与美洲大蠊和黑胸大蠊比较近似。它与美洲大蠊的主要区别在于尾须的形状，前者的短而末端钝，后者的较长而末端很细削。此外，褐斑大蠊雄虫的肛上板短小，而美洲大蠊的长大，中央有一深凹口。两者的幼虫容易区分，褐斑大蠊的触角有白色标记，中胸背板有一半透明区；第一龄若虫的腹节背板乳白色。中型的若虫有些腹节背板有乳白斑，而澳洲大蠊的色泽一致。卵荚 12 ～ 16 mm，明显比美洲大蠊的长。

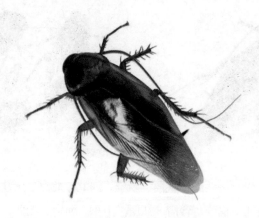

　　分布：云南、四川、贵州、福建、台湾、江西、广东、广西。

　　孳生场所：室内厨房、下水道、地沟等。

　　6. 黑胸大蠊 *Periplaneta fuliginosa* Serville，1839

Periplaneta emarginated Takarng，1908 凹缘大蠊

　　体型大，头至翅端部总长达约 33 mm。身体及足微黑褐色，前翅红褐色，翅发达超过腹端。腿上的刺发达，行动迅速。为室内常见种类，是重要的卫生害虫之一。能够机械传播多种病菌。体形与褐斑大蠊相近。但黑胸大蠊的中胸背板几乎全部为淡白色。

　　黑胸大蠊的食性广，但喜食香甜食品如面包、饼干及其他有机物，如垃圾、泔水等。黑胸大蠊有时在晚上可受光的引诱飞入室内。

　　黑胸大蠊的繁殖率远低于德国小蠊，由于各种原因引起的死亡，所以种群数不会很

高。黑胸大蠊的生活周期与美洲大蠊相近，卵期天数约为 36 d，若虫蜕皮次数达 8 ～ 9 次，过程持续 94 ～ 398 d，成虫的寿命一般在 150 ～ 185 d。

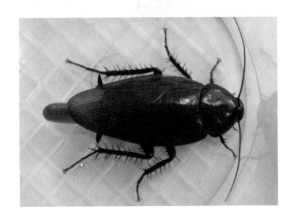

分布：云南、四川、贵州、重庆、河北、北京、天津、辽宁、吉林、江苏、上海、浙江、安徽、福建、台湾、江西、河南、湖北、湖南、广东、广西、海南。

孳生场所：室内厨房、食堂、水池下、下水道、地沟、暖水沟等。

7.　淡赤褐大蠊 *Periplaneta ceylonica*（Karny，1908）

分布：云南、江苏、上海、安徽、福建。

孳生场所：室内厨房、仓库、朽木、树皮、树叶下。

二、姬蠊科 Family BLATTELLIDAE

（四）小蠊属 Genus *Blattella* Caudell，1903

8.　德国小蠊 *Blattella germanica*（Linnaeus，1767）

德国小蠊是室内蟑螂中最小的一种，体长在 15 mm 以下。成虫为棕黄色。在前胸背板上有两条平行的褐色纵纹。

德国小蠊很容易在建筑物里扎根，建造巢穴，且繁殖速度快，每个卵荚可孵出多只若虫，这些若虫由出生至交配期的所需时间短暂，因此人们难以将之彻底驱除。另外雌性德国小蠊在产卵期间不会即时把卵荚排出，而是留在体内孵化一段时间，使人们不会发现它们的卵荚，而将之清除。此外它们的身型也比其他种小，可躲在狭窄的缝隙中，从而避过人们的攻击。除人们家中饲养的宠物外，这种蟑螂在人类居住地方，其自然天敌非常少。

德国蟑螂为一种杂食性昆虫，尤其喜欢吃淀粉、糖类食物、肉类等。它们大多于夜间活动，但在日间如果受到干扰的情况下也会出现。

分布：云南、四川、贵州、云南、西藏、重庆、新疆、河北、北京、天津、辽宁、吉林、台湾、江西、山东、湖北、湖南、广东、广西、海南。

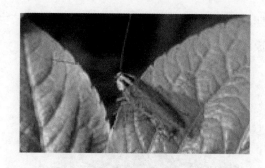

孳生场所：火车、轮船、飞机、宾馆、饭店、学校、室内厨房、食堂等温暖潮湿的地方。

9. 拟德国小蠊 *Blattella lituricollis*（Walker，1868）

分布：云南、贵州、西藏、福建、江西、广东、广西。

孳生场所：室内厨房、食堂等温暖潮湿的地方

10. 广纹小蠊 *Blattella latistriga*（Walker，1868）

分布：云南、四川、贵州、福建、广西。

孳生场所：室内厨房，室外于房屋附近草丛、落叶下、草堆内。

三、光蠊科 Family EPILAMPRIDAE

（五）土鳖属 Genus *Opisthoplatia* Brunner

11. 金边土鳖 *Opisthoplatia orientalis*（Burmeister，1838）

分布：云南、贵州、河北、北京、福建、台湾、广东、广西。

四、折翅蠊科 Family BLABERIDAE

（六）蔗蠊属 Genus *Pycnoscelus* Scudder，1862

12. 蔗蠊 *Pycnoscelus surinamensis* Linnaeus，1767

分布：云南（开远）。

五、地鳖科 Family POLYPHAGIDAE

（七）真地鳖属 Genus *Eupolyphaga* Chopard，1929

13. 云南真地鳖 *Eupolyphaga limbata* Kirby，1903

分布：云南、四川、贵州、西藏、甘肃。

孳生场所：室内厨房、粮仓、灶脚、车间墙边，室外阴暗潮湿的腐殖质丰富的松土中。

第十一节　蜱类（寄型目）

云南的蜱类有 2 科、9 属、46 种。

蜱总科 LXODOIDAE
一、软蜱科 Family ARGASIDAE

（一）锐缘蜱属 Genus *Argas* Latreille，1796

1. 蝙蝠锐缘蜱 *Argas vespertilionis*（Lqtreille，1802）

分布：贵州、云南、河北、江苏、台湾、山东、湖南、广东、广西、新疆。

宿主：蝙蝠。

2. 普通锐缘蜱 *Argas unlgaris* Filippova，1966

分布：云南（昆明）。

宿主：燕子窝。

二、硬蜱科 Family LXODIDAE Murrey，1877

（二）花蜱属 Genus *Amblyomma* Koch，1844

3. 爪哇花蜱 *Amblyomma javanense*（Supino，1897）

分布：云南、福建、广东、海南。

宿主：穿山甲、蟒蛇、巨蜥、龟等。

4. 龟形花蜱 *Amblyomma testudinarium* Koch，1844
　　　　　　= *Amblyomma yajimae* Kishida，1935

分布：云南、浙江、福建、台湾、广东、海南。

宿主：大型哺乳动物及家畜。

5. 纹盾花蜱 *Amblyomma integrum* Karsch

分布：云南（勐海）。

宿主：棕色豪猪。

（三）盲花蜱属 Genus *Aponomma* Neumann，1899

6. 厚体盲花蜱 *Aponomma lucasi crassioes* Neumann，1901

分布：云南、海南。

宿主：穿山甲、巨蜥、牛等。

7. 巨蜥盲花蜱 *Aponomma lucasi* Warburton，1910

分布：云南、广东。

宿主：巨蜥、蟒蛇。

（四）牛蜱属 Genus _Boophilus_ Curtice，1891

8.　微小牛蜱 _Boophilus microplus_（Canestrini，1887）

$\qquad\qquad$ =_Boophilus caudatus_（Neumann，1897）微突牛蜱

$\qquad\qquad$ =_Boophilus sinensis_ Minning，1934 中华牛蜱

分布：云南、贵州、四川、西藏、辽宁、河北、山西、陕西、甘肃、山东、河南、安徽、江苏、浙江、湖北、湖南、福建、江西、广东、广西、台湾。

（五）革蜱属 Genus _Dermacentor_ Koch，1844

9.　金泽革蜱 _Dermacentor auratus_ Supino，1897

分布：云南、福建、江西、广东、台湾。

宿主：野猪、牛、犬、家猪、猪獾、黑熊等。

10.　草原革蜱 _Dermacentor nuttalli_ Olenev，1928

分布：云南（保山）。

（六）血蜱属 Genus _Haemaphysalis_ Koch，1844

11.　阿波尔血蜱 _Haemaphysalis aborensis_ Warburton，1913

分布：云南、贵州。

宿主：牛、山雀、鸡等。

12.　异角血蜱 _Haemaphysalis anomaloseraea_ Teng，1982

分布：云南（勐腊）。

栖息地：植物叶片。

13.　长须血蜱 _Haemaphysalis aponommoides_ Warburton，1936

分布：云南、西藏、福建、台湾。

14.　亚洲血蜱 _Haemaphysalis asiatica_（Supino，1897）

分布：云南、贵州、台湾。

宿主：大灵猫、野猪等。

15.　缅甸血蜱 _Haemaphysalis birmaniae_ Supino，1897

分布：云南、台湾。

宿主：赤鹿、扫尾豪猪、苏门羚、牦牛等。

16.　二棘血蜱 _Haemaphysalis bispinosa_ Neumann，1897

分布：云南（勐腊、耿马、昆明、昭通）。

宿主：黄牛、水牛、绵羊、山羊。

17．侧刺血蜱 *Haemaphysalis canestrinii* Supino，1966

分布：保山、耿马。

宿主：狗。

18．具角血蜱 *Haemaphysalis cornigera* Neumann，1897

　　　　　　Haemaphysalis cornigera taiwana Sugimoto，1936 台湾角血蜱

分布：云南（勐腊、下关）、广西、广东、福建、台湾。

宿主：白腹鼠、水牛、黄牛、穿山甲、马鹿。

19．钝刺血蜱 *Haemaphysalis doenitzi* Warburton & Nuttall，1936

分布：云南、福建、广东、台湾。

宿主：鹧鸪、竹鸡、华南兔等。

20．长盾血蜱 *Haemaphysalis elongata* Neumann

分布：云南。

宿主：不详。

21．褐黄血蜱 *Haemaphysalis flava* Neumann，1897

分布：云南（潞西）。

宿主：鼠。

22．台湾血蜱 *Haemaphysalis formosensis* Neumann，1913

分布：云南（耿马、勐腊）。

宿主：鼠、竹鸡。

23．豪猪血蜱 *Haemaphysalis hystricis* Supino，1897

分布：云南、贵州、福建、台湾、广东。

宿主：犬、水牛、猪、猪獾、水鹿、豪猪等。

24．缺角血蜱 *Haemaphysalis inermis* Birula，1895

分布：保山。

宿主：水鹿。

25．李氏血蜱 *Haemaphysalis leachi*（Audouin）

分布：西双版纳。

宿主：大灵猫、大沙土鼠。

26．勐腊血蜱 *Haemaphysalis menglaensis* Pang *et al*，1982

分布：保山。

宿主：鹿。

27．猛突血蜱 *Haemaphysalis montgomeryi* Nuttall，1912

分布：云南、四川、贵州、西藏。

宿主：山羊、绵羊、黄牛、马、犬、水牛、人。

28. 嗜麝血蜱 *Haemaphysalis moschisuga* Teng，1980

分布：云南、四川、西藏、甘肃、青海。

宿主：林麝、牦牛。

29. 嗜鸟血蜱 *Haemaphysalis ornithophila* Hoogstraal *et* Kohls，1959

分布：云南、贵州、台湾、甘肃。

宿主：鸟类、黄鼬、岩羊等。

30. 雉鸡血蜱 *Haemaphysalis phasiana* Saito，Hoogstraal *et* Wassef，1974

分布：云南（昆明）、贵州、福建、江西。

宿主：鸟类。

31. 原始血蜱 *Haemaphysalis primitiva* Teng，1982

分布：云南（泸水）。

栖息地：植物叶片。

32. 青海血蜱 *Haemaphysalis qinghaiensis* Teng，1980

分布：云南、四川、甘肃、青海、宁夏。

宿主：山羊、绵羊、黄牛等。

33. 距刺血蜱 *Haemaphysalis spinigera* Neumann，1897

分布：云南（勐腊、耿马）。

34. 越南血蜱 *Haemaphysalis vitnamensis* Hoogstraal *et* Wilson，1966

分布：云南、贵州、福建。

宿主：黄牛、水牛等。

35. 微形血蜱 *Haemaphysalis wellingtoni* Nuttall ＆Warburton，1936

分布：云南。

36. 越原血蜱 *Haemaphysalis yeni* Toumanoff，1944

分布：云南（勐腊）。

宿主：豹、水鹿。

（七）璃眼蜱属 Genus *Hyolomma* Koch，1844

37. 残缘璃眼蜱 *Hyolomma detritum* Schulze，1919

分布：云南（德钦、勐海）。

宿主：牦牛、绵羊、黄牛、山羊、马、家猪、骆驼。

（八）硬蜱属 Genus *Ixodes* Latreille，1795

38. 锐跗硬蜱 *Ixodes acutitarsus* Karsch，1880

分布：云南、湖北、西藏、台湾。

39.　粒型硬蜱 *Ixodes granulatus* Supino，1897

分布：四川、西藏（樟木）、浙江、福建、台湾、湖北、广东、贵州、云南。

宿主：獴、黑线姬鼠、针毛鼠、社鼠、长吻松鼠。

40.　拟蓖硬蜱 *Ixodes nuttallianus* Schulze，1930

分布：云南（腾冲）。

宿主：树鼩。

41.　卵形硬蜱 *Ixodes ovatus* Neumann，1899

=*I. japonensis* Neumann，1904 日本硬蜱

=*I. taiwanensis* Sugimoto，1937 台湾硬蜱

=*I. shinchikuensis* Sugimoto，1937 新竹硬蜱

分布：云南、四川、西藏、福建、台湾、湖北、贵州、陕西、甘肃、青海。

宿主：黄牛、猪、狗、羊、人獐、针毛鼠、林麝、黑熊、犏牛、牦牛、马、羊。

42.　中华硬蜱 *Ixodes sinensis* Teng，1977

分布：云南、贵州、浙江、安徽、福建、江西、湖南。

宿主：鹿、野兔、豹、野鸡、牛、羊等。

43.　长蝠硬蜱 *Ixodes vespertilionis* Koch，1844

分布：云南、贵州、四川、山西、内蒙古、辽宁、江苏、福建、台湾。

宿主：蝙蝠。

（九）扇头蜱属 Genus *Rhipicephalus* Koch，1844

44.　蠊形扇头蜱 *Rhipicephalus haemaphysaloides* Supino，1897

分布：贵州、云南、西藏、江苏、浙江、安徽、福建、台湾、江西、湖北、广东、海南。

宿主：水牛、黄牛、驴、犬、猪、野猪、野兔。

45.　血红扇头蜱 *Rhipicephalus sanguineus*（Latreille，1806）

分布：西藏（樟木）、贵州、云南、四川、河北、山西、辽宁、江苏、福建、台湾、山东、河南、广东、海南、陕西、甘肃、新疆。

宿主：犬、绵羊、山羊、牛、猫、狐、兔等。

46.　图兰扇头蜱 *Rhipicephalus turanicus* Pomerantzev，1940

分布：云南。

第十二节　恙螨（真螨目）

1984 年，我国著名螨类专家温廷桓引古论今，正本清源，将约 100 年前日本杜撰出来的"恙螨"优先命名正名为 1700 多年前我国古代卓越的医学家和化学家葛洪记叙的沙

螨。但国内各期刊杂志等均称恙螨，本专著将统一沿用恙螨这一名称。

云南的恙螨有 2 科、28 属、198 种及亚种。

一、恙螨科 FamilyTROMBICULIDAE（Ewing，1929）Ewing，1944
无前恙螨亚科 Subfamily WAKCHIINAW EWING，1946
=GAHRLIEPIINAE Womersley，1952

（一）无前恙螨属 Genus *Walchia* Ewing，1931

（无前恙螨亚属 Subgenus *Walchia* Ewing，1931）

1. 尖棒无前恙螨 *Walchia*（*Walchia*）*acugastia* Wen *et al.*，1984

分布：云南（绥江）。

宿主：社鼠。

2. 中华无前恙螨 *Walchia*（*Walchia*）*chinensis*（Chen *et* Hsu，1955）

分布：云南、四川、江苏、浙江、安徽、福建、江西、湖北、湖南、广东、广西、贵州。

宿主：黑家鼠、褐家鼠、黄胸鼠、针毛鼠、社鼠、黄毛鼠、大足鼠、斯氏家鼠、棒尾鼩鼠、锡金小家鼠、黑线姬鼠、板齿鼠、趋泽绒鼠、黑腹绒鼠、小龙麝鼩，臭鼩等。

3. 心盾无前恙螨 *Walchia*（*Walchia*）*cordiopelta* Wen *et* Xiang，1984

分布：云南（昆明）。

宿主：（黑色胶片诱获）。

4. 无结无前恙螨 *Walchia*（*Walchia*）*enode* Gater，1932

分布：云南。

宿主：黄胸鼠。

5. 幽氏无前恙螨 *Walchia*（*Walchia*）*ewingi*（Fuller，1949）

分布：云南、广东、四川。

宿主：褐家鼠、黄胸鼠、黄毛鼠、社鼠、棒尾鼩鼠。

6. 脆弱无前恙螨 *Walchia*（*Walchia*）*fragilis* Schluger，1955

分布：云南（元阳）。

宿主：斯氏家鼠。

7. 夫氏无前恙螨 *Walchia*（*Walchia*）*fuller* Vercammen-Grandjean，1971

分布：云南。

宿主：黄胸鼠。

8. 等爪无前恙螨 *Walchia*（*Walchia*）*isoychia*（Nadchatram *et* Traub，1964）

分布：云南、广东。

宿主：黄胸鼠、黄毛鼠、斯氏家鼠。

9. 葛洪无前恙螨 *Walchia*（*Walchia*）*koi*（Chen *et* Hsu，1955）

分布：云南、安徽、广东、海南。

宿主：褐家鼠、黄胸鼠、黄毛鼠、社鼠、黑线姬鼠。

10. 辫毛无前恙螨 *Walchia*（*Walchia*）*kritochaeta*（Traub *et* Evans，1957）

分布：云南（碧江）。

宿主：黄胸鼠。

11. 扁豆无前恙螨 *Walchia*（*Walchia*）*hupella*（Traub *et* Evans，1957）

分布：云南（巧家、绥江）。

宿主：褐家鼠、大足鼠。

12. 微盾无前恙螨 *Walchia*（*Walchia*）*micropelta*（Traub *et* Evans，1957）

分布：云南、广东、广西。

宿主：黄胸鼠、小家鼠。

13. 南方无前恙螨 *Walchia*（*Walchia*）*nanfangis* Wen *et* Xiang，1984

分布：云南南部。

宿主：黄胸鼠。

14. 贫毛无前恙螨 *Walchia*（*Walchia*）*oligosetosa*（Chen *et* Hsu，1955）

　　　　　　　　　 =*Gahrliepia*（*Walchia*）*chinensisvar oligosetosa*

分布：云南、福建、广东、贵州。

宿主：黑家鼠、褐家鼠、黄胸鼠、社鼠、黄毛鼠、针毛鼠、斯氏家鼠、锡金小家鼠等。

15. 太平洋无前恙螨 *Walchia*（*Walchia*）*pacifica*（Chen *et* Hsu，1955）

分布：云南、四川、贵州、江苏、浙江、安徽、福建、江西、湖南、广东、广西。

宿主：褐家鼠、黑家鼠、海南家鼠、斯氏家鼠、黄毛鼠、针毛鼠、社鼠、白腹巨鼠、青毛鼠、大足鼠、中华竹鼠、黑线姬鼠、大仓鼠、黑腹绒鼠、灰麝鼩等。

16. 拟太平洋无前恙螨 *Walchia*（*Walchia*）*parapacifica*（Chen，Hsu *et* Wang，1955）

分布：云南、贵州、安徽、福建、江西、湖南、广东、广西。

宿主：黄毛鼠、针毛鼠、社鼠、白腹巨鼠、青毛鼠、大足鼠、中华竹鼠、黑线姬鼠、大仓鼠、黑腹绒鼠、灰麝鼩等。

17. 乡野无前恙螨 *Walchia*（*Walchia*）*rustica*（Gater，1932）

分布：云南、香港。

宿主：斯氏家鼠、黄胸鼠、板齿鼠。

18. 森林无前恙螨 *Walchia*（*Walchia*）*senlina* Wen *et* Xiang，1984

分布：云南（勐腊）。

19. 四川无前恙螨 *Walchia*（*Walchia*）*szechuanica*（Teng，1963）

分布：云南（永胜）。

宿主：麂子。

20. 队群无前恙螨 *Walchia*（*Walchia*）*turmalis*（Gater，1932）

分布：云南、香港。

宿主：黑家鼠、黄毛鼠、板齿鼠、臭鼩。

21. 异爪无前恙螨 *Walchia*（*Walchia*）*disparunguis*（Odemans，1929）

分布：云南（富宁）。

宿主：施氏家鼠。

（甲逦恙螨亚属 Subgenus *Gahrliepia* Oudemans，1912）

22. 黄胸甲逦恙螨 *Gahrliepia*（*Gahrliepia*）*flavipecti* Wen *et* Xiang，1984

分布：云南（思茅）。

宿主：黄胸鼠。

23. 德钦甲逦恙螨 *Gahrliepia*（*Gahrliepia*）*deqinensis* Yu *et* Yang，1982

分布：云南（德钦）。

宿主：松田鼠。

24. 丛林甲逦恙螨 *Gahrliepia*（*Gahrliepia*）*silvatica* Yu *et* Yang，1982

分布：云南（元阳）。

宿主：大绒鼠、四川短尾鼩。

25. 细棒甲逦恙螨 *Gahrliepia*（*Gahrliepia*）*tenuiclava* Yu *et* Yang，1982

分布：云南（下关）。

宿主：社鼠。

（甲拖恙螨亚属 Subgenus *Gateria* Ewing，1938）

26. 宽痕甲逦恙螨 *Gahrliepia*（*Gateria*）*eurypunctata* Jeu，Yu *et* Wan，1983

分布：云南。

宿主：社鼠。

27. 次盾甲逦恙螨 *Gahrliepia*（*Gateria*）*cidun* Wen *et* Xiang，1984

分布：云南（昆明）。

宿主：社鼠。

28. 缘毛甲逦恙螨 *Gahrliepia*（*Gateria*）*fimbriata* Traub *et* Morrow，1955

分布：云南中缅边境。

宿主：黄胸鼠。

29. 冷水甲逦恙螨 *Gahrliepia*（*Gateria*）*lengshui* Wen *et* Xiang，1984

分布：云南（昆明）。

宿主：棒尾鼩鼱。

30. 舌盾甲逦恙螨 *Gahrliepia*（*Gateria*）*linguipelta* Jen *et* Yu，1983

分布：云南。

宿主：白喉岩松鼠、小林姬鼠、长吻松鼠、大绒鼠。

31. 麻盾甲逦恙螨 *Gahrliepia*（*Gateria*）*madun* Wen *et* Xiang，1984

分布：云南（保山）。

宿主：高山姬鼠。

32. 大盾甲逦恙螨 *Gahrliepia*（*Gateria*）*megascuta* Hsu *et al.*，1965，comb. n.

分布：云南。

宿主：黄胸鼠。

33. 南方甲逦恙螨 *Gahrliepia*（*Gateria*）*meridionalis* Yu *et al.*，1980，comb. n.

分布：云南。

宿主：斯氏家鼠、高山姬鼠、普通树鼩。

34. 东洋甲逦恙螨 *Gahrliepia*（*Gateria*）*orientalis* Wen *et* Xiang，1984

分布：云南南部。

宿主：臭鼩。

35. 射点甲逦恙螨 *Gahrliepia*（*Gateria*）*meridionalis* Yu *et al.*，1980

分布：云南（江城、潞西、漾濞、梁河、下关、陇川）。

宿主：斯氏家鼠、黄胸鼠、高山姬鼠、包氏鼠。

36. 南方甲逦恙螨 *Gahrliepia*（*Gateria*）*radiopunctata* Hsu *et al.*，1965

分布：云南（江城、漾濞、下关）。

宿主：斯氏家鼠、高山姬鼠、普通树鼩。

37. 瘦长甲逦恙螨 *Gahrliepia*（*Gateria*）*shouchang*

分布：云南（昆明）。

宿主：黄胸鼠。

38. 洛氏甲逦恙螨 *Gahrliepia*（*Gateria*）*romeri* Womersley，1952

分布：云南（江城、建水）、福建、香港。

宿主：臭鼩鼱、板齿鼠、黄毛鼠、斯氏家鼠、黄胸鼠、大绒鼠、麝鼩、灰麝鼩。

39. 纤嫩甲逦恙螨 *Gahrliepia*（*Gateria*）*tenella* Traub *et* Morrow，1955

分布：云南中缅边境。

宿主：黄胸鼠。

40. 小窝甲逦恙螨 *Gahrliepia*（*Gateria*）*xiaowoi* Wen *et* Xiang，1984

分布：云南（思茅）。

宿主：小龙麝鼩。

41. 羊城甲逦恙螨 *Gahrliepia*（*Gateria*）*yangchengensis* Chen *et* Hsu，1957

分布：云南、贵州、福建、广东、香港、广西、湖南。

宿主：臭鼩鼱、褐家鼠、板齿鼠、黑线姬鼠、小家鼠、社鼠、黄毛鼠、大足鼠、白腹巨鼠、海南家鼠、斯氏家鼠、青毛鼠、白腹鼠。

42. 云南甲逦恙螨 *Gahrliepia*（*Gateria*）*yunnanensis* Hsu *et al.*，1965

分布：云南。

宿主：黄胸鼠、和平田鼠、赤腹丽松鼠丽江亚种、大绒鼠。

43. 中窝甲逦恙螨 *Gahrliepia*（*Gateria*）*zhongwoi* Wen *et* Xiang，1984.

分布：云南（允景洪）。

宿主：黄胸鼠。

（甲片恙螨亚属 Subgenus *Jiapiania* Wen *et* Xiang，1984）

44. 半叶甲逦恙螨 *Gahrliepia*（*Jiapiania*）*banyei* Wen *et* Xiang，1984

分布：云南（思茅）。

宿主：黄胸鼠。

（二）间毛恙螨属 Genus *Intermedialia*（Yu *et al.*，1979）stat. n.

（间毛恙螨亚属 Subgenus *Intermedialia* Yu *et al.*，1979）

45. 并比间毛恙螨 *Intermedialia*（*Intermedialia*）*bingbi* Wen *et* Xiang，1984

分布：云南（龙陵）。

宿主：鼠。

46. 河谷间毛恙螨 *Intermedialia*（*Intermedialia*）*hegu*（Yu *et al.*，1979），comb. n.

分布：云南。

宿主：大足鼠、锡金小家鼠、灰麝鼩。

47. 云间毛恙螨 *Intermedialia*（*Intermedialia*）*yunensis* Wen *et* Xiang，1984

分布：云南（保山、昆明）。

宿主：社鼠、高山姬鼠、林姬鼠，中华鼩猬。

（间隙恙螨亚属 Subgenus *Jianxia* Wen *et* Xiang，1984）

48. 隙盾间毛恙螨 *Intermedialia*（*Jianxia*）*xidun* Wen *et* Xiang，1984

分布：云南（思茅）。

宿主：鼠。

49. 穴盾间毛恙螨 Intermedialia（*Jianxia*）*xuedun* Wen *et* Xiang，1984

分布: 云南（思茅）。

宿主: 社鼠、棒尾鼩鼱。

（三）棒六恙螨属 Genus *Schoengastilla* Hirst，1915

50. 舌盾棒六恙螨 *Schoengastilla ligula* Radford，1946

分布: 云南、四川。

宿主: 黄胸鼠。

51. 点盾棒六恙螨 *Schoengastilla punctata* Radford，1946

分布: 云南。

宿主: 黄胸鼠、斯氏家鼠、棒尾鼩鼱、短尾鼩。

恙螨亚科 Subfamily TROMBICULINAE Ewing，1929

（四）珠恙螨属 Genus *Doloisia* Oudemans，1910

=*Traubacarus* Audy *et* Nadchatram，1957

52. 短足珠恙螨 *Doloisia brachypus*（Audy *et* Nadchatram，1957）

分布: 云南、福建、广东、广西、香港。

宿主: 海南家鼠、黄胸鼠、黄毛鼠、针毛鼠、青毛鼠、大足鼠、板齿鼠。

53. 叉盾珠恙螨 *Doloisia furcipelta* Yu *et* Hu，1983

分布: 云南（保山）。

宿主: 大足鼠。

（五）钳齿恙螨属 Genus *Cheladonta* Lipovsky *et al.*，1955

54. 密齿钳齿恙螨家鼠亚种 *Cheladonta michenerir atti* Wen *et* Xiang，1984

分布: 云南（昆明）。

宿主: 褐家鼠。

55. 德钦钳齿恙螨 *Cheladonta deqinensis* Yu *et al.*，1983

分布: 云南（德钦白芒雪山）。

宿主: 和平田鼠。

（六）华棒恙螨属 Genus *Huabangsha* Wen *et al.*，1980

56. 大钳华棒恙螨 *Huabangsha megachela* Wen *et al.*，1980

分布: 云南。

宿主: 锡金小家鼠。

（七）纤恙螨属 Genus *Leptotrombidium*（Nagayo *et al.*，1916）

（纤恙螨亚属 Subgenus *Leptotrombidium* Nagayo *et al.*，1916）

57.　高姬纤恙螨 *Leptotrombidium*（*Leptotrombidium*）*apodevrieri* Wen *et* Xiang，1984

分布：云南（昆明）。

宿主：高山姬鼠。

58.　沙獾纤恙螨 *Leptotrombidium*（*Leptotrombidium*）*arctonycis* Wen *et* Xiang，1984

分布：云南（勐腊）。

宿主：沙獾。

59.　竹栖纤恙螨 *Leptotrombidium*（*L.*）*bambicola* Wen *et* Xiang，1984

分布：云南（昆明）。

宿主：社鼠、高山姬鼠。

60.　保鼠纤恙螨 *Leptotrombidium*（*L.*）*baoshui* Wen *et* Xiang，1984

分布：云南（保山）。

宿主：鼠。

61.　碧鸡纤恙螨 *Leptotrombidium*（*L.*）*biji* Wen *et* Xiang，1984

分布：云南（昆明）。

宿主：社鼠、高山姬鼠。

62.　碧罗雪山纤恙螨 *Leptotrombidium*（*L.*）*biuoxueshanensis* Yu *et* Yang，1982

分布：云南（碧罗雪山）。

宿主：黑腹绒鼠。

63.　沧江纤恙螨 *Leptotrombidium*（*L.*）*canjiangensis* Yu *et* Yang，1981

分布：云南（澜沧江）。

宿主：斯氏家鼠。

64.　德利纤恙螨（地里纤恙螨、地里恙虫）*Leptotrombidium*（*L.*）*deliensedeliense*（Walch，1922）

分布：云南、上海、浙江、福建、湖南、广东、广西、四川、贵州、陕西、台湾、香港。

宿主：家鼠、海南家鼠、黑家鼠、褐家鼠、黄胸鼠、社鼠、黄毛鼠、针毛鼠、青毛鼠、大足鼠、斯氏家鼠、小泡家鼠、小家鼠、棒尾鼲鼠、黑线姬鼠、高山姬鼠、花松鼠、赤腹松鼠、长吻松鼠、红睑长吻松鼠、岩松鼠、大绒鼠、趋泽绒鼠、板齿鼠、臭鼩、灰麝鼩、大麝鼩、麝鼩、小毛猬、树鼩、沙獾、伏翼蝠、中菊蝠、中蹄蝠；家鸡、黑脸噪鹛、灰树鹊、鹊鸲、麻雀；人。

65.　德利纤恙螨亚角亚种 *Leptotrombidium*（*L.*）*deliensesubangulare* Wen *et* Xiang，1984

分布：云南（勐腊）。

宿主：（黑色胶片诱获）。

66. 密足纤恙螨 *Leptotrombidium*（*L.*）*densipunctum* Yu *et* Yang，1982

分布：云南（云岭）。

宿主：大绒鼠、大足鼠。

67. 扁盾纤恙螨 *Leptotrombidium*（*L.*）*deplanoscutum* Yu *et* Zi，1981

分布：云南（永胜）。

宿主：黄胸鼠。

68. 滇池纤恙螨 *Leptotrombidium*（*L.*）*dianchi* Wen *et* Xiang，1984

分布：云南（昆明）。

宿主：鼠。

69. 鹅颈山纤恙螨 *Leptotrombidium*（*L.*）*ejingshanense* Yu *et* Yang，1982

分布：云南（剑川鹅颈山）。

宿主：大绒鼠。

70. 绯纤恙螨鹧鸪亚种 *Leptotrombidium*（*L.*）*fletcherifrancolini* Wen *et* Xiang，1984

分布：云南（耿马南山）。

宿主：鹧鸪。

71. 富士纤恙螨 *Leptotrombidium*（*L.*）*fuji*（Kuwata *et al.*，1950）

分布：云南、浙江、福建、广东、广西。

宿主：鼠类、黄毛鼠、社鼠、针毛鼠。

72. 贡山纤恙螨 *Leptotrombidium*（*L.*）*gongshanensis* Yu *et* Yang，1981

分布：云南（高黎贡山）。

宿主：大绒鼠。

73. 寒冬纤恙螨 *Leptotrombidium*（*L.*）*hiemalis* Yu *et* Yang，1982

分布：云南（西南部）。

宿主：大足鼠、大绒鼠。

74. 英帕纤恙螨 *Leptotrombidium*（*L.*）*imphalum* Vercammen-Grandjean *et* Langston，1975

分布：云南、西藏。

宿主：大足鼠、青毛鼠、黑家鼠黑鼠亚种。

75. 居中纤恙螨 *Leptotrombidium*（*L.*）*intermedium*（Nagayo *et al.*，1920）

分布：云南、辽宁、河北、上海、江苏、浙江、安徽、福建、江西、山东、湖北、广东。

宿主：黑家鼠、褐家鼠、黄胸鼠、黄毛鼠、社鼠、大足鼠、小泡巨鼠、小家鼠、黑线姬鼠、黑腹绒鼠等。

76. 剑川纤恙螨 *Leptotrombidium*（*L.*）*jianshanensis* Yu *et* Yang，1983

分布：云南（剑川）。

宿主：大绒鼠。

77. 金马纤恙螨 *Leptotrombidium*（*L.*）*jinmai* Wen *et* Xiang，1984

分布：云南（昆明）。

宿主：黄胸鼠。

78. 昆明纤恙螨 *Leptotrombidium*（*L.*）*kunmingense* Wen *et* Xiang，1984

分布：云南（昆明）。

宿主：鼠。

79. 昆鼠纤恙螨 *Leptotrombidium*（*L.*）*kunshui* Wen *et* Xiang，1984

分布：云南（昆明）。

宿主：黄胸鼠、社鼠、棒尾鼷鼠、高山姬鼠。

80. 兰氏纤恙螨 *Leptotrombidium*（*L.*）*langati* Audy *et* Womersley，1957

分布：云南（下关）。

宿主：高山姬鼠、树鼩。

81. 梁河纤恙螨 *Leptotrombidium*（*L.*）*lianghensis* Yu *et* Yang，1983

分布：云南（梁河）。

宿主：鼠。

82. 碧山纤恙螨 *Leptotrombidium*（*L.*）*longisetum* Yu *et* Yang，1982

分布：云南（碧落雪山）。

宿主：黑腹绒鼠。

83. 陇川纤恙螨 *Leptotrombidium*（*L.*）*longchuanensis* Yu *et* Yang，1981

分布：云南（陇川）。

宿主：黄胸鼠。

84. 长中纤恙螨 *Leptotrombidium*（*L.*）*longimedium* Wen *et* Xiang，1984

分布：云南（保山）。

宿主：高山姬鼠。

85. 细纤恙螨腻亚种 *Leptotrombidium*（*L.*）*miculumarvinum*（Schluger *et al.*，1960）

分布：云南（勐腊）。

宿主：（黑色胶片诱获）。

86. 麂纤恙螨 *Leptotrombidium*（*L.*）*muntiaci* Wen *et* Xiang，1984

分布：云南（勐腊）。

宿主：麂、沙獾。

87. 光器纤恙螨 *Leptotrombidium*（*L.*）*nudisensillum* Yu *et al.*，1984

分布：云南（绥江）。

宿主：社鼠。

88. 白丹纤恙螨 *Leptotrombidium*（*L.*）*pallidum*（Nagayo *et al.*，1919）

分布：云南、黑龙江、浙江、福建、山东、广东。

宿主：黑家鼠、褐家鼠、黄毛鼠、小泡巨鼠、黑线姬鼠；鸟类。

89. 须纤恙螨 *Leptotrombidium*（*L.*）*palpale*（Nagayo *et al.*，1919）

分布：云南、北京、河北、内蒙古、辽宁、吉林、黑龙江、上海、江苏、浙江、安徽、福建、山东、河南、广东、陕西。

宿主：黑家鼠、褐家鼠、黄胸鼠、社鼠、小泡巨鼠、小家鼠、黑线姬鼠、高山姬鼠、大仓鼠、东方田鼠、和平田鼠、臭鼩、黄鼬。

90. 五叉纤恙螨 *Leptotrombidium*（*L.*）*pentafurcatum pentfurcatum* Wen *et* Xiang，1984

分布：云南（勐腊）。

宿主：（黑色胶片诱获）。

91. 五叉纤恙螨同毛亚种 *Leptotrombidium*（*L.*）*pentafurcatum isosetosum* Wen *et* Xiang，1984

分布：云南（昆明）。

宿主：鼠。

92. 四叉纤恙螨 *Leptotrombidium*（*L.*）*quadrifuractum* Wen *et* Xiang，1984

分布：云南（勐腊）。

宿主：普通秧鸡。

93. 曲靖纤恙螨 *Leptotrombidium*（*L.*）*qujingensis* Yu *et* Yang，1981

分布：云南（曲靖）。

宿主：黄胸鼠。

94. 秋鸡纤恙螨 *Leptotrombidium*（*L.*）*ralli* Wen *et* Xiang，1984

分布：云南（勐腊）。

宿主：普通秧鸡。

95. 湿林纤恙螨 *Leptotrombidium*（*L.*）*scanloni* Traub *et* Lakshana，1966

分布：云南（勐腊）。

宿主：（黑色胶片诱获）。

96.　小盾纤恙螨（小板纤恙螨）*Leptotrombidium*（*L.*）*scutellae*（Nagayo *et al.*，1921）

=*Trombicula*（*L.*）*scutellaris var. basolabrosis*

Chen *et al.*，1956）

分布：云南、黑龙江、上海、江苏、浙江、福建、江西、河南、广东、广西、陕西。

宿主：褐家鼠、黄胸鼠、黄毛鼠、社鼠、针毛鼠、斯氏家鼠、大足鼠、青毛鼠、黑线姬鼠、高山姬鼠、小耳林姬鼠、棕背䶄、板齿鼠、黑腹绒鼠、大绒鼠、趋泽绒鼠、红脸长吻松鼠、东北鼠兔、坚实小毛猬、臭鼩、树鼩、黄鼬、猫、犬；鸟；人等。

97.　社鼠纤恙螨 *Leptotrombidium*（*L.*）*sheshui* Wen *et* Xiang，1984

分布：云南（昆明）。

宿主：社鼠。

98.　树鼩纤恙螨 *Leptotrombidium*（*L.*）*shujingi* Wen *et* Xiang，1984

分布：云南（昆明）。

宿主：普通树鼩中华亚种。

99.　树鼩纤恙螨 *Leptotrombidium*（*L.*）*shuqui* Wen *et* Xiang，1984

分布：云南（昆明）。

宿主：普通树鼩中华亚种。

100.　中鼩纤恙螨 *Leptotrombidium*（*L.*）*sinotupaium* Wen *et* Xiang，1984

分布：云南（昆明）。

宿主：普通树鼩中华亚种。

101.　细毛纤恙螨 *Leptotrombidium*（*L.*）*tenuipilim* Wen *et* Xiang，1984

分布：云南（昆明）。

宿主：普通树鼩中华亚种。

102.　小微纤恙螨 *Leptotrombidium*（*L.*）*xiaowei* Wen *et* Xiang，1984

分布：云南（勐腊）。

宿主：（黑色胶片诱获）。

103.　西山纤恙螨 *Leptotrombidium*（*L.*）*xishani* Wen *et* Xiang，1984

分布：云南（昆明）。

宿主：黄胸鼠、高山姬鼠。

104.　于氏纤恙螨 *Leptotrombidium*（*L.*）*yui*（Chen *et* Hsu，1956）

分布：云南、上海、江苏、浙江、福建、江西、广东。

宿主：褐家鼠、黄胸鼠、黄毛鼠、灰胸鼠、社鼠、小家鼠、黑线姬鼠、高山姬鼠、黑线仓鼠、大绒鼠、红脸长吻松鼠、黑腹绒鼠、树鼩、臭鼩、黄鼬。

105. 雨林纤恙螨 *Leptotrombidium*（*L.*）*yulini* Wen *et* Xiang，1984

分布：云南（勐腊）。

宿主：沙獾。

106. 云南纤恙螨 *Leptotrombidium*（*L.*）*yunnanense* Yu *et al.*，1980

分布：云南。

宿主：小耳林姬鼠、橙足复齿鼯鼠、四川短尾鼩。

107. 云鼠纤恙螨 *Leptotrombidium*（*L.*）*yunshusi* Wen *et* Xiang，1984

分布：云南。

宿主：鼠。

108. 中鼩纤恙螨 *Leptotrombidium*（*L.*）*zhongjingi* Wen *et* Xiang，1984.

分布：云南（昆明）。

宿主：普通树鼩中华亚种。

109. 粗毛纤恙螨 *Leptotrombidium*（*L.*）*robustissetum* Yu *et* Hu，1983

分布：云南（高黎贡山）。

宿主：大绒鼠。

110. 林地纤恙螨 *Leptotrombidium*（*L.*）*saltuosum* Yu *et* Yang，1982

分布：云南（海拔 2200 ~ 2500 m）。

宿主：林姬鼠。

111. 中华纤恙螨 *Leptotrombidium*（*L.*）*sinicum* Yu *et* Hu，1981

分布：云南（高黎贡山）。

宿主：大足鼠。

112. 六毛纤恙螨 *Leptotrombidium*（*L.*）*sexsetum* Yu *et* Hu，1981

分布：云南（大理仓山）。

宿主：白腹鼠。

113. 下关纤恙螨 *Leptotrombidium*（*L.*）*xiaguanense* Yu *et* Yang，1981

分布：云南（下关）。

宿主：薛氏姬鼠。

114. 中甸纤恙螨 *Leptotrombidium*（*L.*）*zhongdianense* Yu *et* Yang，1981

分布：云南（中甸）。

宿主：林姬鼠、薛氏田姬鼠。

115. 云岭纤恙螨 *Leptotrombidium*（*L.*）*yunlingense* Yu *et* Zhang，1981

分布：云南（剑川）。

宿主：小林姬鼠。

116.　半光小盾纤恙螨 *Leptotrombidium*（*L.*）*scutellare basoglabrose* Chen *et al.*，1956

分布：云南（昆明、巍山、江城、中甸、下关、漾濞、梁河、昭通、祥云、邱北、剑川）。

宿主：黄胸鼠、社鼠、大林姬鼠、树鼩、薛氏田姬鼠等。

117.　岩栖纤恙螨 *Leptotrombidium*（*L.*）*rupestre* Traub *et* Nadchatram，1967

分布：云南（碧江）。

宿主：滇绒鼠。

118.　新蜎纤恙螨 *Leptotrombidium*（*L.*）*neotebraci* Xiang *et* Wen，1986

分布：云南（保山）。

宿主：中华新蜎指名亚种、白腹巨鼠安氏亚种。

119.　二叉纤恙螨 *Leptotrombidium*（*L.*）*dichotogalium* Xiang *et* Wen，1986

分布：云南（勐腊岔河）。

宿主：热带雨林落叶上。

120.　山姬纤恙螨 *Leptotrombidium*（*L.*）*orestes* Xiang *et* Wen，1986

分布：云南（保山）。

宿主：小林姬鼠山亚种。

[叶恙螨亚属 Subgenus *Trombiculindus*（ Radford，1984 ）]

121.　高山纤恙螨 *Leptotrombidium*（*Trombiculindus*）*alpinus*（ Yu *et* Yang，1979 ），comb. n.

分布：云南（西部高山）。

宿主：小耳林姬鼠。

122.　竹叶纤恙螨 *Leptotrombidium*（*Tl.*）*bambusoides*（ Wang *et* Yu，1965 ），comb. n.

分布：云南、浙江、安徽、四川。

宿主：褐家鼠、社鼠、高山姬鼠、黑线姬鼠、大绒鼠、树鼩。

123.　齿列纤恙螨 *Leptotrombidium*（*Tl.*）*chilie* Wen *et* Xiang，1984

分布：云南（保山）。

宿主：高山姬鼠、白腹巨鼠、中华鼩猬。

124.　楔叶纤恙螨 *Leptotrombidium*（*Tl.*）*cuneatum*（ Traub *et* Evans，1951 ）

分布：云南、福建、湖南、广东、广西。

宿主：黄胸鼠、黄毛鼠、臭鼩。

125.　毛猬纤恙螨 *Leptotrombidium*（*Tl.*）*hylomydis*（ Wang *et* Yu，1956 ），comb. n.

分布：云南。

宿主：黄胸鼠、坚实小毛猬。

126. 棘列纤恙螨 Leptotrombidium（*Tl.*）*jilie* Wen *et* Xiang，1984

分布：云南（保山）。

宿主：高山姬鼠、中华鼩鼱。

127. 宽叶纤恙螨 Leptotrombidium（*Tl.*）*kuanye* Wen *et* Xiang，1984

分布：云南（保山）。

宿主：林姬鼠。

128. 怒江纤恙螨 Leptotrombidium（*Tl.*）*nujiange* Wen *et* Xiang，1984

分布：云南（腾冲）。

宿主：高山姬鼠。

129. 云南纤恙螨 Leptotrombidium（*Tl.*）*yunnanum*（Wang *et* Yu，1965）. comb. n

分布：云南。

宿主：褐家鼠、黑线姬鼠、高山姬鼠、坚实小毛猬。

130. 秧鸡纤恙螨 Leptotrombidium（*Tl.*）*rally* Wen *et* Xiang，1984

分布：云南（勐腊）。

宿主：普通秧鸡。

（八）囊棒恙螨属 Genus *Ascoschoengastia* Ewing，1946

131. 凹盾囊棒恙螨 *Ascoschoengastia audyi*（Womersley，1952）

分布：云南、广东。

宿主：褐家鼠、黄胸鼠、黄毛鼠、花松鼠、赤腹松鼠。

132. 印度囊棒恙螨 *Ascoschoengastia indica*（Hirst，1915）

分布：云南、上海、浙江、福建、广东、广西、贵州、陕西、香港。

宿主：黑家鼠、海南家鼠、褐家鼠、黄胸鼠、大足鼠、白腹巨鼠、小泡巨鼠、黑尾鼠、缅鼠、赤腹丽松鼠、树鼩、普通伏翼蝠、山拟啄木鸟。

133. 类齐囊棒恙螨 *Ascoschoengastia leechi*（Domrow，1962）

分布：云南、四川、西藏。

宿主：黄胸鼠、白腹巨鼠、树鼩。

134. 山林囊棒恙螨 *Ascoschoengastia montana* Yu *et al.*，1980

分布：云南。

宿主：云南鼯鼠。

135. 鼯鼠囊棒恙螨 *Ascoschoengastia petauristae* Yu *et al.*，1984

分布：云南。

宿主：云南鼯鼠。

136.　云南囊棒恙螨 *Ascoschoengastia yunnanensis* Yu *et al*.，1980

分布：云南。

宿主：云南鼯鼠、黄胸鼠。

137.　云鼯囊棒恙螨 *Ascoschoengastia yunwui* Yu *et al*.，1984

分布：云南。

宿主：云南鼯鼠。

（九）微恙螨属 Genus *Microtrombicula*（Ewing，1950）

（微恙螨亚属 Subgenus *Microtrombicula* Ewing，1950）

138.　漠淡微恙螨 *Microtrombicula*（*Microtrombicula*）*munda*（Gater，1932）

分布：云南、广东、广西。

宿主：褐家鼠、黑家鼠、小家鼠。

139.　那角微恙螨 *Microtrombicula*（*M.*）*nadchatrami* Vercammen-Grandjean，1965

分布：云南。

宿主：白腹巨鼠。

140.　鼯鼠微恙螨 *Microtrombicula*（*M.*）*petauristae* Yu *et* Yang，198

分布：云南（碧落雪山）。

宿主：鼯鼠。

141.　针感微恙螨 *Microtrombicula*（*M.*）*spicea*（Gater，1932）

分布：云南。

宿主：黄胸鼠。

142.　越毛微恙螨 *Microtrombicula*（*M.*）*vitosa* Schluger *et al*.，1963

分布：云南。

宿主：黄胸鼠。

143.　燕麦微恙螨 *Microtrombicula*（*M.*）*yanmai* Wen *et* Xiang，1984

分布：云南（双江）。

宿主：鼠。

（十）犹恙螨属（真恙螨属）Genus *Eutrombicula* Ewing，1938

144.　赫氏犹恙螨（赫氏真恙螨）*Eutrombicula hirsti*（Sambon，1927）

分布：云南（勐腊、思茅、河口、勐海、盈江）。

宿主：黄胸鼠、家鸡、普通秧鸡、游林热带鼠、蜥蜴、鸭哥。

145. 危鸡犹恙螨（危鸡真恙螨）*Eutrombicula wichmanni*（Oudemans，1905）

　　　　　　　　　　=*Trombicula*（*Eutrombicula*）*wichmannni*

　　　　　　　　　　Tinghuensis Liang *et al.*，1957

分布：云南、广东、广西、台湾。

宿主：家鼠、褐家鼠、黄胸鼠、黄毛鼠、板齿鼠、家犬、家猫、家鸡、普通秧鸡、海南珠颈斑鸠、鹊鸲、鹩哥、蜥蜴、人。

（十一）蜥恙螨属 Genus *Siseca* Audy，1956

146. 溪蟹蜥恙螨 *Siseca xixie* Wen *et* Xiang，1984

分布：云南（勐腊）。

宿主：弯肢溪蟹。

（十二）斑铠恙螨属 Genus *Blankaartia* Berlese，1912

　　　　　　　=*Tragardhula* Berlese，1912

（斑铠恙螨亚属 Subgenus *Blankaartia* Berlese，1912）

147. 角盾斑铠恙螨 *Blankaartia*（*Blankaartia*）*acuscutellaris*（Walch，1923）

分布：云南、广东、广西。

宿主：褐家鼠、黄胸鼠、普通秧鸡、人。

（十三）新恙螨属 Genus *Neotrombicula*（Hirst，1925）

148. 德钦新恙螨 *Neotrombicula deqiense* Yu *et* Wang，1981

分布：云南（德钦）。

宿主：松田鼠、大绒鼠。

149. 日本新恙螨 *Neotrombicula japonica*（Tanaka *et al.*，1930）

分布：云南（剑川）。

宿主：大足鼠、白腹鼠。

150. 龙门新恙螨 *Neotrombicula longmenis* Wen *et* Xiang，1984

分布：云南（昆明）。

宿主：社鼠、棒尾鼩鼱、丽江赤腹丽松鼠。

151. 田鼠新恙螨 *Neotrombicula microti*（Ewing，1928）

分布：云南（德钦）。

宿主：松田鼠、红耳鼠兔、大足鼠。

152. 苍耳新恙螨 *Neotrombicula tsanger* Wen *et* Xiang，1984

分布：云南（保山）。

宿主：黄胸鼠。

153. 树鼩新恙螨 *Neotrombicula tupaiae* Yu *et* Hu，1983

分布：云南（高黎贡山）。

宿主：树鼩。

154. 温暖新恙螨 *Neotrombicula weni*（Wang，1964）

分布：云南（德钦）。

宿主：藏鼠兔。

（十四）东洋恙螨属 Genus *Dongyangsha* Wen，1984

155. 芒棒东洋恙螨 *Dongyangsha artistoclava*（Yu *et al*.，1979），comb. n.

分布：云南。

宿主：小泡巨鼠。

156. 短棒东洋恙螨 *Dongyangsha breviclava*（Yu *et al*.，1979），comb. n.

分布：云南。

宿主：白腹巨鼠。

157. 松鼠东洋恙螨 *Dongyangsha callosciuri callosciuri* Wen *et* Xiang，1984

分布：云南（昆明）。

宿主：丽江赤腹松鼠。

158. 松鼠东洋螨社鼠亚种 *Dongyangsha callosciuri confuciani* Wen *et* Xiang，1984

分布：云南（昆明）。

宿主：社鼠、臭鼩。

159. 枪棒东洋恙螨 *Dongyangsha hastoclava*（Yu *et al*.，1979）

分布：云南。

宿主：黄胸鼠、高山姬鼠、侧纹岩松鼠。

160. 柠檬东洋恙螨 *Dongyangsha limon* Wen *et* Xiang，1984

分布：云南（保山）。

宿主：鼠。

161. 鼩鼱东洋恙螨 *Dongyangsha sunci* Wen *et* Xiang，1984

分布：云南（昆明）。

宿主：臭鼩。

162. 细棒东洋恙螨 *Dongyangsha teuiclava*（Yu *et al*.，1979），comb. n.

分布：云南。

宿主：大足鼠。

163. 腾冲东洋恙螨 *Dongyangsha tengchongensis*（Yu *et al*.，1980），comb. n.

分布：云南。

宿主：斯氏家鼠。

（十五）棒感恙螨属 Genus *Schoengastia* Oudemans，1910

164. 芦荡棒感恙螨 *Schoengastia loudangicola* Wen *et* Xiang，1984

分布：云南。

宿主：黄胸鼠。

165. 云南棒感恙螨 *Schoengastia yunnanensis* Liu *et al.*，1965

分布：云南。

宿主：黄胸鼠、普通秧鸡。

（十六）合轮恙螨属 Genus *Helenicula*（Audy，1953）

=*Globularoschoengastia* Chen *et* Hsu，1955

166. 球感合轮恙螨 *Helenicula globularis*（Walch，1927）

分布：云南、香港。

宿主：黑家鼠、锡金小家鼠、高山姬鼠、大绒鼠、树鼩、狐。

167. 香港合轮恙螨 *Helenicula kohlsi*（Philip *et* Woodward，1946）

= *Helenicula hongkongensis* Womersley，1957

分布：云南、广东、四川、香港。

宿主：黑家鼠、褐家鼠、黄胸鼠、针毛鼠、大足鼠、高山姬鼠、臭鼩、鸟类、人。

168. 荔器合轮恙螨 *Helenicula litcha* Liu *et al.*，1965

分布：云南。

宿主：黄胸鼠。

169. 西盟合轮恙螨 *Helenicula simena*（Hsu *et* Chen，1957）

分布：云南、广东、广西、贵州。

宿主：褐家鼠、黄胸鼠、社鼠、针毛鼠、斯氏家鼠、大足鼠、棒尾鼹鼠、锡金小家鼠、高山姬鼠、小耳林姬鼠、林姬鼠、大绒鼠、树鼩。

170. 云南合轮恙螨 *Helenicula yunnanensis* Wen *et* Xiang，1984

分布：云南（思茅）。

宿主：黄胸鼠、斯氏家鼠、高山姬鼠。

（十七）毫前恙螨属 Genus *Walchiella* Fuller，1952

171. 胶板毫前恙螨 *Walchiella kunmingensis* Wen *et* Xiang，1984

分布：云南（昆明）。

宿主：（黑色胶片诱获）。

172. 昆明毫前恙螨 *Walchiella kunmingensis* Wen *et* Xiang，1984

分布：云南（昆明）。

宿主:（黑色胶片诱获）。

173.　盈江豪前恙螨 *Walchiella yingjiangensis* Wen *et al.*，1984

分布:云南（盈江，下关）。

宿主:黄胸鼠、小泡巨鼠。

174.　高山豪前恙螨 *Walchiella alpina* Yu *et* Hu，1982

分布:云南（高黎贡山）。

宿主:雪麂。

175.　南方豪前恙螨 *Walchiella noliala* Yu *et* Yang，1981

分布:云南（梁河）。

宿主:斯氏家鼠。

176.　门盾豪前恙螨 *Walchiella lacuaoia*（Gater，1932）

分布:云南（盈江）。

宿主:黄胸鼠、白腹巨鼠。

（十八）五角恙螨属 Genus *Miyatrombicula*（Sasa *et al.*，1952）

177.　痱铠五角恙螨 *Miyatrombicula vercammeni* Nadchatram *et* Lakshana，1965

分布:云南（安宁）。

宿主:蝙蝠。

（十九）新棒恙螨属 Genus *Neoschoengastia* Ewing，1929

（新棒恙螨亚属 Subgenus *Neoschoengastia* Ewing，1929）

178.　鸡新棒恙螨 *Neoschoengastia*（*Neoschoengastia*）*gallinarum*（Hatori，1920）

分布:云南、河北、辽宁、上海、江苏、浙江、安徽、福建、江西、山东、河南、湖北、湖南、广东、广西、四川、贵州、西藏、陕西、台湾、香港。

宿主:家鸡、环颈雉、吐绶鸡、白腹锦鸡、白鹇、绿孔雀、鹧鸪、珠颈斑鸠、灰斑鸠、喜鹊、大嘴乌鸦、河乌、华南小鸦鹃、小杜鹃、麻雀、台麻雀、琉麻雀、日本小翠鸟、林夜莺、日本小翠鸟、家鸭、家鹅、欧兔。

179.　苏罗门新棒恙螨 *Neoschoengastia*（*Neoschoengastia*）*solomonis*（Wharton *et* Hardcastle，1946）

=*Ns. americana solomonis*

分布:云南、福建、广东。

宿主:家鸡、小杜鹃。

180.　桃李新棒恙螨 *Neoschoengastia*（*Ns.*）*taoli* Wen *et* Xiang，1984

分布:云南（耿马）。

宿主:鸟。

181.　下关新棒恙螨 *Neoschoengastia*（*Ns.*）*xiaguanensis* Yu *et* Hu，1983

分布：云南（下关）。

宿主：高山姬鼠。

（二十）旅盾恙螨属 Genus *Riedlinia* Oudemans，1914

（旅盾恙螨亚属 Subgenus *Riedlinia* Oudemans，1914）

182.　圆体旅盾恙螨 *Riedlinia*（*Riedlinia*）*yuanti* Wen *et* Xiang，1984

分布：云南（保山）。

宿主：蝙蝠（未定种）。

（沙棒恙螨亚属 Subgenus *Trombigastia*（Vercammen-Grandjean *et* Brennan，1957））

183.　肩峰旅盾恙螨 *Trombigastia jianfenga* Wen *et* Xiang，1984

分布：云南（保山、安宁）。

宿主：蝙蝠。

（二十一）膜沙恙螨属 Genus *Myotrombicula* Womersley *et* Heaslip，1943

184.　痱铠膜沙恙螨 *Myotrombicula vercammeni* Naehatram *et* Lakshana，1965

分布：云南。

宿主：蝙蝠。

（二十二）翼手恙螨属 Genus *Chiroptella* Vercammen-Grandjean，1960

（翼手恙螨亚属 Subgenus *Chiroptella* Vercammen-Grandjean，1960）

185.　大观翼手恙螨 *Chiroptella*（*Chiroptella*）*daguana* Wen *et* Xiang，1984

分布：云南（昆明）。

宿主：蝙蝠（未定种）。

186.　滇翼手恙螨 *Chiroptella*（*Chiroptella*）*dianensis* Wen *et* Xiang，1984

分布：云南（安宁）。

宿主：蝙蝠（未定种）。

187.　小蝠翼手恙螨 *Chiroptella*（*Chiroptella*）*pipistrella*（Chen *et* Hus，1963）

=*Trombicula*（*Leptotrombidium*）*pipistrella*

分布：云南、江苏、山东、广东、贵州。

宿主：大蹄蝠、中蹄蝠、马铁菊蝠、普通伏翼蝠。

（窝盾恙螨亚属 Subgenus *Oudemansidium* Vercammen-Grandjean，1967）

188.　昙叶翼手恙螨 *Chiroptella*（*Oudemansidium*）*tanyei* Wen *et* Xiang，1984

分布：云南（昆明）。

宿主：蝙蝠（未定种）。

（二十三）双棘恙螨属 Genus *Diplectria*（Vercammen-Grandjean，1967）

189.　温泉双棘恙螨 *Diplectria wenquana* Wen *et* Xiang，1984

分布：云南（安宁）。

宿主：蝙蝠。

（二十四）鼠恙螨属 Genus *Muritrobicula* Yu *et* Gong，1981

190.　大理鼠恙螨 *Muritrobicula dali* Yu *et* Gong，1981

分布：云南（大理）。

宿主：白腹巨鼠。

二、列恙螨科 Family LEEUWENHOEKIIDAE（Womersley，1944）
列恙螨亚科 Subfamily LEEUWENHOEKIINAE Womersley，1944

（二十五）甲梯恙螨属 Genus *Chatia* Brennan，1946

（春川恙螨亚属 Subgenus *Shunsennia* Jameson *et* Toshioka，1953）

191.　后角甲梯恙螨 *Chatia*（*Shunsennia*）*hertigi*（Traub *et al.*，1958）

分布：云南（剑川）。

宿主：琥珀长吻松鼠。

192.　毛异甲梯恙螨 *Chatia*（*Shunsennia*）*maoyi* Wen *et* Xiang，1984

分布：云南（昆明）。

宿主：社鼠。

（二十六）螯齿恙螨属 Genus *Odontacarus* Ewing，1929

（螯齿恙螨亚属 Subgenus *Odontacarus* Ewing，1929）

193.　西山螯齿恙螨 *Odontacarus*（*Odontacarus*）*xishana* Wen *et* Xiang，1984

分布：云南（昆明）

宿主：社鼠。

194.　四毛螯齿恙螨 *Odontacarus*（*Odontacarus*）*tetrasetosus* Yu *et* Yang，1986

分布：云南。

宿主：斯氏家鼠。

（跗鞭恙螨亚属 Subgenus *Leogonius* Vercammen-Grandjean，1968）

195.　鸟儿螯齿恙螨 *Odontacarus*（*Lg.*）*niaoer* Wen *et* Xiang，1984

分布：云南（耿马）。

宿主：鸟。

（跗棘恙螨亚属 Subgenus *Tarsalacarus* Vercammen-Grandjean，1968）

196. 与氏螯齿恙螨 *Odontacarus*（*Tarsalacarus*）*yosani*（Fukuzmi *et* Obata，1953）

分布：云南（元阳）。

宿主：黄胸鼠。

（二十七）中国恙螨属 Genus *Zhongguosha* Wen *et* Xiang，1984

197. 版纳中国恙螨 *Zhongguosha banna* Wen *et* Xiang，1984

分布：云南（西双版纳勐腊）。

宿主：（黑色胶片诱获）。

（二十八）滑盾恙螨属 Genus *Whartonia* Ewing，1944

198. 高平滑盾恙螨 *Whartonia Caobangenis* Schluger *et al.*，1959

= *Whartonia recurvata* Chen *et* Hsu，1959

分布：云南、广东。

宿主：伏翼蝠、中蹄蝠。

第十三节　革螨（寄螨目：革螨股）

云南的革螨有 13 科、43 属、135 种。

一、厉螨科 Family LAELAPTIDAE
厉螨亚科 Subfamily LAELAPTINAE

（一）阳厉螨属 Genus *Androlaelaps* Berlese，1903

1. 徐氏阳厉螨 *Androlaelaps hsui* Wang *et* Li

分布：云南。

2. 单阳厉螨 *Androlaelaps singularis* Wang *et al.*，1965

分布：云南（江城）。

宿主：青毛鼠。

3. 巴氏阳厉螨 *Androlaelaps pavlovskii* Bregetova，1955

分布：云南（中甸、宾川、西盟、泸水）。

宿主：针毛鼠、小泡巨鼠、黄胸鼠。

4. 拟单阳厉螨 *Androlaelaps singuloides*

分布：云南（陇川）。

宿主：蟋蟀。

（二）广历螨属 Genus *Cosmolaelaps* Berlese，1903

5. 兵广历螨 *Cosmolaelaps miles*（Berlese，1892）

分布：云南（中甸、瑞丽、陇川）。

宿主：黄胸鼠。

（三）鞘历螨属 Genus *Coleolaelaps* Berlese，1914

6. 长毛鞘历螨 *Coleolaelaps longisetosus*

分布：云南（陇川）。

宿主：独角仙。

（四）滇历螨属 Genus *Dianolaelaps* Gen

7. 蟋蟀滇历螨 *Dianolaelaps gryllus*

分布：陇川。

宿主：蟋蟀。

（五）地历螨属 Genus *Dipolaelaps* Zemskaya *et* Pointkovskaya，1960

8. 短尾鼩地历螨 *Dipolaelaps anourosorecis*（Gu *et* Wang，1981）

分布：云南（贡山、云龙）。

宿主：四川短尾鼩、长尾鼩。

9. 水鼩地历螨 *Dipolaelaps chimmarongalis* Gu，1983

分布：云南（贡山）、贵州。

宿主：白腹麝鼩、水麝鼩、蹼麝鼩。

10. 何氏地历螨 *Dipolaelaps hoi* Chang *et* Hsu，1965

分布：云南（贡山、盈江）、四川。

宿主：蹼麝鼩、白尾鼩。

11. 江口地历螨 *Dipolaelaps jiangkouensis* Gu

分布：云南。

（六）鼹厉螨属 Genus *Dryctolaelaps* Lange，1955

12. 比氏鼹厉螨 *Oryctolaelaps bibikovae* Lange，1955

分布：云南。

（七）棘历螨属 Genus *Echinolaelaps* Ewing，1929

13. 毒棘历螨 *Echinolaelaps echidninus* Berlese，1887

分布：云南（宣威、勐腊、允景洪、麻栗坡、保山、砚山、思茅、盈江、耿马、双江、潞西、文山、河口、云县、梁河、陇川、瑞丽、勐海、江城、昆明、马关、西畴、安宁、广南、泸水、碧江、福贡、腾冲、丽江、下关、剑川、邱北、绥江、永善、巧穴、蒙自、西盟）、四川、贵州、西藏及全国。

宿主：黄毛鼠、针毛鼠、褐家鼠、黄胸鼠、社鼠、青毛鼠、小泡巨鼠、小家鼠、黑线姬鼠等。白腹鼠、青毛鼠、花背地松鼠、臭鼩青、斯氏家鼠、高山姬鼠、赤腹姬鼠。

14. 福建棘厉螨 *Echinolaelaps fukienensis* Wang，1963

分布：云南（德钦、剑川、绥江、腾冲、昆明、景洪、勐腊、勐海、潞西、陇川）。

宿主：针毛鼠、白腹鼠、社鼠、黄胸鼠、赤腹松鼠、大足鼠、斯氏家鼠、长吻鼩青。

（八）血厉螨属 Genus *Haemolaelap* Berles，1910

15. 异样血厉螨 *Haemolaelaps anomalis* Wang，Liao *et* Lin

分布：云南。

16. 矛舍血厉螨 *Haemolaelaps casalis* Berlese，1887

分布：云南（弥渡）、四川、贵州、西藏及全国其他省份。

宿主：黄毛鼠、针毛鼠、社鼠、褐家鼠、黄胸鼠、小家鼠、黑尾鼠、黑线姬鼠、隐纹花松鼠、家燕等鸟类，也生活丁鸡窝、草堆、稻谷、大麦、小麦、白糖等处。

17. 中华血厉螨 *Haemolaelaps chinensis* Wang，1963

分布：云南（梁河、盈江）、福建、贵州。

宿主：野外鼷鼠、黄毛鼠、黑线姬鼠。

18. 心形血厉螨 *Haemolaelaps cordatus* Teng *et* Pan，1964

分布：云南（允景洪）。

宿主：黄毛鼠西南亚种。

19. 格氏血厉螨 *Haemolaelaps glasgowi* Ewing，1925

分布：云南（勐海、勐腊）、四川（南充、若尔盖、马尔康、西昌、合川、广安）、贵州、西藏及全国。

宿主：黑线姬鼠、黄胸鼠、褐家鼠、黄毛鼠、黑线仓鼠、麝鼩、子午沙鼠、长爪沙鼠、长尾仓鼠、大耳姬鼠、根田鼠、小家鼠、高山姬鼠、四川短尾鼩等。

20. 李氏血厉螨 *Haemolaelaps liae* Wang，1963

分布：云南（勐海、勐腊）、福建。

宿主：针毛鼠、黄毛鼠、赤腹松鼠、蓝腹松鼠。

21. 东方血厉螨 *Haemolaelaps orientais* Teng *et* Pan，1964

分布：云南（允景洪、勐腊、勐海）、贵州。

宿主：树鼩、隐纹花松鼠、长吻松鼠、毛猬、黄毛鼠。

22. 鼯鼠血厉螨 *Haemolaelaps petauristae* Gu *et* Wang

分布：云南。

23. 半漠血厉螨 *Haemolaelaps semidesertus* Bregetova

分布：云南。

24. 特氏血厉螨 *Haemolaelaps traubi* Traubi，1948

分布：云南（允景洪、勐腊）。

宿主：赤腹松鼠、蓝腹松鼠、巨松鼠、五花松鼠、青鼬。

（九）上厉螨属 Genus *Hyperlaelaps* Zachvatkin

25. 田鼠上厉螨 *Hyperlaelaps microti*（Ewing）

分布：云南。

（十）厉螨属 Genus *Laelaps* Koch，1836

26. 阿尔及利厉螨 *Laelaps algericus* Hirst，1925

分布：云南（勐海、宣威、梁河、勐腊）、贵州、山西、辽宁、福建、宁夏、新疆。

宿主：小林姬鼠、黄胸鼠、野外鼷鼠、小家鼠。

27. 鼱厉螨 *Laelaps clethrionomydis* Lange，1955

分布：云南。

28. 金氏厉螨 *Laelaps chini* Wang *et* Li，1965

分布：云南（大理、梁河、弥渡、碧江、泸水、西盟、云龙、盈江、贡山）、四川、贵州、青海。

宿主：黄胸鼠、越泽绒鼠、高山姬鼠、锡金小鼠、西南绒鼠、西南鼩青。

29. 毒厉螨 *Laelaps echidninus* Berlese，1887

分布：贵州、四川、云南、西藏及全国其他省份。

宿主：黄毛鼠、针毛鼠、褐家鼠、黄胸鼠、社鼠、青毛鼠、小泡巨鼠、小家鼠、黑线姬鼠等。

30. 极厉螨 *Laelaps extremi* Zachvatkin，1948

分布：云龙、丽江、勐海。

宿主：小林姬鼠、针毛鼠。

31. 福建厉螨 *Laelaps fukienensis*（Wang），1963

分布：云南。

32. 贵州厉螨 *Laelaps guizhouensis* Gu *et* Wang，1981

分布：贵州、云南。

宿主：锡金小家鼠、巢鼠、黑尾鼠、褐家鼠、大林姬鼠。

33. 鸿基厉螨 *Laelaps hongaiensis* Grochovskaya *et* Nguen-Xuen-Xoe，1961

分布：云南。

34. 耶氏厉螨（野田厉螨）*Laelaps jettmaris* Vitzthum，1930

分布：云南（勐海、勐腊、泸水、德钦、剑川、大理）、四川、贵州、河北、山西、内蒙古、辽宁、吉林、黑龙江、江苏、安徽、福建、台湾、湖北、湖南、广东、青海、宁夏。

宿主：黑线姬鼠、大林姬鼠、奇氏姬鼠、大耳姬鼠、黄胸鼠、小家鼠、锡金小鼠、巢鼠、黑腹绒鼠、沼泽田鼠、莫氏田鼠、松田鼠、长尾仓鼠、喜马拉雅旱獭等。

35. 景东厉螨 *Laelaps jingdong* Tian *et al.*，1990

分布：云南。

36. 柳氏厉螨 *Laelaps liui* Wang *et* Li，1965

分布：云南。

37. 巢鼠厉螨 *Laelaps micromydis* Zachvatkin，1948

分布：云南（泸水）、贵州、黑龙江、吉林。

宿主：巢鼠、小家鼠、黑线姬鼠、普通田鼠。

38. 纳氏厉螨 *Laelaps nutalli* Hirst，1915

分布：云南（文山、马关、麻栗坡、西铸、富宁、宣威、耿马、勐腊、思茅、河口、盈江、潞西、陇川、瑞丽、勐海、梁河、澜沧、剑川、江城、碧江、福贡、泸水、永胜、下关、邱北、永胜、绥江、昆明、元阳、孟连、普洱、弥渡、西盟）、四川、贵州、云南、吉林、黑龙江、江苏、福建、台湾、湖北、湖南、广东、香港、广西、海南等。

宿主：褐家鼠、黄毛鼠、黄胸鼠、社鼠、大足鼠、小家鼠、锡金小鼠、黑线姬鼠、齐氏姬鼠、大林姬鼠、拟家鼠、黑家鼠、黑尾鼠、黄腹鼬、赤腹松鼠、臭鼩鼱、高山姬鼠、越泽绒鼠、斯氏家鼠、长尾攀鼠、青毛鼠、巨松鼠、黄毛丽松鼠、侧纹岩松鼠。

39. 贫毛厉螨 *Laelaps paucisetosa* Gu *et* Wang，1981

分布：云南。

40. 太原厉螨 *Laelaps taingueni* Grochovskaya *et* Nguyen-Xuan-Hoe，1961

分布：云南（宾川、勐海）、贵州、福建、广东。

宿主：小家鼠、黄毛鼠、黄胸鼠、褐家鼠。

41. 特氏厉螨 *Laelaps traubi* Domrow，1962

分布：云南（大理、云龙、剑川、盈江、勐海）、四川、河北、陕西、福建、台湾、广东。

宿主：白腹鼠、刺毛鼠、社鼠、黄胸鼠、大齿鼠、高山姬鼠、西南绒鼠。

42. 土尔克厉螨 *Laelaps turkestanicus* Lange，1955

分布：云南（漾濞、梁河、盈江、孟连、普洱、勐腊、剑川、云龙）、四川、贵州、云南、河北、江苏、福建、台湾、湖南、广东、广西、海南。

宿主：白腹巨鼠、大耳姬鼠、高山姬鼠、针毛鼠、褐家鼠、黄毛鼠、社鼠、大足鼠、黑线姬鼠、齐氏姬鼠、林姬鼠、鼩鼱、乌鸦等。

43. 太原厉螨 *Laelaps taiyuanensis* Grochovskaya *et* Naguen-Xuan-Hoe，1961

分布：云南（梁河）。

宿主：野外鼷鼠。

44.　兴义历螨 *Laelaps xingyiensis* Gu *et* Wang，1981

分布：云南（西盟）、贵州。

宿主：锡金小家鼠、齐氏姬鼠、巢鼠、褐家鼠、大林姬鼠

（十一）鼠历螨属 Genus *Mysolarlaps* Fonseca，1935

45.　洞窝鼠历螨 *Mysolarlaps cunicularis* Wang *et* Liao，1964

分布：梁河。

宿主：四川短尾鼩。

（十二）新曲历螨属 Genus *Neocypholaelaps* Vitzthum，1941

46.　印度新曲历螨 *Neocypholaelaps indica* Evans，1963

分布：云南（昆明）。

宿主：意大利蜜蜂。

（十三）鼹历螨属 Genus *Oryctolaelaps* Lange，1955

47.　比氏鼹历螨 *Oryctolaelaps bibikovae* Lange，1955

分布：云南（泸水、盈江）。

宿主：蹼麝鼩、白尾鼩。

（十四）竹历螨属 Genus *Rhyzolaelaps* Bregetova *et* Grokhovskaya，1961

48.　异毛竹历螨 *Rhyzolaelaps inaequipilis* Bregetova *et* Grokhovskaya，1961

分布：云南。

宿主：大竹鼠、白花竹鼠、缅鼠。

（十五）华历螨属 Genus *Sinolaelaps* Gu *et* Wang，1979

49.　云南华历螨 *Sinolaelaps yunnanensis* Tian，1988

分布：云南（景东）。

宿主：猪尾鼠景东亚种。

（十六）毛历螨属 Genus *Tricholaelaps* Vitzthum，1926

50.　鼠颚毛历螨 *Tricholaelaps myonyssognathus*（Grochovskaya *et* Nguen-Xuan-Hoe 1961）

分布：云南（盈江、陇川、绥江、勐海、云龙、潞西、江城、梁河）、四川（南充、南部、巫山、米易、会理、西昌、双流、灌县、广安）、贵州、福建、台湾、湖北、湖南、广东。

宿主：黑线姬鼠、大足鼠、褐家鼠、四川短尾鼩、黄胸鼠、板齿鼠、白腹巨鼠、灰麝鼩、黄毛鼠、针毛鼠、臭鼩。

血革螨亚科 Family HAEMOGAMASINAE

（十七）血革螨属 Genus *Haemogamasus* Berlese，1889

51. 凹胸血革螨 *Haemogamasus concavus* Teng *et* Pan，1964

分布：云南（贡山）、西藏（仲巴）、青海。

宿主：高原鼠兔、鼠兔，藏鼠兔，长尾仓鼠。

52. 达呼尔血革螨 *Haemogamasus dauricus* Bregetova，1950

分布：云南、四川（若尔盖）、贵州、吉林、青海。

宿主：褐家鼠、红背䶄、东北鼢鼠、草原鼢鼠。

53. 背颖血革螨 *Haemogamasus dorsalis* Teng *et* Pan，1964

分布：云南（大理）、四川。

宿主：白腹鼠、林姬鼠、西南绒鼠。

54. 顾氏血革螨 *Haemogamasus gui* Tian，1990

分布：云南。

55. 荷氏血革螨 *Haemogamasus hodosi* Buiakova *et* Goncharova

分布：云南。

56. 贡山血革螨 *Haemogamasus gongshanensis* Tian *et* Gu，1989

分布：云南（贡山、景东、大理、泸水）。

宿主：多齿鼩鼱。

57. 东北血革螨 *Haemogamasus mandchuricus* Vitzthum，1930

分布：云南（贡山）、四川（木里）、河北、山西、内蒙古、辽宁、吉林、黑龙江、甘肃、青海、宁夏、新疆。

宿主：黑线仓鼠、背纹仓鼠、大仓鼠、五指跳鼠、布氏田鼠、东方田鼠、褐家鼠、子午沙鼠、长爪沙鼠、长尾仓鼠、大林姬鼠、根田鼠、小家鼠、高原鼠兔、间颅鼠兔、喜马拉雅旱獭等。

58. 山区血革螨 *Haemogamasus monticola* Wang *et* Li，1965

分布：云南（梁河）、四川（黑水、叙永、合川）、贵州、湖南。

宿主：褐家鼠、黑线姬鼠、黄毛鼠、针毛鼠、社鼠、大足鼠、黄胸鼠、小林姬鼠、黑腹绒鼠、西南绒鼠、猪尾鼠、松田鼠、四川短尾鼩、树鼩。

59. 巢仿血革螨 *Haemogamasus nidiformes* Bregetova，1955

分布：云南（大理）、贵州、吉林、青海、新疆。

宿主：棕背䶄、根田鼠、松田鼠、高原鼢鼠、间颅鼠兔、香鼬。

60．橄形血革螨 *Haemogamasus oliviformis* Teng *et* Pan

分布：云南（剑川、大理、中甸、云龙）四川、贵州、青海。

宿主：大足鼠、白腹鼠、高山姬鼠、大绒鼠、四川短尾鼩、小林姬鼠、褐家鼠、黑线姬鼠、大耳姬鼠。

61．奥氏血革螨 *Haemogamasus oudemansi* Hirst，1914

分布：云南（陇川）。

宿主：黄胸鼠。

62．拟达呼尔血革螨 *Haemogamasus paradauricus* Teng *et* Pan

分布：云南。

63．白尾鼹血革螨 *Haemogamasus parascapeoris* Wang *et* Li，1965

分布：云南（大理）。

宿主：白尾付掘鼹。

64．拱胸血革螨 *Haemogamasus pontiger* Berlese，1903

分布：云南、四川、安徽、湖南。

宿主：黑家鼠巢。

65．方形血革螨 *Haemogamasus quadraeus* Teng *et* Pan，1964

分布：云南（西双版纳）。

宿主：黄毛鼠。

66．四毛血革螨 *Haemogamasus quadrisetosus* Vitzthum，1926

分布：云南、河北。

宿主：社鼠、黄胸鼠、巢鼠。

67．四川血革螨 *Haemogamasus szechwanensis* Zhang，1973

分布：云南、四川、贵州。

宿主：田鼠、针毛鼠。

68．三峡血革螨 *Haemogamasus sanxiaensis* Liu *et* Ma，2001

分布：云南。

69．多齿血革螨 *Haemogamasus multidentis* Guo *et* Gu，1997

分布：云南。

70．六毛血革螨 *Haemogamasus sexsetosus* Guo *et* Gu，1998

分布：云南。

71．三叉毛血革螨 *Haemogamasus trifurcisetus* Zhou *et* Jiang，1987

分布：云南、四川（木里）。

宿主：绒鼠。

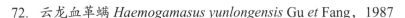

72. 云龙血革螨 *Haemogamasus yunlongensis* Gu *et* Fang，1987

分布：云南（云龙）。

宿主：多齿鼩鼹。

（十八）真厉螨属 Genus *Eulaelaps* Berlese，1903

73. 东方真厉螨 *Eulaelaps dongfangis* Wen，1976

分布：贵州、云南、安徽、黑龙江、吉林、辽宁、河北、山西、山东、河南。

宿主：黑线姬鼠、黑线仓鼠、背纹仓鼠、灰仓鼠、大仓鼠、东北鼢鼠、褐家鼠、田鼠、花鼠。

74. 松鼠真厉螨 *Eulaelaps dremomydis* Gu *et* Wang，1976

分布：云南（景东）、贵州。

宿主：红颊长吻松鼠、珀氏长吻松鼠、岩松鼠、赤腹松鼠。

75. 互助真厉螨 *Eulaelaps huzhuensis* Yang *et* Gu

分布：云南。

76. 上海真厉螨 *Eulaelaps shanghaiensis* Wen

分布：云南。

77. 厩真厉螨 *Eulaelaps stabularis*（Koch，1836）

分布：四川、贵州、云南、西藏及全国大多数省。

宿主：黄毛鼠、黄胸鼠、社鼠、褐家鼠、小家鼠、黑线姬鼠、大林姬鼠、黑线仓鼠、长尾仓鼠、背纹仓鼠、大仓鼠、东方田鼠、花鼠等。

78. 克氏真厉螨 *Eulaelaps rolparovae* Bregelova，1950

分布：云南（宣威）。

宿主：不详。

赫刺螨亚科 Subfamily HIRSTIONGSSINAE Evans *et* Till

（十九）赫刺螨属 Genus *Echinonyssus* Hirst，1925

79. 鼻棘刺螨 *Echinonyssus nasutus* Hirst，1925

分布：云南、海南。

宿主：树鼩。

（二十）赫刺螨属 Genus *Hirstionyssus* Fonseca，1848

80. 越中赫刺螨 *Hirstionyssus callosciuri* Breg *et* Frokh，1961

分布：云南（西双版纳）。

场所：赤腹松鼠。

81.　湖北赫刺螨 *Hirstionyssus hupehensis* Hsu *et* Ma

分布：云南。

82.　淡黄赫刺螨 *Hirstionyssus isabellinus* Oudemans，1913

分布：云南（保山、麻栗坡）。

宿主：黄胸鼠。

83.　中印赫刺螨 *Hirstionyssus indosinensis* Breg *et* Grokh，1961

分布：云南（西双版纳）。

场所：黄胸鼠、赤腹松鼠、斯氏花松鼠、臭鼩鼱。

84.　田鼠赫刺螨 *Hirstionyssus microti* Hsu *et* Ma

分布：云南。

85.　新华赫刺螨 *Hirstionyssus neosinicus* Teng *et* Pan，1962

分布：云南（大理、丽江）、四川（马尔康、壤塘）。

宿主：高山姬鼠、白腹松鼠、大耳姬鼠、灰头鸦。

86.　青海赫刺螨 *Hirstionyssus qinghaiensis* Gu *et* Yang

分布：云南。

87.　松鼠赫刺螨 *Hirstionyssus sciurinus*（Hirst）

分布：云南。

88.　鼩鼱赫刺螨 *Hirstionyssus sunci* Wang，1962

分布：四川（马尔康、营山）、贵州、云南、河北、辽宁、黑龙江、浙江、福建、台湾、广东、广西、海南。

宿主：白腹巨鼠、褐家鼠、臭鼩、灰麝鼩、施氏屋顶鼠、黄胸鼠、社鼠、大足鼠、小家鼠、锡金小鼠、巢鼠、黑线姬鼠、大仓鼠、黑线仓鼠、林姬鼠、大林姬鼠、大耳姬鼠。

89.　线鼠赫刺螨 *Hirstionyssus tamiopies* Wang，1962

分布：云南（勐海）、福建。

宿主：巨松鼠、云南鼯鼠、隐纹花松鼠。

下盾螨亚科 Subfamily HYPOASPIDINAE Vitzthum

（二十一）下盾螨属 Genus *Hypoaspis* Canestrini

90.　黔下盾螨 *Hypoaspis chianensis* Gu，1990

分布：云南、贵州。

宿主：锡金小家鼠。

91.　李氏下盾螨 *Hypoaspis leeeae* Tseng

分布：云南。

92. 溜下盾螨 *Hypoaspis lubrica* Voigts *et* Oudemans，1904

分布：云南、贵州、四川。

宿主：黑线仓鼠、黑线姬鼠、东方田鼠、子午沙鼠、达乌尔黄鼠。

93. 兵下盾螨 *Hypoaspis miles*（Berlese），1892

分布：云南、四川、黑龙江、吉林、辽宁、陕西、浙江、湖北。

宿主：达乌尔黄鼠、草原鼢鼠、小家鼠、黑家鼠、五趾跳鼠、大仓鼠。

94. 巴氏下盾螨 *Hypoaspis pavloskii* Bregetova，1956

分布：云南、贵州、四川、黑龙江、吉林、辽宁、内蒙古、河北、山西、青海、江苏、福建。

宿主：黑线仓鼠、大仓鼠、大林姬鼠、社鼠、背纹毛蹠鼠、达乌尔黄鼠、长尾仓鼠。

95. 胸前下盾螨 *Hypoaspis praesternalis* Willmann

分布：云南。

96. 网纹下盾螨 *Hypoaspis retirugi* Ma，Yang *et* Zhang

分布：云南。

二、皮刺螨科 Family DERMANYSSIDAE Kolenati

（二十二）皮刺螨属 Genus *Dermanyssus* Duges，1834

97. 鸡皮刺螨 *Dermanyssus gallinae* Degeer，1778

分布：云南（昆明、盈江）、吉林。

宿主：火鸡、麻雀、白玉鸟巢。

98. 鼠皮刺螨 *Dermanyssus muris* Hirst，1913

分布：云南（梁河、盈江、陇川、孟连）。

宿主：青毛鼠、黄胸鼠、鼠窝。

（二十三）拟脂刺螨属 Genus *Liponyssoides* Hirst，1913

99. 鼠拟脂刺螨 *Liponyssoides muris*（Hirst，1913）

分布：云南、福建、台湾。

宿主：褐家鼠、黑家鼠、黄胸鼠、臭鼩。

三、巨螯螨科 Family MACROCHELIDAE Vitzthum，1930

（二十四）巨螯螨属 Genus *Macrocheles* Latreille，1829

100. 光滑巨螯螨 *Macrocheles glaber* Muller，1860

分布：云南（泸水）。

宿主：肥躯金蝇。

101. 粪巨螯螨 *Macrocheles merdarius* Berlese，1889

分布：云南。

102. 羽腹巨螯螨 *Macrocheles plumiventris* Hull，1925

分布：云南。

103. 负乳巨螯螨 *Macrocheles mammifera* Berlese，1918

分布：云南。

104. 家蝇巨螯螨 *Macrocheles muscaedomesticae*（Scopoli，1772）

分布：泸水。

宿主：家蝇。

105. 刷毛巨螯螨 *Macrocheles peniculatus* Berlese，1918

分布：昆明。

宿主：家蝇。

四、巨刺螨科 Family MACRONYSSIDAE

（二十五）巨刺螨属 Genus *Macronyssus*（Kolenati，1858）

106. 田氏巨刺螨 *Macronyssus tieni*（Grokhovskaya *et* Nguan-Huan-Hoe，1961）

分布：云南（普洱）。

宿主：蝙蝠。

（二十六）禽刺螨属 Genus *Ornithonyssus* Sambon，1928

107. 柏氏禽刺螨 *Ornithonyssus bacoti* Hirst，1913

分布：云南（思茅、昆明、腾冲、盈江、陇川、梁河、孟连、澜沧、西盟）、四川（南充、南部、米易）、重庆、贵州、西藏及全国大多数省。

宿主：黑线姬鼠、褐家鼠、黄胸鼠、小家鼠等。

108. 囊禽刺螨 *Ornithonyssus bursa*（Berlese，1888）

分布：云南（思茅、昆明、腾冲、盈江、陇川）、四川、重庆、贵州及全国大多数省。

宿主：家鸽、家鸡等。

（二十七）肤刺螨属 Genus *Pellonyssus* Claak *et* Yunker，1956

109. 狭胸肤刺螨 *Pellonyssus stenosternus*（Wang，1963）

分布：云南（陇川）、四川。

宿主：麻雀。

110.　巢集肤刺螨 *Pellonyssus nidi*

分布：云南（陇川）。

宿主：麻雀。

（二十八）肪刺螨属 Genus *Steatonyssus* Kolenati，1858

111.　伏翼肪刺螨 *Steatonyssus abramus* Wang，1963

分布：云南（勐海、盈江、勐腊）。

宿主：赤腹松鼠、大黄蝠。

（二十九）新足螨属 Genus *Neopodocinum* Oudemans，1902

112.　中华新足螨 *Neopodocinum sinicum* Li *et* Gu，1987

分布：云南（盈江、潞西）。

宿主：蜣螂。

113.　云南新足螨 *Neopodocinum yunnanense* Li *et* Chang，1979

分布：云南（盈江）。

宿主：蜣螂。

114.　德宏新足螨 *Neopodocinum dehongense* Li *et* Chang，1979

分布：云南（盈江、梁河）。

宿主：蜣螂。

115.　哈门新足螨 *Neopodocinum vanderhammeni* Kratz，1965

分布：云南（昆明）。

宿主：蜣螂。

116.　巨新足螨 *Neopodocinum gigantum* Gu *et* Li，1987

分布：云南（宾川）。

宿主：蜣螂。

117.　贾氏新足螨 *Neopodocinum jiaspersi*（Oudemans，1900）

分布：云南（盈江）。

场所：牛粪。

五、寄螨科 Family PARASITDAE Oudemans，1815

（三十）寄螨属 Genus *Parasitus* Latreille，1795

118.　粪堆寄螨 *Parasitus fimestorum*（Berlese，1904）

分布：云南（宾川）。

宿主：蜣螂。

119. 亲缘寄螨 *Parasitus consanguineus* Oudemans *et* Voigts，1979

分布：云南（宾川）。

宿主：蜣螂。

（三十一）角革螨属 Genus *Cornigamasus* Evans *et* Till，1979

120. 新月角革螨 *Cornigamasus lunaris*（Berlese，1882）

分布：云南（宾川）。

宿主：夏厕蝇、红尾粪麻蝇、厩螫蝇。

六、蝠螨科 Family SPINTURNICIDAE Oudemans，1902

（三十二）蝠螨属 Genus *Spinturnix* Von Heyden，1826

121. 尖蝠螨 *Spinturnix acuminatus*（C. L. Koch，1836）

分布：云南（勐腊）。

宿主：大黄蝠、蝙蝠。

122. 鼠耳蝠螨 *Spinturnix myoti*（Kolemati，1856）

分布：云南（勐腊）。

宿主：大黄蝠。

123. 大黄蝠螨 *Spinturnix scotophili* Zumpt *et* Till，1954

分布：云南（勐腊）。

宿主：大黄蝠。

（三十三）裂螨属 Genus *Meristaspis* Kolenati，1857

124. 侧裂螨 *Meristaspis lateralis*（Kolenati，1856）

分布：云南（勐腊）、贵州、河北。

宿主：大黄蝠、棕果蝠。

（三十四）拟若螨属 Genus *Paraperiglischrus* Rudnick，1960

125. 菊头蝠拟弱螨 *Paraperiglischrus rhinolophinus*（C. L. Koch，1841）

分布：云南（普洱）、贵州、福建。

宿主：鲁氏菊头蝠，马铁菊头蝠。

七、瓦螨科 Family Varroidae Delfinado *et* Baker，1974

（三十五）瓦螨属 Genus *Varroa* Oudemans，1904

126. 大蜂螨 *Varroa jacobsoni* Oudemans，1904

分布：云南。

宿主：中华蜜蜂、意大利蜂。

八、蠊螨科 Family BLATTISOCIDAE Garman，1948

（三十六）蠊螨属 Genus *Blattisocius* Keegan，1944

127. 跗蠊螨 *Blattisocius tarsalis*（Berlese，1918）

分布：云南（昆明）。

采集场所：仓储食品。

（三十七）肛历螨属 Genus *Proctolaelaps* Berlese，1923

128. 矮肛历螨 *Proctolaelaps pygmaeus*（Muller，1859）

分布：云南（西盟）。

宿主：黄胸鼠。

（三十八）毛绥螨属 Genus *Lasioseius* Berlese，1916

129. 混毛绥螨 *Lasioseius confusus* Evans，1958

分布：云南（景东）。

宿主：西川短尾鼩。

九、美绥螨科 Family AMEROSEIIDAE（Evans，1963）

（三十九）克螨属 Genus *Kleemannia* Oudemans，1930

130. 羽克螨 *Kleemannia plumosus*（Oudemans，1902）

分布：云南（孟连）。

宿主：黄胸鼠。

十、厚历螨科 Family PACHYLAEPIDAE Vitzthum，1931

（四十）厚历螨属 Genus *Pochylaelaps* Berlese，1888

131. 西西里厚历螨 *Pochylaelaps siculus* Berlese，1892

分布：云南（陇川）。

宿主：蜣螂。

132. 短毛厚历螨 *Pochylaelaps brevisetosus* sp. nov

分布：云南（宾川）。

宿主：蜣螂。

十一、球革螨科 Family BULBOGAMASIDAE

（四十一）球革螨属 Genus *Bulbogamasus* Gen，1984

133．中华球革螨 *Bulbogamasus sinicus*，1984

分布：云南（陇川）。

宿主：蛞蝓。

十二、疥螨科 Family SARCOPTIDAE

（四十二）疥螨属 Genus *Sarcoptes*

134．人疥螨 *Sarcoptes scabiei*

分布：云南（昆明、个旧）。

宿主：人。

十三、蠕形螨科 Family DEMODICIDAE

（四十三）蠕形螨属 Genus *Demodex*

135．毛囊蠕形螨 *Demodex folliculorum*

分布：云南（昆明、兰坪、中甸）。

宿主：人。

第十四节　蚂蟥（环节动物门：蛭纲）

云南的蚂蟥有 7 科、14 属、21 种及亚种。

真蛭亚纲 EUHIRUDINEA Lukin，1956
吻蛭目 RHYNCHOBDELLIDA Blanchard，1894

一、舌蛭科 Family GLOSSIPHOIIDAE Vaillant，1890

（一）舌蛭属 Genus *Glossiphonia* Johnson，1816

1．宽身舌蛭 *Glossiphonia lata* Oka，1910

别名：宽身扁蛭、宽扁蛭、阔节吻蛭、阔身舌蛭

分布：云南、贵州、四川、西藏。

2. 淡色舌蛭 *Glossiphonia weberi* Blanchard，1897

别名：魏柏氏扁蛭、苇氏扁蛭、川扁蛭

分布：云南、贵州、四川。

3. 多突舌蛭 *Glossiphonia multipapillata* Moore，1930

分布：云南。

（二）蛙蛭属 Genus *Batracobdella* Viguier，1879

4. 蚌蛙蛭 *Batracobdella kasmiana*（Oka，1910）

别名：喀什米亚拟扁蛭、喀什米吻蛭、蚌蛭

分布：云南、贵州、四川。

（三）泽蛭属 Genus *Helobdella* Blanchard，1896

5. 静泽蛭 *Helobdella stagnalis*（Linnaeus，1758）

别名：宁静泽蛭、静蛭

分布：云南、西藏。

（四）拟扁蛭属 Genus *Hemiclrpsis* Vejdovsky，1884

6. 洱海拟扁蛭 *Hemiclrpsis erhaiensis* Yang，1981

分布：云南（洱海、澄海、滇池）。

（五）寡蛭属 Genus *Oligobdella* Moore，1918

7. 泰哥寡蛭 *Oligobdella tagoi* Oka，1925

分布：云南（贡山）。

二、鱼蛭科 Family PISCICOLIDAE Johnson，1865

（六）囊蛭属 Genus *Cysrobranchus* Diesing，1859

8. 云南囊蛭 *Cysrobranchus yunnanensis*，1984

分布：云南（双江）。

无吻蛭目 ARHYNCHOBDELLIDA Blanchard，1894
医蛭形亚目 HIRUDINIFORMES Caballero，1952

三、医蛭科 Family HIRUDINIDAE Whitman，1886

（七）医蛭属 Genus *Hirudo* Linnaeus，1758

9. 日本医蛭 *Hirudo nipponia* Whitman，1886

别名：日本医水蛭、水蛭、稻田医蛭

分布：云南、四川、贵州、西藏。

（八）牛蛭属 Genus *Poecilobdella* Blanchard，1893

10.　棒纹牛蛭 *Poecilobdella javanica*（Wahlberg，1855）

别名：爪哇拟医蛭

分布：云南（西双版纳）。

11.　远孔牛蛭 *Poecilobdella similis*（Moore，1945）

分布：云南（云县、思茅、曼尾、勐旺）。

（九）鼻蛭属 Genus *Dinobdella* Moore，1927

12.　鼻蛭 *Dinobdella ferox*（Blanchard，1896）

分布：云南、贵州。

四、黄蛭科 Family HAEMOPIDAE Sawyer，1986

（十）金线蛭属 Genus *Whitmania* Blanchard，1888

13.　光润金线蛭 *Whitmania laevis*（Baird，1869）

别名：金线蛭

分布：云南、贵州、四川。

五、山蛭科 Family HAEMADIPSIDAE Blanchard，1893

（十一）山蛭属 Genus *Haemadipsa* Tennent，1859

14.　日本山蛭 *Haemadipsa japonica* Whitman，1886

分布：云南（西部和西南部的西双版纳勐仑、勐养、普文、勐罕、勐海以及景洪曼金兰等地）、四川（盐源）。

15.　斯里兰卡山蛭 *Haemadipsa zeylanica zeylanica*（Moquin-Tandon，1826）

别名：斑纹山蛭。

分布：云南（西部横断山脉）、西藏（波密地区的通麦、新嘉、培龙、白浪汀、嘉龙坝等地）。

16.　森林山蛭 *Haemadipsa sylvestris* Blanchard，1894

分布：云南（西双版纳景洪、曼景兰勐养和勐仑）。

17.　盐源山蛭 *Haemadipsa yanyuanensis* Liu *et* Song，1977

分布：云南（陇川）、四川（盐源、盐边）。

六、石蛭科 Family ERPOBDELLIDAE Blanchard，1894

（十二）石蛭属 Genus *Erpobdella*

18. 被衣石蛭 *Erpobdella testacea*（Savigny，1822）

分布：云南、四川。

19. 泸沽石蛭 *Erpobdella luguensis* Lui，1984

分布：云南（泸沽湖）、四川。

（十三）红蛭属 Genus *Dina* Blanchard，1892

20. 湘红蛭 *Dina xiangjiangensis* Yang，1983

分布：云南（泸沽湖）。

石蛭形亚目 ERPOBDELLIFORMES Sawyer，1986

七、沙蛭科 Family SALIFIDAE Johansson，1910

（十四）巴蛭属 Genus *Barbronia* Johansson，1918

21. 巴蛭 *Barbronia weberi*（Blanchard，1897）

别名：韦氏白勃石蛭

分布：云南、四川、贵州、西藏。

第十五节　啮齿动物

啮齿目 RODENTIA

云南的啮齿动物有 10 科、36 属、172 种及亚种。

一、仓鼠科 Family CRICETIDAE
田鼠亚科 Subfamily MICROTINAE Miller，1906

（一）绒鼠属 Genus *Eothenomys* Miller，1896

1. 克钦绒鼠 *Eothenomys cachinus*（Thomas，1921）

别名：绒鼠、小老鼠

分布：云南（贡山、碧江、泸水、梁河、陇川、宾川、景东）、贵州（绥阳）、四川（武隆、酉阳、木里）。

2. 中华绒鼠瓦氏亚种 *Eothenomys chinensis wardi*（Thomas，1912）

分布：云南（中甸、丽江、德钦、澜沧江、怒江流域、滇西北、开江怒江分水岭）。

3. 西南绒鼠指名亚种 *Eothenomys custos custos*（Thomas，1912）

分布：云南（德钦、中甸、维西）。

4. 西南绒鼠丽江亚种 *Eothenomys custos rubellus*（Allen，1924）

分布：云南（丽江）。

5. 西南绒鼠宁蒗新亚种 *Eothenomys custos ninglangensis* Wang *et* Li

分布：云南（宁蒗）、四川（木里、盐源）。

6. 西南绒鼠苍山亚种 *Eothenomys custos cangshanensis* Wang *et* Yang，subsp. nov

分布：云南（大理、漾濞）。

7. 西南绒鼠红腹亚种 *Eothenomys custos rubellus* Allen，1924

分布：云南（中甸、丽江、滇西北）。

8. 滇绒鼠 *Eothenomys eleusis*（Thomas，1911）

别名：趋泽绒鼠

分布：云南、贵州、四川。

9. 滇绒鼠指名亚种 *Eothenomys eleusis eleusis*（Thomas，1911）

分布：云南（昭通）。

10. 滇绒鼠滇西新亚种 *Eothenomys eleusis yingjiangensis* Wang *et* Li，subsp. nov

分布：云南（怒江以西：龙陵、潞西、瑞丽、陇川、盈江、梁河、腾冲、泸水）。

11. 黑腹绒鼠 *Eothenomys melanogaster*（Milne-Edwards，1871）

别名：猫儿脑壳耗子（川西）

分布：云南、四川、贵州、西藏、安徽、浙江、江西、福建、台湾、湖北、广东、宁夏、甘肃。

12. 黑腹绒鼠甘洛亚种 *Eothenomys melanogaster mucronatus*（G. Allen，1912）

分布：云南（丽江）、四川（甘洛、石棉）。

13. 黑腹绒鼠滇西亚种 *Eothenomys melanogaster libonotus* Hinton，1923

分布：云南（泸水片马、盈江、梁河、陇川、下关）。

14. 大绒鼠 *Eothenomys miletus*（Thomas，1914）

别名：嗜谷绒鼠

分布：云南和四川西南部。

15. 大绒鼠指名亚种 *Eothenomys miletus miletus*（Thomas，1914）

分布：云南（曲靖、马龙、泸西、开远、石屏、玉溪、昆明、安宁、楚雄、元谋、新平、峨山、景东、祥云、宾川、下关、大理、漾濞、保山、龙陵、陇川、梁河、腾冲、丽江、剑川、维西、德钦、中甸、蒙自、思茅、西双版纳）、四川（木里、渡口、德昌）。

16. 大绒鼠贡山亚种 *Eothenomys miletus confinii* Hinton，1923

分布：云南（贡山、泸水）。

17. 大绒鼠趋则亚种 *Eothenomys miletus melanogaster eleusis*（Homas，1911）

分布：云南（昭通、中甸、德钦、盈江、龙陵、祥云、下关、保山、腾冲、开江怒江分水岭、永德、双江）。

18. 昭通绒鼠 *Eothenomys olitor*（Thomas，1911）

别名：蔬食绒鼠、小老鼠

分布：云南（昭通、景东、新平、云龙、永平、永德）。

19. 玉龙绒鼠 *Eothenomys proditor*（Hinton，1926）

别名：显露绒鼠

分布：云南（丽江、宁蒗）。

20. 德钦绒鼠 *Eothenomys wardi*（Thomas，1912）

别名：拟中华绒鼠

分布：云南（德钦、贡山）。

（二）田鼠属 Genus *Microtus* Schrank，1798

21. 克氏田鼠 *Microtus clarkei* Hinton，1923

别名：滇缅田鼠

分布：云南（北部）。

22. 四川田鼠 *Microtus millicens* Thomas，1911

分布：云南（中部）、西藏（察隅、林芝、江达县）、四川。

栖息：耕地、灌丛。

（三）松田鼠属 Genus *Pitymys* McMurtrie，1831

23. 高原松田鼠 *Pitymys irene*（Thomas，1911）

别名：松田鼠、高原田鼠

分布：云南西北部（德钦、中甸、碧江、贡山）、四川西部和北部山区，西藏的东南部。

24. 高原松田鼠福氏亚种 *Pitymys irene forresti* Hinton，1923

分布：云南（碧罗雪山、滇西北、怒江金沙江流域、澜沧江怒江分水岭）。

25. 高原松田鼠指名亚种 *Pitymys irene irene* Thomas，1911

分布：云南（中甸、德钦、孟定、滇西北、澜沧江金沙江分水岭）。

二、豪猪科 Family HYSTRICIDAE

（四）帚尾豪猪属 Genus *Atherurus* Cuvier，1829

26. 帚尾豪猪指名亚种 *Atherurus macrourus macrourus* Linmaeus，1758

分布：云南（勐海、金平、屏边、河口）。

（五）豪猪属 Genus *Hytnix* Linnaeus，1758

27. 贺氏豪猪指名亚种 *Hytnix hodgsoni hodgsoni* Gray，1847

分布：云南（景东、盈江、勐腊、勐混、景洪）。

28. 贺氏豪猪科氏亚种 *Hytnix hodgsoni klossi*（Thomas）

分布：云南（丽江、临沧、金平、屏边、河口、景东、泸水）。

29. 云南豪猪 *Hytnix brachyura yunnanensis*（Anderson，1879）

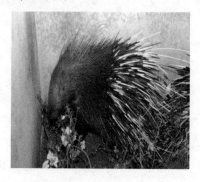

外形与中国豪猪相似，但鼻骨很短，长不及枕鼻的
1/2，后端不达眼眶，前端至后端几乎等宽。颅基长约
110 mm，颧宽约 64 mm，鼻骨中线长约 47 mm，额骨几
乎与鼻骨等长；顶骨中线长约为额骨的 1/2。头、颈、肩
及体侧面为深褐色，至四肢逐渐转为黑色，嘴角有 1 细
长白纹延伸至肩部，腹部褐色，冠毛始白头枕部后方而
止于肩部前方，粗刺较短，很少超过 150 mm，细刺长约
250 mm。

栖息于低山森林茂密处，常以天然石洞居住，也自行打洞。夜行性。活动路线较固定。
以植物根、茎为食，尤喜盗食山区的玉米、薯类、花生、瓜果和蔬菜等。

分布：云南（腾冲、盈江、勐海）。

三、鼠科 Family MURIDAE

（六）姬鼠属 Genus *Apodemus*（Kaup，1829）

30. 黑线姬鼠华北亚种 *Apodemus agrerius pallidior* Thomas，1908

黑线姬鼠，体长 65 ~ 120 mm，头小，吻尖。耳长 9 ~ 16 mm，向前翻可接近眼部。
尾长为体长的 2/3，尾毛不发达，鳞片裸露呈环状。毛色随栖息环境的不同和亚种的分化
有一定的变化。背毛一般棕褐色，背毛基部多深灰色，上段黄棕色，有些带有黑尖。背部
具一条明显黑线，从两耳之间一直延伸至接近尾的基部。

黑线姬鼠为稻区及其他湿润农业区的重要优势鼠种。常盗食各种农作物的禾苗、种
子、果实以及瓜、果、蔬菜。为流行性出血热和钩端螺旋体病的重要宿主，传播的疾病多

达17种。对人民群众的身体健康危害极大。

栖息环境较广泛，以向阳、潮湿、近水场所居多，在农田多于背风向阳的田埂、堤边、河沿、土丘筑洞栖息。洞系较简单，分栖息洞和临时洞两种。栖息洞多为2～3个洞口，洞道长1～2 m，内有岔道和盲道，窝巢用草筑成，结构紧密坚实，不易脱落。临时洞简单，只有一个洞，无窝巢。无存粮习性，主要以夜间活动为主，尤以上半夜最为活跃，白天一般不活动。不冬眠。繁殖力强，在北方，一年繁殖2～3代，春夏季为繁殖盛期。每胎产仔多为5～7个。

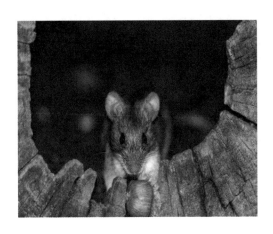

分布：云南（绥江、昭通）

31. 黑线姬鼠薛氏亚种 *Apodemus agrerius chevrieri* Milne-Edwards，1868

分布：云南（南华、祥云、弥漫、苍山、下关、大理、剑川、保山、腾冲、梁河、盈江、陇川、昆明、个旧、蒙自、会泽、曲靖、中甸、维西、思茅、宣威、耿马、邓川、永平、昭通、丽江、金平、建水、金沙江澜沧江分水岭、金沙江怒江分水岭、双柏、德钦、泸水、贡山）。

32. 中华姬鼠 *Apodemus draca* Barrett-Hamilton，1900

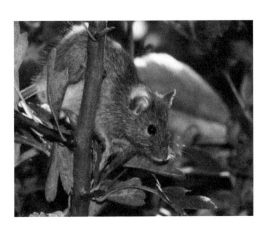

分布：云南（贡山、碧山、泸水、腾冲、云龙、盈江、陇川、潞西、德钦、中甸、维西、下关、大理、楚雄、昆明、昭通）。

33. 高山姬鼠 *Apodemus chevrieri* Milne-Edwards，1868

分布：云南（泸水、临沧、思茅、蒙自、文山东北）。

34. 大耳姬鼠 *Apodemus latronum* Thomas，1911

（*=Apodemus speciosus latronum* Thomas，1911）

分布：德钦、中甸、滇西北、昭通、开江怒江分水岭、澜沧江、怒江、金沙江、澜沧江流域、兰坪）。

35. 大林姬鼠 *Apodemus speciosus* Temminck，1845

36. 大林姬鼠青海亚种 *Apodamus qinghaiensis* Feng，Zheng *et* Wu，1983

分布：云南、四川、西藏（林芝、米林县）。

栖息：针阔混交林、灌木丛。

37. 大林姬鼠半岛亚种 *Apodemus speciosus peninsulae* Thomas

分布：云南（中甸）。

38. 小林姬鼠 *Apodemus sylvaticus*（Linnaeus，1758）

39. 小林姬鼠龙亚种：*Apodemus sylvaticus draco* Barrett-Hamilton，1900

分布：云南（中甸）。

40. 小林姬鼠橡树亚种 *Apodemus sylvaticus ilex* Thomas，1922

分布：云南（高黎贡山、滇西北、昭通、永建、下关、中甸、维西、保山、丽江、南定河、澜沧江流域、澜沧江和怒江分水岭、双柏）。

41. 小林姬鼠森林亚种 *Apodemus sylvaticus orestes*（Thomas，1911）

分布：云南（中甸、维西、保山、昭通、永建、下关、陇川、碧江、兰坪）。

（七）板齿鼠属 Genus *Bandicota* Grray，1873

42. 板驰鼠尼莫亚种 *Bandicota indica nemorivaga*（Hodgson，1836）

分布：云南（双江、德宏州、临沧地区、腾冲、盈江、梁河、陇川、耿马、景东、保山、路西、瑞丽、泸水）。

（八）笔尾树鼠属 Genus *Chiropodomys* Peters，1868

43. 笔尾树鼠指名亚种 *Chiropodomys gliroides gliroides* Blyth，1855

分布：云南（滇西南）。

（九）大齿鼠属 Genus *Dacnomys* Thomas，1916

44. 大齿鼠 *Dacnomys millardi* Thomas，1916

分布：云南（贡山、泸水、云龙）。

（十）巢鼠属 Genus *Micromys*（Denue，1841）

45. 巢鼠 *Micromys minutes*（Pallas，1771）

四肢及尾背面均呈棕黄色，腹毛及四肢内侧和尾的腹面均纯白色；巢穴筑于草丛中，材料因地而异。巢球状，每个巢由 20～30 片叶子精巧搭筑。营巢时用牙齿将叶片撕成许多细条，顺从叶子的趋势卷曲；巢壁分为 3 层，外层粗糙，中层较细，内层细软。有的用草茎架在一起，内衬细软草叶。巢距地面约 40 cm，通常只有 1 个出口。从洞口的开闭，可判断是否有鼠。有鼠则出口封闭。繁殖期鼠巢扩大。巢的数量分布不均匀，一般每平方米为 1～6 个，数量高时，达 8～9 个。

冬季巢鼠在草垛造巢或地下挖洞，草垛中的巢呈盘状，体积小，巢壁厚，中间有凹陷。如被破坏即在巢下用草重建圆团状的地面巢。有洞口 3～5 个，洞道简单或复杂。复杂的洞穴有仓库，可储贮粮 0.5～1.5 kg。春、夏季节巢鼠会将其废弃，另筑新巢。

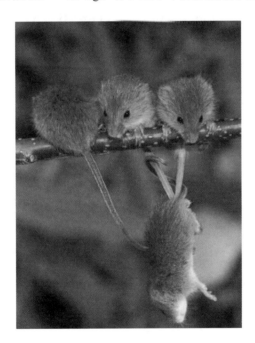

46. 巢鼠片马亚种 *Micromys minutes pianmaensis* Peng，1983

分布：云南（泸水）。

47. 巢鼠红耳亚种 *Micromys minutes erythrotis*，Osgood

分布：云南（滇南、滇西）。

48. 巢鼠四川亚种 *Micromys minutus pygmaeus*（Milne-Edwards，1868）

分布：云南（中甸、弥漫、祥云、保山、维西、丽江、怒江流域、金沙江、澜沧江流域、泸西、下关、剑川、陇川、云县）。

（十一）小家鼠属 Genus *Mus* Linnaneus，1785

49. 小家鼠 *Mus musculus bactrianus* Blyth，1846

分布：云南、四川、贵州、西藏及全国。

栖息：房屋、农田、草堆、仓库。

50. 卡氏小鼠 *Mus caroli* Bonhote，1902

分布：云南（梁河、盈江、陇川、瑞丽、潞西、景东、景谷、新平、海通）。

51. 仔鹿鼠 *Mus cervicolor* Hodgson，1845

分布：云南（泸水、瑞丽、梁河、盈江、下关、孟连）。

52. 丛林鼠 *Mus famulus* Bonhote，1898

分布：云南（全省）、四川、贵州、广西。

53. 缺齿小鼠 *Mus guhai* Nath，1952

分布：云南（孟连、澜沧、耿马、凤庆、永胜、云县、元江、瑞丽、下关）。

54. 锡金小鼠 *Mus pahari* Thomas，1916

分布：云南（贡山、幅贡、碧江、泸水、腾冲、梁河、盈江、陇川、云县、凤庆、永德、镇康、耿马、澜沧、沧源、勐海、元阳、开远、弥勒、玉溪、下关、漾濞、宾川、昆明、永善）。

（十二）鼠属 Genus *Rattus*（Fischer，1803）

55. 青毛巨鼠 *Rattus bowersi* Anderson，1879

分布：云南（泸水、下关、宾川、祥云、弥渡、梁河、盈江、陇川、云县、耿马、沧源、江城、元阳、河口、思茅、开远、玉溪、昆明）、四川、贵州、西藏、安徽、浙江、江西、福建、湖南、广东、广西。

栖息：针叶林、针阔混交林。

56. 灰腹鼠 *Rattus berdmorei* Blyth，1851

分布：云南（勐腊）。

57. 白腹鼠 *Rattus coxigi andersoni* Thomas，1911

分布：云南（下关、玉溪、德钦、昆明、思茅、保山、昌宁、龙陵、麻栗坡、祥云、弥渡、苍山、剑川、腾冲、梁河、盈江、路西、陇川、瑞丽、永平、个旧、蒙自、允景洪、中甸、宣威、建水、金平、丽江、澜沧江流域、澜沧江、金沙江流域、泸水、贡山、兰坪）、四川、贵州、西藏、浙江、江西、福建、台湾、广东、陕西、甘肃、青海。

栖息：常绿阔叶林、针叶林、林中倒木及河溪旁的灌丛石堆中。

58. 黑尾鼠 *Rattus cremoriventer indosinicus* Osgood，1932

分布：云南、四川、西藏（樟木口岸、聂拉木县）、广东。

栖息：常绿针叶林。

59. 白腹巨鼠 *Rattus edwardsi edwardsi* Thomas，1882

分布：云南（泸水、盈江、云县、沧源、建水、绥江、江城）、四川、贵州、西藏、浙江、江西、福建、广东、陕西、甘肃、青海。

栖息：针阔混交林、灌丛。

60. 黄胸鼠 *Rattus flavipectus*（Milne-Edwards，1871）

黄胸鼠是鼠科中体型较大的鼠，体型与褐家鼠相似，体躯细长，体长 130 ~ 150 mm，体重 75 ~ 200 g，尾长等于或大于体长。耳长而薄，向前拉能盖住眼部。后足细长，长于 30 mm。雌性乳头 5 对，胸部 2 对，腹部 3 对。体背棕褐色，并杂有黑色，毛基深灰色。前足背中央有一明显的暗灰褐色斑，是鉴别黄胸鼠与黄毛鼠相区别的重要形态特征。尾部鳞片发达，呈环状，细毛较长。头骨比褐家鼠小，吻部较短，门齿孔较大，鼻骨较长，眶上嵴发达。第一上臼齿齿冠前缘有一条带状的隆起，臼齿咀嚼面有三横嵴，第二上臼齿和第三上臼齿咀嚼面第一列横嵴退化，仅余一个内侧齿突，第二和三横嵴在第二上臼齿沿明显，第三上臼齿则已愈合，呈"C"形。

黄胸鼠主要栖息在房屋内，临近村舍的田野中偶有发现。该鼠喜攀登，多隐匿于屋顶，常在屋顶、天花板、椽瓦间隙、门框上端营巢而居。在火车、轮船等交通工具上数量也较多，活动十分猖獗。该鼠昼夜活动，以夜间为主，晨昏时最为活跃。随作物的不同发育阶段，该鼠在住房与农田间有短期季节迁移现象。黄胸鼠繁殖力很强，年产仔 3 ~ 4 胎，每胎平均 5 ~ 7 只，春秋季为繁殖盛期。同褐家鼠同居一穴时，褐家鼠在下层，黄胸鼠在上层。

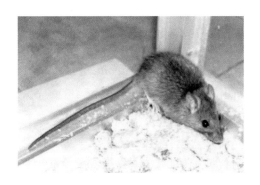

分布：云南（滇南、滇西及全省）、四川、贵州、西藏、江苏、安徽、浙江、江西、福建、河南、湖北、湖南、广东、广西。

栖息：房屋顶天花板上、仓库、厨房、畜厩及柴堆、农田。

61. 针毛鼠 *Rattus fulvescins*（Gray，1847）

分布：云南（滇西、滇南、滇东北）、四川、贵州、西藏、安徽、浙江、江西、福建、湖南、广东、广西。

栖息：针叶林、针阔混交林。

62. 黄毛鼠 *Rattus losea*（Swinhoe，1870）

分布：云南（东南部）。

63. 大足鼠 *Rattus nitidus*（Hodgson，1845）

分布：云南（全省）、四川、贵州、西藏、江苏、安徽、浙江、江西、福建、湖南、广东、广西。

64. 社鼠 *Rattus niviventer*（Hodgson，1836）

分布：云南（全省）、四川、贵州、西藏、河北、山西、内蒙古、山东、江苏、安徽、浙江、江西、福建、湖南、广东、广西。

栖息：常绿针阔混交林、针叶林、灌木丛。

65. 褐家鼠 *Rattus norvegicus*（Berkenhout，1769）

分布：云南（全省）、四川及全国。

栖息：仓库、住房、耕地。

66. 拉佳鼠 *Rattus rajah* Thomas，1874

分布：勐腊。

67. 屋顶鼠 R*attus rattus*（Linnaeus，1758）

分布：云南（西部、南部、中部）。

68. 拟家鼠 *Rattus rattoides*（Hodgson，1845）

分布：云南、四川、贵州、西藏、安徽、浙江、江西、福建、湖南、广东、广西。

69. 中亚鼠 *Rattus turkestanicus*（Satunin，1903）

分布：云南（德钦、中甸、维西、丽江）。

（十三）长尾攀鼠属 Genus *Vandeleuria* Gray，1842

70. 长尾攀鼠滇西亚种 *Vandeleuria oleracoa dumeticola*（Hodgson，1845）

分布：云南（滇西、滇西南、兰坪）。

（十四）云南攀鼠属 Genus *Vernaya* Anthony，1941

71. 云南攀鼠 *Vernaya fulva*（G. Allen，1927）

分布：云南（兰坪、允景洪、滇西南、营盘街、澜沧江）。

四、鼯鼠科 Family PETAURISTIDAE

（十五）毛足飞鼠属 Genus *Belomys* Thomas，1908

72. 毛足飞鼠贝氏亚种 *Belomys pearsoni blandus* Osgood，1908

分布：云南（绿春、文山、西双版纳）。

73. 毛足飞鼠指名亚种 *Belomys pearsoni pearsoni* Gray，1842

分布：云南（腾冲、滇西南、祥云、泸水）。

74. 毛足飞鼠缅北亚种 *Belomys pearsoni trichotis* Tohomas，1842

分布：云南（贡山、腾冲、泸水、昭通、祥云）。

（十六）复齿鼯鼠属 Genus *Trogopterus* Heude，1898

75. 复齿鼯鼠艾氏亚种 *Trogopterus xanthipes edithae* Thomas，1923

分布：云南（丽江、丽江山脉西北侧、澜沧江流域、德钦、大理、泸水）。

76. 复齿鼯鼠莫氏亚种 *Trogopterus xanthipes mordax* Thomas，1914

分布：云南（昭通）。

（十七）鼯鼠属 Genus *Petaurita* Link，1795

77. 麻背大鼯鼠 *Petaurita albiventor*（Gray，1834）

分布：云南（高黎贡山、腾冲、梁河、盈江、潞西、保山、大理）。

78. 红白鼯鼠克氏亚种 *Petaurita alborufus castaneus* Thomas，1870

别名：飞虎、飞鼠、寒号鸟、飞狐、松猫儿、白面鼯鼠、白头鼯鼠、白额鼯鼠等。

红白鼯鼠身躯两侧前后脚之间有一层薄膜并长有细毛。它们利用这种独特的皮膜，能够从高处滑翔向低处，可滑翔 20 ~ 50 m 的距离。它还能用腿的抬升、垂下，或伸直等方法来改变滑行路线，用尾巴来平衡身体。

红白鼯鼠为大型鼠。体长 500 ~ 600 mm，尾较体短，长超过 400 mm，后足长约 80 mm。头白色，眼眶赤栗色，颏、喉上部、颈两侧及胸均为白色，上臂皮翼前缘近肩部亦为白色，体背面包括颈、耳外侧基部和肩及其余部分（除体背面后部中间）均呈栗色至浅栗色，背后部至尾基部有一大片浅黄色或花白色毛区；背前栗色带有光泽，皮翼上为栗褐色，下为橙赤色；体腹面淡赤褐色，尾基部约 1/4 赤褐色，远端至尾尖变为深栗色；前后足均为赤色，足趾黑色。

白天，红白鼯鼠常常蜷伏在树洞或地洞里，用头枕着尾巴睡觉，夜间觅食。它们单独活动，以树木的果实、种子、嫩芽、嫩叶以及昆虫等为食。每次外出活动，最远可达 1 km。红白鼯鼠还有个奇怪的特性，无论离洞多远，总是要返回洞巢后，才把粪便排出来。

冬天，红白鼯鼠栖息在树洞或岩洞里，不再出外觅食，进入冬眠，直到气候转暖，才恢复活动。

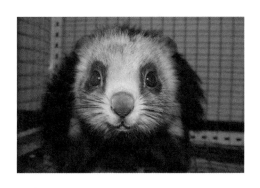

分布：云南（祥云、大理、丽江、保山、邱北、宣威）。

79. 红白鼯鼠欧氏亚种 *Petaurita alborufus ochraspis* Thomas，1923

分布：云南（丽江、祥云、大理）。

80. 棕足鼯鼠 *Petaurita clarkei* Thomas，1870

分布：云南（丽江、中甸、德钦、大理、怒江流域、澜沧江流域、贡山、双江、临沧）。

81. 小鼯鼠棕足亚种 *Petaurista elegans clarkei* Thomas，1922

分布：云南、四川等地。

82. 小鼯鼠赛比亚种 *Petaurita elegans sybilla* Thomas，1916

分布：云南（盈江）。

83. 白斑鼯鼠 *Petaurita marica* Thomas，1918

分布：云南（盈江、勐海、屏边、潞西、绿春、勐腊）。

84. 小鼯鼠 *Petaurita petaurista*（Pallas，1766）

分布：云南（盈江）。

85. 褐背鼯鼠 *Petaurita petaurista rubicundus* Howell，1927

分布：云南（昭通）。

86. 稻背鼯鼠 *Petaurita philippensis* Elliot，1839

分布：云南（潞西、西双版纳、绿春、文山）。

87. 大鼯鼠云南亚种 *Petaurita petaurista yunnanensis* Anderson，1875

分布：云南（保山、维西、腾冲、蒙自、景东、金平、屏边、河口、片马、巴坡、允景洪、勐海、勐泽、临沧、双江、沧源、泸水、贡山、碧江、福贡）。

88. 橙足鼯鼠 *Petaurita leucogemys xanthotis* Milne-Edwards，1872

分布：云南（丽江、丽江流域、滇西北）。

（十八）黑白飞鼠属 Genus *Hylopetes* Thomas，1906

89. 箭尾小飞鼠 *Hylopetes alboniger alboniger* Hodgson，1836

分布：云南（勐海）。

90. 黑白箭尾飞鼠 *Hylopetes alboniger orinus*（G，M，Allen），1940

分布：云南（丽江、祥云、大理、盈江、保山、思茅、无定、宾川、弥渡、滇北、滇西、滇南）。

91. 黑白飞鼠缅甸亚种 *Hylopetes alboniger leonardi* Thomas，*1836*

分布：云南（贡山）。

（十九）羊绒鼯鼠属 Genus *Eupetaurus* Thomas，1888

92. 羊绒鼯鼠 *Eupetaurus cinereus* Thomas，1888

分布：云南（怒江）。

五、猪尾鼠科 Family PLATACNTHOMYINAE

（二十）猪尾鼠属 Genus *Typhlomys* Milne-Edwards，1877

93．猪尾鼠 *Typhlomys cinereus* Milne-Edwards，1877

94．猪尾鼠景东亚种 *Typhlomys cinereus jindongeus* Wu *et* Wang

分布：云南（景东）。

六、竹鼠科 Family RHIZOMYIDAE

（二十一）小竹鼠属 Genus *Cannomys*（Thomas，1915）

95．小竹鼠指名亚种 *Cannomys badius badius* Hodgson，1842

分布：云南（盈江、瑞丽、孟连）。

（二十二）竹鼠属 Genus *Rhizomys*（Gray，1831）

96．中华竹鼠指名亚种 *Rhizomys sinensis sinensin* Gray，1831

指名亚种：体长 240 ~ 270 mm，尾长约 75 mm，颅长约 65 mm，颧宽约 38 mm，两鼻骨后部宽度约等于额骨和前颌骨之间骨缝的长度。毛淡灰褐色。

竹鼠为洞穴式生活，以四肢和牙齿挖洞，有较强的挖掘洞穴的能力，不需阳光，昼伏夜出。喜在安静、清洁、干燥、光线适宜、空气新鲜的环境中生活。性情温驯，公母形影不离。抗逆性强，生活的最适温度在 11.7 ~ 28.5℃。因此中华竹鼠分布较广。以各类竹子、甘蔗、玉米等的根茎及草根植物的种子和果实为食。缺食的时候也危害农作物。

可在室内、地下室、凉台、山坡、岩洞营造窝室立体化饲养。

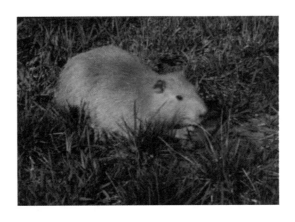

分布：云南（金平、屏边、河口、允景洪）。

97．中华竹鼠代氏亚种 *Rhizomys sinensis davdi* Thomas，1911

分布：云南（河口）。

98. 中华竹鼠瓦氏亚种 *Rhizomys sinensis wardi*（Thomas，1921）

分布：云南（大理、丽江、屯重、保山、兰坪、泸水、云龙）。

99. 白花竹鼠那突亚种 *Rhizomys pruinosus latouchis* Thomas，1915

分布：云南（腾冲、勐腊、绿春、文山）。

100. 白花竹鼠指名亚种 *Rhizomys pruinosus prinosus* Blyh，1815

分布：云南（沧沅、蒙自、思茅、弥渡、河口、贡山独龙江）。

101. 白花竹鼠栗毛亚种 *Rhizomys pruinosus senax*（Homas，1915）

分布：云南（广布本省）。

102. 大竹鼠 *Rhizomys sumatraeusis* Raffles，1822

分布：云南（耿马、勐海、景洪、勐腊、沧源、思茅、金平）。

103. 暗褐竹鼠 *Rhizomys wardi* Thomas，1921

分布：云南（泸水、云龙）。

七、松鼠科 Family SCIURIDAE

（二十三）丽松鼠属 Genus *Callosciurus* Gray，1867

104. 赤腹松鼠 *Callosciurus erythraeua* Pallas，1779

赤腹松鼠也叫红腹松鼠，体重 280 ~ 420 g；体长 175 ~ 240 mm；尾较体短，长 146 ~ 205 mm；后足长 41 ~ 55 mm；耳长 18 ~ 23 mm。颅长 48 ~ 56 mm；腭长 23.5 ~ 26 mm；颧宽 28 ~ 34 mm；后头宽 21 ~ 24.7 mm；颅高 18 ~ 19 mm；眶间宽 16.8 ~ 20 mm；鼻骨长 13.4 ~ 16.3 mm；听泡长约 9.4 ~ 11 mm；门齿孔长 4 ~ 4.6 mm；上颊齿列长 10 ~ 11 mm。

体背为灰褐色，腹部为红粟色。耳端无毛簇。身体背面、两侧和四肢外侧呈橄榄褐色；体腹毛色因分布地区的不同而有差异，从南至北到安徽大别山一带，毛色从粟红逐渐变淡成为橙黄色，最后过渡到灰白带浅土黄色；眼周略黄；耳、颊、颏和吻较灰，前后足背面略带黑色；尾上下毛色似体背毛，但毛较长，尾端白色或黄褐色。

赤腹松鼠在南方各地热带和亚热带森林、次生林、砍伐迹地、丘陵台地、椰林、灌木林、竹林、乔木、竹林混交林、马尾松林等植被环境，喜欢在各种果树如栗、桃、李及其他高大的乔木树上活动，有时出现在山崖、矮树丛或杂草地带，在居民住宅附近也有活动。洞巢多筑在乔木枝叉或居民房屋檐上及天花板里，也利用山崖石缝营巢。

一般多在黄昏活动，中午活动较少。雨后天晴最为活跃。大都单只出现，除了生殖及哺育季外。日间活动于树上，以清晨及黄昏为高峰时间，午间在草丛间活动。松鼠在树上爬上爬下的速度快于地面上。除生活在原始林区外，在岩石、乔木也可发现松鼠，多为陆生、半水生。一般吃种子、果实、嫩芽、花朵，但是在松鼠巢之下方，也曾发现过许多甲虫的外壳，或许它们偶尔也会捕食飞近身边的昆虫。

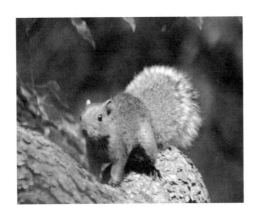

分布：云南（剑川、巍山、祥云、昆明、保山、大理、弥渡、思茅、耿马、勐海、允景洪、双江、沧源、临沧、永德、丽江、德钦）。

105．赤腹松鼠栗色亚种 *Callosciurus erythraeus castaneoventris*（Gray，1842）

分布：云南（东南部）、贵州、四川、海南、广东、广西。

106．赤腹松鼠金耳亚种 *Callosciurus erythraeus glovei* Thomas，1921

分布：云南（弥渡、中甸、邓川、金沙江以北、永德、耿马、双江、沧源、临沧、泸水、碧江）、四川（西南部金沙江以北）、西藏（东部芒康等县）。

107．赤腹松鼠贡山亚种 *Callosciurus erythraeus gongshanensis* Wang，1981

分布：云南（贡山九里达）。

108．赤腹松鼠高氏亚种 *Callosciurus erythraeus gordoni* Anderson，1879

分布：云南（腾冲、泸水、梁河、弥渡、金平、河口、屏边、呈贡、滇西一带、怒江以西、盈江、中甸）。

109．赤腹松鼠越北亚种 *Callosciurus erythraeus hendeei* Osgood，1932

分布：云南（景洪、勐腊、勐旺、河口、金平、屏边、澜沧江以东、元江以西）。

110．赤腹松鼠滇西北亚种 *Callosciurus erythraeus intermedia* Anderson，1879

分布：云南（西部贡山独龙河谷）。

111．赤腹松鼠荫实亚种 *Callosciurus erythraeus intermedia* Anderson，1879

分布：云南（贡山）。

112．赤腹松鼠丽江亚种 *Callosciurus erythraeus michianus*（Robinson & Wroughton），1911

分布：云南（昆明、云南驿、祥云、安宁、昆阳、大理、丽江、武定、剑川、怒江流域、德钦、凤庆、允景洪、勐海、勐笼、勐泽、泸水）。

113. 赤腹松鼠普兰亚种 *Callosciurus erythraeus pranis* Kloss，1916

分布：不详。

114. 赤腹松鼠无量山亚种 *Callosciurus erythraeus wuliangshanensis* Lee *et* Wang，1981

分布：云南（无量山区）。

115. 赤腹松鼠哲莫亚种 *Callosciurus erythraeus zimmeensis* Robinson *et* Wroughton，1911

分布：云南（临沧、西双版纳）。

116. 黄手松鼠 *Callosciurus phayrei*（Blyth，1862）

分布：云南（盈江）。

117. 兰腹松鼠 *Callosciurus pygerthrus*（Geoffroy，1831）

蓝腹松鼠的身体背面及尾呈橄榄褐色，体腹面灰色、蓝灰色、浅红色、赤灰色淡黄色；体侧灰褐色，有的臀部有一白斑。尾上毛色似体背毛，尾端通常黑色。

颅骨略比赤腹松鼠的小，鼻骨和腭均较短，眶间也略较赤腹松鼠的窄。额骨后缘平直，门齿孔甚为短小，腭骨后缘中间略为突出。第三上白齿后缘向后超过腭骨后缘水平线。

巢穴多在树洞中或干燥的树根下。白天活动，清晨和黄昏前活动较频繁。主要以浆果和种子为食物，尤喜食榕树、倪藤、野芭蕉、山荔枝、龙眼、枇杷、香蕉等果实，亦食部分浆汁嫩叶、花芽、鸟卵及昆虫等。独栖或成对栖息（繁殖交配季节）。交配季节在每年的 3～4 月，孕期约 1 个月，4～5 月产仔，每年 1 胎，每胎 2～4 仔，以 2～3 仔居多。

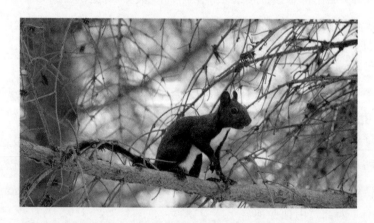

118. 兰腹松鼠越北亚种 *Callosciurus pygerthrus imitator* Thomas，1925

分布：云南（红河州、文山、金平、屏边、河口、景洪、思茅、勐腊）。

119. 纹腹松鼠 *Callosciurus quinquestriatus*（Anderson，1871）

分布：云南（盈江、莲山、腾冲、开远、贡山、泸水）。

120. 纹腹松鼠森林亚种 *Callosciurus quinquestriatus sylvester* Thomas，1926

分布：云南（腾冲，滇西）。

121. 纹腹松鼠缅北亚种 *Callosciurus quinquestriatus imitator* Thomas，1926

分布：云南（贡山）。

（二十四）花松鼠属 Genus *Tamiops* J. Allen，1906

122. 明纹花鼠 *Tamiops macclellancli*（Horsfield，1839）

123. 明纹花鼠滇西亚种 *Tamiops macclellancli collius* Moore

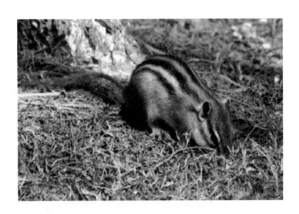

分布：云南（梁河、潞西、瑞丽、陇川、双江、临沧、沧源、澜沧、勐海、勐腊、景洪、永德、耿马）。

124. 明纹花鼠贝氏亚种 *Tamiops macclellancli beibei*（Blyth，1847）

分布：云南（勐海、耿马、滇西、怒江分水岭、德钦、梁河、永德、双江、沧沅、临沧）。

125. 明纹花鼠滇南亚种 *Tamiops macclellancli inconstans* Thomas，1868

分布：云南（勐海、允景洪、勐笼、勐遮、蒙自、西双版纳、红河、文山、大理、下关）。

126. 明纹花鼠指名亚种 *Tamiops macclellancli macclellandi* Hosfield，1839

分布：云南（盈江、宣威、耿马、勐海、允景洪、丽江）。

127. 隐纹花鼠 *Tamiops swinhoei*（Milne-Edwards，1874）

128. 隐纹花松鼠滇西南亚种 *Tamiops swinhoei chingpingensis* Lu *et* Qyan，1965

分布：云南（双江）。

129. 隐纹花松鼠克氏亚种 *Tamiops swinhoeiclarkei* Thomas，1920

分布：云南（丽江、中甸、保山、澜沧江长江分水岭、滇西北、鲁甸、金沙江、澜沧江流域、德钦、维西、泸水、云龙、贡山）。

130. 隐纹花松鼠福氏亚种 *Tamiops swinhoei foresti* Thomas，1920

分布：云南（丽江、中甸）。

131. 隐纹花松鼠海南亚种 *Tamiops swinhoei hainanus* J. Allen，1906

分布：云南（金平、屏边、河口、红河、文山、勐海、允景洪、勐笼、勐遮、勐混、勐腊）。

132. 隐纹花松鼠莫氏亚种 *Tamiops swinhoei maritimus* Bonhote，1900

分布：云南（凤庆）。

133. 隐纹花松鼠红色亚种 *Tamiops swinhoei russeolus* Sacobi，1923

分布：云南（澜沧江、德钦）。

134. 隐纹花松鼠指名亚种 *Tamiops swinhoei swinhoei* Milne-Edwards，1868

分布：云南（中甸、维西、滇西北、西双版纳、思茅、怒江流域、福贡、德钦、剑川）。

（二十五）长吻松鼠属 Genus *Dremomys* Heude，1898

135. 橙腹长吻松鼠 *Dremomys lokriah*（Hodgson，1836）

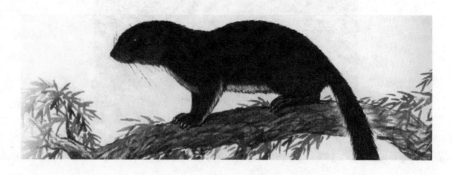

136. 橙腹长吻松鼠藏东南亚种 *Dremomys lokriah subflaviventris* Gray，1843

分布：云南（贡山、泸水）。

形态特征：体长 190 ～ 200 mm；尾长 135 ～ 160 mm；后足长 38 ～ 48 mm；耳长约 18 mm；体重约 360 g。颅长约 49 mm；颧宽约 28 mm；乳突宽约 22.5 mm；眶间宽约 15.5 mm；吻长约 16.4 mm；鼻骨长约 17 mm，中部宽约 6.8 mm；腭长约 21 mm；听泡长约 9 mm；齿隙长约 12.8 mm；上颊齿列长约 8.8 mm。

体呈灰褐橄榄色，毛尖橙黄色；体腹面从喉部到尾基部鲜橙黄色，颏毛色较浅，鼠蹊之间及尾基都较腹部色深。后肢足背毛色似体背毛，前肢足背面较淡。耳背面有一个明显的白色略带淡黄色的斑。尾上下有黑色和浅黄白色相间而不甚有规则的环纹。颅骨颧宽约为颅全长的 57%，吻长约为颅长的 33.4%，眶间宽约为颅长的 31.6%，鼻骨长约为颅长的 34.7%。鼻骨前端超出前颌骨前端和上门齿前缘，其后端中间为一个楔状缺刻，并略为前颌骨后端所越出。前颌骨后端距离眶前缘约 6.5 mm。颅顶在额骨后部最高。额骨前半部不凹陷。腭后缘中间略有尖突，但不甚明显。上门齿齿端不向后弯曲。乳头 3 对：胸部 1 对，腹部 2 对。

橙腹长吻松鼠通常生活在海拔 1500 ～ 3400 m 的青冈林或 2000 ～ 2600 m 的树林中，以坚果和植物等为食，偶食昆虫。该物种叫声尖锐。橙腹长吻松鼠于每年 5 ～ 8 月气温略高时繁殖，每胎 2 ～ 5 仔。

137.　橙喉长吻松鼠 *Dremomys gularis* Osgood，1932

138.　橙喉长吻松鼠指名亚种 *Dremomys gularis gularis* Osgood，1932

分布：云南（景东、绿春）。

139.　珀氏长吻松鼠 *Dremomys pernyi*（Milne-Eawards，1867）

140.　珀氏长吻松鼠滇东南亚种 *Dremomys pernyi flavior* G. M. Allen，1912

分布：云南（丽江、昆明、景东、绿春、维西、德钦、蒙自、剑川、鹤庆、澜沧江东岸）。

141.　珀氏长吻松鼠霍氏亚种 *Dremomys pernyi howelli* Thomas，1992

分布：云南（腾冲、泸水、贡山、永德、双江）。

142.　珀氏长吻松鼠指亚种 *Dremomys pernyi pernyi* Milne-Edwards，1867

分布：云南（中甸、德钦、维西、宣威、丽江区域、腾冲、蒙自、金平、屏边、河口、澜沧江、澜沧江怒江分水岭、碧江、福贡）。

143.　红颊长吻松鼠 *Dremomys rufigenis*（Blanford，1878）

144.　红颊长吻松鼠华丽亚种 *Dremomys rufigenis ornatus* Thomas，1914

分布：云南（蒙自、思茅、勐海、保山）。

145.　红颊长吻松鼠湖北亚种 *Dremomys rufigenis pyrrhomerus* Thomas

分布：贵州、四川。

146.　红颊长吻松鼠指名亚种 *Dremomys rufigenis rufigensi* Blanford，1878

分布：云南（金平、屏边、河口、景东、文山、勐混、勐海、允景洪、勐遮、永德、耿马、沧沅、凤庆、临沧、双江）。

（二十六）线松鼠属 Genus *Menetes* Thomas，1908

147.　线松鼠泰国亚种 *Menetes berdmorei consularis* Thomas，1908

分布：云南（永德、耿马、沧源、澜沧、勐海、景洪、勐腊）。

（二十七）岩松鼠属 Genus *Sciurotamias* Miller，1901

148.　岩松鼠 *Sciurotamias davidionus* Milne-Edwards，1867

岩松鼠在丘陵山区数量较多，是农、林业的重要害鼠之一。春季喜食播下的玉米、大豆等种子。秋季作物成熟时，常糟蹋其果实，还常出现于果园内为害苹果、桃、杏、核桃等果实。

岩松鼠则栖息在山区的岩石区，岩松鼠虽然能攀登于树上，但主要还在岩石间栖息，一般营巢于岩隙间。

分布：云南（西双版纳、保山、丽江、鹤庆、剑川、下关、祥云、弥渡、保山、腾冲等）。

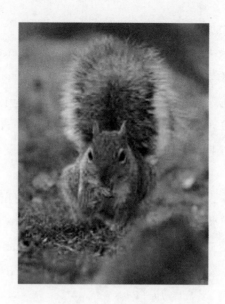

149. 岩松鼠康氏亚种 *Sciurotamias davidionus consobrinus* Milne-Edwards，1868

分布：云南（昭通）。

（二十八）侧纹岩松鼠属 Genus *Rupestes* Thomas，1922

150. 侧纹岩松鼠 *Rupestes torresti* Thomas，1922

分布：云南（莲山、弥渡、祥云、鹤庆、丽江、金平、屏边、河口、澜沧江长江分水岭、大理、剑川、永德、永建）。

（二十九）花鼠属 Genus *Eutamias* Trouessart，1880

151. 花鼠 *Eutamias sibiricus* Laxman，1769

分布：云南（保山）。

（三十）条纹松鼠属 Genus *Menetes* Thomas，1908

152. 条纹松鼠 *Menetes berdmorei* Blyth，1849

分布：云南（西双版纳、保山、永德、耿马、沧沅）。

153. 条纹松鼠牟氏亚种 *Menetes berdmorei mouhotei* Gray，1861

分布：云南（允景洪、勐笼、勐混、澜沧、耿马）。

（三十一）巨松鼠属 Genus *Ratufa* Gray，1869

154. 巨松鼠大型亚种 *Ratufa bicolor gigantean*（M. Clelland，1839）

巨松鼠是一种大型松鼠，体长 270 ~ 465 mm，尾长 360 ~ 515 mm，比它的身体还长，圆而蓬松，尾端有时带浅土黄色。巨松鼠体重 1300 ~ 2300 g，头短圆、耳有蓬松短毛簇，背面以及四肢外侧、足背面和尾均全黑色或赤褐色。额部通常有 2 黑色斑点，眼眶黑色。体腹面和四肢内侧为鲜黄色或橙黄色。巨松鼠是典型的树栖动物。行动敏捷，善攀登跳跃。白天活动，活动范围较广，有固定路线。以各种野果、嫩芽、花蕊等为食。每年

9 ~ 10月发情，来年5 ~ 6月产仔。濒危等级：易危（v）国家重点保护野生动物名录Ⅱ。

巨松鼠栖息于海拔2000 m以下的热带、亚热带雨林的高树上，以树枝叶营巢于高树枝桠上，少见住于树洞中，但能利用树洞藏身。通常白昼活动，单只或成对活动，很少集群。

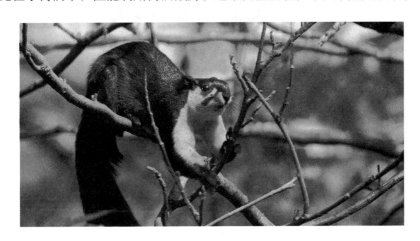

分布：云南（勐海、允景洪、耿马、腾冲、思茅、勐遮、勐笼、勐腊、永德、梁河、盈江、陇川、畹町）。

155. 巨松鼠森林亚种 *Ratufa gigatea stigmosa* Thomas，1923

分布：云南（西双版纳）。

（三十二）旱獭属 Genus *Marmota* Blumenbach，1779

156. 喜马拉雅旱獭 *Marmota bobak himalayana*（Hodgson，1841）

喜马拉雅旱獭是一种大型的啮齿动物。体长，雄体平均558（474 ~ 670）mm，雌体平均486（450 ~ 520）mm；9月份雄体重平均为6193（4500 ~ 7250）g，雌体平均为5192（4500 ~ 6000）g。体躯肥胖，呈圆条形。头部短而阔，略呈方形。它的上唇开裂，上门齿微向前方突出。颈粗短，颈部仅存皮褶。耳壳短小，尾短而末端扁，长不超过后足的2倍。

喜马拉雅旱獭主要以草本植物为食，喜欢吃带有露水珠的嫩草茎叶、嫩枝或草根，尤其是莎草科、禾本科和豆科植物的地上绿色的部分，偶尔也取食一些昆虫和小型啮齿动物。在农作区，它也常常偷食青稞、燕麦、油菜、洋芋等作物的禾苗、茎叶。早春，在青草尚未发芽时，则也可挖食草根。

由于天敌的种类较多，所以它的性情极为机警，视觉、听觉都很敏锐，每当遇有狼、熊、狐、猞猁、雕、鹰、艾鼬等天敌进入领地时，就直立起来发出尖锐的鸣叫。它属于白昼活动的动物，尤以早晨和黄昏最为活跃。早上出洞的时间随季节而异，一般依太阳照射到洞口来确定。每次出洞之前总是先探出头来四处张望，觉得安全后，先露出半个身子，扒在洞口晒晒太阳，然后发出鸣叫声。此时，临近的同类立即响应，一起鸣叫。此后不久，

即开始取食，除非是遇有敌害外，则在这以后的一天内完全不再发声鸣叫。日落之前进入洞中休息，夜间不再出来活动。

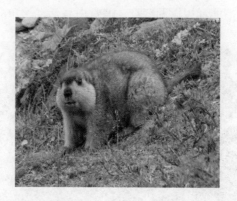

分布：云南（中甸、德钦、澜沧江）、四川、西藏、甘肃、青海、新疆。

八、林跳鼠科 Family ZAPODIDAE

（三十三）蹶鼠属 Genus *Sicista*（Gray，1827）

157. 蹶鼠指名亚种 *Sicista concolor concolor*（Buchner，1892）
分布：云南（中甸、德钦）。

（三十四）林跳鼠属 Genus *Eozapus* Preble，1899

158. 四川林跳鼠 *Eozapus setchuanus* Pousargues，1896
分布：云南（德钦、中甸）。

兔形目（LAGOMRPHA）

九、兔科 Family LEPORIDAE

（三十五）兔属 Genus *Lepus* Linnaeus，1758

159. 云南兔 *Lepus comus* Allen

体长 330 ~ 480 mm，尾长 60 ~ 110 mm，后足长 90 ~ 130 mm，耳长 90 ~ 140 mm；体重 1500 ~ 2500 g。体背面毛暗赭灰色，背脊具零乱黑色斑纹，腰臀部毛尖黑色，呈现黑色斑纹，臀部隐约有 1 灰色臀斑。头顶通常有一个白色小斑；耳背面暗褐色，耳缘灰白色，耳尖黑色。体侧面和前后肢前侧为鲜赭黄色；腹面除喉部为赭黄色外，腹毛及前后肢内侧白色。尾背面黑褐色，腹面灰白色。耳长占后足长的 103.5%。上门齿的齿沟深，其内面具白垩质填充。

颅骨吻部粗短，额部比灰尾兔宽阔，为颅长的 23.4% ~ 29.4%。眶上突（即眶后突）低平，不上翘，其顶端不达颅顶最高水平线。鼻骨前端超出上门齿后缘垂直线（灰尾兔鼻骨前端明显不达上门齿后缘垂直线）。吻部粗短，基部较灰尾兔的宽，平均为颅长的 36.7% ~ 44.6%。腭桥最窄处略短于内鼻孔宽。眼睛很大，置于头的两侧，为其提供了大范围的视野，可以同时前视、后视、侧视和上视，真可谓眼观六路。但唯一的缺陷是眼睛间的距离太大，要靠左右移动面部才能看清物体，在快速奔跑时，往往来不及转动面部，所以常常撞墙、撞树。

栖息于海拔 1700 ~ 3200 m 的山麓或山腰灌丛中。巢多筑在茂密的灌丛或卓丛中。多在白天活动。食植物性食物。每年产 2 ~ 3 胎。

西南兔的胃肠容积大，在发达的盲肠里有对粗纤维消化力很强的大量微生物。小肠末端有一个中空间、厚壁、富含淋巴滤胞、膨大成球状的淋巴球囊（圆形球囊），开口于盲肠。它具有压榨、吸收和分泌的三种功能，使它对粗纤维的消化率达到 65% ~ 78%（牛羊为 50% ~ 90%）；其粪便有两种，一种是圆形的硬粪便，是一边吃草一边排出的，另一种是由盲肠富集了大量维生素和蛋白质，由胶膜裹着的软粪便，常常在休息时排出，这时它就将嘴伸到尾下接住，再重新吃掉，以充分利用其中比普通粪便中多 4 ~ 5 倍的维生素和蛋白质等营养物质。

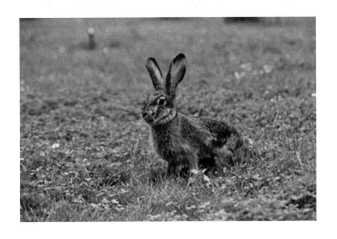

分布：云南（腾冲、梁河、怒江以西）。

160.　云南兔滇中亚种 *Lepus comus pygmacus* Wang *et* Feng

分布：云南（丽江、大理、景东、景谷）。

161.　云南兔彭氏亚种 *Lepus comus peni* Wang *et* Lao

分布：云南（昆明、楚雄、江城、蒙自、曲靖、宣威）。

162.　灰尾兔 *Lepus oiostolus* Hodgson，1840

灰尾兔又叫高原兔，体形较大，体长平均 42 ~ 48 cm，尾长约 10 cm，耳长 10 ~

13 cm，后足长 12 ～ 13 cm；体重约 2000 ～ 2950 g。毛被丰厚。冬毛：颈部浅黄，略带粉红色，耳端外侧黑色，体侧面有长的白毛，臀部灰色；尾上面中间有一个纵纹，呈灰色、褐色、褐灰色或灰褐色，其余白色，或带灰色；喉部为浅棕黄色；胸、腹部白色；足背面白色，略带粉红色和浅黄色。夏毛：体背面呈沙黄色或灰褐色，多数毛尖有弯曲，使毛被稍呈微波形；臀部也呈灰色；体侧面无长的白毛。颅骨吻部较长，约为颅长的 38.4%。眶上突（即眶后突）上翘，其顶端超出颅顶最高水平线。鼻骨前端不超过上门齿前缘垂直线。下颌骨冠状突向后倾斜，吻部细长。

　　灰尾兔栖息于高山草甸、灌丛等地带及其附近的森林内，广泛分布于高海拔地区，向上最高可分布到海拔 5200 m 处，可以称为垂直分布最高的兔类动物。极强的适应能力使它们可以生活在干燥得连以善于高原生活而著称的鼠兔类都不愿意栖息的荒漠草原上和陡峭的山腰上。高原兔昼夜活动，尤其是晨昏活动最为频繁。在开阔的地方它们常挖出一条 25 ～ 40 cm 长的坑，一般很浅，约 15 cm 左右的深度，然后蜷缩着臀部安静地卧在坑里。它以草本植物、灌木嫩叶等为食，也吃农作物。

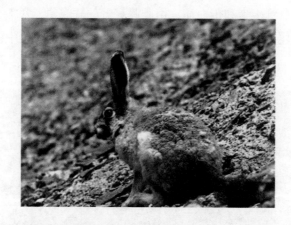

分布：云南、四川、贵州、西藏、广西、甘肃、青海、新疆。

163.　短耳兔 *Lepus sinensis* Gray，1832

分布：云南、四川、贵州、江苏、安徽、浙江、福建、台湾、湖北、湖南、广东、广西。

164.　灰尾兔四川亚种 *Lepus oiostolus sechuenensis* De Winton，1899

分布：云南（德钦）、四川。

十、鼠兔科 Family OCHOTONIDAE

（三十六）鼠兔属 Genus *Ochotona* Link，1795

165.　红耳鼠兔 *Ochotona erythrotis*（Buechner）

体型较大，体长超过 150 mm，最大者达 200 mm。耳较大，圆形，长约 30 mm。吻侧须很长，伸达前肢后方，足垫大而著。夏毛背部橙棕色，毛基为灰色，毛尖橙棕色；背部中央毛色较两侧色深；颈部背方有一小块灰棕色毛斑；耳内、外侧被红棕色短色，前侧有一束淡色长毛；腹面与四肢内侧白色，毛基暗灰色，常透过白色毛尖而显露出灰色；颈与下胸中央有小量棕黄色毛，前、后足具白色短毛。头骨外形较粗壮；颅全长在 45 mm 以上；背视弧度较大，鼻骨前端 1/3 略膨大，后 2/3 外缘平行；额前方有一对小的卵圆孔，上被薄膜，顶骨前部隆起，后部低平；顶间骨呈三角形；颧弓两侧接近平行，不外突。腭孔与门齿孔分离，犁骨被前颌骨边缘遮盖，听泡大。

栖息高山草原、草甸草原、陡峭坡壁、高山石砾、裸岩地带。洞道结构简单，常为单一洞道，很少分支，有时利用天然岩隙石缝居住，一般不形成洞群居住，除繁殖期外，常单只活动。繁殖期五至八个月，年产两胎，每胎 3～7 仔，以禾本科、藜科等植物根、茎、叶和种子为食。冬不蛰眠，常白天活动。春、秋季全天活动，但中午活动较少，夏天中午很少外出活动，冬季中午天气暖和时才出洞活动。天敌主要有狼、狐、鼬、鹰、雕等。

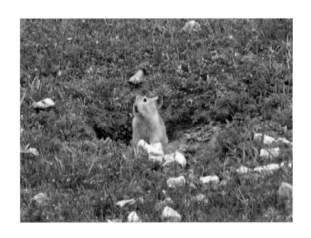

分布：云南（德钦）。

166. 灰颈鼠兔指名亚种 *Ochotona forresti forresti* Thomas

分布：云南（丽江）。

167. 灰颈鼠兔贡山亚种 *Ochotona forresti osgoodi* Anthony

分布：云南（泸水、贡山）。

168. 川西鼠兔云南亚种 *Ochotona gloveri calloceps* Pen *et* Feng

分布：云南（德钦）、西藏。

原名：彩头鼠兔 *Ochotona brookei* G. Allen，1937

169. 高黎贡鼠兔 *Ochotona gaoligongensis* Wang *et* Cong

分布：云南（贡山）。

170.　大耳鼠兔 *Ochotona macrotis* Gunther

分布：云南（德钦、泸水）。

171.　灰鼠兔 *Ochotona roylei*（Ogilby，1839）

分布：四川、西藏（米林、林芝、八宿县）、甘肃、青海、云南。

栖息：灌丛草甸、针叶林。

172.　藏鼠兔 *Ochotona thibetana*（Milne-Edwards，1871）

=Ochotona thasaenaia Feng *et* Kao，1974

分布：云南（德钦、中甸、碧江、贡山、大理、剑川）、四川、西藏（朗县、拉萨、仲巴、江达、察隅）、陕西、山西、甘肃、青海。

栖息：高山草甸草原、针叶林、灌木、草甸草原。

第十六节　食虫动物（食虫目）

云南的食虫动物有 4 科、16 属、70 种及亚种。

一、猬科 Family ERINACEIDAE

（一）毛猬属 Genus *Hylomys* Muller，1839

1.　毛猬 *Hylomys suillus* Muller，1836

=Hylomys suillus peguensis Blgth，1859 毛猬缅甸亚种

分布：云南（梁河、盈江、陇川、瑞丽、潞西、双江、耿马、沧源、勐海、勐腊、思茅）。

2.　毛猬越北亚种 *Hylomys suillus microtinus* Thomas

分布：云南（江城、绿春、金平、屏边）。

（二）鼩猬属 Genus *Neotetracus* Trouessart，1909

3.　中国鼩猬 *Neotetracus sinensis* Trouessart，1909

Neotetracus sinensis cuttingi Anthong 鼩猬片马亚种

分布：云南（泸水、六库、云龙）。

4.　鼩猬滇西亚种 *Neotetracus sinensis hypolineatus* Wang *et* Li

分布：云南（腾冲、梁河、潞西、永平、景东、新平）。

5.　鼩猬滇南鼩猬 *Neotetracus sinensis* Subsp

分布：云南（澜沧、勐连、金平、绿春、富宁、西盟）。

二、鼩鼱科 Family SORICDAE

（三）鼩鼱属 Genus *Sorex* Linnaeus，1758

6. 云南鼩鼱 *Sorex excelsus* Allen，1923

分布：云南（中甸、丽江、剑川）。

7. 西藏鼩鼱 *Sorex thibetanus* Kastschenko，1905

　　　　　　Sorex thibetanus thibetanus Kastschenko 西藏鼩鼱指名亚种

　　　　　　Sorex minutus Linnaeus，1766 小鼩鼱

分布：云南（云龙、哀牢山）、四川。

8. 纹青鼩鼱 *Sorex cylindricauda* Milne-Edwards，1871

分布：云南（贡山）、四川。

9. 山地纹背鼩鼱 *Sorex bedfordiae* Thomas，1911

10. 山地背鼩鼱滇西亚种 *Sorex bedfordiae gomphus* Allen

分布：云南（贡山、碧江、泸水）。

11. 山地背鼩鼱指名亚种 *Sorex bedfordiae bedfordiae*

分布：云南（德钦、中甸、维西）。

（四）肥鼩鼱属 Genus *Blarinella* Thomas，1911

12. 肥鼩鼱 *Blarinella guadraticauda*（Milne-Edwards，1872）

13. 肥鼩鼱滇西亚种 *Blarinella guadraticauda wurdi* Thomas

分布：云南（贡山、泸水、腾冲）。

（五）长尾鼩鼱属 Genus *Soriculus* Blyth，1854

14. 长爪鼩鼱 *Soriculus nigrescens*（Gray，1842）

长爪鼩鼱云南亚种 *Soriculus nigrescens radulus* Thomas

分布：云南（贡山、泸水）。

15. 长尾鼩 *Soriculus caudatus*（Horsfield，1851）

16. 长尾鼩滇西亚种 *Soriculus caudatus umbrinus* Allen

分布：云南（泸水、盈江）、四川。

17. 长尾鼩贡山亚种 *Soriculus caudatus furau* Subsp

分布：云南（贡山）。

18. 灰腹褐鼩鼱 *Soriculus acratus* Thomas，1911

分布：云南（贡山）。

19. 长尾褐鼩鼱 *Soriculus marcrurus*（Hodgson，1863）

又名：印度长尾鼩

20. 长尾褐鼩鼱川西亚种 *Soriculus marcrurus irene* Thomas，1911

分布：云南（剑川、云龙、景东）。

21. 长尾褐鼩鼱指名亚种 *Soriculus marcrurus marcrurus*

分布：云南（德钦、中甸）。

22. 长尾褐鼩鼱贡山亚种 *Soriculus marcrurus furau* Subsp

分布：云南（贡山）。

23. 大褐鼩鼱 *Soriculus leucops*（Horsfield，1855）

24. 大褐鼩鼱藏东南亚种 *Soriculus leucops baileyi* Thorrae

分布：云南（贡山、泸水、腾冲）。

（六）缺齿鼩鼱属 Genus *Chodsigoa* Kastschenko，1848

25. 川西缺齿鼩 *Chodsigoa hypsibius*（De Winton，1899）

分布：云南（德钦、中甸）。

26. 史密斯缺齿鼩 *Chodsigoa smithi* Thomas，1911

分布：云南、四川（康定）。

27. 大足缺齿鼩 *Chodsigoa salensk*（Kasrschenko，1907）

分布：云南（中甸）。

28. 云南缺齿鼩 *Chodsigoa parca* Allen，1923

分布：云南（盈江、永平、丽江）。

29. 云南缺齿鼩贡山亚种 *Chodsigoa parca furau* Anthony

分布：云南（贡山）。

（七）臭鼩属 Genus *Suncus* Hemprich and Ehrenberg，1832

30. 大臭鼩 *Suncus murinus*（Linnaeus，1766）

31. 大臭鼩指名亚种 *Suncus murinus murinus*（Linnaeus）

分布：云南（泸水、腾冲、梁河、盈江、陇川、瑞丽、潞西、龙陵镇康、云县、永德、耿马、双江、临沧、澜沧、孟连）。

32. 中臭鼩 *Suncus stoliczkanus*（Anderson，1877）

分布：云南（孟连）。

33. 小臭鼩 *Suncus etruscus*（Savi），1822

分布：云南（耿马）。

（八）麝鼩属 Genus *Crocidura* Wagier，1832

34. 南小麝鼩 *Crocidura horsfield*（Thomas，1856）

35. 南小麝鼩印支亚种 *Crocidura horsfield indochinensis* Robinson *et* Kloss

分布：云南（德钦、泸水、永德、景东、金平）。

36. 小麝鼩 *Crocidura erocidur suaveolens*（Pallas，1811）

37. 小麝鼩四川亚种 *Crocidura erocidur phaeopus* Allen

分布：云南（剑川、德钦、永平、陇川、腾冲）。

38. 中麝鼩 *Crocidura russula*（Hermann，1780）

39. 中麝鼩滇西亚种 *Crocidura russula rapax* Allen

分布：云南（兰坪、瑞丽、陇川、盈江、梁河、永平、滇东南、西双版纳）。

40. 中麝鼩丽江亚种 *Crocidura russula vorax* Allen

分布：云南（丽江、会泽、剑川、下关、巍山）。

41. 灰麝鼩 *Crocidura attenuata* Milne-Edwards，1872

42. 灰麝鼩指名亚种 *Crocidura attenuata attenuata* Milne-Edwards

分布：云南（南部、西南部）、四川。

43. 灰麝鼩阿萨姆亚种 *Crocidura attenuata rubricosa* Anderson

分布：云南（贡山）。

44. 白尾梢麝鼩 *Crocidura dracula* Thomas，1912

        Crocidura dracula dracula Thomas 白尾梢麝鼩指名亚种

分布：云南（蒙自、河口、屏边、金平、贡山、元阳、潞西、罗平、曲靖、昆明、永仁、下关、弥渡、剑川、鹤庆、宾川、思茅、普洱、勐海、沧源、维西）、四川。

（九）短尾鼩属 Genus *Anoweosorex* Milne-Edwards，1870

45. 微尾鼩 *Anoweosorex squamipesi* Milne-Edwards，1872

        = *Anoweosorex squamipes squamipes* 微尾鼩

分布：云南（全省广泛分布）、四川。

（十）水鼩属 Genus *Chimmarogale* Anderson，1877

46. 喜马拉雅水鼩 *Chimmarogale himalayaica*（Gray，1842）

47. 喜马拉雅水鼩指名亚种 *Chimmarogale himalayaica himalayaica*（Gray）

分布：云南（昆明、腾冲、盈江、绿春）、四川。

48. 灰腹水鼩 *Chimalayaica styan* De Winton，1899

分布：云南（德钦、中甸、贡山）、四川。

（十一）蹼鼩属 Genus *Nectogale* Milne-Edwards，1870

49. 蹼足鼩 *Nectogale elegans* Milne-Edwards，1870

50. 蹼足鼩指名亚种 *Nectogale elegans elegans* Milne-Edwards

分布：云南（德钦、维西、碧江、梁河）、四川。

51. 蹼足鼩锡金亚种 *Nectogale elegans sikhimensis* De Winton

分布：云南（贡山）。

三、鼹科 Family TALPIDAE

（十二）多齿鼩鼹属 Genus *Nasillus* Thomas，1911

52. 长吻鼩鼹 *Nasillus gracilis* Thomas，1911

　　　　　Nasillus gracilis atronates Allen，1923 长吻鼩鼹滇西亚种

分布：云南（六库、泸水、腾冲、云龙）。

53. 长吻鼩鼹丽江亚种 *Nasillus gracilis nivatus* Allen，1923

分布：云南（丽江、剑川、大理）。

54. 长吻鼩鼹贡山亚种 *Nasillus gracilis longicaudatus* Wang *et* Pen

分布：云南（贡山）。

55. 怒江鼩鼹 *Nasillus investigator* Thomas，1922

分布：云南（贡山）。

（十三）长尾鼩鼹属 Genus *Scaptonys* Milne-Edwards，1867

56. 长尾鼩鼹 *Scaptonys fusicaudus* Milne-Edwards，1872

57. 云南长尾鼩鼹 *Scaptonys fusicaudus affinis* Thomas

分布：云南（德钦、中甸、丽江、剑川、下关）、四川。

58. 泸水长尾鼩鼹 *Scaptonys fusicaudus* Subsp

分布：云南（贡山）。

（十四）鼹属 Genus *Talpa* Linnaeus，1911

59. 长吻鼹 *Talpa longirostris* Milne-Edwards，1870

分布：云南（西盟、景东、峨山、盈江、沧源、高黎贡山）。

60. 短尾鼹 *Talpa micrura* Hodgson，1841

分布：云南（盈江）。

61. 宽齿鼹 *Talpa grandis*（Miller，1940）

　　　　　Talpa grandis Subsp 云南宽齿鼹

分布：云南（盈江、双江）。

62. 克氏鼹 *Talpa klossi* Thomas，1929

分布：云南（南部）。

（十五）白尾鼹属 Genus *Parascaptor* Gill

63. 白尾鼹 *Parascaptor leucurus*（Blyth，1850）

分布：云南（贡山、盈江、江城、勐海、澜沧、凤庆、下关、大理、剑川、中甸、碧江、陇川）、四川。

攀鼩目

四、树鼩科 Family TUPAIIDAE

（十六）树鼩属 Genus *Tupaia* Yraffes，1821

64. 中缅树鼩 *Tupaia belangeri*（Wagner，1842）

65. 中缅树鼩贡山亚种 *Tupaia belangeri gongshanensis* Wang
分布：云南（泸水、碧江、福贡）。

66. 中缅树鼩盈江亚种 *Tupaia belangeri chinensis* Anderson
分布：云南（盈江、梁河、腾冲、陇川、潞西、云龙、保山、镇康、永平、双江、耿马、沧源、澜沧、勐海、景洪、勐腊、思茅、下关、剑川、德钦、维西、楚雄、昆明、富民、泸西、弥勒）。

67. 中缅树鼩滇南亚种 *Tupaia belangeri yunalis* Thoms
分布：云南（蒙自、个旧、金平、屏边、绿春、河口、江城、景东、麻栗坡、马关、西畴、富宁）。

68. 普通树鼩艾氏亚种 *Tupaia glis assamensis* Wronghton，1921
分布：云南（怒江州）。

69. 普通树鼩中华亚种 *Tupaia glis chinensis* Anderson，1879
分布：云南（景洪、凤庆、永德、耿马、昆明、祥云、弥渡、巍山、下关、大理、剑川、保山、盈江、潞西、龙陵、蒙自、建水、维西、开远、普洱、罗平、泸西、元江、景东、勐海）。

70. 普通树鼩云南亚种 *Tupaia glis yunalis* Thomas，1914
分布：云南（红河州、文山州、蒙自、元江、凤庆、普洱、金平、屏边、河口）。

第十七节　蝙蝠 CHIROPTERA（翼手目）

云南的蝙蝠有 7 科、21 属、46 种及亚种。

一、鞘尾蝠科 Family EMBALLONURIDAE

（一）黑髯墓蝠属 Genus *Taphozous* E. Geoffroy

1. 黑髯墓蝠 *Rhinolophus melanopogon* Temminck，1841
分布：云南（滇南）。

二、蹄蝠科 Family HIPPOSIDERIDAE（Rhinolophidae）

（二）三叶蹄蝠属 Genus *Aselliscus* Tate

2. 三叶蹄蝠 *Aselliscus wheeleri*（Osgood，1871）

分布：云南、贵州。

（三）蹄蝠属 Genus *Hipposideros* Gray，1831

3. 大蹄蝠 *Hipposideros armiger armiger* Hodgson，1835

分布：云南（永德、双江、景洪、腾冲、漾濞、昆明）、贵州、四川、重庆。

4. 双色蹄蝠 *Hipposideros bicolor* Temminck，1834

分布：云南（滇东南）。

5. 中蹄蝠 *Hipposideros larvatus* Horsfield，1906

分布：云南（永德）、贵州。

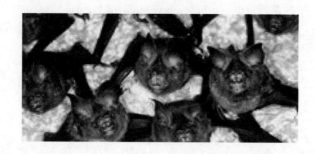

6. 中蹄蝠版纳亚种 *Hipposideros larvatus* Grandis G. Allen

分布：云南（西双版纳）。

7. 普氏蹄蝠 *Hipposideros prattilylei* Thomas，1891

分布：云南（永德）。

三、假吸血蝠科 Family MEGADERMATIDAE

（四）假吸血蝠属 Genus *Megaderma*

8. 马来假吸血蝠 *Megaderma spasma*

体大，原认为吸血，因而引人注意。现知其食肉，以其他蝙蝠、蜥蜴、小鼠等为食。体色为浅灰或浅褐色，体长 65 ～ 140 mm。无尾，有一个惹人注意的鼻叶（围绕鼻孔的一个皮质活盖和结缔组织）和两只大而圆的耳。眼较大，双耳在基部相连，有助在飞行时保持稳定。栖居山洞或树洞。

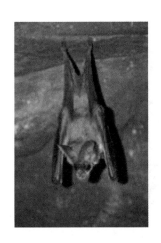
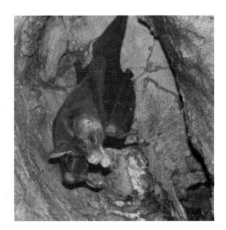

分布：云南（勐腊）。

四、犬吻蝠科 Family MOLOSSIDAE

（五）犬吻蝠属 Genus *Tadarida* Rafinesque

9. 皱唇蝠 *Tadarida teniotis coecata* Thomas，1800

分布：云南（北纬 28 度 21 分地区）。

五、狐蝠科 Family PTEROPODIDAE

（六）棕果蝠属 Genus *Rousettus* Gray

10. 棕果蝠 *Rousettus leschenaulti* Desmarest

果蝠是一种寿命较长的哺乳动物，在冬寒地区，常成群匿在岩窟中冬眠，但在广西南部地区，冬天仍见其外出觅食。每年 3 月中旬至 4 月中下旬交尾活动，7、8 月为产仔期，胎生，每胎一仔。初产幼蝠由母蝠护育，母蝠外出觅食时，常将幼蝠置于胸前，而幼蝠双翼紧抱母体，口衔母乳头，随母飞翔。

果蝠白天倒挂、群栖在山洞，或三五成堆倒挂在枝叶稠密的竹、树、蕉林和其他隐蔽场所栖息。傍晚至次晨 4～5 时、晚上 8～10 时为觅食活动高峰。在荔枝、龙眼果实成熟期，每天傍晚开始入园，入园时由少数个体在果园上空盘旋飞翔，忽上忽下寻找取食目标，一旦发现即向果树株俯冲，叼含到果粒后顺势向下滑翔随即上飞到附近的林木上或屋檐下倒挂啃食，依此反复；随着天色渐黑，入园的个体数增多。当夜深人静时，有些个体可直接在果穗或果株上取食。至黎明，果蝠停止入园，在园内的个体则飞回原地栖息。

棕果蝠的主要天敌是猫头鹰。

分布：云南（西双版纳、河口、瑞丽、滇东南）。

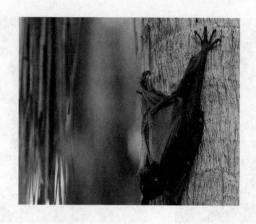

（七）长舌果蝠属 Genus *Eonycteris* Dobson

11. 长舌果蝠 *Eonycteris spelaen*（Dobson）

分布：云南（滇东南）。

六、菊头蝠科 Family RHINOPOMATIDAE

（八）菊头蝠属 Genus *Phinolophus*

12. 中菊头蝠 *Rhinolophus affinis himalaanus* Anderson，1823

菊头蝠是旧大陆的物种，分布于欧洲、亚洲、非洲和大洋洲。已有证据表明，菊头蝠起源于 3700 万年前的始新世中晚期。

体型适中，马蹄叶较大。鞍状叶提琴状，联接叶低而圆，顶叶成契形。翼膜较延长，尾短。背毛棕褐色或灰褐色，腹部略浅。

栖息于山洞或坑道中，体长 43～60 mm，前臂长 50～53 mm，体重 140～180 g。主食蚊、蛾类。群居，与其他蝠类同居一洞内，但各居一方，不相混杂。夜间觅食。11 月交配，6 月下旬产仔。

分布：云南（凤庆、双江、昆明及滇东南）、重庆。

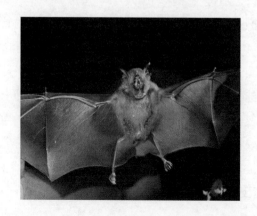

13. 皮氏菊头蝠 *Rhinolophus pearsoni pearsoni* Horsfield，1851

分布：云南（双江、中甸）、贵州、四川。

14. 托氏菊头蝠 *Rhinolophus thomasi septentrionalis* Sanborn，1939

分布：云南（滇西北）。

15. 杏红菊头蝠 *Rhinolophus rouxi sinicus* Anderson，1835

分布：云南（滇东南）、重庆。

16. 马铁菊头蝠 *Rhinolophus ferrumrquinum tragatus* Hodgson，1835

分布：云南（丽江）、四川。

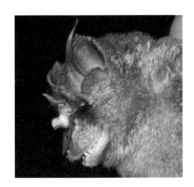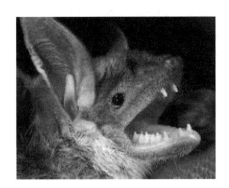

17. 短翼菊头蝠 *Rhinolophus lepidus osgoodi* Sanborn，1844

分布：云南（丽江）、重庆。

18. 小菊头蝠 *Rhinolophus blythi szechuau* Anderson，1918

分布：云南（滇西）、贵州。

19. 大耳菊头蝠 *Rhinolophus macrotis caldwelli* G. Allen，1844

分布：云南（滇东南）、重庆。

20. 云南菊头蝠 *Rhinolophus yunnanensis*

分布：云南、贵州。

七、蝙蝠科 Family VESPERTILIONIDAE

（九）阔耳蝠属 Genus *Barbastella* Gary

21. 宽耳蝠 *Barbastella leucomelas*（Cretzschmar，1855）

耳短而宽，两耳在前额处相连，毛长而黑，尖端为白或灰色，体长 40 ~ 60 mm，尾 40 ~ 55 mm，重 60 ~ 100 g，是较重的飞兽，单独或成小群活动，栖息在树上或建筑物中。从秋季开始到次年春天，在洞穴中冬眠。

分布：云南、四川。

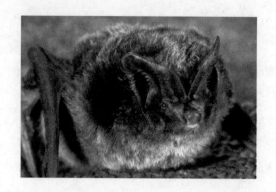

（十）斑蝠属 Genus *Scotomanus* Bobson

22. 斑蝠华南亚种 *Scotomanus omatus sinensis* Thomas，1851

分布：云南、四川。

（十一）鼠耳蝠属 Genus *Myotis* Kaup

23. 大鼠耳蝠中华亚种 *Myotis myotis chinensis*（Thomas，1857）

分布：云南（保山）、四川。

24. 西南鼠耳蝠 *Myotis altarium* Thomas，1911

体型中等，尾短于体长。耳窄长，前折可超过吻端约 7 mm；耳屏尖长。前臂 45.3 mm，耳 20.5 mm，第 3、4、5 掌骨近等长。翼膜止于跖部，距发达。头骨吻短，从眶前区渐向前缩窄；鼻额部略凹；脑颅高但颅顶较平缓；颧弓较细，矢状嵴和人字嵴可见，但不发达。

分布：云南、四川。

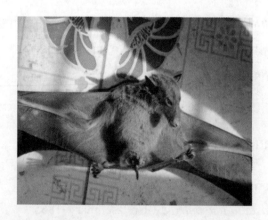

25. 高颅鼠耳蝠 *Myotis siligoensis*（Horsfield，1926）

分布：云南。

26. 须鼠耳蝠 *Myotis mustacinus mouinensis*（Milne-Edwards，1819）

分布：云南（勐腊、丽江）、四川。

27. 小鼠耳蝠 *Myotis daubentoni laniger*（Peters）

分布：云南、四川。

28. 布氏鼠耳蝠 *Myotis blanfordi* Dobson，1845

分布：云南（丽江）。

（十二）棕蝠属 Genus *Eptesicus* Rafinesque

29. 棕蝠 *Eptesicus serotinus andersoni* Dobson，1774

体长 35 ~ 75 mm，尾长 35 ~ 55 mm；飞行缓慢而笨重，常栖息在建筑物和树洞中。分布：云南（泸水）、四川。分布遍及世界。除人类外，棕蝠可能是分布最广的陆栖哺乳类。

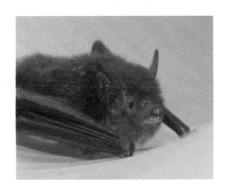

（十三）山蝠属 Genus *Nyctalus* Bowdich

30. 山蝠 *Nyctalus nicyula velutinus* Allen，1880

别名：盐老鼠、夜蝠、蝙蝠。

体型中等，棕褐色。前臂长在 45 ~ 53 mm；第 5 指骨极短，全指长约等于第 3 或第 4 指的掌骨长。耳短而宽。全体发毛紧密，覆毛沿体侧伸展至前臂以下翼膜。尾不突出于股间膜之外。

分布：云南（泸水）。

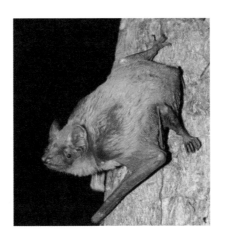

（十四）伏翼蝠属 Genus *Pipisterellus* Kaup

31. 茶褐伏翼 *Pipisterellus affinis*（Dobson，1871）

分布：云南（滇西、滇东南）。

32. 灰伏翼 *Pipisterellus pilveratus*（Peters，1870）

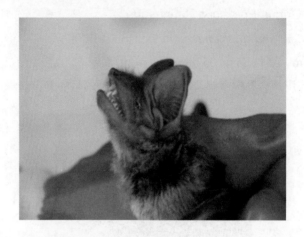

分布：云南、四川、重庆。

33. 普通伏翼 *Pipisterellus abramus* Temminck，1840

分布：云南（耿马、双江、永善、西双版纳）、四川。

34. 印度伏翼 *Pipisterellus coromandra tramatus* Thomas，1906

分布：云南（耿马、勐海）。

35. 棒茎伏翼云南亚种 *Pipisterellus paterculus yunanensis* Wang，1982

分布：云南（泸水、滇中部）。

36. 黑伏翼独龙江亚种 *Pipisterellus circumdatus drungicus* Wang，1974

分布：云南（贡山及滇东南）。

（十五）扁颅蝠属 Genus *Tylonycteris* Peters

37. 扁颅蝠 *Tylonycteris pachypus fulvide* Blyth，1840

分布：云南（耿马、景洪）。

（十六）黄蝠属 Genus *Scotophilus* Leach

38. 大黄蝠 *Scotophilus heathi insularis* Allen，1831

分布：云南（双江、勐海、景洪）。

39. 大黄蝠滇西亚种 *Scotophilus heathi belangeri*

分布：云南（滇西）。

40. 小黄蝠 *Scotophilus temmincki consbrinus* Allen，1822

分布：云南。

（十七）长翼蝠属 Genus *Miniopterus* Bonaparte

41. 长翼蝠 *Miniopterus schreibersi fuliginosus*（Hodgson，1835）

体长 51.5 mm，尾长 53.8 mm，前臂长 48.3 mm。体毛短而呈丝绒状，耳短圆，耳屏小而细长，但长度仅为耳长之半；背毛为黑褐色，毛基色深于毛尖，腹毛灰黑色，毛端浅褐色，翼膜只达关节，翼尖长，头骨脑颅低、较平，脑颅发达呈球形，矢状脊和人字脊均不发达。

分布：云南、四川。

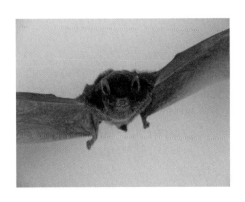

（十八）管鼻蝠属 Genus *Murina* Gray

42. 金管鼻蝠 *Murina aurata* Milne-Edwards

分布：云南（滇西）、四川。

（十九）南蝠属 Genus *Ia* Thomas

43. 南蝠 *Ia io* Thomas，1962

蝙蝠科中的大型种类。体长 90 ～ 103 mm，前臂长 61 ～ 85 mm。第 5 指甚短，指尖仅及第 3、第 1 指节约 1/2 或 1/3 的部位。背毛烟褐色，腹毛略淡，由基部深褐色至端部渐变为灰褐色，面部几乎裸露，下颌中央有一小簇深色硬毛。耳前折不达吻端，耳屏肾形，足连爪超过胫长之半。主要筑巢区为海拔 400 ～ 1700 m 的石灰岩岩洞。巢从洞口开始，可一直进入到洞中 1500 m。

分布：云南、重庆。

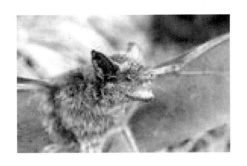

（二十）斑蝠属 Genus *Sootomanes*

44. 斑蝠 *Sootomanes ornatus ornatus*（Blyth，1851）

分布：云南（勐腊）。

（二十一）彩蝠属 Genus *Kerivoula*

45. 哈氏彩蝠 *Kerivoula hardwiokei* Horsfield，1906

分布：云南（西双版纳）、四川。

46. 彩蝠 *Kerivoula picta*，1906

分布：云南（滇西）。

第十八节 蛇类（爬行动物）

云南省目前已报道共有蛇类 6 科、42 属、110 种及亚种。

一、蟒科 Family BOIDAE

（一）蟒属 Genus *Python* Daudin，1803

1. 蟒蛇 *Python molurus bivittatus* Kuhl，1820

分布：云南（橄榄坝、景洪、陇川、盈江、勐养、孟连、勐腊、绿春、河口）、四川（青川、内江）、贵州（紫云、望谟、罗甸）、福建（诏安、云霄、漳浦、南靖、漳平、龙岩、永安、大田、永泰、闽侯、闽清、古田、南平）、海南（海口）、广西（龙津、大瑶山）。

二、游蛇科 Family COLUBRIDAE

（二）脊蛇属 Genus *Achalinus* Peters，1869

2. 黑脊蛇 *Achalinus spinalis* Peters，1869

分布：云南（威信、镇雄）、四川（青川、广元、宜宾、洪雅、峨眉、南川、南充、蓬安、岳池、万源、荥经、宝兴、茂汶、汶川）、贵州（印江、雷山）、江苏（南京）、浙江（杭州、临安、萧山、定海、镇海、天台、遂昌、龙泉）、安徽（祁门）、福建（福州、邵武、崇安、霞浦、周宁）、江西（九江、庐山）、湖北（宜昌）、湖南（长沙、平江、道县）、广西（龙胜）、陕西（商县、洛南、商南、山阳、柞水、宁陕、佛坪、宁强）、甘肃（华亭、天水、徽县、康县、文县）。

（三）瘦蛇属 Genus *Ahaetulla* Link，1807

3. 绿瘦蛇 *Ahaetulla prasina* Reinwardt，1827

别名：大青蛇、蓝鞭蛇、菱头蛇、鹤蛇。

形态特征：头大而细长；吻尖；颈细；瞳孔呈横裂缝；头侧眼前方各有一纵沟；体修长略侧扁；尾细长，呈鞭状。体背面暗绿色；腹面淡绿色，在腹鳞两侧各有一条黄白色纹。

生活习性：本种习性与外形和瘦蛇相当类似，常见于森林和农家附近。性情温和，具后沟牙，有轻微毒性。卵胎生，每次产 3 ~ 23 条幼蛇，以小型鸟类、青蛙或小型蜥蜴为食。饲养温度白天为 24 ~ 28℃，晚上 22 ~ 24℃，湿度保持在 75% ~ 80%。形态特征：具有细长优美的体型，成蛇体色为浅褐色、黄绿色或荧光绿色，身体两侧有两行浅色的白线。生境：生活于平原、丘陵及山区，常栖于林木葱茂处，亦见于田边杂草丛中或山坡路上，树栖。海拔：60 ~ 1620 m。

毒性：后沟牙类毒蛇，有轻微的毒性，咬到一般不会致人死亡。

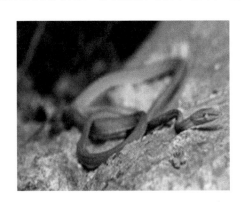 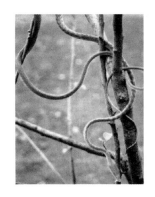

分布：云南（保山、腾冲、碧江、陇川、孟连、河口）、贵州（罗甸）、西藏（墨脱）、福建（闽侯、长汀、南靖、平和）、广东（广州、罗浮山、肇庆）、香港、广西（金秀、藤县、苍梧、天峨、环江、梧州、那坡、龙州、上思、防城）。

（四）腹链蛇属 Genus *Amphiesma* Dumeril，Bibron *et* Dumeril，1854

4. 无聂页鳞腹链蛇 *Amphiesma atemporalis* Bourret，1934

分布：云南（孟连、屏边、河口）、贵州（江口、威宁）、广东、香港、广西（桂平）。

5. 黑带腹链蛇 *Amphiesma bitaeniata* Wall，1925

分布：云南（维西、贡山、盈江、西双版纳）。

6. 白眉腹链蛇 *Amphiesma boulengeri* Gressitt，1937

分布：云南（河口、屏边、沧源、西双版纳）、贵州（雷山）、福建（南靖）、江西（寻乌）、广东（揭西）、海南、广西（北流、防城、龙胜、金秀）。

7. 棕网腹链蛇 *Amphiesma johannis* Boulenger，1908

分布：云南（昆明、武定、丽江）、四川（峨眉、米易、冕宁、康定、九龙、石棉、会理）、贵州（威宁）。

8. 卡西腹链蛇 *Amphiesma khasiensis* Boulenger，1890

分布：云南（孟连、陇川）、西藏（墨脱）。

9. 腹斑腹链蛇 *Amphiesma modesta* Gunther，1875

分布：云南（腾冲、保山、永德、陇川、盈江、孟连、新平、双柏）、贵州（罗甸）、广西（桂林）。

10. 八线腹链蛇 *Amphiesma octolineata* Boulenger，1904

分布：云南（昆明、大理、丽江、东川、曲靖、景东、河口、金平、玉溪、西双版纳、呈贡、晋宁、澄江、通海、安宁、武定、陇川、盈江、腾冲、孟连、新平、双柏）、四川（洪雅、峨眉、冕宁、越西、昭觉、会理、天全、泸定、宝兴、苍溪）、贵州（印江、兴义、安龙、雷山、威宁）。

11. 双带腹链蛇 *Amphiesma parallela* Boulenger，1890

分布：云南（盏达、户撒、彭西）、西藏（墨脱）。

12. 坡普腹链蛇 *Amphiesma popei* Schmidt，1925

分布：云南（西双版纳）、贵州（册亨、榕江、雷山、荔波、贵定、独山、罗甸）、湖南（芷江、宜章）、广东（连平）、海南（白沙、琼中、乐东）、广西（桂林、宜山、金秀、龙胜）。

13. 棕黑腹链蛇华西亚种 *Amphiesma s. maxima* Malnate，1962

分布：四川。

14. 草腹链蛇 *Amphiesma stolata* Linnaeus，1758

分布：云南（西双版纳、陇川、盈江）、贵州（荔波、兴义、安龙、罗甸、望谟、榕江、从江、雷山、独山）、浙江、安徽、福建、台湾、江西、河南、湖南、广东、香港、海南、广西。

15. 缅北腹链蛇 *Amphiesma venningi* Wall，1910

分布：云南（景洪、勐腊）。

（五）滇西蛇属 Genus *Atretium* Cope，1861

16. 滇西蛇 *Atretium yunnanensis* Anderson，1879

分布：云南（陇川、腾冲、景东）。

（六）林蛇属 Genus *Boiga* Fitzinger，1826

17. 绿林蛇 *Boiga cyanea* Dumerll，Bibron *et* Dumerll，1854

分布：云南。

18. 繁花林蛇 *Boiga multomaculata* Reinwardt，1827

别名：繁花蛇、金钱豹

形态特征：全长 706～875 mm，吻端较圆，头大，颈明显；眼较大，瞳孔椭圆形。背脊有一条淡褐色纵纹，其两侧各有一行彼此交错的深褐色大斑，其腹侧为深褐色小斑；头背有深褐色 V 状斑，自吻两侧经眼至口角亦有带状斑。

生活习性：生活在上麓平原或丘陵富于林木的地区，有攀爬习性，捕食鸟、树栖蜥蜴。饲养观察其捕食壁虎、蜥蜴；根据广州龙洞附近采集的标本，解剖发现胃里有未消化完的暗绿绣眼鸟。

毒性：后毒牙类毒蛇，毒性弱，咬伤后主要为出血症状。咬伤病例较少见。

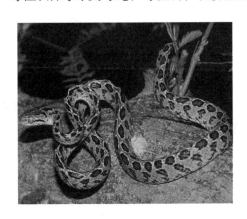 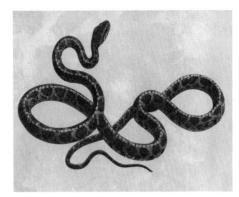

分布：云南（碧江、保山、沧源、澜沧、孟连、元江、勐腊及滇西北横断山高山峡谷地、滇西山地、滇西南南亚热带山地、滇南及滇东南热带山地、滇中及滇东高原、高黎贡山、铜壁关等）、贵州（兴义、望谟）、浙江（庆元）、福建（福州、福清、崇安、龙岩、尤溪、德化、泉州、诏安、南靖、上杭、霞浦、闽侯、云霄、惠安、同安、仙游、漳州、漳平、南平、政和、光泽、长汀）、江西（长宁、寻乌）、湖南（长沙、岳阳）、广东（和平、梅县、汕头）、香港、海南（陵水、白沙、万宁、定安、崖县、琼中、乐东、琼海）、广西（容县、宜山、金秀、天峨、贺县、北流、上思、防城、龙胜）。

（七）两头蛇属 Genus *Calamaria* Boie，1826

19. 尖尾两头蛇 *Calamaria pavimentata* Dumerll，Bibron *et* Dumerll，1854

分布：云南（河口、勐养、勐龙、景东、碧江）、四川（峨眉、宝兴）、贵州（雷山、望谟）、浙江（杭州、天台、泰顺）、福建（崇安）、海南、广西（瑶山）。

20. 云南两头蛇 *Calamaria yunnanensis* Chernov，1962

分布：云南（景东）。

（八）金花蛇属 Genus *Chrysopelea* Boie，1826

21. 金花蛇 *Chrysopelea ornata* Shaw，1802

别名：美丽金花蛇、飞蛇。

形态特征：全长 1000 ~ 1400 mm。尾长占 1/3 左右。背面黄绿色，有黑色横斑及网纹，横斑由黑色鳞片组成，网纹则由每一绿色鳞片中央的黑色纵纹缀成；腹鳞侧棱外部分的前缘色黑，左右侧棱中央部分色白，腹鳞与尾下鳞侧棱处均有一黑点。头背黑色有黄绿色斑纹，上唇缘黄绿色。眼较大，稍突出于头背。

生态习性：金花蛇俗称"飞蛇"，主要是因为它们会于高处地区弹跳穿梭，并在半空中作出类似飞翔的动作，因而得名。生活于海拔 550 ~ 1040 m 的热带、亚热带林中，常栖树上。白昼活动，捕食蜥蜴、鸟、小型哺乳动物，也以蛇为食。

毒性：后沟牙类毒蛇，毒性弱，咬伤后主要为出血症状。咬伤病例较少见。

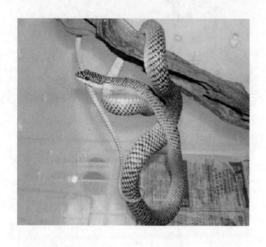
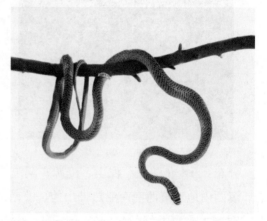

分布：云南（永德、勐腊、滇西南南亚热带山地、滇南及滇东南热带山地）、福建、香港、海南。

（九）翠青蛇属 Genus *Cylophiops* Boulenger，1888

22. 纯绿翠青蛇 *Cylophiops doriae* Boulenger，1888

分布：云南（绿春、河口）。

23. 横纹翠青蛇 *Cylophiops multicinctus* Roux，1907

分布：云南（河口、哀牢山）、海南（吊罗山）、广西（大瑶山）。国外：越南、老挝。

（十）过树蛇属 Genus *Dendrelaphis* Boulenger，1890

24. 过树蛇 *Dendrelaphis pictus* Gmelin，1789

分布：云南（孟连、景洪、勐腊、景谷、元江、景东、河口、龙陵）、海南（尖峰岭、吊罗山、文化、白沙、琼中、陵水、崖县）、广西（龙州）。

25. 八莫过树蛇 *Dendrelaphis subocularis* Boulenger，1888

分布：云南（孟连）。

（十一）链蛇属 Genus *Dinodon* Dumeril，1853

26. 黄链蛇 *Dinodon flavozonatum* Pope，1928

别名：黄赤链、方印蛇

形态特征：体型细长，全长 990 ~ 1207 mm。头略宽扁，吻鳞较大；眼小，瞳孔椭圆形。中央背鳞微起棱，腹鳞 210 ~ 237 枚。背面黑或黑绿色，具黄色细横斑；腹面黄白色，尾部具黑点。由于背面有黑黄相间的横纹，常被误为是金环蛇。若仔细比较不难发现黄链蛇的横纹宽度比金环蛇宽得多，其数目也多许多，尾部形状相差甚大。

生态习性：一般栖息于山区森林、靠近溪流、水沟的草丛、矮树附近，偏树栖。其生存的海拔范围为 600 ~ 1100 m。傍晚开始活动，夜晚最为活跃。黄链蛇有喜欢安静、阴凉的习性，行动敏捷，而且非常神经质，某些个体性情凶猛，攻击性比赤链蛇强，主要以蜥蜴为食，也吃小蛇、爬行动物的卵。

毒性：毒性轻微，较少见咬伤病例。

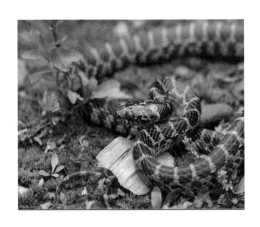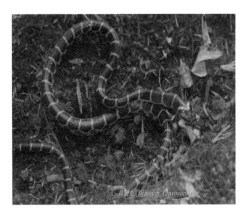

黄链蛇 *Dinodon flavozonatum*

分布：云南（滇中及滇东高原）、四川、贵州、浙江、安徽、福建、江西、湖南、广东、海南、广西。

27. 赤链蛇 *Dinodon rufozonatum* Cantor，1842

别名：火赤链、红斑蛇、燥地火链、红百节蛇

形态特征：赤链蛇，全长 1 ~ 1.5 m。头较宽扁，头部黑色，枕部具红色"∧"形斑，体背黑褐色，具多数（60 以上）红色窄横斑，腹面灰黄色，腹鳞两侧杂以黑褐色点斑。眼较小，瞳孔直立，椭圆形。

生态习性：大多生活于田野、河边、丘陵及近水地带，并常出现于住宅周围，在村民住院内常有发现（山区少见，城市周边的郊区半郊区以及城里的花园等地都有）。以树洞、

坟洞、地洞或石堆、瓦片下为窝，野外废弃的土窑及附近多有发现。属夜行性蛇类，多在傍晚出没，晚10点以后活动频繁。白天躲藏在墙缝、石头、洞穴中，遇到敌害时，先将头部深深埋于体下，摇动尾巴警告，如警告敌害无效，会弯成S型发起攻击，野生个体较凶猛，一旦被抓住会乱咬，尤其喜欢咬软的东西，有咬人不放的习性。

毒性：后毒牙毒蛇，出血毒素，毒性较弱。

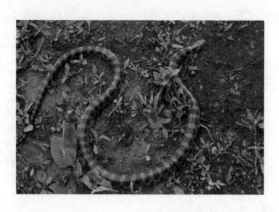

分布：云南（云南建水燕子洞地区、滇北及滇东北金沙江流域高山峡谷、滇中及滇东高原）、四川、贵州、河北、山西、辽宁、吉林、黑龙江、江苏、浙江、安徽、福建、台湾、江西、山东、河南、湖北、湖南、广东、海南、广西、山西、甘肃。

28. 白链蛇 *Dinodon septentrionalis* Gunther，1875

形态特征：头较扁平，眼小，瞳孔立椭圆形。背面黑褐色，有41~47个白色窄条纹，前端横纹间距为后段的两倍；腹面乳白色。

生态习性：一般生活于热带或亚热带山区以及栖于阔叶林边缘的草丛或水域附近。其生存的海拔范围为1500~2100 m。大多生活于田野、河边、丘陵及近水地带，并常出现于住宅周围，在村民住院内常有发现。以树洞、坟洞、地洞或石堆、瓦片下为窝，野外废弃的土窑及附近多有发现。

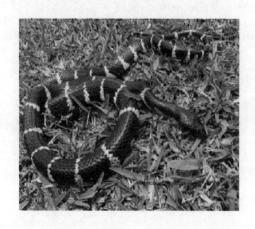 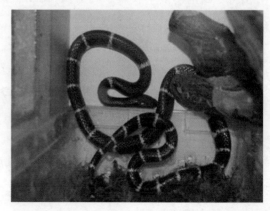

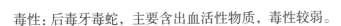

毒性：后毒牙毒蛇，主要含出血活性物质，毒性较弱。

分布：云南（滇西北横断山高山峡谷地、滇西山地省、滇西南南亚热带山地、滇南及滇东南热带山地、滇中及滇东高原，哀牢山、高黎贡山、铜壁关）。

（十二）锦蛇属 Genus *Elaphe* Fitzinger，1833

29. 王锦蛇 *Elaphe carinata* Gunther，1864

分布：云南（昆明、腾冲、东川、丽江、贡山、西双版纳）、四川（峨眉、巫山、昭觉、灵关、万源、南川、南江、荥经、城口、达县、苍溪、合江、安县）、贵州（桐梓、金沙、务川、清镇、毕节、独山、雷山、印江、绥阳、正安、仁怀、赤水、江山、德江、松桃、兴义、榕江、贵定、龙里、威宁、惠水）、北京、天津、上海（金山、宝山）、江苏（南京、苏州、宜兴）、浙江（余杭、杭州、开化、金华、诸暨、武义、平阳、乐清、龙泉、温州、天台、台州、桐庐、富阳、天目山、松阳、瑞安、文成、永嘉、泰顺、宁波）、安徽（黄山、东至、石台、太平、霍山、潜山、泾县、宣城、广德、旌德）、福建（崇安、邵武、霞浦、周宁、福鼎、福州、永泰、闽侯、龙溪、长汀、福安、长乐）、台湾、江西（庐山、九江、萍乡、湖口、潜山、铜鼓、安福、上犹、井冈山）、河南（信阳、桐柏）、湖北（均县、利川）、湖南（宜章、衡山、长沙）、广东、广西（龙胜、融水、资源、全州、花坪、桂林）、陕西（商南、山阳、洛南、周至、柞水、宁陕、佛坪、石泉、洋县）、甘肃（徽县、文县）。

30. 玉斑锦蛇 *Elaphe mandarina* Cantor，1842

分布：云南、四川（峨眉、巫山、南江、宜宾、洪雅、南川、阆中、南充、安县）、重庆、贵州（桐梓、务川、清镇、毕节、湄潭、印江、兴义、遵义、绥阳、仁怀、赤水、江口、松桃、贵定、雷山、榕江、望谟）、西藏、北京、天津、辽宁（义县）、上海、江苏（苏州）、浙江（定海、普陀、宁波、嘉兴、天台、永嘉、诸暨、金华、东阳、开化、天目山、莫干山、杭州、余杭、景宁、龙泉、遂昌、泰顺、缙云）、安徽（黄山、太平、霍山、广德、白云）、福建（武夷山、浦城、崇安、邵武、建阳、周宁、福安）、台湾、江西（九江、铅山、井冈山）、湖北（均县）、湖南（宜章）、广东、广西（融水、资源、全州、花坪、桂平、上思、桂林）、陕西（周至、眉县、柞水、宁陕、佛坪、石泉、商南、山阳、洛南、洋县、秦岭）、甘肃（文县）。

31. 紫灰锦蛇 *Elaphe porphyracea* Cantor，1839

分布：云南（昆明、景东、河口、西双版纳、陇川、腾冲、沧源、贡山、孟连、勐腊、丽江、大理、曲靖、永北）、四川（彭县、峨眉、平武、洪雅、城口、汶川）、重庆、贵州（威宁）、贵州（绥阳、雷山、江口、兴义、赤水）、西藏（墨脱）、河南（新乡）、陕西（柞水、宁陕、佛坪、秦岭）、甘肃（文县）、江苏（宜兴）、浙江（宁波、四明山、天目山、开化、天台、文成、缙云、遂昌、松阳、龙泉、泰顺）、安徽（黄山、霍山）、福建（浦城、崇安、邵武、建阳、政和、长乐、松溪、福州、南靖、福清、永春、宁德、南平、松政、平和）、台湾、江西（九江、铅山、井冈山）、湖南（宜章、江永）、广东（罗浮山）、海南（五指山、琼中、那大）、广西（金秀、瑶山、西林、融水、资源、全州、花坪、防城）。

32.　紫灰锦蛇指名亚种 *Elaphe porphyracea porphyracea* Cantor

分布：云南、贵州、四川、陕西、甘肃、西藏、河南。

33.　绿锦蛇 *Elaphe prasina* Blyth，1854

分布：云南（西双版纳、勐海、思茅、河口、陇川、孟连、绿春、昆明、武定、易门）、贵州（兴义）、海南（吊罗山、尖峰岭）。

34.　三索锦蛇 *Elaphe radiata* Schlegel，1837

分布：云南（麻栗坡、富宁、西双版纳、元江、双江、思茅、盈江、孟连、河口、腾冲、景东、陇川）、福建（龙海、诏安、南靖、漳州、武平、龙岩）、广东（广州、肇庆）、广西（南宁、龙州、宜山、瑶山、环江、西宁、东兴、上思、玉林、睦边、凭祥、防城）、贵州（兴义、罗甸、荔波、望谟）。

35.　黑眉锦蛇 *Elaphe taeniura* Cope，1861

分布：云南（昆明、思茅、贡山、景东、漾濞、腾冲、云县、蒙自、永德、西双版纳、哀牢山）、重庆、四川（泸定、南川、南江、峨眉、成都、宜宾、洪雅、广元、城口、宝兴、荥经、遂宁、峨边、合川、兴文、阆中、达县、万源、平武、南充、彭水、安县、贡嘎山）、贵州（桐梓、遵义、务川、湄潭、龙里、荔波、印江、雷山、兴义、安龙、梵净山、绥阳、正安、仁怀、赤水、金沙、江口、德江、松桃、望谟、册亨、贵定、毕节、威宁）、西藏（察隅、墨脱、波密）、北京、天津、山西、上海、浙江（宁波、定海、普陀、杭州、余杭、莫干山、天目山、淳安、安吉、诸暨、金华、武义、文成、泰顺、景宁、龙泉、遂昌、缙云）、江苏（苏州、南京、柏州、兴化、宜兴、溧阳）、安徽（芜湖、大通、黄山、霍山、当涂、繁昌、南陵、泾县、宣城、郎溪、广德、宁国、旌德、绩溪、休宁、祁门、太平、石台、青阳、贵池、东至、金寨）、福建（崇安、浦城、邵武、南平、永泰、三明、大田、永安、尤溪、闽清、泉州、南安、南靖、德化，台湾、江西贵溪、九江）、河南（洛阳、新乡、商城）、湖北（均县）、湖南（宁乡、长沙、衡山、桑植、大庸、凤凰、武冈）、海南（陵水、罗蓬、琼中、毛祥、五指山）、广西（南宁、瑶山、资源、全州、融水、玉林、上思、东兴、龙州、凭祥、睦边）、陕西（眉县、柞水、宁陕、佛坪、商南、洛南、周至）、甘肃（天水、徽县、康县）。

（十三）水蛇属 Genus *Enhydris* Latreille，1801

36.　铅色水蛇 *Enhydris plumbea* Boie，1827

别名：水泡蛇

形态特征：全长 350 ～ 474 mm. 背面橄榄色，有铅色光泽，腹面白色，腹鳞两外侧及基部灰黑色，中央散以细黑点，躯干圆柱形，尾较短，鼻间鳞单枚，左右鼻鳞相切，鼻孔背位，眼呈水泡状，故名水泡蛇。

生态习性：栖息于稻田、池塘、水沟及其附近。白天及晚上均见活动，捕食鱼类、蛙类等。

毒性：后沟牙类毒蛇。毒性主要含有凝血酶原激活物、蛋白水解酶、出血活性物质及具有突出后神经毒。但由于排毒量小，毒性轻。

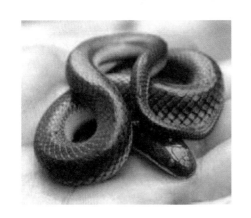 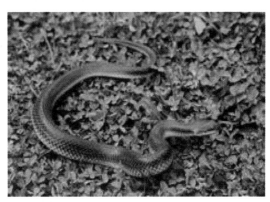

分布：云南（河口、西双版纳、建水燕子洞地区）、江苏、浙江、福建、台湾、江西、广东、海南、广西。

（十四）滑鳞蛇属 Genus *Liopeltis* Fitzinger，1843

37. 滑鳞蛇 *Liopeltis frenatus* Gunther，1858

分布：云南、西藏（墨脱）。

（十五）白环蛇属 Genus *Lycodon* Boie，1826

38. 白环蛇 *Lycodon aulicus* Linnaeus，1758

形态特征：体系长，头宽扁，吻钝，头颈区别明显，瞳孔圆形。背面黑色或黑褐色或黑灰色，头背面褐色，上唇白色；自颈至尾有波状横斑，此种斑在前部为白色，往后为灰绿色和浅绿色围以白色，至尾部则为完整环斑；前部横斑窄，间隔宽，向后横斑宽；腹面白色或黄白色或灰白色，中段以后散有黑点斑，向后此斑点密集，至尾下为灰黑色。

生态习性：常于林中灌丛、草丛、田间、溪边、路旁活动。主食蜥蜴、壁虎、昆虫等。

毒性：弱毒性，咬伤病例不常见。

分布：云南（滇西山地、滇北及滇东北金沙江流域高山峡谷，高黎贡山、腾冲县大蒿坪、龙陵县龙江乡小黑山自然保护区、贡山县独龙江乡）、福建、广东。

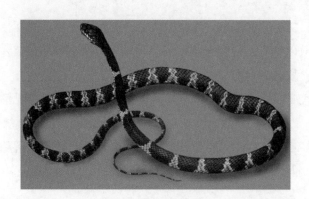

39. 双全白环蛇 *Lycodon fasciatus* Anderson，1879（图片见云南双全白环蛇）

形态特征：头扁平，吻钝，头颈区别明显，最大全长雄性（740+217）mm，雌性（480+122）mm。全身具有黄（或黑）白相间的环节，有时背部白环节的中央具棕色斑，头前部为淡黑色，后部两边呈白色。

生态习性：生活于海拔 980 ～ 1700 m 山间林区的灌草丛中或丘陵地带。常常栖于灌木树上。夜晚活动。

毒性：后毒牙毒蛇，毒性尚不清楚，弱毒性。

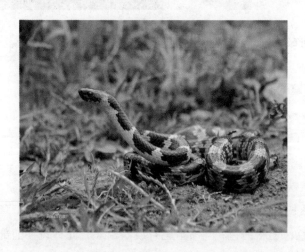

分布：云南（西双版纳，滇西北横断山高山峡谷地、滇西山地、滇西南南亚热带山地、滇南及滇东南热带山地）、四川（甘孜和凉山地区，二滩库区）、浙江、福建、湖北、贵州、陕西、甘肃。

40. 老挝白环蛇 *Lycodon laoensis*

（游蛇科，白环蛇属）

毒性：后毒牙毒蛇，毒性尚不清楚，弱毒性。

分布：云南（滇南及滇东南热带山地）。

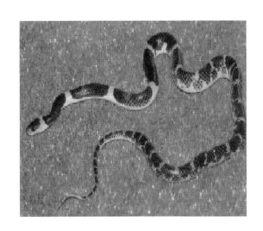

（十六）颈棱蛇属 Genus *Macropisthodon* Boulenger，1893

41．颈棱蛇 *Macropisthodon rudis* Boulenger，1906

别名：更鸡蛇、伪蝮蛇、老憨蛇

形态特征：该蛇全长 1 m 左右，体粗尾短，背面呈棕褐色，有两行粗大的深棕色斑块，头部略呈三角形，头颈区分明显，躯体能膨扁，尤其当被激怒时，头躯贴地，背腹扁，颌部肌肉收缩，使头部呈明显的三角形，体色斑纹外形极像蝮蛇或蝰蛇；与蝮蛇和烙铁头的主要区别是：山烙铁头和蝮蛇瞳孔垂直，有颊窝，可作为辨别两者的依据。与蝰蛇的主要区别是：颈棱蛇头背具有粗糙的大鳞片，而不是起棱的小鳞片；背面是两行粗大的斑块而不是 3 行镶黄边的大圆斑。

生态习性：常活动于灌丛、草丛、茶林、树林中。在受惊扰或威胁时极常采取缩扁头部及身体的伪装策略，头体能变扁平，准备攻击。

毒性：后毒牙类毒蛇，毒性较轻，咬伤后较少出现全身中毒症状。

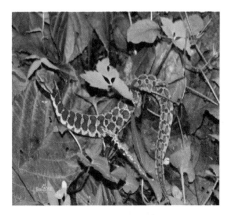

分布：云南（昆明、西双版纳、滇南及滇东南热带山地、滇北及滇东北金沙江流域高山峡谷）、四川（甘洛、凉山、昭觉、西昌、会理、盐源）、贵州（雷山、毕节、榕江、威

宁）、浙江、安徽、福建、江西、湖南、广西。

（十七）小头蛇属 Genus *Oligodon* Boie，1827

42. 喜山小头蛇 *Oligodon albocinctus* Cantor，1839

分布：云南（陇川）、西藏（墨脱、察隅）。

43. 方花小头蛇 *Oligodon bellus* Stanley，1917

分布：云南（泸水、陇川、景东）、福建（崇安）。

44. 菱斑小头蛇 *Oligodon catenata* He *et* Rao，2009

分布：云南（绿春）。

45. 中国小头蛇 *Oligodon chinensis* Gunther，1888

分布：云南、贵州、江苏（南京）、浙江（龙泉）、安徽（黄山、太平、潜山）、福建、河南（新乡）、广东、广西。

46. 紫棕小头蛇 *Oligodon cinereus* Gunther，1864

分布：云南（孟连、勐养）、贵州（贵阳）、福建、广东（广州）、香港、海南、广西（东兴、上思）。

47. 管状小头蛇 *Oligodon cyclurus* Cantor，1839

分布：云南（勐腊、孟连、景洪、景谷、思茅）。

48. 台湾小头蛇 *Oligodon formosanus* Gunther，1872

分布：云南、贵州、云南、浙江（龙泉、温州）、福建、台湾、江西、湖南、广东、广西。

49. 昆明小头蛇 *Oligodon kunmingensis* Kou *et* Wu，1993

分布：云南（昆明）。

50. 圆斑小头蛇 *Oligodon lacroixi* Angel *et* Bourret，1933

分布：云南（蒙自）。

51. 山斑小头蛇 *Oligodon taeniatus* Gunther，1861

分布：云南。

（十八）后棱蛇属 Genus *Opisthotropis* Gunther，1872

52. 沙坝后棱蛇 *Opisthotropis jacobi* Angel *et* Bourret，1933

分布：云南。

53. 后棱蛇 *Opisthotropis praemaxillaris* Angel，1929

分布：云南（景东）。

（十九）钝头蛇属 Genus *Pareas* Waglar，1830

54. 平鳞钝头蛇 *Pareas boulengeri* Angel，1920

分布：云南（西双版纳）、四川（彭县、安县、万县、汶川）、贵州（贵阳、绥阳、赤水、务川、湄潭、仁怀、德江、松桃、江口、印江、毕节、清镇、雷山、贵定、龙里）、江苏、浙江（宁波）、安徽（休宁、太平、霍山）、福建（崇安）、江西（九江、庐山）、广东、广西（全州）、陕西（宁强）、甘肃（文县）。

55. 棱鳞钝头蛇 *Pareas carinatus* Boie，1828

分布：云南（西双版纳）。

56. 钝头蛇 *Pareas chinensis* Barbour，1912

分布：云南、四川、贵州、浙江、安徽、福建、江西、广东、广西。

57. 缅甸钝头蛇 *Pareas hamptoni* Boulenger，1907

分布：云南（永德）、贵州（雷山）、海南（五指山）、广西（玉林、钦州）。

58. 横斑钝头蛇 *Pareas macularius* Theobald，1868

分布：云南（景谷、孟连、永德、绿春、西双版纳、陇川、泸水）、贵州（罗甸）、广东（罗浮山）、广西（罗香）。

59. 喜山钝头蛇 *Pareas monticola* Cantor，1839

分布：云南（泸水）、西藏（墨脱）。

（二十）颈斑蛇属 Genus *Plagiopholis* Boulenger，1893

60. 颈斑蛇 *Plagiopholis blakewayi* Boulenger，1893

分布：云南（昆明、陇川、腾冲、孟连、保山、西双版纳）、贵州（威宁）。

61. 缅甸颈斑蛇 *Plagiopholis nuchalis* Boulenger，1893

分布：云南（景洪、孟连、西双版纳）。

62. 云南颈斑蛇 *Plagiopholis unipostocularis* Zhao *et* Huang，1979

分布：云南。

（二十一）紫沙蛇属 Genus *Psammodynastes* Gunther，1858

63. 紫沙蛇 *Psammodynastes pulverulentus* Boie，1827

别名：懒蛇、茶斑大头蛇、褐山蛇

形态特征：头略呈三角形；眼大，瞳孔直立椭圆形；颈细，头颈分明。头背及两侧有对称的绿褐色纵纹，向后延伸；头背顶部隐约可见黑色"Y"形纹；体背紫褐色，背鳞平滑无光泽，中段 17 行；腹面黄褐色。密布紫褐色小点，有点小点并列成数条纵纹。大者全长 471 mm。有后沟牙；头大，吻棱显著；眼大，颊部略凹。背面紫褐色；头背及两侧有对称的绿褐色纵纹，向后方延伸，体背还有多数不规则的"∧"形斑纹或网纹。

生态习性：生活于海拔 80 ~ 600 m 的平原和丘陵地区。栖息于茂密的林木中，动作灵活，昼夜都能活动，能爬树，捕食蛙及蜥蜴等。栖于山区森林中，偶尔可以在路旁石堆下见到。一般栖息于平原、山麓或低山以及常栖于林荫下水草丰茂处。其生存的海拔上限为 1620 m。昼夜均有活动，善爬树，性凶猛，常主动攻击。

毒性：后沟牙类毒蛇，含有出血活性物质及少量突出后神经毒素。但毒性轻微，少有咬伤报道。

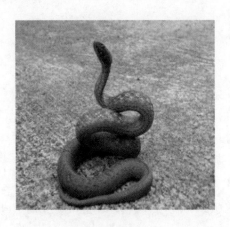
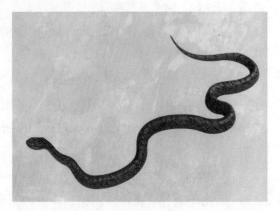

分布：云南（屏边、河口，滇西北横断山高山峡谷地、滇西山地、滇南及滇东南热带山地、滇北及滇东北金沙江流域高山峡谷）、贵州、西藏、福建、台湾、湖南、广东、香港、海南、广西。

（二十二）斜鳞蛇属 Genus *Pseudoxenodon* Boulenger，1890

64．斜鳞蛇 *Pseudoxenodon macrops* Blyth，1854

分布：云南、四川、贵州、西藏、福建、台湾、河南、湖北、湖南、广西、陕西、甘肃。

（二十三）鼠蛇属 Genus *Ptyas* Fitzinger，1843

65．灰鼠蛇 *Ptyas korros* Schlegel，1837

分布：云南、贵州、云南、浙江、安徽、福建、台湾、江西、湖南、广东、香港、海南、广西。

66．滑鼠蛇 *Ptyas mucosus* Linnaeus，1758

分布：云南、四川、贵州、西藏、浙江、安徽、福建、台湾、江西、湖北、湖南、广东、香港、海南、广西。

（二十四）颈槽蛇属 Genus *Rhabdophis* Fitzinger，1843

67．喜山颈槽蛇 *Rhabdophis himalayanus* Gunther，1864

别名：喜山游蛇

形态特征：背面橄榄绿色枕侧有一对橘红色色斑。

生态习性：其生存的海拔范围为 1000 ～ 1500 m。

毒性：轻微毒性，未见伤人报道。

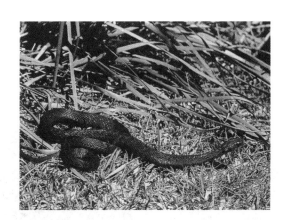

分布：云南（贡山、马库、滇西北横断山高山峡谷地）、西藏（墨脱、马尼翁、西工湖、察隅）。

68. 缅甸颈槽蛇 *Rhabdophis leonardi* Wall，1923

形态特征：全长 1 m 左右，尾长占全长的五分之一左右，身体圆柱形，头较小，与颈区分不明显。背面暗橄榄褐色，体侧具多数淡黄色横斑，左右横斑彼此交错或在背中线相连；腹面色白或偶有灰点斑。

生态习性：属日行性蛇类，通常出现在阔叶林边缘地带，也会出现在人烟较为稀少的开垦地，本种性情温和，但受刺激时颈部会变得上下扁平以威吓敌人。

毒性：毒液属组织性和出血性毒液，弱毒。很少伤人报道。

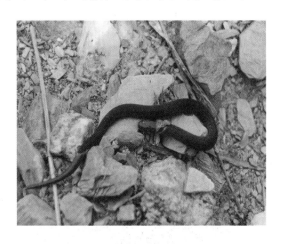

分布：云南（腾冲、保山、景东、丽江、维西、泸水、永德、孟连、新平、双柏、西双版纳）、四川（泸定、越西、苍溪、会理、米易、甘孜和凉山地区）、西藏（察隅）。

69. 黑纹颈槽蛇 *Rhabdophis nigrocinctus* Blyth，1856

别名：黑纹游蛇

形态特征：全长 150 ~ 170 cm。细长形蛇类，背中线具有粗黑直纹。躯体侧下方至腹

部则布有黑色细斑点。背面具多数明显的 50 个左右长短不一的黑横纹斑。

生态习性：栖息于矮灌木林的干燥砂地。卵生。可产 6 ~ 7 颗卵。交配期间雄性会追寻雌性气味聚集而来。

毒性：属后牙型蛇类，毒性不明。

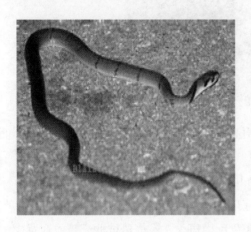
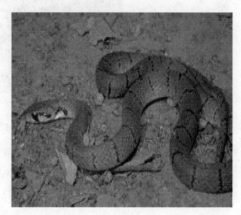

70. 红脖颈槽蛇 *Rhabdophis subminiatus*

分布：云南（孟连、勐腊、西双版纳）。

71. 九龙颈槽蛇 *Rhabdophis pentasupralabialis* Jiang *et* Zhao，1893

别名：青竹标

形态特征：背面橄榄绿或草绿色，腹面灰白色或灰绿色，散以粉褐色细点。

生态习性：多生活于高海拔地区的农耕区及森林中。

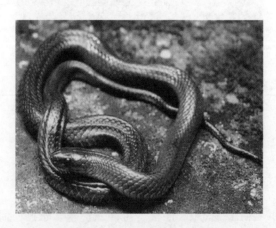

毒性：后毒牙类毒蛇，毒性弱。毒性主要为血液循环毒，很少引起全身症状。

分布：云南（武定）、四川（九龙、峨眉、洪雅、宝兴、天全、荥经、峨边、冕宁、甘洛、马边、九寨沟、二滩库区）。

72.　红脖颈槽蛇 *Rhabdophis subminiatus* Schlegel，1837

别名：野鸡项、红脖游蛇、扁脖子

形态特征：一种常见的中型游蛇，背面草绿色，颈区及体前段鳞片间皮肤猩红色。

生态习性：多生活于农耕区的水沟附近。其生存的海拔上限为2250 m。该物种的模式产地在印度尼西亚爪哇。

毒性：后毒牙类毒蛇，毒性轻微，主要引起出血症状。

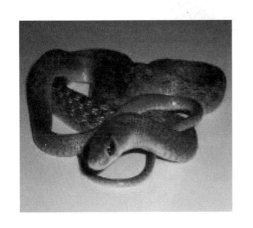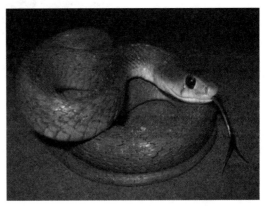

分布：云南（景东、西双版纳、屏边、河口、昆明、西山、晋宁双河、建水）、四川、贵州、云南、福建、广东、香港、海南、广西。

73.　虎斑颈槽蛇 *Rhabdophis tigrinus* Boie，1826

别名：野鸡脖子

形态特征：它的身体表面色彩鲜艳，受到惊扰或被激怒时，颈部会膨扁，形似眼镜蛇，人们常被它蒙蔽，以为它是毒蛇。体全长近1000 mm，体重一般为200～400 g。体背面翠绿色或草绿色，体前段两侧有粗大的黑色与橘红色斑块相间排列，枕部两侧有一对粗大的黑色"八"形斑。是我国分布较广的一种小型毒蛇。

生态习性：主要生活于河流、湖泊、水库、水渠、稻田附近，以蛙、蟾蜍、蝌蚪和小鱼为食，也吃昆虫、鸟类、鼠类。

毒性：毒液属组织性毒液，弱毒。虎斑颈槽蛇是有毒腺的，不过毒液却没有与牙齿相连，不能将毒液直接注射到被咬者体内。因而，它的毒性较小，一般也不主动攻击人类。

分布：云南、四川、贵州、西藏、北京、天津、河北、山西、内蒙古、辽宁、吉林、黑龙江、上海、江苏、浙江、安徽、福建、台湾、江西、山东、河南、湖北、湖南、广西、甘肃、陕西、青海、宁夏。

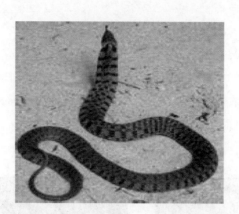

（二十五）黄腹杆蛇属 Genus *Rhabdops* Boulenger，1893

74.　黄腹杆蛇 *Rhabdops bicolor* Blyth，1854

分布：云南。

（二十六）剑蛇属 Genus *Sibynophis* Fitzinger，1843

75.　黑头剑蛇 *Sibynophis chinensis* Gunther，1889

分布：云南、四川、贵州、浙江、安徽、福建、湖南、海南、陕西、甘肃。

76.　黑领剑蛇 *Sibynophis collaris* Gary，1853

分布：云南（泸水、腾冲、贡山、陇川、永德、孟连）、西藏（墨脱）。

（二十七）华游蛇属 Genus *Sinonatrix* Rossman *et* Eberle，1977

77.　环纹华游蛇 *Sinonatrix aequifasciata* Barbour，1908

别名：环纹游蛇，水老蛇

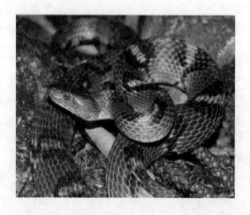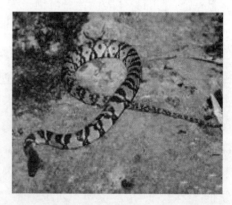

形态特征：环纹华游蛇大者体长约 1 m。背面棕黄或灰绿色；有棕黑色或黑色环纹，在体部 17 ～ 21 条，在尾部 10 ～ 13 条；腹面黄白色或灰白色。

生态习性：偏向于水生，生活于山区平缓的溪流间或在附近活动，有时会攀援到溪边的灌木上。捕食鱼类及蛙类等。

毒性：后毒牙类毒蛇，毒性轻微。很少有伤人报道。

分布：云南（西双版纳，滇西南南亚热带山地、滇南及滇东南热带山地）、四川、贵州、浙江、福建、江西、湖南、广东、香港、海南、广西。

78. 华游蛇 *Sinonatrix percarinata* Boulenger，1899

别名：草赤练、乌游蛇

形态特征：全长 600 mm 左右。通身具多数黑色环纹，腹面为橘红色或橙黄色。体背灰褐色，体侧有 2 行鳞片宽的 5 行鳞片高的黑色横斑，间隔 2～3 个鳞片，并向下延伸到腹部中间，成交错排列，腹部黑斑间呈橙红色。

生态习性：华游蛇为半水生性蛇类。为中国特产蛇。常见于河内、水田、池塘及其附近。

分布：昆明，滇西南南亚热带山地、滇南及滇东南热带山地、滇中及滇东高原。

毒性：后毒牙类毒蛇，轻微毒性。

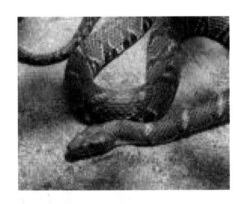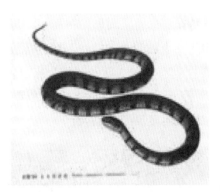

分布：云南（昆明，滇西南南亚热带山地、滇南及滇东南热带山地、滇中及滇东高原）、四川、重庆、贵州、上海、江苏、浙江、安徽、福建、台湾、江西、河南、湖北、湖南、广东、香港、海南、广西、陕西、甘肃。

79. 华游蛇指名亚种 *Sinonatrix percarinata percarinata* Boulenger，1899（图片见云南华游蛇）

分布：云南、四川、贵州、西藏及中国大陆各地。

（二十八）渔游蛇属 Genus *Xenochrophis* Gunther，1864

80. 渔游蛇 *Xenochrophis piscator* Schneider，1799

分布：云南、贵州、云南、西藏、江苏、浙江、福建、江西、台湾、湖北、湖南、广东、香港、海南、广西、陕西。

（二十九）乌梢蛇属 Genus *Zaocys* Cope，1861

81. 黑网乌梢蛇 *Zaocys carinatus* Gunther，1858

分布：云南（孟连）。

82.　乌梢蛇 *Zaocys dhumnades* Cantor，1842

分布：云南、四川、贵州、上海、江苏、浙江、安徽、福建、台湾、河南、湖北、湖南、广东、广西、陕西、甘肃。

83.　黑线乌梢蛇 *Zaocys nigromarginatus* Blyth，1854

分布：云南（贡山、景东、大理、昆明）、四川（会理、西昌）、西藏（墨脱、察隅）。

三、眼镜蛇科 Family ELAPIDAE
眼镜蛇亚科 Subfamily ELAPINAE

（三十）环蛇属 Genus *Bungarus* Daudin，1803

84.　金环蛇 *Bungarus fasciatus* Schneider，1801

别名：金甲带、金包铁、金脚带、花扇柄、雨伞柄

形态特征：头呈椭圆形，尾极短，尾略呈三棱形，尾末端钝圆而略扁，通身呈黑色与黄色相间的少数明显的棱骨，黑色环纹和黄色环纹几乎等宽，黄色环纹在体部有 23 ～ 28 环，在尾部有 3 ～ 5 环，腹部为灰白色，体长 100 ～ 180 cm。头背黑褐色，枕部有浅色倒 "V" 形斑。背脊隆起呈脊，所以躯干横切面略呈三角形，尾末端圆钝。头椭圆形，与颈区分较不明显。

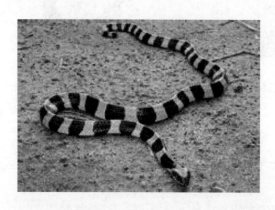
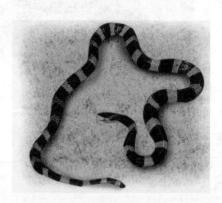

生态习性：栖息于海拔 180 ～ 1014 m 的平原或低山，植被覆盖较好的近水处。怕见光线，白天往往盘着身体不动，把头藏于腹下，但是到晚上十分活跃，性温顺，行动迟缓，但是不主动咬人。

毒性：前沟牙毒蛇，毒液属神经毒素，是我国常见剧毒蛇之一，仅 2013 年在南充地区就有 3 例咬伤报道。金环蛇的毒性较其近亲银环蛇弱，但仍然属剧毒蛇，而数量也较银环蛇多。

分布：云南（滇南及滇东南热带山地、滇中及滇东高原）、四川、福建、广西。

85. 银环蛇 *Bungarus multicinctus* Blyth，1861

别名：过基峡、白节黑、金钱白花蛇、银甲带、银包铁

形态特征：头椭圆形，全身体背有白环和黑环相间排列，白环较窄，尾细长，体长 1 m 左右

生态习性：生活在平原、山地或近水沟的丘陵地带，常出现于住宅附近。昼伏夜出，喜横在湿润的路上或水边石缝间捕食黄鳝、泥鳅、蛙类或其他蛇。性情温顺，动作迟缓，若不过重触它，一般不会咬人。

毒性：前沟牙毒蛇，毒液属神经性毒，银环蛇毒腺很小，但毒性强烈，是毒蛇中毒性最强的一种，人被咬伤后，起初感觉不是很明显，疼痛感较小，数小时后如不及时治疗常因呼吸麻痹而死亡。

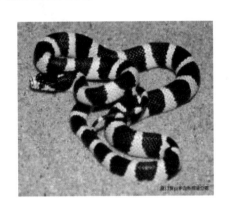 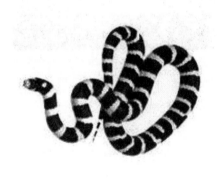

分布：云南（建水燕子洞地区，滇西山地、滇西南南亚热带山地、滇南及滇东南热带山地、滇中及滇东高原）、四川、贵州、浙江、安徽、福建、江西、湖南、湖北、广东、广西。

86. 银环蛇指名亚种 *Bungarus multicinctus multicinctus* Blyth

分布：云南、四川、贵州等我国广大地区。

87. 银环蛇云南亚种 *Bungarus multicinctus wanghaotingi* Pope Wei，Guo *et* Li，2012

分布：云南（望谟）。

（三十一）丽纹蛇属 Genus *Calliophis* Gray，1835

88. 丽纹蛇 *Calliophis macclellandi* Reinhardt，1844

别名：环纹赤蛇

形态特征：大者全长 561 mm。有前沟牙。头背眼后有一黄白色"∧"形斑；背面紫褐色，有黑色横带，在躯干部有 19～21 条，在尾部有 3～4 条；背鳞光滑，通体 15 行；腹鳞 176～198；肛鳞二枚；尾下鳞 30～36 对。

形态特征：栖息于山区森林中，也见于溪边茶地旁小道上，有时亦进入室内。夜间活动，很少咬人。白天性格懒惰，相对温和，有时藏于地表枯枝败叶下。其生存的海拔范围为 215 ~ 4500 m。

毒性：前沟牙类毒蛇。咬 aitou 伤病例较少见。

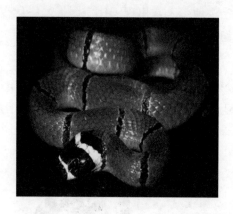 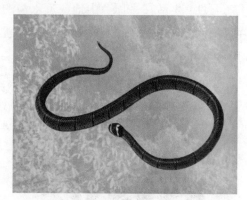

分布：云南、四川（汶川、峨眉、岷山、龙门山、夹金山东南坡、大雪山东坡、九龙、稻城、乡城、巴塘南部、茶坪、坪上、甘孜和凉山地区）、重庆、贵州、西藏、江苏、浙江、安徽、福建、台湾、江西、湖南、广东、海南、广西、甘肃。

89. 丽纹蛇指名亚种 *Calliophis macclellandi macclellandi* Reinhardt

分布：西南、华东、华南。

（三十二）眼镜蛇属 Genus *Naja* Laurenti，1768

90. 眼镜蛇 *Naja naja* Linnaeus，1758

分布：云南、四川、贵州、浙江、安徽、福建、江西、湖北、湖南、广东、香港、海南、广西。

91. 眼镜蛇孟加拉亚种 *Naja naja kaouthia*

别名：蚂蚁鼓堆蛇、黑乌梢、吹风蛇、山万蛇、大扁颈蛇、扁颈蛇、吹风蛇、过山标、过山风、过山风波、饭铲头。

形态特征：蛇体一般长 150 cm 左右，有时候达到 230 cm，本种外形上与舟山眼镜蛇很相似，头椭圆形，与颈不易区分，颈能扩扁；体粗壮，略扁，个体体色多为棕褐色，腹面色稍浅呈黄白色，背面无横纹。与别的眼镜蛇一样，颈部也会膨胀，蛇身可直立起来。在颈部皮褶上有一个圆形斑纹，这个斑纹是一个孤立的斑纹，没有纹路与它连接，这是它主要区别于别种眼镜蛇的特征，也是它的名字"单眼镜蛇"的由来。

生态习性：生活于海拔 1600 m 以下的旱坡地、竹扒、林灌、坟堆等，常居于鼠穴、蚁穴、坟洞中等处，冬季多喜集群冬眠。性凶猛，被激怒时体前段竖起，颈部膨扁扩展，"呼呼"发声，做攻击状。喜在晴天活动，昼行性。为我同的主要毒蛇之一，毒性强。

毒性：前沟牙毒蛇，有剧毒，属混合型毒素，咬后即感疼痛，逐渐加重，并向心端蔓延。常见牙痕两个，牙间距 1.1 ～ 1.9 cm，伤口流血不多，很快闭合变黑，伤口周围皮肤迅速变红，可扩散到整个肢体，甚至躯干。局部常有水泡、血泡及相应淋巴管炎，淋巴结炎。被毒素浸润的局部组织，致组织缺血缺氧，变性坏死，形成溃疡，经久难愈。严重者伤后 2 ～ 6 h，全身不适、困倦、畏寒，发热 39 ～ 40℃。胸闷、心悸，恶心，呕吐，肌肉无力，步态蹒跚，懒言。随着病情的加重，出现眼睑下垂，说话不清，吞咽困难，呼吸表浅。血压先升后降，最后发生休克。可因呼吸麻痹、急性肾功能衰竭及循环衰竭死亡。近年来是四川省主要伤人蛇种之一。

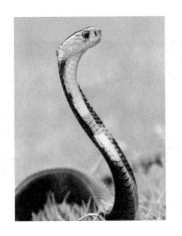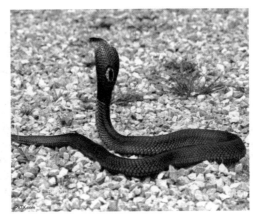

分布：云南（永善、昭通、思茅、版纳、开远、建水燕子洞地区）、四川（攀枝花）。

（三十三）眼镜王蛇属 Genus *Ophiophagus* Gunther，1864

92. 眼镜王蛇 *Ophiophagus hannah* Cantor，1836

别名：山万蛇、过山风波、大扁颈蛇、大眼镜蛇、大扁头风、扁颈蛇、大膨颈、吹风蛇、过山标。

形态特征：外形一般与眼镜蛇相似，蛇头部成椭圆形，颈部能膨大，但无眼镜蛇状斑纹；其与眼镜蛇的明显区别是头部顶鳞后面有一对大枕鳞。眼镜王蛇蛇体通常呈乌黑色或黑褐色，具有 40 ～ 54 条较窄而色淡的横带，尾部为土黄色，腹部为灰褐色，有黑色线状斑纹。体形较大，常长达 3 ～ 4 m，最大长度纪录达 6 m，是世界上毒蛇中最大的一种。颈部扩展时，扩展部位较窄而长，且无眼镜蛇的特有斑纹；颈部膨扁时有白色的倒写 V 字形斑，体背有窄白色带斑纹 40 ～ 50 个，激怒时其前身 1/2 竖起，性凶猛，会主动攻击人畜。腹面黄白色。颈部腹面橙黄色。幼蛇黑色，具 34 ～ 45 个黄白色环玟。

生态习性：相比其他眼镜蛇性情更凶猛，反应也极其敏捷，头颈转动灵活，排毒量大，是世界上最危险的蛇类之一。生活在平原至高山树木中，常在山区溪流附近出现，林区村落附近也时有发现。一般隐匿在岩缝或树洞里，有时也能爬上树，往往是后半身缠绕在树枝上，前半身悬空下垂或昂起。昼夜均活动。

它的主要食物就是与之相近的同类——其他蛇类，所以在眼镜王蛇的领地，很难见到其他种类的蛇。

毒性：前沟牙毒蛇，毒液里主要含有神经毒素，另也包含了心脏毒素。其毒液不仅毒性强烈，而且排毒量大，一次可排出毒液 400 mg（干重 100 mg），相当于人致死剂量的几倍。毒素会迅速袭击被咬者的中枢神经系统，导致剧痛，视力障碍、晕眩、嗜睡及麻痹等症状；伤者会因心脏血管系统崩溃而进入休克状态；最后会因呼吸衰竭、心跳减弱而死亡。人在被咬后的半小时内如没有及时的药物治疗，100% 死亡率。近年来四川省有报道被咬伤者。

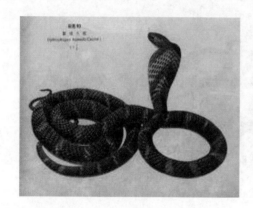

A. 成蛇

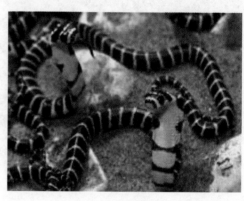

B. 幼蛇

分布：云南（安宁温泉、建水、版纳、思茅、文山、开远）、四川、贵州、云南、西藏、浙江、福建、江西、湖南、广东、海南、广西。

四、盲蛇科 Family TYPHLOPIDAE

（三十四）钩盲蛇属 Genus *Ramphotyphlops* Fitzinger，1843

93. 钩盲蛇 *Ramphotyphlops braminus*（Daudin，1803）

分布：云南（孟连、勐阿、勐养、河口）、重庆、四川（南充）、浙江（常山）、贵州（兴义、榕江）、福建（福州、南平、邵武、闽清、福安、霞浦、漳州、龙岩、云霄、龙海）、台湾、江西（南康、寻坞）、湖北（宜昌）、广西（龙津）、广东（广州）、海南（三亚）、香港。

（三十五）盲蛇属 Genus *Typhlops* Oppel，1811

94. 大盲蛇 *Typhlops diardii* Schlegel，1839

分布：云南（西双版纳、孟连、勐养、陇川、勐腊、绿春、河口）、海南（尖峰岭）。

五、闪鳞蛇科 Family XENOPELTIDAE

（三十六）闪鳞蛇属 Genus *Xenopeltis* Reinwards，1827

95．闪鳞蛇 *Xenopeltis unicolor* Reinwards，1827

分布：云南（思茅、景洪、勐海、勐腊、孟连）。

六、蝰科 Family VIPERIDAE
白头蝰亚科 Subfamily AZEMIOPINAE

（三十七）白头蝰属 Genus *Azemiops* Boulenger，1888

96．白头蝰 *Azemiops feae* Boulenger，1888

别名：白块蝰

形态特征：全长 600～800 mm。具管牙的毒蛇，管牙较短小，无颊窝。它的背部呈黑褐色并有朱红色横斑；腹部的颜色是橄榄灰，白色小点散布其间；它的头部和颈部有浅浅的黄白色，并有深褐色的斑纹。

生态习性：其生存的海拔范围为 100～2220 m。见于路边、碎石地、稻田、草堆、耕作地旁草丛中，亦见于住宅附近，甚至进入室内。常在夜晚或晨昏时外出捕食；捕食小型啮齿动物和食虫目动物。

毒性：管牙类毒蛇，蛇毒属血循毒类。人被咬伤时，除局部剧痛、肿胀、少量出血外，还出现头昏、眼花、视力模糊、眼睑下垂、吞咽困难等症状。

分布：云南（滇南及滇东南热带山地）、四川、贵州、西藏、浙江、安徽、福建、江西、广西、陕西、甘肃。

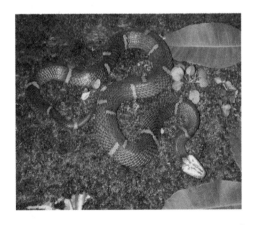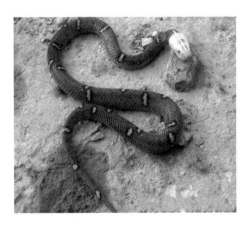

白头蝰

蝮亚科 Subfamily CROTALINAE

（三十八）尖吻蝮属 Genus *Deinagkistrodon* Gloyd，1979

97.　尖吻蝮 *Deinagkistrodon acutus* Gunther，1888

别名：百步蛇、五步蛇、七步蛇、蕲蛇、山谷蟗、百花蛇、中华蝮

形态特征：头大，呈三角形，吻端有由吻鳞与鼻鳞形成的一短而上翘的突起。头背黑褐色，有对称大鳞片，具颊窝。体背深棕色及棕褐色，背面正中有一行 15–21+2–6 个方形大斑块。腹面白色，有交错排列的黑褐色斑块。体形粗短，最长的雄性（1335+206）mm，雌性（1238+165）mm，体表粗糙。

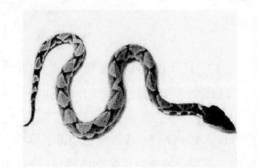
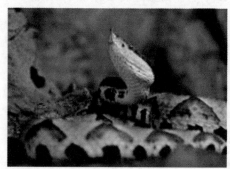

尖吻蝮蛇

生态习性：生活在海拔 100 ～ 1400 m 的山区或丘陵地带。大多栖息在 300 ～ 800 m 的山谷溪涧附近，偶尔也进入山区村宅，出没于厨房与卧室之中，与森林息息相关。炎热天气，尖吻蝮进入山谷溪流边的岩石，草丛，树根下的阴凉处度夏，冬天在向阳山坡的石缝及土洞中越冬。

毒性：尖吻蝮的毒素具有溶血毒素出血毒素。被尖吻蝮咬过后，受害者会出现伤口疼痛及出血的即时现象，继而会肿大、起泡、组织坏疽以及溃疡，随后更会感到晕眩及心跳加速，咬伤的情形较为严重。尖吻蝮蛇攻击性极强，而且头部可大幅度旋转，没有经验的人野外遇到应远远避开，不要轻易尝试用手抓取，抓取应用捕蛇钳。

分布：云南（麻栗坡、金平）、四川（宜宾地区、小凉山、南充）、重庆、贵州、浙江、安徽、福建、台湾、江西、广东、湖北、湖南、广东、广西。

（三十九）亚洲蝮属 Genus *Gloydius* Hoge and Romano-Hoge，1981

98.　短尾蝮 *Gloydius brevicaudus* Stejneger，1907

别名：红土球子、草上飞，蝮蛇

形态特征：头部呈三角形，有颊窝，体形较小，尾较短细。体背灰褐色或土红色，交互排列呈褐色圆形斑，亦有深浅相同的横斑及分散不规则的斑点，体侧有一列棕色斑点。

是中国各地均有的一种小型毒蛇，它是中国分布最广、数量最多的一种毒蛇。

形态特征：属晨昏性蛇类，早晨和傍晚活动频繁。生活在平原、丘陵、低山区或城镇结合部的田野、溪沟边和坟丘、灌木丛、石碓及草丛中，有时也到住宅周围活动。弯曲成盘状或波状，遇到人时常盘曲不动，颤动其尾部。

毒性：管牙类毒蛇，毒液属混合毒性，短尾蝮蛇个体大小与排毒量的关系更为明显。通常情况下，个体较大蝮蛇的平均排毒量是个体较小者的5倍左右。如体长30～39.9 cm的，平均每条每次排毒为6.24 mg；体长40～49.9 cm的，平均每条每次排毒量为17.45 mg；而体长50 cm以上者，平均每条每次的排毒量多达31.98 mg。因此，同样是被蝮蛇咬伤，个体大小的排毒量却有着较大的差异。一般不主动攻击人，但在受到攻击后常连续扑咬。咬伤中毒症状局部红肿、疼痛，可出现淤斑或水、血泡，早期全身症状有眼睑下垂、视力等模糊，复视。近年来在四川省咬伤病例已超过上百例。

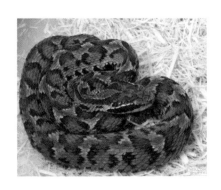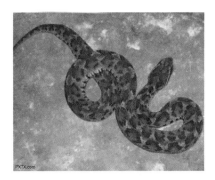

短尾蝮蛇

分布：云南（滇南及滇东南热带山地）、四川（巫山、南江、万县、青川、灌县、小凉山、南充等地）、贵州、北京、天津、河北、辽宁、上海、江苏、浙江、安徽、福建、台湾、江西、湖北、湖南、甘肃。

99. 高原蝮 *Gloydius strauchii* Bedriaga，1912

别名：雪山蝮

形态特征：体长60～80 cm，与蝮蛇很相似，其区别的主要特征是：头较窄长，吻较钝圆，吻鳞不显；鼻间鳞略呈梯形，外侧缘不尖细。背面暗褐色，杂以不规则的灰绿色斑点或构成网状斑；头部没有细白眉纹，有深色斑纹，眼后至口角1条黑棕色细线纹较明显，上唇缘和头腹面灰白色。体腹面土黄色，密布细黑点。上颌骨着生一对管牙，为有颊窝的毒蛇。

生态习性：小型毒蛇，生活于高山高原地区，多出没于梯田边的杂草乱石堆处、山坡、路边、溪流旁。以啮齿类、蜥蜴及蛙类等为食物。

毒性：管牙类毒蛇，毒液毒性主要以血液循环毒素为主。因主要分布于川西北草原人口稀少地方，咬伤人的情况极少。

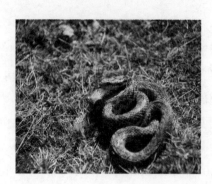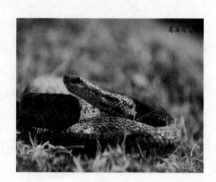

高原蝮

分布：云南（中甸碧塔海、纳帕海、属都湖、滇西北横断山高山峡谷地）、四川、西藏、陕西、甘肃、青海、宁夏。

100. 高原蝮雪山亚种 *Gloydius strauchii monticola* Werner，1922

分布：云南西北部、横断山中断以南。

（四十）烙铁头蛇属 Genus *Ovophis* Burger，Hoge and Romano-Hoge，1981

101. 山烙铁头蛇 *Ovophis monticola* Gunther，1864

别名：山地笋壳斑、恶乌子

形态特征：全长 50 ~ 70 cm，头三角形，有长管牙，吻端较钝；背鳞光滑，但在后部中央数行具有极微弱的起棱。生活时背面淡褐色，背部及两侧有带紫褐色而不规则的云彩状斑；腹面紫红色，腹鳞两侧有带紫褐色的半月形斑；眼后到口角后方有浓黑褐色条纹；颈部有"V"形黄色或带白色的斑纹。

生活习性：多见于山区，常栖于耕地、茶山或住宅附近的灌丛或草中，有时也到院内或柴草堆中。晚上活动。雄蛇较罕见。

毒性；管牙类毒蛇，毒液属血循毒。是云南省主要伤人毒蛇之一，中毒症状局部表现与竹叶青相似，但症状较竹叶青重。咬伤中毒局部红肿、剧烈灼痛、可出现五官及内脏出血，意识朦胧。咬伤后病死率为 7.8%。

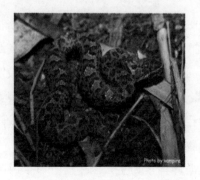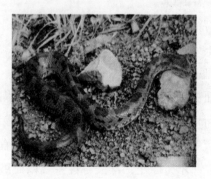

山烙铁头

分布：云南（大理苍山，滇西北横断山高山峡谷地、滇西山地、滇西南南亚热带山地、滇南及滇东南热带山地、滇北及滇东北金沙江流域高山峡谷、滇中及滇东高原，高黎贡山、四川、贵州、西藏、浙江、安徽、福建、台湾、湖南、广东、香港、广西、甘肃。

102. 山烙铁头蛇指名亚种 *Ovophis monticola monticola* Gunther，1864

分布：西藏（聂拉木）、云贵高原。

103. 山烙铁头蛇贡山亚种 *Ovophis monticola zhaokentangi* Zhao，1995

分布：云南（怒江以西高黎贡山、泸水县片马以北到贡山县）。

104. 山烙铁头蛇华东亚种 *Ovophis monticola orientalis* Schmidt，1925

分布：云南（云贵高原以东到东南沿海）。

（四十一）原矛头蝮属 Genus *Protobothrops* Hoge and Romano-Hoge，1983

105. 菜花原矛头蝮 *Protobothrops jerdonii* Gunther，1875

原名：菜花烙铁头、菜花蝮、菱斑竹叶青

地方名：菜花蛇（四川西南）。

形态特征：在烙铁头属蛇类中体形较大，体全长可达 1 m。头部三角形，背面草绿色，杂以黄红及黑色斑点，红色斑点在背正中形成一行较大的斑块。产于较高山区的菜花烙铁头体色中黑色所占比重较大。腹面黄色，散布黑色小点。

生态习性：生活在海拔 1700 ～ 3100 m 的山区或高原，常栖于荒草坪、耕地内、路边草丛中、乱石堆中或灌木下，亦见于溪沟附近草丛中或干树枝上。经常在雨后晴天上午 10 点到下午 4 点活动。

毒性：管牙类毒蛇，毒液属血循毒。在数量较多的地区常造成人、畜咬伤，因此应加强防范。

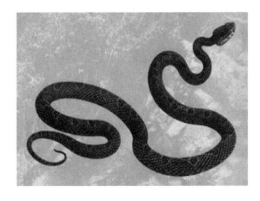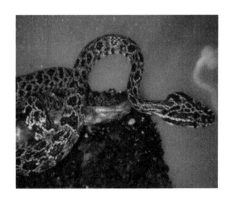

菜花原矛头蝮

分布：云南（景东，昆明，滇西北横断山高山峡谷地、滇西山地、滇西南南亚热带山地、滇北及滇东北金沙江流域高山峡谷、滇中及滇东高原）、四川、贵州、云南、西藏、山西、河南、湖北、广西、陕西、甘肃。

106. 原矛头蝮 *Protobothrops mucrosquamatus* Cantor，1839

形态特征:头长呈三角形，头长约为其宽的 1.5 倍。颈细，头背布有很多细鳞片，吻较窄，两鼻间鳞较小，隔有数片更小的鳞片。左右两眼上鳞之间一横排上有小鳞 14～16 片。鼻鳞与颊窝鳞前缘之间有 1 至数片小鳞。体长 1 m 左右，体背颜色棕褐，在背部中线两侧有并列的暗褐色斑纹，左右相连成链状，腹部灰褐色，有多数斑点。

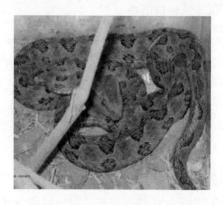 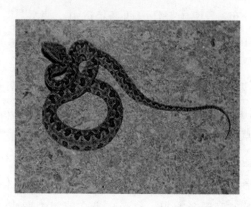

原矛头蝮

生态习性:有夜行性，栖息于山区灌木林，竹林溪边，住宅区附近阴湿的环境中，常盘踞在柴堆内。多在晚上活动，尾有缠绕性，有时盘缠在树上或竹子上。由于身体瘦长，捕食，攻击都比较灵活。

毒性:剧毒蛇，毒液以血液循环毒素为主。

分布:云南、四川、贵州、浙江、安徽、福建、台湾、江西、湖南、广东、海南、广西、陕西、甘肃。

（四十二）竹叶青蛇属 Genus *Trimeresurus* Lacepede，1804

107. 白唇竹叶青蛇 *Trimeresurus albolabris* Gray，1842

别名:乡城烙铁头，乡城原矛头蝮

形态特征:体长 60～75 cm，尾长 14～18 cm，体重约 60 g，头呈三角形，其顶部为青绿色，瞳孔垂直，呈红色，颈部明显，体背为草绿色，有时有黑斑纹，且两黑斑纹之间有小白点，最外侧的背鳞中央为白色，自颈部以后连接起开形成一条白色纵线，有的在白色纵线之下伴有一条红色纵线，有的有双条白线，再加红线．亦有少数个体为全绿色，腹面为淡黄绿色，各腹鳞的后缘为淡白色，尾端呈焦红色。

生态习性:栖息于山区阴湿溪边，杂草灌木丛和竹林中，由于绿的体色和善于缠绕的尾巴，很适应树上生活，它们常吊挂或攀绕在溪边的树枝或竹枝上，体色与栖息环境均为绿色，极不容易被发现，有时也盘踞在石头上，头朝着溪流，若受惊扰就缓缓向水中游去．昼夜均活动，夜间更为频繁，竹叶青是常见的毒蛇，属管牙类。平均每条蛇咬物一次的排毒液量为 28 mg 左右。刚出生的小蛇就有毒牙，也能伤人。

毒性：属血液循环毒素，是云南省主要伤人蛇种之一，除眼镜蛇外，是第二伤人较多的毒蛇。

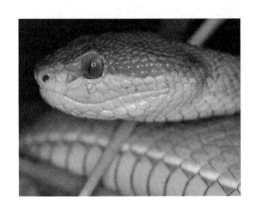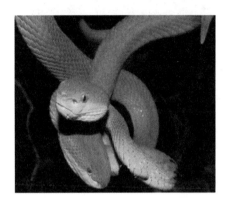

白唇竹叶青

分布：云南（西双版纳，滇西北横断山高山峡谷地、滇西山地、滇南及滇东南热带山地、滇西南南亚热带山地、滇中及滇东高原）、贵州、福建、江西、广东、香港、海南、广西。

108. 竹叶青蛇 *Trimeresurus stejnegeri* Schmidt，1925

别名：青竹蛇、焦尾巴

形态特征：通身绿色，腹面稍浅或呈草黄色，眼睛、尾背和尾尖焦红色。体侧常有一条由红白各半的或白色的背鳞缀成的纵线。头较大，呈三角形，眼与鼻孔之间有颊窝（热测位器），尾较短，具缠绕性，头背都是小鳞片。不仔细辨认会与无毒的翠青蛇相混起来，但是它的尾巴焦黄，这正是与翠青蛇相区别的地方。

生态习性：发现于海拔 150～2000 m 的山区溪边草丛中、灌木上、岩壁或石上、竹林中、路边枯枝上或田埂草丛中。多于阴雨天活动，在傍晚和夜间最为活跃。一般不主动攻击人。

毒性：毒液属血液循环毒，平均每次排出毒液量约 30 mg。人被咬伤后，伤口局部剧烈灼痛，肿胀发展迅速，其典型特征为血性水泡，较多见且出现较早；一般较少出现全身症状。全身症状有恶心、呕吐、头昏、腹胀痛。部分患者有黏膜出血，吐血、便血，严重的有中毒性休克。竹叶青蛇咬虽没有生命危险，但四川地区咬伤的病例很多，故危害甚大。

分布：云南、四川、贵州、吉林、江苏、浙江、安徽、福建、台湾、江西、湖北、湖南、广东、海南、广西、甘肃。

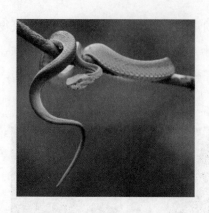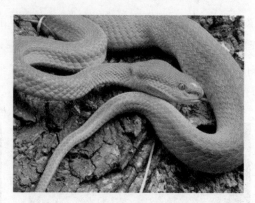

竹叶青

109. 乡城竹叶青蛇 *Trimeresurus xiangchengensis* Zhao，Jiang *et* Huang，1978

别名：乡城烙铁头、乡城原矛头蝮

形态特征：头长呈三角形，头长约为其宽的 1.5 倍。颈细，体长 1 m 左右。体背颜色棕褐，在背部中线两侧有并列的暗褐色斑纹，左右相连成链状。腹部灰褐色，有多数斑点。

生态习性：是中国的特有物种，主要栖息于海拔 3000 m 左右的横断山区以及草坡、树下阴湿处、灌溉渠边阴湿处、住宅附近乱石堆中等处，个别采于住房内。其生存的海拔范围为 2750 ~ 3200 m，模式产地四川乡城。

毒性：属血液循环毒素，由于分布地区人口密度小，少见咬伤报道。

分布：云南（德钦、中甸）、四川（乡城、九龙、康定、巴塘、岷山、龙门山、夹金山东南坡、大雪山东坡、稻城、巴塘南部）。

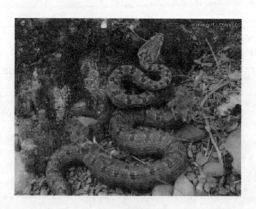

乡城竹叶青

110. 竹叶青蛇指名亚种 *Trimeresurus stejnegeri stejnegeri* Schmidt，1925

分布：云南、四川、云南、贵州、西藏等省份。

第四十二章　贵州省重要医学动物

贵州省医学动物，包括蚊、蠓、白蛉、蚋、虻、蝇、蚤、虱、臭虫、蜚蠊、蜱、恙螨、革螨、蚂蝗、啮齿动物、食虫动物、蝙蝠、蛇等 18 大类共 599 种及亚种。

第一节　蚊类（双翅目：蚊科）

迄今，贵州的蚊类有 117 种及亚种，分属于 3 亚科、13 属。

蚊科 Family CULICIDAE
一、按蚊亚科 Subfamily ANOPHELINAE

（一）按蚊属 Genus *Anopheles* Meigen，1818

（按蚊亚属 Subgenus *Anopheles* Meigen，1818）

1. 艾氏按蚊（无斑按蚊）*Anopheles*（*Anophele*）*aitkenii* James，1903

分布：贵州、四川、云南、江西、浙江、福建、湖南、广东、广西。

孳生场所：山谷积水、河床石穴积水等。

2. 嗜人按蚊 *Anopheles*（*Anopheles*）*anthropophagus Xu et* Feng，1975

分布：贵州、四川、云南、江苏、安徽、浙江、福建、江西、河南、湖南、广东、广西、海南。

孳生场所：稻田、缓流灌溉渠、小水潭、苇塘等。

3. 须喙按蚊 *Anopheles*（*Anopheles*）*barbirostris* Van dor Wulp，1884

分布：贵州、四川、云南、浙江、安徽、广东、广西、海南。

孳生场所：稻田、沼泽、水塘、沟渠、溪流、泉水坑等。

4. 孟加拉按蚊（艾氏按蚊孟加拉亚种）*Anopheles*（*Anopheles*）*bengalensis* Puri，1930

=*Anopheles*（*Anopheles*）*aitkenii bengalensis* Puri，1930

分布：贵州、四川、云南、安徽、福建、台湾、广东、广西。

5. 巨型按蚊贝氏亚种 *Anopheles*（*Anopheles*）*gigac baileyi* Edwards，1929

分布：贵州、四川、云南、西藏、河南、安徽、湖南、台湾、广西。

孳生场所：山阴渗出水、泉水、水坑、水沟、水井、水浮莲池等。

栖息场所：住室、牛房、草丛。

6.　巨型按蚊西姆拉亚种 *Anopheles（Anopheles）gigas simlensis*（James，1911）

分布：贵州、四川、云南、西藏、甘肃。

7.　江苏按蚊 *Anopheles（Anopheles）kiangsuensis* Xu & Feng，1975

分布：贵州、四川、江苏、江西、广西。

重要习性：资料中仅在牛房内发现，占按蚊总数的2.3%。

8.　贵阳按蚊 *Anopheles（Anopheles）kweiyangensis* Yao & Wu，1994

分布：贵州、四川、云南、浙江、安徽、福建、江西、河南、湖北、湖南、广西。

孳生场所：水田、池塘、水坑、水井、山阴渗出水、水沟。

栖息场所：住室、牛房、猪圈、山洞、野外草丛。

重要习性：在宜宾、洪雅、夹江、万源、江津等地的住室和厩舍内均有成蚊，但为数很少。

9.　窄卵按蚊嗜人亚种（雷氏按蚊）*Anopheles（Anopheles）lesteri anthrcpophagus* Xu & Feng，1975

分布：贵州、四川、云南、江苏、安徽、浙江、江西、福建、湖北、湖南、广东、广西。

10.　林氏按蚊（环股按蚊）*Anopheles（Anopheles）lindesayi* Giles，1900

　　　　　　　　　=*Anopheles（Anopheles）lindesayi japonicus* Famada，1918 环股按蚊日本亚种

　　　　　　　　　Anopheles（Anopheles）lindesayi plecau Koizumi，1924 环股按蚊卜来考亚种

分布：贵州、四川、云南、西藏及全国（除吉林、黑龙江、青海、新疆、香港、澳门外）其他省份。

孳生场所：山阴渗出水、泉水、山洞小溪。

栖息场所：住室、牛房、野外草丛。

重要习性：以幼虫越冬。

11.　最黑按蚊 *Anopheles（Anopheles）nigerrimus* Giles，1900

分布：贵州、四川、云南、重庆、福建、江西、广西。

孳生场所：稻田、池塘、清水坑。

栖息场所：住室、牛房、山洞。

12.　小洁按蚊 *Anopheles（Anopheles）nitidus* Harrison，Scanlon *et* Reid，1973

分布：贵州、云南。

13.　带足按蚊 *Anopheles（Anopheles）peditaeniatus*（Leicester，1908）

分布：贵州、四川、云南、福建、广东、广西。

孳生场所：稻田、池塘、溪流、沼泽等。

14. 中华按蚊 *Anopheles*（*Anopheles*）*sinenis* Wiedemann，1828

分布：贵州及全国（除青海、新疆外）。

孳生场所：稻田、水库、沼泽、堰塘、小水坑、雨水粪坑、河床积水、小溪、灌溉沟、泉水、水井、太平缸、石穴、竹筒、树洞、蹄印。

栖息场所：住室、牛房、空房、猪圈、鸡笼、篾下柴堆、山洞、窖洞、坟洞、桥洞、草丛、竹林。

15. 八代按蚊 *Anopheles*（*Anopheles*）*yatsushiroensis* Miyazaki，1951

分布：贵州、四川、云南、河北、北京、内蒙古、辽宁、吉林、黑龙江、江苏、山东、河南。

栖息场所：牛房。

（塞蚊亚属 Subgenus *Cellia* Theobald，1902）

16. 乌头按蚊 *Anopheles*（*Cellia*）*aconitus* Doenitz，1912

分布：贵州、云南、浙江、广西、海南。

孳生场所：稻田、沼泽、池塘、缓流溪沟等。

17. 库态按蚊 *Anopheles*（*Cellia*）*culicifacies* Giles，1901

分布：贵州、四川、云南、广西、海南。

孳生场所：池塘、水坑、山谷积水、河床积水、水沟。

18. 溪流按蚊 *Anopheles*（*Cellia*）*fluviatiais* James，1902

分布：贵州、四川、云南、浙江、湖北、江西、福建、台湾、广东、广西。

孳生场所：溪流、河床积水。

栖息场所：住室、牛房、空房、山洞。

19. 杰普尔按蚊 *Anopheles*（*Cellia*）*jeyporiensis* James，1902

　　　　　　Anopheles（*Anophele*）*jeyporiensis candidiensis* Koizumi，1924

　　　　　杰普尔按蚊日月潭亚种

分布：贵州、四川、云南、浙江、安徽、福建、台湾、江西、湖南、香港、澳门、广西、海南。

孳生场所：水井、水溪。

20. 腹簇按蚊 *Anopheles*（*Cellia*）*kochi* Donitz，1901

分布：四川、贵州、云南、台湾、广西、海南。

孳生场所：稻田、蹄印积水、水坑、溪流、洼地积水等。

21. 多斑按蚊（斑点按蚊）*Anopheles*（*Cellia*）*maculates*（Theobald，1901）

同物异名 *Anopheles*（*Cellia*）*maculates hanabusai* Yamada，1925

分布：贵州、四川、云南、西藏、安徽、福建、台湾、江西、河南、湖北、湖南、广东、香港、澳门、广西、海南。

孳生场所：稻田、水井、泉潭、溪床积水、河边清水石窝、渗出水、水沟。

栖息场所：住室、牛房、竹林。

22. 微小按蚊 Anopheles（Cellia）minimus Theobald，1901

分布：贵州、四川、云南、重庆、浙江、安徽、福建、台湾、江西、河南、湖北、湖南、广东、香港、澳门、广西、海南。

孳生场所：稻田、堰塘、水井、水坑、河床积水、岩穴水、泉水、山溪缓流、水沟。

栖息场所：住室、牛房、空房、猪圈、檐下柴堆、山洞、草丛、竹林。

23. 帕氏按蚊 Anopheles（Cellia）pattomi Christophers，1926

分布：贵州、四川、云南、辽宁、宁夏、甘肃、河北、陕西、山西、山东、河南、湖北。

孳生场所：稻田、水坑、泉水、河床积水、水井、石穴、水沟、山洞小溪。

栖息场所：住室、牛房、山洞、草丛。

24. 菲律宾按蚊 Anopheles（Cellia）philippinensis Ludlow，1902

分布：贵州、四川、云南、广西、海南。

孳生场所：稻田、荒田、沼泽、水池、沟渠等。

25. 美彩按蚊 Anopheles（Cellia）splendidus Koidzumi，1920

分布：贵州、四川、云南、福建、台湾、江西、广东、香港、广西、海南。

孳生场所：池潭、荒田、洼地、水沟、河床积水、蹄印积水等。

26. 斯氏按蚊（斑须按蚊）Anopheles（Cellia）stephensi Liston，1901

分布：贵州、四川、云南、广西、海南。

孳生场所：容器积水、水坑、水井、水池等。

27. 浅色按蚊 Anopheles（Cellia）subpictus Grassi，1899

分布：贵州、云南、福建、广西、海南。

孳生场所：稻田、水塘、水坑、盐田、洼地、蹄印积水等。

28. 棋斑按蚊 Anopheles（Cellia）tessellates Theobald，1901

分布：贵州、四川、云南、福建、台湾、湖南、香港、澳门、广西、海南。

孳生场所：稻田、沼泽、水塘、水坑、蹄印积水等。

29. 迷走按蚊（迷糊按蚊）Anopheles（Cellia）vagus Doenitz，1902

分布：贵州、云南、台湾、香港、广西、海南。

孳生场所：污染的水潭、稻田、浅水坑、蹄印积水等。

二、库蚊亚科 Subfamily CULICINAE

（二）伊蚊属 Genus *Aedes* Meigen，1818

（伊蚊亚属 Subgenus *Aedes* Meigen，1818）

30.　那坡伊蚊（睦边伊蚊）*Aedes*（*Aedes*）*mubiensis* Luh *et* Shin，1958

分布：贵州、四川。

（伊状蚊亚属 Subgenus *Aedimorphus* Theobald，1903）

31.　刺管伊蚊 *Aedes*（*Aedimorphus*）*caecus*（Theobald，1901）

分布：贵州、四川、云南、广东、广西、浙江、海南。

孳生场所：浅潭、蹄印、洼地积水等。

32.　刺扰伊蚊（骚扰伊蚊）*Aedes*（*Aedimorphus*）*vexans*（Meigen），1830

分布：贵州及全国（除内蒙古、青海、山西、湖南、澳门外）。

孳生场所：稻田、池塘、清水坑、水沟、污水坑、竹节。

栖息场所：住室、牛房、猪圈、空房、草丛、竹林。

33.　白点伊蚊 *Aedes*（*Aedimorphus*）*vittatus*（Bigot，1861）

分布：贵州、四川、云南、广东、广西、海南。

栖息场所：石穴、罐缸等容器积水等。

（箭阳蚊亚属 Subgenus *Edwardsaedes* Belkin，1962）

34.　平坝伊蚊 *Aedes*（*Edwardsaedes*）*pingpaensis* Chang，1965

分布：贵州。

（纷蚊亚属 Subgenus *Finlaya* Theobald，1903）

35.　侧白伊蚊 *Aede*（*Finlaya*）*albolateralis*（Theobald），1908

分布：贵州、四川、云南、西藏、江苏、安徽、江西、台湾、广东、广西。

孳生场所：竹筒、树洞。

36.　白带伊蚊米基尔亚种 *Aedes*（*Finlaya*）*albotaeniatus mikiranus* Edwards，1922

分布：贵州、云南、广东。

37.　阿萨姆伊蚊 *Aedes*（*Finlaya*）*assamensis*（Theobald），1903

分布：贵州、四川、云南、广东、广西、海南。

孳生场所：树洞、竹筒积水等。

38.　棘刺伊蚊（艾氏伊蚊）*Aedes*（*Finlaya*）*elsiae*（Barraud），1923

分布：贵州、四川、云南、西藏、河南、浙江、江西、福建、广东、广西。

孳生场所：石穴、河床积水、树洞、山洞积水。

栖息场所：河边草丛、河边石灰、土坎下。

39. 冯氏伊蚊（天目伊蚊）*Aedes*（*Finlaya*）*fengi* Edwards，1935

分布：贵州、四川、安徽、浙江、江西、湖南、福建、广东、广西。

孳生场所：竹筒。

40. 哈维伊蚊（叶生伊蚊）*Aedes*（*Finlaya*）*harveyi*（Barraud，1923）

分布：贵州、四川、云南、江西、福建、广东、广西。

41. 台湾伊蚊 *Aedes*（*Finlaya*）*formosensis* Yamada，1921

分布：贵州、四川、云南、西藏、安徽、台湾、湖北、广东、广西。

孳生场所：树洞、竹筒积水、石穴、叶腋。

42. 羽鸟伊蚊（双棘伊蚊）*Aedes*（*Finlaya*）*hatorii* Yamada，1921

分布：贵州、四川、黑龙江、吉林、辽宁、河南、浙江、湖北、台湾。

孳生场所：石穴积水。

栖息场所：岩洞。

43. 日本伊蚊 *Aedes*（*Finlaya*）*japonicus*（Theobald），1901

分布：贵州、四川、云南、河南、浙江、福建、广东、广西、河北、江西、湖南、台湾。

孳生场所：石穴、石槽、轮胎、铁锅、木桶、瓦缸等积水处。

栖息场所：住室、牛房、石穴、草丛。

44. 竖麟伊蚊 *Aedes*（*Finlaya*）*khazani* Edwards，1922

分布：贵州、云南、广西。

孳生场所：树洞、竹筒积水。

45. 朝鲜伊蚊 *Aedes*（*Finlaya*）*koreicus*（Edwards），1917

分布：贵州、四川、黑龙江、吉林、辽宁、内蒙古、宁夏、山东、河南、湖北、湖南、河北、山西。

孳生场所：石穴。

46. 东瀛伊蚊 *Aedes*（*Finlaya*）*nipponicus* La，Casse *et* Yamaguti，1948；Watteni Lien，1968

分布：贵州、云南、河北、辽宁、吉林、浙江、台湾、江西、河南、湖北、广西。

孳生场所：树洞、竹筒积水。

47. 新雪伊蚊 *Aedes*（*Finlaya*）*novoniveus* Barraud，1934

分布：贵州、四川、云南、西藏、广西。

孳生场所：竹筒、树洞。

48. 显著伊蚊 *Aedes*（*Finlaya*）*prominens*（Barraud，1923）

分布：贵州、云南、浙江、福建、湖南。

孳生场所：竹筒、树洞。

49. 美腹伊蚊 *Aedes*（*Finlaya*）*pulchriventer*（Giles），1901

分布：贵州、四川、云南、西藏、湖南。

孳生场所：竹林下积水、石凹、山溪。

50. 北部伊蚊 *Aedes*（*Finlaya*）*tonkinensis* Galliard *et* Ngu，1947

分布：贵州、四川、云南、广东、广西。

51. 云南伊蚊 *Aedes*（*Finlaya*）*yunnanensis*（Gaschen），1934

分布：贵州、四川、云南。

孳生场所：竹筒、石穴、容器等。

（覆蚊亚属 Subgenus（*Stegomyid*）Theobald，1901）

52. 白纹伊蚊 *Aedes*（*Stegomyid*）*albopictus*（Skuse），1895

分布：贵州、四川、重庆、云南、西藏、辽宁、河北、山西、陕西、山东、河南、江苏、安徽、浙江、湖北、江西、湖南、福建、台湾、广东、广西。

孳生场所：竹筒、树洞、石缸、石穴、瓦缸、花盆、太平缸、泡菜坛等积水处。

栖息场所：住室、牛房、竹林、草丛。

53. 圆斑伊蚊 *Aedes*（*Stegomyid*）*annandalei*（Theobald，1910）

　　　　　　　Aedes（*Stegomyid*）*annandalei herishensis*（Yamada，1921）

分布：贵州、四川、云南、浙江、台湾、广西。

栖息场所：竹筒积水。

54. 仁川伊蚊 *Aedes*（*Stegomyid*）*chemulpoensis* Yamada，1921

分布：贵州、四川、云南、辽宁、甘肃、河北、山东、河南、江西、浙江、湖北、吉林、山西、安徽。

孳生场所：树洞、缸罐、废轮胎积水。

55. 尖斑伊蚊（长抱伊蚊）*Aedes*（*Stegomyid*）*craggy*（Barraud，1923）

分布：贵州、四川、云南、安徽、浙江、江西、湖南、福建。

孳生场所：竹筒。

56. 中点伊蚊 *Aedes*（*Stegomyid*）*mediopunctatus*（Theobald，1905）

　　　　　　　Aedes（*Stegomyid*）*mediopunctatus submediopunctatus*（Barraud，1923）

分布：贵州、云南、安徽、福建、江西、广西。

57. 伪白纹伊蚊 *Aedes*（*Stegomyid*）*pseudalbopictus*（Borel，1928）

分布：贵州、四川、云南、安徽、浙江、江西、湖南、福建、台湾、广东、广西。

孳生场所：石穴、竹筒、树洞。

栖息场所：竹林、草丛。

（三）阿蚊属 Genus *Armigeres* Theobald，1901

（阿蚊亚属 Subgenus *Armigeres* Theobald，1901）

58. 骚扰阿蚊 *Armigeres*（*Armigeres*）*subalbatus*（Coquillett），1898

分布：贵州及全国（除黑龙江、吉林、辽宁、内蒙古、宁夏、青海、新疆、山东外）其他省份。

孳生场所：极污浊的水中、稀粪池、污水坑、阴沟积水、稻田、瓦缸积水、泡菜水、清水沟、木桶、树洞、竹筒。

栖息场所：住室、牛房、空房、猪圈、坟洞、桥洞、土坎、竹林、草丛。

（厉蚊亚属 Subgenus *Leicesteria* Theobald）

59. 巨型阿蚊 *Armigeres*（*Leicesteria*）*magnus*（Theobald，1908）

分布：贵州、云南、西藏、香港、澳门、海南、广西。

孳生场所：竹筒、叶腋积水。

（四）领蚊属（哈蚊属、赫蚊属）Genus *Heizmannia* Ludlow，1905

（领蚊亚属 Subgenus *Heizmannia* Ludlow，1905）

60. 李氏领蚊 *Heizmannia*（*Heizmannia*）*lii* Wu，1936

分布：贵州、云南。

（五）库蚊属 Genus *Culex* Linne，1758

（库蚊亚属 Subgenus *Culex* Linne，1758）

61. 环带库蚊 *Culex*（*Culex*）*annulus* Theobald，1901

分布：贵州、四川、云南、福建、台湾、广东、广西、海南。

孳生场所：稻田、沼泽、池塘、水沟、洼地、水池、石穴等。

62. 二带喙库蚊 *Culex*（*Culex*）*bitaeniorhynchus* Giles，1901

分布：贵州及全国（除内蒙古、青海以外）。

孳生场所：最喜孳生于含有线型藻类（如水棉）的水体，其次为稻田、沼泽、清（污）水坑、水井、河床积水、凹地积水、石穴、泉潭、沟渠。

栖息场所：住室、空房、牛房、猪圈、山洞、竹林、草丛。

63. 棕头库蚊 *Culex*（*Culex*）*fuscocephalus* Theobald，1901

分布：贵州、四川、云南、西藏、山东、山西、江西、安徽、湖北、江西、湖南、福建、台湾、广东、广西、甘肃、新疆。

孳生场所：稻田、清（污）水坑、河床积水。

栖息场所：牛房。

64. 白雪库蚊（雪白库蚊）*Culex*（*Culex*）*gelidus* Theobald，1901

　　　　　　　　　Culex（*Culex*）*gelidus cuneatus* Theobald，1901

分布：贵州、四川、云南、浙江、台湾、湖北、湖南、广东、香港、广西、海南。

栖息场所：石坑、临时积水、蹄印、石穴、稻田等。

65. 黄氏库蚊（类致倦库蚊）*Culex*（*Culex*）*huangae* Meng，1958

分布：贵州、四川、云南。

栖息场所：污水坑、水沟、水缸等。

66. 棕盾库蚊 *Culex*（*Culex*）*jacksoni* Edwards，1934

　　　　　Culex（*Culex*）*fuscifurcatus* Edwards，1934

　　　　　Culex（*Culex*）*tsengi* Lien，1968

分布：贵州、四川、云南、河北、山西、辽宁、吉林、黑龙江、江苏、安徽、福建、台湾、山东、河南、湖北、湖南、广东、香港、澳门、广西、海南。

栖息场所：富含水草、水藻的水体。

67. 拟态库蚊 *Culex*（*Culex*）*mimeticus* Noe，1899

分布：贵州、四川、云南、西藏及全国（除内蒙古、青海、新疆外）。

栖息场所：牛房、山洞、草丛、树木、室外阴暗处。

68. 小拟态库蚊 *Culex*（*Culex*）*mimulus* Edwards，1915

　　　　　　Culex（*Culex*）*neomimulus* Lien，1968

分布：贵州、四川、云南、西藏、江苏、浙江、安徽、福建、台湾、江西、河南、湖北、湖南、广东、香港、广西、海南、陕西、甘肃。

孳生场所：稻田、生长有水绵的积水、清水缸、水坑、清水粪坑、石穴、水沟、水溪。

栖息场所：住室、牛房、山洞、坟洞、苔窖、竹林、草丛。

69. 类拟态库蚊 *Culex*（*Culex*）*murrelli* Lien，1968

分布：贵州、云南、江苏、浙江、湖南、台湾、广东、广西。

70. 致倦库蚊 *Culex*（*Culex*）*fatigens* Wiedemann，1828

　　　　　Culex（*Culex*）*quinquefasciatus* Say，1823

　　　　　Culex（*Culex*）*fatigans* Wiedemann，1828

　　　　　Culex（*Culex*）*pipiens fatigans* Wiedemann，1828

分布：贵州及北纬30°以南地区。

孳生场所：水坑、清水粪坑、水沟、稻田、池塘、缸盆、沼泽、水井、蹄迹、石穴、竹筒、树洞。

栖息场所：住室、牛房、畜房、空房、坟洞、桥洞、山洞、阴沟、草丛。

71. 伪杂鳞库蚊 *Culex*（*Culex*）*pseudovishnhi* Coless，1957

分布：贵州及全国（除黑龙江、辽宁、内蒙古、吉林、青海、新疆外）。

孳生场所：稻田、水池、石穴、路旁积水、清水沟。

72. 中华库蚊 *Culex*（*Culex*）*sinensis* Theobald，1903

分布：贵州及全国（除山西、内蒙古、黑龙江、吉林、青海、新疆、西藏外）。

孳生场所：稻田、缓流、灌溉沟、水容器。

栖息场所：人房、牛房、山洞、草丛。

73. 希氏库蚊（纹腿库蚊）*Culex*（*Culex*）*theileri* Theobald，1903

分布：贵州、四川、云南、浙江、安徽、福建、山东、湖北、湖南、广西。

孳生场所：稻田、堰塘、水池、混水粪坑、清水坑、蹄迹、水井、积水。

栖息场所：住室、牛房。

74. 天坪库蚊 *Culex*（*Culex*）*tianpingensis* Chen，1981

分布：贵州、四川、云南、广西。

75. 三带喙库蚊 *Culex*（*Culex*）*tritaeniorhynchus* Giles，1901

分布：贵州及全国（除青海、新疆、西藏外）。

孳生场所：稻田、水塘、水坑、蹄迹、水井、石穴、树洞、太平缸、竹节、缓流。

栖息场所：以牛房为主，其次为住室、空房、猪圈、坟洞、桥洞、石岩、山洞、竹林、草丛。

76. 迷走库蚊 *Culex*（*Culex*）*vagens* Wiedemann，1828

分布：贵州及全国（除陕西、新疆外）。

孳生场所：稻田、水塘、污水缸、蹄迹、水坑、石穴、水潭、河床、积水、山阴积水、水井、水沟。

栖息场所：人房、牛房、竹林、草丛、灌木丛。

77. 杂鳞库蚊（魏仙库蚊）*Culex*（*Culex*）*vishnui* Theobnld，1901

分布：贵州、四川及南方各省。

孳生场所：稻田、池塘、藕塘、水井、沼泽、水坑、清水粪坑、蹄迹、缓流。

栖息场所：牛房。

78. 白霜库蚊（惠氏库蚊）*Culex*（*Culex*）*whitmorei*（Giles），1904

分布：贵州、四川、云南、西藏、吉林、辽宁、河南、江苏、安徽、浙江、湖北、江西、湖南、福建、台湾、广东、广西。

孳生场所：稻田、水井、山溪。

栖息场所：住室、牛房、草丛。

（库状蚊亚属 Subgenus *Culiciomyia* Theobald）

79. 平脊库蚊 *Culex*（*Culiciomyia*）*bailyi* Barraud，1934

分布：贵州、四川、云南。

栖息场所：石穴、石槽、水田、树洞。

80. 哈氏库蚊 *Culex*（*Culiciomyia*）*harrisoni* Sirivanakarn，1977

分布：贵州。

81. 类拟态库蚊 *Culex*（*Culiciomyia*）*murrelli* Lien，1968

分布：贵州、云南。

82. 黑点库蚊 *Culex*（*Culiciomyia*）*nigropunctatus* Edwards，1926

分布：贵州、云南、西藏、广西、海南。

孳生场所：石穴、山溪渗出水、蹄印、沼泽、竹筒、树洞、盆罐积水等。

83. 白胸库蚊 *Culex*（*Culiciomyia*）*pallidothorax* Theobald，1905

分布：贵州、四川、云南、山西、江苏、浙江、福建、台湾、江西、山东、湖北、河南、广东、香港、澳门、广西、海南。

孳生场所：清（污）水坑、水井、石槽、石穴、混水粪坑、蹄迹、树洞、竹筒、山涧。

栖息场所：住室、牛房、山洞、草丛。

84. 薛氏库蚊（白顶库蚊）*Culex*（*Culiciomyia*）*shebbearei* Barraud，1924

分布：贵州、四川、云南、西藏、浙江、江西、江苏、安徽、福建、湖北、湖南、广东、香港。

孳生场所：小型积水、清水粪坑、石穴、河床积水、稻田、水井、树洞、竹筒。

栖息场所：住室、牛房、山洞、竹林下草丛。

85. 星毛库蚊 *Culex*（*Culiciomyia*）*thurmanorum* Bram，1967

分布：贵州、云南。

（真黑蚊亚属 Subgenus *Eumelanomyia* Theobald，1909）

86. 短须库蚊 *Culex*（*Eumelanomyia*）*brevipalpis*（Giles，1902）

分布：贵州、四川、云南、浙江、江西、湖南、福建、台湾、广东、广西。

栖息场所：树洞、竹筒、水沟等。

87. 叶片库蚊 *Culex*（*Eumelanomyia*）*foliatus* Brug，1932

　　　　　　Culex（*Culiciomyia*）*chungkiangensis* Chang *et* Chang，1974

分布：贵州、四川、云南、湖南、湖北、河南、福建、台湾、广东、广西。

栖息场所：清澈静滞的小水体。如石穴、岩洞积水。

88. 林氏库蚊 *Culex*（*Eumelanomyia*）*hayashii* Yamada，1917

分布：四川、贵州、云南、吉林、辽宁、河北、山东、河南、江苏、安徽、浙江、湖北、江西、湖南、福建、台湾、广西。

栖息场所：清洁的水体，如清水池、泉井、石穴等。

89. 马来库蚊 *Culex*（*Eumelanomyia*）*malayi*（Leicester，1908）

分布：贵州、四川、云南、山东、河南、江苏、安徽、浙江、湖北、湖南、福建、台湾、广东、广西、甘肃。

栖息场所：石穴积水、山溪、池塘、稻田等。

90.　苗岭库蚊 *Culex*（*Eumelanomyia*）*miaolingensis* Chen，1982

分布：贵州。

91.　里奇库蚊（柬埔寨库蚊）*Culex*（*Eumelanomyia*）*richei* Klein，1970

分布：贵州、四川、广西。

92.　细须库蚊 *Culex*（*Eumelanomyia*）*tenuipalpis* Barraud，1924

分布：贵州、西藏。

（簇角蚊亚属 Subgenus *Lophoceromyia* Theobald，1905）

93.　须喙库蚊 *Culex*（*Lophoceromyia*）*bicornutus* Theobald，1910

分布：贵州、云南、广东、广西。

94.　幼小库蚊（哑库蚊）*Culex*（*Culiciomyia*）*infantulus* Edwards，1922

分布：贵州、四川、云南、河南、江苏、安徽、浙江、湖北、江西、湖南、福建、台湾、广东、广西。

孳生场所：石槽、山洞积水。

栖息场所：牛房、山洞。

95.　小型库蚊 *Culex*（*Lophoceromyia*）*minor*（Leicester，1908）

　　　　　　　　Culex（*Culiciomyia*）*harpagophallus* Wang *et* Feng，1964

分布：贵州、云南、浙江、福建、广东、海南。

孳生场所：石穴、树洞、竹筒、溪涧渗出水等。

96.　红胸库蚊 *Culex*（*Lophoceromyia*）*rubithoracis*（Leicester，1908）

分布：贵州、云南、浙江、福建、台湾、广东、香港、澳门、海南。

孳生场所：清水池、水塘、沼泽等。

97.　细刺库蚊 *Culex*（*Lophoceromyia*）*spiculosus* Bram *et* Rattanarithikul，1967；Hui Lein，1968

分布：贵州、云南、台湾。

（路蚊亚属 Subgenus *Lutzia* Theobald）

98.　褐尾库蚊 *Culex*（*Lutzia*）*fuscanus* Wiedemann，1820

分布：贵州、四川、云南及全国（除内蒙古、吉林、黑龙江、澳门、青海、宁夏、新疆外）。

孳生场所：水坑、池塘、石穴等。

99.　贪食库蚊 *Culex*（*Lutzia*）*halifaxii* Theobald，1903

　　　　　　　　Culex（*Lutzia*）*raptor*（Edeards，1922）

　　　　　　　　Culex（*Lutzia*）*vorax*（Edwards，1921）

分布：四川、贵州、云南及全国（除山西、内蒙古、吉林、黑龙江、澳门、青海、宁夏、新疆外）。

孳生场所：稻田、沼泽、沟渠、污水坑、洼地积水、石穴、树洞等。

（六）脉毛蚊属（赛蚊属）Genus *Culissta* Felt，1904

Genus *Theobaldia* Neveu-Lemaire，1902

（脉毛蚊亚属 Subgenus *Culiseta* Felt，1904）

100. 银带脉毛蚊 *Culiseta*（*Culiseta*）*niyeitaeniata*（Theobald），1907

分布：贵州、四川、云南、西藏、河北、陕西。

孳生场所：清水坑、清水粪坑、污水坑、瓦缸、清（污）水沟。

栖息场所：住室、牛房、畜圈、空房、山洞、土崖、竹林。

101. 中华脉毛蚊 *Culiseta*（*Culiseta*）*sinensis*（Meng and Wu），1962

分布：贵州、四川、重庆、云南、西藏、河北、台湾、山东、陕西。

孳生场所：清（污）水坑、容器积水等。

（七）小蚊属 Genus *Mimomyia* Theobald，1903

（鳞腋蚊亚属 Subgenus *Etorleptiomyia* Theobald，1904）

102. 吕宋小蚊 *Mimomyia*（*Etorleptiomyia*）*luzonensis*（Ludlow，1905）

分布：贵州、云南、西藏、河北、江苏、湖南、福建、台湾、广东、香港、广西、海南。

孳生场所：沼泽、池塘、茭白地、稻田。

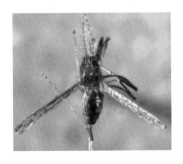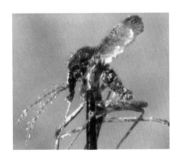

（八）曼蚊属 Genus *Mansonia* Blanchard，1901

（类曼蚊亚属 Subgenus *Mansonoides* Theobald，1907）

103. 常型曼蚊 *Mansonia*（*Mansonoides*）*uniformis*（Theobald），1901

分布：贵州及全国（除黑龙江、吉林、辽宁、内蒙古、宁夏、青海、新疆、西藏外）。

孳生场所：沼泽、池塘、竹筒等。

栖息场所：住室、牛房。

（九）直脚蚊属 Genus *Orthopodomyia* Theobald，1904

104. 类按蚊直脚蚊 *Orthopodomyia anopheloides*（Giles），1903

分布：贵州、四川、云南、河南、江苏、安徽、浙江、湖北、江西、湖南、福建、台湾、广东、广西。

孳生场所：树洞、竹筒。

（十）局限蚊属 Genus *Topomyia* Leicester，1908

（丽蚊亚属 Subgenus *Suaymyia* Thurman，1959）

105．胡氏局限蚊 *Topomyia*（*Suaymyia*）*houghtoni* Feng，1941

分布：贵州、四川、云南、西藏、广西。

孳生场所：家种或野生的芋叶叶腋积水。

106．膨跗局限蚊 *Topomyia*（*Suaymyia*）*tumetarsalis* Chen *et* Zhang，1988

分布：贵州。

（十一）杵蚊属 Genus *Tripteroides* Giles，1904

（星毛蚊亚属 Subgenus *Rachionotomyia* Theobald，1905）

107．蛛形杵蚊 *Tripteroides*（*Rachionotomyia*）*aranoides*（Theobald，1901）

　　　　　　　Tripteroides（*Rachionotomyia*）*szechwanensis* Hsu，1964 四川杵蚊。

分布：贵州、四川、云南、湖南、福建、台湾、广东、香港、澳门、广西。

孳生场所：竹筒、树洞。

（杵蚊亚属 Subgenus *Tripteroides* Giles，1904）

108．竹生杵蚊 *Tripteroides*（*Tripteroides*）*bambusa*（Yamada，1917）

分布：贵州、四川、吉林、辽宁、河南、安徽、浙江、湖北、江西、湖南、福建、台湾、广东、广西。

孳生场所：竹筒、树洞。

109．似同杵蚊 *Tripteroides*（*Tripteroides*）*similis*（Leicester，1908）

分布：贵州、四川、江西、福建、广东。

（十二）蓝带蚊属 Genus *Uranotaenia* Lynch Arribalzaga，1891

（伪费蚊亚属 Subgenus *Pseudoficalbia* Theobald，1912）

110．巨型蓝带蚊 *Uranotaenia*（*Pseudoficalbia*）*maxima* Leicester，1908

分布：贵州、云南、安徽、湖南、福建、台湾、广东。

111．白胸兰带蚊 *Uranotaenia*（*Pseudoficalbia*）*nivipleura* Leicester，1908

分布：贵州、四川、云南、福建、广西、广东、台湾。

孳生场所：树洞、竹筒。

112．新糊蓝带蚊 *Uranotaenia*（*Pseudoficalbia*）*novobscura* Barraud，1934

分布：四川、贵州、云南、西藏、安徽、浙江、江西、福建、台湾、河南、湖北、湖南、广东、广西。

孳生场所：树洞、竹筒。

（蓝带蚊亚属 Subgenus *Uranotaenia* Lynch Arribalzaga，1891）

113．安氏蓝带蚊（短铗蓝带蚊）*Uranotaenia*（*Uranotaenia*）*annandalei* Barraud，1926

分布：贵州、四川、云南、安徽、福建、台湾、广东。

114．麦氏兰带蚊（花背兰带蚊）*Uranotaenia*（*Uranotaenia*）*macfarlanei* Edwards，1914

分布：贵州、四川、云南、安徽、浙江、湖北、江西、湖南、福建、台湾、广东、广西。

孳生场所：山阴下溪床积水、沙底水坑、清水粪坑。

栖息场所：山洞。

三、巨蚊亚科 Subfamily TOXORHYNCHITINAE

（十三）巨蚊属 Genus *Toxorhynchites* Theobald，1901

（巨蚊亚属 Subgenus *Toxorhynchites* Theobald，1901）

115．黄边巨蚊 *Toxorhynchites*（*Toxorhynchites*）*edwardsi*（Barraud），1924

分布：贵州、四川、云南。

孳生场所：树洞。

116．紫腹巨蚊 *Toxorhynchites*（*Toxorhynchites*）*gravelyi*（Edwards），1921

分布：贵州、四川、云南、江西、湖南、福建。

孳生场所：树洞、竹筒。

117．华丽巨蚊 *Toxorhynchites*（*Toxorhynchites*）*spendens*（Wiedemann，1819）

分布：贵州、云南、广东、广西。

第二节　蠓类（双翅目：蠓科）

贵州蠓科昆虫有 3 亚科、8 属、18 种。

蠓科 Family CERATOPOGONIDAE
一、毛蠓亚科 Subfamily DASYHELEINAE

（一）毛蠓属 Genus *Dasyhele* Kieffer，1911

（毛蠓亚属 Subgenus *Dasyhelea*）

1．朴乐毛蠓 *Dasyhelea*（*Dasyhelea*）*bullocki* Tokunaga，1958

分布：贵州（罗甸）、四川（宜宾、峨眉）、云南（怒江）。

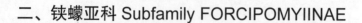

二、铗蠓亚科 Subfamily FORCIPOMYIINAE

（二）裸蠓属 Genus *Atrichopogon* Kieffer，1906

（肯蠓亚属 Subgenus *Kempia* Kieffer，1913）

2. 环形裸蠓 *Atrichopogon*（*Kempia*）*orbitus* Yu *et* Yan，2005

分布：贵州（罗甸）。

3. 冠毛裸蠓 *Atrichopogon*（*Kenpia*）*criststus* Hao *et* Yu，1998

分布：贵州（罗甸）、广西。

（长喙亚属 Subgenus *Lophomyidium* Cordero，1929）

4. 棕色裸蠓 *Atrichopogon*（*Lophomyidium*）*fusculus*（Coquillett，1901）

=*Ceratopogon fusculus* Coquillett，1908

=*Atrichopogon polydactylus* Nielsen，1951；Ewen & Saunder，1958；Remm，1988

=*Atrichopogon rostratus*（Winnerly），1920；Tokunaga，1940；Remm，1961

=*Atrichopogon*（*Lophomyidium*）*fusculus*（Coquillett），Wirth，1994

分布：贵州（罗甸）、云南（西畴）、四川（成都、宜宾、洪雅、都江堰）、黑龙江（饶河）、河南（鸡公山）、湖北（均县）、湖南（韶山）。

（多赘亚属 Subgenus *Psilokempia* Enderlein，1936）

5. 类瘦裸蠓 *Atrichopogon*（*Psilokempia*）*subtenuiatus* Yu *et* Yan，2001

分布：贵州（罗甸）、云南（勐腊）、广西（凭祥）、福建（莆田）。

（三）铗蠓属 Genus *Forcipomyia* Meigen，1818

（尤蠓亚属 Subgenus *Euprojoannisia* Brethes，1914）

6. 附突铗蠓 *Forcipomyia*（*Euprojoannisia*）*appendicular* Liu，Yan *et* Liu，1996

分布：贵州（贵阳）、海南。

7. 节结铗蠓 *Forcipomyia*（*Euprojoannisia*）*astyla* Tokunaga，1940

分布：贵州（贵阳）、广东。

（四）蠛蠓属 Genus *Lasiohelea* Kieffer，1921

8. 低飞蠛蠓 *Lasiohelea humilavolita* Yu *et* Liu，1982

=*Forcipomyia*（*Lasiohelea*）*humilavolita* Lien（连日清），1989

=*Forcipomyia*（*Lasiohelea*）*saxicala* Lien（连日清），1991

分布：贵州（贵阳、遵义、罗甸）、四川（都江堰、峨眉、乐山、成都、雷波）、云南（思茅、勐腊、西畴、麻栗坡）、甘肃、河南内、安徽、浙江、湖北、重庆、江西、福建、台湾、广西、海南。

9. 金李蠛蠓 *Lasiohelea jinileei* Yu，2005

分布：贵州（罗甸）。

10. 趋光蠛蠓 *Lasiohelea phototropia* Yu *et* Zhang，1982

分布：贵州、四川（犍为、宜宾、泸州、叙永、南充、成都、都江堰、峨眉山、乐山）、重庆（南川、万县）、云南（思茅、景洪、西畴、麻栗坡）、河南、江苏、安徽、浙江、江西、湖南、湖北、福建、台湾、广东、海南。

11. 台湾蠛蠓 *Lasiohelea taiwana* Shiraki，1913

分布：贵州、四川、云南、山西、江苏、浙江、安徽、福建、台湾、江西、山东、河南、湖北、湖南、广东、广西、海南、甘肃、陕西。

三、蠓亚科 Subfamily CERATOPOGONINAE

（五）库蠓属 Genus *Culicoides* Latreille，1809

（屋室亚属 Subgenus *Oecacta* Poey，1851）

12. 婪库蠓 *Culicoides*（*Oecacta*）*laimargus* Zhou *et* Lee，1984

分布：贵州、福建、四川。

13. 尖喙库蠓 *Culicoides*（*Oecacta*）*oxystoma* Kieffer，1910；Chu，1959）（图片见云南尖喙库蠓）

分布：贵州、四川（成都、金堂、都江堰、什邡、彭州、雅安、石棉、泸定、革洛、西昌、渡口、南坪、天全、洪雅、峨眉、乐山、眉山、沐川、犍为、宜宾、叙永、长宁、泸州、简阳、资中、资阳、江津、南充、达县）、云南（勐腊、弥勒、麻栗坡、蒙自、瑞丽）、西藏、河北、山西、内蒙古、辽宁、吉林、黑龙江、江苏、上海、浙江、安徽、福建、台湾、江西、湖北、山东、河南、广东、广西、海南、重庆（南川、万州、长寿、梁平）、陕西、宁夏。

（六）（带纹亚属 Subgenus *Beltranmyia* Vargas，1953）

14. 荒川库蠓 *Culicoides*（*Beltranmyia*）*arakawai* Arakawa，1910

   Culicoides sugimotonis Shiraki，1913

分布：贵州、四川（成都、都江堰、什邡、彭州、雅安、泸定、乐山、洪雅、峨眉、眉山、犍为、宜宾、叙永、长宁、泸州、南充）、云南（勐腊、弥勒、麻栗坡、蒙自、瑞丽）、河北、山西、辽宁、吉林、江苏、上海、浙江、安徽、福建、台湾、江西、山东、河南、湖北、湖南、广东、广西、海南、重庆（万州）、陕西。

（单囊亚属 Subgenus *Monoculicoides* Khalaf，1954）

15. 帕罗库蠓 *Culicoides*（*Monoculicoides*）*parotti* Kieffer，1922

分布：贵州、四川（九龙）。

（七）阿蠓属 Genus *Alluaudomyia* Kieffer，1913

16．随意阿蠓 *Alluaudomyia lucania* Lee *et* Yu，1997

分布：贵州（罗甸）、云南（石屏）、河南（鸡公山）。

（八）柱蠓属 Genus *Stilobezzia* Kieffer，1911

（柱蠓亚属 Subgenus *Stilobezzia* Kieffer，1911）

17．毛背柱蠓 *Stilobezzia*（*Stilobezzia*）*hirtaterga* Yu，1989

分布：贵州（罗甸）、四川（乐山、宜宾、犍为、长宁、成都、万岭）、云南（麻栗坡、石屏、勐腊、景洪）、浙江、安徽、福建、广西、广东、海南。

18．翁昂柱蠓 *Stilobezzia wenganga* Yu，Wu *et* Liu，2009

分布：贵州（荔波）。

第三节　白蛉（双翅目：白蛉科）

贵州白蛉有 1 科、2 属、4 种。

白蛉科 Family PHLEBOTOMIDAE

（一）白蛉属 Genus *Phlebotomus* Rondani，1843

（阿蛉亚属 Subgenus *Adlerius* Nitzulescu，1931）

1．中华白蛉 *Phlebotomus chinensis* Newstead，1843

　　　　　Phlebotomus major var. chinensis Newstead，1916 硕大白蛉中华亚种

　　　　　Phlebotomus sichuanensis Leng *et* Yin，1983 四川白蛉

分布：贵州、四川、云南、河北、山西、内蒙古、辽宁、吉林、江苏、安徽、山东、河南、湖北、海南、陕西、甘肃、青海、宁夏。

（优蛉亚属 Subgenus *Euphlebotomus* Theodor，1948）

2．江苏白蛉 *Phlebotomus kiangsuensis* Yao *et* Wu，1936

分布：贵州、辽宁、山东、江苏、安徽、浙江、台湾、河南、湖北、陕西。

3．土门白蛉 *Phlebotomus tumenensis* Wang *et* Chang，1963

　　　　　Phlebotomus yunshengensis Leng *et* Lewis，1987 云胜白蛉

分布：四川、贵州。

（二）异蛉属 Genus *Idiophlebotomus* Quate *et* Fairchild，1961

4．长铗异蛉 *Idiophlebotomus longiforceps*（Wang，Ku *et* Yuan，1974）

　　　　　Sergentomyia longiforceps Wang，Ku *et* Yuan，1974 长铗司蛉

分布：贵州。

第四节　蚋类（双翅目：蚋科）

贵州的蚋科昆虫有 1 属、7 亚属、31 种。

蚋科 Family SIMULIIDAE Newman，1834
蚋亚科 Subfamily SIMULIINAE Newman，1834

蚋属 Genus *Simulium* Latreille，1802

（一）真蚋亚属 Subgenus *Eusimulium* Roubaud，1906

1. 威宁真蚋 *Simulium*（*Eusimulium*）*weiningense* Chen and Zhang，1997
分布：贵州（威宁）。

（二）绳蚋亚属 Subgenus *Gomphostilbia* Enderlein，1921

2. 梵净山绳蚋 *Simulium*（*Gomphostilbia*）*fanjingshanense* Chen，Zhang and Wen，2000
分布：贵州（梵净山）。

3. 贵州绳蚋 *Simulium*（*Gomphostilbia*）*guizhouense* Chen，Zhang and Yang，2003
分布：贵州（雷公山）。

4. 孟氏绳蚋 *Simulium*（*Gomphostiblia*）*mengi* Chen，Zhang and Wen，2000
分布：贵州（梵净山）、四川（四姑娘山）。

5. 后宽绳蚋 *Simulium*（*Gomphostilbia*）*metatarsale* Brunetti，1911
分布：贵州、云南、浙江、江西、台湾、福建、广东、海南、广西。

6. 苗岭绳蚋 *Simulium*（*Gomphostilbia*）*miaolingense* Wen and Chen，2000
分布：贵州（雷公山）。

（三）山蚋亚属 Subgenus *Montisimulium* Rubtsov，1974

7. 线丝山蚋 *Simulium*（*Montisimulium*）*nemorivagum* Datta，1973
原名：线丝真蚋 *Simulium*（*Eusinulium*）*nemorivagum* Datta，1973
1988 年由 Crosskey 更名为 *Simulium*（*Montisimulium*）*nemorivagum* Datta，1973
分布：贵州、西藏（亚东）。

（四）纺蚋亚属 Subgenus *Nevermannia* Enderlein，1921

8. 雷公山纺蚋 *Simulium*（*Nevermannia*）*leigongshanense* Chen and Zhang，1997
分布：贵州（雷公山）。

9. 黄毛纺蚋 *Simulium*（*Nevermannia*）*aureohirtum* Brunetti，1911
分布：贵州、四川、云南、福建、广东、广西、海南、湖南、西藏。

10. 三重纺蚋 *Simulium*（*Nevermannia*）*mie* Ogata and Sasa，1954
分布：贵州、福建、浙江、云南。

11. 桥落纺蚋 Simulium（Nevermannia）qiaoluoense Chen，2001

分布：贵州（雷公山）。

12. 清水纺蚋 Simulium（Nevermannia）qingshuiense Chen，2001

分布：贵州（清水江）。

（五）短蚋亚属 Subgenus Odagmia Enderlein，1921

13. 庄氏短蚋 Simulium（Odagmia）ornatum Meigen，1818

分布：贵州、四川、云南、吉林、辽宁。

（六）蚋亚属 Subgenus Simulium Latreille，1802

14. 双齿蚋 Simulium（Simulium）bidentatum Shiraki，1935

分布：贵州、云南、四川、辽宁、黑龙江、山西、青海、福建。

15. 粗毛蚋 Simulium（Simulium）hirtipannus Puri，1932

分布：贵州、福建、浙江。

16. 鞍阳蚋 Simulium（Simulium）ephippiodum Chen & Wen，1999

分布：贵州（梵净山）。

17. 多枝蚋 Simulium（Simulium）ramulosum Chen，2000

分布：贵州（雷公山）。

18. 崎岛蚋 Simulium（Simulium）sakishimaense Takaoka，1977

分布：贵州、云南（大关、永善）、四川、福建、浙江、江西、海南、湖南、台湾。

19. 细板蚋 Simulium（Simulium）tenuatum Chen，2000

分布：贵州（雷公山）。

20. 钩突蚋 Simulium（Simulium）uncum Zhang and Chen，2001

分布：贵州（雷公山）。

21. 武陵蚋 Simulium（Simulium）wulingense Zhang and Chen，2000

分布：贵州（梵净山）。

22. 五条蚋 Simulium（Simulium）quinquestriatum（Shiraki，1935）

分布：贵州、四川、云南、辽宁、福建、江西、广东、广西、台湾、湖南、西藏。

23. 亮胸蚋 Simulium（Simulium）nitidithorax Puri，1932

分布：贵州、云南、四川、福建、海南。

24. 显著蚋 Simulium（Simulium）prominentum Chen and Zhang，2002

分布：贵州（雷公山）。

25. 红色蚋 Simulium（Simulium）rufibasis Brunetti，1911

分布：贵州、四川、云南、辽宁、福建、台湾、湖北、湖南。

26. 青木蚋 Simulium（Simulium）aokii Takahasi，1941

分布：贵州、四川、云南、吉林、辽宁。

27. 草海蚋 *Simulium*（*Simulium*）*caohaiense* Chen and Zhang，1997

分布：贵州（威宁）。

28. 黔蚋 *Simulium*（*Simulium*）*qingense* Chen and Chen，2001

分布：贵州（雷公山）、四川、湖北、湖南、江西。

29. 台湾蚋 *Simulium*（*Simulium*）*taiwanicum* Takaoka，1978

分布：贵州。

30. 轮丝蚋 *Simulium*（*Simulium*）*rotifilis* Chen & Zhang，1998

分布：贵州（雷公山）。

（七）维蚋亚属 Subgenus *Wilhelmia* Enderlein，1921

31. 兴义维蚋 *Simulium*（*Wilhelmia*）*xingyiense* Chen and Zhang，1998

分布：贵州（兴义市）。

第五节 虻类（双翅目：虻科）

贵州的虻科昆虫有 74 种，分属于 2 亚科、5 属。

虻科 Family TABNIDAE Leach，1817
斑虻亚科 Subfamily CHRYSOPSINAE

（一）斑虻属 Genus *Chrysops* Meigen，1803

1. 舟山斑虻 *Chrysops chusanensis* Ouchi，1939

       Chrysops subchusanensis Wang *et* Liu，1990

分布：贵州、云南、四川、辽宁、浙江、安徽、福建、山东、河南、湖北、广东、广西。

2. 蹄斑斑虻 *Chysops dispar* Fabricius，1978

分布：贵州（独山、荔波、兴义、安龙、印江）、云南（麻栗坡、河口、江城、勐腊、勐海、蛮耗、思茅、耿马、双江、云县、蒙自）、福建、台湾、广东、广西、海南。

3. 黄胸斑虻 *Chysops flaviscutellus* Philip，1963

分布：贵州（威宁）、四川（西昌、渡口）、云南（迪庆、丽江、中甸、昭通）、江西、湖南、福建、广东、海南、广西。

4. 帕氏斑虻 *Chrysops potanini* Pleske，1910

分布：贵州（赤水）、四川（峨眉山）、云南（中甸、迪庆）、山西、浙江、安徽、福建、陕西、甘肃。

5. 云南斑虻 *Chrysops silvifacies yunnanensis* Liu *et* Wang，1977

分布：贵州（威宁）、云南。

6. 中华斑虻 *Chrysops sinensis* Walker，1856

分布：贵州（贵阳、安顺、平坝、普定、开阳、关岭、惠水、龙里、瓮安、福泉、独山、荔波、三都、遵义、息烽、绥阳、余庆、赤水、习水、盘县、兴义、兴仁、安龙、晴隆、雷山、榕江、天柱、思南、沿河、江口、黔西、金沙、威宁、毕节）、四川（雅安、峨眉、美姑、昭觉、西昌、米易、会理、阆中、蓬安、梁平、丰都、铜梁、叙永、筠连、宜宾）、重庆、云南（丽江、大关、水富、昭通、巧家、云县、耿马、昆明、麻栗坡）、吉林、河北、北京、天津、陕西、山西、辽宁、山东、江苏、安徽、上海、浙江、江西、福建、台湾、河南、湖北、湖南、广东、香港、广西、宁夏、甘肃。

7. 条纹斑虻 *Chrysops striatulus* Pechumann，1943

分布：贵州（独山、荔波、安龙、遵义、余庆、赤水、习水、思南、沿河、黄平、晴隆、金沙）、重庆、四川（峨眉、长宁、宜宾）、云南（水富、绥江、永善、威信、彝良、大关）、陕西、福建、湖北、湖南、广西。

8. 四川斑虻 *Chrysops szechuanensis* Krober，1933

分布：贵州（惠水、赤水、沿河、雷山、威宁、赫章）、四川（会理、雅安）、重庆、云南（宁蒗、维西）、辽宁、陕西、甘肃、山东、安徽、浙江、福建、河南、湖北、广西。

9. 范氏斑虻 *Chrysops vanderwulpi* Krober，1929

分布：贵州（贵阳、安顺、平坝、开阳、关岭、惠水、龙里、福泉、独山、荔波、瓮安、三度、望谟、兴义、兴仁、普安、遵义、晴龙、息烽、睢阳、余庆、赤水、习水、盘山、思南、沿河、江口、印江、松桃、榕江、施秉、雷山、黄平、锦平、天柱、金沙、纳雍、威宁、赫章）、四川（雅安、峨眉、美姑、昭觉、西昌、渡口、米易、会理、宁南、巴中、苍溪、蓬安、丰都、梁平、绵阳、铜梁、富顺、筠连）、重庆、云南（麻栗坡、江城、思茅、澜沧、孟连、沧源、耿马、腾冲、维西、大理、丽江）、河北、黑龙江、吉林、辽宁、山东、江苏、安徽、浙江、江西、福建、台湾、河南、湖北、湖南、广东、广西、宁夏、甘肃。

10. 云南斑虻 *Chrysops yunnanensis* Liu *et* Wang，1977

分布：贵州（威宁）、云南（勐海、金平、景洪、耿马、维西、绥江、永善、彝良）。

虻亚科 Subfamily TABANINAE

（二）黄虻属 Genus *Atylotus* Osten-Sacken，1876

11. 双斑黄虻 *Atylotus bivittateinus* Takahasi，1962

分布：贵州（独山、余庆、江口、岑巩、天柱、台江、黄平、赫章）、北京、黑龙江、

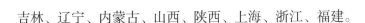

吉林、辽宁、内蒙古、山西、陕西、上海、浙江、福建。

12．霍氏黄虻 *Atylotus horvathi*（Szilady，1926）

分布：贵州（平坝、独山、江口、榕江、天柱、黔西、威宁、赫章）、四川（汶川、雅安、峨眉）、重庆、河北、黑龙江、吉林、辽宁、内蒙古、北京、甘肃、福建、台湾、山东、江苏、安徽、浙江、河南、湖北、陕西。

13．骚扰黄虻 *Atylotus miser*（Szilady，1915）

分布：贵州（平坝、绥阳、余庆、江口、同仁、独山、天柱、思南、沿河、黄平、苓巩、雷山、台江、威宁、赫章）、四川（南平、理县、汶川、泸定、美姑、峨眉、筠连）、重庆、云南（水富、彝良）、河北、山西、内蒙古、吉林、辽宁、山东、江苏、安徽、浙江、江西、福建、河南、湖北、湖南、广东、广西、陕西、青海、宁夏、甘肃、新疆。

14．淡跗黄虻 *Atylotus pallitarsis*（Olsufjev，1936）

分布：贵州（黔西、思南、沿河）、云南（曲靖、宣威、昭通、昆明）、吉林、辽宁、内蒙古、北京、河北、陕西、甘肃、新疆、湖北、福建。

（三）麻虻属 Genus *Haematopota* Meigen，1803

15．阿萨姆麻虻 *Haematopota assamensis* Ricardo，1911

分布：贵州（独山、兴义、望谟）、云南（思茅、勐腊、耿马、麻栗坡、江城、勐海、孟连、沧源、水富、绥江、永善、永胜）、四川（米易、会理）、福建、广西。

16．鐩腿麻虻 *Haematopota cilipes* Bigot，1890

分布：贵州（荔波）、云南（勐腊、景洪）、福建。

17．台岛麻虻 *Haematopota formosana* Shiraki，1918

分布：贵州（惠水、荔波、兴义、兴仁、安龙、望谟、盘县、赤水、江口、沿河、赫章）、四川（洪雅、屏山）、河南、安徽、湖北、浙江、福建、台湾、广东、广西。

18．爪哇麻虻 *Haematopota javana* Wiedeman，1828

分布：贵州（望谟）、云南（勐腊、思茅、麻栗坡、江城、景洪、孟连、芒市、耿马、六库、泸水）、福建、广东、广西。

19．莫干山麻虻 *Haematopota mokashanensis* Ouchi，1940

分布：贵州（绥阳）、浙江、福建、湖南。

20．拟云南麻虻 *Haematopota yunnanoides* Xu，1991

分布：贵州（平坝、开阳、惠水、独山、望谟、普安、关岭、盘县、绥阳、黔西、威宁、赫章）、云南（永善、永胜、宁蒗、迪庆、维西、绥江、大关）、四川（二郎山、峨眉山、雅江、会理、西昌、美姑、昭觉、攀枝花）。

（四）瘤虻属 Genus *Hybomitra* Enderlein，1922

21. 峨眉山瘤虻 *Hybomitra omeishanensis* Xu *et* Li，1982

                    Hybomitra fopingensis Wang，1985 佛平虻

                    Hybomitra fujianensis Wang，1987 福建虻

                    Hybomitra subomeishanensis Wang *et* Liu，1990 亚峨眉山瘤虻

分布：贵州（江口、梵净山）、四川（峨眉山、二郎山、宝兴）、云南（巧家药山）、福建、陕西、甘肃。

（五）虻属 Genus *Tabanus* Linnaeus，1758

22. 辅助虻 *Tabanus administrans* Schiner，1868

分布：贵州（贵阳、安顺、普定、开阳、平坝、龙里、惠水、福泉、荔波、独山、瓮安、遵义、绥阳、赤水、习水、湄潭、余庆、道真、关岭、兴义、晴隆、盘县、思南、沿河、江口、印江、黄平、台江、剑河、榕江、施秉、天柱、黔西、大方、金沙、毕节、纳雍、威宁、赫章）、云南（麻栗坡、马关、新平、昭通、水富、永善、曲靖、宣威、威信、巧家、丽江）、四川（雅安、峨眉、梁平、蓬安、宜宾、富顺、合江）、重庆（巫溪、南川、万源、丰都）、辽宁、北京、山西、山东、河南、陕西、江苏、上海、安徽、湖北、江西、湖南、福建、台湾、广东、海南、香港、广西。

23. 原野虻 *Tabanus amaenus* Walker，1848

分布：贵州（全省分布）、四川（雅安、峨眉山、犍为、洪雅）、重庆、云南（麻栗坡、孟连、双江、永善、华坪、丽江）、吉林、北京、河北、山西、陕西、甘肃、上海、安徽、辽宁、山东、江苏、浙江、江西、福建、台湾、河南、湖北、湖南、广东、香港、广西。

24. 金条虻 *Tabanus aurotestaceus* Walker，1854

分布：贵州（惠水、独山、荔波、三都、遵义、务川、赤水、盘县、松桃、江口、施秉、雷山、三穗、黎平、剑河、台江、天柱、锦屏、金沙）、云南（威信、永善）、四川（峨眉、夹江、长宁、万源）、江苏、上海、浙江、江西、福建、台湾、广东、海南、香港、广西。

25. 宝鸡虻 *Tabanus baojiensis* Xu *et* Liu，1980

分布：贵州（威宁、赫章、纳雍）、四川（汉源）、云南（昭通、曲靖、永善、绥江、彝良、大关、盐津）、陕西、甘肃、湖北。

26. 缅甸虻 *Tabanus birmanicus*（Bigot，1892）

分布：贵州（平坝、开阳、荔波、兴义、盘县、赤水、榕江、台江、雷山、剑河、江口、金沙、纳雍）、云南（麻栗坡、文山、景东、江城、勐腊、景洪、勐海、思茅、孟定、蛮耗、沧源、陇川、耿马、芒市、六库、片马、维西、云龙、弥渡、永善、威信、大关、巧家）、四川（美姑、西昌）、甘肃、浙江、湖南、福建、台湾、广东、广西。

27.　棕翼虻 *Tabanus brunnipennis* Ricardo，1911

分布：贵州（兴义）、云南（景洪、勐腊、思茅、江城、勐海、耿马、孟定）、广西。

28.　美腹虻 *Tabanus callogaster* Wang，1988

分布：贵州、云南（巧家、永善、绥江、大关、威信、镇雄）、四川（汶川、宝兴）。

浙江虻 *Tabanus chekiangensis* Ouchi，1943

分布：贵州（务川、赤水、榕江、剑河、金沙）、四川（雅安、洪雅、峨眉、峨眉山）、重庆、云南（河口、勐腊、蛮耗、昭通、水富、盐津）、浙江、陕西、甘肃、福建、湖北、江西、湖南、广东、海南、广西。

29.　似类柯虻 *Tabanus cordigeroides* Chen *et* Xu，1984

分布：贵州（威宁、赫章）。

30.　朝鲜虻 *Tabanus coreanus* Shiraki，1932

分布：贵州（遵义、绥阳、赤水、思南、锦屏）、云南（水富、盐津）、四川（峨眉山）、重庆（万源）、吉林、辽宁、北京、河北、山西、山东、河南、陕西、甘肃、江苏、安徽、浙江、湖北、福建。

31.　红腹虻 *Tabanus crassus* Walker，1850

　　　　　Tabanus rufiventris Fabricius，1905 赤腹虻

分布：贵州（兴义）、云南（勐腊、个旧、麻栗坡）、福建、台湾、广东、香港、广西、海南。

32.　台岛虻 *Tabanus formosiensis* Ricardo，1911

分布：贵州（惠水、金沙）、四川（长宁）、浙江、福建、台湾、海南、广东、广西。

33.　棕带虻 *Tabanus fulvicinctus* Ricardo，1914

　　　　　Tabanus Pingbianensis Liu，1981 屏边虻

分布：贵州、云南（屏边）、四川（汶川）、福建、台湾、广东、海南、广西。

34.　土灰虻 *Tabanus griseinus* Philip，1960

分布：贵州（贵阳、惠水、荔波、瓮安、普定、普安、盘县、务川、榕江、黎平、岑巩、天柱、织金、毕节、纳雍、威宁）、云南（永善）、四川（洪雅、峨眉、雅安、长宁、宁南、阆中、苍溪、巴中、梁平、铜梁、宜宾、犍为、蓬安）、重庆（南川、涪陵、丰都、忠县、巫溪）、黑龙江、吉林、辽宁、内蒙古、北京、天津、河北、山西、山东、河南、陕西、宁夏、甘肃、江苏、安徽、浙江、湖北、福建。

35.　贵州虻 *Tabanus guizhouensis* Chen *et* Xu，1984

分布：贵州（威宁、盘县）、云南（迪庆、维西、昭通、曲靖、绥江）、西藏（墨脱）。

36.　杭州虻 *Tabanus hongchouensis* Liu，1962

分布：贵州（务川）、云南（昭通、水富、永善、盐津）、四川（洪雅、峨眉、夹江、

长宁、美姑、万源）、重庆（巫溪）、河南、陕西、甘肃、浙江、江西、湖北、湖南、福建、广东、广西。

37. 似杭州虻 *Tabanus hongchouoides* Chen *et* Xu，1984

分布：贵州（威宁、兴义、黔西）。

38. 似矮小虻 *Tabanus humiloides* Xu，1980

分布：贵州（息烽、关岭、金沙）、四川（峨眉山）、云南（水富、绥江、大关、宁蒗、维西、威信、永善）、西藏（察隅）。

39. 印度虻 *Tabanus indianus* Ricaordo，1911

分布：贵州（荔波）、广东、广西、福建、台湾。

40. 江苏虻 *Tabanus kiangsuensis* Krober，1937

分布：贵州、北京、河北、吉林、辽宁、上海、江苏、浙江、江西、福建、台湾、河南、湖北、湖南、广东、广西、四川、云南。

41. 昆明虻 *Tabanus kunmingensis* Wang，1985

分布：贵州（晴隆、盘县、威宁）、云南（片马、昆明、兰坪、芒市、下关、昭通、巧家、洱源、孟连）。

42. 广西虻 *Tabanus kwangsiensis* Wang *et* Liu，1977

分布：贵州（惠水、独山、荔波、望谟、晴隆、兴仁、绥阳、赤水、习水、余庆、雷山、黎平、施秉、岑巩、台江、丹寨、剑河、锦屏、天柱、思南、江口、威宁）、四川（夹江、峨眉）、云南（永善、彝良）、浙江、湖北、江西、福建、广东、广西。

43. 凉山虻 *Tabanus liangshanensis* Xu，1979

分布：贵州（威宁）、四川（汉源、美姑、昭觉、越西）、云南（盐津）。

44. 线带虻 *Tabanus lineataenia* Xu，1979

分布：贵州（务川、剑河、雷山、台江、天柱、松桃、江口、金沙、大方、织金）、云南（昭通、永善、大关、威信）、四川（雅安、峨眉、洪雅）、浙江、陕西、甘肃、安徽、江西、福建、广东、广西。

45. 庐山虻 *Tabanus lushanensis* Liu，1962

分布：贵州、四川（汶川）、河南、甘肃、江西、湖北、陕西。

46. 麦氏虻 *Tabanus macfarlanei* Ricardo，1916

分布：贵州（榕江）、安徽、浙江、福建、广东、香港、广西。

47. 中华虻 *Tabanus mandarinus* Schiner，1868

分布：贵州（贵阳、赤水、习水、松桃、沿河）、四川（峨眉山、长宁、犍为）、云南（威信、大关）、重庆（万源、丰都、南川）、北京、天津、河北、山西、辽宁、上海、江苏、浙江、安徽、福建、江西、山东、河南、湖北、湖南、广东、广西、海南、陕西、甘肃、香港、台湾。

48. 曼尼普虻 *Tabanus manipurensis* Ricardo，1913

分布：贵州（盘县、纳雍、威宁）、云南（永善、维西）、四川（美姑、西昌）、西藏（墨脱）。

49. 松本虻 *Tabanus matsumotoensis* Murdoch *et* Takahasi，1961

分布：贵州（荔波、兴义、铜仁、江口、三惠、剑河、榕江、天柱、雷山、赫章）、云南（维西、华坪、彝良、下关）、四川（万源）、安徽、浙江、湖北、江西、福建、广东、广西。

50. 晨螯虻 *Tabanus matutinimordicus* Xu，1989

分布：贵州（剑河）、云南（威信、维西、巧家、华坪）、浙江、福建、湖南、广西。

51. 提神虻 *Tabanus mentius* Walker，1848

分布：贵州（荔波）、福建、台湾、广东、海南、香港、广西。

52. 岷山虻 *Tabanus minshanensis* Xu *et* Liu，1982

分布：贵州（赫章、威宁）、云南、陕西、甘肃。

53. 革新虻 *Tabanus mutates* Wang *et* Liu，1990

分布：贵州（威宁、兴义、纳雍、黔西）、云南（勐腊、曲靖、宁蒗、维西、威信）、四川（美姑、昭觉）、海南。

54. 日本虻 *Tabanus nipponicus* Murdoch *et* Takahasi，1969

分布：贵州（贵阳、惠水、独山、罗甸、平坝、赤水、务川、盘县、兴义、黎平、沿河、江口、金沙、毕节、威宁）、四川（汶川、二郎山、雅安、峨眉山、会理、米易、西昌、美姑、昭觉、越西）、重庆（南川、巫溪）、云南（麻栗坡、维西、中甸、丽江、大理、昭通）、辽宁、浙江、河南、陕西、甘肃、安徽、湖北、湖南、福建、台湾、广东、广西。

55. 青腹虻 *Tabanus oliviventer* Xu，1979

分布：贵州（三都、独山、赤水、雷山）、四川（长宁、夹江、洪雅）、广西、广东、福建。

56. 峨眉山虻 *Tabanus omeishanensis* Xu，1979

分布：贵州（纳雍）、四川（峨眉山、雅安、洪雅、夹江）、云南（巧家）、陕西。

57. 灰背虻 *Tabanus onoi* Murdoch *et* Takahasi，1969

分布：贵州（独山、荔波、普定、兴义、绥阳、习水、盘县、江口、黄平、天柱、黔西）、吉林、河北、辽宁、内蒙古、北京、河南、陕西、湖北、甘肃。

58. 土灰虻 *Tabanus pallidiventris* Olsoufiev，1937

分布：贵州、河北、黑龙江、吉林、辽宁、陕西、甘肃、宁夏、山东、江苏、浙江、河南、湖北、广东。

59．微小虻 *Tabanus parviformus* Wang，1985

分布：贵州（雷山）、福建。

60．伪青腹虻 *Tabanus pseudoliviventris* Chen *et* Xu，1984

分布：贵州（纳雍）、湖南、广西。

61．暗斑虻 *Tabanus pullomaculatus* Philip，1970

分布：贵州（赫章）、西藏（墨脱）。

62．五带虻 *Tabanus quinquecinctus* Ricardo，1914

分布：贵州（惠水、兴义、盘县、普安、赤水、威宁）、云南（麻栗坡、景洪、孟连、思茅、孟定、泸水、片马、永善、绥江、大关、威信、镇雄、彝良、宁蒗、维西）、四川（西昌、泸定）、福建、台湾、广东、广西、海南。

63．微赤虻 *Tabanus rubidus* Wiedeman，1821

分布：贵州（罗甸、望谟、兴义、关岭、普安、晴隆、镇宁）、云南（麻栗坡、金平、勐腊、思茅、景洪、勐海、孟连、双江、孟定、蛮耗、易武、昆明、耿马、潞西）、福建、台湾、广东、香港、广西、海南。

64．山东虻 *Tabanus shantungensis* Ouchi，1943

分布：贵州（务川、雷山、台江、三穗、榕江、黎平、天柱、江口）、四川（峨眉山）、云南（维西）、山东、安徽、浙江、福建、河南、湖北、陕西、甘肃、广东。

65．重脉虻 *Tabanus signatipennis* Portschinsky，1897

分布：贵州（福泉、平坝、赤水、思南、盘县、沿河、天柱、毕节、黔西、金沙、纳雍）、云南（华坪）、四川（峨眉、蓬安、阆中、苍溪、巴中、铜奖、梁平、铜梁）、重庆（万源、忠县、巫溪）、河北、辽宁、山东、江苏、浙江、江西、福建、台湾、河南、湖北、湖南、广东、广西。

66．断纹虻 *Tabanus striatus* Fabricius，1794

　　　　　Tabanus hilaris Walker，1850

　　　　　Tabanus triceps Thunberg，1827

分布：贵州（罗甸、兴义、兴仁、望谟）、四川（米易、美姑、渡口）、云南（蒙自、麻栗坡、勐腊、孟连、蛮耗、耿马、永善、巧家、丽江）、西藏（墨脱）、福建、台湾、广东、香港、广西、海南。

67．亚柯虻 *Tabanus subcordiger* Liu，1960

分布：贵州（惠水、贵阳、沿河）、云南（曲靖、昭通）、四川（雅江、康定、九龙、南平、美姑、峨眉山、汶川、巫溪）、河北、内蒙古、辽宁、江苏、浙江、安徽、福建、山东、河南、湖北、陕西、甘肃、青海、宁夏。

68. 亚岷山虻 *Tabanus subminishanensis* Chen *et* Xu，1984

分布：贵州（威宁）。

69. 天目虻 *Tabanus tienmuensis* Liu，1962

分布：贵州（赤水）、四川（汶川、洪雅、长宁、峨眉、万源）、云南（永善、彝良）、浙江、安徽、福建、江西、河南、湖南、广东、陕西、甘肃。

70. 三重虻 *Tabanus trigeminus* Coquillett，1898

分布：贵州（贵阳、赤水、习水、松桃、沿河）、河北、辽宁、山东、江苏、安徽、浙江、河南、河北、广西、四川、云南。

71. 威宁虻 *Tabanus weiningensis* Xu，Xu *et* Sun，2008

分布：贵州（威宁、赫章）、云南（丽江、维西、宁蒗、曲靖、宣威、昭通、威信、永善、水富、绥江）、西藏（察雅）。

72. 亚布力虻 *Tabanus yablonicus* Takagi，1941

分布：贵州（荔波）、云南（维西、丽江、彝良）、四川（峨眉山、巫溪）、重庆、黑龙江、吉林、辽宁、北京、河南、陕西、浙江、湖北、福建。

73. 山崎虻 *Tabanus yamasakii* Ouchi，1943

分布：贵州（贵阳、赤水、习水、松桃）、云南（昆明）、辽宁、北京、河北、山东、河南、江苏、上海、浙江、湖北、湖南、福建、广西。

74. 云南虻 *Tabanus yunnanensis* Liu *et* Wang，1977

分布：贵州（兴义）、云南（永善、大关、下关、华坪、永胜、巧家、昆明、麻栗坡、江城、澜沧、思茅、勐腊、宾川）、四川（渡口）。

第六节　蝇类（双翅目）

贵州的蝇类有 3 科、25 属、68 种。

一、丽蝇科 Family CALIPHORIDAE
孟蝇亚科 Subfamily BENGALIINAE

（一）孟蝇属 Genus *Bengalia* Robineau-Desvoidy，1830

1. 范氏孟蝇 *Bengalia fani* Feng *et* Wei，1996

分布：贵州（安顺）。

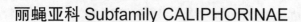

丽蝇亚科 Subfamily CALIPHORINAE

（二）阿丽蝇属 Genus *Aldrichina* Townsend，1934

2. 巨尾阿丽蝇 *Aldrichina grahami*（Aldrch，1930）（图片见云南巨尾阿丽蝇）

分布：贵州、四川（宜宾、松潘、红原、马尔康、理县、甘孜、康定、泸定、贡嘎山、雅江、巴塘、乡城）、云南（德钦、丽江、维西、昆明、兰坪、云龙、泸水、保山、龙陵、墨江、永平、弥渡、石屏、楚雄、禄丰、建水、景东、蒙自、普洱、下关）、西藏（波密、林芝、墨脱）、黑龙江、吉林、辽宁、内蒙古、河北、北京、天津、山西、河南、宁夏、甘肃、陕西、青海、安徽、江苏、上海、浙江、江西、湖北、湖南、福建、台湾、广东、海南、广西。

（三）丽蝇属 Genus *Calliphora* Robineau-Desveidy，1830

3. 红头丽蝇 *Calliphora vicina* Robineau-Desveidy，1830

分布：贵州（松桃、绥阳、贵阳）、四川、重庆、云南（昆明、洱源、中甸、维西）、西藏（芒康、波密、林芝、墨脱、郎县、拉萨、亚东、日喀则、仁布、萨迦、吉隆）、黑龙江、吉林、辽宁、内蒙古、河北、北京、天津、山西、山东、河南、陕西、宁夏、甘肃、青海、新疆、江苏、江西、湖北、湖南。

4. 反吐丽蝇 *Calliphora vomitoria*（Linnaeus，1758）

分布：贵州、四川、云南（昆明、保山、腾冲、思茅、德钦、丽江、维西、泸水片马）、西藏（芒康、海通）、黑龙江、吉林、辽宁、内蒙古、河北、天津、山西、山东、河南、陕西、宁夏、甘肃、青海、新疆、安徽、江苏、上海、浙江、江西、湖北、湖南、福建、台湾、广东。

（四）带绿蝇属 Genus *Hemipyrellia* Townsend，1918

5. 瘦叶带绿蝇 *Hemipyrellia ligurriens*（Wiedemann，1830）

分布：贵州、四川（成都、峨眉山、西昌、渡口、绵阳、重庆、梁平、金堂、巴中、雅安、宝兴、汉源、甘洛、西昌、康定、米易、石棉）、云南（六库、普洱、景东、金平勐腊、车里、芒市、河口）、西藏、陕西、河南、江苏、上海、浙江、江西、湖北、湖南、福建、台湾、广东、海南、广西。

（五）绿蝇属 Genus *Lucilia* Robineau-Desvoidy，1830

6. 瓣腹绿蝇 *Lucilia*（*Sinolucilia*）*appendicifera* Fan，1965

分布：贵州（绥阳、黔西）、辽宁、山西、山东、江苏、上海、浙江、湖南、福建。

7. 南岭绿蝇 *Lucilia bazini* Seguy，1934

分布：贵州（习水、赤水、黔西、贵阳、安顺、从江）、四川（万源、巴中、苍溪、金堂、峨眉山、峨边、美姑、西昌、雅安）、云南（金平勐腊、金平长坡头、西双版纳橄

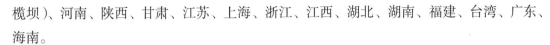

榄坝）、河南、陕西、甘肃、江苏、上海、浙江、江西、湖北、湖南、福建、台湾、广东、海南。

8. 铜绿蝇 *Lucilia cuprina*（Wiedemann，1830）

分布：贵州、四川、云南（昆明、思茅、保山、镇沅、河口、西双版纳、金平勐腊）、西藏（墨脱）、辽宁、山西、山东、河南、陕西、宁夏、甘肃、安徽、江苏、上海、浙江、湖南、江西、湖北、湖南、福建、台湾、广东、海南、广西。

9. 亮绿蝇 *Lucilia illustris*（Meigen，1826）

分布：贵州（贵阳、花溪、松桃、安顺）、四川（成都、康定、屏山、古蔺、西昌）、黑龙江、吉林、辽宁、内蒙古、河北、北京、天津、山西、山东、河南、陕西、宁夏、甘肃、青海、新疆、江苏、上海、浙江、江西、湖北、湖南。

10. 巴浦绿蝇 *Lucilia papuensis* Macquant，1842

分布：贵州、四川（理县、峨边、峨眉山）、福建、台湾、广东、广西、云南（大理、下关、保山至永平、西双版纳）、西藏（波密、易贡、墨脱）、河北、河南、陕西、宁夏、甘肃、安徽、江苏、上海、浙江、江西、湖北。

11. 紫绿蝇 *Lucilia porphyrina*（Walker，1857）

分布：贵州、四川（汶川、泸定、雅安、峨眉山、重庆、成都）、云南（维西、云龙、泸水、兰坪、昆明、西双版纳）、西藏（亚东、波密、易贡、墨脱）、福建、台湾、广东、广西、山西、山东、河南、陕西、宁夏、甘肃、江苏、上海、浙江、江西、湖北、湖南。

12. 丝光绿蝇 *Lucilia sericata*（Meigen，1826）

分布：贵州、四川（分布于四川盆地及周围、昭觉、西昌、会理、渡口、马尔康、康定、巴塘）、云南、西藏（那曲、拉萨、芒康海通、波密、易贡、格当、林芝、米林、泽当、仁布沙达、日喀则、昂仁、拉孜）、福建、台湾、黑龙江、吉林、辽宁、内蒙古、河北、北京、天津、山西、山东、河南、陕西、宁夏、甘肃、青海、新疆、安徽、江苏、上海、浙江、江西、湖北、湖南、广东、海南、广西。

13. 沈阳绿蝇 *Lucilia*（*Luciliella*）*shenyangensis* Fan，1965

分布：贵州（习水、赤水、从江、安顺、德江、黔西）、四川（峨眉山、成都、昭觉）、云南（泸水）、黑龙江、吉林、辽宁、内蒙古、北京、山西、山东、河南、陕西、甘肃、宁夏。

14. 中华绿蝇 *Lucilia*（*Luciliella*）*sinensis* Aubertin，1933

分布：贵州（习水、贵阳）、四川（金佛山、峨眉山、西昌）、台湾、云南（维西县攀天阁）、陕西、甘肃、浙江、湖北、江西。

（六）拟粉蝇属 Genus *Polleniopsis* Townsend，1917

15. 薛氏拟粉蝇 *Polleniopsis xuei* Feng *et* Wei，1996

分布：贵州（龙里）。

（七）叉丽蝇属 Genus *Triceratopyga* Rohdendorf，1931

16.　叉丽蝇 *Triceratopyga calliphoroides* Rohdendorf，1931

分布：贵州（绥阳、黔西）、四川（宜宾、雅安、汉源）、重庆、福建、云南、黑龙江、吉林、辽宁、内蒙古、河北、北京、天津、山西、山东、河南、陕西、宁夏、甘肃、青海、安徽、江苏、上海、浙江、江西、湖北、湖南。

伏蝇亚科 Subfamily PHORMIINAE

（八）原丽蝇属 Genus *Protocalliphora* Hough，1899

17.　青原丽蝇 *Protocalliphora azurea*（Fallen，1816）

分布：贵州（贵阳）、四川、云南（昆明）、黑龙江、吉林、辽宁、内蒙古、河北、北京、山西、山东、河南、陕西、宁夏、青海、新疆、浙江。

金蝇亚科 Subfamily CHRYSOMYIINAE

（九）裸金蝇属 Genus *Achoetandrus* Bezzi，1927

18.　绯颜裸金蝇 *Achoetandrus rufifacies*（Macquart，1843）

分布：贵州（贵阳、兴义、铜仁、松桃）、四川（成都、西昌、会理、渡口、雅安）、云南（昆明、车里、河口、金平勐喇、景谷、澜沧、西双版纳）、山东、河南、安徽、江苏、上海、浙江、江西、福建、台湾、广东、海南、广西。

（十）金蝇属 Genus *Chrysomyia* Rokineau Desveidy，1830

19.　大头金蝇 *Chrysomyia megacephala*（Fabricius，1784）

分布：贵州、四川（广元绵阳、绵竹、灌县都江堰、邛幢、主兴、泸定、康定、峨眉山、石棉、汶川、映秀、盐源）、云南（泸水、六库）、西藏、黑龙江、吉林、辽宁、内蒙古、河北、北京、天津、山西、山东、河南、陕西、宁夏、甘肃、青海、安徽、江苏、上海、浙江、江西、湖北、湖南、福建、台湾、广州、海南、广西。

20.　广额金蝇 *Chrysomyia phaonis*（Seguy，1923）

分布：贵州（德江、桐锌、习水、赤水、贵阳、安顺、兴义）、四川（南坪、甘孜、巴塘、泸定、雅安、重庆）、云南（昆明、大理、下关、德钦、中甸、维西、保山）、西藏（波密、易贡、林芝、墨脱）、辽宁、内蒙古、河北、北京、天津、山西、河南、陕西、宁夏、甘肃、青海、江苏、湖北、西藏、河北、辽宁、山东、江苏、安徽、浙江、江西、福建、台湾、河南、广东、广西、陕西、四川、云南。

21.　肥躯金蝇 *Chrysomyia pinguis*（Walker，1858）

分布：贵州、四川（都江堰、名山、雅安、泸定、康定、二郎山、石棉、西昌、普格、攀枝花）、云南（永胜六德、泸水片马、建水、西双版纳）、西藏（波密、易贡、墨脱、错那）、辽宁、内蒙古、北京、山西、山东、河南、陕西、甘肃、宁夏、安徽、江苏、上海、浙江、江西、湖北、湖南、福建、台湾、广东、海南、广西。

二、蝇科 Family MUSCIDES
秽蝇亚科 Subfamily COENOSIINAE

（十一）池蝇属 Genus *Limnophora* Robineau-Desvoidy，1830
22.　圆叶池蝇 *Limnophora cyclocerca* Zhou *et* Xue，1990

厕蝇亚科 Subfamily FANNIINAE

（十二）厕蝇属 Genus *Fannia* Robineau-Desvoidy，1830
23.　元厕蝇 *Fannia prisca* Stein，1918
分布：贵州、西藏、河北、黑龙江、吉林、辽宁、山东、江苏、浙江、江西、福建、台湾、河北、河南、湖北、湖南、广东、广西、陕西、甘肃、四川、云南。
24.　瘤胫厕蝇 *Fannia scalaris*（Fabricius，1794）
分布：贵州、河北、山西、内蒙古、黑龙江、吉林、辽宁、山东、江苏、浙江、福建、河南、陕西、甘肃、四川、云南。

家蝇亚科 Subfamily MUSCINAE

（十三）家蝇属 Genus *Musca* Linnaeus，1758
25.　北栖家蝇 *Musca bezzii* Patton *et* Cragg，1913
　　　　　　（=*M.cinvexifrons* Fan，1965）（Thomson，1868）
分布：贵州、西藏、河北、山西、内蒙古、黑龙江、吉林、辽宁、山东、江苏、浙江、江西、福建、河南、湖北、湖南、陕西、宁夏、甘肃、青海、新疆、四川、云南。
26.　逐畜家蝇 *Musca conducens* Walkerm，1859
　　　　　　Musca kweilinensis Ouchi，1938 桂林家蝇
分布：贵州、西藏、甘肃、宁夏、河北、辽宁、山东、江苏、安徽、浙江、江西、福建、台湾、河南、湖北、湖南、广东、广西、陕西、云南。
27.　家蝇 *Musca domestica domestica* Linnaeus，1758
分布：贵州及全国。
28.　黑边家蝇 *Musca hervei* Villeneuve，1922
分布：贵州、西藏、河北、吉林、辽宁、山东、江苏、安徽、浙江、江西、福建、河

南、湖北、湖南、广西、陕西、甘肃、四川、云南。

29. 黄腹家蝇 *Musca ventrosa* Wiedemann，1830

分布：贵州、河北、山西、山东、江苏、浙江、江西、福建、台湾、河南、湖北、湖南、广东、广西、海南、陕西、宁夏、四川、云南。

（十四）翠蝇属 Genus *Neomyia* Walker，1859

30. 绿额翠蝇 *Neomyia coeruleifrons*（Macquart，1851）

分布：贵州、西藏（墨脱）、浙江、台湾、河南、广东、广西、云南。

31. 广西翠蝇 *Neomyia fletcheri* Emden，1965

分布：贵州、西藏、广西、四川、云南。

32. 紫翠蝇 *Neomyia gavisa* Walker，1859

　　　　　=*Orthellia chalybea*（Wiedemann，1830）紫翠蝇

　　　　　=*Orthellia violacea*（Macquart，1850）紫翠蝇

分布：贵州、西藏、辽宁、江苏、安徽、浙江、江西、福建、台湾、河南、湖北、湖南、广西、陕西、甘肃、四川、云南。

33. 印度翠蝇 *Neomyia indica*（Robineau-Desvoidy，1830）

分布：贵州、山西、江苏、浙江、江西、台湾、福建、湖南、广东、广西、海南、陕西、四川、云南。

34. 黑斑翠蝇 *Neomyia lauta*（Wiedemann，1830）

分布：贵州、西藏（察隅）、江苏、福建、台湾、广东、广西、云南。

鼻蝇亚科 Subfamily RHINIINAE

（十五）依蝇属 Genus *Idiella* Brauer *et* Bergenstamm，1889

35. 三色依蝇 *Idiella tripartita*（Bigot，1874）

分布：贵州、四川（南坪、泸定、康定、峨眉山）、云南（德钦、永胜、泸水）、西藏（盐井、波密、易贡、墨脱）、福建、广东、内蒙古、河北、北京、天津、山西、山东、陕西、宁夏、甘肃、青海、安徽、江苏、上海、浙江、江西、湖北、湖南。

棘蝇亚科 Subfamily PHAONIINAE

（十六）棘蝇属 Genus *Phaonia* Robineau-Desvoidy，1830

36. 瘦角棘蝇 *Phaonia antenniangusta* Xue，Chen *et* Cui，1997

分布：贵州（梵净山）。

37. 曲叶棘蝇 *Phaonia curvicercalis* Wei，1990

分布：贵州（盘县）。

38. 端叉棘蝇 *Phaonia discauda* Wei，1994

分布：贵州（绥阳）。

39. 梵净山棘蝇 *Phaonia fanjingshana* Xue，Chen *et* Cui，1997

分布：贵州（梵净山）。

40. 贵州棘蝇 *Phaonia guizhouensis* Wei，1991

分布：贵州（绥阳）。

41. 宽阔水棘蝇 *Phaonia kuankuoshuiensis* Wei，1990

分布：贵州（绥阳）。

42. 侧突棘蝇 *Phaonia laticrassa* Xue，Chen *et* Cui，1997

分布：贵州（梵净山）。

43. 大棘蝇 *Phaonia magna* Wei，1994

分布：贵州（绥阳）。

44. 小距棘蝇 *Phaonia minoricalcar* Wei，1994

分布：贵州（安顺）。

45. 黄橙腹棘蝇 *Phaonia rubriventris flaviventris* Wei，1991

分布：贵州（绥阳）。

46. 小黑棘蝇 *Phaonia subpullata* Wei，1993

分布：贵州（绥阳）。

47. 亚端棘蝇 *Phaonia subapicalis* Wei，1991

分布：贵州（绥阳）。

48. 变色棘蝇 *Phaonia varicolor* Wei，1990

分布：贵州（绥阳）。

49. 武陵棘蝇 *Phaonia wulinga* Xue，1996

分布：贵州（雷公山）。

螫蝇亚科 Subfamily STOMOXYDINAE

（十七）螫蝇属 Genus *Stomoxys* Geoffroy，1762

50. 厩螫蝇 *Stomoxys calcitrans*（Linnseus，1758）

分布：贵州及全国。

51. 印度螫蝇 *Stomoxys indicus* Picard，1908

分布：贵州、河北、山西、江苏、浙江、江西、福建、台湾、山东、河南、湖北、广东、广西、海南、陕西、宁夏、甘肃、四川、云南。

（十八）血喙蝇属 Genus *Haematobosca* Bezzi，1907

52. 血刺蝇 *Haematobosca*（*Bdellolarynx*）*sanguinolenta*（Austen，1909）

分布：贵州、河北、山西、内蒙古、辽宁、吉林、山东、江苏、浙江、江西、福建、台湾、河南、湖北、湖南、广东、广西、海南、四川、陕西、甘肃、宁夏、四川、云南。

（十九）角蝇属 Genus *Haematobia* Le Petetier *et* Serville，1828

53. 东方角蝇 *Haematobia exigua* De Meijere，1903

分布：贵州、河北、山西、内蒙古、辽宁、吉林、黑龙江、山东、江苏、浙江、江西、台湾、河南、湖北、湖南、广东、海南、四川、陕西、甘肃、宁夏、四川、云南。

三、麻蝇科 Family SARCOPHAGIDAE
麻蝇亚科 Subfamily SARCOPHAGINAE

（二十）拉麻蝇属 Genus *Ravinia* Robineau-Desvoidy，1830

54. 红尾拉麻蝇 *Ravinia pernix*（Harris，1780）

        Ravinia striata（Fabricius，1794）红尾拉麻蝇

分布：贵州、河北、山西、内蒙古、辽宁、吉林、黑龙江、山东、江苏、河南、湖北、湖南、陕西、四川、云南、西藏、陕西、甘肃、青海、宁夏、新疆。

（二十一）何麻蝇属 Genus *Hoa* Rohdendorf，1937

55. 卷阳何麻蝇 *Hoa flexuosa*（Ho，1934）

分布：贵州、河北、辽宁、江苏、山东、河南、陕西。

（二十二）黑麻蝇属 Genus *Helicophagella* Enderlein，1928

56. 黑尾黑麻蝇 *Helicophagella melanura* Meigen，1826

分布：贵州及全国。

（二十三）刺麻蝇属 Genus *Sinonipponia* Rohdendorf，1959

57. 立刺麻蝇 *Sinonipponia hervebazini*（Seguy，1934）

        Sinonipponia erecta Ho，1934（Nec Engel，1924）

分布：贵州、山西、辽宁、江苏、浙江、台湾、江西、河南、湖北、湖南、四川、云南、陕西、甘肃。

（二十四）别麻蝇属 Genus *Boettcherisca* Rohdendorf，1937

58.　棕尾别麻蝇 *Boettcherisca peregrina*（Robineau-Desvoidy，1830）

＝*Boettcherisca fuscicauda* Boettcher，1912 棕尾别麻蝇

分布：贵州、西藏（墨脱）、河北、山西、内蒙古、辽宁、吉林、黑龙江、江苏、安徽、浙江、江西、福建、台湾、山东、河南、湖北、湖南、广东、广西、海南、陕西、宁夏、甘肃、四川、云南。

（二十五）亚麻蝇属 Genus *Parasarcophaga* Johnston *et* Tiegs，1921

59.　黄须亚麻蝇 *Parasarcophaga misera*（Walker，1849）

＝*Parasarcophaga orchidea*（Boettcher，1913）黄须亚麻蝇

分布：贵州、河北、山西、辽宁、吉林、江苏、安徽、江西、福建、台湾、山东、河南、湖北、湖南、广东、广西、海南、陕西、甘肃、四川、云南。

60.　酱亚麻蝇 *Parasarcophaga dux*（Thomson，1869）

＝*Parasarcophaga misera* Rohdendorf，1937（Nec Walker，1849）酱亚麻蝇

分布：贵州、河北、山西、内蒙古、辽宁、吉林、黑龙江、江苏、安徽、浙江、江西、福建、台湾、山东、河南、湖北、湖南、广东、广西、海南、陕西、宁夏、甘肃、四川、云南。

61.　褐须亚麻蝇 *Parasarcophaga sericea* Walker，1852

＝*Parasarcophaga knabi* Parker，1917 褐须亚麻蝇

分布：贵州、西藏、河北、山西、内蒙古、辽宁、吉林、江苏、福建、台湾、江西、山东、河南、湖北、湖南、广东、广西、陕西、宁夏、甘肃、四川、云南。

62.　白头亚麻蝇 *Parasarcophaga albiceps*（Meigen，1826）

分布：贵州、西藏、河北、山西、内蒙古、辽宁、吉林、黑龙江、江苏、浙江、江西、福建、台湾、山东、河南、湖北、广东、广西、陕西、甘肃、四川、云南。

63.　巨耳亚麻蝇 *Parasarcophaga macroauriculata*（Ho，1932）

分布：贵州、西藏（墨脱）、河北、辽宁、吉林、黑龙江、江西、福建、河南、湖南、广东、陕西、宁夏、甘肃、四川、云南。

64.　短角亚麻蝇 *Parasarcophaga brevicornis*（Ho，1934）

分布：贵州、四川、云南、河北、辽宁、江苏、浙江、福建、台湾、山东、河南、湖北、广东、广西、海南。

65.　秉氏亚麻蝇 *Parasarcophaga pingi*（Ho，1934）

分布：贵州、四川、云南、河北、山西、吉林、辽宁、江苏、浙江、安徽、福建、河南、湖北、湖南、广西、陕西、甘肃。

66. 野亚麻蝇 *Parasarcophaga similes*（Meade，1876）

分布：贵州、河北、山西、内蒙古、辽宁、吉林、黑龙江、江苏、江西、福建、山东、河南、湖北、湖南、广东、广西、海南、陕西、宁夏、甘肃、四川、云南。

67. 多突亚麻蝇 *Parasarcophaga polystylata*（Ho，1934）

分布：贵州、山西、河北、辽宁、吉林、黑龙江、江苏、浙江、山东、湖南、广西、陕西、四川。

68. 拟对岛亚麻蝇 *Parasarcophaga kanoi*（Park，1962）

分布：贵州、内蒙古、河北、辽宁、吉林、黑龙江、江苏、浙江、江西、山东、河南、湖南、陕西、宁夏、甘肃、四川、云南。

第七节　蚤类（蚤目）

贵州的蚤类有 6 科、18 属、26 种。

角叶蚤总科 CERATOPHYLLOIDAE
一、角叶蚤科 Family CERATOPHYLLIDAE Dampf，1908
角叶蚤亚科 Subfamily CERATOPHYLLINAE Dampf，1908

（一）角叶蚤属 Genus *Ceratophyllus* Curtis，1832

1. 禽角叶蚤欧亚亚种 *Ceratophyllus gallinae tribulis* Jordan，1926

分布：贵州（贵阳）、四川（成都、铁布、若尔盖）、西藏（邦达）、云南（弥渡、大理）、黑龙江、吉林、河北、甘肃、新疆、青海、山东、江苏、辽宁、内蒙古、山西、陕西、宁夏等。

宿主：麻雀、黄腹鹨鸲、喜马拉雅旱獭、灰眉岩鹨、黑腹沙鸡等。

（二）大锥蚤属 Genus *Macrostylophora* Ewing，1929

2. 从江大锥蚤 *Macrostylophora congjiangensis* Li *et* Huang，1979

分布：贵州（从江）。

宿主：隐纹花松鼠。

3. 无值大锥蚤 *Macrostylophora euteles*（Jordan *et* Rothschild，1911）

分布：贵州、西藏（察隅）、四川（康定、峨眉山）、云南。

宿主：隐纹花松鼠、珀氏长吻松鼠、岩松鼠、长吻松鼠、红颊长吻松鼠、黑线姬鼠、黄喉姬鼠、小林姬鼠、大林姬鼠、赤腹松鼠、黄胸鼠、普通树鼩。

4. 同高大锥蚤江口亚种 *Macrostylophora cuii jiangkouensis* Li *et* Huang，1979

分布：贵州（江口）。

宿主：明纹花松鼠。

5. 李氏大锥蚤 *Macrostylophora liae* Wang，1957

分布：贵州、福建。

宿主：隐纹花松鼠、赤腹松鼠、针毛鼠、明纹花松鼠。

（三）单蚤属 Genus *Monopsyllus* Kolenati，1857

6. 不等单蚤 *Monopsyllus anisus*（Rothschild，1907）

分布：贵州、云南、四川等（除新疆、西藏外）。

宿主：褐家鼠、黄胸鼠、黄毛鼠、大足鼠、青毛鼠、黑线姬鼠、薛氏姬鼠、小家鼠、赤腹松鼠、树鼩、灰麝鼩、鼬等。

（四）病蚤属 Genus *Nosopsyllus* Jordan，1933

（病蚤亚属 Subgenus *Nosopsyllus* Jordan，1933）

7. 伍氏病蚤指名亚种 *Nosopsyllus*（*Nosopsyllus*）*wualis wualis* Jordan，1941

分布：贵州（贵阳）、四川（成都）、云南（金平）。

宿主：褐家鼠、黑线姬鼠、黄胸鼠。

（五）副角蚤属 Genus *Paraceras* Wagner，1916

8. 短柄副角蚤 *Paraceras brevimanubrium* Li *et* Huang，1979

分布：贵州（金沙）。

宿主：小泡巨鼠。

9. 宽窦副角蚤 *Paraceras laxisinus* Xie，He *et* Li，1980

分布：贵州（绥阳）、云南（剑川）。

宿主：狐、青鼬、小泡巨鼠。

10. 獾副角蚤扇形亚种 *Paraceras melis flabellum*（Wagner，1916）

分布：贵州、西藏（拉萨）、四川（宜宾）、黑龙江、吉林、内蒙古、甘肃、青海、湖北、江西等。

宿主：獾、喜马拉雅旱獭、大灵猫、狐、豺、猪獾、家狗、鹰等。

二、蝠蚤科 Family ISCHNOPSYLLIDAE Wahlgren，1907

（六）窄蚤属 Genus *Araeopsylla* Jordan *et* Rothschild，1921

11. 长突窄蚤 *Araeopsylla elbeli* Traub，1954

分布：贵州（安龙八坎）。

宿主：黑髯墓蝠。

（七）蝠蚤属 Genus *Ischnopsyllus* Westwood，1833

（蝠蚤亚属 Subgenus *Ischnopsyllus* Westwood，1833）

12.　李氏蝠蚤 *Ischnopsyllus*（*Ischnopsyllus*）*liae* Jordan，1941

分布：贵州（贵阳）、云南、福建。

宿主：山蝠。

（六栉亚属 Subgenus *Hexactenopsylla* Oudemans，1909）

13.　印度蝠蚤 *Ischnopsyllus*（*Hexactenopsylla*）*indicus* Jordan，1931

分布：贵州（贵阳市）、四川（成都市）、重庆、云南（昆明市、勐腊）、河北、湖北、湖南、台湾等。

宿主：山蝠、伏翼蝠、宽耳蝠、鼠耳蝠、菊头蝠。

（八）怪副蚤属 Genus *Thaumapsylla* Rothschild，1907

14.　短头怪副蚤东方亚种 *Thaumapsylla breviceps orientalis* Smit，1954

分布：贵州（龙八坎）、云南（弥渡）；印度、尼泊尔、菲律宾群岛。

宿主：蝙蝠、棕果蝠黑髯墓蝠。

三、细蚤科 Family LEPTOPSYLLIDAE Baker，1905

（九）盲鼠蚤属 Genus *Typhlomyopsyllus* Li et Huang，1980

15.　洞居盲鼠蚤 *Typhlomyopsyllus cavaticus* Li et Huang，1980

分布：贵州（宽水）、福建。

宿主：猪尾鼠、针毛鼠。

四、臀蚤科 Family PYGIOPSYLLIDAE

（十）远棒蚤属 Genus *Aviostivalius* Traub，1980

16.　近端远棒蚤二刺亚种 *Aviostivalius klossi bispiniformis*（Li et Wang，1958）

分布：贵州（雷山、黔东南）、云南（连山、盈江、陇川、梁河、芒东、思茅、勐腊）、福建、广东、广西。

宿主：白腹巨鼠、黄胸鼠、大足鼠、针毛鼠、黑家鼠、社鼠、花鼠、树鼩鼱、黑线姬鼠、青毛鼠、毛猬、板齿鼠。

多毛蚤总科 HYSTRICHOPSYLLIDEA
五、栉眼蚤科 Family CTENOPHTHALMIDAE

（十一）栉眼蚤属 Genus *Ctenophthalmus* Kolenati，1856

（真栉眼蚤亚属 Subgenus *Euctenophthamus* Wagner，1940）

17. 绒鼠栉眼蚤 *Ctenophthalmus*（*Sinoctenophthalnus*）*eothenomus* Li *et* Huang，1980

分布：贵州（绥阳）。

宿主：黑腹绒鼠、齐氏姬鼠、针毛鼠。

18. 短突栉眼蚤 *Ctenophthalmus*（*Sinoctenophthalnus*）*breviprojiciens* Li *et* Huang，1980

分布：贵州（绥阳）、云南（梁河）。

宿主：绒鼠、滇绒鼠。

（十二）新蚤属 Genus *Neopsylla* Wagner，1903

19. 特新蚤指名亚种 *Neopsylla specialis specialis* Jordan，1932

分布：贵州（贵阳）、云南（昆明、剑川、宝山）。

宿主：黑线姬鼠、社鼠、白腹鼠、针毛鼠、褐家鼠、丛林鼠、田小鼠、大绒鼠、树鼩。

20. 特新蚤贵州亚种 *Neopsylla specialis kweichowensis*（Liao，1974）

分布：贵州（遵义、桐梓、绥阳）、西藏（察隅、波密）、四川。

宿主：褐家鼠、黑线姬鼠、针毛鼠。

（十三）狭臀蚤属 Genus *Stenischia* Jordan，1932

21. 低地狭臀蚤 *Stenischia humilis* Xie *et* Gong，1983

分布：贵州、云南（大理、祥云、剑川）、四川（若尔盖铁布）、福建、湖北、陕西、甘肃、青海、山西、江西、宁夏。

宿主：针毛鼠、黑线姬鼠、大仓鼠、白腹巨鼠、达乌尔黄鼠、林姬鼠、长尾仓鼠、齐氏姬鼠、大绒鼠、大足鼠、黄胸鼠、褐家鼠、珀氏长吻松鼠、灰麝鼩、普通树鼩、毛足鼠等。

蚤总科 PULICOIDAE
六、蚤科 Family PULICOIDAE Stephens，1829

（十四）栉首蚤属 Genus *Ctenocephalides* Stiles *et* Collins，1930

22. 猫栉首蚤指名亚种 *Ctenocephalides felis felis*（Bouche，1835）

分布：贵州、四川、云南、吉林、新疆、湖北、福建、广东等。

宿主：家猫、家犬、黄鼬（黄鼠狼）、大灵猫、椰子猫、黄胸鼠、家兔、野兔、树鼩、人等。

（十五）长胸蚤属 Genus *Pariodontis* Jordan & Rothschild，1908

23．豪猪长胸蚤小孔亚种 *Pariodontis riggenbachi wernecki* Costa Lima，1940

分布：贵州（镇远）、广东。

宿主：豪猪、冠豪猪、豺。

（十六）蚤属 Genus *Pulex* Linnaeus，1758

24．人蚤 *Pulex irritans* Linnaeus，1758

分布：贵州及全国。

宿主：人、兽、鸟等 15 目、77 属、130 余种和亚种动物。

（十七）潜蚤属 Genus *Tunga* Jarocki，1838

25．俊潜蚤 *Tunga*（*Brevidigita*）*callida* L & Chin，1957

分布：贵州、云南。

宿主：褐家鼠、田小鼠、齐氏姬鼠、西南绒鼠。

（十八）客蚤属 Genus *Xenopsylla* Glinkiewicz，1907

26．印鼠客蚤 *Xenopsylla cheopis*（Rothschild，1903）

分布：贵州、四川、云南（除宁夏、新疆、西藏）及全国。

宿主：黄胸鼠、黑家鼠、褐家鼠、达乌尔黄鼠、黑线姬鼠、黑线仓鼠、田小鼠、小家鼠、针毛鼠、黄毛鼠、臭鼩、社鼠等。

第八节　虱类（虱目 ANOPLURA）

虱类 2 科、2 属、3 种。

一、虱科 Family PEDICULIDAE

（一）人虱属 Genus *Pediculus*

1．头虱 *Pediculus capitis* De Geer，1778

分布：西藏、四川、云南、贵州及全国。

宿主：人。

2．体虱 *Pediculus corporis* De Geer，1778

分布：西藏、四川、云南、贵州及全国。

宿主：人。

二、阴虱科 Family PHTHIRIDAE

（二）阴虱属 Genus *Pthirus* Leach，1815

3. 阴虱 *Phthirus pubis* Linnaeus，1758

分布：西藏、四川、云南、贵州及全国。

宿主：人。

第九节　臭虫（半翅目 HEMIPTERA）

贵州臭虫仅发现1科、1属、1种。

臭虫科 Family CIMICIDAE

臭虫属 Genus *Cimex*

温带臭虫 *Cimex lectularis* Linnaeus，1758

分布：贵州、西藏、四川、云南及各省（区）。

宿主：人及家禽等。

第十节　蜚蠊（蜚蠊目 BLATTARIA）

贵州的蜚蠊有4科、6属、12种。

一、蜚蠊科 Family BLATTIDAE

（一）斑蠊属 Genus *Neostylopyga* Shelford，1911

1. 斑蠊 *Neostylopyga rhombifolia* Stoll，1813

分布：贵州、四川、云南、福建、台湾、广东、广西。

孳生场所：室内厨房、厕所、食品库等。

（二）郝氏蠊属 Genus *Hebardina* Bey-Bienko，1938

2. 丽郝氏蠊 *Hebardina concinna* Hann，1842

分布：贵州、四川、云南、西藏、河北、北京、福建、广西。

孳生场所：室内厨房、下水道等，以野栖为主。

（三）大蠊属 Genus *Periplaneta* Burmeister，1938

3. 褐斑大蠊 *Periplaneta brunnea* Burmeister，1938

分布：贵州、四川、云南、福建、台湾、江西、广东、广西。

孳生场所：室内厨房、下水道、地沟等。

4. 美洲大蠊 *Periplaneta Americana* Linneaus，1758

分布：贵州、四川、云南、西藏、陕西、新疆、河北、北京、天津、内蒙古、辽宁、吉林、黑龙江、江苏、上海、浙江、福建、台湾、江西、山东、河南、湖北、湖南、广东、广西。

孳生场所：室内厨房、下水道、地沟、暖水沟、阴井等。

5. 澳洲大蠊 *Periplaneta australasiae* Fabricius，1775

分布：贵州、四川、云南、福建、广东、广西、海南。

孳生场所：室内厨房、温室等。

6. 黑胸大蠊 *Periplaneta fuliginosa* Serville，1839

　　　　　　Periplaneta emarginated Takarng，1908 凹缘大蠊

分布：贵州、四川、云南、重庆、河北、北京、天津、辽宁、吉林、江苏、上海、浙江、安徽、福建、台湾、江西、河南、湖北、湖南、广东、广西、海南。

孳生场所：室内厨房、食堂、水池、下水道、地沟、暖水沟等。

二、光蠊科 Family EPILAMPRIDAE

（四）土鳖属 Genus *Opisthoplatia* Brunner

7. 金边土鳖 *Opisthoplatia orientalis*（Burmeister，1838）

分布：贵州、云南、河北、北京、福建、台湾、广东、广西。

孳生场所：厨房、仓库及朽木、树皮、树叶下。

三、姬蠊科 Family BLATTELLIDAE

（五）小蠊属 Genus *Blattella* Caudell

8. 德国小蠊 *Blattella germanica* Linnaeus，1767

分布：贵州、四川、云南、西藏、重庆、新疆、河北、北京、天津、辽宁、吉林、台湾、江西、山东、湖北、湖南、广东、广西、海南。

孳生场所：火车、轮船、飞机、宾馆、饭店、学校、室内厨房、食堂等温暖潮湿的地方。

9.　拟德国小蠊 *Blattella lituricollis*（Walker，1868）

分布：贵州、云南、西藏、福建、江西、广东、广西。

孳生场所：火车、轮船、飞机、宾馆、饭店、学校、室内厨房、食堂等温暖潮湿的地方。

10.　广纹小蠊 *Blattella latistriga* Walker，1868

分布：贵州、四川、云南、福建、广西。

孳生场所：室内厨房，室外房屋附近草丛、落叶下、草堆内。

四、地鳖科 Family POLYPHAGIDAE

（六）真地鳖属 Genus *Eupolyphaga* Chopard，1929

11.　中华真地鳖 *Eupolyphaga sinensis* Walker，1868

分布：贵州、四川、河北、北京、山西、内蒙古、辽宁、江苏、浙江。

孳生场所：室内厨房、粮仓、灶脚、车间墙边、室外阴暗潮湿的腐殖质丰富的松土中。

12.　云南真地鳖 *Eupolyphaga limbata* Kirby，1903

分布：贵州、四川、云南、西藏、甘肃。

孳生场所：室内厨房、粮仓、灶脚、车间墙边，室外阴暗潮湿的腐殖质丰富的松土中。

第十一节　蜱类（寄型目）

贵州的蜱类有 2 科、6 属、21 种。

蜱总科 LXODOIDAE
一、软蜱科 Family ARGASIDAE

（一）锐缘蜱属 Genus *Argas* Latreille，1796

1.　蝙蝠锐缘蜱 *Argas vespertilionis*（Lqtreille，1802）

分布：贵州、云南、河北、江苏、台湾、山东、湖南、广东、广西、新疆。

宿主：蝙蝠。

二、硬蜱科 Family LXODIDAE Murrey，1877

（二）牛蜱属 Genus *Boophilus* Curtice，1891

2. 微小牛蜱 *Boophilus microplus*（Canestrini，1887）

　　　　　　　Boophilus caudatus（Neumann，1897）微突牛蜱

　　　　　　　Boophilus sinensis Minning，1934 中华牛蜱

分布：贵州、四川、云南、西藏、辽宁、河北、山西、陕西、甘肃、山东、河南、安徽、江苏、浙江、湖北、湖南、福建、江西、广东、广西、台湾；日本、印度、缅甸、马来西亚、菲律宾、印度尼西亚、新几内亚、澳大利亚、印度。

宿主：牛、羊、犬及野兔。

（三）血蜱属 Genus *Haemaphysalis* Koch，1844

3. 阿波尔血蜱 *Haemaphysalis aborensis* Warburton，1913

分布：贵州、云南。

宿主：牛、山雀、鸡等。

4. 亚洲血蜱 *Haemaphysalis asiatica*（Supino，1897）

分布：贵州、云南、台湾。

宿主：大灵猫、野猪等。

5. 铃头血蜱 *Haemaphysalis campanulata* Warburton，1908

分布：贵州、四川、河北、山西、内蒙古、黑龙江、江苏、山东、湖北。

宿主：犬、牛、马、鹿、家鼠等。

6. 褐黄血蜱 *Haemaphysalis flava* Neumann，1897

分布：贵州、四川、江苏、台湾、湖北、甘肃。

宿主：猪、猪獾等。

7. 豪猪血蜱 *Haemaphysalis hystricis* Supino，1897

分布：贵州、云南、福建、台湾、广东。

宿主：犬、水牛、猪、猪獾、水鹿、豪猪等。

8. 北岗血蜱 *Haemaphysalis kitaokai* Hoogstraal，1932

分布：贵州、四川、甘肃、台湾。

宿主：黄牛、马、鹿。

9. 长角血蜱 *Haemaphysalis longicornis* Neumann，1901

　　　　　　　=*Haemaphysalis neumanni* Donitz，1905

分布：贵州、四川、河北、山西、辽宁、吉林、黑龙江、江苏、浙江、安徽、福建、台湾、山东、河南、湖北、陕西、甘肃。

宿主：牛、马、绵羊、山羊、野兔、刺猬及花鼠、环颈雉等。

10. 猛突血蜱 *Haemaphysalis montgomeryi* Nuttall，1912

分布：贵州、四川、云南、西藏。

宿主：山羊、绵羊、黄牛、马、犬、水牛、人。

11. 嗜鸟血蜱 *Haemaphysalis ornithophila* Hoogstraal *et* Kohls，1959

分布：贵州、云南、台湾、甘肃。

宿主：鸟类、黄鼬、岩羊等。

12. 雉鸡血蜱 *Haemaphysalis phasiana* Saito，Hoogstraal *et* Wassef，1974

分布：贵州、云南、福建、江西。

宿主：鸟类。

13. 越南血蜱 *Haemaphysalis vitnamensis* Hoogtraal *et* Wilson，1966

分布：贵州、云南、福建。

宿主：黄牛、水牛等。

（四）离眼蜱属 Genus *Hyalomma* Koch，1944

14. 亚东离眼蜱 *Hyalomma asiaticum kozlovi* Olenev，1931

分布：贵州、河北、山西、内蒙古、辽宁、吉林、黑龙江、山东、河南、湖北、陕西、甘肃、宁夏、新疆。

宿主：牛、马、绵羊、山羊、骆驼等。

15. 残缘离眼蜱 *Hyalomma detrium* Schulze，1919

分布：贵州、内蒙古、吉林、陕西、甘肃、宁夏、新疆。

宿主：牛、马、绵羊、山羊、骆驼、猪等。

（五）硬蜱属 Genus *Ixodes* Latreille，179

16. 粒形硬蜱 *Ixodes granulates* Supino，1897

分布：贵州、四川、云南、西藏、浙江、福建、台湾、湖北、广东。

宿主：鼠类。

17. 卵形硬蜱 *Ixodes ovatus* Neumann，1899

　　　　　=*Ixodes japonensis* Neumann，1904 日本硬蜱

　　　　　=*Ixodes taiwanensis* Sugimoto，1937 台湾硬蜱

　　　　　=*Ixodes shinchikuensis* Sugimoto，1937 新竹硬蜱

分布：贵州、四川、云南、西藏、福建、台湾、湖北、陕西、甘肃、青海。

宿主：黄牛、猪、狗、羊、人獐、针毛鼠、林麝、黑熊、犏牛、牦牛、马、羊。

18. 中华硬蜱 *Ixodes sinensis* Teng，1977

分布：贵州、云南、浙江、安徽、福建、江西、湖南。

宿主：鹿、野兔、豹、野鸡、牛、羊等。

19.　长蝠硬蜱 *Ixodes vespertilionis* Koch，1844

分布：贵州、四川、云南、山西、内蒙古、辽宁、江苏、福建、台湾。

宿主：蝙蝠。

（六）扇头蜱属 Genus *Ixodes* Koch，1844

20.　蠊形扇头蜱 *Ixodes haemaphysaloides* Supino，1897

分布：贵州、云南、西藏、江苏、浙江、安徽、福建、台湾、江西、湖北、广东、海南。

宿主：水牛、黄牛、驴、犬、猪、野猪、野兔。

21.　血红扇头蜱 *R.sanguineus*（Latreille），1806

分布：西藏（樟木）、贵州、云南、四川、河北、山西、辽宁、江苏、福建、台湾、山东、河南、广东、海南、陕西、甘肃、新疆。

宿主：犬、绵羊、山羊、牛、猫、狐、兔等。

第十二节　恙螨（真螨目）

贵州的恙螨有 2 科、10 属、17 种。

一、恙螨科 Family TROMBICULIDAE（Ewing，1929）Ewing，1944
无前恙螨亚科 Subfamily WAKCHIINAW Ewing，1946
=GAHRLIEPIINAE Womersley，1952

（一）无前恙螨属 Genus *Walchia* Ewing，1931

（无前螨亚属 Subgenus *Walchia* Ewing，1931）

1.　中华无前恙螨 *Walchia*（*Walchia*）*chinensis*（Chen *et* Hsu，1955）

分布：贵州、江苏、浙江、安徽、福建、江西、湖北、湖南、广东、广西、云南。

宿主：黑家鼠、褐家鼠、黄胸鼠、针毛鼠、社鼠、黄毛鼠、大足鼠、斯氏家鼠、棒尾鼩鼱、锡金小家鼠、黑线姬鼠、板齿鼠、趋泽绒鼠、黑腹绒鼠、小龙麝鼩，臭鼩等。

2.　新华无前恙螨 *Walchia*（*Walchia*）*neosinensis*（Hsu *et* Wen，1956）

分布：贵州、江苏、浙江。

宿主：鼠、黄毛鼠、黑线姬鼠。

3.　贫毛无前恙螨 *Walchia*（*Walchia*）*oligosetosa*（Chen *et* Hsu，1955）

　　　　　　=*Gahrliepia*（*Walchia*）*chinensisvar.oligosetosa*

分布：贵州、福建、广东、云南。

宿主：黑家鼠、褐家鼠、黄胸鼠、社鼠、黄毛鼠、针毛鼠、斯氏家鼠、锡金小家鼠等。

4. 太平洋无前恙螨 *Walchia*（*Walchia*）*pacifica*（Chen *et* Hsu，1955）

分布：贵州、四川、上海、江苏、浙江、安徽、福建、江西、山东、湖南、广东、广西。

宿主：黑家鼠、褐家鼠、黄胸鼠、社鼠、黄毛鼠、针毛鼠、斯氏家鼠、海南家鼠、大足鼠、黑线姬鼠、大仓鼠、板齿鼠、黑腹姬鼠。

5. 似太平洋无前恙螨 *Walchia*（*Walchia*）*parapacifica*（Chen *et al.*，1956）

分布：贵州、浙江、安徽、福建、江西、湖南、广东、广西。

宿主：褐家鼠、黄胸鼠、社鼠、黄毛鼠、针毛鼠、大足鼠、小家鼠、黑线姬鼠、大仓鼠、板齿鼠、黑腹姬鼠、灰麝鼩。

（二）甲逦恙螨属 Genus *Gahrliepia* Oudemans，1912

（甲拖恙螨亚属 Subgenus *Gateria* Ewing，1938）

6. 江西甲逦恙螨 *Gahrlicpia*（*Gateria*）*kiangsiensis* Hsu *et al.*，1965

分布：贵州、浙江、安徽、江西、山东。

宿主：褐家鼠、黄胸鼠、黄毛鼠、社鼠、针毛鼠、黑线姬鼠。

7. 射点甲逦恙螨 *Gahrliepia*（*Gateria*）*radiopunctata* Hsu *et al.*，1965，comb.n.

分布：贵州、安徽。

宿主：黑线姬鼠。

8. 羊城甲逦恙螨 *Gahrliepia*（*Gateria*）*yangchenensis* Chen *et* Hsu，1957

分布：贵州（绥阳）、福建、广东、广西、香港。

宿主：家鼠、海南家鼠、褐家鼠、黄胸鼠、黄毛鼠、社鼠、雷琼社鼠、斯氏家鼠、大足鼠、小家鼠、黑线姬鼠、板齿鼠、臭鼩、小白鼠。

（三）棒六恙螨属 Genus *Schoengastilla* Hirst，1915

9. 拟社棒六恙螨 *Schoengastilla paraconfuciana* Wang *et* Ku，1980

分布：贵州。

宿主：针毛鼠、锡金小家鼠、黑毛鼠。

恙螨亚科 Subfamily TROMBICULINAE Ewing，1929

（四）纤恙螨属 Genus *Leptotrombidium*（Nagayo *et al.*，1916）

（纤恙螨亚属 Subgenus *Leptotrombidium* Nagayo *et al.*，1916）

10. 德利纤恙螨（地里纤恙螨、地里恙虫）*Leptotrombidium*（*L.*）*deliensedeliense*（Walch，1922）

分布：贵州、上海、浙江、福建、湖南、广东、广西、四川、贵州、云南、陕西、台湾、香港。

宿主:家鼠、海南家鼠、黑家鼠、褐家鼠、黄胸鼠、社鼠、黄毛鼠、针毛鼠、青毛鼠、大足鼠、斯氏家鼠、小泡家鼠、小家鼠、棒尾鼷鼠、黑线姬鼠、高山姬鼠、花松鼠、赤腹松鼠、长吻松鼠、红脸长吻鼠松、岩松鼠、大绒鼠、趋泽绒鼠、板齿鼠、臭鼩、灰麝鼩、大麝鼩、麝鼩、小毛猬、树鼩、沙獾、伏翼蝠、中菊蝠、中蹄蝠;家鸡、黑脸噪鹛、灰树鹊、鹊鸲、麻雀;人。

11. 副须纤恙螨 *Leptotrombidium*(*L.*)*parapalpale*(Womersley,1952)

分布:贵州。

宿主:珀氏长吻松鼠。

(五)囊棒螨属 Genus *Ascoschoengastia* Ewing,1946

12. 印度囊棒螨 *Ascoschoengastia indica*(Hirst,1915)

分布:贵州、上海、浙江、福建、广东、广西、云南、陕西、香港。

宿主:黑家鼠、海南家鼠、褐家鼠、黄胸鼠、大足鼠、白腹巨鼠、小泡巨鼠、黑尾鼠、缅鼠、赤腹丽松鼠、树鼩、普通伏翼蝠、山拟啄木鸟。

(六)犹恙螨属(真恙螨属) Genus *Eutrombicula* Ewing,1938

13. 危鸡犹恙螨(危鸡真恙螨) *Eutrombicula wichmanni*(Oudemans,1905)

　　　　　　　　　　=*Trombicula*(*Eutrombicula*)*wichmannni*

　　　　　　　　　　Tinghuensis Liang *et al.*,1957

分布:广东、广西、云南、台湾。

宿主:家鼠、褐家鼠、黄胸鼠、黄毛鼠、板齿鼠、家犬、家猫、家鸡、普通秧鸡、海南珠颈斑鸠、鹊鸲、鹩哥、蜥蜴;人。

(七)蜥恙螨属 Genus *Siseca* Audy,1956

14. 溪蟹蜥恙螨 *Siseca xixie* Wen *et* Xiang,1984

分布:云南(勐腊)。

宿主:弯肢溪蟹。

(八)东洋恙螨属 Genus *Dongyangsha* Wen,1984

15. 穴居东洋恙螨 *Dongyangsha caveacola*(Wang *et* Ku,1979)

分布:贵州、湖南。

宿主:小泡巨鼠。

16. 枪棒东洋恙螨 *Dongyangsha hastoclava*(Yu *et al.*,1979)

分布:云南。

宿主:黄胸鼠、高山姬鼠、侧纹岩松鼠。

（九）合轮恙螨属 Genus *Helenicula*（Audy，1953）

=*Globularoschoengastia* Chen *et* Hsu，1955

17．西盟合轮恙螨 *Helenicula simena*（Hsu *et* Chen，1957）

分布：贵州、广东、广西、云南。

宿主：褐家鼠、黄胸鼠、社鼠、针毛鼠、斯氏家鼠、大足鼠、棒尾鼩鼱、锡金小家鼠、高山姬鼠、小耳林姬鼠、林姬鼠、大绒鼠、树鼩。

（十）新棒恙螨属 Genus *Neoschoengastia* Ewing，1929

（新棒恙螨亚属 Subgenus *Neoschoengastia* Ewing，1929）

18．鸡新棒恙螨 *Neoschoengastia*（*Neoschoengastia*）*gallinarum*（Hatori，1920）

分布：贵州、河北、辽宁、上海、江苏、浙江、安徽、福建、江西、山东、河南、湖北、湖南、广东、广西、四川、云南、西藏、陕西、台湾、香港。

宿主：家鸡、环颈雉、吐绶鸡、白腹锦鸡、白鹇、绿孔雀、鹧鸪、珠颈斑鸠、灰斑鸠、喜鹊、大嘴乌鸦、河乌、华南小鸦鹃、小杜鹃、麻雀、台麻雀、琉麻雀、日本小翠鸟、林夜莺、日本小翠鸟、家鸭、家鹅、欧兔。

（十一）翼手恙螨属 Genus *Chiroptella* Vercammen-Grandjean，1960

（翼手恙螨亚属 Subgenus *Chiroptella* Vercammen-Grandjean，1960）

19．小蝠翼手恙螨 *Chiroptella*（*Chiroptella*）*pipistrella*（Chen *et* Hus，1963）

=*Trombicula*（*Leptotrombidium*）*pipistrella*

分布：贵州、江苏、山东、广东、云南。

宿主：大蹄蝠、中蹄蝠、马铁菊蝠、普通伏翼蝠。

二、列恙螨科 Family LEEUWENHOEKIIDAE（Womersley，1944）
列恙螨亚科 Subfamily LEEUWENHOEKIINAE Womersley，1944

（十二）滑盾恙螨属 Genus *Whartonia* Ewing，1944

20．沛满华盾恙螨 *Whartonia prima* Schluger *et al.*，1959

=*Whartonia mapaensis* Chen *et* Hsu，1959

=*Whartonia iwasakii* Miyazaki *et al.*，1959

分布：贵州、广东、台湾。

宿主：中蹄蝠、大蹄蝠。

第十三节　革螨（寄螨目：革螨股）

贵州的革螨有 4 科、21 属、60 种。

一、厉螨科 Family LAELAPTIDAE
厉螨亚科 Subfamily LAELAPTINAE

（一）地厉螨属 Genus *Dipolaelaps* Zemakaya *et* Piontkovskaya，1960

1.　短尾鼩地厉螨 *Dipolaelaps anourosorecis*（Gu *et* Wang）

分布：贵州、四川、陕西。

宿主：四川短尾鼩、川西长尾鼩。

2.　水鼩地厉螨 *Dipolaelaps chimmarogalis* Gu，1983

分布：贵州、云南。

宿主：水麝鼩、白腹麝鼩、蹼麝鼩。

3.　江口地厉螨 *Dipolaelaps jiangkouensis* Gu，1985

分布：贵州。

宿主：社鼠。

（二）血厉螨属 Genus *Haemolaelaps* Berles，1910e

4.　矛舍血厉螨 *Haemolaelaps casalis* Berlese，1887

分布：贵州、四川（南充、涪陵、自贡、郫县）、云南、西藏及全国。

宿主：黄毛鼠、针毛鼠、社鼠、褐家鼠、黄胸鼠、小家鼠、黑尾鼠、黑线姬鼠、隐纹花松鼠、家燕等鸟类，也生活于鸡窝、草堆、稻谷、大麦、小麦、白糖等处。

5.　册亨血厉螨 *Haemolaelaps cehengensis* Gu，1983

分布：贵州。

宿主：红白鼯鼠。

6.　中华血厉螨 *Haemolaelaps chinensis* Wang，1963

分布：贵州、福建。

寄主：黄毛鼠、黑线姬鼠。

7.　格氏血厉螨 *Haemolaelaps glasgowi* Ewing，1925

分布：贵州、四川（南充、若尔盖、马尔康、西昌、合川、广安）、云南、西藏及全国。

宿主：黑线姬鼠、黄胸鼠、褐家鼠、黄毛鼠、黑线仓鼠、麝鼩、子午沙鼠、长爪沙鼠、长尾仓鼠、大耳姬鼠、根田鼠、小家鼠、高山姬鼠、四川短尾鼩等。

8.　小腹血厉螨 *Haemolaelaps minutiventralis* Gu，1983

分布：贵州。

宿主：红白鼯鼠。

9．东方血厉螨 *Haemolaelaps orientalis* Teng *et* Pan，1964

分布：贵州、云南。

宿主：树鼩、隐纹花松鼠、长吻松鼠、毛猬、黄毛鼠等。

10．鼯鼠血厉螨 *Haemolaelaps petauristae* Gu *et* Wang，1980

分布：贵州、广西。

宿主：大鼯鼠、锡金小鼠。

11．前孔血厉螨 *Haemolaelaps praeporus* Gu *et* Wang，1981

分布：贵州（榕江）。

寄主：黄毛鼠。

（三）厉螨属 Genus *Laelaps* Koch，1836

12．阿尔吉利厉螨 *Laelaps algericus* Hirst，1925

分布：贵州、云南、山西、辽宁、福建、宁夏、新疆。

宿主：小家鼠、锡金小家鼠、黄胸鼠、大林姬鼠。

13．金氏厉螨 *Laelaps chini* Wang *et* Li，1965

分布：贵州、云南（大理、梁河、弥渡、碧江、泸水、西盟、云龙、盈江、贡山）、四川、青海。

宿主：黄胸鼠、越泽绒鼠、高山姬鼠、锡金小鼠、西南绒鼠、西南鼩青。

14．毒厉螨 *Laelaps echidninus* Berlese，1887

分布：贵州、四川、云南、西藏及全国。

宿主：黄毛鼠、针毛鼠、褐家鼠、黄胸鼠、社鼠、青毛鼠、小泡巨鼠、小家鼠、黑线姬鼠等。

15．贵州厉螨 *Laelaps guizhouensis* Gu *et* Wang，1981

分布：贵州、云南。

寄主：锡金小家鼠、巢鼠、嘿尾鼠、褐家鼠、大林姬鼠。

16．耶氏厉螨 *Laelaps jettmaris* Vitzthum，1930

分布：贵州、四川（南充、马尔康、丹巴、巫山、木里、若尔盖、合川、灌县、广安、南江）、河北、山西、内蒙古、辽宁、吉林、黑龙江、江苏、安徽、福建、台湾、湖北、湖南、广东、青海、宁夏。

宿主：黑线姬鼠、大林姬鼠、奇氏姬鼠、大耳姬鼠、黄胸鼠、小家鼠、锡金小鼠、巢鼠、黑腹绒鼠、沼泽田鼠、莫氏田鼠、松田鼠、长尾仓鼠、喜马拉雅旱獭等。

17．柳氏厉螨 *Laelaps liui* Wang *et* Li，1965

分布：贵州、福建、广东。

寄主：青毛鼠。

18.　巢鼠厉螨 *Laelaps micromydis* Zachvatkin，1948

分布：贵州、云南（泸水）、黑龙江、吉林。

宿主：巢鼠、小家鼠、黑线姬鼠、普通田鼠。

19.　纳氏厉螨 *Laelaps nutalli* Hirst，1915

分布：贵州、四川（南充、南部、木里、广安）、云南、吉林、黑龙江、江苏、福建、台湾、湖北、湖南、广东、香港、广西、海南等。

宿主：褐家鼠、黄毛鼠、黄胸鼠、社鼠、大足鼠、小家鼠、锡金小鼠、黑线姬鼠、齐氏姬鼠、大林姬鼠、拟家鼠、黑家鼠、黑尾鼠、臭鼩、黄腹鼬等。

20.　贫毛厉螨 *Laelaps paucisetosetosa* Gu *et* Wang，1981

分布：贵州。

宿主：锡金小家鼠、齐氏姬鼠、小家鼠、巢鼠等。

21.　太原厉螨 *Laelaps taingueni* Grochovskaya *et* Nguyen-Xuan-Hoe，1961

分布：贵州、云南、福建、广东。

宿主：小家鼠、黄毛鼠、黄胸鼠、褐家鼠。

22.　土尔克厉螨 *Laelaps turkestanicus* Lange，1955

分布：贵州、四川（南部、马尔康、黑水、若尔盖）、云南、河北、江苏、福建、台湾、湖南、广东、广西、海南。

宿主：白腹巨鼠、大耳姬鼠、高山姬鼠、针毛鼠、褐家鼠、黄毛鼠、社鼠、大足鼠、黑线姬鼠、齐氏姬鼠、林姬鼠、鼩鼱、乌鸦等。

23.　兴义厉螨 *Laelaps xingyiensis* Gu *et* Wang，1981

分布：贵州、云南。

寄主：锡金小家鼠、齐氏姬鼠、巢鼠、褐家鼠、大林姬鼠。

（四）鼹厉螨属 Genus *Oryctolaelaps* Lange，1953

24.　比氏鼹厉螨 *Oryctolaelaps bibikovae* Lange，1955

分布：贵州、四川、河北、辽宁、吉林、台湾、湖南、广东、海南、广西。

宿主：缺齿鼹、海南鼹鼠、麝鼹、鼢鼠、褐家鼠。

（五）竹厉螨属 Genus *Rhyzolaelaps* Bregetova *et* Grokhovskaya，1961

25.　罗甸竹厉螨 *Rhyzolaelaps lodianensis* Gu *et* Wang，1979

分布：贵州。

宿主：白花竹鼠。

（六）华厉螨属 Genus *Sinolaelaps* Gu *et* Wang，1979

26. 猪尾华厉螨 *Sinolaelaps typhlomydis* Gu *et* Wang，1979

分布：贵州。

宿主：猪尾鼠沙巴亚种。

（七）毛厉螨属 Genus *Tricholaelaps* Vitzthum，1926

27. 鼠颚毛厉螨 *Tricholaelaps myonyssognathus*（Grochovskaya *et* Nguen-Xuan-Hoe 1961）

分布：贵州、四川、云南、福建、台湾、湖北、湖南、广东。

宿主：黑线姬鼠、大足鼠、褐家鼠、四川短尾鼩、黄胸鼠、板齿鼠、白腹巨鼠、灰麝鼩、黄毛鼠、针毛鼠、臭鼩。

28. 猪尾鼠毛厉螨 *Tricholaelaps typhlomydis* Gu *et* Shen，1981

分布：贵州。

宿主：猪尾鼠。

（八）疣厉螨属 Genus *Tylolaelaps* Gu *et* Wang，1979

29. 竹鼠疣厉螨 *Tylolaelaps rhizomydis* Gu *et* Wang，1979

分布：贵州。

寄主：白花竹鼠。

血革螨亚科 Subfamily HAEMOGAMASINAE

（九）血革螨属 Genus *Haemogamasus* Berlese，1889

30. 达呼尔血革螨 *Haemogamasus dauricus* Bregetova，1950

分布：贵州、四川（若尔盖）、云南、吉林、青海。

宿主：褐家鼠、红背鮃、东北鼢鼠、草原鼢鼠。

31. 山区血革螨 *Haemogamasus monticola* Wang *et* Li，1965

分布：贵州、四川（黑水、叙永、合川）、云南、福建、湖南。

宿主：褐家鼠、黑线姬鼠、黄毛鼠、针毛鼠、社鼠、大足鼠、黄胸鼠、小林姬鼠、黑腹绒鼠、西南绒鼠、猪尾鼠、松田鼠、四川短尾鼩、树鼩。

32. 巢栖血革螨 *Haemogamasus nidi* Michael，1892

分布：贵州、四川（黑水、若尔盖）、吉林。

宿主：棕背鮃、绒鼠。

33. 巢仿血革螨 *Haemogamasus nidiformis* Bperetoba，1956

分布：贵州、云南、吉林、青海、新疆。

宿主：棕背鮃、根田鼠、松田鼠、高原鼢鼠、间颅鼠兔、香鼬。

34. 橄形血革螨 *Haemogamasus oliviformis* Teng *et* Pan

分布：贵州、云南（剑川、大理、中甸、云龙）、四川、青海。

宿主：大足鼠、白腹鼠、高山姬鼠、大绒鼠、四川短尾鼩、小林姬鼠、褐家鼠、黑线姬鼠、大耳姬鼠。

35. 四川血革螨 *Haemogamasus szechuanensis* Chang，1973

分布：四川、贵州。

宿主：田鼠、针毛鼠。

（十）真厉螨属 Genus *Eulaelaps* Berlese，1903

36. 东方真厉螨 *Eulaelaps dongfangis* Wen，1976

分布：贵州、云南、安徽、黑龙江、吉林、辽宁、河北、山西、山东、河南。

宿主：黑线姬鼠、黑线仓鼠、背纹仓鼠、灰仓鼠、大仓鼠、东北鼢鼠、褐家鼠、田鼠、花鼠。

37. 松鼠真厉螨 *Eulaelaps dremomydis* Gu *et* Wang，1976

分布：贵州、云南（景东）。

宿主：红颊长吻松鼠、珀氏长吻松鼠、岩松鼠、赤腹松鼠。

38. 厩真厉螨 *Eulaelaps stabularis*（Koch，1836）

分布：四川、贵州、云南、西藏等全国。

宿主：黄毛鼠、黄胸鼠、社鼠、褐家鼠、小家鼠、黑线姬鼠、大林姬鼠、黑线仓鼠、长尾仓鼠、背纹仓鼠、大仓鼠、东方田鼠、花鼠等。

赫刺螨亚科 Subfamily HIRSTIONGSSINAE Evans *et* Till

（十一）赫刺螨属 Genus *Hirstionyssus* Fonseca，1848

39. 哈氏赫刺螨 *Hirstionyssus hatsukoae* Strandtmann，1967

分布：贵州、台湾。

宿主：鼬獾。

40. 鼩鼱赫刺螨 *Hirstionyssus sunci* Wang，1962

分布：贵州、四川（马尔康、营山）、云南、河北、辽宁、黑龙江、浙江、福建、台湾、广东、广西、海南。

宿主：白腹巨鼠、褐家鼠、臭鼩、灰麝鼩、施氏屋顶鼠、黄胸鼠、社鼠、大足鼠、小家鼠、锡金小鼠、巢鼠、黑线姬鼠、大仓鼠、黑线仓鼠、林姬鼠、大林姬鼠、大耳姬鼠。

下盾螨亚科 Subfamily HYPOASPIDINAE Vitzthum

（十二）下盾螨属 Genus *Hypoaspis* Canestrini，1885

41. 黔下盾螨 *Hypoaspis chianensis* Gu，1990

分布：贵州（兴义）、云南。

宿主：锡金小家鼠。

42. 溜下盾螨 *Hypoaspis lubrica* Voigts *et* Oudemans，1904

分布：贵州、四川、云南。

宿主：黑线仓鼠、黑线姬鼠、东方田鼠、子午沙鼠、达乌尔黄鼠。

43. 巴氏下盾螨 *Hypoaspis pavlovskii* Bregetova，1956

分布：贵州、四川、黑龙江、吉林、辽宁、内蒙古、河北、山西、青海、江苏、福建。

宿主：黑线仓鼠、大仓鼠、大林姬鼠、社鼠、背纹毛蹠鼠、达乌尔黄鼠、长尾仓鼠。

二、巨刺螨科 Family MACRONYSSIDAE

（十三）巨刺螨属 Genus *Macronyssus* Kolenati，1858

44. 黄巨刺螨 *Macronyssus flavus* Kolenati，1856

分布：贵州。

宿主：山蝠。

45. 异棘巨刺螨 *Macronyssus miraspinosus* Gu *et* Wang，1985

分布：贵州。

宿主：大鼠耳蝠华南亚种。

46. 织金巨刺螨 *Macronyssus zhijinensis* Gu *et* Wang，1985

分布：贵州。

宿主：长翼南蝠。

（十四）浆刺螨属 Genus *Ichoronyssus* Kolenati，1858

47. 盾板浆刺螨 *Ichoronyssus scutatus* Kolenati，1858

分布：贵州。

宿主：大鼠耳蝠等蝙蝠体。

（十五）禽刺螨属 Genus *Ornithonyssus* Sambon，1928

48. 柏氏禽刺螨 *Ornithonyssus bacoti* Hirst，1913

分布：贵州、四川（南充、南部、米易）、重庆、云南、西藏及全国。

宿主：黑线姬鼠、褐家鼠、黄胸鼠、小家鼠等。

49. 囊禽刺螨 *Ornithonyssus bursa*（Berlese，1888）

分布：贵州、四川、重庆、云南及全国。

宿主：家鸽、家鸡等。

（十六）肪刺螨属 Genus *Steatonyssus* Kolenati，1858

50. 大连肪刺螨 *Steatonyssus dalianensis* Li，1965

分布：贵州、辽宁。

宿主：普通伏翼、长翼南蝠。

51. 长刺肪刺螨 *Steatonyssus longisoinosus* Wang，1963

分布：贵州（贵阳）、福建、上海。

宿主：普通伏翼、双色蹄蝠、蝙蝠。

52. 山蝠肪刺螨 *Steatonyssus nyctali* Gu *et* Wang，1982

分布：贵州。

宿主：山蝠。

三、蝠螨科 Family SPINTUNICIDAE

（十七）埃螨属 Genus *Eyndhovenia* Rudnick，1960

53. 宽埃螨 *Eyndhovenia euryalis*（Canestrini，1884）

分布：贵州、福建。

宿主：鲁氏菊头蝠、蹄蝠。

（十八）蝠螨属 Genus *Spinturnixvon* Heyden，1826

54. 短毛蝠螨 *Spinturnix brevisetosus* Gu *et* Wang，1984

分布：贵州。

宿主：蝙蝠。

55. 鼠耳蝠螨 *Spinturnix myoti* Kolenati，1856

分布：贵州。

宿主：大鼠耳蝠华南亚种。

56. 中华蝠螨 *Spinturnix sinicus* Gu *et* Wang，1984

分布：贵州（织金）。

宿主：长翼南蝠。

（十九）裂螨属 Genus *Meristaspis* Kolenati，1857

57. 侧裂螨 *Meristaspis lateralis* Kolenati，1856

分布：贵州、云南、河北。

宿主：棕果蝠、大黄蝠。

（二十）拟若螨属 Genus *Paraperiglischrus* Rudnick，1960

58. 菊头蝠拟弱螨 *Paraperiglischrus rhinolophinus*（C.L.Koch，1841）

分布：云南（普洱）、贵州、福建。

宿主：鲁氏菊头蝠、马铁菊头蝠。

59. 蹄蝠拟弱螨 *Paraperiglischrus hipposideros* Baker *et* Delfinado，1964

分布：贵州。

宿主：蹄蝠。

四、瓦螨科 Family VARROIDAE Delfinado *et* Baker，1974

（二十一）瓦螨属 Genus *Varroa* Oudemans，1904

60. 大蜂螨 *Varroa jacobsoni* Oudemans，1904

分布：多数地区均有。

宿主：中华蜜蜂、意大利蜂。

第十四节　蚂蟥（环节动物门：蛭纲）

贵州的蚂蟥有 4 科、9 属、13 种。

真蛭亚纲 EUHIRUDINEA Lukin，1956

吻蛭目 RHYNCHOBDELLIDA Blanchard，1894

一、舌蛭科 Family GLOSSIPHOIIDAE Vaillant，1890

（一）舌蛭属 Genus *Glossiphonia* Johnson，1816

1. 宽身舌蛭 *Glossiphonia lata* Oka，1910

别名：宽身扁蛭、宽扁蛭、阔节吻蛭、阔身舌蛭。

分布：贵州、四川、云南、西藏。

2. 淡色舌蛭 *Glossiphonia weberi* Blanchard，1897

别名：魏柏氏扁蛭、苇氏扁蛭、川扁蛭。

分布：贵州、四川、云南。

（二）蛙蛭属 Genus *Batracobdella* Viguier，1879

3. 蚌蛙蛭 *Batracobdella kasmiana*（Oka，1910）

别名：喀什米亚拟扁蛭、喀什米吻蛭、蚌蛭。

分布：贵州、四川、云南。

（三）拟扁蛭属 Genus *Hemiclrpsis* Vejdovsky，1884

4. 缘拟扁蛭 *Hemiclrpsis marginata*（O.F.Muller，1774）

别名：鲤蛭、鳖蛭。

分布：贵州、西藏。

无吻蛭目 ARHYNCHOBDELLIDA Blanchard，1894
医蛭形亚目 HIRUDINIFORMES Caballero，1952

二、医蛭科 Family HIRUDINIDAE Whitman，1886

（四）医蛭属 Genus *Hirudo* Linnaeus，1758

5. 日本医蛭 *Hirudo nipponia* Whitman，1886

别名：日本医水蛭、水蛭、稻田医蛭。

分布：贵州、四川、云南、西藏。

（五）鼻蛭属 Genus *Dinobdella* Moore，1927

6. 鼻蛭 *Dinobdella ferox*（Blanchard，1896）

分布：贵州、云南。

三、黄蛭科 Family HAEMOPIDAE Sawyer，1986

（六）金线蛭属 Genus *Whitmania* Blanchard，1888

7. 宽体金线蛭 *Whitmania pigra*（Whitman，1884）

别名：马蛭、宽身金线蛭、宽身蚂蝗。

分布：贵州。

8. 光润金线蛭 *Whitmania laevis*（Baird，1869）

别名：金线蛭。

分布：贵州、云南、四川。

9. 尖细金线蛭 *Whitmania acranulata*（Whitman，1886）

别名：茶色蛭、尖细黄蛭、秀丽黄蛭、秀丽金线蛭。

分布：贵州、四川。

（七）红蛭属 Genus *Dina* Blanchard，1892

10. 条纹红蛭 *Dina lineata*（O.F.Muller，1774）

别名：带状石蛭、条纹石蛭。

分布：贵州。

（八）穆尔蛭属 Genus *Mooreobdella* Pawlowski，1955

11. 双四穆尔蛭 *Mooreobdella quaternaria*（Moore，1930）

别名：双四毛尔石蛭、双四红蛭。

分布：贵州。

石蛭形亚目 ERPOBDELLIFORMES Sawyer，1986

四、沙蛭科 Family SALIFIDAE Johansson，1910

（九）巴蛭属 Genus *Barbronia* Johansson，1918

12. 巴蛭 *Barbronia weberi*（Blanchard，1897）

别名：韦氏白勃石蛭。

分布：贵州、四川、云南、西藏。

13. 齿蛭 *Odontobdella blanchardi*（Oka，1910）

别名：勃氏齿蛭。

分布：贵州、四川。

第十五节　啮齿动物（啮齿目 RODENTIA）

贵州的啮齿动物有 8 科、18 属、38 种及亚种。

一、仓鼠科 Family CRICETIDAE
田鼠亚科 Subfamily MICROTINAE Miller，1906

（一）田鼠属 Genus *Microtus* Schrank，1798

1. 东方田鼠长江亚种 *Microtus fortis calamorum* Thomas，1902

分布：贵州省（阳县、黎平县、贵定县、尤里县）。

（二）麝鼠属 Genus *Ondatra* Linnaeus，1776

2. 麝鼠 *Ondatra zibethica*（Linnaeus，1758）

分布：贵州、云南、河北、内蒙古、辽宁、江苏、湖北、陕西、宁夏、青海、新疆。

（三）绒鼠属 Genus *Eothenomys* Miller，1896

3．滇绒鼠 *Eothenomys eleusis*（Thomas，1911）

别名：趋泽绒鼠。

分布：贵州、云南、四川。

4．滇绒鼠湖北亚种 *Eothenomys eleusis aurora*（Allen，1912）

分布：贵州（贵阳、绥阳、梵净山、雷山、安龙）、四川。

5．黑腹绒鼠 *Eothenomys melanogaster*（Milne-Edwards，1871）

分布：贵州、西藏、安徽、浙江、江西、福建、台湾、湖北、广东、宁夏、甘肃、四川、云南。

栖息：常绿阔叶林带、针叶林。

6．黑腹绒鼠福建亚种 *Eothentomys melanogaster colurnus*（Thomas，1911）

分布：贵州（雷山、江口）、四川。

7．克钦绒鼠 *Eothenomys cachinus*（Thomas，1921）

别名：绒鼠、小老鼠。

分布：贵州（绥阳）、四川、云南。

二、豪猪科 Family HYSTRICIDAE

（四）豪猪属 Genus *Hystrix* Linnaeus，1758

8．豪猪 *Hystrix hodgsoni* Gray，1847

分布：贵州、西藏（聂拉木）、江苏、安徽、浙江、江西、福建、湖北、湖南、广东、广西、陕西、甘肃、四川、云南。

栖息：常绿阔叶林带、杂草和箭竹丛中。

三、鼠科 Family MURIDAE

（五）板齿鼠属 Genus *Bandicota* Gray，1873

9．板齿鼠 *Bandicota indica*（Bechstein，1800）

分布：贵州、四川、云南、江西、福建、台湾、广东、广西。

（六）鼠属 Genus *Rattus* Fischer，1803

10．青毛巨鼠 *Rattus bowersi* Anderson，1879

分布：贵州、西藏、安徽、浙江、江西、福建、湖南、广东、广西、四川、云南。

栖息：针叶林、针阔混交林。

11. 白腹鼠 *Rattus coxigi andersoni* Thomas，1911

分布：贵州、西藏、浙江、江西、福建、台湾、广东、陕西、甘肃、青海、四川、云南。

栖息：常绿阔叶林、针叶林、林中倒木及河溪旁的灌丛石堆中。

12. 白腹巨鼠 *Rattus edwardsi edwardsi* Thomas，1882

分布：贵州、西藏、浙江、江西、福建、广东、陕西、甘肃、青海、四川、云南。

栖息：针阔混交林、灌丛。

13. 黄胸鼠 *Rattus flavipectus*（Milne-Edwards，1871）（图片见云南黄胸鼠）

分布：贵州、西藏、江苏、安徽、浙江、江西、福建、河南、湖北、湖南、广东、广西、四川、云南。

栖息：房屋顶天花板上、仓库、灶房畜厩及柴堆、农田。

14. 针毛鼠 *Rattus fulvescins*（Gray，1847）

分布：贵州、西藏、安徽、浙江、江西、福建、湖南、广东、广西、四川、云南。

栖息：针叶林、针阔混交林。

15. 大足鼠 *Rattus nitidus*（Hodgson，1845）

分布：贵州、西藏、江苏、安徽、浙江、江西、福建、湖南、广东、广西、四川、云南。

16. 社鼠 *Rattus niviventer*（Hodgson，1836）

分布：贵州、西藏、河北、山西、内蒙古、山东、江苏、安徽、浙江、江西、福建、湖南、广东、广西、四川、云南。

栖息：常绿针阔混交林、针叶林、灌木丛。

17. 褐家鼠 *Rattus norvegicus*（Berkenhout，1769）

分布：贵州及全国其他省份。

栖息：仓库、住房、耕地。

18. 拟家鼠 *Rattus rattoides*（Hodgson，1845）

分布：贵州、西藏、安徽、浙江、江西、福建、湖南、广东、广西、四川、云南。

19. 屋顶鼠 *Rattus rattus*（Linnaeus，1758）

分布：贵州、西藏、辽宁、山东、江苏、安徽、浙江、江西、福建、湖南、广东、广西、云南。

栖息：住房、仓库、灌木丛。

（七）小家鼠属 Genus *Mus* Linnaeus，1758

20. 丛林鼠 *Mus famulus* Bonhote，1898

分布：贵州、四川、云南、广西。

21. 小家鼠 *Mus musculus bactrianus* Blyth，1846

分布：贵州及全国其他省份。

栖息：房屋、农田、草堆、仓库。

（八）姬鼠属 Genus *Apodamus* Kaup，1829

22．黑线姬鼠 *Apodamus agrarius*（Palls，1771）

分布：贵州及全国（除青海、新疆外）其他省份。

栖息：灌木丛。

23．高山姬鼠 *Apodamus chevrieri*（Milne-Edwards，1868）

分布：贵州、四川、云南、湖北、陕西、甘肃。

（九）巢鼠属 Genus *Micromys* Rehne，1841

24．巢鼠 *Micromys minutus*（Pallas，1771）

分布：贵州、西藏、河北、山西、内蒙古、黑龙江、吉林、辽宁、江苏、安徽、浙江、江西、福建、台湾、湖北、湖南、广东、陕西、新疆、四川、云南。

栖息：针叶林、阔叶林、灌木丛草甸、草丛。

四、鼯鼠科 Family PETAURISTIDAE

（十）毛耳飞鼠属 Genus *Belomys* Thomas，1908

25．毛耳飞鼠 *Belomys pearsoni*（Gray，1842）

分布：贵州、四川、云南、福建、台湾、河南、广东、广西。

（十一）鼯鼠属 Genus *Petaurista* Link，1795

26．红白鼯鼠 *Petaurista alborufus*（Milne-Edwards，1870）

分布：贵州、四川、云南、福建、台湾、湖北、广西、陕西。

五、猪尾鼠科 Family PLATACANTHOMYIDAE

（十二）猪尾鼠属 Genus *Typhlomys* Milne-Edwards，1877

27．猪尾鼠 *Typhlomys cinereus* Milne-Edwards，1877

分布：贵州、福建、广西。

六、竹鼠科 Family RHIZOMYIDAE

（十三）竹鼠属 Genus *Rhizomys* Gray，1831

28．银星竹鼠 *Rhizomys pruinosus* Blyth，1851

分布：贵州、云南、安徽、江西、福建、广东、广西。

29. 中华竹鼠 *Rhizomys sinensis* Gray，1831

分布：贵州、四川、云南、江西、福建、湖北、广东、广西、陕西、甘肃、浙江。

七、松鼠科 Family SCIURIDAE

（十四）丽松鼠属 Genus *Callosciurus* Gray，1867

30. 赤腹松鼠 *Callosciurus eryfhraeus*（Pallas，1779）

分布：贵州、西藏、山西、江苏、安徽、浙江、福建、台湾、广东、广西、四川、云南。

栖息：常绿针叶林。

31. 赤腹松鼠四川亚种 *Callosciurus erythraeus bonhoti*（Wobinson *et* Wroughton，1911）

分布：贵州（赤水）、四川（万县、峨眉山、汉源）、湖北。

32. 赤腹松鼠栗色亚种 *Callosciurus erythraeus castaneoventris*（Gray，1842）

分布：贵州、四川、云南东南部、海南、广东、广西。

（十五）岩松鼠属 Genus *Sciurotamias* Miller，1901

33. 岩松鼠 *Sciurotamias davidianus*（Milne-Edwards，1867）

分布：贵州、四川、云南、河北、山西、辽宁、山东、安徽、江西、河南、湖北、陕西、甘肃。

（十六）长吻松鼠属 Genus *Dremomys* Heude，1898

34. 珀氏长吻松鼠 *Dremomys pernyi*（Milne-Edwards，1867）

分布：贵州、四川、云南、安徽、福建、台湾、湖北、广东、广西、陕西。

35. 红颊长吻松鼠 *Dremomys rufigenis*（Blanford，1878）

分布：贵州、四川、云南、福建、湖北、广东、广西。

（十七）花松鼠属 Genus *Tamiops* Allen，1906

36. 隐纹花松鼠 *T.swinhoei*（Milne-Edwards，1874）

分布：贵州、西藏、河北、山西、安徽、浙江、江西、福建、台湾、河南、湖北、湖南、陕西、甘肃、广东、广西、四川、云南。

栖息：针叶林、针阔混交林。

兔形目 LAGOMRPHA

八、兔科 Family LEPORIDAE

（十八）兔属 Genus *Lepus* Linnaeus，1758

37. 灰尾兔 *L.oiostolus* Hodgson，1840

分布：贵州、西藏、广西、甘肃、青海、新疆、四川、云南。

栖息：高原草原、高山草甸、荒漠、森林、灌木丛、农田。

38. 短耳兔 *Lepus sinensis* Gray，1832

分布：贵州、四川、云南、江苏、安徽、浙江、福建、台湾、湖北、湖南、广东、广西。

第十六节　食虫动物（食虫目）

由于作者文献资料的缺失，贵州的食虫动物仅1科、1属、2种。

鼩鼱科 Family SORICIDAE

麝鼩属 Genus *Crocidura* Wagier，1832

1. 灰麝鼩 *Crocidura attenuata* Milne-Edwards，1872

分布：贵州。

2. 疏尾麝鼩贪食亚种 *Crocidura russula vorax* G . Allen，1923

分布：贵州。

第十七节　蝙蝠 CHIROPTERA（翼手目）

贵州的蝙蝠有3科、7属、13种。

一、马蹄蝠科 Family HIPPOSIDERIDAE（Rhinolophidae）

（一）三叶蹄蝠属 Genus *Aselliscus* Tate

1. 三叶蹄蝠 *Aselliscus wheeleri*（Osgood，1871）

分布：贵州、云南。

（二）蹄蝠属 Genus *Hipposideros* Gray，1831

2. 大蹄蝠 *Hipposideros armiger armiger* Hodgson，1835

分布：贵州、云南（永德、双江、景洪、腾冲、漾濞、昆明）。

3. 中蹄蝠 *Hipposideros larvatus* Horsfield，1906

分布：贵州、云南（永德）。

4. 黄大蹄蝠 *Hipposideros patti*

分布：贵州。

二、菊头蝠科 Family RHINOPOMATIDAE

（三）菊头蝠属 Genus *Phinolophus*

5. 小菊头蝠 *Rhinolophus blythi szechuau* Anderson，1918

分布：贵州、云南（滇西）。

6. 角菊头蝠 *Phinolophus cornutus*

分布：贵州。

7. 皮氏菊头蝠 *Rhinolophus pearsoni pearsoni* Horsfield，1851

分布：贵州、云南（双江、中甸）。

8. 云南菊头蝠 *Rhinolophus yunnanensis*

分布：贵州、云南。

三、蝙蝠科 Family VESPERTILIONIDAE

（四）长翼蝠属 Genus *Miniopterus* Bonaparte

9. 普通长异蝠 *Miniopterus schreibersi*

分布：贵州。

（五）管鼻蝠属 Genus *Murina* Gray

10. 白腹管鼻蝠 *Murina leucogaster*

分布：贵州。

（六）鼠耳蝠属 Genus *Myotis* Kaup

11. 毛腿鼠耳蝠 *Myotis fimbriatus*

分布：贵州。

（七）伏翼蝠属 Genus *Pipisterellus* Kaup

12. 爪哇伏翼 *Pipisterellus javani-cus*

分布：贵州。

13. 棒茎伏翼 *Pipisterellus paterculus*

分布：贵州。

第十八节　蛇类（爬行动物）

贵州目前共有蛇 83 种，分属 5 科 34 属，占我国已知蛇种 203 种（《中国动物志 第三卷 爬行纲 有鳞目 蛇亚目》赵尔宓、黄美华、宗愉等，1998）的 40.9%，其中毒蛇 25 种，剧毒蛇 11 种。我国常见陆生 9 种剧毒蛇中，除圆斑蝰和金环蛇外，其他 7 种在贵州都有分布。2000 年 1 月至 2012 年 12 月，据已发表文献报道数据统计，贵州共发生毒蛇咬伤 724 起，46 例死亡，死亡率 6.35%；不同程度残疾 102 例，致残率 14.1%。蛇伤主要发生在遵义、铜仁和黔南地区。伤人蛇种除大部分不能鉴别蛇种外（占 89.5%），主要是烙铁头，其次是尖吻蝮蛇（五步蛇）、竹叶青、眼镜蛇、蝮蛇、银环蛇、眼镜王蛇、白头蝰（表 41-1）。

表 41-1　贵州省主要致伤蛇种比例表

蛇种	病例	构成比（%）
银环蛇	8	1.10
眼镜蛇	10	1.38
眼镜王蛇	3	0.41
竹叶青蛇	10	1.38
山烙铁头蛇	15	2.07
菜花烙铁头	9	1.24
尖吻蝮蛇	10	1.38
蝮蛇	9	1.24
白头蝰	2	0.28
不明蛇	648	89.50
合计	724	100.00

现就贵州省主要毒蛇种类及分布情况简述如下：

一、盲蛇科 Family TYPHLOPIDAE

（一）钩盲蛇属 Genus *Ramphotyphlops* Fitzinger，1843

1. 钩盲蛇 *Ramphotyphlops braminus*（Daudin，1803）

分布：贵州（兴义、榕江）、云南（孟连、勐阿、勐养、河口）、重庆、四川（南充）、浙江（常山）、福建（福州、南平、邵武、闽清、福安、霞浦、漳州、龙岩、云霄、龙海）、台湾、江西（南康、寻乌）、湖北（宜昌）、广西（龙津）、广东（广州）、海南（三亚）、香港。

二、蟒科 Family BOIDAE

（二）蟒属 Genus *Python* Daudin，1803
2. 蟒蛇 *Python molurus bivittatus* Kuhl，1820

分布：贵州（紫云、望谟、罗甸）、四川（青川、内江）、云南（橄榄坝、景洪、陇川、盈江、勐养、孟连、勐腊、绿春、河口）、福建（诏安、云霄、漳浦、南靖、漳平、龙岩、永安、大田、永泰、闽侯、闽清、古田、南平）、海南（海口）、广西（龙津、大瑶山）。

三、游蛇科 Family COLUBRIDAE

（三）脊蛇属 Genus *Achalinus* Peters，1869
3. 青脊蛇 *Achalinus ater* Bourret，1935

分布：贵州（雷山、兴义、荔波）、广西（南丹）、甘肃（华亭）。

4. 棕脊蛇 *Achalinus rufesscens* Boulenger，1888

分布：贵州（望谟、毕节、荔波、罗甸）、浙江（龙泉山区）、福建（福州、闽侯、邵武、德化、南靖、大田、永安）、江西（萍乡）、广东（连县）、香港、海南（五指山）、广西（罗香、龙胜、玉林、桂平、东兴）、陕西（户县、宁陕）。

5. 黑脊蛇 *Achalinus spinalis* Peters，1869

分布：贵州（印江、雷山）、四川（青川、广元、宜宾、洪雅、峨眉、南川、南充、蓬安、岳池、万源、荥经、宝兴、茂汶、汶川）、云南（威信、镇雄）、江苏（南京）、浙江（杭州、临安、萧山、定海、镇海、天台、遂昌、龙泉）、安徽（祁门）、福建（福州、邵武、崇安、霞浦、周宁）、江西（九江、庐山）、湖北（宜昌）、湖南（长沙、平江、道县）、广西（龙胜）、陕西（商县、洛南、商南、山阳、柞水、宁陕、佛坪、宁强）、甘肃（华亭、天水、徽县、康县、文县）。

（四）瘦蛇属 Genus *Ahaetulla* Link，1807
6. 绿瘦蛇 *Ahaetulla prasina* Reinwardt，1827（图片见云南绿瘦蛇）

分布：贵州（黔南、罗甸）、云南（保山、腾冲、碧江、陇川、孟连、河口）、西藏（墨脱）、福建（闽侯、长汀、南靖、平和）、广东（广州、罗浮山、肇庆）、香港、广西（金秀、藤县、苍梧、天峨、环江、梧州、那坡、龙州、上思、防城）。

（五）腹链蛇属 Genus *Amphiesma* Dumeril，Bibron *et* Dumeril，1854
7. 无聂页鳞腹链蛇 *Amphiesma atemporalis* Bourret，1934

分布：贵州（江口、威宁）、云南（孟连、屏边、河口）、广东、香港、广西（桂平）。

8. 白眉腹链蛇 *Amphiesma boulengeri* Gressitt，1937

分布：贵州（雷山）、云南（河口、屏边、沧源、西双版纳）、福建（南靖）、江西（寻

乌）、广东（揭西）、海南、广西（北流、防城、龙胜、金秀）。

9.　锈链腹链蛇 *Amphiesma craspedogaster* Boulenger，1899

分布：贵州（贵阳、赤水、印江、册亨、清镇、毕节、榕江、雷山、贵定、独山、龙里、江口、平圹）、四川（宜宾、雅安、万源、南江、泸定、天全、南川、灌县、峨眉、洪雅、威州、米易、汶川、彭县）、山西、江苏（宜兴）、浙江（余杭、临安、安吉、宁波、镇海、金华、东阳、武义、开化、天台、仙居、乐清、泰顺、缙云、龙泉、遂昌、庆元、台州、丽水、宁海）、安徽（祁门、黄山、东至、霍山、太平、青阳、宜城）、福建（崇安、邵武、泰宁、大田、德化、闽侯、泉州、周宁、南平、浦城、建阳、福安、福清、南安）、江西（萍乡、宜春、赣州、安福、上犹、龙南、铅山、景德镇）、河南（信阳、嵩县）、湖北（利川、通山）、湖南（武岗、长沙、衡山、衡阳）、广东（九峰）、广西（金秀）、陕西（太白、商南、宁强）、甘肃（文县）。

10.　棕网腹链蛇 *Amphiesma johannis* Boulenger，1908

分布：贵州（威宁）、四川（峨眉、米易、冕宁、康定、九龙、石棉、会理）、云南（昆明、武定、丽江）。

11.　腹斑腹链蛇 *Amphiesma modesta* Gunther，1875

分布：贵州（罗甸）、云南（腾冲、保山、永德、陇川、盈江、孟连、新平、双柏）、广西（桂林）。

12.　八线腹链蛇 *Amphiesma octolineata* Boulenger，1904

分布：贵州（印江、兴义、安龙、雷山、威宁）、四川（洪雅、峨眉、冕宁、越西、昭觉、会理、天全、泸定、宝兴、苍溪）、云南（昆明、大理、丽江、东川、曲靖、景东、河口、金平、玉溪、西双版纳、呈贡、晋宁、澄江、通海、安宁、武定、陇川、盈江、腾冲、孟连、新平、双柏）。

13.　丽纹腹链蛇 *Amphiesma optata* Hu et Zhao，1966

分布：贵州（印江、雷山、安龙、德江、江口、榕江、荔波）、四川（峨眉、秀山）、湖南（宜章）、广西（大新、全州、融水）。

14.　坡普腹链蛇 *Amphiesma popei* Schmidt，1925

分布：贵州（册亨、榕江、雷山、荔波、贵定、独山、罗甸）、云南（西双版纳）、湖南（芷江、宜章）、广东（连平）、海南（白沙、琼中、乐东）、广西（桂林、宜山、金秀、龙胜）。

15.　棕黑腹链蛇 *Amphiesma sauteri* Boulenger，1909

分布：贵州（绥阳、清镇、毕节、雷山、荔波、贵定）、四川（峨眉、洪雅、周家沟、酉阳、苍溪、荥经）、安徽（黄山、祁门）、福建（南靖、大田、德化）、台湾（台北、南投、台南、高雄、花莲、桃园）、江西（寻乌）、湖南（宜章）、广东（连平）、香港、海南

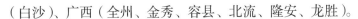

（白沙）、广西（全州、金秀、容县、北流、隆安、龙胜）。

16. 草腹链蛇 *Amphiesma stolata* Linnaeus，1758

分布：贵州（荔波、兴义、安龙、罗甸、望谟、榕江、从江、雷山、独山）、云南（西双版纳、陇川、盈江）、浙江（桐庐、定海、杭州、余杭、临安、普陀、宁波、镇海、上虞、诸暨、金华、东阳、兰溪、永康、武义、开化、常山、天台、乐清、洞头、泰顺、平阳、丽水、缙云、景宁、遂昌、龙泉）、安徽（绩溪、太平、广德、宿松、黄山）、福建（福州、闽侯、永泰、闽清、尤溪、德化、大田、罗源、宁德、福清、仙游、漳州、长泰、永安、上杭、长汀、霞浦、同安、泉州、南靖、云霄、南平、武平、邵武、龙岩、政和、松溪、崇安）、台湾（台北、基隆、新竹、彰化、嘉义、台南、高雄、屏东、桃园、宜兰、花莲、兰屿）、江西（龙南、全南、铅山、贵溪、湖口、进贤、宜春）、河南（内乡、信阳）、湖南（江永、芷江、宜章）、广东（广州、葱花、乐昌、阳山、连平、紫金、三水、徐闻、东兴、肇庆、揭西）、香港、海南（陵水、白沙、通什、定安、琼海、文昌、乐东、琼中、三亚、海口）、广西（全州、阳朔、宜山、金秀、那坡、田林、玉林、容县、南宁、龙州、防城、上思、桂林、凭祥、龙胜）。

（六）林蛇属 Genus *Boiga* Fitzinger，1826

17. 绞花林蛇 *Boiga kraepelini* Stejneger，1902（见四川蛇类）

分布：贵州（印江、雷山、赤水、绥阳、榕江、务川、荔波、遵义、方祥、永乐、赤水、道真、松桃、江口、大沙河、梵净山、雷公山、茂兰保护区）、四川（宜宾、洪雅）、浙江（龙泉、吴兴、余杭、开化、天台、泰顺、松阳、景宁）、安徽（黄山、太平、旌德、祁门）、福建（德化、崇安、建阳、福清、建宁、惠安、漳州、建瓯、南平）、台湾（台北、北投、基隆、新竹、苗栗、南投、高雄、屏东、花莲、台东）、江西（铅山、新建、九江、庐山）、湖南（大庸、衡山、南岳）、广东、香港、海南（陵水）、广西（金秀、龙胜、桂林、南丹、全州）。

18. 繁花林蛇 *Boiga multomaculata* Reinwardt，1827

分布：贵州（兴义、望谟、黔南地区）、云南（碧江、保山、沧源、澜沧、孟连、元江、勐腊）、浙江（庆元）、福建（福州、福清、崇安、龙岩、尤溪、德化、泉州、诏安、南靖、上杭、霞浦、闽侯、云霄、惠安、同安、仙游、漳州、漳平、南平、政和、光泽、长汀）、江西（长宁、寻乌）、湖南（长沙、岳阳）、广东（和平、梅县、汕头）、香港、海南（陵水、白沙、万宁、定安、崖县、琼中、乐东、琼海）、广西（容县、宜山、金秀、天峨、贺县、北流、上思、防城、龙胜）。

（七）两头蛇属 Genus *Calamaria* Boie，1826

19. 尖尾两头蛇 *Calamaria pavimentata* Dumerll，Bibron *et* Dumerll，1854

分布：贵州（雷山、望谟）、四川（峨眉、宝兴）、云南（河口、勐养、勐龙、景东、

碧江）、浙江（杭州、天台、泰顺）、福建（崇安）、海南、广西（瑶山）。

20. 钝尾两头蛇 *Calamaria septentrionalis* Boulenger，1890

分布：贵州（榕江、从江、雷山、罗甸）、江苏（宜兴）、浙江（杭州、余杭、淳安、诸暨、金华、东阳、武义、天台、余姚、乐清、永嘉、泰顺、缙云、龙泉、景宁、大新）、安徽（芜湖、太平、潜山、霍山）、福建（邵武、建阳、松溪、福安、长汀、崇安）、江西（井冈山）、湖南（宜章）、广西（瑶山、龙胜）。

（八）翠青蛇属 Genus *Cylophiops* Boulenger，1888

21. 翠青蛇 *Cylophiops major* Gunther，1858

分布：贵州（绥阳、正安、湄潭、仁怀、赤水、江口、印江、德江、松桃、兴义、望谟、册亨、毕节、金沙、榕江、从江、雷山、荔波、贵定、平塘、罗甸、龙里）、四川（汶川、万源、岳池、蓬安、峨眉、灌县、南川、巫山、洪雅、广元、达县、荥经、北川、平武、南充、苍溪、合川、酉阳、峨边、南坪）、上海、浙江（武义、龙泉、乐清、四明山、天目山、开化、临安、余杭、莫干山、泰顺、定海）、安徽（黄山、太平、霍山、金寨、潜山）、福建（德化、崇安、南靖）、江西（九江）、湖北（均县、利川）、湖南（宜章）、海南（陵水、琼中）、广西（金秀、龙胜）、陕西（佛坪、商南、秦岭）、甘肃（文县、康县）。

（九）链蛇属 Genus *Dinodon* Dumeril，1853

22. 黄链蛇 *Dinodon flavozonatum* Pope，1928

分布：贵州（桐梓、永乐、格头、道真、印江、松桃、江口、野钟、赤水、柏箐、宽阔河、梵净山、雷公山等地）、四川、云南、浙江、安徽、福建、江西、湖南、广东、海南、广西。

23. 赤链蛇 *Dinodon rufozonatum* Cantor，1842

分布：贵州（桐梓、永乐、格头、道真、印江、松桃、江口、野钟、赤水、柏箐、宽阔河、梵净山、雷公山等地）、四川、云南、河北、山西、辽宁、吉林、黑龙江、江苏、浙江、安徽、福建、台湾、江西、山东、河南、湖北、湖南、广东、海南、广西、山西、甘肃。

（十）锦蛇属 Genus *Elaphe* Fitzinger，1833

24. 王锦蛇 *Elaphe carinata* Gunther，1864

分布：贵州（桐梓、金沙、务川、清镇、毕节、独山、雷山、印江、绥阳、正安、仁怀、赤水、江口、德江、松桃、兴义、榕江、贵定、龙里、威宁、惠水）、四川（峨眉、巫山、昭觉、灵关、万源、南川、南江、荥经、城口、达县、苍溪、合江、安县）、云南（昆明、腾冲、东川、丽江、贡山、西双版纳）、北京、天津、上海（金山、宝山）、江苏（南京、苏州、宜兴）、浙江（余杭、杭州、开化、金华、诸暨、武义、平阳、乐清、龙泉、温州、天台、台州、桐庐、富阳、天目山、松阳、瑞安、文成、永嘉、泰顺、宁波）、安徽（黄山、东至、石台、太平、霍山、潜山、泾县、宣城、广德、旌德）、福建（崇安、邵武、霞浦、周宁、福鼎、福州、永泰、闽侯、龙溪、长汀、福安、长乐）、台湾、江西（庐山、九江、萍乡、湖口、潜山、铜鼓、安福、上犹、井冈山）、河南（信阳、桐柏）、湖北（均县、利川）、湖南（宜章、衡山、长沙）、广东、广西（龙胜、融水、资源、全州、花坪、桂林）、陕西（商南、山阳、洛南、周至、柞水、宁陕、佛坪、石泉、洋县）、甘肃（徽县、文县）。

25.　灰腹绿锦蛇 *Elaphe frenata* Gary，1853

分布：贵州（绥阳、务川、独山、印江、雷山、江口、赤水）、四川（米易）、浙江（龙泉、天目山）、安徽（霍山、宣城、黄山、佛子岭）、福建（崇安、邵武、南平、南靖、平和）、河南（信阳、内乡）、广东、广西（龙胜）。

26.　玉斑锦蛇 *Elaphe mandarina* Cantor，1842

分布：贵州（桐梓、务川、清镇、毕节、湄潭、印江、兴义、遵义、绥阳、仁怀、赤水、江口、松桃、贵定、雷山、榕江、望谟）、四川（峨眉、巫山、南江、宜宾、洪雅、南川、阆中、南充、安县）、重庆、云南、西藏、北京、天津、辽宁（义县）、上海、江苏（苏州）、浙江（定海、普陀、宁波、嘉兴、天台、永嘉、诸暨、金华、东阳、开化、天目山、莫干山、杭州、余杭、景宁、龙泉、遂昌、泰顺、缙云）、安徽（黄山、太平、霍山、广德、白云）、福建（武夷山、浦城、崇安、邵武、建阳、周宁、福安）、台湾、江西（九江、铅山、井冈山）、湖北（均县）、湖南（宜章）、广东、广西（融水、资源、全州、花坪、桂平、上思、桂林）、陕西（周至、眉县、柞水、宁陕、佛坪、石泉、商南、山阳、洛南、洋县、秦岭）、甘肃（文县）。

27.　紫灰锦蛇 *Elaphe porphyracea* Cantor，1839

分布：贵州（绥阳、雷山、江口、兴义、赤水）、四川（彭县、峨眉、平武、洪雅、城口、汶川）、重庆、贵州（威宁）、云南（昆明、景东、河口、西双版纳、陇川、腾冲、沧源、贡山、孟连、勐腊、丽江、大理、曲靖、永北）、西藏（墨脱）、河南（新乡）、陕西（柞水、宁陕、佛坪、秦岭）、甘肃（文县）、江苏（宜兴）、浙江（宁波、四明山、天目山、开化、天台、文成、缙云、遂昌、松阳、龙泉、泰顺）、安徽（黄山、霍山）、福建（浦城、崇安、邵武、建阳、政和、长乐、松溪、福州、南靖、福清、永春、宁德、南平、松政、平和）、台湾、江西（九江、铅山、井冈山）、湖南（宜章、江永）、广东（罗浮山）、海南（五指山、琼中、那大）、广西（金秀、瑶山、西林、融水、资源、全州、花坪、防城）。

28.　紫灰锦蛇指名亚种 *Elaphe porphyracea porphyracea* Cantor

分布：贵州、云南、四川、陕西、甘肃、西藏、河南。

29.　绿锦蛇 *Elaphe prasina* Blyth，1854

分布：贵州（兴义）、云南（西双版纳、勐海、思茅、河口、陇川、孟连、绿春、昆

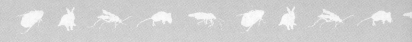

明、武定、易门）、海南（吊罗山、尖峰岭）。

30. 三索锦蛇 *Elaphe radiata* Schlegel，1837

分布：贵州（兴义、罗甸、荔波、望谟）。云南（麻栗坡、富宁、西双版纳、元江、双江、思茅、盈江、孟连、河口、腾冲、景东、陇川）、福建（龙海、诏安、南靖、漳州、武平、龙岩）、广东（广州、肇庆）、广西（南宁、龙州、宜山、瑶山、环江、西宁、东兴、上思、玉林、睦边、凭祥、防城）。

31. 黑眉锦蛇 *Elaphe taeniura* Cope，1861

分布：贵州（桐梓、遵义、务川、湄潭、龙里、荔波、印江、雷山、兴义、安龙、梵净山、绥阳、正安、仁怀、赤水、金沙、江口、德江、松桃、望谟、册亨、贵定、毕节、威宁）、重庆、四川（泸定、南川、南江、峨眉、成都、宜宾、洪雅、广元、城口、宝兴、荥经、遂宁、峨边、合川、兴文、阆中、达县、万源、平武、南充、彭水、安县、贡嘎山）、云南（昆明、思茅、贡山、景东、漾濞、腾冲、云县、蒙自、永德、西双版纳、哀牢山）、西藏（察隅、墨脱、波密）、北京、天津、山西、上海、浙江（宁波、定海、普陀、杭州、余杭、莫干山、天目山、淳安、安吉、诸暨、金华、武义、文成、泰顺、景宁、龙泉、遂昌、缙云）、江苏（苏州、南京、柏州、兴化、宜兴、溧阳）、安徽（芜湖、大通、黄山、霍山、当涂、繁昌、南陵、泾县、宣城、郎溪、广德、宁国、旌德、绩溪、休宁、祁门、太平、石台、青阳、贵池、东至、金寨）、福建（崇安、浦城、邵武、南平、永泰、三明、大田、永安、尤溪、闽清、泉州、南安、南靖、德化）、台湾、江西（贵溪、九江）、河南（洛阳、新乡、商城）、湖北（均县）、湖南（宁乡、长沙、衡山、桑植、大庸、凤凰、武冈）、海南（陵水、罗蓬、琼中、毛祥、五指山）、广西（南宁、瑶山、资源、全州、融水、玉林、上思、东兴、龙州、凭祥、睦边）、陕西（眉县、柞水、宁陕、佛坪、商南、洛南、周至）、甘肃（天水、徽县、康县）。

（十一）白环蛇属 Genus *Lycodon* Boie，1826

32. 双全白环蛇 *Lycodon fasciatus*

分布：贵州（道真、黔西、大沙河一带）。

33. 黑背白环蛇 *Lycodon ruhstrati* Fischer，1886

分布：贵州（桐梓、西江、道真、印江、松桃、江口、柏箐、大沙河、梵净山、雷公山）、四川、江苏、宜兴、浙江、安徽、福建、台湾、江西、湖南、广东、广西、陕西、甘肃。

（十二）颈棱蛇属 Genus *Macropisthodon* Boulenger，1893

34. 颈棱蛇 *Macropisthodon rudis* Boulenger，1906

分布：贵州（雷山、毕节、榕江、威宁）、四川（甘洛、凉山、昭觉、西昌、会理、盐源）、云南（昆明、西双版纳）、浙江、安徽、福建、江西、湖南、广西。

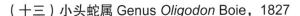

（十三）小头蛇属 Genus *Oligodon* Boie，1827

35. 中国小头蛇 *Oligodon chinensis* Gunther，1888

分布：贵州、云南、江苏（南京）、浙江（龙泉）、安徽（黄山、太平、潜山）、福建、河南（新乡）、广东、广西。

36. 紫棕小头蛇 *Oligodon cinereus* Gunther，1864

分布：贵州（贵阳）、云南（孟连、勐养）、福建、广东（广州）、香港、海南、广西（东兴、上思）。

37. 台湾小头蛇 *Oligodon formosanus* Gunther，1872

分布：贵州、云南、浙江（龙泉、温州）、福建、台湾、江西、湖南、广东、广西。

38. 龙胜小头蛇 *Oligodon lungshenensis* Cheng *et* Huang，1978

分布：贵州（赤水）、广西（龙胜）。

（十四）后棱蛇属 Genus *Opisthotropis* Gunther，1872

39. 侧条后棱蛇 *Opisthotropis lateralis* Boulenger，1903

分布：贵州、香港、广西（金秀）。

40. 山溪后棱蛇 *Opisthotropis latouchii* Boulenger，1899

分布：贵州、四川、浙江、安徽、福建、江西、湖南、广东、广西。

（十五）钝头蛇属 Genus *Pareas* Waglar，1830

41. 平鳞钝头蛇 *Pareas boulengeri* Angel，1920

分布：贵州（贵阳、绥阳、赤水、务川、湄潭、仁怀、德江、松桃、江口、印江、毕节、清镇、雷山、贵定、龙里）、四川（彭县、安县、万县、汶川）、云南（西双版纳）、江苏、浙江（宁波）、安徽（休宁、太平、霍山）、福建（崇安）、江西（九江、庐山）、广东、广西（全州）、陕西（宁强）、甘肃（文县）。

42. 钝头蛇 *Pareas chinensis* Barbour，1912

分布：贵州、四川、云南、浙江、安徽、福建、江西、广东、广西。

43. 钝头蛇 *Pareas hamptoni* Boulenger，1907

分布：贵州（雷山）、云南（永德）、海南（五指山）、广西（玉林、钦州）。

44. 横斑钝头蛇 *Pareas macularius* Theobald，1868

分布：贵州（罗甸）、云南（景谷、孟连、永德、绿春、西双版纳、陇川、泸水）、广东（罗浮山）、广西（罗香）。

45. 福建钝头蛇 *Pareas stanleyi* Boulenger，1914

分布：贵州（雷山）、浙江（龙泉）、福建（浦城、崇安、南靖）、江西（井冈山）。

（十六）颈斑蛇属 Genus *Plagiopholis* Boulenger，1893

46.　颈斑蛇 *Plagiopholis blakewayi* Boulenger，1893

分布：贵州（威宁）、云南（昆明、陇川、腾冲、孟连、保山、西双版纳）。

（十七）紫沙蛇属 Genus *Psammodynastes* Gunther，1858

47.　紫沙蛇 *Psammodynastes pulverulentus* Boie，1827

分布：贵州（榕江、黔东南州一带）、云南、西藏、福建、台湾、湖南、广东、香港、海南、广西。

（十八）斜鳞蛇属 Genus *Pseudoxenodon* Boulenger，1890

48.　横纹斜鳞蛇 *Pseudoxenodon bambusicola* Vogt，1922

分布：贵州、浙江、福建、江西、湖南、海南、广西。

49.　崇安斜鳞蛇 *Pseudoxenodon karlschmidti* Pope，1928

分布：贵州、福建、海南、广西。

50.　崇安斜鳞蛇罗香亚种 *P.k.sinii* Fan

分布：贵州、广西。

51.　斜鳞蛇 *Pseudoxenodon macrops* Blyth，1854

分布：贵州、四川、云南、西藏、福建、台湾、河南、湖北、湖南、广西、陕西、甘肃。

52.　花尾斜鳞蛇 *Pseudoxenodon stejnegeri* Barbour，1908

分布：贵州、四川、浙江、安徽、福建、台湾、江西、河南、广西。

（十九）鼠蛇属 Genus *Ptyas* Fitzinger，1843

53.　灰鼠蛇 *Ptyas korros* Schlegel，1837

分布：贵州、云南、浙江、安徽、福建、台湾、江西、湖南、广东、香港、海南、广西。

54.　滑鼠蛇 *Ptyas mucosus* Linnaeus，1758

分布：贵州、四川、云南、西藏、浙江、安徽、福建、台湾、江西、湖北、湖南、广东、香港、海南、广西。

（二十）颈槽蛇属 Genus *Rhabdophis* Fitzinger，1843

55.　颈槽蛇 *Rhabdophis nuchais* Boulenger，1891

分布：贵州、四川、湖北、广西、陕西、甘肃。

56.　红脖颈槽蛇 *Rhabdophis subminiatus* Schlegel，1837

分布：贵州（野钟、茂兰保护区及黔中、黔东南和黔南一带）、四川、云南、福建、广东、香港、海南、广西。

57.　虎斑颈槽蛇 *Rhabdophis tigrinus* Boie，1826

分布：贵州（桐梓、道真、印江、松桃、江口、桃良、永乐、西江以及赤水、柏箐、大沙河、梵净山、雷公山和茂兰保护区一带）、四川、云南、西藏、北京、天津、河北、山西、内蒙古、辽宁、吉林、黑龙江、上海、江苏、浙江、安徽、福建、台湾、江西、山东、河南、湖北、湖南、广西、甘肃、陕西、青海、宁夏。

（二十一）剑蛇属 Genus *Sibynophis* Fitzinger，1843

58. 黑头剑蛇 *Sibynophis chinensis* Gunther，1889

分布：贵州、四川、云南、浙江、安徽、福建、湖南、海南、陕西、甘肃。

（二十二）华游蛇属 Genus *Sinonatrix* Rossman *et* Eberle，1977

59. 环纹华游蛇 *Sinonatrix aequifasciata* Barbour，1908

分布：贵州（印江、松桃、江口、永乐）、四川、云南、浙江、福建、江西、湖南、广东、香港、海南、广西。

60. 华游蛇 *Sinonatrix percarinata* Boulenger，1899

分布：贵州（桐梓、道真、印江、松桃、江口）、四川、重庆、云南、上海、江苏、浙江、安徽、福建、台湾、江西、河南、湖北、湖南、广东、香港、海南、广西、陕西、甘肃。

国外：缅甸、泰国、越南。

61. 华游蛇指名亚种 *Sinonatrix percarinata percarinata* Boulenger，1899

分布：贵州、四川 、云南、西藏及中国大陆各地。

（二十三）渔游蛇属 Genus *Xenochrophis* Gunther，1864

62. 渔游蛇 *Xenochrophis piscator* Schneider，1799

分布：贵州、云南、西藏、江苏、浙江、福建、江西、台湾、湖北、湖南、广东、香港、海南、广西、陕西。

（二十四）乌梢蛇属 Genus *Zaocys* Cope，1861

63. 乌梢蛇 *Zaocys dhumnades* Cantor，1842

分布：贵州、四川、云南、上海、江苏、浙江、安徽、福建、台湾、河南、湖北、湖南、广东、广西、陕西、甘肃。

四、眼镜蛇科 Family ELAPIDAE
眼镜蛇亚科 Subfamily Elapinae

（二十五）环蛇属 Genus *Bungarus* Daudin，1803

64. 银环蛇 *Bungarus multicinctus* Blyth，1861

分布：贵州（沿河、望谟、永乐、道真、印江、松桃、江口、大沙河、梵净山、雷公山和茂兰保护区一带）、四川、云南、浙江、安徽、福建、江西、湖南、湖北、广东、广西。

65. 银环蛇指名亚种 *Bungarus multicinctus* Blyth

分布：贵州、四川、云南及全国。

66. 银环蛇云南亚种 *Bungarus multicinctus wanghaotingi* Pope

分布：贵州（望谟）。

（二十六）丽纹蛇属 Genus *Calliophis* Gray，1835

67. 福建丽纹蛇 *Calliophis kelloggi* Pope，1928

分布：贵州、四川、重庆、浙江、福建、江西、湖南、海南、广西。

68. 丽纹蛇 *Calliophis macclellandi* Reinhardt，1844

分布：贵州（永乐、方祥、雷山、印江、雷公山）、四川、重庆、云南、西藏、江苏、浙江、安徽、福建、台湾、江西、湖南、广东、海南、广西、甘肃。

69. 丽纹蛇指名亚种 *Calliophis macclellandi* Reinhardt

分布：西南、华东、华南。

（二十七）眼镜蛇属 Genus *Naja* Laurenti，1768

70. 眼镜蛇 *Naja naja* Linnaeus，1758

分布：贵州（南老、铜仁、罗甸，雷公山、茂兰保护区，黔中、黔东南及黔南地区）、四川、云南、浙江、安徽、福建、江西、湖北、湖南、广东、香港、海南、广西。

71. 眼镜蛇孟加拉亚种 *Naja kaouthia*

分布：贵州（南老、铜仁、罗甸，雷公山、茂兰保护区，黔中、黔东南及黔南地区）。

（二十八）眼镜王蛇属 Genus *Ophiophagus* Gunther，1864

72. 眼镜王蛇 *Ophiophagus hannah* Cantor，1836

分布：贵州（兴义、册亨、望谟、罗甸、荔波、安顺、剑河、榕江、茂兰保护区）、四川、云南、西藏、浙江、福建、江西、湖南、广东、海南、广西。

五、蝰科 Family VIPERIDAE
白头蝰亚科 Subfamily AZEMIOPINAE

（二十九）白头蝰属 Genus *Azemiops* Boulenger，1888

73. 白头蝰 *Azemiops feae* Boulenger，1888

分布：贵州（桐梓、德江、绥阳、兴义、贵定、威宁、务川、余庆、毕节，柏箐、宽阔河保护区）、四川、贵州、云南、西藏、浙江、安徽、福建、江西、广西、陕西、甘肃。

蝮亚科 Subfamily CROTALINAE

（三十）尖吻蝮属 Genus *Deinagkistrodon* Gloyd，1979

74. 尖吻蝮 *Deinagkistrodon acutus* Gunther，1888

分布：贵州（黔北、黔中、黔东南、黔南都有分布；印江、松桃、江口、道真、方祥、雷山等县；大沙河、梵净山、雷公山保护区）、重庆、浙江、安徽、福建、台湾、江西、广东、湖北、湖南、广东、广西。

（三十一）亚洲蝮属 Genus *Gloydius* Hoge and Romano-Hoge，1981

75. 短尾蝮 *Gloydius brevicaudus* Stejneger，1907

分布：贵州（桐梓、道真、遵义、绥阳、赤水、仁怀、桐梓、金沙、贵阳、毕节；野钟、赤水、柏箐保护区）、四川、北京、天津、河北、辽宁、上海、江苏、浙江、安徽、福建、台湾、江西、湖北、湖南、甘肃。

（三十二）烙铁头蛇属 Genus *Ovophis* Burger，Hoge and Romano-Hoge，1981

76. 山烙铁头蛇 *Ovophis monticola* Gunther，1864

分布：贵州（方祥、永乐、兴义、雷山、赤水、威宁、绥阳、道真、荔波；野钟、柏箐、雷公山、茂兰保护区）、四川、贵州、云南、西藏、浙江、安徽、福建、台湾、湖南、广东、香港、广西、甘肃。

77. 山烙铁头蛇指名亚种 *Ovophis monticola monticola* Gunther，1864

分布：西藏（聂拉木）、云贵高原。

（三十三）原矛头蝮属 Genus *Protobothrops* Hoge and Romano-Hoge，1983

78. 角原矛头蝮 *Protobothrops cornutus*（Smith，1930）

分布：贵州。

79. 菜花原矛头蝮 *Protobothrops jerdonii* Gunther，1875

分布：贵州、四川、云南、西藏、山西、河南、湖北、广西、陕西、甘肃。

80. 原矛头蝮 *Protobothrops mucrosquamatus* Cantor，1839

分布：贵州（桐梓、道真、印江、松桃、江口；赤水、柏箐、大沙河、梵净山、雷公山、茂兰保护区）、四川、云南、浙江、安徽、福建、台湾、江西、湖南、广东、海南、广西、陕西、甘肃。

（三十四）竹叶青蛇属 Genus *Trimeresurus* Lacepede，1804

81. 白唇竹叶青蛇 *Trimeresurus albolabris* Gray，1842

分布：贵州（兴义、望谟、罗甸、榕江、荔波、茂兰）、云南、福建、江西、广东、香港、海南、广西。

82. 竹叶青蛇 *Trimeresurus stejnegeri* Schmidt，1925

分布：贵州（黔西、黔北、黔中、黔东南、黔南，遵义、道真、方祥、印江、松桃、江口、印江；野钟、赤水、大沙河、宽阔河、梵净山、雷公山保护区）、四川、云南、吉林、江苏、浙江、安徽、福建、台湾、江西、湖北、湖南、广东、海南、广西、甘肃。

83. 竹叶青蛇指名亚种 *Trimeresurus stejnegeri stejnegeri* Schmidt，1925

分布：贵州、四川、云南、西藏及中国大陆各省。

第四十三章　四川医学动物

四川省医学动物，包括蚊、蠓、白蛉、蚋、虻、蝇、蚤、虱、臭虫、蜚蠊、蜱、恙螨、革螨、蚂蝗、啮齿动物、食虫动物、蝙蝠、蛇等 18 大类共 1560 种及亚种。

第一节　蚊类（双翅目：蚊科）

迄今，四川的蚊类有 117 种及亚种，分属于 3 亚科、10 属。

蚊科 Family CULICIDAE
一、按蚊亚科 Subfamily ANOPHELINAE

（一）按蚊属 Genus *Anopheles* Meigen，1818

（按蚊亚属 Subgenus *Anopheles* Meigen，1818）

1. 无斑按蚊（艾氏按蚊）*Anopheles*（*Anophele*）*aitkenii* James，1903

分布：四川（雅安、万县、会理）、江西、浙江、福建、湖南、广东、广西、云南。

孳生场所：山谷积水。

2. 嗜人按蚊 *Anopheles*（*Anophele*）*anthropophagus* Xu *et* Feng，1975

分布：四川、贵州、云南、江苏、安徽、浙江、福建、广东、广西、海南。

3. 须喙按蚊 *Anopheles*（*Anophele*）*barbirostris* Van der Wulp，1884

分布：四川（雅安、苍溪、成都）、贵州、云南、浙江、安徽、广东、广西、海南。

4. 孟加拉按蚊（艾氏按蚊孟加拉亚种）*Anopheles*（*Anophele*）*bengalensis* Puri，1930
=*Anopheles*（*Anophele*）*aitkenii bengalensis*
Puri，1930

分布：四川、贵州、云南、安徽、福建、台湾、广东、广西。

5. 长浮按蚊 *Anopheles*（*Anophele*）*changfus* Ma，1981

分布：四川。

6. 大窄按蚊 *Anopheles*（*Anophele*）*dazhaius* Ma，1981

分布：四川。

7. 黑须按蚊（付氏按蚊）*Anopheles*（*Anophele*）*freyj* Meng，1957

分布：四川（江油、雅安、成都）、云南。

栖息场所：牛房、住室。

8. 巨型按蚊暗缨亚种（巨型按蚊贝氏变种）*Anopheles*（*Anophele*）*gigac baileyi* Edwards，1929

分布：四川（米易、雷波、梁平、内江、雅安、长寿、普格、永川、乐山、南川（金佛山）、宜宾、会理、洪雅、金阳、喜德、成都）、重庆、贵州、云南、西藏、河南、安徽、湖南、台湾、广西。

孳生场所：山阴渗出水、泉水、水坑、水沟、水井、水浮莲池。

栖息场所：住室、牛房、草丛。

9. 巨型按蚊西姆拉亚种 *Anopheles*（*Anophele*）*gigas simlensi* James，1911

分布：四川、贵州、云南、西藏、甘肃。

10. 花岛按蚊 *Anopheles*（*Anophele*）*insulaeflorum*（Awellengrebel *et* Swellengrebel，1919）

分布：四川、云南、台湾、广东、海南岛。

11. 筠连按蚊 *Anopheles*（*Anophele*）*junlianensis* Lei

分布：四川（筠连县）。

12. 江苏按蚊 *Anopheles*（*Anophele*）*kiangsuensis* Xu & Feng，1975

分布：四川（资中、宜宾）、贵州、江苏、江西、广西。

重要习性：资中仅在牛房内发现，占按蚊总数的2.3%。

13. 贵阳按蚊 *Anopheles*（*Anophele*）*kweiyangensis* Yao & Wu，1994

分布：四川（梁平、城口、雅安、夹江、合川、乐山、广元、南充、万源、江津、屏山、筠连、宜宾、洪雅、苍溪、广安、金阳、喜德、雷波、成都、长宁）、贵州、云南、浙江、安徽、福建、江西、河南、湖北、湖南、广西。

孳生场所：水田、池塘、水坑、水井、山阴渗出水、水沟。

栖息场所：住室、牛房、猪圈、山洞、野外草丛。

重要习性：在宜宾、洪雅、夹江、万源、江津等地的住室和厩舍内均有成蚊，但数量很少。

14. 窄卵按蚊嗜人亚种（雷氏按蚊）*Anopheles*（*Anophele*）*lesteri anthrcpophagus* Xu & Feng，1975

分布：四川、贵州、云南、江苏、安徽、浙江、江西、福建、湖北、湖南、广东、广西。

15. 凉山按蚊 *Anopheles*（*Anophele*）*liangshangensis* Kang，Tan *et* Cao，1984
=*Anopheles*（*Anophele*）*kunmingensis* Dong *et* Wang，1985 昆明按蚊

分布：四川、云南。

16.　林氏按蚊（环股按蚊）*Anopheles（Anophele）lindesayi* Giles，1900

$\qquad$=*Anopheles（Anophele）lindesayi japonicus* Famada，1918 环股按蚊日本亚种

$\qquad$=*Anopheles（Anophele）lindesayi plecau* Koizumi，1924 环股按蚊卜来考亚种

分布：四川（梁平、忠县、城口、万县市、峨眉山、云阳、雅安、万县、广元、筠连、乐山、黔江、宜宾市、奉节、江油、灌县、夹江、秀山、会东、冕宁、会理、洪雅、营山、金阳、喜德、雷波、宜宾、屏山、长宁、汉源）、贵州、云南、西藏及全国（除吉林、黑龙江、青海、新疆、香港、澳门外）。

孳生场所：山阴渗出水、泉水、山涧小溪。

栖息场所：住室、牛房、野外草丛。

重要习性：以幼虫越冬。

17.　最黑按蚊 *Anopheles（Anophele）nigerrimus* Giles，1900

分布：四川（青神、雅安、忠县、长寿、秀山、宜宾、黔江、眉山、南充、苍溪、巴中、阆中、丰都、梁平、万源、崇庆、古宋、屏山、筠连、乐山、叙永、灌县、南部、金阳、成都、长宁、铜梁）、贵州、云南、重庆、福建、江西、广西。

孳生场所：稻田、池塘、清水坑。

栖息场所：住室、牛房、山洞。

18.　带足按蚊 *Anopheles（Anophele）peditaeniatus* Leicester，1908

分布：四川、贵州、云南、福建、广东、广西。

19.　中华按蚊 *Anopheles（Anophele）sinenis* Wiedemann，1828（图片见云南中华按蚊）

分布：四川及重庆（忠县、城口、米易、渡口、美姑、雷波、峨眉、洪雅、雅安、长宁、名山、灌县、内江、屏山、泸州、广元、青神、资中、新都、自贡、金堂、黔江、筠连、江安、江油、眉山、宜宾市、合川、酉阳、昭觉、达县、仁寿、荣县、普格、南充、阆中、巴中、通江、蓬安、永川、梁平、万源、崇庆、峨边、沐川、长寿、涪陵、江津、云阳、巫山、开县、巴县、石柱、万县、綦江、武隆、丰都、奉节、江北、彭水、秀山、合江、隆昌、高县、兴文、南溪、富顺、叙永、珙县、古蔺、会东、冕宁、宁南、苍溪、广元、南部、营山、喜德、宜宾、双流、康定、泸定、重庆、广汉、绵竹、西昌、会理、乐山、夹江、万县市、金阳、平武、成都、铜梁、汶川）及全国（除青海、新疆外）。

孳生场所：稻田、水库、沼泽、堰塘、小水坑、雨水粪坑、河床积水、小溪、灌溉沟、泉水、水井、太平缸、石穴、竹筒、树洞、蹄印。

栖息场所：住室、牛房、空房、猪圈、鸡笼、篾下柴堆、山洞、窖洞、坟洞、桥洞、草丛、竹林。

20. 八代按蚊 Anopheles（Anophele）yatsushiroensis Miyazaki，1951

分布：四川（夹江、西昌、会理、资中、南充、万源、宜宾、长宁、富顺、雅安）、贵州、云南、河北、北京、内蒙古、辽宁、吉林、黑龙江、江苏、山东、河南。

栖息场所：牛房。

（塞蚊亚属 Subgenus Cellia Theobald，1902）

21. 环纹按蚊 Anopheles（Cellia）annularis Van der Wulp，1884

同种异名 Anopheles（Cellia）annularis adiei James & Liston，1911

分布：四川（忠县、屏山、雷波、广元、新都、雅安、长宁、宜宾、盐湖、会理、宁南）、重庆、云南、浙江、广西、海南。

22. 库态按蚊 Anopheles（Cellia）culicifacies Giles，1901

分布：四川（西昌、米易、宁南、会理、渡口、屏山、通江）、贵州、云南、广西、海南。

孳生场所：池塘、水坑、山谷积水、河床积水、水沟。

23. 溪流按蚊 Anopheles（Cellia）fluviatiais James，1902

分布：四川及重庆（梁平、雷波、沐川、雅安市、乐山、黔江、合川、万县、忠县、普格、长寿、武隆、涪陵、云阳、洪雅、南部、金阳）、贵州、云南、浙江、湖北、江西、福建、台湾、广东、广西。

孳生场所：溪流、河床积水。

栖息场所：住室、牛房、空房、山洞。

24. 杰普尔按蚊 Anopheles（Cellia）jeyporiensis James，1902

Anopheles（Anophele）jeyporiensis candidiensis Koizumi，1924 杰普尔按蚊日月潭亚种

分布：四川（内江、雅安）、重庆（黔江）、贵州、云南、浙江、安徽、福建、台湾、江西、湖南、香港、澳门、广西、海南。

孳生场所：水井、水溪。

25. 腹簇按蚊 Anopheles（Cellia）kochi Donitz，1901

分布：四川、贵州、云南、台湾、广西、海南。

26. 多斑按蚊（斑点按蚊）Anopheles（Cellia）maculates（Theobald，1901）

=Anopheles（Cellia）maculates hanabusai Yamada，1925

分布：四川（西昌、米易、渡口、黔江、宜宾、普格、崇庆、丰都、武隆、江津、彭水、涪陵、云阳、秀山、万县、雅安、重庆、屏山、广元、忠县、会理、会东、冕宁、宁南、喜德、雷波、长宁、金阳）、贵州、云南、西藏、安徽、福建、台湾、江西、河南、

湖北、湖南、广东、香港、澳门、广西、海南。

孳生场所：稻田、水井、泉潭、溪床积水、河边清水、石窝渗出水、水沟。

栖息场所：住室、牛房、竹林。

27. 微小按蚊 *Anopheles*（*Cellia*）*minimus* Theobald，1901

分布：四川及重庆［城口、万县市、万源、宁南、内江、自贡、梁平、沐川、黔江、眉山、筠连、江油、青神、乐山、美姑（巴普）、广元、仁寿、荣县、普格、通江、井研、犍为、涪陵、江津、云阳、丰都、奉节、江北、万县、彭水、武隆、巫山、开县、合川、夹江、秀山、南溪、合江、洪雅、苍溪、金阳、雷波、成都、叙永、富顺、屏山、泸州、长宁、康定、峨眉、雅安、广汉、绵竹、长寿、忠县、宜宾、宜宾市］、贵州、云南、重庆、浙江、安徽、福建、台湾、江西、河南、湖北、湖南、广东、香港、澳门、广西、海南。

孳生场所：稻田、堰塘、水井、水坑、河床积水、岩穴水、泉水、山溪缓流、水沟。

栖息场所：住室、牛房、空房、猪圈、檐下柴堆、山洞、草丛、竹林。

28. 帕氏按蚊 *Anopheles*（*Cellia*）*pattomi* Christophers，1926

分布：四川及重庆（忠县、城口、万县市、西昌、米易、昭觉、峨眉山、沐川、黔江、梁平、眉山、乐山、内江、达县、青神、南充、广元、江油、仁寿、普格、苍溪、巴中、通江、万源、自贡、筠连、犍为、夹江、井研、长寿、武隆、奉节、开县、彭水、涪陵、云阳、丰都、巫山、江北、巴县、秀山、盐湖、富顺、洪雅、会理、金阳、雷波、屏山、宜宾市、长宁、宜宾、雅安、峨眉、绵竹、康定、广汉、灌县、成都）、重庆、贵州、云南、辽宁、宁夏、甘肃、河北、陕西、山西、山东、河南、湖北。

孳生场所：稻田、水坑、泉水、河床积水、水井、石穴、水沟、山洞小溪。

栖息场所：住室、牛房、山洞、草丛。

29. 菲律宾按蚊 *Anopheles*（*Cellia*）*philippinensis* Ludiow，1902

分布：四川（米易）、贵州、云南、广西、海南。

孳生场所：稻田、水沟。

30. 美彩按蚊 *Anopheles*（*Cellia*）*splendidus* Koezumi，1920

分布：四川（普格、西昌）、贵州、云南、江西、福建、台湾、广东、香港、广西。

孳生场所：水沟。

31. 斯氏按蚊 *Anopheles*（*Cellia*）*stephensi* Liston，1901

分布：四川、贵州、云南、广西、海南。

32. 棋斑按蚊 *Anopheles*（*Cellia*）*tessellates* Theobald，1901

分布：四川（金阳）、贵州、云南、福建、台湾、湖南、香港、澳门、广西、海南。

二、库蚊亚科 Subfamily CULICINAE

（二）伊蚊属 Genus *Aedes* Meigen，1818

（伊蚊亚属 Subgenus *Aedes* Meigen，1818）

33. 那坡伊蚊（睦边伊蚊）*Aedes*（*Aedes*）*mubiensis* Luh *et* Shin，1958

分布：四川、贵州。

（伊状蚊亚属 Subgenus *Aedimorphus* Theobald，1905）

34. 白盏伊蚊 *Aedes*（*Aedimorphus*）*vexan*（Meigen），1830

分布：四川（成都）、云南、广西、台湾。

孳生场所：清水坑、石槽、水沟。

35. 刺管伊蚊 *Aedes*（*Aedimorphus*）*caecus*（Theobald，1901）

分布：四川、贵州、云南、广东、广西、浙江。

36. 刺扰伊蚊（骚扰伊蚊）*Aedes*（*Aedimorphus*）*vexans*（Meigen），1830

分布：四川及重庆（忠县、万州、西昌、米易、雅安、合川、内江、万县、泸州、达县、黔江、普格、阆中、梁平、万源、夹江、会理、冕宁、洪雅、广安、苍溪、喜德、雷波、成都）及全国。

孳生场所：稻田、池塘、清水坑、水沟、污水坑、竹节。

栖息场所：住室、牛房、猪圈、空房、草丛、竹林。

37. 白点伊蚊 *Aedes*（*Aedimorphus*）*vittatus*（Bigot，1861）

分布：四川、贵州、云南、广东、广西、海南。

（纷蚊亚属 Subgenus *Finlaya* Theobald，1903）

38. 侧白伊蚊 *Aedes*（*Finlaya*）*albolateralis*（Theobald），1908

分布：四川（西昌、米易、会理、渡口、青城山、乐山、万源、洪雅、宜宾、长宁）、重庆、贵州、云南、西藏、江苏、安徽、江西、台湾、广东、广西。

孳生场所：竹筒、树洞。

39. 白条伊蚊 *Aedes*（*Finlaya*）*albocinctus*（Barraud），1924

分布：四川（渡口）、云南、台湾。

孳生场所：树洞。

40. 银雪伊蚊 *Aedes*（*Finlaya*）*alboniveus* Barraud，1934

分布：四川、广西、福建。

41. 阿萨姆伊蚊 *Aedes*（*Finlaya*）*assamensis*（Theobald），1903

分布：四川（屏山、万源）、云南、广东、广西。

孳生场所：树洞。

42. 金条伊蚊 *Aedes*（*Finlaya*）*aureostriatus*（Doleschall，1857）

分布：四川、云南、广西、海南。

43. 克氏伊蚊 *Aedes*（*Finlaya*）*christophersi* Edward，1922

分布：四川（米易）。

44. 棘刺伊蚊（艾氏伊蚊）*Aedes*（*Finlaya*）*elsiaes*（Barraud），1923

分布：四川及重庆（昭觉、长宁、乐山、雅安、黔江、万源、富顺、叙永、苍溪、屏山、宜宾市、宜宾、南溪、洪雅、夹江、峨眉山）、贵州、云南、西藏、河南、浙江、江西、福建、广东、广西。

孳生场所：石穴、河床积水、树洞、山涧积水。

栖息场所：河边草丛、河边石灰、土坎下。

45. 冯氏伊蚊（天目伊蚊）*Aedes*（*Finlaya*）*fengi* Edwards，1935

分布：四川及重庆（长宁、黔江、永川、宜宾县）、贵州、安徽、浙江、江西、湖南、福建、广东、广西。

孳生场所：竹筒。

46. 哈维伊蚊（叶生伊蚊）*Aedes*（*Finlaya*）*harveyi*（Barraud，1923）

分布：四川、贵州、云南、江西、福建、广东、广西。

47. 台湾伊蚊 *Aedes*（*Finlaya*）*formosensis* Yamada，1921

分布：四川、贵州、云南、西藏、安徽、台湾、湖北、广东、广西。

孳生场所：树洞、菌体积液、石穴、叶腋。

48. 羽鸟伊蚊（双棘伊蚊）*Aedes*（*Finlaya*）*hatorii* Yamada，1921

分布：四川及重庆（忠县、乐山、达县、黔江、万源、秀山、万县、雅安、洪雅、宜宾、屏山、长宁、夹江）、贵州、黑龙江、吉林、辽宁、河南、浙江、湖北、台湾。

孳生场所：石穴。

栖息场所：岩洞。

49. 金肩伊蚊（桔腹伊蚊）*Aedes*（*Finlaya*）*hurlbuti* Lien，1967

分布：四川、台湾。

50. 日本伊蚊 *Aedes*（*Finlaya*）*japonicus*（Theobald），1901

分布：四川及重庆（忠县、峨眉山、青城山、乐山、长寿、万县、雅安、广元、重庆、达县、黔江、永川、梁平、万源、夹江、秀山、奉节、叙永、宜宾、屏山、长宁、洪雅、苍溪）、贵州、云南、河南、浙江、福建、广东、广西、河北、江西、湖南、台湾。

孳生场所：石穴、石槽、轮胎、铁锅、木桶、瓦缸等积水处。

栖息场所：住室、牛房、石穴、草丛。

51. 朝鲜伊蚊 *Aedes*（*Finlaya*）*koreicus*（Edwards），1917

分布：四川（峨眉山、万源、奉节）、贵州、黑龙江、吉林、辽宁、内蒙古、宁夏、山东、河南、湖北、湖南、河北、山西。

孳生场所：石穴。

52. 新雪伊蚊 *Aedes*（*Finlaya*）*novoniveus* Barraud，1934

分布：四川（雅安、名山、峨眉山、夹江、宜宾、西昌、乐山、长宁、洪雅）、贵州、云南、西藏、广西。

孳生场所：竹筒、树洞。

53. 金叶伊蚊 *Aedes*（*Finlaya*）*oreophilu*（Edwards），1916

分布：四川（西昌、米易、会理）、云南。

孳生场所：树洞。

54. 北京伊蚊 *Aedes*（*Finlaya*）*peipingensis* Feng，1938

分布：四川（西昌、普格、会理）、北京。

55. 美腹伊蚊 *Aedes*（*Finlaya*）*pulchriventer*（Giles），1901

分布：四川及重庆（乐山、黔江、灌县、宜宾、雅安、万州、忠县、苍溪）、贵州、云南、西藏、湖南。

孳生场所：竹林下积水、石凹、山溪。

56. 石穴伊蚊 *Aedes*（*Finlaya*）*saxicola* Edwards，1922

分布：四川、云南、广东、广西。

孳生场所：石穴、山麓水沟。

57. 汉城伊蚊 *Aedes*（*Finlaya*）*seoulensis* Yamada，1921

分布：四川、河北、北京、辽宁、山东、湖北。

孳生场所：树洞积水。

58. 单棘伊蚊（绍氏伊蚊）*Aedes*（*Finlaya*）*shortii*（Barraud），1923

分布：四川（昭觉、美姑、宜宾市、长宁、筠连、屏山、雅安）、西藏。

孳生场所：石穴。

59. 北部伊蚊 *Aedes*（*Finlaya*）*tonkinensis* Galliard *et* Ngu，1947

分布：四川、贵州、云南、广东、广西。

60. 云南伊蚊 *Aedes*（*Finlaya*）*yunnanensis*（Gaschen），1934

分布：四川（美姑、雷波、峨眉山、乐山、西昌、宜宾、会理、苍溪）、云南、贵州。

孳生场所：竹筒、石穴、容器等。

（ 新黑蚊亚属 Subgenus *Nemelaniconion* Newstead，1907 ）

61. 窄翅伊蚊 *Aedes*（*Nemelaniconion*）*lineatopennis*（Ludlow），1905

分布：四川（万源、夹江、苍溪、南部、成都）、云南、西藏、福建、广东、广西、云南、台湾。

孳生场所：清水沟、山坡积水坑。

（ 骚扰蚊亚属 Subgenus *Ochlerotatus* Lynch Arribalzaga，1891 ）

62. 拉萨伊蚊吉隆亚种 *Aedes*（*Ochlerotatus*）*lasaensis gyirongensis* Ma，1982

分布：四川、西藏。

63. 色达伊蚊 *Aedes*（*Ochlerotatus*）*sedaensis* Lei，1989

分布：四川（色达草原、松潘黄龙寺）。

孳生场所：草原清水坑、林下清水坑。

64. 警觉伊蚊 *Aedes*（*Ochlerotatus*）*vigilax* Skuse，1899

分布：四川、台湾、广西、海南。

孳生场所：沿海微咸的积水坑、石穴积水。

（ 复蚊亚属 Subgenus *Stegomyid* Theobald，1901 ）

65. 白纹伊蚊 *Aedes*（*Stegomyid*）*albopictus*（Skuse），1895

分布：四川及重庆（忠县、万县市、西昌、米易、渡口、美姑、雷波、雅安、名山、灌县、内江、青神、长寿、万县、屏山、泸州、自贡、达县、黔江、宜宾、合川、普格、南充、通江、永川、丰都、梁平、万源、秀山、会东、宁南、成都、乐山、夹江、会理、峨眉、洪雅、长宁、苍溪、平武）、重庆、贵州、云南、西藏、辽宁、河北、山西、陕西、山东、河南、江苏、安徽、浙江、湖北、江西、湖南、福建、台湾、广东、广西。

孳生场所：竹筒、树洞、石缸、石穴、瓦缸、花盆、太平缸、泡菜坛等积水处。

栖息场所：住室、牛房、竹林、草丛。

66. 圆斑伊蚊 *Aedes*（*Stegomyid*）*annandalei*（Theobald，1910）

=*Aedes*（*Stegomyid*）*annandalei herishensis* Yamada，1921

分布：四川、贵州、云南、浙江、台湾、广西。

栖息场所：竹筒积水。

67. 仁川伊蚊 *Aedes*（*Stegomyid*）*chemulpoensis* Yamada，1921

分布：四川（西昌、米易、渡口、普格、宁南、会东、会理）、云南、辽宁、甘肃、河北、山东、河南、江西、浙江、湖北、吉林、山西、安徽。

孳生场所：树洞。

68. 尖斑伊蚊（长抱伊蚊）*Aedes*（*Stegomyid*）*craggy*（Barraud），1923

分布：四川（峨眉山、雅安、名山、洪雅、夹江、长宁、梁平、成都、峨眉）、贵州、

云南、安徽、浙江、江西、湖南、福建。

孳生场所：竹筒。

重要习性：在梁平竹林内帐诱中占蚊总数的 10.63%。

69. 黄斑伊蚊 *Aedes*（*Stegomyid*）*flavopictus* Yamada，1921

分布：四川（米易）、辽宁、吉林、黑龙江。

孳生场所：树洞。

70. 叶抱伊蚊 *Aedes*（*Stegomyid*）*perplexus*（Leicester），1908

分布：四川（梁平、洪雅、成都）、台湾。

孳生场所：竹筒。

栖息场所：竹林。

71. 伪白纹伊蚊 *Aedes*（*Stegomyid*）*pseudalbopictus*（Borel），1928

分布：四川（忠具、夹江、峨眉山、长宁、乐山、苍溪、永川、万源、梁平、丰都、会理、会东、宁南、宜宾）、贵州、云南、安徽、浙江、江西、湖南、福建、台湾、广东、广西。

孳生场所：石穴、竹筒、树洞。

栖息场所：竹林、草丛。

（三）阿蚊属 Genus *Armigeres* Theobald，1901

（阿蚊亚属 Subgenus *Armigeres* Theobald，1901）

72. 达勒姆阿蚊 *Armigeres*（*Armigeres*）*durhami* Edwards，1917

分布：四川、云南、安徽、湖南。

栖息场所：树洞、竹筒等。

73. 骚扰阿蚊 *Armigeres*（*Armigeres*）*subalbatus*（Coquillett），1898

分布：四川及重庆（忠县、万州、万县、米易、渡口、美姑、名山、雅安、青城山、云阳、内江、合川、长寿、青神、金堂、达县、自贡、普格、南充、阆中、永川、梁平、万源、崇庆、彭水、秀山、宁南、冕宁、会东、广安、南部、营山、金阳、宜宾、长宁、双流、新都、乐山、夹江、西昌、洪雅、会理、雷波、峨眉、苍溪、成都）及全国（除黑龙江、吉林、辽宁、内蒙古、宁夏、青海、新疆、山东外）。

孳生场所：极污浊的水中、稀粪池、污水坑、阴沟积水、稻田、瓦缸积水、泡菜水、清水沟、木桶、树洞、竹筒。

栖息场所：住室、牛房、空房、猪圈、坟洞、桥洞、土坎、竹林、草丛。

（四）库蚊属 Genus *Culex* Linne，1758

（库蚊亚属 Subgenus *Culex* Linne，1758）

74. 环带库蚊 *Culex*（*Culex*）*annulus* Theobald，1901

分布：四川、贵州、云南、福建、台湾、广东、广西、海南。

75. 二带喙库蚊 *Culex*（*Culex*）*bitaeniorhynchus* Giles，1901

分布：四川及重庆（忠县、渡口、美姑、峨眉、雅安、名山、青城山、合川、内江、长寿、自贡、黔江、青神、泸州、广元、普格、南充、通江、梁平、丰都、永川、万源、崇庆、秀山、富顺、叙永、筠连、宁南、会东、冕宁、广安、营山、金阳、喜德、雷波、成都、宜宾市、南溪、屏山、乐山、夹江、西昌、会理、洪雅、苍溪、长宁）、重庆及全国（除内蒙古、青海以外）。

孳生场所：最喜孳生于含有线型藻类（如水绵）的水体，其次为稻田、沼泽、清（污）水坑、水井、河床积水、凹地积水、石穴、泉潭、沟渠。

栖息场所：住室、空房、牛房、猪圈、山洞、竹林、草丛。

76. 五指库蚊 *Culex*（*Culex*）*edwardsi* Barraud，1923

分布：四川、云南、广西、湖南。

77. 棕头库蚊 *Culex*（*Culex*）*fuscocephalus* Theobald，1901

分布：四川及重庆（忠县、米易、渡口、会理、雅安、泸州、广元、普格、永川、万源、西昌、会东、喜德）、贵州、云南、西藏、山东、山西、江西、安徽、湖北、江西、湖南、福建、台湾、广东、广西、甘肃、新疆。

孳生场所：稻田、清（污）水坑、河床积水。

栖息场所：牛房。

78. 白雪库蚊（雪白库蚊）*Culex*（*Culex*）*gelidus* Theobald，1901

=*Culex*（*Culex*）*gelidus cuneatus* Theobald，1901（图片见云南白雪库蚊）

分布：四川、贵州、云南、浙江、台湾、湖北、湖南、广东、香港、广西、海南。

栖息场所：石坑、临时积水、蹄印、石穴、稻田等。

79. 黄氏库蚊（类致倦库蚊）*Culex*（*Culex*）*huangae* Meng，1958

分布：四川、贵州、云南。

栖息场所：污水坑、水沟、水缸等。

80. 棕盾库蚊 *Culex*（*Culex*）*jacksoni* Edwards，1934

=*Culex*（*Culex*）*fuscifurcatus* Edwards，1934

=*Culex*（*Culex*）*tsengi* Lien，1968

分布：四川、贵州、云南、河北、山西、辽宁、吉林、黑龙江、江苏、安徽、福建、台湾、山东、河南、湖北、湖南、广东、香港、澳门、广西、海南。

栖息场所：富含水草、水藻的水体。

81. 拟态库蚊 *Culex*（*Culex*）*mimeticus* Noe，1899

分布：四川及重庆（忠县、万州、宁南、米易、昭觉、美姑、雷波、雅安、名山、峨眉山、乐山、内江、新都、自贡、黔江、达县、普格、永川、万源、夹江、广元、会理、宁南、冕宁、广安、营山、金阳、喜德、成都、宜宾市、富顺、长宁、双流、洪雅、苍溪）、重庆、贵州、云南、西藏及全国（除内蒙古、青海、新疆外）。

栖息场所：牛房、山洞、草丛、树木、室外阴暗处。

82. 小拟态库蚊 Culex（Culex）mimulus Edwards，1915

=Culex（Culex）neomimulus Lien，1968

分布：四川（忠县、米易、青城山、合川、长寿、雅安、自贡、美姑、黔江、达县、通江、永川、万源、梁平、夹江、筠连、宁南、冕宁、西昌、广安、苍溪、营山、金阳、成都、宜宾、宜宾市、南溪、屏山、乐山、洪雅，长宁、峨眉）、贵州、云南、西藏、江苏、浙江、安徽、福建、台湾、江西、河南、湖北、湖南、广东、香港、广西、海南、陕西、甘肃。

孳生场所：稻田、生长有水绵之积水、清水缸、水坑、清水粪坑、石穴、水沟、水溪。

栖息场所：住室、牛房、山洞、坟洞、苕窖、竹林、草丛。

83. 致倦库蚊 Culex（Culex）fatigens Wiedemann，1828

分布：四川（忠县、万县市、渡口、雅安、米易、美姑、峨眉、名山、青城山、云阳、合川、内江、长寿、沐川、泸州、金堂、武隆、昭觉、黔江、青神、万县、酉阳、达县、宁南、自贡、普格、南充、阆中、苍溪、巴中、通江、蓬安、永川、梁平、万源、丰都、崇庆、乐山、彭水、秀山、广元、会东、冕宁、广安、营山、金阳、喜德、成都、双流、新都、夹江、洪雅、西昌、会理、雷波、长宁、屏山、宜宾、汶川）、重庆及北纬30°以南地区。

孳生场所：水坑、清水粪坑、水沟、稻田、池塘、缸盆、沼泽、水井、蹄迹、石穴、竹筒、树洞。

栖息场所：住室、牛房、畜房、空房、坟洞、桥洞、山洞、阴沟、草丛。

84. 伪杂鳞库蚊 Culex（Culex）pseudovishnhi Coless，1957

分布：四川（西昌、米易、会理、渡口、美姑、雷波、乐山、峨眉、夹江、洪雅、雅安、青城山、宜宾市、南溪、屏山、长宁）及全国（除黑龙江、辽宁、内蒙古、吉林、青海、新疆外）。

孳生场所：稻田、水池、石穴、路旁积水、清水沟。

85. 中华库蚊 Culex（Culex）sinensis Theobald，1903

分布：四川（忠县、夹江、合川、乐山、资中、雅安、达县、宜宾、新都、黔江、崇庆、秀山、万县、会理、洪雅、成都、长宁）全国（除山西、内蒙古、黑龙江、吉林、青海、新疆、西藏外）。

孳生场所：稻田、缓流、灌溉沟、水容器。

栖息场所：人房、牛房、山洞、草丛。

86. 希氏库蚊（纹腿库蚊）*Culex*（*Culex*）*theileri* Theobald，1903

分布：四川及重庆（忠县、宁南、米易、昭觉、美姑、雅安、广元、达县、南充、通江、永川、梁平、丰都、万源、夹江、彭水、盐湖、冕宁、会东、洪雅、金阳、喜德、西昌、会理）、云南、贵州、浙江、安徽、福建、山东、湖北、湖南、广西。

孳生场所：稻田、堰塘、水池、混水粪坑、清水坑、蹄迹、水井、积水。

栖息场所：住室、牛房。

87. 天坪库蚊 *Culex*（*Culex*）*tianpingensis* Chen，1981

分布：四川、贵州、云南、广西。

88. 三带喙库蚊 *Culex*（*Culex*）*tritaeniorhynchus* Giles，1901

分布：四川及重庆（忠县、万州、渡口、雅安、米易、美姑、峨眉、名山、青城山、云阳、合川、内江、长寿、沐川、泸州、金堂、武隆、昭觉、黔江、青神、万县、酉阳、达县、宁南、自贡、普格、南充、阆中、苍溪、巴中、通江、蓬安、永川、梁平、万源、丰都、崇庆、乐山、彭水、秀山、广元、会东、冕宁、广安、营山、金阳、喜德、成都、双流、新都、夹江、洪雅、西昌、会理、雷波）及全国（除青海、新疆、西藏外）。

孳生场所：稻田、水塘、水坑、蹄迹、水井、石穴、树洞、太平缸、竹节、缓流。

栖息场所：以牛房为主，其次为住室、空房、猪圈、坟洞、桥洞、石岩、山洞、竹林、草丛。

89. 迷走库蚊 *Culex*（*Culex*）*vagens* Wiedemann，1828

分布：四川及重庆（忠县、万州、青城山、云阳、乐山、万县、达县、雅安、黔江、合川、南充、永川、万源、夹江、西昌、冕宁、会东、洪雅、会理、成都、宜宾、长宁、苍溪）及全国（除陕西、新疆外）。

孳生场所：稻田、水塘、污水缸、蹄迹、水坑、石穴、水潭、河床、积水、山阴积水、水井、水沟。

栖息场所：人房、牛房、竹林、草丛、灌木丛。

90. 杂鳞库蚊（魏仙库蚊）*Culex*（*Culex*）*vishnui* Theobnld，1901

分布：四川及重庆（忠县、万州、青城山、云阳、乐山、万县、达县、雅安、黔江、合川、南充、永川、万源、夹江、西昌、冕宁、会东、洪雅、会理、成都、宜宾、长宁）及南方各省。

孳生场所：稻田、池塘、藉田、水井、沼泽、水坑、清水粪坑、蹄迹、缓流。

栖息场所：牛房。

91. 白霜库蚊（惠氏库蚊）*Culex*（*Culex*）*whitmorei*（Giles），1904

分布：四川（会理、名山、乐山、雅安、达县、洪雅、苍溪、金阳、成都、宜宾、屏

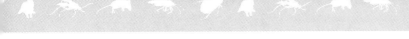

山、南溪、长宁）、贵州、云南、西藏、吉林、辽宁、河南、江苏、安徽、浙江、湖北、江西、湖南、福建、台湾、广东、广西。

孳生场所：稻田、水井、山溪。

栖息场所：住室、牛房、草丛。

（库状蚊亚属 Subgenus *Culiciomyia* Theobald）

92. 平脊库蚊 *Culex*（*Culiciomyia*）*bailyi* Barraud，1934

分布：四川、贵州、云南。

栖息场所：石穴、石槽、水田、树洞。

93. 白胸库蚊 *Culex*（*Culiciomyia*）*pallidothorax* Theobald，1905

分布：四川及重庆（忠县、乐山、雅安、内江、宜宾、黔江、梁平、万源、夹江、秀山、会理、洪雅、广安、苍溪、营山、金阳、成都、长宁）、贵州、云南、山西、江苏、浙江、福建、台湾、江西、山东、湖北、河南、广东、香港、澳门、广西、海南。

孳生场所：清（污）水坑、水井、石槽、石穴、混水粪坑、蹄迹、树洞、竹筒、山洞。

栖息场所：住室、牛房、山洞、草丛。

94. 薛氏库蚊（白顶库蚊）*Culex*（*Culiciomyia*）*shebbearei* Barraud，1924

分布：四川及重庆（忠县、乐山、雅安、内江、宜宾、黔江、梁平、万源、夹江、秀山、会理、洪雅、广安、苍溪、营山、金阳、成都、长宁）、云南、贵州、西藏、浙江、江西、江苏、安徽、福建、湖北、湖南、广东、香港。

孳生场所：小型积水、清水粪坑、石穴、河床积水、稻田、水井、树洞、竹筒。

栖息场所：住室、牛房、山洞、竹林下草丛。

（真黑蚊亚属 Subgenus *Eumelanomyia* Theobald，1909）

95. 短须库蚊 *Culex*（*Eumelanomyia*）*brevipalpis*（Giles，1902）

分布：四川、贵州、云南、浙江、江西、湖南、福建、台湾、广东、广西。

栖息场所：树洞、竹筒、水沟等。

96. 叶片库蚊 *Culex*（*Eumelanomyia*）*foliatus* Brug，1932

=*Culex*（*Eumelanomyia*）*chungkiangensis* Chang *et* Chang，1974

分布：四川、贵州、云南、湖南、湖北、河南、福建、台湾、广东、广西。

栖息场所：清澈静滞的小水体，如石穴、岩洞积水。

97. 林氏库蚊 *Culex*（*Eumelanomyia*）*hayashii* Yamada，1917

分布：四川、贵州、云南、吉林、辽宁、河北、山东、河南、江苏、安徽、浙江、湖北、江西、湖南、福建、台湾、广西。

栖息场所：清洁的水体，如清水池、泉井、石穴等。

98.　马来库蚊 *Culex*（*Eumelanomyia*）*malayi*（Leicester，1908）

分布：四川、贵州、云南、山东、河南、江苏、安徽、浙江、湖北、湖南、福建、台湾、广东、广西、甘肃。

栖息场所：石穴积水、山溪、池塘、稻田等。

99.　里奇库蚊（柬埔寨库蚊）*Culex*（*Eumelanomyia*）*richei* Klein，1970

分布：四川、贵州、广西。

（簇角蚊亚属 Subgenus *Lophoceromyia* Theobald，1905）

100.　幼小库蚊（哑库蚊）*Culex*（*Lophoceromyia*）*infantulus* Edwards，1922

分布：四川（成都、宜宾地区、乐山）、贵州、云南、河南、江苏、安徽、浙江、湖北、江西、湖南、福建、台湾、广东、广西。

孳生场所：石槽、山洞积水。

栖息场所：牛房、山洞。

（路蚊亚属 Subgenus *Lutzia* Theobald，1903）

101.　褐尾库蚊 *Culex*（*Lutzia*）*fuscanus* Wiedemann，1820

分布：四川、贵州、云南及全国（除内蒙古、吉林、黑龙江、澳门、青海、宁夏、新疆外）。

孳生场所：水坑、池塘、石穴等。

102.　贪食库蚊 *Culex*（*Lutzia*）*halifaxii* Theobald，1903

　　　　　　　=*Culex*（*Lutzia*）*raptor*（Edeards，1922）

　　　　　　　=*Culex*（*Lutzia*）*vorax*（Edwards，1921）（图片见云南贪食库蚊）

分布：四川、贵州、云南及全国（除山西、内蒙古、吉林、黑龙江、澳门、青海、宁夏、新疆外）。

孳生场所：稻田、沼泽、沟渠、污水坑、洼地积水、石穴、树洞等。

（五）脉毛蚊属（赛蚊属）Genus *Culissta* Felt，1904

　　　　　　　　　　　=Genus *Theobaldia* Neveu-Lemaire，1902

（脉毛蚊亚属 Subgenus *Culiseta* Felt，1904）

103.　银带脉毛蚊 *Culiseta*（*Culiseta*）*niyeitaeniata*（Theobald），1907

分布：四川（乐山、广元、忠县、自贡、金阳、成都、屏山、南溪、宜宾市）、贵州、云南、西藏、河北、陕西。

孳生场所：清水坑、清水粪坑、污水坑、瓦缸、清（污）水沟。

栖息场所：住室、牛房、畜圈、空房、山洞、土崖、竹林。

104.　中华脉毛蚊 *Culiseta*（*Culiseta*）*sinensi*（Meng and Wu），1962

分布：四川（雷波、北碚、万县、忠县、屏山、乐山、广元、雅安、会理、南溪、宜宾市）、重庆、贵州、云南、西藏、河北、台湾、山东、陕西。

孳生场所：清（污）水坑、容器积水等。

（六）曼蚊属 Genus *Mansonia* Blanchard，1901

（类曼蚊亚属 Subgenus *Mansonia* Theobald，1907）

105. 常型曼蚊 *Mansonia*（*Mansonia*）*uniformis*（Theobald），1901（图片见云南常型曼蚊）

分布：四川（乐山、内江、万县、自贡、合川、青神、达县、会东、雅安、洪雅、成都、泸州、南溪、宜宾）及全国（除黑龙江、吉林、辽宁、内蒙古、宁夏、青海、新疆、西藏外）。

孳生场所：沼泽、池塘、竹筒等。

栖息场所：住室、牛房。

（七）直脚蚊属 Genus *Orthopodomyia* Theobald，1904

106. 类按蚊直脚蚊 *Orthopodomyia anopheloides*（Giles），1903

分布：四川（乐山、金堂、普格、万源、万县、宁南）、贵州、云南、河南、江苏、安徽、浙江、湖北、江西、湖南、福建、台湾、广东、广西。

孳生场所：树洞、竹筒。

（八）杵蚊属 Genus *Tripteroides* Giles，1904

（星毛蚊亚属 Subgenus *Rachionotomyia* Theobald，1905）

107. 蛛形杵蚊 *Tripteroides*（*Rachionotomyia*）*aranoides*（Theobald，1901）（图片见云南蛛形杵蚊）

=*Tripteroide*（*Rachionotomyia*）*szechwanensis* Hsu，1964 四川杵蚊

分布：四川、贵州、云南、湖南、福建、台湾、广东、香港、澳门、广西。

孳生场所：竹筒、树洞。

（杵蚊亚属 Subgenus *Tripteroides* Giles，1904）

108. 竹生杵蚊 *Tripteroides*（*Tripteroides*）*bambusa*（Yamada，1917）

分布：四川、贵州、吉林、辽宁、河南、安徽、浙江、湖北、江西、湖南、福建、台湾、广东、广西。

孳生场所：竹筒、树洞。

109. 似同杵蚊 *Tripteroides*（*Tripteroides*）*similis*（Leicester，1908）

分布：四川、贵州、江西、福建、广东。

（九）兰带蚊属 Genus *Uranotaenia* Lynch Arribalzaga，1891

110. 安氏蓝带蚊（短铗蓝带蚊）*Uranotaenia annandalei* Barraud，1926

分布：四川、贵州、云南、安徽、福建、台湾、广东。

111. 乐山蓝带蚊 *Uranotaenia loashanensis* Wang and Feng，1965

分布：四川（乐山）。

112. 雷波蓝带蚊 *Uranotaenia leiboensis* Chu，1981

分布：四川。

113. 麦氏兰带蚊（花背兰带蚊）*Uranotaenia macfarlanei* Edwards，1914

分布：四川（乐山、宜宾、普格、长宁）、贵州、云南、安徽、浙江、湖北、江西、湖南、福建、台湾、广东、广西。

孳生场所：山阴下溪床积水、沙底水坑、清水粪坑。

栖息场所：山洞。

114. 白胸兰带蚊 *Uranotaenia nivipleura* Leicester，1908

分布：四川（雷波、长宁）、云南、福建、广西。

孳生场所：树洞、竹筒。

115. 新糊蓝带蚊 *Uranotaenia novobscura* Barraud，1934

分布：四川、贵州、云南、西藏、安徽、浙江、江西、福建、台湾、河南、湖北、湖南、广东、广西。

孳生场所：树洞、竹筒。

三、巨蚊亚科 Subfamily TOXORHYNCHITINAE

（十）巨蚊属 Genus *Toxorhynchites* Theobald，1901

（巨蚊亚属 Subgenus *Toxorhynchites* Theobald，1901）

116. 黄边巨蚊 *Toxorhynchites*（*Toxorhynchites*）*edwardsi*（Barraud），1924

分布：四川（万源）、贵州、云南。

孳生场所：树洞。

117. 紫腹巨蚊 *Toxorhynchites*（*Toxorhynchites*）*gravelyi*（Edwards），1921

分布：四川（米易、黑波、长宁）、贵州、云南、江西、湖南、福建。

孳生场所：树洞、竹筒。

第二节 蠓类（双翅目：蠓科）

四川的蠓科昆虫有 4 亚科、14 属、215 种。

蠓科 Family CERATOPOGONIDAE
一、细蠓亚科 Subfamily LEPTOCONOPINAE

（一）细蠓属 Genus *Leptoconops* Skuse

（全蠓亚属 Subgenus *Holoconops* Kieffer，1918）

1. 郧县细蠓 *Leptoconops*（*Holoconops*）*yunhsienensis* Yu，1963

分布：四川（岷江、沱江、嘉陵江、雅砻江、金沙江沿岸）、湖北、云南（澜沧江边）。

二、毛蠓亚科 Subfamily DASYHELEINAE

（二）毛蠓属 Genus *Dasyhele* Kieffer，1911

（毛蠓亚属 Subgenus *Dasyhelea* s.str.）

2. 隐匿毛蠓 *Dasyhelea*（*Dasyhelea*）*abdita* Yu，2005

分布：四川（宜宾）。

3. 金色毛蠓 *Dasyhelea*（*Dasyhelea*）*aurosus* Yu，2005

分布：四川（成都）、广西。

4. 竹生毛蠓 *Dasyhelea*（*Dasyhelea*）*bambusaoris* Yu，2005

分布：四川（犍为）。

5. 朴乐毛蠓 *Dasyhelea*（*Dasyhelea*）*bullocki* Tokunaga，1958

分布：四川（宜宾、峨眉）、贵州（罗甸）、云南（怒江）。

6. 暗色毛蠓 *Dasyhelea*（*Dasyhelea*）*caeruleus* Yu *et* Hao，2005

分布：四川（宜宾）、云南（怒江）、广西（龙州）。

7. 闪灼毛蠓 *Dasyhelea*（*Dasyhelea*）*coruscantis* Yu *et* Zhang，2005

分布：四川（泸定）。

8. 杜复毛蠓 *Dasyhelea*（*Dasyhelea*）*dufouri*（Laboulbene），1869

分布：四川（长宁）。

9. 都江毛蠓 *Dasyhelea*（*Dasyhelea*）*dujanga* Yu，2005

分布：四川（都江堰）。

10. 皱缩毛蠓 *Dasyhelea*（*Dasyhelea*）*rugula* Yu *et* Zhang，2005

分布：四川（都江堰）。

11.　花冠毛蠓 *Dasyhelea*（*Dasyhelea*）*stemlera* Waugh *et* Wirth，1976

分布：重庆（南川）、福建（泉州）。

12.　亚穿毛蠓 *Dasyhelea*（*Dasyhelea*）*subperfida* Tokunaga，1940

分布：四川（泸定）、湖北（十堰）。

13.　无偶毛蠓 *Dasyhelea*（*Dasyhelea*）*viduus* Yu，2005

分布：四川（南充）。

14.　双叶毛蠓 *Dasyhelea*（*Dasyhelea*）*yoshimurai* Tokunaga，1940

分布：四川（峨眉山）。

（瘦蠓亚属 Subgenus *Leptobranchia* Waugh *et* Wirth，1976）

15.　圆突毛蠓 *Dasyhelea*（*Leptobranchia*）*circellatus* Yu，2005

分布：重庆（南川）。

16.　卷曲毛蠓 *Dasyhelea*（*Leptobranchia*）*cirratus* Yu，2005

分布：四川（南充）。

17.　交连毛蠓 *Dasyhelea*（*Leptobranchia*）*contextus* Yu，2005

分布：四川（都江堰）、河南（信阳）。

18.　趋蕾毛蠓 *Dasyhelea*（*Leptobranchia*）*gemma* Yu，2005

分布：四川（成都）。

19.　暗灰毛蠓 *Dasyhelea*（*Leptobranchia*）*ravidus* Yu，2005

分布：四川（成都）。

20.　扭曲毛蠓 *Dasyhelea*（*Leptobranchia*）*revolutus* Yu *et* Wen，2005

分布：四川（沐川）。

（前蠓亚属 Subgenus *Prokempia* Kieffer，1913）

21.　长尾毛蠓 *Dasyhelea*（*Prokempia*）*longicauda* Yu，2005

分布：四川（南充）。

22.　泸定毛蠓 *Dasyhelea*（*Prokempia*）*ludingensis* Zhang *et* Yu，1996

分布：四川（成都、乐山、甘洛、西昌、泸定、宜宾、南充）、北京、山西、江苏、浙江、安徽、福建、台湾、江西、山东、河南、湖北、湖南、广东、香港、广西、海南、云南、陕西、甘肃。

23.　台湾毛蠓 *Dasyhelea*（*Prokempia*）*taiwana* Tokunaga，1940

分布：四川（峨眉山）、台湾。

（类库亚属 Subgenus *Pseudoculicoides* Malloch，1915）

24.　短瘦毛蠓 *Dasyhelea*（*Pseudoculicoides*）*brachibaios* Yu *et* Liu，2005

分布：四川（乐山）。

25. 西昌毛蠓 Dasyhelea（Pseudoculicoides）xichangensis Yu，2005

分布：四川（西昌）。

26. 宽带毛蠓 Dasyhelea（Pseudoculicoides）fasciigera Kieffer，1924

分布：四川（成都、都江堰、泸州、宜宾、简阳）、北京、河北、黑龙江、江苏、上海、福建、江西、河南、湖北、湖南、广东、云南（景洪）、新疆。

27. 角翼毛蠓 Dasyhelea（Pseudoculicoides）alula Yu，2005

分布：四川（成都）、云南（昆明）、北京、广东、海南、西藏。

28. 弯钳毛蠓 Dasyhelea（Pseudoculicoides）arciforceps Tokunaga，1940

分布：四川（简阳、洛带）。

29. 超越毛蠓 Dasyhelea（Pseudoculicoides）excellentis Borkent，1996

分布：四川（犍为、成都）。

30. 类常毛蠓 Dasyhelea（Pseudoculicoides）subcommunis Yu，2005

分布：四川（康定）。

31. 裂基毛蠓 Dasyhelea（Pseudoculicoides）turficola Kieffer，1925

分布：四川（峨眉山）。

32. 连接毛蠓 Dasyhelea（Pseudoculicoides）connexus Yu，2005

分布：四川（南充）。

33. 引诱毛蠓 Dasyhelea（Pseudoculicoides）deleasma Yu et Liu，2005

分布：四川（都江堰）。

34. 欧洲毛蠓 Dasyhelea（Pseudoculicoides）europaea Remm，1962

分布：四川（成都、洛带、石棉）、云南（昆明）。

35. 静波毛蠓 Dasyhelea（Pseudoculicoides）jingboi Yu，2005

分布：四川（沐县）、广东（广州）、云南（昆明）。

36. 昆明毛蠓 Dasyhelea（Pseudoculicoides）kunmingensis Zhao et Yu，1997

分布：四川（石棉）、云南（昆明）。

37. 西部毛蠓 Dasyhelea（Pseudoculicoides）occasus Zhang et Yu，1996

分布：四川（成都、乐山、甘洛、西昌、泸定、宜宾）、北京、山西、江苏、浙江、福建、台湾、江西、山东、河南、湖北、湖南、广东、香港、广西、海南、重庆、云南、陕西、甘肃。

（双囊亚属 Subgenus Sebessia Remm，1979）

38. 尖细毛蠓 Dasyhelea（Sebessia）acuminata Kieffer，1919

分布：四川（峨眉山）。

39. 龙泉毛蠓 *Dasyhelea*（*Sebessia*）*longquana* Yu *et* Liu，2005

分布：四川（成都）。

40. 闪烁毛蠓 *Dasyhelea*（*Sebessia*）*nitidus* Yu *et* Liu，2005

分布：四川（眉山）。

（柏肯亚属 Subgenus *Borkentimyia* Yu，2005）

41. 柏肯毛蠓 *Dasyhelea*（*Borkentimyia*）*borkenti* Yu，2005

分布：四川（南充）。

（两室亚属 Subgenus *Dicryptoscena* Enderlin，1936）

42. 居间毛蠓 *Dasyhelea*（*Dicryptoscena*）*internatus* Yu，2005

分布：四川（成都）。

43. 万岭毛蠓 *Dasyhelea*（*Dicryptoscena*）*wanlina* Yu，2005

分布：四川（万岭）。

三、铗蠓亚科 Subfamily FORCIPOMYIINAE

（三）裸蠓属 Genus *Atrichopogon* Kieffer，1906

（裸蠓亚属 Subgenus *Atrichopogon* s.str.）

44. 壶状裸蠓 *Atrichopogon*（*Atrichopogon*）*ollicula* Yan *et* Yu，2001

分布：四川（长宁）、云南（西双版纳）。

45. 散布裸蠓 *Atrichopogon spartos* Yan *et* Yu，2001

分布：四川（犍为）、广西。

46. 峨眉裸蠓 *Atrichopogon*（*Atrichopogon*）*emeiensis* Deng，Liao *et* Yu，2011

分布：四川（峨眉山）。

（强蠓亚属 Subgenus *Impensukempia* Yu，2001）

47. 铜色裸蠓 *Atrichopogon*（*Impensukempia*）*aereum* Yu *et* Yan，2005

分布：四川（宜宾）。

48. 多刺裸蠓 *Atrichopogon*（*Impensukempia*）*echinatus* Yu *et* Yan，2005

分布：四川（峨眉山）。

（肯蠓亚属 Subgenus *Kempia* Kieffer，1913）

49. 平茎裸蠓 *Atrichopogon*（*Kempia*）*baripenis* Yu *et* Yan，2005

分布：四川（宜宾）。

50. 双茎裸蠓 *Atrichopogon*（*Kempia*）*binipenis* Yu *et* Yan，2001

分布：四川（龙泉山）。

51. 异样裸蠛 *Atrichopogon*（*Kempia*）*varius* Yu *et* Yan，2001

分布：四川（峨眉山）。

52. 岩生裸蠛 *Atrichopogon*（*Kempia*）*catinus* Yan *et* Yu，2001

分布：四川（长宁）、湖北（武当山）、河北（承德）。

53. 川西裸蠛 *Atrichopogon*（*Kempia*）*chuanxiensis* Yu *et* Yan，2001

分布：四川（都江堰、峨眉山）。

54. 泸定裸蠛 *Atrichopogon*（*Kempia*）*ludingensis* Yu *et* Yan，2001

分布：四川（泸定）。

55. 近黑裸蠛 *Atrichopogon*（*Kempia*）*nigritellus* Yu *et* Yan，2005

分布：四川（泸定）。

56. 冲绳裸蠛 *Atrichopogon*（*Kempia*）*okinawensis* Tokunaga，1962

分布：四川（泸定）、湖北、云南。

57. 漫游裸蠛 *Atrichopogon*（*Kempia*）*planetus* Yu *et* Liu，1995

分布：四川（泸定）、黑龙江（饶河）。

58. 溪涧裸蠛 *Atrichopogon*（*Kempia*）*rivalis* Yu *et* Yan，2001

分布：四川（犍为、乐山）。

59. 林丛裸蠛 *Atrichopogon*（*Kempia*）*xylochus* Yu *et* Yan，2005

分布：四川（峨眉山、长宁、西昌、成都）、广西、云南。

（长喙亚属 Subgenus *Lophomyidium* Cordero，1929）

60. 棕色裸蠛 *Atrichopogon*（*Lophomyidium*）*fusculus*（Coquillett，1901）

分布：四川（成都、宜宾、洪雅、都江堰）、黑龙江、河南、湖北、湖南、贵州、云南。

（刺甲亚属 Subgenus *Melohelea* Wirth，1956）

61. 温勒裸蠛 *Atrichopogon*（*Melohelea*）*winnertzi* Goetghebuer，1922

分布：四川（泸定、石棉）；芬兰、英国、阿尔及利亚。

62. 稀瘤裸蠛 *Atrichopogon*（*Melohelea*）*oedemerarum* Stora，1939

分布：四川（马尔康）。

（多赘亚属 Subgenus *Psilokempia* Enderlein，1936）

63. 淡尾裸蠛 *Atrichopogon*（*Psilokempia*）*pallidicillus* Yu *et* Zou，1988

分布：四川（成都、巫溪）、云南。

64. 窄须裸蠛 *Atrichopogon*（*Psilokempia*）*tenuipalpis* Liu *et* Yan，1996

分布：四川（峨眉山）、海南。

65. 四梗裸蠛 *Atrichopogon*（*Psilokempia*）*tetramischus* Yu *et* Liu，1995

分布：重庆（南川）。

（四）铗蠓属 Genus *Forcipomyia* Meigen，1818

（尤蠓亚属 Subgenus *Euprojoannisia* Brethes，1914）

66.　裸竹铗蠓 *Forcipomyia*（*Euprojoannisia*）*balteatus* Liu *et* Yu，2001
分布：重庆（梁平）。

67.　摇动铗蠓 *Forcipomyia*（*Euprojoannisia*）*claudus* Liu *et* Yu，2001
分布：四川（成都）、甘肃、湖北。

68.　无名铗蠓 *Forcipomyia*（*Euprojoannisia*）*ignobilis* Liu *et* Yu，2001
分布：四川（龙泉山）。

69.　美莎铗蠓 *Forcipomyia*（*Euprojoannisia*）*mesasiatica* Remm，1980
分布：四川（成都）。

70.　尖齿铗蠓 *Forcipomyia*（*Euprojoannisia*）*mucronis* Liu *et* Yu，2001
分布：四川（泸定）。

71.　沼泽铗蠓 *Forcipomyia*（*Euprojoannisia*）*palustris*（Meigen，1804）
分布：四川（泸定）。

72.　粗野铗蠓 *Forcipomyia*（*Euprojoannisia*）*psilonota*（Kieffer，1911）
分布：四川（宜宾）、广东、福建。

73.　小筏铗蠓 *Forcipomyia*（*Euprojoannisia*）*ratis* Liu *et* Yu，2001
分布：四川（泸定）。

74.　分离铗蠓 *Forcipomyia*（*Euprojoannisia*）*separatus* Liu，Yan *et* Liu，1996
分布：重庆、江西、海南。

（铗蠓亚属 Subgenus *Forcipomyia* Meigen，1818）

75.　拜氏铗蠓 *Forcipomyia*（*Forcipomyia*）*bikanni* Chan *et* LeRoux，1971
分布：四川（宜宾）、河南、广东、珠海、广西。

76.　空洞铗蠓 *Forcipomyia*（*Forcipomyia*）*cavatus* Liu *et* Yan，2001
分布：四川（泸定）。

77.　端须铗蠓 *Forcipomyia*（*Forcipomyia*）*distapalpis* Liu *et* Yu，2001
分布：四川（成都）。

78.　长毛铗蠓 *Forcipomyia*（*Forcipomyia*）*longiseta* Yu *et* Liu，1999
分布：四川（犍为）。

79.　棕褐铗蠓 *Forcipomyia*（*Forcipomyia*）*luteofulvous* Liu *et* Yu，2001
分布：四川（成都）。

80.　后弯铗蠓 *Forcipomyia*（*Forcipomyia*）*repandus* Liu *et* Yu，2001
分布：四川（泸定）。

（丽蠓亚属 Subgenus *Lepidohelea* Kieffer，1917）

81. 美妙铗蠓 *Forcipomyia*（*Lepidohelea*）*pulcherrima* Santos-Abreu，1918

分布：四川（犍为、长宁、叙永、泸定）、台湾、重庆、福建、广西。

82. 邛海铗蠓 *Forcipomyia*（*Lepidohelea*）*qionghaiensis* Liu *et* Yu，2001

分布：四川（邛海）。

83. 西昌铗蠓 *Forcipomyia*（*Lepidohelea*）*xichangensisi* Liu *et* Yu，2001

分布：四川（西昌）、广西。

（小蠓亚属 Subgenus *Microhelea* Kieffer，1917）

84. 黄腹铗蠓 *Forcipomyia*（*Microhelea*）*galbiventris* Borkent，1997

分布：四川（万源）、广西、福建、西藏。

85. 稀有铗蠓 *Forcipomyia*（*Microhelea*）*perpusillus* Liu *et* Yu，2001

分布：四川（雅安）。

86. 相似铗蠓 *Forcipomyia*（*Microhelea*）*similis* Liu *et* Yu，1997

分布：四川（成都、宜宾、乐山）。

87. 无锡铗蠓 *Forcipomyia*（*Microhelea*）*wuxiensis* Liu *et* Yu，2001

分布：四川（成都、叙永）、江苏。

（山蠓亚属 Subgenus *Oreinohelea* Yu *et* Liu，2005）

88. 平缓铗蠓 *Forcipomyia*（*Oreinohelea*）*lenis* Liu *et* Yu，2005

分布：重庆。

（盐蠓亚属 Subgenus *Saliohelea* Wirth and Ratanaworabhan，1978）

89. 纵意铗蠓 *Forcipomyia*（*Saliohelea*）*infrensi* Liu *et* Yu，2005

分布：四川（成都）、西藏。

90. 等同铗蠓 *Forcipomyia*（*Saliohelea*）*isolatus* Liu *et* Yu，2005

分布：四川（康定）。

91. 罕见铗蠓 *Forcipomyia*（*Saliohelea*）*perrarus* Liu *et* Yu，2005

分布：四川（康定）。

（辛蠓亚属 Subgenus *Synthyridomyia* Saunders，1957）

92. 成熟铗蠓 *Forcipomyia*（*Synthyridomyia*）*murina*（Winnertz，1852）

分布：四川（宜宾、达县、石棉、龙泉）、天津、宁夏、重庆、黑龙江、辽宁、浙江。

（腺蠓亚属 Subgenus *Thyridomyia* Saunders，1925）

93. 美雅铗蠓 *Forcipomyia*（*Thyridomyia*）*concinnus* Liu *et* Yu，2005

分布：重庆（南川）。

94.　灌丛铗蠓 *Forcipomyia*（*Thyridomyia*）*frutetorum*（Winnertz，1852）

分布：四川（成都）、吉林、辽宁、江西、安徽、江苏、浙江、山东、重庆、云南、广西、福建。

95.　武备铗蠓 *Forcipomyia*（*Thyridomyia*）*hoplia* Liu *et* Yu，2005

分布：四川（都江堰）。

96.　北九铗蠓 *Forcipomyia*（*Thyridomyia*）*kitasirakawae* Tokunaga，1940

分布：四川（康定）。

97.　项角铗蠓 *Forcipomyia*（*Thyridomyia*）*monilicornis*（Coquillett，1905）

分布：四川（马尔康）、黑龙江、甘肃、广西。

98.　顶裂铗蠓 *Forcipomyia*（*Thyridomyia*）*vertexcava* Chan *et* LeRoux，1970

分布：重庆（南川、缙云山）。

99.　剑形铗蠓 *Forcipomyia*（*Thyridomyia*）*xiphoideus* Liu *et* Yu，2005

分布：四川（成都、雅安）、重庆、广西。

100.　雅安铗蠓 *Forcipomyia*（*Thyridomyia*）*yaana* Liu *et* Yu，2005

分布：四川（雅安）。

（骚蠓亚属 Subgenus *Trichohelea* Goetghebuer，1920）

101.　栗色铗蠓 *Forcipomyia*（*Trichohelea*）*castanius* Liu *et* Yu，2005

分布：四川（马尔康）。

102.　棘爪铗蠓 *Forcipomyia*（*Trichohelea*）*pectinunguis*（De Meujere，1923）

分布：重庆（南川）。

103.　模仿铗蠓 *Forcipomyia*（*Trichohelea*）*simulataris* Liu *et* Yu，2005

分布：重庆（万州）。

（五）蠛蠓属 Genus *Lasiohelea* Kieffer，1921

104.　隐秘蠛蠓 *Lasiohelea abdita* Yu，2005

分布：四川（峨眉山）。

105.　庐山蠛蠓 *Lasiohelea lushana* Yu *et* Wang，1982

分布：重庆（南川）、江西、广西、云南。

106.　小枝蠛蠓 *Lasiohelea virguala* Yu *et* Wen，1985

分布：四川（成都）、广西、海南。

107.　三地蠛蠓 *Lasiohelea anabaenae* Chan *et* Saunders，1965

分布：四川（攀枝花、西昌）、台湾、广西、云南。

108.　冯炎蠛蠓 *Lasiohelea fengyani* Yu，2005

分布：四川（石棉、峨眉山）。

109. 低飞蠛蠓 *Lasiohelea humilavolita* Yu *et* Liu，1982

分布：四川（都江堰、峨眉、乐山、成都、雷波）、甘肃、河南、安徽、浙江、湖北、重庆、贵州、江西、福建、台湾、广西、云南、海南。

110. 中间蠛蠓 *Lasiohelea interceda* Yu，2005

分布：四川（成都、乐山）、福建、浙江。

111. 唇齿蠛蠓 *Lasiohelea labidentis* Yu *et* Zhang，1982

分布：四川（天全、康定）。

112. 尖锥蠛蠓 *Lasiohelea oxyria* Yu *et* Liu，1985

分布：四川（峨眉山）。

113. 特别蠛蠓 *Lasiohelea propria* Chan *et* LeRoux，1970

分布：四川（长宁）、江西、台湾。

114. 竹林蠛蠓 *Lasiohelea bambusa* Liu *et* Yu，1996

分布：四川（长宁）。

115. 儋县蠛蠓 *Lasiohelea danxianensis* Yu *et* Liu，1982

分布：四川、云南、河南、安徽、江苏、浙江、江西、湖北、福建、台湾、广东、广西、海南。

116. 吊罗蠛蠓 *Lasiohelea diaoluoensis* Yu *et* Liu，1982

分布：四川（峨眉山）、海南。

117. 扩散蠛蠓 *Lasiohelea divergena* Yu *et* Wen，1982

分布：四川（渡口、甘洛、洪雅、南充、成都、叙永、新都）、甘肃、江苏、重庆、江西、湖南、广西、浙江、云南。

118. 峨眉蠛蠓 *Lasiohelea emeishana* Yu *et* Liu，1982

分布：四川（峨眉山）、台湾、海南。

119. 园圃蠛蠓 *Lasiohelea hortensis* Yu *et* Liu，1981

分布：重庆、河南、湖南、湖北、浙江、福建、广东、广西、江西。

120. 长角蠛蠓 *Lasiohelea longicornis* Tokunaga，1940

分布：四川（彭州）、湖南、福建、海南。

121. 细小蠛蠓 *Lasiohelea parvitas* Liu *et* Yu，1996

分布：四川（乐山）。

122. 趋光蠛蠓 *Lasiohelea phototropia* Yu *et* Zhang，1982

分布：四川（犍为、宜宾、泸州、叙永、南充、成都、都江堰、峨眉山、乐山）、河南、江苏、安徽、浙江、江西、湖南、湖北、重庆、福建、台湾、广东、云南、海南。

123.　叮牛蠛蠓 *Lasiohelea pungobovis* Yu *et* Liu，1982

分布：四川（峨眉山）、台湾。

124.　孤独蠛蠓 *Lasiohelea relicta* Yu *et* Wen，1982

分布：四川（宜宾）。

125.　台湾蠛蠓 *Lasiohelea taiwana* Shiraki，1913

分布：四川、贵州、云南、山西、江苏、浙江、安徽、福建、台湾、江西、山东、河南、湖北、湖南、广东、广西、海南、甘肃、陕西。

126.　钩茎蠛蠓 *Lasiohelea uncusipenis* Yu *et* Zhang，1982

分布：四川（沐川、屏山）、江西、福建、广东、云南。

127.　带茎蠛蠓 *Lasiohelea zonaphalla* Yu *et* Liu，1982

分布：四川（甘洛）、甘肃、浙江、福建、台湾。

四、蠓亚科 Subfamily CERATOPOGONINAE

（六）库蠓属 Genus *Culicoides* Latreille，1809

（三囊亚属 Subgenus *Trithecoides* Wirth *et* Hubert，1959）

128.　嗜蚊库蠓 *Culicoides*（*Trithecoides*）*anophelis* Edwards，1922

分布：四川（沐川、犍为）、福建、台湾、广东、广西、海南、云南。

129.　犍为库蠓 *Culicoides*（*Trithecoides*）*qianweiensis* Yu，1982

分布：四川（犍为）、福建。

（华蠓亚属 Subgenus *Sinocoides* Chu，1983）

130.　侵入库蠓 *Culicoides*（*Sinocoides*）*anthropophygas* Yu *et* Liu，2005

分布：四川（九龙）。

（二囊亚属 Subgenus *Avaritia* Fox，1955）

131.　琉球库蠓 *Culicoides*（*Avaritia*）*actoni* Smith，1929

分布：四川（甘洛、泸定、洪雅、犍为、长宁、叙永）、黑龙江、安徽、福建、台湾、山东、湖北、广东、广西、海南、云南、西藏、陕西。

132.　白带库蠓 *Culicoides*（*Avaritia*）*albifascia* Tokunaga，1937

分布：四川（泸定、巴西、南坪）、黑龙江、台湾、云南、西藏。

133.　强库蠓 *Culicoides*（*Avaritia*）*iphthimus* Zhou *et* Lee，1984

分布：重庆。

134.　麻麻库蠓 *Culicoides*（*Avaritia*）*mamaensis* Lee，1979

分布：四川（康定）、西藏。

135. 不显库蠓 Culicoides（Avaritia）obsoletus Meigen，1818

分布：四川（峨眉、沐川、天全、康定、南坪、马尔康、米亚罗）、山西、内蒙古、辽宁、吉林、黑龙江、福建、山东、重庆、云南、西藏。

136. 牧场库蠓 Culicoides（Avaritia）pastus Kitaoka，1980

分布：四川、云南。

137. 邛海库蠓 Culicoides（Avaritia）qionghaiensis Yu et Liu，1990

分布：四川（西昌）。

138. 西藏库蠓 Culicoides（Avaritia）tibetensis Chu，1977

分布：四川（美姑、凉山、谷维、苍溪、阿坝）、西藏、云南。

（库蠓亚属 Subgenus Culicoides Latreille，1809）

139. 渐灰库蠓 Culicoides（Culicoides）grisescens Edwards，1939

分布：四川（松潘、巴西）、内蒙古、黑龙江、吉林、山东、西藏、宁夏、新疆。

140. 龙溪库蠓 Culicoides（Culicoides）lungchiensis Chen et Tsai，1962

分布：四川、宁东港、福建、台湾、云南。

141. 日本库蠓 Culicoides（Culicoides）nipponensis Tokunaga，1955

分布：四川（成都、都江堰、什邡、彭州、雅安、甘洛、泸定、石棉、渡口、洪雅、峨眉、乐山、眉山、犍为、沐川、宜宾、叙永、长宁、泸州、南充、达县）、辽宁、吉林、江苏、浙江、安徽、福建、台湾、江西、山东、河南、湖北、湖南、广东、广西、重庆、云南、西藏、陕西、青海。

142. 刺螯库蠓 Culicoides（Culicoides）punctatus Meigen，1804

分布：四川（松潘、南坪、茂汶、渡口、犍为、宜宾）、河北、内蒙古、辽宁、吉林、黑龙江、浙江、福建、山东、湖北、陕西、甘肃、宁夏、云南、新疆。

143. 塔合曼库蠓 Culicoides（Culicoides）tahemanensis Liu et Ma，2001

分布：四川（巴西）、新疆。

（屋室亚属 Subgenus Oecacta Poey，1851）

144. 秀茎库蠓 Culicoides（Oecacta）festivipennis Kieffer，1914

分布：四川、辽宁、吉林、黑龙江、浙江、福建、山东、西藏、陕西、甘肃、宁夏、新疆。

145. 霍飞库蠓 Culicoides（Oecacta）huffi Causey，1938

分布：四川（攀枝花、乐山）、江苏、福建、台湾、广东（珠海）、广西、海南、西藏。

146. 贵船库蠓 Culicoides（Oecacta）kibunensis Tokunaga，1937

分布：四川（成都、茂汶）、河北、内蒙古、辽宁、吉林、黑龙江、江苏、福建、山东、西藏、陕西、新疆。

147. 娄库蠓 *Culicoides*（*Oecacta*）*laimargus* Zhou *et* Lee，1984

分布：四川（甘洛）、福建、贵州。

148. 北京库蠓 *Culicoides*（*Oecacta*）*culicoides morisitai* Tokunaga，1940

分布：四川、内蒙古、河北、辽宁、江苏、上海、浙江、安徽、福建、台湾、山东、河南、湖北、广东、海南、云南、陕西、甘肃、宁夏、新疆。

149. 尖喙库蠓 *Culicoides*（*Oecacta*）*oxystoma* Kieffer，1910；Chu，1959（图片见云南尖喙库蠓）

分布：四川（成都、金堂、都江堰、什邡、彭州、雅安、石棉、泸定、革洛、西昌、渡口、南坪、天全、洪雅、峨眉、乐山、眉山、沐川、犍为、宜宾、叙永、长宁、泸州、简阳、资中、资阳、江津、南充、达县）、河北、山西、内蒙古、辽宁、吉林、黑龙江、江苏、上海、浙江、安徽、福建、台湾、江西、湖北、山东、河南、广东、广西、海南、重庆、贵州、云南、西藏、陕西、宁夏。

150. 边缘库蠓 *Culicoides*（*Oecacta*）*pictimargo* Tokunaga *et* Shogaki，1953

分布：四川（峨眉）、辽宁、吉林、黑龙江、山东、重庆。

151. 武夷库蠓 *Culicoides*（*Oecacta*）*wuyiensis* Chen，1981

分布：四川、福建、广东、云南。

152. 单带库蠓 *Culicoides*（*Oecacta*）*fascipennis* Staeger，1839

分布：四川（松潘）、内蒙古、辽宁、黑龙江、浙江、云南、陕西。

153. 淡角库蠓 *Culicoides*（*Oecacta*）*pallidicornis* Kieffer，1919

分布：四川（松潘、南坪）、内蒙古、辽宁、吉林、黑龙江、新疆。

154. 亚历山大库蠓 *Culicoides*（*Oecacta*）*alexandrae* Dzhafarov，1962

分布：四川（松潘）、内蒙古、黑龙江、山东、新疆。

155. 茸毛库蠓 *Culicoides*（*Oecacta*）*desytoculus* Liu *et* Zhao，1998

分布：四川（达县）。

156. 微小库蠓 *Culicoides*（*Oecacta*）*minutissimus* Yu，1982

分布：四川（南坪）。

157. 迟缓库蠓 *Culicoides*（*Oecacta*）*segnis* Campell *et* Pellam-Clinton，1960

分布：四川（巴西、马尔康）。

（血色亚属 Subgenus *Haemophoructus* Macfie，1925）

158. 大室库蠓 *Culicoides*（*Haemophoructus*）*gemellus* Macfie，1934

分布：重庆（南川）、台湾、海南、云南。

（傲蠓亚属 Subgenus *Fastus* Liu，2005）

159. 端斑库蠓 *Culicoides*（*Fastus*）*erairai* Kono *et* Takahashi，1940

分布：四川（长宁、犍为、叙永）、内蒙古、辽宁、吉林、黑龙江、浙江、福建、江西、河南、陕西、湖北、广东、广西、云南、宁夏。

160. 康定库蠓 *Culicoides*（*Fastus*）*kangdingensis* Yu *et* Liu，2005

分布：四川（康定）。

（带纹亚属 Subgenus *Beltranmyia* Vargas，1953）

161. 荒川库蠓 *Culicoides*（*Beltranmyia*）*arakawai* Arakawa，1910

分布：四川（成都、都江堰、什邡、彭州、雅安、泸定、乐山、洪雅、峨眉、眉山、犍为、宜宾、叙永、长宁、泸州、南充）、河北、山西、辽宁、吉林、江苏、上海、浙江、安徽、福建、台湾、江西、山东、河南、湖北、湖南、广东、广西、海南、重庆、贵州、云南、陕西。

162. 成都库蠓 *Culicoides*（*Beltranmyia*）*chengduensis* Zhou *et* Lee，1984

分布：四川（成都）、陕西、甘肃。

163. 环斑库蠓 *Culicoides*（*Beltranmyia*）*circumscriptus* Kieffer，1918（图片见云南环斑库蠓）

分布：四川（成都）、河北、山西、内蒙古、辽宁、吉林、黑龙江、江苏、福建、山东、河南、湖北、广东、广西、海南、重庆、云南、西藏、青海、陕西、宁夏、新疆。

164. 肠形库蠓 *Culicoides*（*Beltranmyia*）*duodenarius* Kieffer，1921

分布：四川（彭州、洪雅、乐山、犍为、宜宾、长宁、叙永、眉山）、福建、台湾、广东、广西、海南、云南。

165. 华蓥库蠓 *Culicoides*（*Beltranmyia*）*huayinensis* Zhou *et* Lee，1984

分布：四川（华蓥山）、陕西。

166. 大和库蠓 *Culicoides*（*Beltranmyia*）*japonicus* Arnaud，1956

分布：四川（沐川）、辽宁、云南。

167. 星斑库蠓 *Culicoides*（*Beltranmyia*）*stellaris* Yu *et* Liu，1990

分布：重庆（南川）。

168. 赘囊库蠓 *Culicoides*（*Beltranmyia*）*superfluthecus* Yu，Song *et* Li，1986

分布：四川（巴西）。

169. 疑库蠓 *Culicoides*（*Beltranmyia*）*suspectus* Zhou *et* Lee，1984

分布：四川（成都、眉山）、重庆、云南。

170. 泊地库蠓 *Culicoides*（*Beltranmyia*）*toyamaruae* Arnaud，1956

分布：四川（达县）、辽宁、山东、陕西、湖北。

（单囊亚属 Subgenus *Monoculicoides* Khalaf，1954）

171. 合囊库蠓 *Culicoides*（*Monoculicoides*）*combinothecus* Yu，Song *et* Li，1986

分布：四川（马尔康）。

172. 原野库蠓 *Culicoides*（*Monoculicoides*）*homotomus* Kieffer，1922（图片见云南原野库蠓）

分布：四川（成都、都江堰、什邡、彭州、雅安、西昌、渡口、石棉、南坪、江雅、峨眉、乐山、眉山、犍为、宜宾、叙永、长宁、泸州、南充、达县）、河北、山西、内蒙古、辽宁、吉林、黑龙江、江苏、浙江、安徽、福建、台湾、江西、山东、河南、湖北、湖南、广东、广西、海南、重庆、云南、西藏、陕西、甘肃、青海、宁夏、新疆。

173. 南坪库蠓 *Culicoides*（*Monoculicoides*）*nanpingensis* Yu，Song *et* Li，1986

分布：四川（南坪）。

174. 帕罗库蠓 *Culicoides*（*Monoculicoides*）*parotti* Kieffer，1922

分布：四川（九龙）、贵州。

175. 李拭库蠓 *Culicoides*（*Monoculicoides*）*riethi* Kieffer，1914

分布：四川、内蒙古、辽宁、吉林、黑龙江、江苏、福建、山东、湖北、陕西、甘肃、宁夏、新疆。

（未列入亚属 Subgenus *Systematic position uncertain*）

176. 双刀库蠓 *Culicoides bicultellus* Yu *et* Liu，1990

分布：四川（峨眉）。

177. 库蠓 *Culicoides clivus* Yu *et* Liu，1990

分布：重庆。

（七）阿蠓属 Genus *Alluaudomyia* Kieffer，1913

178. 六斑阿蠓 *Alluaudomyia pseudomaculipennis*（Carter，Ingram *et* Macfie，1921）

分布：四川（犍为）。

179. 五黑阿蠓 *Alluaudomyia quinquepicina* Yu *et* Zhang，2005

分布：四川（洪雅、成都、宜宾）。

180. 守护阿蠓 *Alluaudomyia signosoma* Yu *et* Zhang，2005

分布：四川（泸州、宜宾、犍为）、福建、江苏、河南。

181. 亚弯阿蠓 *Alluaudomyia subflexuosa* Yu，2005

分布：四川（成都、犍为、长宁）、福建、江西。

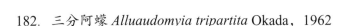

182. 三分阿蠓 *Alluaudomyia tripartita* Okada，1962

分布：四川（宜宾）、江苏、南京、河南、湖北、安徽、福建、台湾、广西。

183. 暗臀阿蠓 *Alluaudomyia undecimpunctata* Tokunaga，1940

分布：四川（乐山）、广西、台湾、江西、湖北。

184. 角突阿蠓 *Alluaudomyia angulata* Wirth *et* Delfinado，1964

分布：四川（峨眉山）、西藏。

185. 钳棘阿蠓 *Alluaudomyia forcipulata* Yu *et* Liu，2005

分布：四川（乐山）。

186. 棘刺阿蠓 *Alluaudomyia spinospes* Tokunaga，1962

分布：四川（犍为、乐山、峨眉山）、福建、广西、广东、海南、云南。

187. 淡黄阿蠓 *Alluaudomyia xanthocoma* Kieffer，1913

分布：四川（犍为）、广西、广东、云南、台湾。

（八）短蠓属 Genus *Brachypogon* Kieffer，1899

（短蠓亚属 Subgenus *Brachypogon* Kieffer，1899）

188. 川西短蠓 *Brachypogon*（*Brachypogon*）*chuanxicus* Yu，2005

分布：四川（沐川）。

189. 扁囊短蠓 *Brachypogon*（*Brachypogon*）*complanothecus* Yu，2005

分布：重庆（南川）。

190. 融合短蠓 *Brachypogon*（*Brachypogon*）*compressus* Yu，2005

分布：重庆（南川）。

191. 峨眉短蠓 *Brachypogon*（*Brachypogon*）*emeiensis* Wen *et* Yu，1991

分布：四川（峨眉山）。

192. 南川短蠓 *Brachypogon*（*Brachypogon*）*nanchuanensis* Yu，2005

分布：重庆（南川）。

193. 新近短蠓 *Brachypogon*（*Brachypogon*）*neotericus* Yu *et* Zhang，1991

分布：四川（沐川）、湖北、河南。

（拟蠓亚属 Subgenus *Isohelea* Kieffer，1919）

194. 游山短蠓 *Brachypogon*（*Isohelea*）*montivagus* Yu *et* Wen，1991

分布：四川（峨眉山）。

195. 森林短蠓 *Brachypogon*（*Isohelea*）*sylvaticus* Yu *et* Liu，1991

分布：四川（马尔康）。

（九）高蠓属 Genus *Hypsimyia* Yu，2005

196. 峨眉高蠓 *Hypsimyia emeiensis* Yu，2005

分布：四川（峨眉山）。

（十）柱蠓属 Genus *Stilobezzia* Kieffer，1911

（棘蠓亚属 Subgenus *Acanthohelea* Kieffer，1917）

197. 苍白柱蠓 *Stilobezzia*（*Acanthohelea*）*alba* Tokunaga，1940

分布：四川（长宁）。

198. 李江柱蠓 *Stilobezzia lijiang* Yu，Zhang *et* Mo，2011

分布：四川（峨眉山）。

199. 万岭柱蠓 *Stilobezzia*（*Acanthohelea*）*wanlinensis* Yu，2005

分布：四川（万岭）。

（柱蠓亚属 Subgenus *Stilobezzia* Kieffer，1911）

200. 小棘柱蠓 *Stilobezzia*（*Stilobezzia*）*clavella* Yu，2005

分布：四川（犍为）、河南、安徽。

201. 柔弱柱蠓 *Stilobezzia*（*Stilobezzia*）*debilipes* Das Gupta *et* Wirth，1968

分布：四川（乐山）。

202. 毛背柱蠓 *Stilobezzia*（*Stilobezzia*）*hirtaterga* Yu，1989

分布：四川（乐山、宜宾、犍为、长宁、成都、万岭）、浙江、安徽、贵州、福建、广西、广东、海南、云南。

203. 淡色柱蠓 *Stilobezzia*（*Stilobezzia*）*pallidicollis* Yu，2005

分布：四川（宜宾）。

204. 武当山柱蠓 *Stilobezzia*（*Stilobezzia*）*wudangshanensis* Yu *et* Liu，1991

分布：四川（宜宾）、湖北、江西。

（十一）斜蠓属 Genus *Clinohelea* Kieffer，1917

205. 随意斜蠓 *Clinohelea reperticia* Yu *et* Zhang，1996

分布：四川（彭州）。

（十二）尼蠓属 Genus *Nilobezzia* Kieffer，1921

206. 异状尼蠓 *Nilobezzia atoporna* Yu *et* Zhang，1997

分布：四川（犍为、沐川）、江苏。

207. 美岛尼蠓 *Nilobezzia formosana* Kieffer，1912

分布：重庆、台湾。

208. 日本尼蠓 *Nilobezzia nipponensis* Tokunaga，1939

分布：四川（眉山）。

（十三）贝蠓属 Genus *Bezzia* Kieffer，1899

209. 梁平贝蠓 *Bezzia liangpinensis* Yu，2005

分布：重庆（梁平）。

210. 黄色贝蠓 *Bezzia lutea* Wirth *et* Ratanaworabhan，1981

分布：四川（眉山）。

211. 中华贝蠓 *Bezzia sinica* Hao *et* Yu，2003

分布：四川（成都、叙永、峨眉山）、广东、广西、浙江、福建、海南、云南、新疆。

212. 万源贝蠓 *Bezzia wanyuanensis* Yu，2005

分布：四川（万源）。

（十四）须蠓属 Genus *Palpomyia* Meigen，1818

213. 棕足须蠓 *Palpomyia fuscipeda* Yu *et* Liu，2005

分布：四川（彭州）。

214. 锯足须蠓 *Palpomyia serripes* Meigen，1818

分布：四川（泸定）。

第三节　白蛉（双翅目：白蛉科）

四川的白蛉有1科、2属、9种。

白蛉科 Family PHLEBOTOMIDAE

（一）白蛉属 Genus *Phlebotomus* Rondani，1843

（阿蛉亚属 Subgenus *Adlerius* Nitzulescu，1931）

1. 中华白蛉 *Phlebotomus chinensis* Newstead，1843

　　　　　＝*Phlebotomus major var. chinensis* Newstead，1916 硕大白蛉中华亚种

　　　　　＝*Phlebotomus sichuanensis* Leng *et* Yin，1983 四川白蛉

分布：四川、云南、贵州、河北、山西、内蒙古、辽宁、吉林、江苏、安徽、山东、河南、湖北、海南、陕西、甘肃、青海、宁夏。

2. 四川白蛉 *Phlebotomus*（*Adlerius*）*sicuanensis* Leng *et* Yin，1983

分布：四川、云南（会泽）、西藏。

（合蛉亚属 Subgenus *Anaphlebotomus* Theodor，1948）

3. 施氏白蛉 *Phlebotomus*（*Anaphlebotomus*）*stantoni* Newstead，1914

分布：四川、云南、广东、海南。

4. 土门白蛉 *Phlebotomu*（*Anaphlebotomus*）*tumenensis* Wang *et* Chang，1963

　　　　　Phlebotomus yunshengensis Leng *et* Lewis，1987 云胜白蛉

分布：四川、贵州。

（二）司蛉属 Genus *Sergenteyia* Fanca *et* Parrot，1920

（新蛉亚属 Subgenus *Neophlebotomus* Franca *et* Farrot，1920）

5. 贝氏司蛉 *Sergenteyia*（*Neophlebotomus*）*bailyi* Sinton，1931

　　　　　=*Sergenteyia bailyi camoerster* Sinton，1931 贝氏司蛉平原亚种

分布：四川、广东、海南。

6. 鲍氏司蛉 *Sergenteyia*（*Neophlebotomus*）*barraudi* Sinton，1929

　　　　　=*Sergenteyia barraudi kwangsiensis* Yao *et* Wu，1941 鲍氏司蛉广西亚种

　　　　　=*Sergenteyia barraudi siulamensis* Chen *et* Hsu，1955 鲍氏司蛉小揽亚种

分布：四川、云南、江苏、安徽、福建、海南、台湾、湖北、广东。

7. 歌乐山司蛉 *Sergenteyia*（*Neophlebotomus*）*koleshangensis* Yao *et* Wu，1946

分布：四川、重庆、甘肃。

8. 鳞胸司蛉 *Sergenteyia*（*Neophlebotomus*）*squamipleuris* Newstead，1923

　　　　　=*Sergenteyia taianensis* Patton *et* Hindle，1928 泰安司蛉

分布：四川、河北、陕西、山西、辽宁、吉林、江苏、安徽、福建、山东、河南、湖北、甘肃、青海。

9. 孙氏司蛉 *Sergenteyia*（*Neophlebotomus*）*suni* Wu，1954

分布：四川、山西、陕西、甘肃。

第四节　蚋类（双翅目：蚋科）

四川的蚋科昆虫有 1 属、7 亚属、38 种。

蚋科 Family SIMULIIDAE Newman，1834
蚋亚科 Subfamily SIMULIINAE Newman，1834

蚋属 Subgenus *Simulium* Latreille，1802

（一）真蚋亚属 Subgenus *Eusimulium* Roubaud，1906

1. 黄毛真蚋 *Simulium*（*Eusinulium*）*aureonirtum* Branutti，1911

分布：四川（新市镇）、云南（盐津、大关）。

2. 三重真蚋 *Simulium* （*Eusinulium*）*mie* Ogata *et* Sasa，1954

分布：四川（雷波）、云南（永善、盐津、大关）。

（二）绳蚋亚属 Subgenus *Gomphostilbia* Enderlein，1921

3. 孟氏绳蚋 *Simulium* （*Gomphostiblia*）*mengi* Chen，Zhang and Wen，2000

分布：四川（四姑娘山）、贵州（梵净山）。

4. 细端绳蚋 *Simulium* （*Gomphostiblia*）*tenuistylum* Datta，1973

分布：四川（雅安）。

5. 重庆绳蚋 *Simulium* （*Gomphostilbia*）*chongqingense* Zhu and Wang，1995

分布：重庆。

（三）吉蚋亚属 Subgenus *Gnus* Rubzov，1940

6. 双齿吉蚋 *Simulium* （*Gnus*）*bidentalum* （Shirakj，1935）

分布：云南（永善、盐津、大关、绥江）、四川（雷波、峨眉山、乐山、昭觉、西昌）。

（四）山蚋亚属 Subgenus *Montisimulium* Rubtsov，1974

7. 凹端山蚋 *Simulium* （*Montisimulium*）*concavustylum* Deng，Zhang and Chen，1995

分布：四川（四姑娘山、黄龙）、西藏（林芝）。

8. 海螺沟山蚋 *Simulium* （*Montisimulium*）*hailuogouense* Chen，Huang *et* Zhang，2008

分布：四川（海螺沟）。

9. 黑水山蚋 *Simulium* （*Montisimulium* ）*heishuiense*

分布：四川（黑水卡龙沟）。

10. 夹金山山蚋 *Simulium* （*Montisimulium* ）*jiajinshanense* Zhang *et* Chen，2006

分布：四川（夹金山）。

11. 吉斯钧山蚋 *Simulium* （*Montisimulium* ）*jisigouense* Chen，Zhang *et* Liu，2008

分布：四川（四姑娘山）。

12. 林芝山蚋 *Simulium* （*Montisimulium*）*lingziiense* Deng，Zhang and Chen，1995

分布：四川（四姑娘山）、西藏（林芝）。

13. 磨西山蚋 *Simulium* （*Montisimulium* ）*moxiense* Chen，Huang *et* Zhang，2008

分布：四川（泸定磨西镇）。

14. 裂缘山蚋 *Simulium* （*Montisimulium*）*schizolomum* Deng，Zhang and Chen，1995

分布：四川（四姑娘山）、西藏（林芝）。

15. 西藏山蚋 *Simulium* （*Montisimulium*）*tibetense* Deng，Xue，Zhang and Chen，1994

分布：四川（泸定）、西藏（察隅）。

（五）纺蚋亚属 Subgenus *Nevermannia* Enderlein，1921

16. 黄毛纺蚋 *Simulium*（*Nevermannia*）*aureohirtum* Brunetti，1911

分布：四川、贵州、云南、西藏、福建、广东、广西、海南、湖南。

17. 达氏纺蚋 *Simulium*（*Nevermannia*）*dasguptai* Datta，1974

分布：四川（泸定）。

18. 泸定纺蚋 *Simulium*（*Nevermannia*）*ludingense* Chen，Zhang *et* Huang，2006

分布：四川（黑水、四姑娘山、泸定）。

19. 三重纺蚋 *Simulium*（*Nevermannia*）*mie* Ogata and Sasa，1954

分布：四川（峨眉、雅安）、云南、贵州、福建、浙江。

20. 新纤细纺蚋 *Simulium*（*Nevermannia*）*novigracile* Deng，Zhang and Chen，1996

分布：四川（四姑娘山）、西藏（亚东）。

21. 林纺蚋 *Simulium*（*Nevermannia*）*silvestre* Rubtsov，1956

分布：四川、云南。

（六）短蚋亚属 Subgenus *Odagmia* Enderlein，1921

22. 青木短蚋 *Simulium*（*Odagmia*）*aokii* Takahasi，1941

分布：四川（永善、雷波、峨眉山、乐山、昭觉、西昌、新市）、云南（盐津、大关、绥江、水富、威信）。

23. 峨眉短蚋 *Simulium*（*Odagmia*）*emeinesis* An，Xu and Song，1991

分布：四川。

24. 华丽短蚋 *Simulium*（*Odagmia*）*ornata*（Meigen，1918）

分布：四川（雷波、峨眉山、乐山、昭觉、西昌、新市）、云南（永善、绥江、水富、昭通、彝良）。

25. 庄氏短蚋 *Simulium*（*Odagmia*）*ornatum* Meigen，1818

分布：四川（红原、黑水）、云南、贵州、吉林、辽宁。

（七）蚋亚属 Subgenus *Simulium* Latreille，1802

26. 尖板蚋 *Simulium*（*Simulium*）*acontum* Chen，Zhang and Huang，2005

分布：四川（泸定、黑水）。

27. 青木蚋 *Simulium*（*Simulium*）*aokii* Takahasi，1941

分布：四川、云南、贵州、吉林、辽宁。

28. 双齿蚋 *Simulium*（*Simulium*）*bidentatum* Shiraki，1935

分布：四川（四姑娘山）、贵州、云南、辽宁、黑龙江、山西、青海、福建。

29. 重庆蚋 *Simulium*（*Simulium*）*chongqingense* Zhu and Wang，1995

分布：重庆。

30. 经浦蚋 *Simulium*（*Simulium*）*jingffui* Chai，An *et* Li，2008

分布：四川。

31. 矛板蚋 *Simulium*（*Simulium*）*lonchatum* Chen，Zhang and Huang，2005

分布：四川（泸定、四姑娘山）。

32. 黑颜蚋 *Simulium*（*Simulium*）*nigrifacies* Datta，1974

分布：四川（峨眉、雅安、泸定）、西藏（察隅）。

33. 亮胸蚋 *Simulium*（*Simulium*）*nitidithorax* Puri，1932

分布：四川、贵州、云南、福建、海南。

34. 黔蚋 *Simulium*（*Simulium*）*qingense* Chen and Chen，2001

分布：四川（黑水、九寨沟、四姑娘山）、贵州（雷公山）、湖北、湖南、江西。

35. 秦氏蚋 *Simulium*（*Simulium*）*qini* Cao，Wang and Chen，1993

分布：四川（峨眉）。

36. 五条蚋 *Simulium*（*Simulium*）*quinquestriatum*（Shiraki，1935）

分布：四川、贵州、云南、辽宁、福建、江西、广东、广西、台湾、湖南、西藏。

37. 红色蚋 *Simulium*（*Simulium*）*rufibasis* Brunetti，1911

分布：四川、贵州、云南、辽宁、福建、台湾、湖北、湖南。

38. 崎岛蚋 *Simulium*（*Simulium*）*sakishimaense* Takaoka，1977

分布：四川、贵州、云南、福建、浙江、江西、海南、湖南、台湾。

第五节　虻类（双翅目：虻科）

四川的虻科昆虫有 119 种，分属于 2 亚科、8 属。

虻科 Family TABNIDAE Leach，1817
一、斑虻亚科 Subfamily CHRYSOPSINAE

（一）斑虻属 Genus *Chrysops* Meigen，1803

1. 先父斑虻 *Chrysops abavius* Philip，1961

分布：四川、陕西、湖北。

2. 铜色斑虻 *Chrysops aeneus* Pechumann，1943

分布：四川（松潘、红原）。

3. 舟山斑虻 *Chrysops chusanensis* Ouchi，1939

分布：四川（雅安、会理、渡口、梁平）、贵州、云南、辽宁、浙江、安徽、福建、山东、河南、湖南、广东、广西、陕西、甘肃。

4. 黄胸斑虻 *Chrysops flaviscutellus* Philip，1963

分布：四川（西昌、渡口）、云南（迪庆、丽江、中甸、昭通）、贵州（威宁）、江西、湖南、福建、广东、海南、广西。

5. 帕氏斑虻 *Chrysops potanini* Pleske，1910

分布：四川（峨眉山）、云南（中甸、迪庆）、贵州（赤水）、山西、浙江、安徽、福建、陕西、甘肃。

6. 宽条斑虻 *Chrysops semiignitus* Krober，1930

分布：四川（康定、西康、甘孜、炉霍、红原、唐克）、西藏（察雅、江达）、甘肃、青海。

7. 中华斑虻 *Chrysops sinensis* Walker，1856

分布：四川（雅安、峨眉、美姑、昭觉、西昌、米易、会理、阆中、蓬安、梁平、丰都、铜梁、叙永、筠连、宜宾）、重庆、云南（丽江、大关、水富、昭通、巧家、云县、耿马、昆明、麻栗坡）、贵州（贵阳、安顺、平坝、普定、开阳、关岭、惠水、龙里、瓮安、福泉、独山、荔波、三都、遵义、息烽、绥阳、余庆、赤水、习水、盘县、兴义、兴仁、安龙、晴隆、雷山、榕江、天柱、思南、沿河、江口、黔西、金沙、威宁、毕节）、吉林、河北、北京、天津、陕西、山西、辽宁、山东、江苏、安徽、上海、浙江、江西、福建、台湾、河南、湖北、湖南、广东、香港、广西、宁夏、甘肃。

8. 条纹斑虻 *Chrysops striatulus* Pechumann，1943

分布：四川（峨眉、长宁、宜宾）、贵州（独山、荔波、安龙、遵义、余庆、赤水、习水、思南、沿河、黄平、晴隆、金沙）、重庆、云南（水富、绥江、永善、威信、彝良、大关）、陕西、福建、湖北、湖南、广西。

9. 合瘤斑虻 *Chrysops suavis* Loew，1858

分布：四川（南平）、黑龙江、吉林、辽宁、内蒙古、陕西、宁夏、甘肃、青海、新疆。

10. 四川斑虻 *Chrysops szechuanensis* Krober，1933

分布：四川（会理、雅安）、贵州（惠水、赤水、沿河、雷山、威宁、赫章）、重庆、云南（宁蒗、维西）、辽宁、陕西、甘肃、山东、安徽、浙江、福建、河南、湖北、广西。

11. 范氏斑虻 *Chrysops vanderwulpi* Krober，1929

分布：四川（雅安、峨眉、美姑、昭觉、西昌、渡口、米易、会理、宁南、巴中、苍溪、蓬安、丰都、梁平、绵阳、铜梁、富顺、筠连）、重庆、贵州（贵阳、安顺、平坝、开阳、关岭、惠水、龙里、福泉、独山、荔波、瓮安、三度、望谟、兴义、兴仁、普安、遵义、晴龙、息烽、睢阳、余庆、赤水、习水、盘山、思南、沿河、江口、印江、松桃、榕江、施秉、雷山、黄平、锦平、天柱、金沙、纳雍、威宁、赫章）、云南（麻栗坡、江城、思茅、澜沧、孟连、沧源、耿马、腾冲、维西、大理、丽江）、河北、黑龙江、吉林、辽宁、山东、江苏、安徽、浙江、江西、福建、台湾、河南、湖北、湖南、广东、广西、宁夏、甘肃。

（二）林虻属 Genus *Silvius* Meigen，1820

12．峨眉山林虻 *Silvius omeishansis* Wang，1992

分布：四川（峨眉山）。

13．宜宾林虻 *Silvius suifui* Philip & Mackerras，1960

分布：四川。

（三）格虻属 Genus *Gressittia* Philip *et* Mackerras，1960

14．峨眉山格虻 *Gressittia emeishanensis* Wang *et* Liu，1990

分布：四川（峨眉山）。

15．宝兴格虻 *Gressittia baoxingensis* Wang *et* Liu，1990

分布：四川（宝兴）。

16．二标格虻 *Gressittia birumis* Philip *et* Mackerras，1960

分布：四川（宜宾、汶川）、湖北、福建。

二、虻亚科 Subfamily TABANINAE

（四）黄虻属 Genus *Atylotus* Osten-Sacken，1876

17．二斑黄虻 *Atylotus bivittateinus* Takahasi，1962

分布：四川（南坪、理县、汶川、巫溪、峨眉山）。

18．黑胫黄虻 *Atylotus rusticus*（Linnaeus，1767）

分布：云南（下关、大理）、四川（南平）、黑龙江、吉林、辽宁、内蒙古、北京、河北、山西、山东、陕西、宁夏、甘肃、青海、新疆。

19．霍氏黄虻 *Atylotus horvathi*（Szilady，1926）

分布：四川（汶川、雅安、峨眉）、贵州（平坝、独山、江口、榕江、天柱、黔西、威宁、赫章）、重庆、河北、黑龙江、吉林、辽宁、内蒙古、北京、甘肃、福建、台湾、山东、江苏、安徽、浙江、河南、湖北、陕西。

20．骚扰黄虻 *Atylotus miser*（Szilady，1915）

分布：四川（南平、理县、汶川、泸定、美姑、峨眉、筠连）、重庆、贵州（平坝、绥阳、余庆、江口、同仁、独山、天柱、思南、沿河、黄平、苓巩、雷山、台江、威宁、赫章）、云南（水富、彝良）、河北、山西、内蒙古、吉林、辽宁、山东、江苏、安徽、浙江、江西、福建、河南、湖北、湖南、广东、广西、陕西、青海、宁夏、甘肃、新疆。

（五）麻虻属 Genus *Haematopota* Meigen，1803

21．阿萨姆麻虻 *Haematopota assamensis* Rieardo，1911

分布：四川（米易、会理）、云南（思茅、勐腊、耿马、麻栗坡、江城、勐海、孟连、沧源、水富、绥江、永善、永胜）、贵州（望谟、兴义、独山）、福建、广西。

22．棕角麻虻 *Haematopota brunnicornis* Wang，1988

分布：四川（理塘、乡城）。

23．德格麻虻 *Haematopota degenensis* Wang，1988

分布：四川（德格）。

24．二郎山麻虻 *Haematopota erlangshansis* Xu，1980

分布：四川（峨眉山）、云南（维西）。

25．台岛麻虻 *Haematopota formosana* Shiraki，1918

分布：四川（洪雅、屏山）、贵州（惠水、荔波、兴义、兴仁、安龙、望谟、盘县、赤水、江口、沿河、赫章）、河南、安徽、湖北、浙江、福建、台湾、广东、广西。

26．邛海麻虻 *Haematopota gionghaiensis* Xu，1980

分布：四川（西昌）。

27．格氏麻虻 *Haematopota gregorvi* Stone & Philip，1974

分布：四川（昭觉、美姑、西昌）、云南（维西、中甸、德钦、永善、绥江、大关、兰坪、彝良、巧家）。

28．峨眉山麻虻 *Haematopota omeishanensis* Xu，1980

分布：四川（峨眉山）、陕西、福建。

29．邛海麻虻 *Haematopota qionghaiensis* Xu，1980

分布：四川（西昌）、云南（宁浪县）。

30．中华麻虻 *Haematopota sinensis* Ricardo，1911

分布：四川（宜宾）、云南（耿马）、河北、辽宁、吉林、江苏、浙江、安徽、山东、河南、湖北。

31．低额麻虻 *Haematopota ustulata*（Krober，1934）

分布：四川（刷经寺、石渠）、西藏（江达、察雅）、甘肃、青海。

32．云南麻虻 *Haematopota yunnanensis* Stone & Philip，1974

分布：四川（峨眉、美姑、昭觉、西昌、会理、渡口）、云南。

33．拟云南麻虻 *Haematopota yunnanoides* Xu，1991

分布：四川（二郎山、峨眉山、雅江、会理、西昌、美姑、昭觉、攀枝花）、云南（永善、永胜、宁蒗、迪庆、维西、绥江、大关）、贵州（平坝、开阳、惠水、独山、望谟、普安、关岭、盘县、绥阳、黔西、威宁、赫章）。

（六）瘤虻属 Genus *Hybomitra* Enderlein，1922

34. 阿坝瘤虻 *Hybomitra abaensis* Xu *et* Song，1983

分布：四川（若尔盖、红原、松潘、雅江）。

35. 高原瘤虻 *Hybomitra alticola* Wang，1981

分布：四川（马尔康、巴塘、康定、雅江、理塘、德格、石渠）、云南（迪庆、尼古山、白芒雪山）、甘肃。

36. 岛腹瘤虻 *Hybomitra atritergita* Wang，1981

分布：四川（康定、雅江、九龙）。

37. 马尔康瘤虻 *Hybomitra barkamensis* Wang，1981

分布：四川（马尔康、刷经寺）。

38. 波拉瘤虻 *Hybomitra branta* Wang，1982

分布：西藏（芒康）、四川（康定、九龙、雅江、德格）、云南（迪庆、中甸）。

39. 拟波拉瘤虻 *Hybomitra brantoides* Wang，1984

分布：四川（乡城、康定）、云南（维西、中甸）。

40. 短额瘤虻 *Hybomitra brevifrons* Krober，1934

分布：四川（巴塘）、甘肃。

41. 膨条瘤虻 *Hybomitra expollicata*（Pandelle，1883）

分布：四川（道孚、炉霍、唐克、红原、南平、巴西）、西藏（察雅）、黑龙江、吉林、辽宁、内蒙古、陕西、宁夏、湖北、青海、新疆。

42. 橙毛瘤虻 *Hybomitra flavicoma* Wang，1981

分布：四川（二郎山）、陕西。

43. 棕斑瘤虻 *Hybomitra fuscomaculata* Wang，1985

分布：四川（乡城、雅江、康定、九龙、巴塘、理塘、甘孜）、西藏（察隅、芒康、江达）。

44. 草生瘤虻 *Hybomitra gramina* Xu，1983

分布：四川（石渠、炉霍）。

45. 拟草生瘤虻 *Hybomitra graminoida* Xu，1983

分布：四川（康定）。

46. 海东瘤虻 *Hybomitra haidongensis* Xu *et* Jin，1990

分布：四川（红原、若尔盖、南坪）、陕西、宁夏、甘肃、青海。

47. 全黑瘤虻 *Hybomitra holonigera* Xu *et* Li，1982

分布：四川（南坪）、甘肃。

48. 康定瘤虻 *Hybomitra kangdingensis* Xu *et* Song，1983

　　　　=*Hybomitra kansui* Philip，1979 甘肃瘤虻

　　　　=*Hybomitra atrepes* Krober，1933

　　　　=*Hybomitra atritergita* Wang，1981 乌腹虻

分布：四川、云南、陕西、甘肃。

49. 甘肃瘤虻 *Hybomitra kansui* Philip，1979

　　　　=*Hybomitra atrepes* Krober，1933

　　　　=*Hybomitra atritergita* Wang，1981 乌腹虻

分布：四川（九龙、雅江、康定、马尔康、石渠、炉霍、道孚、理县）、云南（迪庆、中甸、白芒雪山）、陕西、甘肃、青海。

50. 坎苏瘤虻 *Hybomitra kansuensis* Olsufjev，1968

分布：四川（红原、若尔盖、南坪）。

51. 驼瘤瘤虻 *Hybomitra lamades* Philip，1959

分布：四川（巴塘）。

52. 刘氏瘤虻 *Hybomitra liui* Yang *et* Xu，1993

分布：四川（卧龙）、云南（迪庆、白芒雪山、德钦）。

53. 长角瘤虻 *Hybomitra longicorna* Wang，1984

分布：四川（宝兴）。

54. 马氏瘤虻 *Hybomitra mai*（Liu，1959）

分布：四川（石渠、松潘、若尔盖巴西、红原、唐克、卧龙）、甘肃、青海。

55. 白缘瘤虻 *Hybomitra marginialba* Liu *et* Yao，1981

分布：四川（理塘、德格）、西藏（芒康）、甘肃。

56. 蜂形瘤虻 *Hybomitra mimapis* Wang，1981

分布：四川（德格、马尔康）、云南（中甸、迪庆、白芒雪山）、西藏（芒康）、陕西、青海、甘肃。

57. 铃胛瘤虻 *Hybomitra nola* Philip，1961

分布：四川（二郎山、康定）、西藏（芒康、察雅）。

58. 新型瘤虻 *Hybomitra nrua* Philip，1961

分布：四川（康定、雀儿山）。

59. 峨眉山瘤虻 *Hybomitra omeishanensis* Xu *et* Li，1982

　　　　=*Hybomitra fopingensis* Wang，1985 佛平虻

　　　　=*Hybomitra fujianensis* Wang，1987 福建虻

　　　　=*Hybomitra subomeishanensis* Wang *et* Liu，1990 亚峨眉山瘤虻

分布：四川（峨眉山、二郎山、宝兴）、贵州（江口、梵净山）、云南（巧家药山）、福建、陕西、甘肃。

60. 祁连瘤虻 *Hybomitra qiliangensis* Liu *et* Yao，1981

分布：四川（德格、康定、南平）、甘肃、青海。

61. 黄茸瘤虻 *Hybomitra robiginosa* Wang，1982

分布：四川（雅江）、西藏（芒康、察雅、江达）、青海。

62. 若尔盖瘤虻 *Hybomitra ruoergaiensis* Xu *et* Song，1983

分布：四川（若尔盖、红原、松潘）。

63. 细瘤瘤虻 *Hybomitra svenhedini* Krober，1934

分布：四川（巴塘）。

64. 雅江瘤虻 *Hybomitra yajiangensis* Zhang *et* Xu，1993

分布：四川（雅江）。

（七）指虻属 Genus *Isshikia* Shiraki，1918

65. 汶川指虻 *Isshikia wenchuanensis* Wang，1986

分布：四川（汶川）、云南（绥江、永善、水竹、大关、片马）、甘肃。

（八）虻属 Genus *Tabanus* Linne，1758

66. 辅助虻 *Tabanus administrans* Schiner，1868

分布：四川（雅安、峨眉、梁平、蓬安、宜宾、富顺、合江）、重庆（巫溪、南川、万源、丰都）、贵州（贵阳、安顺、普定、开阳、平坝、龙里、惠水、福泉、荔波、独山、瓮安、遵义、绥阳、赤水、习水、湄潭、余庆、道真、关岭、兴义、晴隆、盘县、思南、沿河、江口、印江、黄平、台江、剑河、榕江、施秉、天柱、黔西、大方、金沙、毕节、纳雍、威宁、赫章）、云南（麻栗坡、马关、新平、昭通、水富、永善、曲靖、宣威、威信、巧家、丽江）、辽宁、北京、山西、山东、河南、陕西、江苏、上海、安徽、湖北、江西、湖南、福建、台湾、广东、海南、香港、广西。

67. 白缅甸虻 *Tabanus albibirmanicus* Xu，1981

分布：四川（美姑）。

68. 华广虻 *Tabanus amaenus* Walker，1848

分布：四川（洪雅、峨眉、雅安、长宁、宁南、阆中、苍溪、巴中、梁平、丰都、忠县、铜梁、峨眉山、宜宾）、重庆（巫溪）、贵州（全省分布）、云南（麻栗坡、孟连、双江、永善、华坪、丽江）、吉林、北京、河北、山西、陕西、甘肃、上海、安徽、辽宁、山东、江苏、浙江、江西、福建、台湾、河南、湖北、湖南、广东、香港、广西。

69. 金条虻 *Tabanus aurotestaceus* Walker，1854

分布：四川（峨眉、夹江、长宁、万源）、云南（威信、永善）、贵州（惠水、独山、荔波、三都、遵义、务川、盘县、赤水、松桃、江口、施秉、雷山、三穗、黎平、剑河、台江、天柱、锦屏、金沙）、江苏、上海、浙江、江西、福建、台湾、广东、海南、香港、广西。

70. 宝鸡虻 *Tabanus baojiensis* Xu *et* Liu，1980

分布：四川（汉源）、云南（昭通、曲靖、永善、绥江、彝良、大关、盐津）、贵州（威宁、赫章、纳雍）、陕西、甘肃、湖北。

71. 缅甸虻 *Tabanus birmanicus*（Bigot，1892）

分布：四川（美姑、西昌）、云南（麻栗坡、文山、景东、江城、勐腊、景洪、勐海、思茅、孟定、蛮耗、沧源、陇川、耿马、芒市、六库、片马、维西、云龙、弥渡、永善、威信、大关、巧家）、贵州（平坝、开阳、荔波、兴义、盘县、赤水、榕江、台江、雷山、剑河、江口、金沙、纳雍）、甘肃、浙江、湖南、福建、台湾、广东、广西。

72. 似缅甸原虻 *Tabanus birmanioides* Xu，1979

分布：四川（美姑、西昌）。

73. 佛光虻金尾亚种 *Tabanus buddha auricauda* Philip，1956

分布：四川（康定）、云南（永善、绥江、盐津、大关、威信、曲靖、巧家）。

74. 佛光虻 *Tabanus buddha* Portschinsky，1887

分布：四川、云南、辽宁、吉林、黑龙江、山东、河南、陕西、甘肃、宁夏。

75. 美腹虻 *Tabanus callogaster* Wang，1988

分布：四川（汶川、宝兴）、云南（巧家、永善、绥江、大关、威信、镇雄）。

76. 浙江虻 *Tabanus chekiangensis* Ouchi，1943

分布：四川（雅安、洪雅、峨眉、峨眉山）、重庆、云南（河口、勐腊、蛮耗、昭通、水富、盐津）、贵州（务川、赤水、榕江、剑河、金沙）、浙江、陕西、甘肃、福建、湖北、江西、湖南、广东、海南、广西。

77. 中国虻 *Tabanus chinensis* Ouchi，1943

分布：四川（二郎山、宝兴）、河南、陕西、甘肃、浙江、湖北、福建。

78. 朝鲜虻 *Tabanus coreanus* Shiraki，1932

分布：四川（峨眉山）、云南（水富、盐津）、重庆（万源）、贵州（遵义、绥阳、赤水、思南、锦屏）、吉林、辽宁、北京、河北、山西、山东、河南、陕西、甘肃、江苏、安徽、浙江、湖北、福建。

79. 台岛虻 *Tabanus formosiensis* Ricardo，1911

　　　　　　=*Tabanus nigroides* Wang，1987 拟黑虻

分布：四川（长宁）、贵州（惠水、金沙）、浙江、福建、台湾、海南、广东、广西。

80. 棕带虻 *Tabanus fulvicinctus* Ricardo，1914

　　　　　　=*Tabanus pingbianensis* Liu，1981 屏边虻

分布：四川（汶川）、云南（屏边）、贵州、安徽、福建、台湾、广东、海南、广西。

81. 邛海虻 *Tabanus gonghaiensis* Xu，1979

分布：四川（西昌、美姑、会理）、云南（丽江、宁蒗）。

82. 大尾虻 *Tabanus grandicauda* Xu，1979

分布：四川（峨眉山、雅安）、云南（永善、绥江、盐津）。

83. 土灰虻 *Tabanus griseinus* Philip，1960

分布：四川（洪雅、峨眉、雅安、长宁、宁南、阆中、苍溪、巴中、梁平、铜梁、宜宾、犍为、蓬安）、重庆（南川、涪陵、丰都、忠县、巫溪）、贵州（贵阳、惠水、荔波、瓮安、普定、普安、盘县、务川、榕江、黎平、岑巩、天柱、织金、毕节、纳雍、威宁）、云南（永善）、黑龙江、吉林、辽宁、内蒙古、北京、天津、河北、山西、山东、河南、陕西、宁夏、甘肃、江苏、安徽、浙江、湖北、福建。

84. 海氏虻 *Tabanus havsi* Philip，1956

分布：四川（万源）、河北、辽宁、河南。

85. 杭州虻 *Tabanus hongchowonsis* Liu，1962

分布：四川（洪雅、峨眉、夹江、长宁、美姑、万源）、重庆（巫溪）、云南（昭通、水富、永善、盐津）、贵州（务川）、河南、陕西、甘肃、浙江、江西、湖北、湖南、福建、广东、广西。

86. 拟矮小虻 *Tabanus humiloides* Xu，1980

分布：四川（峨眉山）、云南（水富、绥江、大关、宁蒗、维西、威信、永善）、贵州（息烽、关岭、金沙）、西藏（察隅）。

87. 鸡公山虻 *Tabanus jigongshanensis* Xu，1983

分布：四川（康定、汶川）、云南（永善、绥江、威信）、河南、陕西、宁夏、甘肃、湖北。

88. 江苏虻 *Tabanus kiangsuensis* Krober，1934

分布：四川（雅安、峨眉、长宁、西昌、宁南、蓬安、宜宾、富顺、合江）、贵州、云南、河北、吉林、辽宁、江苏、浙江、江西、福建、河南、湖北、湖南、广东、广西。

89. 广西虻 *Tabanus kwangsiensis* Liu & Wang，1977

分布：四川（夹江、峨眉）、贵州（惠水、独山、荔波、望谟、晴隆、兴仁、绥阳、赤水、习水、余庆、雷山、黎平、施秉、岑巩、台江、丹寨、剑河、锦屏、天柱、思南、江口、威宁）、云南（永善、彝良）、浙江、湖北、江西、福建、广东、广西。

90. 凉山虻 *Tabanus liangshanensis* Xu，1979

分布：四川（汉源、美姑、昭觉、越西）、贵州（威宁）、云南（盐津）。

91. 线带虻 *Tabanus lineataenia* Xu，1979

分布：四川（雅安、峨眉、洪雅）、云南（昭通、永善、大关、威信）、贵州（务川、剑河、台江、天柱、松桃、江口、金沙、大方、纳金）、浙江、陕西、甘肃、安徽、江西、

福建、广东、广西。

92. 类高额虻 *Tabanus loukashkini* Philip，1956

分布：四川（美姑、万源）、河北、黑龙江、吉林、辽宁、山东、河南、湖北、宁夏。

93. 庐山虻 *Tabanus lushanensis* Liu，1962

分布：四川（汶川）、贵州、河南、甘肃、江西、湖北、陕西。

94. 中华虻 *Tabanus mandarinus* Schiner，1868

分布：四川（峨眉山、长宁、犍为）、云南（威信、大关）、重庆（万源、丰都、南川）、贵州（贵阳、赤水、习水、松桃、沿河）、北京、天津、河北、山西、辽宁、上海、江苏、浙江、安徽、福建、江西、山东、河南、湖北、湖南、广东、广西、海南、陕西、甘肃、香港、台湾。

95. 曼尼埔虻 *Tabanus manipurensis* Ricardo，1911

　　　　　　=*Tabanus birmanioides* Xu，1979 拟缅甸虻

　　　　　　=*Tabanus axiridis* Wang，1982 黄胸虻

分布：四川（美姑、西昌）、贵州（盘县、纳雍、威宁）、云南（永善、维西）、西藏（墨脱）。

96. 松木虻 *Tabanus matsumotoensis* Murdoch & Takahasi，1961

分布：重庆（万源）、云南（维西、华坪、彝良、下关）、贵州（荔波、兴义、铜仁、江口、三惠、剑河、榕江、天柱、雷山、赫章）、安徽、浙江、湖北、江西、福建、广东、广西。

97. 三宅虻 *Tabanus mivajima* Ricardo，1911

分布：四川（攀枝花）、云南。

98. 革新虻 *Tabanus mutates* Wang *et* Liu，1990

分布：四川（美姑、昭觉）、云南（勐腊、曲靖、宁蒗、维西、威信）、贵州（威宁、兴义、纳雍、黔西）、海南。

99. 日本虻 *Tabanus nipponicus* Murdoch & Takahasi，1969

分布：四川（汶川、二郎山、雅安、峨眉山、会理、米易、西昌、美姑、昭觉、越西）、贵州（贵阳、惠水、独山、罗甸、平坝、赤水、务川、盘县、兴义、黎平、沿河、江口、金沙、毕节、威宁）、重庆（南川、巫溪）、云南（麻栗坡、维西、中甸、丽江、大理、昭通）、辽宁、浙江、河南、陕西、甘肃、安徽、湖北、湖南、福建、台湾、广东、广西。

100. 青腹虻 *Tabanus oliviventer* Xu，1979

分布：四川（长宁、夹江、洪雅）、贵州（三都、独山、赤水、雷山）、广西、广东、福建。

101. 峨眉山虻 *Tabanus omeishanensis* Xu，1977

分布：四川（峨眉山、雅安、洪雅、夹江）、贵州（纳雍）、云南（巧家）、陕西。

102. 土灰虻 *Tabanus pallidiventris* Olsufjev，1937

分布：四川（阆中、蓬安、峨眉山、长宁）、云南、重庆、河北、内蒙古、辽宁、吉林、黑龙江、江苏、浙江、福建、山东、河南、湖北、陕西、甘肃、宁夏。

103. 副佛光虻 *Tabanus parabuddha* Xu，1983

分布：四川（九龙）、云南（丽江、德钦）。

104. 副菌虻 *Tabanus parabactrianus* Liu，1960

分布：四川（南坪）、辽宁、内蒙古、北京、山西、河南、河北、陕西、甘肃、宁夏。

105. 邛海虻 *Tabanus qionghaiensis* Xu，1979

分布：四川。

106. 五带虻 *Tabanus quinquecinctus* Ricardo，1914

分布：四川（西昌、泸定）、贵州（惠水、兴义、盘县、普安、赤水、威宁）、云南（麻栗坡、景洪、孟连、思茅、孟定、泸水、片马、永善、绥江、大关、威信、镇雄、彝良、宁蒗、维西）、福建、台湾、广东、广西、海南。

107. 山东虻 *Tabanus shandongensis* Ouchi，1943

分布：四川（峨眉山）、贵州（务川）、云南（维西）、山东、安徽、浙江、福建、河南、湖北、陕西、甘肃、广东。

108. 重脉虻 *Tabanus signatipennis* Portsch，1887

分布：四川（峨眉、蓬安、阆中、苍溪、巴中、通江、梁平）、重庆（铜梁、万源、忠县、巫溪）、贵州（福泉、平坝、赤水、思南、盘县、沿河、天柱、毕节、黔西、金沙、纳雍）、云南（南屏）、河北、辽宁、山东、江苏、浙江、江西、福建、台湾、河南、湖北、湖南、广东、广西。

109. 角斑虻 *Tabanus signifer* Walker，1856

分布：四川（宜宾、峨眉）、云南（水富、盐津）、安徽、浙江、湖北、江西、福建、台湾、广东、广西。

110. 断纹虻 *Tabanus striatus* Fabricius，1794

=*Tabanus hilaris* Walker，1850

=*Tabanus triceps* Thunberg，1827

分布：四川（米易、美姑、渡口）、贵州（罗甸、兴义、兴仁、望谟）、云南（蒙自、麻栗坡、勐腊、孟连、蛮耗、耿马、永善、巧家、丽江）、西藏（墨脱）、福建、台湾、广东、香港、广西、海南。

111. 亚柯虻 *Tabanus subcordiger* Liu，1960

分布：四川（雅江、康定、九龙、南平、美姑、峨眉山、汶川、巫溪）、贵州（贵阳、惠水、沿河）、云南（曲靖、昭通）、河北、内蒙古、辽宁、江苏、浙江、安徽、福建、山东、河南、湖北、陕西、甘肃、青海、宁夏。

112.　亚凉山虻 *Tabanus subliangshanensis* Xu，1979

分布：四川（西昌、美姑）。

113.　高砂虻 *Tabanus takasagoensis* Shiraki，1918

分布：四川（巴中、阆中、蓬安、苍溪、通江）、重庆（忠县）、吉林、辽宁、山东、浙江、福建、台湾、河南、湖北、广东。

114.　天目虻 *Tabanus tienumensis* Liu，1962

分布：四川（汶川、洪雅、长宁、峨眉、万源）、贵州（赤水）、云南（永善、彝良）、浙江、安徽、福建、江西、河南、湖南、广东、陕西、甘肃。

115.　三重虻 *Tabanus trigeminus* Copquillett，1898

分布：四川（峨眉、长宁）、贵州、云南、重庆、河北、辽宁、山东、江苏、安徽、浙江、福建、河南、湖北、广西、陕西、甘肃。

116.　白斑虻（山崎虻）*Tabanus yamasakii* Ouchi，1943

分布：四川（峨眉山、宜宾、筠连）。

117.　指角虻 *Tabanus yao* Macquart，1855

分布：四川（峨眉山）。

118.　亚布力原虻 *Tabanus yabloricus* Takagi，1941

分布：四川（峨眉山、巫溪）、重庆、贵州（荔波）、云南（维西、丽江、彝良）、黑龙江、吉林、辽宁、北京、河南、陕西、浙江、湖北、福建。

119.　云南原虻 *Tabanus yunnanensis* Liu et Wang，1977

分布：四川（渡口）、云南（永善、大关、下关、华坪、永胜、巧家、昆明、麻栗坡、江城、澜沧、思茅、勐腊、宾川）、贵州（兴义）。

第六节　蝇类（双翅目）

四川的蝇类有 6 科、100 属、564 种。

一、花蝇科 Family ANTHOMYIIDAE
花蝇亚科 Subfamily ANTHOMYIINAE

（一）花蝇属 Genus *Anthomyia* Meigen，1803

1.　横带花蝇 *Anthomyia illocata* Walk，1856

分布：四川（金堂、奉节、自贡、泸州、绵阳、成都、西昌、峨眉、宜宾、南溪、雅安）、重庆、河北、山西、吉林、辽宁、山东、江苏、浙江、安徽、福建、台湾、河南、湖北、湖南、广东、广西、陕西。

2. 雨兆花蝇 *Anthomyia pluvialis*（Linnaeus，1861）

分布：四川（巴塘）、内蒙古、黑龙江、辽宁、青海、新疆。

3. 小片花蝇 *Anthomyia parvilamina* Feng，1987

分布：四川（雅安老板山）。

（二）拟花蝇属 Genus *Calythea* Schnabl *et* Dziedzicki，1911

4. 白斑拟花蝇 *Calythea nigricans*（Robineau-Desvoidy，1830）

分布：四川、江苏。

（三）蕨蝇属 Genus *Chrosia* Rondani，1856

5. 四川蕨蝇 *Chrosia sichuanensis* Feng，1987

分布：四川（雅安周公山）。

（四）缘花蝇属 Genus *Craspedochoeta* Macqurt，1851

6. 多毛缘花蝇 *Crapedochoeta hirsuticorpa* Feng *et* Fan，1999

分布：四川（康定跑马山）。

（五）地种蝇属 Genus *Delia* Robineau-Desvoidy，1830

7. 葱地种蝇 *Delia antiqua*（Meigen，1826）

分布：四川（成都）、河北、山西、内蒙古、黑龙江、吉林、辽宁、山东、青海。

8. 合叶地种蝇 *Delia conjugaia* Deng *et* Li，1994

分布：四川。

9. 灰地种蝇 *Delia platura*（Meigen，1836）

分布：四川（康定、成都、巴塘、普格、西昌、会理、川东北）、西藏、河北、内蒙古、黑龙江、辽宁、江苏、浙江、安徽、福建、台湾、河南、陕西、甘肃、青海、新疆。

10. 孔雀尾地种蝇 *Delia taonura* Deng *et* Li，1994

分布：四川。

11. 瘦叶地种蝇 *Delia stenostla* Deng *et* Li，1994

分布：四川。

（六）隰蝇属 Genus *Hydrophoria* Robineau-Desvoidy，1830

12. 乌亮隰蝇 *Hydrophoria nigrinitida* Feng，2006

分布：四川（荥经泡草湾）。

13. 壮叶隰蝇 *Hydrophoria robustisurstylus* Feng，2006

分布：四川（雅安周公山）。

（七）纤目花蝇属 Genus *Lasiomma* Stein，1916

14．密鬃纤目花蝇 *Lasiomma densisetibasis* Feng，1987

分布：四川（雅安周公山）。

种蝇亚科 Subfamily HYLEMYINAE

（八）种蝇属 Genus *Hylemya* Robineau -Desvoidy，1830

15．黄股种蝇 *Hylemya detracta*（Walker，1852）

分布：四川。

（九）粪种蝇属 Genus *Scategle* Fan，1982

16．粪种蝇 *Scategle cinerella*（Fallen，1825）

分布：四川（绵阳、巴塘、成都、马尔康、理塘、普格、昭觉、万源、峨眉山）、河北、内蒙古、黑龙江、辽宁、山东、江苏、安徽、浙江、福建、台湾、河南、湖北、广东、陕西、宁夏、甘肃、青海、新疆、西藏、云南。

（十）草种蝇属 Genus *Phorbia* Robineau-Desvoidy，1830

17．二郎山草种蝇 *Phorbia erlangshana* Feng，1987

分布：四川（二郎山木叶棚）。

18．小芽草种蝇 *Phorbia gemmullata* Feng，Liu *et* Zhou，1984

分布：四川（二郎山干海子）。

（十一）植蝇属 Genus *Leucophora* Robineau-Desvoidy，1830

19．毛眼植蝇 *Leucophora piliocularis* Feng，1987

分布：四川（康定跑马山）。

海花蝇亚科 Subfamily FUCELLIINAE

（十二）植种蝇属 Genus *Botanophila* Lioy，1864

20．离叉植种蝇 *Botanophila apodicra*（Feng，1987）

分类：四川（雅安周公山）。

泉蝇亚科 Subfamily PEGOMYINAE

（十三）叉泉蝇属 Genus *Eutrichota* Kowarz，1893

21．暗膝叉泉蝇 *Eutrichota fuscigenua* Feng，1987

分布：四川（二郎山木叶棚）。

（十四）泉蝇属 Genus *Phegomya* Robineau-Desvoidy，1830

22. 手套全蝇 *Pegomya maniceiformis* Feng，Liu *et* Zhou，1984

分布：四川（二郎山垭口）。

23. 黑前足泉蝇 *Pegomya nigripraepeda* Feng，2006

分布：四川（峨眉山万佛顶）。

24. 亚端泉蝇 *Pegomya subapicalis* Feng，Liu *et* Zhou，1984

分布：四川（荥经）。

二、丽蝇科 Family CALLIPHORIDAE
丽蝇亚科 Subfamily CALIPHORINAE

（十五）阿丽蝇属 Genus *Aldrichina* Townsend，1934

25. 巨尾阿丽蝇 *Aldrichina grahami*（Aldrch，1930）

分布：四川（金堂、广元、自贡、泸州、巴塘、马尔康、犍为、普格、灌县、阆中、西昌、会理、攀枝花、宜宾、松潘、美姑、成都、峨眉山）、重庆、贵州、西藏、河北、山西、内蒙古、辽宁、吉林、黑龙江、山东、江苏、安徽、浙江、江西、福建、台湾、河南、湖北、湖南、广东、广西、陕西、宁夏、甘肃、青海、云南。

（十六）孟蝇属 Genus *Bengalia* Robineau-Desvoidy，1830

26. 环斑孟蝇 *Bengalia escheri* Bezzi，1913

分布：四川、云南、安徽、浙江、福建、台湾、广东。

（十七）陪丽蝇属 Genus *Bellardia* Robineau-Desvoidy，1863

27. 大叶陪丽蝇 *Bellardia megaloba* Feng，1998

分布：四川（二郎山）。

28. 新月陪丽蝇 *Bellardia menechma*（Seguy，1934）

分布：四川（泸定）、北京、河南、甘肃、江苏、上海、湖北、湖南。

29. 南新月陪丽蝇 *Bellardia notomenechma* Liang *et* Gan，1985

分布：四川（泸定新兴、攀枝花市）、云南（昆明）。

30. 短阳陪丽蝇 *Bellardia peopedana* Feng，2003

分布：四川（雅安）。

31. 红头陪丽蝇 *Bellardia ruficeps* Feng *et* Xue

分布：四川（宝兴）。

32. 皱叶陪丽蝇 *Bellardia rugiforceps* Feng *et* Xue

分布：四川（荥经）。

33.　半月陪丽蝇 *Bellardia semilunaris* Fan *et* Feng，1993

分布：四川（荥经）。

（十八）绛蝇属 Genus *Caiusa* Surcouf，1919

34.　越北绛蝇 *Caiusa coomani* Seguy，1948

分布：云南、四川、浙江、湖南、广东、广西。

（十九）丽蝇属 Genus *Calliphora* Robineau-Desveidy，1830

35.　青海丽蝇 *Calliphora*（*Acrophag*）*chinghaiensis* Van *et* Ma，1978

分布：四川（九寨沟、松潘、黄龙寺、红原、理县鹧鸪山、康定贡嘎山、巴塘）、云南（中甸大雪山、德钦白芒雪山、德钦梅里雪山）、西藏（墨脱那木拉）、青海。

36.　立毛丽蝇 *Calliphora erectiseta* Fan，1957

分布：四川（自贡）。

37.　宽丽蝇 *Calliphora nigribarbis* Vollenhoven，1863

　　　　　=*Calliphora lata* Coquillett，1898 宽丽蝇

分布：四川、西藏、河北、辽宁、吉林、黑龙江、台湾、陕西。

38.　天山丽蝇 *Calliphora tianshanica* Rohd

分布：四川、西藏（察隅、波密、八宿、措美、泽当、拉萨、那曲、日喀则、亚东、聂拉木）、云南、北京、黑龙江、吉林、辽宁、内蒙古、天津、山东、山西、河南、陕西、甘肃、青海、新疆、江苏。

39.　乌拉尔丽蝇 *Calliphora uralensis* Villeneuve，1922

分布：四川、西藏（安多）、河北、黑龙江、甘肃、青海、新疆。

40.　红头丽蝇 *Calliphora vicina* Robineau-Desveidy，1830

分布：四川、贵州（松桃、绥阳、贵阳）、重庆、云南（昆明、洱源、中甸、维西）、西藏（芒康、波密、林芝、墨脱、郎县、拉萨、亚东、日喀则、仁布、萨迦、吉隆）、黑龙江、吉林、辽宁、内蒙古、河北、北京、天津、山西、山东、河南、陕西、宁夏、甘肃、青海、新疆、江苏、江西、湖北、湖南。

41.　反吐丽蝇 *Calliphora vomitoria*（Linnaeus，1758）

分布：四川、贵州、云南（昆明、保山、腾冲、思茅、德钦、丽江、维西、泸水片马）、西藏（芒康、海通）、黑龙江、吉林、辽宁、内蒙古、河北、天津、山西、山东、河南、陕西、宁夏、甘肃、青海、新疆、安徽、江苏、上海、浙江、江西、湖北、湖南、福建、台湾、广东。

（二十）拟蓝蝇属 Genus *Cynpmyiomima* Rohdendorf，1924

42.　蒙古拟蓝蝇 *Cynpmyiomima cynomyiomima* Rohdendorf，1924

分布：四川、山西、内蒙古、黑龙江、新疆。

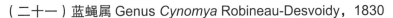

（二十一）蓝蝇属 Genus *Cynomya* Robineau-Desvoidy，1830

43．尸蓝蝇 *Cynomya mortuorum*（Linnaeus，1758）

分布：四川（二郎山、蓝坪、松潘、若尔盖、红原、卧龙巴郎山、康定贡嘎山、巴塘、稻城）、云南（德钦白芒雪山）、黑龙江、吉林、辽宁、内蒙古、河北、山西、甘肃、宁夏、青海、新疆。

（二十二）瘦粉蝇属 Genus *Dexopollenia* Townsend，1917

44．橙黄瘦粉蝇 *Dexopollenia aurantifulva* Feng，2004

分布：四川（雅安）。

45．黄腹瘦粉蝇 *Dexopollenia flava*（Aldrich，1930）

分布：四川（峨眉山）。

46．中斑瘦粉蝇 *Dexopollenia maculate* Villenuve，1933

分布：四川（南坪、卧龙、甘孜、峨眉山、瓦山）。

47．黑膝瘦粉蝇 *Dexopollenia geniculate* Malloch，1935

分布：四川（峨眉山）、云南（大理）。

48．离叶瘦粉蝇 *Dexopollenia disemura* Fan *et* Deng，1993

分布：四川（峨眉山金顶）。

49．小口瘦粉蝇 *Dexopollenia parviostia* Feng，1999

分布：四川（汉源）。

（二十三）裸变丽蝇属 Genus *Gymnadichosia* Villeneuve

50．黑股裸变丽蝇 *Gymnadichosia aterifemora* Feng，2003

分布：四川（康定）。

（二十四）带绿蝇属 Genus *Hemipyrellia* Townsend，1918

51．瘦叶带绿蝇 *Hemipyrellia ligurriens*（Wiedemann，1830）

分布：四川（成都、峨眉山、西昌、渡口、绵阳、梁平、金堂、巴中、雅安、宝兴、汉源、甘洛、西昌、康定、米易、石棉）、重庆、贵州、云南（六库、普洱、景东、金平、勐腊、车里、芒市、河口）、西藏、陕西、河南、江苏、上海、浙江、江西、湖北、湖南、福建、台湾、广东、海南、广西。

（二十五）绿蝇属 Genus *Lucilia* Robineau-Desvoidy，1830

52．壶绿蝇 *Lucilia ampullacea ampullaceal* Villeneuve，1922

分布：重庆。

53．狭额绿蝇 *Lucilia*（*Phaneicia*）*angustifrontata* Ye，1992

分布：四川（马尔康、刷经寺、康定）、西藏（芒康、海通）、青海。

54. 南岭绿蝇 *Lucilia bazini* Seguy，1934

分布：四川（万源、巴中、苍溪、金堂、峨眉山、峨边、美姑、西昌、雅安）、云南（金平、勐腊、西双版纳橄榄坝）、贵州（习水、赤水、黔西、贵阳、安顺、从江）、西藏（墨脱）、陕西、江苏、浙江、福建、台湾、江西、海南。

55. 叉叶绿蝇 *Lucilia caesar*（Linnaeus，1758）

分布：四川（成都）。

56. 铜绿蝇 *Lucilia cuprina*（Wiedemann，1830）

分布：四川（自贡、泸州、绵阳、成都、巴中、峨眉山、洪雅、攀枝花、夹江、宜宾、雅江）、重庆、贵州、西藏、辽宁、江苏、安徽、浙江、江西、福建、台湾、山东、河南、湖南、广东、海南、云南。

57. 海南绿蝇 *Lucilia hainaensis* Fan，1965

分布：四川（峨眉山）。

58. 亮绿蝇 *Lucilia illustris*（Meigen，1826）

分布：四川（成都、康定、屏山、古蔺、西昌）、贵州（贵阳、花溪、松桃、安顺）、河北、北京、山西、内蒙古、辽宁、吉林、黑龙江、山东、江苏、浙江、河南、湖南、陕西、新疆。

59. 毛腹绿蝇 *Lucilia pilosiventris* Kramer，1910

分布：四川、内蒙古、甘肃、新疆。

60. 巴浦绿蝇 *Lucilia papuensis* Macquant，1842

分布：四川（金堂、成都、泸州、西昌、峨眉山、美姑、长宁、会理、攀枝花、米易、乐山、洪雅、宜宾、雅安）、重庆、贵州、江苏、浙江、福建、台湾、江西、山东、河南、湖北、湖南、广东、云南、陕西。

61. 长叶绿蝇 *Lucilia regalis*（Meigen，1826）

分布：四川。

62. 紫绿蝇 *Lucilia porphyrina*（Walker，1857）

分布：四川（自贡、泸州、普格、成都、乐山、长宁、昭觉、美姑、峨眉山、雅安）、重庆、贵州、西藏、陕西、江苏、浙江、福建、台湾、江西、山东、河南、湖北、湖南、广东、云南。

63. 沈阳绿蝇 *Lucilia shengyangensis* Fan，1965

分布：四川（峨眉山、成都、昭觉）、贵州（习水、赤水、从江、安顺、德江、黔西）、云南（泸水）、西藏、黑龙江、吉林、辽宁、内蒙古、北京、山西、山东、河南、陕西、甘肃、宁夏、河北。

64. 丝光绿蝇 *Lucilia sericata*（Meigen，1826）

分布：四川（金堂、广元、自贡、马尔康、绵阳、康定、巴塘、阆中、苍溪、巴中、通江、泸州、昭觉、洪雅、乐山、夹江、峨眉、攀枝花、会理、西昌、宜宾、成都、雅安）、重庆、贵州、西藏、河北、山西、内蒙古、辽宁、吉林、黑龙江、山东、江苏、安徽、浙江、江西、福建、台湾、河南、湖北、湖南、广东、广西、陕西、宁夏、甘肃、青海、新疆、云南。

65. 中华绿蝇 *Lucilia sinensis* Aub.，1933

分布：四川（西昌、峨眉山）、贵州（习水、贵阳）、重庆（南川）、台湾、云南（维西县攀天阁）。

（二十六）蜗蝇属 Genus *Melinda* Robineasu-Desvoidy，1830

66. 毛腹蜗蝇 *Melinda dasysternita* Chen，Deng *et* Fan，1992

分布：四川（峨眉山）。

67. 贡嘎山蜗蝇 *Melinda gonggashanensis* Chen *et* Fan，1992

分布：四川（康定、贡嘎山）。

68. 驼叶蜗蝇 *Melinda gibbosa* Chen，Deng *et* Fan，1992

分布：四川（峨眉山）。

（二十七）墨粉蝇属 Genus *Morinia* Robineau-Desvoidy，1830

69. 长阳墨粉蝇 *Morinia proceripenisa* Feng，2004

分布：四川（二郎山）。

70. 毛颧墨粉蝇 *Morinia piliparafacia* Fan

分布：四川（贡嘎山）。

（二十八）尼蚓蝇属 Genus *Nepalonesia* Kurahashi *et* Thapa，1994

71. 范氏尼蚓蝇 *Nepalonesia fanzidei* Feng，2002

分布：四川（二郎山、汉源）。

72. 突腹尼蚓蝇 *Nepalonesia ventrexcerta* Feng *et* Fan，2008

（二十九）蚓蝇属 Genus *Onesia* Robineau-Desvoidy，1830

73. 阿坝蚓蝇 *Onesia abaensis* Chen *et* Fan

分布：四川（若尔盖）。

74. 巴塘蚓蝇 *Onesia batangensis* Chen *et* Fan，1992

分布：四川（巴塘、乡城中热乌）、云南（中甸格咱）。

75. 川西蚓蝇 *Onesia chuanxiensis* Chen *et* Fan，1992

分布：四川（康定、贡嘎山、甘孜、巴塘、义敦、理塘、康嘎、巴塘）。

76. 二郎山蚓蝇 *Onesia erlangshanensis* Feng，1998

分布：四川（二郎山）。

77. 花蜤蝇 *Onesia flora* Feng，1998

分布：四川（汉源）。

78. 甘孜蜤蝇 *Onesia garzeensis* Chen *et* Fan，1992

分布：四川（甘孜、康定、贡嘎山、德格、柯洛洞）。

79. 红原蜤蝇 *Onesia hongyuanensis* Chen *et* Fan，1992

分布：四川（红原、龙日坝）。

80. 华夏蜤蝇 *Onesia huaxiaae* Feng *et* Xue，2000

分布：四川（二郎山）。

81. 九寨沟蜤蝇 *Onesia jiuzhaigouensis* Chen *et* Fan，1992

分布：四川（南坪、九寨沟）。

82. 西部蜤蝇 *Onesia occidentalis* Feng，2003

分布：四川（二郎山、汉源）。

83. 半月蜤蝇 *Onesia semilunaris*（Fan *et* Feng，1993）

分布：四川（荥经）。

84. 中华蜤蝇 *Onesia sinensis* Villeneuve，1936

分布：四川（贡嘎山）、甘肃。

85. 松潘蜤蝇 *Onesia songpanensis* Chen *et* Fan，1992

分布：四川（松潘弓嘎岭、红原、若尔盖）。

86. 卧龙蜤蝇 *Onesia wolongensis* Chen *et* Fan，1992

分布：四川（卧龙、巴郎山、汶川、卧龙）、云南（维西县攀天阁）。

（三十）变丽蝇属 Genus *Paradichosia* Senior-White，1923

87. 凹铗变丽蝇 *Paradichosia blaesostyla* Feng，Chen *et* Fan，1992

分布：四川（雅安）。

88. 短阳变丽蝇 *Paradichosia brachyphalla* Feng，Chen *et* Fan，1992

分布：四川（雅安、二郎山）。

89. 凹铗变丽蝇 *Paradichosia blaesotyla* Feng，Chen *et* Fan，1992

分布：四川（雅安）。

90. 短阳变丽蝇 *Paradichosia brachyphalla* Feng，Chen *et* Fan，1992

分布：四川（雅安）。

91. 川北变丽蝇 *Paradichosia chuanbeiensis* Chen *et* Fan，1992

分布：四川（卧龙、甘孜）。

92. 峨嵋变丽蝇 *Paradichosia emeishanensis* Fan *et* Chen，1992

分布：四川（峨眉山）。

93. 康定变丽蝇 *Paradichosia kangdingensis* Chen *et* Fan，1992

分布：四川（康定、六巴）、云南（德钦、梅里雪山）。

94. 马氏变丽蝇 *Paradichosia mai* Zhang *et* Feng，1993

分布：四川（雅安）。

95. 名山变丽蝇 *Paradichosia mingshanna* Feng，2003

分布：四川（名山）。

96. 鳞尾变丽蝇 *Paradichosia pygialis* Villeneuve，1937

分布：四川（瓦山）。

97. 西部变丽蝇 *Paradichosia xibuica* Feng，2003

分布：四川（二郎山）。

98. 赵氏变丽蝇 *Paradichosia zhaoi* Feng，1996

分布：四川（雅安）。

（三十一）粉蝇属 Genus *Pollenia* Robineau-Desvoidy，1830

99. 二郎山粉蝇 *Pollenia erlangshanna* Feng，2004

分布：四川（二郎山、平武）。

100. 四川粉蝇 *Pollenia sichuanensis* Feng，2004

分布：四川（茂县）。

（三十二）拟粉蝇属 Genus *Polleniopsis* Townsend，1917

101. 圆腹拟粉蝇 *Polleniopsis discosternita* Feng *et* Ma，1999

分布：四川（二郎山）。

102. 范氏拟粉蝇 *Polleniopsis fani* Feng *et* Ma，1999

分布：四川（二郎山）。

103. 宽颜拟粉蝇 *Polleniopsis latifacialis* Feng *et* Xue，2000

分布：四川（二郎山）。

104. 芦山拟粉蝇 *Polleniopsis lushana* Feng *et* Xue，2000

分布：四川（芦山、名山、雅安）。

105. 瘦阳拟粉蝇 *Polleniopsis psednophalla* Feng *et* Ma，1999

分布：四川（雅安）。

106. 异宽阳拟粉蝇 *Polleniopsis varilata* Chen *et* Fan，1992

分布：四川（汶川、卧龙）。

107. 薛氏拟粉蝇 *Polleniopsis xuei* Feng *et* Wei，1996

分布：贵州（龙里）。

（三十三）鬃腹丽蝇属 Genus *Tricycleopsis* Villenenve，1927

108．毛角鬃腹丽蝇 *Tricycleopsis pilantenna* Feng，2002

分布：四川（名山）。

（三十四）叉丽蝇属 Genus *Triceratopyga* Rohdendorf，1931

109．叉丽蝇 *Triceratopyga calliphoroides* Rohdendorf，1931

分布：四川（宜宾、雅安、汉源）、重庆、贵州（绥阳、黔西）、福建、云南、黑龙江、吉林、辽宁、内蒙古、河北、北京、天津、山西、山东、河南、陕西、宁夏、甘肃、青海、安徽、江苏、上海、浙江、江西、湖北、湖南。

（三十五）金粉蝇属 Genus *Xanthotryxus* Aldrich，1930

110．宽叶金粉蝇 *Xanthotryxus draco* Aldrich，1930

分布：四川（黄龙峡、马尔康）。

111．泸定金粉蝇 *Xanthotryxus ludingensis* Fan，1992

分布：四川（泸定）。

112．黑尾金粉蝇 *Xanthotryxus melanurus* Fan，1992

分布：四川（贡嘎山、燕子沟）。

113．反曲金粉蝇 *Xanthotryxus mongol* Aldrich，1930

分布：四川（松潘、若尔盖、红原、马尔康、汶川、甘孜、德格、泸定、雅江、峨眉山）。

114．伪黑尾金粉蝇 *Xanthotryxus pseudomelanurus* Feng，2004

分布：四川（二郎山）。

（三十六）绛蝇属 Genus *Caiusa* Surcouf，1920

115．越北绛蝇 *Caiusa coomani* Seguy，1948

分布：四川（雅安）、浙江、湖南、福建、广西、海南。

金蝇亚科 Subfamily CHRYSOMYIINAE

（三十七）裸金蝇属 Genus *Achaetandrus* Bezzi，1927

116．绯颜裸多蝇 *Achaetandrus rufifacies*（Macq.，1843）

分布：四川（成都、西昌、会理、渡口、雅安）、贵州（贵阳、兴义、铜仁、松桃）、云南（昆明、车里、河口、金平勐喇、景谷、澜沧、西双版纳）、山东、河南、安徽、江苏、上海、浙江、江西、福建、台湾、广东、海南、广西。

（三十八）金蝇属 Genus *Chrysomyia* Robineau-Desvoidy，1830

117．大头金蝇 *Chrysomyia megacephala*（Fabricius，1784）

分布：四川（广元、绵阳、绵竹、灌县都江堰、邱幢、主兴、泸定、康定、蜡眉山、石棉、汶川、映秀、盐源）、贵州、云南（泸水、六库）、西藏、黑龙江、吉林、辽宁、内蒙古、河北、北京、天津、山西、山东、河南、陕西、宁夏、甘肃、青海、安徽、江苏、上海、浙江、江西、湖北、湖南、福建、台湾、广东（广州）、海南、广西。

118.　广额金蝇 *Chrysomyia phaonis*（Seguy，1923）

分布：四川（南坪、甘孜、巴塘、泸定、雅安）、重庆、贵州（德江、桐梓、习水、赤水、贵阳、安顺、兴义）、云南（昆明、大理、下关、德钦、中甸、维西、保山）、西藏（波密、易贡、林芝、墨脱）、辽宁、内蒙古、河北、北京、天津、山西、河南、陕西、宁夏、甘肃、青海、江苏、湖北。

119.　肥躯金蝇 *Chrysomyia pinguis*（Walker，1858）

分布：四川（都江堰、名山、雅安、泸定、康定、二郎山、石棉、西昌、普格、攀枝花）、贵州、云南（永胜六德、泸水片马、建水、西双版纳）、西藏（波密、易贡、墨脱、错那）、辽宁、内蒙古、北京、山西、山东、河南、陕西、甘肃、宁夏、安徽、江苏、上海、浙江、江西、湖北、湖南、福建、台湾、广东、海南、广西。

孟蝇亚科 Subfamily BENGALIINAE

（三十九）孟蝇属 Genus *Bengalia* Robineau-Desvoidy，1830

120.　锡兰孟蝇 *Bengalia bezzii* Senior-White，1923

分布：四川（峨眉山、雅安、攀枝花、盐源）、浙江、福建、台湾、广东、海南。

121.　变色孟蝇 *Bengalia varicolor*（Fabricius，1850）

分布：四川（峨眉山）、云南（屏边大围山、金平长坡头、金平勐喇、车里、景谷、西双版纳）、西藏（墨脱背崩）、浙江、江西、福建、台湾、广东、海南。

122.　侧线孟蝇 *Bengalia torosa*（Wiedemann，1819）

分布：云南（西双版纳）、台湾、广东、海南。

123.　环斑孟蝇 *Bengalia escheri* Bezzi，1913

分布：四川（峨眉山）、云南（小勐养）、安徽、浙江、福建、台湾、海南。

伏蝇亚科 Subfamily PHORMINAE

（四十）伏蝇属 Genus *Protocalliphora* Hough，1899

124.　青原丽蝇 *Protocalliphora azurea*（Fallen，1816）

分布：四川、贵州（贵阳）、云南（昆明）、黑龙江、吉林、辽宁、内蒙古、河北、北京、山西、山东、河南、陕西、宁夏、青海、新疆、浙江。

125. 伏蝇 *Protocalliphora regina*（Meigen，1826）

分布：四川（宜宾市）。

（四十一）原伏蝇属 Genus *Protophormia* Townsend，1908

126. 新陆原伏蝇 *Protophormia terraenovae*（Robineau-Desvoidy，1830）

分布：四川（巴塘）、西藏（拉萨、日喀则、噶尔扎锡岗、噶尔狮泉河）、河北、内蒙古、黑龙江、吉林、辽宁、山东、江苏、河南、甘肃、青海、新疆。

鼻蝇亚科 Subfamily RHINIINAE

（四十二）鼻彩蝇属 Genus *Rhyncomya* Robineau-Desvoidy，1830

127. 黄基鼻影蝇 *Rhyncomya flavibasis*（Senior-White，1922）

分布：四川（西昌）、云南（西双版纳）、广东、海南。

（四十三）等彩蝇属 Genus *Isomyia* Walker，1860

128. 台湾等彩蝇 *Isomyia electa*（Villeneuve，1927）

分布：四川（雅安）、浙江、湖北、福建、台湾、海南。

129. 伪绿等军三蝇 *Isomyia pseudolucilia*（Malloch，1928）

分布：四川（峨眉山、雅安）、云南（泸水）、安徽、浙江、湖南、福建。

130. 拟黄胫等彩蝇 *Isomyia*（*Noviculicauda*）*pseutloviridana*（Peris，1952）

分布：四川（峨眉山、雅安）、安徽、浙江、福建、广东、海南。

（四十四）弧彩蝇属 Genus *Strongyloneura* Bigot，1886

131. 拟钳属弧彩蝇 *Strongyloneura pseudosenomera* Fang *et* Fan，1992

分布：四川（泸定）。

（四十五）依蝇属 Genus *Idiella* Brauer *et* Bergenstamm，1889

132. 华依蝇 *Idiella mandarina*（Wiedemann，1830）

分布：四川（东北部、灌县、成都、昭觉）、云南（建水、景洪、思茅、金平、勐腊）、天津、山东、江苏、上海、福建、台湾、广西、广东、海南、重庆（北碚）。

133. 三色依蝇 *Idiella tripartita*（Bigot，1874）

分布：四川（南坪、泸定、康定、峨眉山）、贵州、云南（德钦、永胜、泸水）、西藏（盐井、波密、易贡、墨脱）、福建、广东、内蒙古、河北、北京、天津、山西、山东、陕西、宁夏、甘肃、青海、安徽、江苏、上海、浙江、江西、湖北、湖南。

（四十六）口鼻蝇属 Genus *Stomorhina* Rondani，1861

134. 月纹口鼻蝇 *Stomorhina lunata*（Fabridus，1805）

分布：四川（汶川、峨眉山、西昌）、云南（昆明、宾川、永平、漾濞、碧江、中甸、贡山、丽江、玉龙山、维西、兰坪、泸水、片马、保山、腾冲、建水、江城、思茅、金平、勐腊、大勐龙）、西藏（昌都、易贡、下察隅、林芝、背崩、墨脱、错那、亚东）、台湾。

135. 不显口鼻蝇 *Stomorhina obsoleta*（Wiedemann，1830）

分布：四川（成都、峨眉山、雅安、康定）、重庆、云南（石屏）、贵州（桐梓）、西藏（墨脱）、黑龙江、吉林、辽宁、内蒙古、河北、北京、天津、山西、山东、河南、陕西、宁夏、甘肃、安徽、江苏、上海、浙江、江西、湖北、湖南、福建、台湾、广东、广西。

三、皮蝇科 Family HYPODERMATIDAE
裸皮蝇亚科 Subfamily OESTROMYIINAE

（四十七）狂皮蝇属 Genus *Oestroderma* Portschinsky，1887

136. 四川狂皮蝇 *Oestroderma sichuanensis* Fan *et* Feng，1984

分布：四川（二郎山）。

四、蝇科 Family MUSCIDAE
厕蝇亚科 Subfamily FANNIINAE

（四十八）厕蝇属 Genus *Fannia* Robineau-Desvoidy，1830

137. 夏厕蝇 *Fannia canicularis*（Linnaeus，1761）（图片见云南夏厕蝇）

分布：四川（自贡、马尔康、康定、巴塘、理塘、会理、宜宾市、南溪、长宁、屏山、雅安、成都）、重庆、西藏、河北、山西、内蒙古、黑龙江、吉林、辽宁、山东、江苏、河南、陕西、宁夏、甘肃、青海、新疆、云南。

重要习性：本种在成都常见室外。主要孳生于禽粪。

138. 毛簇厕蝇 *Fania dasytophacela* Feng *et* Xue，2006

分布：四川（二郎山林场）。

139. 象鼻厕蝇 *Fannia elephantocerca* Feng *et* Xue，2006

分布：四川（二郎山林场）。

140. 毛颜厕蝇 *Fannia facisetosa* Feng *et* Xue，2000

分布：四川（二郎山林场）。

141. 西部厕蝇 *Fannia hesperia* Feng

分布：四川（名山车岭）。

142. 蒙顶山厕蝇 *Fannia hirtitibia* Feng *et* Xue，2006

分布：四川（蒙顶山）。

143. 华西厕蝇 *Fannia huaxiia* Feng *et* Xue，2000

分布：四川（二郎山林场）。

144. 宜宾厕蝇 *Fannia ipinensis* Chillcott，1961

分布：四川（宜宾、峨眉山）。

145. 铗叶厕蝇 *Fannia labidocerca* Feng *et* Xue，2006

分布：四川（峨眉山万佛顶、汉源轿顶山）。

146. 巨斑厕蝇 *Fannia maximiguttatus* Feng *et* Xue，2006

分布：四川（康定跑马山）。

147. 类多突厕蝇 *Fannia polystylodes* Feng *et* Xue，2000

分布：四川（二郎山林场）。

148. 羽胫厕蝇 *Fannia pterylitibia* Feng，2003

分布：四川（康定跑马山）。

149. 元厕蝇 *Fannia prisca* Stein，1918

分布：四川（西昌、泸定、成都、普格、康定、理塘、雅江、阆中、峨眉山）、重庆、贵州、西藏、河北、黑龙江、吉林、辽宁、山东、江苏、浙江、江西、福建、台湾、河北、河南、湖北、湖南、广东、广西、陕西、甘肃、云南。

150. 五枝厕蝇 *Fannia quinquiramula* Feng，2002

分布：四川（荥经泡草湾）。

151. 小盾厕蝇 *Fannia scutellaris* Xue，Wang *et* Feng，2001

分布：四川（二郎山干海子）。

152. 瘤胫厕蝇 *Fannia scalaris*（Fabricius，1794）

分布：四川（泸州、康定、阆中、峨眉山、西昌、会理、雅安）、贵州、河北、山西、内蒙古、黑龙江、吉林、辽宁、山东、江苏、浙江、福建、河南、陕西、甘肃、云南。

153. 拟明厕蝇 *Fannia similiserena* Feng *et* Xue，2006

分布：四川（峨眉山万佛顶）。

154. 长跗厕蝇 *Fannia tanotarsis* Feng *et* Xue，2006

分布：四川（二郎山）、云南。

155. 天府厕蝇 *Fannia tianfuensis*（Feng，2003）

分布：四川（二郎山木叶棚）。

156. 许氏厕蝇 *Fannia xui* Feng，2003

分布：四川（二郎山林场）。

157. 雅安厕蝇 *Fannia yaanensis* Feng *et* Xue，2001

分布：四川（雅安周公山）。

158. 虞氏厕蝇 *Fannia yui* Feng，2002

分布：四川（雅安老板山）。

芒蝇亚科 Subfamily ATHERIGONINAE

（四十九）芒蝇属 Genus *Atherigona* Rondani，1856

159. 黑前足芒蝇 *Atherigona ateripraepeda* He，Huang *et* Feng，2007

分布：四川（彭州龙门山、雅安南郊）。

点蝇亚科 Subfamily AZELINAE

（五十）点蝇属 Genus *Azelia* Robineau-Desvoidy，1830

160. 羽胫点蝇 *Azelia plumitibia* Fcng，Fan *et* Zcng，1999

分布：四川（雅安老板山、绵阳富乐山）。

（五十一）胡蝇属 Genus *Drymeia* Meigen，1826

161. 四川胡蝇 *Drymeia sichuanensis* Feng，1999

分布：四川（汉源轿顶山）。

（五十二）黑蝇属 Genus *Ophyra* Robineau-Desvoidy，1830

162. 斑跗黑蝇 *Ophyra chalcogaster*（Wiedemann，1824）

分布：四川、云南、河北、山西、辽宁、吉林、江苏、浙江、安徽、福建、台湾、江西、山东、河南、湖北、广东、广西、海南。

163. 毛胫黑蝇 *Ophyra hirtitibia* Stein，1920

分布：四川。

164. 银眉黑蝇 *Ophyra leucostoma*（Wiedemann，1817）

分布：四川、河北、山西、内蒙古、辽宁、吉林、黑龙江、江西、山东、陕西、新疆。

165. 暗额黑蝇 *Ophyra obscurifrons* Sabrosky，1949

分布：四川、云南、河北、辽宁、江苏、浙江、福建、山东、河南。

166. 厚环黑蝇 *Ophyra spinigera* Stein，1910

分布：四川、云南、河北、辽宁、江苏、黑龙江、浙江、台湾、山东、河南。

（五十三）河蝇属 Genus *Potamia* Robineau-Desvoidy，1830

167. 鬃跗河蝇 *Potamia setitarsis* Feng，1999

分布：四川（二郎山林场）。

（五十四）齿股蝇属 Genus *Hydrotaea* Robineau-Desvoidy，1830

168．类邻齿股蝇 *Hydrotaea affinoides* Feng *et* Feng，1997

分布：四川（雅安周公山）。

169．无齿齿股蝇 *Hydrotaea anodonta* Feng，2008

分布：四川（二郎山林场）。

170．长鬃齿股蝇 *Hydrotaea longiseta* Feng *et* Feng，1997

分布：四川（二郎山林场）。

171．钝齿股蝇 *Hydrotaea obtusiseta* Feng *et* Feng，1997

分布：四川（二郎山木叶棚）。

172．跑马山齿股蝇 *Hydrotaea paomashanensis* Feng，2008

分布：四川（康定跑马山）。

173．颊鬃齿股蝇 *Hydrotaea setigena* Deng，Mou *et* Feng，1995

分布：四川（峨眉山雷洞坪、康定、二郎山）。

174．独齿齿股蝇 *Hydrotaea unicidentata* Feng，2008

分布：四川（雅安金凤山、名山蒙顶山、荥经）。

175．西蜀齿股蝇 *Hydrotaea xishuensis* Feng，2008

分布：四川（雅安周公山）。

176．渡口齿股蝇 *Hydrotaea dukouensis* Ni，1977

分布：四川。

177．毛足齿股蝇 *Hydrotaea jacobsoni*（Stein，1919）

分布：四川、台湾。

178．常齿股蝇 *Hydrotaea dentipes*（Fab.，1850）

分布：四川（巴塘、马尔康、康定、美姑）。

（五十五）巨黑蝇属 Genus *Megophyra* Emden，1965

179．拟多毛巨黑蝇 *Megophyra mimimultisetosa* Feng，2000

分布：四川（二郎山林场）。

180．黑胫巨黑蝇 *Megophyra nigritibia* Feng *et* Ma，2001

分布：四川（二郎山林场）。

181．短胫巨黑蝇 *Megophyra nigritibia* Feng *et* Ma，2001

分布：四川（二郎山林场）。

182．石棉巨黑蝇 *Megophyra shimianensis* Feng，2008

分布：四川（石棉栗子坪）。

183. 亚毛股巨黑蝇 *Megophyra subpenicillata* Ma *et* Feng，1992

分布：四川（雅安周公山）。

184. 翱巨黑蝇 *Megophyra volitanta* Feng *et* Xu，2008

分布：西藏（亚东）。

（五十六）毛基蝇属 Genus *Thricops* Rondani，1856

185. 冠阳毛基蝇 *Thricops coronaedeagus* Feng，2008

分布：四川（二郎山林场）。

186. 继尧毛基蝇 *Thricops jiyaoi* Feng，2000

分布：四川（峨眉山万佛顶）。

187. 小瘤毛基蝇 *Thricops tuberculatus* Deng，Mou *et* Feng，1995

分布：四川（松潘黄龙寺）。

秽蝇亚科 Subfamily COENOSIINAE

（五十七）裸池蝇属 Genus *Brontaea* Kowarz，1873

188. 四川裸池蝇 *Brontaea sichuanensis* Xue *et* Feng，1992

分布：四川（名山）。

（五十八）溜头秽蝇属 Genus *Lispocephala* Pokorny，1893

189. 寒溜头秽蝇 *Lispocephala frigida*（Feng *et* Xue，1997）

分布：四川（雅安南郊、雅安金凤山）。

190. 曲膜溜头秽蝇 *Lispocephala curvivesica*（Xue *et* Feng，1998）

分布：四川（雅安金凤山）。

191. 后侧叶溜头秽蝇 *Lispocephala postifolifera*（Feng *et* Xue，1997）

分布：四川（雅安金凤山）。

192. 伴斧溜头秽蝇 *Lispocephala securisocialis*（Xue *et* Feng，1998）

分布：四川（雅安金凤山）。

193. 四川溜头秽蝇 *Lispocephala sichuanensis* Xue *et* Feng，2006

分布：四川（雅安）。

194. 虎爪溜头秽蝇 *Lispocephala ungulitigris*（Feng *et* Xue，1997）

分布：四川（雅安老板山）。

（五十九）秽蝇属 Genus *Coenosia* Meigen，1826

195. 歪叶秽蝇 *Coenosia ansymmetrocerca* Xue *et* Feng，2000

分布：四川（二郎山林场、雅安老板山）。

196. 短指秽蝇 *Coenosia brachyodactyla* Feng *et* Xue，1997

分布：四川（雅安周公山）。

197. 黄杂秽蝇 *Coenosia flavimixta* Feng *et* Xue，1998

分布：四川（雅安南郊）。

198. 拟长足秽蝇 *Coenosia mimilongipeda* Li，Feng *et* Xue，1999

分布：四川（二郎山干海子、雅安周公山、荥经泡草湾）、云南（贡山独龙江）。

199. 黑杂秽蝇 *Coenosia nigrimixta* Feng *et* Xue，1998

分布：四川（二郎山林场）。

200. 暗翅秽蝇 *Coenosia obscuriprnnis* Xue *et* Feng，2000

分布：四川（雅安周公山）。

201. 鹰爪秽蝇 *Coenosia unguligentilis* Xue，Yang *et* Feng，2000

分布：四川（雅安南郊）。

202. 豹爪秽蝇 *Coenosia ungulipardus* Xue *et* Feng，2002

分布：四川（天泉、新沟）。

203. 寡斑秽蝇 *Coenosia unpunctata* Xue，Yang *et* Feng，2000

分布：四川（雅安周公山）。

（六十）池蝇属 Genus *Limnophora* Robineau-Desvoidy，1830

204. 灰黄池蝇 *Limnophora cinerifulva* Feng，2005

分布：四川（雅安）。

205. 大都会池蝇 *Limnophora daduhea* Feng，2001

分布：四川（石棉安顺场）。

206. 峨眉池蝇 *Limnophora emeishanica* Feng，2001

分布：四川（峨眉山万佛顶）。

207. 白头池蝇 *Limnophora leucocephala* Feng，2008

分布：四川（雅安周公山、名山蒙顶山、宝兴穆坪、石棉新棉镇、荥经泡草湾）。

208. 山顶池蝇 *Limnophora oreosoacra* Feng，2005

分布：四川（峨眉山万佛顶）。

209. 回归池蝇 *Limnophora reventa* Feng，1999

分布：四川（荥经泡草湾）。

夜蝇亚科 Subfamily EGINIINAE

（六十一）客夜蝇属 Genus *Xenotachina* Malloch，1921

210. 彩背客夜蝇 *Xenotachina bicoloridorsalis* Fan *et* Feng，2008

分布：四川（二郎山林场）。

211. 棕孔客夜蝇 *Xenotachina brunneispiracula* Fan *et* Feng，2008

分布：四川（雅安）。

212. 双鬃客夜蝇 *Xenotachina disternopleuralis* Fan *et* Feng，2002

分布：四川（雅安）。

213. 暗基客夜蝇 *Xenotachina fuscicoxae* Fan *et* Feng，2008

分布：四川（二郎山林场）。

214. 黑尾客夜蝇 *Xenotachina nigricaudalis* Fan *et* Feng，2008

分布：四川（雅安周公山）。

215. 雅安客夜蝇 *Xenotachina yaanensis* Feng，2008

分布：四川（雅安老板山、雅安周公山、二郎山）。

家蝇亚科 Subfamily MUSCINAE

（六十二）毛蝇属 Genus *Dasyphora* Robineau-Desvoidy，1830

216. 四鬃毛蝇 *Dasyphora quadrisetosa* Zimin，1951

　　　　　=*Dasyphora sinensis* Ma，1979 中华毛蝇

　　　　　=*Dasyphora huiliensis* Ni，1982 会理毛蝇

分布：四川、西藏、山西、辽宁、云南、陕西、甘肃、宁夏。

217. 青海毛蝇 *Dasyphora qinghaiensis* Ni，1982

分布：西藏、四川、青海。

（六十三）优毛蝇属 Genus *Eudasyphora* Townsend，1911

218. 刺肛优毛蝇 *Eudasyphora acanepiprocta* Feng，2008

分布：四川（二郎山干海子、雅安周公山）。

219. 棕褐优毛蝇 *Eudasyphora fuvescenta* Feng，2008

分布：四川（二郎山干海子）。

220. 紫蓝优毛蝇 *Eudasyphora kempi* Emden，1965

　　　　　=*Dasyphora kempi* Pont，1977；Fang *et* Fan，1988 紫蓝毛蝇

　　　　　=*Dasyphora qinghaiensis* Ni，1982 青海毛蝇

分布：四川、西藏、青海、云南。

221.　裂腹优毛蝇 *Eudasyphora schizosternita* Feng，2008

分布：四川（二郎山林场）。

（六十四）莫蝇属 Genus *Morellia* Robineau-Desvoidy，1830

222.　园莫蝇 *Morellia hortensia*（Wiedemann，1830）

　　　　　=*Morellia pingi* Hsieh，1958 秉氏莫蝇

分布：四川（成都）、重庆（奉节）、吉林、辽宁、山东、江苏、浙江、台湾、河南、湖北、广西、陕西、云南。

223.　中华莫蝇 *Morellia sinensis* Ouchi，1942

分布：四川（普格、峨眉山）、山西、内蒙古、辽宁、吉林、黑龙江、江苏、浙江、福建、台湾、山东、河南、湖北、湖南、广东、广西、贵州、云南、陕西、甘肃、新疆。

224.　林莫蝇 *Morellia hortorum*（Fallen，1816）

分布：四川、河北、山西、内蒙古、黑龙江、青海、新疆。

（六十五）家蝇属 Genus *Musca* Linnaeus，1758

225.　秋家蝇 *Musca autumnalis* De Geer，1776

分布：四川（金堂）、宁夏、甘肃、新疆。

226.　北栖家蝇 *Musca bezzii* Patton *et* Cragg，1913

分布：四川（绵阳、巴塘、峨眉山）、重庆、河北、山西、内蒙古、黑龙江、吉林、辽宁、山东、江苏、浙江、江西、福建、河南、湖北、湖南、陕西、宁夏、甘肃、青海、新疆、西藏、云南。

227.　亮家蝇 *Musca cassara* Pont，1973

　　　　　Musca lucens Fan，1965

分布：四川、海南。

228.　逐畜家蝇 *Musca conducens* Walk，1859

　　　　　=*Musca kweilinensis* Ouchi，1938 桂林家蝇

分布：四川（金堂、绵阳、成都、康定、西昌、宜宾、屏山）、重庆、甘肃、宁夏、河北、辽宁、山东、江苏、安徽、浙江、江西、福建、台湾、河南、湖北、湖南、广东、广西、陕西、贵州、云南、西藏。

229.　突额家蝇 *Musca convexifrons* Thomson，1868

　　　　　=*Musca shanghaiensis* Ouchi，1938 上海家蝇

分布：四川（金堂、雅安、绵阳、阆中、宜宾、西昌、会里、渡口）、重庆、山东、江苏、福建、台湾、河南、湖北、湖南、广东、广西、陕西、云南。

230. 肥喙家蝇 *Musca crassirostris* Stein，1903

分布：四川（成都、西昌、渡口）、江苏、福建、台湾、湖北、广西、广东、云南。

231. 舍蝇 *Musca domestica vicina* Macquart，1850

分布：四川（金堂、自贡、泸州、巴塘、马尔康、雅江、普格、康定、美姑、昭觉、内江、雅安、成都、西昌）、重庆、河北、山西、内蒙古、黑龙江、吉林、辽宁、山东、江苏、安徽、浙江、江西、福建、台湾、河南、湖北、湖南、广东、广西、陕西、宁夏、甘肃、西藏、云南。

232. 雨林家蝇 *Musca greenl* Patton，1933

分布：四川（成都）、广东、广西。

233. 黑边家蝇 *Musca hervei* Vill，1922

分布：四川（金堂、绵阳、阆中、成都、西昌、峨眉山）、重庆、河北、吉林、辽宁、山东、江苏、安徽、浙江、江西、福建、河南、湖北、湖南、广西、陕西、甘肃、西藏。

234. 鱼尸家蝇 *Musca pattoni* Austen，1910

　　　　　　=*Musca yerberyi* Patton，1923 鱼尸家蝇

分布：四川（金堂、昭觉、雅安）、重庆、广东、广西、云南。

235. 毛颧家蝇 *Musca malaise* Emden，1965

分布：西藏、四川、云南。

236. 毛堤家蝇 *Musca pilifacles* Van Emden，1965

　　　　　　=*Musca dasyops* Patton，1923 毛眼家蝇

　　　　　　=*Musca hoi* Fan，1965 何氏家蝇

分布：西藏、辽宁、陕西、甘肃、台湾、广东、香港、四川、云南。

237. 伪毛颧家蝇 *Musca santoshi* Joseph *et* Parui，1972

分布：四川。

238. 市蝇 *Musca sorbens* Wiedemann，1830

分布：四川（金堂、广元、自贡、绵阳、巴中、西昌、乐山、宜宾市、泸州）、重庆、西藏（墨脱）、河北、内蒙古、辽宁、山东、江苏、安徽、浙江、江西、福建、台湾、河南、湖北、湖南、广东、广西、陕西、宁夏、甘肃、新疆、云南。

239. 狭额市蝇 *Musca sorbens vetustissima* Walk，1849

分布：四川（成都、西昌、攀枝花）、重庆、福建、台湾、广东、广西、云南。

240. 骚家蝇 *Musca tempestiwa* Fallen，1817

分布：四川（绵阳、成都、康定）、重庆、河北、山西、内蒙古、吉林、辽宁、山东、江苏、河南、陕西、宁夏、甘肃、新疆、云南。

241. 黄腹家蝇 *Musca ventrosa* Wiedemann，1830

分布：贵州、河北、山西、山东、江苏、浙江、江西、福建、台湾、河南、湖北、湖南、广东、广西、海南、陕西、宁夏、四川、云南。

（六十六）墨蝇属 Genus *Mesembrina* Meigen，1826

242. 壮墨蝇 *Mesembrina magnifica* Aldrich，1926

分布：四川（宜宾、峨眉山）。

243. 幽墨蝇 *Mesembrina tristia* Aldrich，1926

分布：四川（松潘、康定）。

（六十七）翠蝇属 Genus *Neomyia* Walker，1859

244. 绿翠蝇 *Neomyia cornicina*（Fabricius，1781）

　　　　　　=*Orthellia caesarion*（Meigen，1838）绿翠蝇

分布：四川（金堂、成都、泸州、巴塘）、重庆、云南、西藏（江达、亚东、隆子、波密、察隅、昌都、安多）、内蒙古、甘肃、青海、新疆。

245. 宝兴翠蝇 *Neomyia baoxinga* Feng，2008

分布：四川（宝兴永富、雅安周公山、二郎山木叶棚）。

246. 绿额翠蝇 *Neomyia coeruleifrons*（Macquart，1851）

分布：四川、贵州、西藏（墨脱）、浙江、台湾、河南、广东、广西、云南。

247. 广西翠蝇 *Neomyia fletcheri* Emden，1965

分布：四川、西藏、广西、贵州、云南。

248. 紫翠蝇 *Neomyia gavisa* Walker，1859

　　　　　　=*Orthellia chalybea*（Wiedemann，1830）紫翠蝇

　　　　　　=*Orthellia violacea*（Macquart，1850）紫翠蝇

分布：四川（金堂、成都、川东北、峨眉山、雅安、西昌、乐山）、重庆、西藏、辽宁、江苏、安徽、浙江、江西、福建、台湾、河南、湖北、湖南、广西、陕西、甘肃、云南。

249. 印度翠蝇 *Neomyia indica*（Robineau-Desvoidy，1830）

分布：贵州、四川、云南、山西、江苏、浙江、江西、台湾、福建、湖南、广东、广西、海南、陕西。

250. 乌翠蝇 *Neomyia melania* Feng，2008

分布：四川（名山、蒙顶山）。

251. 亮绿翠蝇 *Neomyia nitelivirida* Feng，2000

分布：四川（雅安老板山、周公山）。

252. 四川翠蝇 *Neomyia sichuanensis* Feng，2008

分布：四川（二郎山林场）。

253. 蓝翠蝇 *Orthellia timorensis* Robineau-Desvoidy，1830

分布：四川（金堂、绵阳、苍溪、乐山、西昌、宜宾市、雅安、峨眉山）、重庆、西藏（墨脱、波密、察隅）、河北、内蒙古、辽宁、山东、江苏、安徽、浙江、江西、福建、台湾、河南、湖北、湖南、广东、广西、陕西、宁夏、甘肃、云南。

（六十八）直脉蝇属 Genus *Polietes* Rondani，1866

254. 类黑缘直脉蝇 *Polietes nigrolimbatoides* Feng，2008

分布：四川（二郎山垭口、雅安周公山、荥经泡草湾与麂子岗、汉源轿顶山）。

255. 黑缘直脉蝇 *Polietes nigrolimbata*（Bonsdorff，1866）

分布：四川、西藏（林芝、亚东、错那、波密、八宿、安多）、黑龙江、青海、新疆。

256. 峨眉直脉蝇 *Polietes omeishanensis* Fan，1965

分布：四川（峨眉山）、西藏。

257. 东方直脉蝇 *Polietes orientalis* Pont，1972

分布：四川、云南。

（六十九）璃蝇属 Genus *Rypellia* Malloch，1931

258. 恼璃蝇 *Rypellia difficila* Feng，2008

分布：四川（雅安周公山、名山、蒙顶山）。

259. 粪璃蝇 *Rypellia faeca* Feng，2008

分布：四川（雅安周公山）。

260. 花璃蝇 *Rypellia flora* Feng，2008

分布：四川（雅安老板山、都江堰青城山、芦山芦阳镇）。

261. 半透璃蝇 *Rypellia semilutea*（Malloch，1923）

分布：四川、云南、浙江、台湾、湖南。

（七十）碧蝇属 Genus *Pyrellia* Robineau-Desvoidy，1830

262. 半透璃蝇 *Pvrellia semilutea*（Mell，1923）

分布：四川（雅安、峨眉山）。

圆蝇亚科 Subfamily MYDAEINAE

（七十一）圆蝇属 Genus *Mydaea* Robineau-Desvoidy，1830

263. 圆尾圆蝇 *Mydaea discocerca* Feng，2000

分布：四川（二郎山）。

264. 峨眉山圆蝇 *Mydaea emeishanna* Feng *et* Deng，2001

分布：四川（峨眉山）。

265. 黄股圆蝇 *Mydaea flavifemora* Feng，2000
分布：四川（二郎山、康定）。

266. 九寨沟圆蝇 *Mydaea jiuzhaigouensis* Feng *et* Deng，2001
分布：四川（九寨沟）。

267. 鬃腹圆蝇 *Mydaea jubiventera* Feng *et* Deng，2001
分布：四川（茂县）。

268. 黑鳞圆蝇 *Mydaea nigribasicosta* Xue *et* Deng，2001
分布：四川（二郎山）。

269. 针叶圆蝇 *Mydaea scolocerca* Feng，2000
分布：四川（康定）。

270. 康定圆蝇 *Mydaea setifemur kangdinga* Xue *et* Feng，1992
分布：四川（康定）。

271. 蜀圆蝇 *Mydaea shuensis* Feng，2000
分布：四川（雅安）。

272. 次尖叶圆蝇 *Mydaea subelecta* Feng，2000
分布：四川（康定）。

（七十二）妙蝇属 Genus *Myospila* Rondani，1856

273. 黑前股妙蝇 *Myospila ateripraefemura* Feng，2005
分布：四川（名山）。

274. 冬妙蝇 *Myospila bruma* Feng，2003
分布：四川（雅安）。

275. 长征妙蝇 *Myospila changzhenga* Feng，2000
分布：四川（石棉安顺场、宝兴、天全、雅安）。

276. 峨眉妙蝇 *Myospila emeishanensis* Feng，2005
分布：四川（峨眉山、长宁）。

277. 黄肩妙蝇 *Myospila flavihumera* Feng，2001
分布：四川（雅安、天全）。

278. 类黄肩妙蝇 *Myospila flavihumeroides* Feng，2001
分布：四川（雅安）。

279. 黄胫妙蝇 *Myospila flavitibia* Guan，Feng *et* Ma，2007
分布：四川（雅安）。

280. 寒妙蝇 *Myospila frigora* Qian *et* Feng，2005
分布：四川（雅安）。

281. 类寒妙蝇 *Myospila frigoroida* Qian *et* Feng，2005

分布：四川（雅安）。

282. 康定妙蝇 *Myospila kangdingica* Qian *et* Feng，2005

分布：四川（康定、二郎山）。

283. 似净妙蝇 *Myospila lautoides* Feng，2005

分布：四川（雅安、名山）。

284. 仿移妙蝇 *Myospila mimelongata* Feng，2005

分布：四川（雅安）。

285. 名山妙蝇 *Myospila mingshanana* Feng，2000

分布：四川（名山）。

286. 黑股妙蝇 *Myospila nigrifemura* Feng，2005

分布：四川（名山、雅安）、云南（昆明）。

287. 亚冬妙蝇 *Myospila subbruma* Feng，2003

分布：四川（雅安、宝兴、芦山）。

288. 春妙蝇 *Myospila vernata* Feng，2005

分布：四川（雅安）。

（七十三）毛膝蝇属 Genus *Hebecnema* Schnabl，1889

289. 冠状毛膝蝇 *Hebecnema coronata* Feng，2009

分布：四川（名山）。

290. 毛眼毛膝蝇 *Hebecnema dasyopos* Feng，2009

分布：四川（二郎山）。

291. 隐颜毛膝蝇 *Hebecnema invisifacies* Feng，2009

分布：四川（雅安、二郎山、名山、康定）、重庆（北碚）。

292. 西蜀毛膝蝇 *Hebecnema xishuicum* Feng，2009

分布：四川（康定）。

邻家蝇亚科 Subfamily REINWARDTIIXAE

（七十四）腐蝇属 Genus *Muscina* Robineau-Desvoidy，1830

293. 狭额腐蝇 *Muscina angustifrons*（Loew，1858）

分布：四川（金堂、峨眉山、广元）、河北、吉林、辽宁、山东、江苏、安徽、浙江、江西、河南、湖北、广西、陕西。

294. 宝兴腐蝇 *Muscina baoxingensis* Feng，2008

分布：四川（宝兴、雅安、康定、二郎山、白玉）。

295. 长簇腐蝇 *Muscina longifascis* Feng，2008

分布：四川（名山）。

296. 厩腐蝇 *Muscina stabulans* Fallen，1823

分布：四川（金堂、自贡、泸州、巴塘、马尔康、康定、普格、雅江、昭觉、成都、西昌、峨眉山、宜宾、美姑）、重庆、西藏、河北、山西、内蒙古、黑龙江、吉林、辽宁、山东、江苏、浙江、江西、福建、河南、湖北、湖南、陕西、宁夏、甘肃、青海、新疆、云南。

297. 牧场腐蝇 *Muscina pascuorum* Mg，1826

分布：四川（西昌）、云南、吉林、辽宁、山东、江苏、浙江、河南、陕西。

棘蝇亚科 Subfamily PHAONIINAE

（七十五）重毫蝇属 Genus *Dichaetomia* Malloch，1921

298. 铜腹重毫蝇 *Dichaetomyia bibax* Wiedemann，1830

分布：四川、云南（昭通、大关、宾川、潞西、元江、泸水、陇川）、西藏、浙江、河南、广东、广西。

299. 黄须重毫蝇 *Dichaetomyia flavipalpis* Stein，1915

分布：四川、云南（泸水、西盟）。

300. 橙须重毫蝇 *Dichaeromyia palpiaurantiaca* Feng，1999

分布：四川（雅安）。

301. 中华重毫蝇 *Dichaeromyia sinica* Feng，2003

分布：四川（名山）。

（七十六）阳蝇属 Genus *Helina* Robineau-Descoidy，1830

302. 夏阳蝇 *Helina aestiva* Feng *et* Xue，2003

分布：四川（二郎山）。

303. 炽阳蝇 *Helina alea* Feng *et* Xue，2004

分布：四川（二郎山）。

304. 角板阳蝇 *Helina angulisternita* Xue *et* Feng，1988

分布：四川（二郎山）。

305. 赘脉阳蝇 *Helina appendicivena* Xue *et* Feng，2002

分布：四川（二郎山）。

306. 拱阳蝇 *Helina arcuatiabdomina* Feng *et* Fan，2001
分布：四川（二郎山）。

307. 黑肩阳蝇 *Helina ateritegula* Feng *et* Fan，2001
分布：四川（二郎山）。

308. 黑褐阳蝇 *Helina atereta* Feng，Yang *et* Fan，2004
分布：四川（峨眉山）。

309. 黑前股阳蝇 *Helina ateripraefemura* Feng，Shi *et* Li，2005
分布：四川（雅安）。

310. 盾叶阳蝇 *Helina aspidocerca* Feng，2001
分布：四川（二郎山）。

311. 金阳蝇 *Helina aureolicolorata* Feng *et* Xue，2002
分布：四川（雅安）。

312. 映山红阳蝇 *Helina azaleella* Feng，Yang *et* Fan，2004
分布：四川（二郎山）。

313. 重短羽阳蝇 *Helina bibreviplumosa* Xue *et* Feng，1988
分布：四川（汉源、二郎山）。

314. 短阳阳蝇 *Helina brachytophalla* Feng，2004
分布：四川（二郎山）。

315. 华西阳蝇 *Helina callia* Feng，2004
分布：四川（二郎山）。

316. 犬阳蝇 *Helina cynocercata* Xue，Feng *et* Tong，2005
分布：四川（汉源）。

317. 叉叶阳蝇 *Helina dicrocercacma* Feng，2004
分布：四川（汉源）。

318. 双叉阳蝇 *Helina dicrocercacma* Feng，2005
分布：四川（二郎山）。

319. 双鬃阳蝇 *Helina dupliciseta* Deng *et* Feng，1995
分布：四川（松潘）。

320. 峨眉山阳蝇 *Helina emeishanana* Guan，Feng *et* Ma，2001
分布：四川（峨眉山）。

321. 黄四点阳蝇 *Helina flaviquadrum* Xue *et* Feng，1996
分布：四川（二郎山、大相岭）。

322.　黄盾阳蝇 *Helina flaviscutellata* Xue，Feng *et* Song，2005

分布：四川（二郎山）。

323.　黄鳞阳蝇 *Helina flavitegula* Xue，Feng *et* Song，2005

分布：四川（雅安、平武）。

324.　花阳蝇 *Helina flosculo* Feng *et* Xue，2003

分布：四川（汉源）。

325.　刃叶阳蝇 *Helina gladisurstylata* Feng，2004

分布：四川（二郎山）。

326.　桂真阳蝇 *Helina guizhenae* Feng，1999

分布：四川（二郎山）。

327.　汉源阳蝇 *Helina hanyuanna* Feng *et* Xue，2003

分布：四川（汉源）。

328.　欢愉阳蝇 *Helina hesta* Feng，1995

分布：四川（雅安）。

329.　毛叶阳蝇 *Helina hirtisurstyla* Feng，2000

分布：四川（二郎山、宝兴）。

330.　华夏阳蝇 *Helina huaxia* Feng，1999

分布：四川（二郎山）。

331.　雨阳蝇 *Helina hyeta* Feng *et* Xue，2002

分布：四川（康定、二郎山）。

332.　类宽角阳蝇 *Helina inflatoides* Feng *et* Xue，2003

分布：四川（峨眉山）。

333.　中夏阳蝇 *Helina interaesta* Guan，Feng *et* Ma，2004

分布：四川（汉源）。

334.　轿顶山阳蝇 *Helina jiaodingshanica* Feng，2004

分布：四川（汉源）。

335.　鬃背阳蝇 *Helina jubidorsa* Feng *et* Xue，2003

分布：四川（二郎山）。

336.　康定阳蝇 *Helina kangdingensis* Xue *et* Feng，2002

分布：四川（康定、二郎山）。

337.　茂汶阳蝇 *Helina maowenna* Feng *et* Xue，2002

分布：四川（茂县）。

338. 美姑阳蝇 *Helina meiguioca* Qian *et* Feng，2005

分布：四川（美姑）。

339. 拟喜蜜阳蝇 *Helina mimevecta* Feng *et* Xue，2003

分布：四川（二郎山）。

340. 拟蜜阳蝇 *Helina mimifica* Feng，2000

分布：四川（二郎山）。

341. 类介阳蝇 *Helina mimintermedia* Feng *et* Xue，2002

分布：四川（二郎山）。

342. 西华阳蝇 *Helina occidentalisinica* Feng，Shi *et* Li，2005

分布：四川（二郎山）。

343. 跑马山阳蝇 *Helina paomashana* Feng，2000

分布：四川（康定）。

344. 短叶阳蝇 *Helina pedana* Feng，2007

分布：四川（雅安）。

345. 露齿阳蝇 *Helina phantodonta* Feng，2004

分布：四川（汉源）。

346. 扁头阳蝇 *Helina platycephala* Feng，2000

分布：四川（二郎山）。

347. 广叶阳蝇 *Helina platycerca* Feng，2000

分布：四川（汉源）。

348. 羽胫阳蝇 *Helina plumipostitibia* Feng *et* Xue，2002

分布：四川（雅安、汉源、二郎山、康定）。

349. 后曲阳蝇 *Helina postiflexa* Xue，Feng *et* Tong，2008

分布：四川（二郎山）。

350. 斑股阳蝇 *Helina punctifemoralis* Wang *et* Feng，1986

分布：四川（二郎山）。

351. 梨阳蝇 *Helina pyriforma* Feng *et* Xue，2004

分布：四川（二郎山）。

352. 四方阳蝇 *Helina quadrata* Feng，2007

分布：四川（宝兴、二郎山）。

353. 世纪阳蝇 *Helina shijia* Feng，2001

分布：四川（汉源）。

354. 蜀阳蝇 *Helina shuensis* Feng，2000

分布：四川（二郎山）。

355. 蜀北阳蝇 *Helina sichuaniarctica* Feng *et* Qiao，2004

分布：四川（茂县）。

356. 四川阳蝇 *Helina sichuanica* Feng，2005

分布：四川（美姑）。

357. 拟密胡阳蝇 *Helina similidensibarbata* Feng，2008

分布：四川（汉源）。

358. 华西阳蝇 *Helina sinoccidentala* Feng，2005

分布：四川（雅安）。

359. 阳阳蝇 *Helina solata* Xue *et* Feng，2002

分布：四川（汉源）。

360. 腹刺阳蝇 *Helina sternitoscola* Feng，2005

分布：四川（二郎山）。

361. 次异尾阳蝇 *Helina subdibrachiata* Xue，Feng *et* Tong，2008

分布：四川（雅安）。

362. 亚喜蜜阳蝇 *Helina subevecta* Xue *et* Feng，2002

分布：四川（雅安）。

363. 亚蜜阳蝇 *Helina subfica* Feng，2005

分布：四川（雅安、康定）。

364. 次毛叶阳蝇 *Helina subhirtisurstyla* Xue，Feng *et* Tong，2005

分布：四川（康定）。

365. 眼毛长阳蝇 *Helina dasyodolychomma* Feng，Ni *et* Ye，2000

分布：四川（阿坝州马尔康、茂县）。

366. 团宝山阳蝇 *Helina tuanbaoshanica* Feng，2007

分布：四川（汉源、二郎山）。

367. 西南阳蝇 *Helina xinanana* Feng，2000

分布：四川（二郎山）。

368. 雅安阳蝇 *Helina yaanensis* Feng *et* Xue，2003

分布：四川（雅安、二郎山）。

369. 周公山阳蝇 *Helina zhougongshanna* Xue *et* Feng，2002

分布：四川（雅安）。

（七十七）棘蝇属 Genus *Phaonia* Robineau-Desvoidy，1830

370. 高峰棘蝇 *Phaonia acronocerca* Feng，2002

分布：四川（二郎山）。

371. 友谊棘蝇 *Phaonia amica* Ma *et* Deng，2002

分布：四川（茂汶县三龙乡）

372. 亚洲游荡棘蝇 *Phaonia asierrans* Zinovjev，1981

分布：四川（康定）。

373. 乌跗棘蝇 *Phaonia atritarsus* Feng，2004

分布：四川（名山）。

374. 斧叶棘蝇 *Phaonia axinoides* Feng，1995

分布：四川（荥经）。

375. 杜鹃花棘蝇 *Phaonia azaleella* Feng *et* Ma，2002

分布：四川（二郎山）。

376. 类竹叶棘蝇 *Phaonia bambusoida* Ma，2002

分布：四川（雅安）。

377. 宝鳞棘蝇 *Phaonia baolini* Feng，2000

分布：四川（荥经）。

378. 宝兴棘蝇 *Phaonia baoxingensis* Feng *et* Ma，2002

分布：四川（宝兴）。

379. 马尔康棘蝇 *Phaonia barkama* Xue，1996

分布：四川（阿坝、马尔康、道坪）。

380. 双耳棘蝇 *Phaonia biauriculata* Feng，1998

分布：四川（名山）。

381. 曲股棘蝇 *Phaonia blaesomera* Feng，2002

分布：四川（汉源）。

382. 棕金棘蝇 *Phaonia bruneiaurea* Xue *et* Feng，1986

分布：四川（康定）。

383. 百棘蝇 *Phaonia centa* Feng *et* Ma，2002

分布：四川（二郎山）。

384. 类叉尾刺棘蝇 *Phaonia cercoechinatoida* Feng *et* Ma，2002

分布：四川（汉源）。

385. 叉尾刺棘蝇 *Phaonia cercoechinata* Fang *et* Fan，1987

分布：四川（峨眉山、稻城、乡城中热乌）、云南（德钦、云龙）。

386. 似唇棘蝇 *Phaonia chilitica* Deng *et* Feng，1998

分布：四川（茂县）。

387. 川荡棘蝇 *Phaonia chuanierrans* Xue *et* Feng，1986

分布：四川（泸定）。

388. 川西棘蝇 *Phaonia chuanxiensis* Feng *et* Ma，2002

分布：四川（雅安）。

389. 亮黑棘蝇 *Phaonia clarinigra* Feng，2004

分布：四川（二郎山）。

390. 棒附棘蝇 *Phaonia clavitarsis* Feng *et* Ma，2002

分布：四川（二郎山）。

391. 并肩棘蝇 *Phaonia comihumera* Feng *et* Ma，2002

分布：四川（二郎山）。

392. 靴叶棘蝇 *Phaonia cothurnoloba* Xue *et* Feng，1986

分布：四川（雅安）。

393. 铜棘蝇 *Phaonia cuprina* Feng *et* Ma，2002

分布：四川（雅安）。

394. 大雄棘蝇 *Phaonia daxionge* Feng，2001

分布：四川（二郎山）。

395. 大邑棘蝇 *Phaonia dayiensis* Ma *et* Deng，2002

分布：四川（大邑）。

396. 类背纹棘蝇 *Phaonia dorsolineatoides* Ma *et* Xue，1992

分布：四川（雅安）。

397. 双刺棘蝇 *Phaonia duplicispina* Deng *et* Ma，2002

分布：四川（茂县、大邑）。

398. 峨眉山棘蝇 *Phaonia emeishanensis* Xue，1996

分布：四川（峨眉山）。

399. 二郎山棘蝇 *Phaonia erlangshanensis* Ma *et* Feng，1996

分布：四川（二郎山）。

400. 伪黄基棘蝇 *Phaonia falsifuscicoxa* Fang *et* Fan，1992

分布：四川（峨眉山、贡嘎山燕子沟）。

401. 平叶棘蝇 *Phaonia flaticerca* Deng *et* Feng，1998

分布：四川（峨眉山）。

402. 黄角棘蝇 *Phaonia flavicornis* Feng，1995

分布：四川（名山）。

403. 黄足棘蝇 *Phaonia flavipes* Feng *et* Ma，2002

分布：四川（雅安）。

404. 奋进棘蝇 *Phaonia fortis* Feng *et* Ma，2002

分布：四川（雅安）。

405. 褐棘蝇 *Phaonia fulvescenta* Feng *et* Ma，2002

分布：四川（雅安）。

406. 褐基棘蝇 *Phaonia fulvescenticoxa* Feng *et* Ma，2002

分布：四川（荥经）。

407. 褐跗棘蝇 *Phaonia fulvescentitatsis* Feng *et* Ma，2002

分布：四川（雅安）。

408. 暗棕角棘蝇 *Phaonia fusciantenna* Feng *et* Ma，2002

分布：四川（雅安）。

409. 褐端棘蝇 *Phaonia fusciapicalis* Feng *et* Ma，2002

分布：四川（二郎山）。

410. 褐金棘蝇 *Phaonia fusciaurea* Xue *et* Feng，1986

分布：四川（荥经）。

411. 棕鳞棘蝇 *Phaonia fuscibasicosta* Ma *et* Deng，2002

分布：四川（大邑）。

412. 暗转棘蝇 *Phaonia fuscitrochanter* Ma *et* Deng，2002

分布：四川（大邑）。

413. 黄基棘蝇 *Phaonia fuscicoxa* Emden，1965

分布：四川（雅安）。

414. 钩叶棘蝇 *Phaonia hamiloba* Ma，1992

分布：四川（康定）。

415. 汉源棘蝇 *Phaonia hanyuanensis* Feng *et* Ma，2002

分布：四川（汉源、二郎山）。

416. 钝棘蝇 *Phaonia hebeta* Fang *et* Fan，1987

分布：四川（雅安）。

417. 黄胫棘蝇 *Phaonia helvitibia* Feng，2002

分布：四川（二郎山）。

418. 西部棘蝇 *Phaonia hesperia* Feng，2004

分布：四川（汉源）。

419. 毛喙棘蝇 *Phaonia hirtirostris* Stein，1907

分布：四川（稻城）。

420. 凹铗棘蝇 *Phaonia holcocerca* Feng et Ma，2000

分布：四川（二郎山）。

421. 亮棘蝇 *Phaonia inustridorsata* Feng et Ma，2002

分布：四川（二郎山、雅安）。

422. 黾勉棘蝇 *Phaonia impigerata* Feng et Ma，2002

分布：四川（二郎山）。

423. 轿顶棘蝇 *Phaonia jiaodingshanica* Feng，2004

分布：四川（汉源）。

424. 金凤山棘蝇 *Phaonia jinfengshaensis* Feng et Ma，2002

分布：四川（雅安）。

425. 康定棘蝇 *Phaonia kangdingensis* Ma et Feng，1985

分布：四川（康定、二郎山）。

426. 钳叶棘蝇 *Phaonia labidocerca* Feng et Ma，2002

分布：四川（二郎山）。

427. 类宽板棘蝇 *Phaonia latilamelloida* Ma et Deng，2002

分布：四川（大邑）。

428. 铗棘蝇 *Phaonia lobidosternita* Sun et Feng，2004

分布：四川（雅安）。

429. 薄尾棘蝇 *Phaonia lamellata* Fang，Li et Deng，1987

分布：四川（峨眉山）。

430. 片尾棘蝇 *Phaonia lamellicauda* Xue et Feng，2002

分布：四川（二郎山）。

431. 宽板棘蝇 *Phaonia latilamella* Feng et Ma，2002

分布：四川（二郎山）。

432. 宽条棘蝇 *Phaonia latistriata* Deng et Feng，1998

分布：四川（松潘）。

433. 舐棘蝇 *Phaonia leichopodosa* Sun，Feng et Ma，2001

分布：四川（二郎山）。

434. 凉山棘蝇 *Phaonia liangshanica* Feng，2004

分布：四川（美姑）。

435. 长须棘蝇 *Phaonia longipalpis* Feng *et* Ma，2002

分布：四川（二郎山）。

436. 长鬃棘蝇 *Phaonia longiseta* Feng *et* Ma，2002

分布：四川（峨眉山）。

437. 明腹棘蝇 *Phaonia lucidula* Fang *et* Fan，1992

分布：四川（贡嘎山）。

438. 类黄腰棘蝇 *Phaonia luteovittoida* Feng *et* Ma，2002

分布：四川（雅安）。

439. 巨尾棘蝇 *Phaonia macropygus* Feng，1996

分布：四川（雅安）。

440. 茂汶棘蝇 *Phaonia maowenensis* Deng *et* Feng，1998

分布：四川（茂县）。

441. 大叶棘蝇 *Phaonia megacerea* Feng *et* Ma，2002

分布：四川（二郎山）。

442. 大孔棘蝇 *Phaonia megastigma* Ma *et* Feng，1996

分布：四川（二郎山）。

443. 阔颊棘蝇 *Phaonia megistogenyas* Feng *et* Ma，2002

分布：四川（二郎山）。

444. 孟氏棘蝇 *Phaonia mengi* Feng，2000

分布：四川（汉源）。

445. 蒙山棘蝇 *Phaonia mengshanensis* Feng，1993

分布：四川（雅安、名山）。

446. 疣叶棘蝇 *Phaonia microthelis* Fang，Fan *et* Feng，1991

分布：四川（名山）。

447. 拟灰白棘蝇 *Phaonia mimoincana* Ma *et* Feng，1985

分布：四川（二郎山）。

448. 拟活棘蝇 *Phaonia mimovivida* Ma *et* Feng，1985

分布：四川（二郎山）。

449. 小阳棘蝇 *Phaonia minutimutina* Xue，1996

分布：四川（马尔康）。

450. 乏班棘蝇 *Phaonia misellimaculata* Feng *et* Ma，2002

分布：四川（二郎山）。

451.　黑肩棘蝇 *Phaonia nigeritegula* Feng，2002

分布：四川（峨眉山）。

452.　黑基棘蝇 *Phaonia nigribasalis* Xue，1996

分布：四川（稻城）。

453.　暗基棘蝇 *Phaonia nigricoxa* Deng *et* Feng，1998

分布：四川（茂县）。

454.　黑框棘蝇 *Phaonia nigriorbitalis* Xue，1996

分布：西藏（昌都）。

455.　黑膝棘蝇 *Phaonia nigrigensis* Ma *et* Feng，1985

分布：四川（二郎山）。

456.　叶突棘蝇 *Phaonia oncocerca* Feng *et* Ma，2002

分布：四川（名山）。

457.　粗叶棘蝇 *Phaonia paederocera* Feng *et* Ma，2002

分布：四川（峨眉山、汉源）。

458.　常须棘蝇 *Phaonia palpinormalis* Feng *et* Ma，2002

分布：四川（峨眉山）。

459.　须短棘蝇 *Phaonia palpibrevis* Xue，1996

分布：四川（峨眉山）。

460.　跑马棘蝇 *Phaonia paomashanica* Deng，2004

分布：四川（康定）。

461.　副钝棘蝇 *Phaonia parahebeta* Ma *et* Deng，2002

分布：四川（大邑）。

462.　钉棘蝇 *Phaonia pattalocerca* Feng，1998

分布：四川（汉源）。

463.　毛足棘蝇 *Phaonia pilipes* Ma *et* Feng，1985

分布：四川（二郎山）。

464.　毛腹棘蝇 *Phaonia pilostiventris* Feng，1996

分布：四川（雅安）。

465.　漫游棘蝇 *Phaonia planeta* Feng *et* Ma，2002

分布：四川（二郎山）。

466.　后迅棘蝇 *Phaonia postifugax* Xue，1996

分布：四川（峨眉山）。

467.　褐股棘蝇 *Phaonia praefuscifemora* Feng *et* Ma，2002

分布：四川（二郎山）。

468．类斑脉棘蝇 *Phaonia punctinervoida* Feng *et* Ma，2002

分布：四川（雅安）。

469．回归棘蝇 *Phaonia redactata* Feng，1998

分布：四川（荥经）。

470．肾叶棘蝇 *Phaonia reniformis* Feng，Fan *et* Deng，1991

分布：四川（雅安）。

471．豚铗棘蝇 *Phaonia scrofigena* Ma *et* Xue，1996

分布：四川（马尔康）。

472．半月棘蝇 *Phaonia semilunara* Feng，2000

分布：四川（雅安）。

473．类半月棘蝇 *Phaonia semilunaroida* Feng，2002

分布：四川（二郎山）。

474．棕板棘蝇 *Phaonia setisternita* Ma *et* Deng，2002

分布：四川（大邑）。

475．蜀荡棘蝇 *Phaonia shuierrans* Feng，1995

分布：四川（雅安）。

476．蜀棘蝇 *Phaonia sichuanna* Feng，1995

分布：四川（二郎山）。

477．西伯克棘蝇 *Phaonia siebecki* Schnabl *et* Dziedzicki，1911

分布：四川（康定、理塘、巴塘、稻城、乡城中热乌）。

478．狭颧棘蝇 *Phaonia stenoparafacia* Fang *et* Fan，1992

分布：四川（贡嘎山）。

479．亚金棘蝇 *Phaonia subaureola* Feng *et* Ma，2002

分布：四川（雅安）。

480．低山棘蝇 *Phaonia subalpicola* Xue，1996

分布：四川（峨眉山）。

481．类低山棘蝇 *Phaonia subalpicoloida* Ma *et* Deng，2002

分布：四川（大邑）。

482．浅凹棘蝇 *Phaonia subemarginata* Fang，Li *et* Deng，1987

分布：四川（峨眉山）。

483．次游荡棘蝇 *Phaonia suberrans* Feng，1989

分布：四川（雅安）。

484. 亚黄活棘蝇 *Phaonia subflavivivida* Feng *et* Ma，2002

分布：四川（峨眉山）。

485. 亚暗转棘蝇 *Phaonia subfuscitrochenter* Ma *et* Deng，2002

分布：四川（大邑）。

486. 亚棕鳞棘蝇 *Phaonia subfuscibasicosta* Ma *et* Deng，2002

分布：四川（大邑）。

487. 亚钝棘蝇 *Phaonia subhebeta* Ma *et* Deng，2002

分布：四川（大邑）。

488. 次杂棘蝇 *Phaonia subhybrida* Feng *et* Ma，2002

分布：四川（二郎山）。

489. 亚黄腰棘蝇 *Phaonia subluteovittata* Ma *et* Deng，2002

分布：四川（大邑西岭雪山）。

490. 黄角棘蝇 *Phaonia submystica* Xue *et* Cao，1989

分布：四川。

491. 亚巨眼棘蝇 *Phaonia subommatina* Ma *et* Feng，1985

分布：四川（二郎山）。

492. 宽须棘蝇 *Phaonia subpalpata* Fang，Li *et* Deng，1987

分布：四川（峨眉山、贡嘎山）。

493. 亚斑脉棘蝇 *Phaonia subpunctinerva* Feng *et* Ma，2002

分布：四川（雅安）。

494. 亚半月棘蝇 *Phaonia subsemilunara* Feng，2000

分布：四川（雅安）。

495. 亚三斑棘蝇 *Phaonia subtrimaculata* Feng *et* Ma，2002

分布：四川（雅安）。

496. 亚三鬃酸棘蝇 *Phaonia subtrisetiacerba* Ma *et* Deng，2002

分布：四川（大邑）。

497. 缢角棘蝇 *Phaonia succinctiantenna* Feng *et* Ma，2000

分布：四川（峨眉山）。

498. 高巅棘蝇 *Phaonia supernapica* Feng *et* Ma，2000

分布：四川（峨眉山）。

499. 太子棘蝇 *Phaonia taizipingga* Feng，2002

分布：四川（峨眉山、汉源）。

500. 螽棘蝇 *Phaonia tettigona* Feng *et* Ma，2002

分布：四川（二郎山）。

501. 三鬃酸棘蝇 *Phaonia trisetiacerba* Feng *et* Ma，2002

分布：四川（峨眉山）。

502. 变斑棘蝇 *Phaonia varimacula* Feng *et* Ma，2002

分布：四川（雅安）。

503. 活台棘蝇 *Phaonia vividiformis* Fang，Fan *et* Feng，1991

分布：四川（汉源）。

504. 万佛顶棘蝇 *Phaonia wanfodinga* Feng *et* Ma，2002

分布：四川（峨眉山、二郎山）。

505. 西华棘蝇 *Phaonia xihuaensis* Sun *et* Feng，2004

分布：四川（二郎山）。

506. 西蜀棘蝇 *Phaonia xishuensis* Feng *et* Ma，2002

分布：四川（雅安）。

507. 雅安棘蝇 *Phaonia yaanensis* Ma，Xue *et* Feng，1996

分布：四川（雅安）。

508. 叶氏棘蝇 *Phaonia yei* Feng，1995

分布：四川（雅安）。

509. 荥经棘蝇 *Phaonia yingjingensis* Feng *et* Ma，2002

分布：四川（荥经县）。

510. 镰叶棘蝇 *Phaonia zanclocerca* Feng *et* Ma，2002

分布：四川（二郎山、名山）。

511. 周公山棘蝇 *Phaonia zhougongshana* Ma *et* Feng，2002

分布：四川（雅安）。

螫蝇亚科 Subfamily STOMOXYDINAE

（七十八）血喙蝇属 Genus *Haematobosca* Bezzi，1907

512. 血刺蝇 *Haematobosca*（*Bdellolarynx*）*sanguinolenta*（Austen，1909）

分布：四川（金堂、自贡、泸州、犍为、美姑、昭觉、理塘、雅江、通江、巴中、忠县、西昌、峨眉山、宜宾市、屏山、成都、雅安）、重庆、贵州、河北、山西、内蒙古、辽宁、吉林、山东、江苏、浙江、江西、福建、台湾、河南、湖北、湖南、广东、广西、海南、陕西、甘肃、宁夏、云南。

（七十九）血蝇属 Genus *Haematobia* Le Petetier *et* Serville，1828

513.　东方血蝇 *Haematobia exigua* De Meijere，1903

分布：四川、贵州、河北、山西、内蒙古、辽宁、吉林、黑龙江、山东、江苏、浙江、江西、台湾、河南、湖北、湖南、广东、海南、陕西、甘肃、宁夏、云南。

（八十）螫蝇属 Genus *Stomoxys* Geoffroy，1762

514.　厩螫蝇 *Stomoxys calcitrans*（Linnseus，1758）

分布：四川、贵州、云南、西藏等。

515.　印度螫蝇 *Stomoxys indicus* Picard，1908

分布：四川（绵阳、峨眉山、雅安）、重庆、贵州、河北、山西、江苏、浙江、江西、福建、台湾、山东、河南、湖北、广东、广西、海南、陕西、宁夏、甘肃、云南。

五、麻蝇科 Family SARCOPHAGIDAE
野蝇亚科 Subfamily PARAMACRONYCHIINAE

（八十一）右野蝇属 Genus *Dexagria* Rohdendorf，1978

516.　康定右野蝇 *Dexagria kangdingica* Feng，Fan *et* Deng，1991
分布：四川（康定）。

麻蝇亚科 Subfamily SARCOPHAGINAE

（八十二）粪麻蝇属 Genus *Bercaea* Robineau-Desvoidy，1830

517.　红尾粪麻蝇 *Bercaea cruentata*（Meigen，1826）

　　　　　=*Bercaea haemorrhoidalis*（Fallen，1816）红尾粪麻蝇

分布：四川（美姑、成都、峨眉山、西昌、米易、会理、攀枝花）、西藏、河北、山西、内蒙古、江苏、上海、山东、河南、湖南、云南、陕西、甘肃、宁夏、新疆。

（八十三）别麻蝇属 Genus *Boettcherisca* Rohdendorf，1937

518.　棕尾别麻蝇 *Boettcherisca peregrina*（Robineau-Desvoidy，1830）

　　　　　=*Boettcherisca fuscicauda* Boettcher，1912 棕尾别麻蝇（图片见云南棕尾别麻蝇）

分布：四川（金堂、自贡、泸州、巴中、阆中、西昌、会理、米易、攀枝花、美姑、乐山、夹江、峨眉、宜宾、雅安、成都）、重庆、西藏（墨脱）、河北、山西、内蒙古、辽宁、吉林、黑龙江、江苏、安徽、浙江、江西、福建、台湾、山东、河南、湖北、湖南、广东、广西、海南、陕西、宁夏、甘肃、云南、贵州。

（八十四）缅麻蝇属 Genus *Burmanomyia* Fan，1964

519. 松毛虫缅麻蝇 *Burmanomyia beesoni*（Senior-White，1924）

分布：四川、重庆。

520. 盘突缅麻蝇 *Burmanomyia pattoni*（Seniou-White，1924）

分布：四川（峨眉山）。

（八十五）欧麻蝇属 Genus *Heteronychia* Brauer *et* Bergenstamm，1889

521. 阔叶欧麻蝇 *Heteronychia platycerca*，1977

分布：四川（西昌）。

522. 曲股欧麻蝇 *Heteronychia curvifemorlis* Li，1980

分布：四川。

（八十六）黑麻蝇属 Genus *Helicophagella* Enderlein，1928

523. 黑尾黑麻蝇 *Helicophagella melunura* Mcigen，1826

分布：四川、云南、贵州、西藏及全国。

（八十七）库麻蝇属 Genus *Kozlovea* Rohdendorf，1937

524. 侧突库麻蝇 *Kozlovea cetu* Chao *et* Chang，1978

分布：四川、西藏（拉萨、察雅）、河北、辽宁。

（八十八）鼻麻蝇属 Genus *Myorhina* Robineau-Desvoidy，1830

525. 宝兴鼻麻蝇 *Myorhina baoxingensis*（Feng *et* Ye，1987）

分布：四川（宝兴）。

（八十九）潘麻蝇属 Genus *Pandellena* Rohdendorf，1937

526. 鸵潘麻蝇 *Pandelleana struthioides* Xue *et* Feng，1986

分布：四川（名山、雅安）。

（九十）亚麻蝇属 Genus *Parasarcophaga* Johnston *et* Tiegs，1921

527. 阿坝亚麻蝇 *Parasarcophaga abaensis* Feng *et* Qiao，2003

分布：四川（茂县、泸定）。

528. 白头亚麻蝇 *Parasarcophaga albiceps*（Meigen，1826）

分布：四川（美姑、通江、巴中、阆中、西昌、攀枝花、峨眉山、乐山、长宁、夹江、米易、昭觉、洪雅、成都、雅安）、西藏［墨脱、波密（通麦）、察隅］、河北、山西、内蒙古、辽宁、吉林、黑龙江、江苏、浙江、江西、福建、台湾、山东、河南、湖北、广东、广西、陕西、甘肃、云南。

529. 短角亚麻蝇 *Parasarcophaga brevicrnis* Ho，1934

分布：四川（忠县、西昌、会理、洪雅、成都）、河北、辽宁、江苏、浙江、福建、山东、河南、湖北、广东、广西、云南。

530.　峨眉亚麻蝇 *Parasarcophaga deleschalli* Johnson *et* Tiegs，1921

分布：四川（西昌、雅安、峨眉山）。

531.　巨亚麻蝇 *Parasarcophaga gigas*（Thomas，1949）

分布：四川、辽宁、江苏、浙江、河南、湖北、重庆。

532.　义乌亚麻蝇 *Parasarcophaga iwuensis*（Ho，1934）

分布：四川（峨眉山、夹江、乐山）、江苏、浙江、广东、广西、云南。

533.　拟对岛亚麻蝇 *Parasarcophaga kanoi*（Park，1962）

分布：四川（雅安、乐山、夹江、美姑、峨眉山）、重庆、河北、吉林、辽宁、江苏、浙江、山东、江西、河南、湖北、陕西。

534.　卡西亚麻蝇 *Parasarcophaga khasiensis*（Sen.-wh.，1924）

分布：四川（会理、西昌、昭觉）、云南。

535.　褐须亚麻蝇 *Parasarcophaga knabi*（Parder，1917）

分布：四川（西昌、渡口、峨眉山、乐山、夹江、长宁、米易、成都、宜宾市、雅安）、河北、内蒙古、辽宁、吉林、江苏、浙江、江西、福建、台湾、河南、湖北、广东、广西、陕西、甘肃、云南。

536.　巨耳亚麻蝇 *Parasarcophaga macroauriculata*（Ho，1932）

分布：四川（峨眉山）、河北、黑龙江、辽宁、吉林、浙江、江西、福建、河南、陕西、云南、西藏。

537.　酱亚麻蝇 *Parasarcophaga misera misera*（Walker，1849）

分布：四川（金堂、成都、西昌、乐山、攀枝花、会理、米易、宜宾市）、重庆、河北、黑龙江、辽宁、吉林、山东、江苏、安徽、浙江、福建、河南、湖南、湖北、广东、广西、陕西、宁夏、甘肃、云南。

538.　黄须亚麻蝇 *Parasarcophaga orchidea*（Bott，1913）

分布：四川（巴中、阆中、通江、乐山、夹江、成都、洪雅、峨眉山、雅安）、河北、辽宁、吉林、山东、江苏、安徽、浙江、福建、台湾、河南、湖北、广东、广西、陕西、云南。

539.　秉氏亚麻蝇 *Parasarcophaga pingi*（Ho，1934）

分布：四川（峨眉山）、河北、辽宁、吉林、江苏、安徽、浙江、福建、河南、湖北。

540.　多突亚麻蝇 *Parasarcophaga polvstylata*（Ho，1934）

分布：四川（阆中）、河北、黑龙江、辽宁、山东、江苏、浙江、河南、陕西。

541.　急钩亚麻蝇 *Parasarcophaga portschinskyi* Rohdendorf，1937

分布：四川、云南、西藏、河北、山西、内蒙古、辽宁、吉林、黑龙江、江苏、上海、山东、河南、陕西、甘肃、青海、宁夏、新疆。

542．野亚麻蝇 *Parasarcophaga similis*（Meade，1876）

分布：四川（成都、通江、巴中、阆中、西昌、会理、乐山、洪雅、雅安）、贵州、河北、山西、内蒙古、辽宁、吉林、黑龙江、江苏、江西、福建、山东、河南、湖北、湖南、广东、广西、海南、陕西、宁夏、甘肃、云南。

（九十一）球麻蝇属 Genus *Phallosphaera* Rohdendorf，1938

543．华南球麻蝇 *Phallosphaera gravelyi* Senior-White，1924

分布：四川（峨眉山）、浙江、福建、广西、云南。

544．东北球麻蝇 *Phallosphaera konakovi*（Tohd.，1938）

分布：四川（雅安）、黑龙江、吉林、辽宁。

（九十二）细麻蝇属 Genus *Pierretie* Robineau-Desvoidy，1863

545．球膜细麻蝇 *Pierretie aerobatica* Ye，1980

分布：四川（米易）。

546．杯细麻蝇 *Pierretie calicifera*（Bott，1912）

分布：四川（西昌、会理）、云南、台湾。

547．小灰细麻蝇 *Pierretie crinitula* Quo，1952

分布：重庆、江苏。

548．微刺细麻蝇 *Pierretie diminuta*（Thomas，1949）

分布：四川、河北、陕西、重庆。

549．膝叶细麻蝇 *Pierretie ganuforceps*（Thomas，1949）

分布：四川、重庆。

550．瘦叶细麻蝇 *Pierretie gracillforceps*（Thomas，1949）

分布：四川、河北、辽宁、浙江、湖北、重庆。

551．台南细麻蝇 *Pierretie iosephi*（Bottcher，1912）

分布：四川、贵州、云南、河北、吉林、辽宁、江苏、浙江、江西、福建、台湾、河南、湖南、广东、重庆。

552．锡霍细麻蝇 *Pierretie sichotealini*（Rohdendorf，1938）

分布：四川、云南、吉林、辽宁、江苏、湖北。

553．翼阳细麻蝇 *Pierretie subulata pterygota*（Thomas，1949）

分布：四川、重庆、江苏、浙江、广西。

554．上海细麻蝇 *Pierretie ugamskii*（Rohdendorf，1937）

分布：四川、河北、吉林、辽宁、山东、江苏、河南、湖北。

555．蜀西细麻蝇 *Pierretia shuxia* Feng *et* Qiao，2003

分布：四川（名山）。

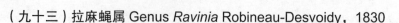

（九十三）拉麻蝇属 Genus *Ravinia* Robineau-Desvoidy，1830

556.　红尾拉麻蝇 *Ravinia pernix*（Harris，1780）

　　　　　　Ravinia striata（Fabricius，1794）红尾拉麻蝇

分布：四川（金堂、康定、西昌、会理、美姑、昭觉）、西藏、河北、山西、内蒙古、黑龙江、吉林、辽宁、山东、江苏、河南、湖北、湖南、陕西、甘肃、青海、新疆、云南、贵州。

（九十四）叉麻蝇属 Genus *Robineauella* Enderlein，1928

557.　巨叉麻蝇 *Robineauella caerulescens*（Zetterstedt，1838）

　　　　　　=*Robineauella scoparia*（Padelle，1896）巨叉麻蝇

分布：四川、云南、西藏、吉林、新疆。

（九十五）辛麻蝇属 Genus *Seniorwhitea* Rohdendorf，1937

558.　拟东方辛麻蝇 *Seniorwhitea princeps* Wiedemann，1830

　　　　　　=*Seniorwhitea reciproca* Walker，1856 拟东方辛麻蝇

分布：四川、西藏、江苏、浙江、江西、福建、台湾、山东、河南、湖北、湖南、广东、广西、海南、陕西、云南。

（九十六）刺麻蝇属 Genus *Sinonipponia* Rohdendorf，1959

559.　立刺麻蝇 *Sinonipponia hervebazini*（Seguy，1934）

　　　　　　=*Sinonipponia erecta* Ho，1934（nec Engel，1924）

分布：四川、贵州、山西、辽宁、江苏、浙江、台湾、江西、河南、湖北、湖南、云南、陕西、甘肃。

（九十七）鬃麻蝇属 Genus *Tricholioproctia* Baranoff，1938

560.　瘦钓鬃麻蝇 *Tricholioproctia gracilior* Chen，1975

分布：四川、浙江。

（九十八）薛麻蝇属 Genus *Xuella* Verves，1997

561.　葫突薛麻蝇 *Xuella lageniharpes*（Xue *et* Feng，1989）

分布：四川（泸定、马尔康）。

六、粪蝇科 Family SCATHOPHAGIAE
粪蝇亚科 Subfamily SCATHOPHAGINAE

（九十九）鬃粪蝇属 Genus *Norellia* Robineau-Desvoidy，1830

562.　大喙鬃粪蝇 *Norellia megistomycta* Feng，2005

分布：四川（二郎山垭口）。

（一〇〇）粪蝇属 Genus *Scathophaga* Meigen，1803

563. 短毛粪蝇 *Scathophaga curtipilata* Feng，2002

分布：四川（峨眉山太子坪、洗象池、雷洞坪）。

564. 齿腹粪蝇 *Scathophaga odontosternita* Feng，1999

分布：四川（荥经县泡草湾）。

第七节　蚤类（蚤目）

四川的蚤类有 8 科、39 属、93 种。

角叶蚤总科 CERATOPHYLLOIDAE
一、角叶蚤科 Family CERATOPHYLLIDAE Dampf，1908
角叶蚤亚科 Subfamily CERATOPHYLLINAE Dampf，1908

（一）倍蚤属 Genus *Amphalius* Jordan，1933

1. 卷带倍蚤指名亚种 *Amphalius spirataenius spirataenius* Liu，Wu *et* Wu，1966

分布：四川（马尔康、若尔盖、南坪）、西藏（江孜）、云南（德钦、中甸、剑川、碧江）、青海。

宿主：藏鼠兔、社鼠、西南绒鼠、黑唇鼠兔、间颅鼠兔、大耳鼠兔、狭颅鼠兔。

2. 卷带倍蚤巴东亚种 *Amphalius spirataenius badongensis* Ji，Chen *et* Wang，1981

分布：四川（南坪）、湖北。

宿主：藏鼠兔、间颅鼠兔。

3. 卷带倍蚤黑水亚种 *Amphalius spirataenius heishuiensis* Wang，Chen *et* Zhai，1983

分布：四川（阿坝州）。

宿主：白腹巨鼠四川亚种、绒鼠。

（二）盖蚤属 Genus *Callopsylla* Wagner，1934

（盖蚤亚属 Subgenu *Callopsylla* Wagner，1934）

4. 斧形盖蚤 *Callopsylla*（*Callopsylla*）*dolabris*（Jordan *et* Rothschild，1911）

分布：四川（纳摩、唐克、黑水、郎木等）、西藏（丁青、左贡、林周、拉萨、那曲、仲巴、安多、聂荣）、青海、新疆。

宿主：喜马拉雅旱獭、艾鼬、中华鼢鼠、雪豹、獾、齐氏姬鼠、根田鼠、长尾仓鼠、藏鼠兔、灰仓鼠、白腹巨鼠四川亚种、社鼠四川亚种、灰旱獭天山亚种。

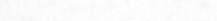

（副盖蚤亚属 Subgenus *Paracallopsylla* Ioff，1936）

5. 扇形盖蚤 *Callopsylla*（*Paracallopsylla*）*kaznakovi*（Wagner，1929）

分布：四川（若尔盖）、云南（德钦）、青海、甘肃。

宿主：喜马拉雅旱獭、赤狐、香鼬、艾鼬、藏仓鼠、红耳鼠兔、林姬鼠。

（三）角叶蚤属 Genus *Ceratophyllus* Curtis，1832

6. 粗毛角叶蚤 *Ceratophyllus garei* Rothschild，1902

分布：西藏（那曲、安多、比如）、四川、吉林、青海、甘肃、新疆、黑龙江、辽宁、河北。

宿主：棕背䶄、花鼠、百灵、喜马拉雅旱獭、岩鸽、喜鹊、山雀等。

7. 宽圆角叶蚤天山亚种 *Ceratophyllus eneifdei tianschani* Kunitskaya，1968

分布：四川、西藏（比如）、青海、新疆。

宿主：赭红尾鸲、朱雀、白顶溪鸲、灰眉岩鹀、藏鹀、岩鸽等。

8. 禽角叶蚤欧亚亚种 *Ceratophyllus gallinae tribulis* Jordan，1926

分布：四川（成都、铁布、若尔盖）、西藏（邦达）、云南（弥渡、大理）、贵州（贵阳）、黑龙江、吉林、河北、甘肃、新疆、青海、山东、江苏、辽宁、内蒙古、山西、陕西、宁夏等。

宿主：麻雀、黄腹鹡鸰、喜马拉雅旱獭、灰眉岩鹀、黑腹沙鸡等。

9. 梯指角叶蚤 *Ceratophyllus dimi* Mikulin，1958

分布：四川、青海、新疆、山西、宁夏、甘肃。

宿主：粉红掠鸟、斑头雁、白尾松田鼠、喜马拉雅旱獭。

10. 曲扎角叶蚤 *Ceratophyllus chutsaensis* Liu *et* Wu，1962

分布：四川、西藏（八宿、那曲、亚东）、青海、新疆、甘肃。

宿主：褐背拟地鸦、藏鼠兔、蒙古百灵、灰沙燕等。

11. 冥河角叶蚤灰沙燕亚种 *Ceratophyllus styx riparius* Jordan *et* Rothschild，1920

分布：四川、黑龙江、河北、内蒙古、青海、辽宁。

宿主：灰沙燕、沙燕。

12. 中华角叶蚤 *Ceratophyllus sinicus* Jordan，1932

分布：四川、新疆、青海、甘肃、吉林、辽宁、内蒙古、宁夏；前苏联、蒙古。

宿主：鼠兔、灰仓鼠、长尾黄鼠兔洞、灰旱獭和长尾旱獭洞、褐背拟地鸦、白鹡鸰、乌鸦等。

（四）黄鼠蚤属 Genus *Citellophilus* Wagner，1934

13. 细钩黄鼠蚤 *Citellophilus sparsilis*（Jordan *et* Rothschild，1922）

分布：四川（唐克）、西藏（江孜、那曲）、云南（中甸）、青海。

宿主：大林姬鼠、藏仓鼠、仓鼠、松田鼠、青海田鼠、根田鼠、西南绒鼠、藏鼠兔、喜马拉雅旱獭、斯氏高山䶄等。

（五）大锥蚤属 Genus *Macrostylophora* Ewing，1929

14．鼯鼠大锥蚤 *Macrostylophora aerestesites* Li，Chen *et* Wei，1974

分布：四川（黑水）。

宿主：隐纹花鼠、沟牙鼯鼠。

15．微突大锥蚤 *Macrostylophora microcopa* Li，Chen *et* Wei，1974

分布：四川（黑水、铁布）。

宿主：小林姬鼠、黑线姬鼠、隐纹花鼠。

16．阿坝州大锥蚤 *Macrostylophora abazhouensis* Liu，Liu *et* Zhai，1981

分布：四川（阿坝州若尔盖）。

宿主：喜马拉雅旱獭。

17．无值大锥蚤 *Macrostylophora euteles*（Jordan *et* Rothschild，1911）

分布：四川（康定、峨眉山）、西藏（察隅）、贵州、云南。

宿主：隐纹花松鼠、珀氏长吻松鼠、岩松鼠、长吻松鼠、红颊长吻松鼠、黑线姬鼠、黄喉姬鼠、小林姬鼠、大林姬鼠、赤腹松鼠、黄胸鼠、普通树鼩。

（六）巨槽蚤属 Genus *Megabothris* Jordan，1933

18．具刺巨槽蚤 *Megabothris calcarifer*（Wagner，1913）

分布：四川（若尔盖）、黑龙江、吉林、内蒙古、河北、青海。

宿主：东方田鼠、莫氏田鼠、红背䶄、黑线仓鼠、褐家鼠、黑家鼠等。

（七）单蚤属 Genus *Monopsyllus* Kolenati，1857

19．不等单蚤 *Monopsyllus anisus*（Rothschild，1907）

分布：四川、云南、贵州等（除新疆、西藏外）全国。

宿主：褐家鼠、黄胸鼠、黄毛鼠、大足鼠、青毛鼠、黑线姬鼠、薛氏姬鼠、小家鼠、赤腹松鼠、树鼩、灰麝鼩、鼬等。

20．冯氏单蚤 *Monopsyllus fengi* Liu，Xie *et* Wang，1986

分布：四川（马尔康）、青海。

宿主：鼯鼠、花鼠、灰鼯鼠、钩牙鼯鼠四川亚种。

（八）病蚤属 Genus *Nosopsyllus* Jordan，1933

（病蚤亚属 Subgenus *Nosopsyllus* Jordan，1933）

21．伍氏病蚤指名亚种 *Nosopsyllus*（*Nosopsyllus*）*wualis wualis* Jordan，1941

分布：四川（成都）、贵州（贵阳）、云南（金平）。

宿主：褐家鼠、黑线姬鼠、黄胸鼠。

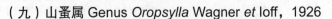

（九）山蚤属 Genus *Oropsylla* Wagner *et* loff，1926

22. 谢氏山蚤 *Oropsylla silantiewi*（Wagner，1898）

分布：四川、西藏、新疆、青海、甘肃、内蒙古等。

宿主：灰旱獭、艾鼬、喜马拉雅旱獭、长尾旱獭、草原旱獭、狐狸、艾虎、香鼬、长尾黄鼠、达乌尔黄鼠宁夏亚种、灰仓鼠、长尾仓鼠、藏仓鼠藏南亚种。

（十）副角蚤属 Genus *Paraceras* Wagner，1916

23. 獾副角蚤扇形亚种 *Paraceras melis flabellum*（Wagner，1916）

分布：四川（叙府）、西藏（拉萨）、贵州、黑龙江、吉林、内蒙古、甘肃、青海、湖北、江西等。

宿主：獾、喜马拉雅旱獭、大灵猫、狐、豺、猪獾、家狗、鹰等。

24. 屈褶副角蚤 *Paraceras crispus*（Jordan *et* Rothschild，1911）

分布：四川（若尔盖、南坪）、北京、河北、山西、陕西、甘肃。

宿主：岩松鼠、复齿鼯鼠、小泡巨鼠、社鼠、喜马拉雅旱獭、黄鼬、犬、刺猬。

（十一）共系蚤属 Genus *Syngenopsyllus* Traub，1950

25. 卢氏共系蚤 *Syngenopsyllus liu* Li，1995

分布：四川（峨眉）。

二、蝠蚤科 Family ISCHNOPSYLLIDAE Wahlgren，1907

（十二）窄蚤属 Genus *Araeopsylla* Jordan *et* Rothschild，1921

26. 长突窄蚤 *Araeopsylla elbeli* Traub，1954

分布：贵州（安龙八坎）。

宿主：黑髯墓蝠。

（十三）蝠蚤属 Genus *Ischnopsyllus* Westwood，1833

（六栉亚属 Subgenus *Hexactenopsylla* Oudemans，1909）

27. 大囊蝠蚤 *Ischnopsyllus*（*Hexactenopsylla*）*magnabulga* Xie，Yang *et* Li，1983

分布：四川。

宿主：蝙蝠。

28. 印度蝠蚤 *Ischnopsyllus*（*Hexactenopsylla*）*indicus* Jordan，1931

分布：四川（成都市）、贵州（贵阳市）、重庆、云南（昆明市、勐腊）、河北、湖北、湖南、台湾等。

宿主：山蝠、伏翼蝠、宽耳蝠、鼠耳蝠、菊头蝠。

（十四）夜蝠蚤属 Genus *Nycteridopsylla* Oudemans，1906

29. 前突夜蝠蚤 *Nycteridopsylla sakaguti* Jameson *et* Suyemoto，1955

分布：四川（阿坝自治州马尔康）、北京、山东。

宿主：蝙蝠。

三、细蚤科 Family LEPTOPSYLLIDAE Baker，1905

（十五）双蚤属 Genus *Amphipsylla* Wagner，1909

30. 青海双蚤 *Amphipsylla qinghaiensis* Ren *et* Ji，1979

分布：四川（唐克、黑水）、西藏（那曲）、甘肃、宁夏、青海、新疆。

宿主：仓鼠、灰仓鼠、长尾仓鼠、鼠兔、绵羊、褐家鼠、小林姬鼠、根田鼠、棕背䶄、小毛足鼠、喜马拉雅旱獭、子午沙鼠、中华鼢鼠、小家鼠。

31. 短须双蚤 *Amphipsylla anceps* Wagner，1930

分布：四川（若尔盖）、内蒙古、新疆、甘肃、青海。

宿主：仓鼠、长尾仓鼠、根田鼠、鼹形田鼠、林姬鼠、喜马拉雅旱獭、灰旱獭、长尾旱獭、鼬、灰仓鼠、五趾跳鼠、三趾跳鼠、狭颅田鼠、小林姬鼠。

32. 方指双蚤 *Amphipsylla quadratedigita* Liu，Wu *et* Wu，1965

分布：四川（唐克、黑水、马尔康）、西藏（比如、那曲、聂荣、丁青、拉萨、仲巴、措美、卜扎寺、膨波、加荣、普兰、托林、阿里）、新疆、青海。

宿主：灰仓鼠、根田鼠、长尾仓鼠、白尾松田鼠、斯氏高山䶄、黑唇鼠兔、白腹巨鼠、青鼬、獾、喜马拉雅旱獭。

33. 似方双蚤指名亚种 *Amphipsylla quadratoides quadratoides* Liu，Tsai *et* Wu，1975

分布：四川（唐克）、西藏（比如、那曲）、青海。

宿主：长尾仓鼠、海鼹、根田鼠、松田鼠、獾、藏仓鼠、高山仓鼠、斯氏高山䶄、香鼬、青鼬。

34. 原双蚤指名亚种 *Amphipsylla primaries primaries* Jordan *et* Rothschild，1915

分布：四川（若尔盖）、西藏（左贡、那曲、林周、拉萨、措美、日喀则、亚东、仲巴）、新疆、青海、甘肃。

宿主：普通田鼠、银高山䶄、草原兔尾鼠、达乌尔鼠兔、根田鼠、黄兔尾鼠、黑唇鼠兔、艾鼬、白尾松田鼠、灰仓鼠、长尾仓鼠、藏仓鼠、黑线仓鼠、社鼠、五指跳鼠、灰旱獭、喜马拉雅旱獭、青鼬。

（十六）额蚤鼠属 Genus *Frontopsylla* Wagner *et* Ioff，1926

（额蚤亚属 Subgenus *Frontopsylla* Wagner *et* Ioff，1926）

35. 棕形额蚤指名亚种 *Frontopsylla*（*Frontopsylla*）*spadix soadix*（Jordan *et* Rothschild，1921）

分布：四川（黑水、马尔康、西昌、木里、康定）、云南（德钦、丽江、永胜、碧江、下关、保山、梁河、莲山、陇川）、西藏（邦达、波密、左贡、察隅、亚东）、青海。

宿主：小林姬鼠、黑线姬鼠、针毛鼠、黄毛鼠、黑尾鼠四川亚种、白腹巨鼠、黄胸鼠、丛林鼠、长尾仓鼠、五趾跳鼠等。

36. 棕形额蚤川北亚种 *Frontopsylla*（*Frontopsylla*）*spadix borealosichuana* Liu *et* Zhai，1986

分布：四川（松潘）。

宿主：社鼠。

37. 迪庆额蚤 *Frontopsylla*（*Frontopsylla*）*diqingensis* Li *et* Hsieh，1974

分布：四川（黑水）、云南（德钦、中甸）。

宿主：大林姬鼠西南亚种、黑线姬鼠、大足鼠、黄胸鼠。

38. 巨凹额蚤 *Frontopsylla*（*Frontopsylla*）*megasinus* Li *et* Chen，1974

分布：四川（铁布、阿坝州）、甘肃。

宿主：小林姬鼠、白腹巨鼠、褐家鼠、旱獭、黄胸鼠、川西长尾鼩、大林姬鼠、林跳鼠、社鼠、藏鼠兔。

39. 窄指额蚤铁布亚种 *Frontopsylla*（*Frontopsylla*）*exilidigita tiebuensis* Chen，Wei *et* Liu，1986

分布：四川（铁布）。

宿主：小林姬鼠。

40. 前额蚤灰獭亚种 *Frontopsylla*（*Orfrontia*）*frontalis baibacina* Ji，1979

分布：四川（若尔盖）、西藏（那曲）、宁夏、甘肃、新疆、青海。

宿主：百灵鸟、褐背地鸦、喜马拉雅旱獭、黑唇鼠兔、狭颅鼠兔、灰仓鼠、藏仓鼠、长尾仓鼠。

（十七）茸足蚤属 Genus *Geusibia* Jordan，1932

41. 无突茸足蚤四川亚种 *Geusibia apromina sichuanensis* Liu，Zhai *et* Liu，1986

分布：四川（马尔康）。

宿主：川西鼠兔。

42. 半圆茸足蚤 *Geusibia hemisphaera* Liu，Chen *et* Liu，1981

分布：四川（南平、松潘）。

宿主：间颅鼠兔、小林姬鼠。

43．结实茸足鼠 *Geusibia torosa* Jordan，1932

分布：四川（若尔盖）、云南（德钦）、甘肃、青海。

宿主：狭颅鼠兔、藏鼠兔、达乌尔鼠兔、中华鼢鼠、松田鼠、黄喉姬鼠、喜马拉雅旱獭。

（十八）细蚤属 Genus *Leptopsylla* Jordan *et* Rothschild，1911

（细蚤亚属 Subgenus *Leptopsylla* Jordan *et* Rothschild，1911）

44．缓慢细蚤 *Leptopsylla*（*Leptopsylla*）*segnis*（Schonherr，1811）

分布：四川（内江、自贡、成都、双流、黑水、南充）、云南（昆明、榕峰、下关、保山、麻栗坡、思茅、蒙自、金平）、重庆、青海、新疆、山东、江苏、浙江、福建等。

宿主：小家鼠、褐家鼠、黑家鼠、黄胸鼠、大足鼠、黑线姬鼠、小林姬鼠、四川段位鼩、麝鼩、家犬等。

（栉蚤亚属 Subgenus *Pectinoctenus* Wagner，1928）

45．栉头细蚤 *Leptopsylla*（*Pectinoctenus*）*pectiniceps*（Wagner，1893）

分布：四川（若尔盖）、黑龙江、吉林、内蒙古、河北。

宿主：棕背䶄、小林姬鼠、大林姬鼠、黑线姬鼠、灰仓鼠、长尾仓鼠、黄鼠、松鼠、花鼠。

（十九）怪蚤属 Genus *Paradoxopsyllus* Miyajima *et* Koidzumi，1909

46．绒鼠怪蚤 *Paradoxopsyllus custodies* Jordan，1932

分布：四川（木里、巴塘）、云南（剑川、宣威、祥云、下关、弥渡、保山、昆明、楚雄、梁河）、西藏、甘肃。

宿主：褐家鼠、黄胸鼠、西南绒鼠、白腹巨鼠四川亚种、侧纹岩松鼠、四川短尾鼩、针毛鼠、社鼠、大足鼠、黑线姬鼠、田小鼠、岩松鼠、藏仓鼠、大耳鼠兔、黑唇鼠兔、树鼩。

47．昏暗怪 *Paradoxopsyllus phaeopis*（Jordan *et* Rothschild，1911）

分布：四川（康定）。

宿主：岩松鼠四川亚种。

48．岐异怪蚤 *Paradoxopsyllus diversus* Lis，Chen *et* Liu，1986

分布：四川（南坪、马尔康）。

宿主：社鼠四川亚种。

49．宽怪蚤 *Paradoxopsyllus latus* Chen，Wei *et* Liu，1982

分布：四川（色达）。

宿主：狭颅鼠兔。

（二十）二刺蚤属 Genus *Peromyscopsylla* I. Fox，1939

50. 喜山二刺蚤川滇亚种 *Peromyscopsylla himalaica sichuanoyunnana* Xie，Chen *et* Liu，1986

分布：四川（黑水、南坪、巴塘、木里）、云南（德钦）。

宿主：白腹巨鼠四川亚种、小林姬鼠、社鼠四川亚种、大林姬鼠西南亚种。

多毛蚤总科 HYSTRICHOPSYLLIDEA
四、栉眼蚤科 Family CTENOPHTHALMIDAE

（二十一）栉眼蚤属 Genus *Ctenophthalmus* Kolenati，1856

（真栉眼蚤亚属 Subgenus *Euctenophthamus* Wagner，1940）

51. 尖叶栉眼蚤 *Ctenophthalmus*（*Euctenophthamus*）*acutilobetus* Wei，Chen *et* Liu，1981

分布：四川（若尔盖）。

宿主：中华鼢鼠。

（中华栉眼蚤亚属 Subgenus *Sinoctenophthalnus* Hopkins *et* Rothschild，1966）

52. 端凹栉眼蚤 *Ctenophthalmus*（*Sinoctenophthalnus*）*parcus* Jordan，1932

分布：四川（西昌、木里）、云南（保山、梁河）、黑龙江。

宿主：黑腹绒鼠、西南绒鼠、滇绒鼠、小林姬鼠、黄胸鼠、四川短尾鼩、达乌尔黄鼠。

53. 二突栉眼蚤 *Ctenophthalmus*（*Sinoctenophthalnus*）*dinormus* Jordan，1932

分布：四川（西昌、木里）。

宿主：西南绒鼠及鼠穴。

54. 台湾栉眼蚤大陆亚种 *Ctenophthalmus*（*Sinoctenophthalnus*）*taiwanus terrestus* Chen，Ji *et* Wu，1986

分布：四川（汶川、茂汶县）、湖北、陕西。

宿主：黑腹绒鼠、四川短尾鼩、绒鼠。

55. 甘肃栉眼蚤 *Ctenophthalmus*（*Sinoctenophthalnus*）*gansuensis* Wu，Zhang *et* Wang，1982

分布：四川（若尔盖）、甘肃。

宿主：林姬鼠、根田鼠。

56. 长突栉眼蚤 *Ctneophthalmus*（*Sinoctenopthalmus*）*longiprojiciens* Chen，Li *et* Wei，1988

分布：四川（平武、黑水）。

（二十二）叉蚤属 Genus *Doratopsylla* Jordan *et* Rothschild，1912

57. 朝鲜叉蚤四川亚种 *Doratopsylla coreana sichuanensis* Wei，Chen *et* Liu，1981

分布：四川（黑水、若尔盖）。

宿主：鼩鼱、川西长尾鼩、稳纹花松鼠、飞鼠。

（二十三）继新蚤属 Genus *Genoneopsylla* Wu，Wu *et* Liu，1966

58. 二窦继新蚤 *Genoneopsylla bisinuata* Liu，Chang *et* Liu，1980

分布：四川（巴塘）。

宿主：白腹鼠四川亚种、社鼠。

（二十四）新北蚤属 Genus *Nearctopsylla* Rothschild，1915

（中华蚤亚属 Subgenus *Chinopsylla* Ioff，1950）

59. 刺短新北蚤 *Nearctopsylla*（*Chinopsylla*）*beklemischevi* Ioff，1950

分布：四川（巫山、南坪）、甘肃、陕西。

宿主：岩松鼠。

60. 鼢鼠新北蚤 *Nearctopsylla*（*Chinopsylla*）*myospalaca* Ma *et* Wang，1966

分布：四川（红原）、甘肃、青海。

宿主：中华鼢鼠。

（二十五）新蚤属 Genus *Neopsylla* Wagner，1903

61. 二齿新蚤 *Neopsylla bidentatiformis*（Wagner，1893）

分布：四川（若尔盖）、黑龙江、吉林、辽宁、内蒙古、河北、陕西、宁夏、甘肃、青海、山东等。

宿主：长爪沙鼠、黑线仓鼠、大仓鼠、达乌尔黄鼠、喜马拉雅旱獭、五趾跳鼠、小毛足鼠、东方田鼠、褐家鼠、小家鼠等。

62. 阿巴盖新蚤 *Neopsylla abagaitui* Ioff，1946

分布：四川、吉林、黑龙江、河北、陕西、宁夏、山西、内蒙古、甘肃、青海。

宿主：达乌尔黄鼠、长尾仓鼠、黑线仓鼠、五趾跳鼠、松田鼠、白尾田鼠青海亚种、草原鼢鼠、长爪沙鼠等。

63. 棒形新蚤 *Neopsylla clavelia* Li *et* Wei，1977

分布：四川（黑水、马尔康、南坪）、湖北。

宿主：林姬鼠、社鼠四川亚种、黑线姬鼠。

64. 斯氏新蚤川滇亚种 *Neopsylla stevensi sichuanyunnana* Wu *et* Wang，1982

分布：四川（木里）、云南（陇川、梁河、凤庆、沧源、勐海、莲山、剑山、昆明、思茅）。

宿主：白腹鼠四川亚种、社鼠四川亚种、针毛鼠、家鼠云南亚种、齐氏姬鼠、大荣鼠。

65. 相关新蚤 *Neopsylla affinis* Li *et* Hsieh，1964

分布：四川（西昌、康定、巴塘、丹巴、丹临、黑水）、云南（德钦、中甸）。

宿主：白腹鼠四川亚种、社鼠四川亚种、黑线姬鼠。

66. 后棘新蚤 *Neopsylla honora* Jordan，1932

分布：四川（黑水、马尔康、丹临、丹巴、木里、康定、巴塘）、云南（德钦）。

宿主：大林姬鼠西南亚种、社鼠四川亚种、白腹鼠四川亚种。

67. 特新蚤川藏亚种 *Neopsylla specialis sichuanxizangensis* Wu *et* Chen，1982

分布：四川（木里、查布郎、黑水、若尔盖）、西藏（波密、察隅）。

宿主：小林姬鼠、齐氏姬鼠、白腹氏四川亚种。

68. 裂新蚤 *Neopsylla schismatosa* Li，1980

分布：四川、云南（贡山）。

宿主：四川短尾鼩。

69. 无规新蚤 *Neopsylla anoma* Rothschild，1912

分布：四川（巫山）、陕西、甘肃、湖北。

宿主：中华鼢鼠、罗氏鼢鼠。

70. 副规新蚤 *Neopsylla paranoma* Li，Wang *et* Wang，1966

分布：四川（唐克）、甘肃、青海、河南。

宿主：中华鼢鼠、黄鼬、喜马拉雅旱獭、长尾仓鼠、灰鼯鼠。

71. 鞍新蚤 *Neopsylla sellaris* Wei *et* Chen，1974

分布：四川（若尔盖、红原）、甘肃。

宿主：罗氏鼢鼠、中华鼢鼠、喜马拉雅旱獭、田鼠。

（二十六）古蚤属 Genus *Palaeopsylla* Wagner，1903

72. 钝刺古蚤 *Palaeopsylla obtuspina* Chen，Wei *et* Li，1979

分布：四川（黑水）。

宿主：川西长尾鼩、齐氏姬鼠。

73. 长指古蚤 *Palaeopsylla longidigita* Chen，Wei *et* Li，1979

分布：四川（黑水）、河北（秦皇岛）、陕西。

宿主：川西长尾鼩。

74. 偏远古蚤 *Palaeopsylla remota* Jordan，1929

分布：四川（双流、内江、黑水、唐克）、云南（金平、思茅、龙陵、大理）、江苏、台湾、甘肃、陕西。

宿主：四川短尾鼩、鼹、黑线姬鼠、大足鼠、华南缺齿鼹、黑线绒鼠。

（二十七）副新蚤属 Genus *Paraneopsylla* Tiflov，1937

75．棒副新蚤 *Paraneopsylla clavata* Wu，Lang *et* Liu，1982

分布：四川、西藏（仲巴）、青海。

宿主：白尾松田鼠、根田鼠、大耳鼠兔等。

（二十八）纤蚤属 Genus *Rhadinopsylla* Jordan *et* Rothschild，1912

（角头纤蚤亚属 Subgenus *Actenophthalmus* C. Fox，1925）

76．五侧纤蚤指名亚种 *Rhadinopsylla*（*Actenophthalmus*）*dahurica dahurica* Jordan *et* Rothschild，1923

分布：四川（唐克）、黑龙江、吉林、内蒙古、甘肃、青海。

宿主：高山鼠兔、达乌尔鼠兔、中华鼢鼠、田鼠等鼠体或鼠巢。

77．双凹纤蚤 *Rhadinopsylla*（*Actenophthalmus*）*biconcave* Chen，Ji *et* Wu，1984

分布：四川（南坪、黑水）、湖北。

宿主：间颅鼠兔、藏鼠兔、社鼠、齐氏姬鼠。

（圆头纤蚤亚属 Subgenus *Ralipsylla*）

78．腹窦纤蚤深广亚种 *Rhadinopsylla*（*Ralipsylla*）*liventricosa* Ioff & Tiflo，1946

分布：左贡、仲巴、那曲、班戈、聂荣、比如、吉隆。

宿主：喜马拉雅旱獭、高原鼠兔、黑唇鼠兔、小毛足鼠。

重要习性：本种在促巴县西乡占高原刀兔体外寄生蚤的 33.3%。

医学重要性：1967 年 8 月和 1968 年在仲巴县从本蚤先后各分离出 1 株鼠疫杆菌。

（二十九）狭臀蚤属 Genus *Stenischia* Jordan，1932

79．奇异狭臀蚤 *Stenischia mirabilis* Jordan，1932

分布：四川（木里、马尔康、黑水、巴塘）、云南（中甸）。

宿主：白腹巨鼠、大林姬鼠、松田鼠、藏仓鼠。

80．低地狭臀蚤 *Stenischia humilis* Xie *et* Gong，1983

分布：四川（若尔盖铁布）、云南（大理、祥云、剑川）、贵州、福建、湖北、陕西、甘肃、青海、山西、江西、宁夏。

宿主：针毛鼠、黑线姬鼠、大仓鼠、白腹巨鼠、达乌尔黄鼠、林姬鼠、长尾仓鼠、齐氏姬鼠、大绒鼠、大足鼠、黄胸鼠、褐家鼠、珀氏长吻松鼠、灰麝鼩、普通树鼩、毛足鼠等。

（三十）狭蚤属 Genus *Stenopopnia* Jordan *et* Rothschild，1911

81．多刺狭蚤 *Stenoponia polyspina* Li *et* Wang，1964

分布：四川（唐克）、青海、甘肃、宁夏。

宿主：中华鼢鼠、黄鼬、旱獭。

82.　兰狭蚤 *Stenoponia coelestis* Jordan *et* Rothschild，1911

分布：四川（康定、汶川）。

宿主：岩松鼠四川亚种。

（三十一）杆突蚤属 Genus *Wagnerina* Ioff *et* Argyropulo，1934

83.　四川杆突蚤 *Wagnerina sichuanna* Wu，Chen *et* Zhai，1983

分布：四川（南坪）。

宿主：岩松鼠。

五、多毛蚤科 Family HYSTRICHOPSYLLIDAE

（三十二）多毛蚤属 Genus *Hystrichopsylla* Taschenberg，1880

（无腹栉蚤亚属 Subgenus *Hystroceras* Ioff *et* Scalon，1950）

84.　多刺多毛蚤 *Hystrichopsylla*（*Hystroceras*）*multidentata* Ma *et* Wang，1966

分布：四川（唐克、若尔盖）、甘肃、青海。

宿主：田鼠、鼠兔、鼢鼠、社鼠、仓鼠。

85.　黑水多毛蚤 *Hystrichopsylla*（*Hystroceras*）*heishuiensis* Li *et* Liu，1994

分布：四川（黑水）。

六、臀蚤科 Family PYGIOPSYLLIDAE

（三十三）韧棒蚤属 Genus *Lentistivalius* Traub，1972

86.　滇西韧棒蚤 *Lentistivalius occidentayunnanus* Li，Xie *et* Gong，1981

分布：四川、云南（梁河杞木寨、碧江）。

宿主：臭鼩、四川短尾鼩、黄胸鼠、灰麝鼩。

蚤总科 PULICOIDAE
七、蚤科 Family PULICOIDAE Stephens，1829

（三十四）栉首蚤属 Genus *Ctenocephalides* Stiles *et* Collins，1930

87.　猫栉首蚤指名亚种 *Ctenocephalides felis felis*（Bouche，1835）

分布：四川、贵州、云南、吉林、新疆、湖北、福建、广东等。

宿主：家猫、家犬、黄鼬（黄鼠狼）、大灵猫、椰子猫、黄胸鼠、家兔、野兔、树鼩、人等。

（三十五）蚤属 Genus *Pulex* Linnaeus，1758

88．人蚤 *Pulex irritans* Linnaeus，1758

分布：四川及全国各省、区、市。

宿主：人、兽、鸟等15目、77属、130余种和亚种动物。

（三十六）潜蚤属 Genus *Tunga* Jarocki，1838

89．盲潜蚤 *Tunga*（*Brevidigita*）*caecigena* Jordan & Rothschild，1921

分布：四川、浙江、福建。

宿主：家鼠、褐家鼠、黑家鼠。

（三十七）客蚤属 Genus *Xenopsylla* Glinkiewicz，1907

90．印鼠客蚤 *Xenopsylla cheopis*（Rothschild，1903）

分布：四川、贵州、云南等（除宁夏、新疆、西藏）全国各地。

宿主：黄胸鼠、黑家鼠、褐家鼠、达乌尔黄鼠、黑线姬鼠、黑线仓鼠、田小鼠、小家鼠、针毛鼠、黄毛鼠、臭鼩、社鼠等。

蠕形蚤总科 VERMIPSYLLIDEA
八、蠕形蚤科 Family VERMIPSYLLIDAE Wagner，1889

（三十八）鬃蚤属 Genus *Chaetopsylla* Kohaut，1903

（鬃蚤亚属 Subgenus *Chaetopsylla* Kohaut，1903）

91．同鬃蚤 *Chaetopsylla*（*Chaetopsylla*）*homoea* Rothschild，1906

分布：四川（若尔盖）、西藏（仲巴、邦达、易贡）、云南、辽宁、内蒙古、宁夏、甘肃、青海、新疆等。

宿主：狐、艾鼬、喜马拉雅旱獭、狗獾、猎犬、鼠兔等。

92．园头鬃蚤 *Chaetopsylla*（*Chaetopsylla*）*globiceps*（Taschenberg，1880）

分布：四川（黑水）、西藏（仲巴）、内蒙古、青海、新疆。

（三十九）蠕形蚤属 Genus *Vermipsylla* Schimkewitsch，1885

93．微小蠕形蚤 *Vermipsylla minuta* Liu，Chang *et* Chen，1974

分布：四川（巴塘）。

宿主：野驴。

第八节　虱类（虱目 ANOPLURA）

虱类 2 科、2 属、3 种。

一、虱科 Family PEDICULIDAE

（一）人虱属 Genus *Pediculus*

1. 头虱 *Pediculus capitis* De Geer，1778（图片见云南头虱）

分布：西藏、四川、云南、贵州及全国各省。

宿主：人。

2. 体虱 *Pediculus corporis* De Geer，1778

分布：西藏、四川、云南、贵州及全国各省。

宿主：人。

二、阴虱科 family PHTHIRIDAE

（二）阴虱属 Genus *Pthirus* Leach，1815

3. 阴虱 *Phthirus pubis* Linnaeus，1758

分布：西藏、四川、云南、贵州及全国各省。

宿主：人。

第九节　臭虫类（半翅目 HEMIPTERA）

四川的臭虫仅 1 科、1 属、1 种。

臭虫科 Family CIMICIDAE

臭虫属 Genus *Cimex*

温带臭虫 *Cimex lectularis* Linnaeus，1758

分布：西藏、四川、云南、贵州及各省（区）。

宿主：人及家禽等。

第十节　蜚蠊（蜚蠊目 BLATTARIA）

四川的蜚蠊有 3 科、5 属、10 种。

一、蜚蠊科 Family BLATTIDAE

（一）斑蠊属 Genus *Neostylopyga* Shelford，1911

1. 斑蠊 *Neostylopyga rhombifolia* Stoll，1813

分布：四川、贵州、云南、福建、台湾、广东、广西。

孳生场所：室内厨房、厕所、食品库等。

（二）郝氏蠊属 Genus *Hebardina* Bey-Bienko，1938

2. 丽郝氏蠊 *Hebardina concinna* Hann，1842

分布：四川、贵州、云南、西藏、河北、北京、福建、广西。

孳生场所：室内厨房、下水道等，以野栖为主。

（三）大蠊属 Genus *Periplaneta* Burmeister，1938

3. 褐斑大蠊 *Periplaneta brunnea* Burmeister，1938

分布：四川、贵州、云南、福建、台湾、江西、广东、广西。

孳生场所：室内厨房、下水道、地沟等。

4. 美洲大蠊 *Periplaneta americana* Linneaus，1758

分布：四川、贵州、云南、西藏、陕西、新疆、河北、北京、天津、内蒙古、辽宁、吉林、黑龙江、江苏、上海、浙江、福建、台湾、江西、山东、河南、湖北、湖南、广东、广西。

孳生场所：室内厨房、下水道、地沟、暖水沟、阴井等。

5. 澳洲大蠊 *Periplaneta australasiae* Fabricius，1775

分布：四川、贵州、云南、福建、广东、广西、海南。

孳生场所：室内厨房、温室等。

6. 黑胸大蠊 *Periplaneta fuliginosa* Serville，1839

$\qquad$ =*Periplaneta emarginated* Takarng，1908 凹缘大蠊

分布：四川、贵州、云南、重庆、河北、北京、天津、辽宁、吉林、江苏、上海、浙江、安徽、福建、台湾、江西、河南、湖北、湖南、广东、广西、海南。

孳生场所：室内厨房、食堂、水池下、下水道、地沟、暖水沟等。

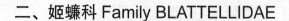

二、姬蠊科 Family BLATTELLIDAE

（四）小蠊属 Genus *Blattella* Caudell

7.　德国小蠊 *Blattella germanica* Linnaeus，1767

分布：四川、贵州、云南、西藏、重庆、新疆、河北、北京、天津、辽宁、吉林、台湾、江西、山东、湖北、湖南、广东、广西、海南。

孳生场所：火车、轮船、飞机、宾馆、饭店、学校、室内厨房、食堂等温暖潮湿的地方。

8.　广纹小蠊 *Blattella latistriga* Walker，1868

分布：四川、贵州、云南、福建、广西。

孳生场所：室内厨房，室外于房屋附近草丛、落叶下、草堆内。

三、地鳖科 Family POLYPHAGIDAE

（五）真地鳖属 Genus *Eupolyphaga* Chopard，1929

9.　中华真地鳖 *Eupolyphaga sinensis* Walker，1868

分布：四川、贵州、河北、北京、山西、内蒙古、辽宁、江苏、浙江。

孳生场所：室内厨房、粮仓、灶脚、车间墙边，室外阴暗潮湿的腐殖质丰富的松土中。

10.　云南真地鳖 *Eupolyphaga limbata* Kirby，1903

分布：四川、贵州、云南、西藏、甘肃。

孳生场所：室内厨房、粮仓、灶脚、车间墙边，室外阴暗潮湿的腐殖质丰富的松土中。

第十一节　蜱类（寄型目）

四川的蜱类有 2 科、7 属、29 种。

蜱总科 LXODOIDAE
一、软蜱科 Family ARGASIDAE

（一）锐缘蜱属 Genus *Argas* Latreille，1796

1.　波斯锐缘蜱 *Argas persieus* Oken，1818

分布：四川、河北、山西、内蒙古、辽宁、吉林、江苏、福建、台湾、山东、陕西、甘肃。

宿主：鸡、人。

二、硬蜱科 Family IXODIDAE Murrey，1877

（二）牛蜱属 Genus *Boophilus* Curtice，1891

2. 微小牛蜱 *Boophilus microplus*（Canestrini，1887）

　　　　　　=*Boophilus caudatus*（Neumann，1897）微突牛蜱

　　　　　　=*Boophilus sinensis* Minning，1934 中华牛蜱

分布：四川、贵州、云南、西藏、辽宁、河北、山西、陕西、甘肃、山东、河南、安徽、江苏、浙江、湖北、湖南、福建、江西、广东、广西、台湾。

宿主：牛、羊、犬及野兔。

（三）革蜱属 Genus *Dermacentor* Koch，1844

3. 阿坝革蜱 *Dermacentor aboensis* Teng，1963

分布：四川、西藏、青海。

宿主：牦牛。

（四）血蜱属 Genus *Haemaphysalis* Koch，1844

4. 二棘盲蜱 *Haemaphysalis bispinosa* Neumann，1897

分布：重庆（万源）、江苏、湖南、浙江、湖北、福建、云南。

宿主：黄牛。

5. 铃头血蜱 *Haemaphysalis campanulata* Warburton

分布：四川、贵州、河北、山西、内蒙古、黑龙江、江苏、山东、湖北。

宿主：犬、牛、马、鹿、家鼠等。

6. 褐黄血蜱 *Haemaphysalis flava* Neumann，1897

分布：四川、贵州、江苏、台湾、湖北、甘肃。

宿主：猪、猪獾等。

7. 北岗血蜱 *Haemaphysalis kitaokai* Hoogstraal，1932

分布：四川、贵州、甘肃、台湾。

宿主：黄牛、马、鹿。

8. 缺角血蜱 *Haemaphysalis inermis* Birula

分布：四川、俄罗斯、伊朗、法国以及东欧一些国家。

9. 长角血蜱 *Haemaphysalis longicornis* Neumann，1901

　　　　　　=*Haemaphysalis neumanni* Donitz，1905

分布：四川、贵州、河北、山西、辽宁、吉林、黑龙江、江苏、浙江、安徽、福建、台湾、山东、河南、湖北、陕西、甘肃。

宿主：牛、马、绵羊、山羊、野兔、刺猬及花鼠、环颈雉等。

10. 猛突血蜱 *Haemaphysalis montgomeryi* Nuttall，1912

分布：四川、贵州、云南、西藏。

宿主：山羊、绵羊、黄牛、马、犬、水牛、人。

11. 嗜麝血蜱 *Haemaphysalis moschisuga* Teng，1980

分布：四川、云南、西藏、甘肃、青海。

宿主：林麝、牦牛。

12. 青海血蜱 *Haemaphysalis qinghaiensis* Teng，1980

分布：四川、云南、甘肃、青海、宁夏。

宿主：山羊、绵羊、黄牛等。

13. 汶川血蜱 *Haemaphysalis warburtoni* Nuttal，1912

分布：四川、西藏。

宿主：马、黄牛、鹿等。

（五）璃眼蜱属 Genus *Hyalomma* Koch，1844

14. 白纹璃眼蜱 *Hyalomma detritum albipictum*

分布：四川（宜宾市）。

宿主：奶牛。

15. 边缘离眼蜱 *Hyalomma marginatum* Koch，1844

分布：四川、新疆。

宿主：黄牛、山羊、犏牛。

16. 铅色璃眼蜱 *Hyalomma plumbeum* Penzrt，1975

分布：四川（巴塘）。

宿主：牦牛、奶牛、山羊。

（六）硬蜱属 Genus *Ixodes* Latreille，1795

17. 草原硬蜱 *Ixodes crenulatus* Koch，1835

分布：四川、西藏、内蒙古、吉林、黑龙江、甘肃、青海、新疆。

宿主：喜马拉雅旱獭、狐、獾、香鼬、刺猬、马、獐、高原鼠兔及麻雀。

18. 鼠兔硬蜱 *Ixodes ochotonarius* Teng，1973

分布：四川。

宿主：灰鼠兔。

19. 卵形硬蜱 *Ixodes ovatus* Neumann，1899

　　　　　　=*I.japonensis* Neumann，1904 日本硬蜱

　　　　　　=*I.taiwanensis* Sugimoto，1937 台湾硬蜱

　　　　　　=*I.shinchikuensis* Sugimoto，1937 新竹硬蜱

分布：四川、西藏（波密、亚东、墨脱、聂拉木、察隅、昌都、拉萨、樟木）、福建、台湾、湖北、贵州、云南、陕西、甘肃、青海。

宿主：黄牛、猪、狗、羊、人獐、针毛鼠、林麝、黑熊、犏牛、牦牛、马、羊。

20.　拟篦硬蜱 *Ixodes nuttallianus* Schulze，1930

分布：四川、西藏（亚东、波密、樟木）、新疆。

宿主：牛、马、驴、麝、黄鼬、猪、狗、羊、犏牛、鹿。

21.　粒型硬蜱 *Ixodes granulatus* Supino，1897

分布：四川、西藏（樟木）、浙江、福建、台湾、湖北、广东、贵州、云南。

宿主：獴、黑线姬鼠、针毛鼠、社鼠、长吻松鼠。

22.　哈氏硬蜱 *Ixodes hyayyi* Clifford，Hoogstraal *et* Kohls，1971

分布：四川。

宿主：藏鼠兔。

23.　寄麝硬蜱 *Ixodes moschiferi* Nemenz，1968

分布：四川、西藏（聂拉木）、青海。

宿主：林麝。

24.　拟蓖硬蜱 *Ixodes nuttallianus* Schulze，1930

分布：四川、西藏。

宿主：牛、山羊、犬、鹿、麝等。

25.　长蝠硬蜱 *Ixodes vespertilionis* Koch，1844

分布：贵州、四川、云南、山西、内蒙古、辽宁、江苏、福建、台湾。

宿主：蝙蝠。

26.　壤塘硬蜱 *Ixodes rangtangensis* Teng，1973

分布：四川、青海、西藏。

宿主：林麝。

27.　原野硬蜱 *Ixodes canisuga* Johnston，1849

分布：四川。

宿主：旱獭、草狐、犬、长尾黄鼠、云雀、麻雀。

28.　日本硬蜱 *Ixodes japonensis* Neumann，1904

分布：雅安。

宿主：大熊猫。

（七）扇头蜱属 Genus *Rhipicephalus* Koch，1844

29.　血红扇头蜱 *Rhipicephalus sanguineus* Lattreille，1806

分布：四川、贵州、云南、西藏、河北、山西、辽宁、江苏、福建、台湾、山东、河

南、广东、海南、陕西、甘肃、新疆。

宿主:犬、绵羊、山羊、牛、猫、狐、兔等。

第十二节　恙螨（真螨目）

四川的恙螨有 2 科、15 属、38 种。

一、恙螨科 Family TROMBICULIDAE（Ewing，1929）Ewing，1944
无前恙螨亚科 Subfamily WAKCHIINAW Ewing，1946
=GAHRLIEPIINAE Womersley，1952

（一）无前恙螨属 Genus *Walchia* Ewing，1931

（无前恙螨亚属 Subgenus *Walchia* Ewing，1931）

1. 中华无前恙螨 *Walchia*（*Walchia*）*chinensis*（Chen *et* Hsu，1955）

分布:云南、四川、江苏、浙江、安徽、福建、江西、湖北、湖南、广东、广西、贵州。

宿主:黑家鼠、褐家鼠、黄胸鼠、针毛鼠、社鼠、黄毛鼠、大足鼠、斯氏家鼠、棒尾鼩鼱、锡金小家鼠、黑线姬鼠、板齿鼠、趋泽绒鼠、黑腹绒鼠、小龙麝鼩、臭鼩等。

2. 川无前恙螨 *Walchia*（*Walchia*）*chuanica* Wen *et* Song，1984

分布:四川。

宿主:白腹巨鼠。

3. 幽沿无前恙螨 *Walchia*（*Walchia*）*ewingi*（Fuller，1949）

分布:四川、广东、云南。

宿主:褐家鼠、黄胸鼠、黄毛鼠、社鼠等、棒尾鼩鼱。

4. 太平洋无前恙螨 *Walchia*（*Walchia*）*pacifica*（Chen *et* Hsu，1955）

分布:四川、贵州、上海、江苏、浙江、安徽、福建、江西、山东、湖南、广东、广西。

宿主:黑家鼠、褐家鼠、黄胸鼠、社鼠、黄毛鼠、针毛鼠、斯氏家鼠、海南家鼠、大足鼠、黑线姬鼠、大仓鼠、板齿鼠、黑腹姬鼠。

5. 蜀无前恙螨 *Walchia*（*Walchia*）*shui* Wen *et* Song，1984

分布:四川。

宿主:白腹巨鼠。

6. 四川无前恙螨 *Walchia*（*Walchia*）*szechuanica*（Teng，1963）

分布:四川。

宿主: 高原灰鼠兔。

（二）棒六恙螨属 Genus *Schoengastilla* Hirst，1915

7．社鼠棒六恙螨 *Schoengastilla confuciana*（Wang，1962）

分布: 四川、浙江、福建。

宿主: 社鼠、针毛鼠。

8．舌盾棒六恙螨 *Schoengastilla ligula* Radford，1946

分布: 四川、云南。

宿主: 黄胸鼠。

9．萨氏棒六恙螨 *Schoengastilla saduski*（Womersley，1952）

分布: 四川、上海、江苏、浙江、安徽、福建、江西、河南、湖北、湖南、陕西。

宿主: 褐家鼠、黄胸鼠、社鼠、黄毛鼠、小家鼠、黑线姬鼠、大仓鼠、黑线仓鼠、黑腹姬鼠。

（三）甲逦恙螨属 Genus *Gahrliepia* Oudemans，1912

（甲拖恙螨亚属 Subgenus *Gateria* Ewing，1938）

10．重庆甲逦恙螨 *Gahrliepia*（*Gateria*）*chungkingensis* Jeu *et al.*，1965

分布: 四川。

宿主: 社鼠。

11．迷易甲逦恙螨 *Gahrliepia*（*Gateria*）*miyi* Wen *et* Song，1984

分布: 四川（米易）。

宿主: 白腹巨鼠。

12．八毛甲逦恙螨 *Gahrliepia*（*Gateria*）*octosetosa* Chen *et al.*，1956，comb.n.

= *Gahrliepia*（*Schoengastiella*）*lui* Chen *et* Hsu，1955，syn.n.

分布: 四川、江苏、福建、江西、广东。

宿主: 黄毛鼠。

恙螨亚科 Subfamily TROMBICULINAE Ewing，1929

（四）钳齿恙螨属 Genus *Cheladonta* Lipovsky *et al.*，1955

13．二毛钳齿恙螨 *Cheladonta bicoxalae* Wen *et al.*，1984

分布: 四川（丹巴）。

宿主: 鼠。

（五）犹棒恙螨属 Genus *Euschoengastia* Ewing，1938

14. 高地犹棒恙螨 *Euschoengastia alpine* Sasa *et* Jameson，1954

　　　　　　　=*Euschoengastia koreaensis* Jameson *et* Toshioka，1954，syn.n.

　　　　　　　=*Neoschoengastia rotundata* Schluger，1955

分布：四川、内蒙古、辽宁、吉林、黑龙江、上海、江苏、浙江、安徽、山东、湖北。

宿主：褐家鼠、黄胸鼠、社鼠、小家鼠、黑线姬鼠、林姬鼠、东方田鼠、棕背䶄、红背䶄、缟纹鼠、东北鼢鼠。

（六）纤恙螨属 Genus *Leptotrombidium*（Nagayo *et al.*，1916）

（纤恙螨亚属 Subgenus *Leptotrombidium* Nagayo *et al.*，1916）

15. 尾毛纤恙螨 *Leptotrombidium*（*L.*）*caudatum* Wen *et al.*，1984

分布：四川（丹巴）。

宿主：社鼠、川西长尾鼩。

16. 川西纤恙螨 *Leptotrombidium*（*L.*）*chuanxi* Wen *et al.*，1984

分布：四川（米易）。

宿主：鼠。

17. 德利纤恙螨（地里纤恙螨、地里恙虫）*Leptotrombidium*（*L.*）*deliensedeliense*（Walch，1922）

分布：四川、上海、浙江、福建、湖南、广东、广西、贵州、云南、陕西、台湾、香港。

宿主：家鼠、海南家鼠、黑家鼠、褐家鼠、黄胸鼠、社鼠、黄毛鼠、针毛鼠、青毛鼠、大足鼠、斯氏家鼠、小泡家鼠、小家鼠、棒尾鼹鼠、黑线姬鼠、高山姬鼠、花松鼠、赤腹松鼠、长吻松鼠、红睑长吻松鼠、岩松鼠、大绒鼠、趋泽绒鼠、板齿鼠、臭鼩、灰麝鼩、大麝鼩、麝鼩、小毛猬、树鼩、沙獾、伏翼蝠、中菊蝠、中蹄蝠；家鸡、黑脸噪鹛、灰树鹊、鹊鸲、麻雀；人。

18. 疏羽纤恙螨 *Leptotrombidium*（*L.*）*shuyui* Wen *et al.*，1984

分布：四川（米易）。

宿主：普通树鼩中华亚种。

19. 四新纤恙螨 *Leptotrombidium*（*L.*）*sixinum* Wen *et al.*，1984

分布：四川（丹巴）。

宿主：大林姬鼠。

20. 亚须纤恙螨 *Leptotrombidium*（*L.*）*Subpalpale* Vercammen-Grandjean *et* Langston，1975

分布：四川、辽宁、黑龙江、上海、江苏、浙江、福建、陕西。

宿主：黄胸鼠、黑线姬鼠。

（七）叶恙螨亚属 Subgenus *Trombiculindus*（Radford，1984）

21. 竹叶纤恙螨 *Leptotrombidium*（*Tl.*）*bambusoides*（Wang *et* Yu，1965），comb.n.

分布：四川、浙江、安徽、云南。

宿主：褐家鼠、社鼠、高山姬鼠、黑线姬鼠、大绒鼠、树鼩。

22. 鼠兔叶纤恙螨 *Leptotrombidium*（*Tl.*）*ochotonae* Wang *et* Zhai，1984

分布：四川（马尔康）。

宿主：川西鼠兔。

23. 签叶纤恙螨 *Leptotrombidium*（*Tl.*）*qianye* Wen *et al.*，1984

分布：四川（丹巴）。

宿主：社鼠、林姬鼠、花松鼠。

24. 勺叶纤恙螨 *Leptotrombidium*（*Tl.*）*shaoye* Wen *et al.*，1984

分布：四川（丹巴）。

宿主：鼠。

（八）囊棒恙螨属 Genus *Ascoschoengastia* Ewing，1946

25. 类齐囊棒恙螨 *Ascoschoengastia leechi*（Domrow，1962）

分布：四川、云南、西藏。

宿主：黄胸鼠、白腹巨鼠、树鼩。

26. 四方囊棒恙螨 *Ascoschoengastia sifanga* Wen *et al.*，1984

分布：四川（泸定、丹巴、马尔康）。

宿主：褐家鼠、社鼠。

（九）犹恙螨属（真恙螨属）Genus *Eutrombicula* Ewing，1938

27. 危鸡犹恙螨（危鸡真恙螨）*Eutrombicula wichmanni*（Oudemans，1905）

　　　　　　　　=*Trombicula*（*Eutrombicula*）*wichmannni*

　　　　　　　　Tinghuensis Liang *et al.*，1957

分布：广东、广西、云南、台湾。

宿主：家鼠、褐家鼠、黄胸鼠、黄毛鼠、板齿鼠、家犬、家猫、家鸡、普通秧鸡、海南珠颈斑鸠、鹊鸲、鹩哥、蜥蜴；人。

（十）蜥恙螨属 Genus *Siseca* Audy，1956

28. 溪蟹蜥恙螨 *Siseca xixie* Wen *et* Xiang，1984

分布：云南（勐腊）。

宿主：弯肢溪蟹。

（十一）新恙螨属 Genus *Neotrombicula*（Hirst，1925）

29. 二毛新恙螨 *Neotrombicula bisetosa* Qiu，1962

分布：四川、云南。

宿主：鼠。

30.　旱獭新恙螨 *Neotrombicula marmotae* Wen *et al.*，1984

分布：四川。

宿主：喜山旱獭。

31.　根鼠新恙螨 *Neotrombicula microtomici* Wen *et al.*，1984

分布：四川（理毛）。

宿主：根田鼠。

（十二）合轮恙螨属 Genus *Helenicula*（Audy，1953）

　　　　　　　　=*Globularos choengastia* Chen *et* Hsu，1955

32.　香港合轮恙螨 *Helenicula kohlsi*（Philip *et* Woodward，1946）

　　　　　　　　=*Helenicula hongkongensis* Womersley，1957

分布：四川、广东、云南、香港。

宿主：黑家鼠、褐家鼠、黄胸鼠、针毛鼠、大足鼠、高山姬鼠、臭鼩、鸟类；人。

33.　宫川合轮恙螨 *Helenicula miyagawai*（Sasa *et al.*，1951）

分布：四川。

宿主：黄毛鼠、鸟。

（十三）新棒恙螨属 Genus *Neoschoengastia* Ewing，1929

（新棒恙螨亚属 Subgenus *Neoschoengastia* Ewing，1929）

34.　鸡新棒恙螨 *Neoschoengastia*（*Neoschoengastia*）*gallinarum*（Hatori，1920）

分布：四川、河北、辽宁、上海、江苏、浙江、安徽、福建、江西、山东、河南、湖北、湖南、广东、广西、贵州、云南、西藏、陕西、台湾、香港。

宿主：家鸡、环颈雉、吐绶鸡、白腹锦鸡、白鹇、绿孔雀、鹧鸪、珠颈斑鸠、灰斑鸠、喜鹊、大嘴乌鸦、河乌、华南小鸦鹃、小杜鹃、麻雀、台麻雀、琉麻雀、日本小翠鸟、林夜莺、日本小翠鸟、家鸭、家鹅、欧兔。

二、列恙螨科 Family LEEUWENHOEKIIDAE（Womersley，1944）
列恙螨亚科 Subfamily LEEUWENHOEKIINAE Womersley，1944

（十四）甲梯恙螨属 Genus *Chatia* Brennan，1946

（春川恙螨亚属 Subgenus *Shunsennia* Jameson *et* Toshioka，1953）

35.　尖螯甲梯恙螨 *Chatia*（*Shunsennia*）*acrichela* Wen *et al.*，1984

分布：四川（丹巴）。

宿主：社鼠。

36. 四川甲梯恙螨 Chatia（Shunsennia）szechuanensis

分布：四川、云南。

宿主：树鼩。

（十五）螯齿恙螨属 Genus Odontacarus Ewing，1929

（螯齿恙螨亚属 Subgenus Odontacarus Ewing，1929）

37. 四川螯齿恙螨 Odontacarus（Odontacarus）sichuanensis Zhou，Wen，Wang et Zhang，1981

（跗棘恙螨亚属 Subgenus Tarsalacayus Vercammen-Grandjean，1968）

38. 与氏螯齿恙螨巨亚种 Odontacarus（Tarsalacayus）yosanoi majesticus（Chen et Hsu，1955）

> =Aacomatacarus yosanoi Fukuzumi et Obata，1953（pro parte）
>
> =Acomatacarus majesticus Chen et Hsu，1955
>
> =Acomatacarus majesticus conspicuus Chen et Hsu，1955

分布：四川、上海、江苏、浙江、安徽、福建、江西、山东、湖北、湖南、广东、广西。

宿主：黑家鼠、褐家鼠、黄胸鼠、黄毛鼠、斯氏家鼠、臭鼩、家兔、家犬、家猫、黄鼬、家猪、山羊。

第十三节　革螨（寄螨目：革螨股）

四川的革螨有 5 科、20 属、66 种。

一、厉螨科 Family LAELAPTIDAE
厉螨亚科 Subfamily LAELAPTINAE

（一）阳厉螨属 Genus Androlaelaps Berlese，1903

1. 徐氏阳厉螨 Androlaelaps hsui Wang et Li，1965

分布：四川（米易、郫县）。

宿主：黑线姬鼠。

2. 巴氏厉螨 Androlaelaps pavlovskyi Bregetova，1955

分布：四川（黑水、巫山、木里）。

宿主：不详。

（二）广厉螨属 Genus Cosmolaelaps Berlese

3. 古拉广厉螨 Cosmolaelaps gurabensis Fox，1946

分布：四川（会理、南充）。

宿主：白腹鼠。

4．兵广厉螨 *Cosmolaelaps miles*（Berlese，1892）

分布：四川、辽宁、吉林、黑龙江、浙江、湖北、陕西。

宿主：达乌尔黄鼠、草原鼢鼠、小家鼠、黑家鼠、五趾跳鼠、大仓鼠。

（三）地厉螨属 Genus *Dipolaelaps* Zemskaya *et* Pointkovskaya，1960

5．短尾鼩地厉螨 *Dipolaelaps anourosorecis*（Gu *et* Wang）

分布：四川、贵州、陕西。

宿主：四川短尾鼩、川西长尾鼩。

6．何氏地厉螨 *Dipolaelaps hoi* Chang *et* Hsu，1965

分布：四川、云南。

宿主：蹼麝鼩、白尾鼩。

（四）血厉螨属 Genus *Haemolaelaps* Berles，1910

7．矛舍血厉螨 *Haemolaelaps casalis* Berlese，1887

分布：四川（南充、自贡、郫县）、贵州、云南、重庆（涪陵）、西藏等。

宿主：黄毛鼠、针毛鼠、社鼠、褐家鼠、黄胸鼠、小家鼠、黑尾鼠、黑线姬鼠、隐纹花松鼠、家燕等鸟类，也生活于鸡窝、草堆、稻谷、大麦、小麦、白糖等处。

8．格氏血厉螨 *Haemolaelaps glasgowi* Ewing，1925

分布：四川（南充、若尔盖、马尔康、西昌、合川、广安）、贵州、云南、西藏及全国。

宿主：黑线姬鼠、黄胸鼠、褐家鼠、黄毛鼠、黑线仓鼠、麝鼩、子午沙鼠、长爪沙鼠、长尾仓鼠、大耳姬鼠、根田鼠、小家鼠、高山姬鼠、四川短尾鼩等。

9．三角血厉螨 *Haemolaelaps triangulanis* Wang，1963

分布：四川（南充、黑水、广安）、河北、山西、福建、宁夏。

宿主：四川短尾鼩、黑线姬鼠、大仓鼠、黑线仓鼠、齐氏姬鼠、子午沙鼠。

（五）厉螨属 Genus *Laelaps* Koch，1836

10．金氏厉螨 *Laelaps chini* Wang *et* Li，1965

分布：四川、云南（大理、梁河、弥渡、碧江、泸水、西盟、云龙、盈江、贡山）、贵州、青海。

宿主：黄胸鼠、越泽绒鼠、高山姬鼠、锡金小鼠、西南绒鼠、西南鼩鼱。

11．鼯厉螨 *Laelaps clethrionomydis* Lange，1955

分布：四川（木里）黑龙江、吉林、内蒙古、河北、台湾。

宿主：黑腹绒鼠、白腹鼠、沼泽田鼠、莫氏田鼠、棕背䶄、红背䶄、花鼠。

12．毒厉螨 *Laelaps echidninus* Berlese，1887

分布：四川、贵州、云南、西藏等。

宿主：黄毛鼠、针毛鼠、褐家鼠、黄胸鼠、社鼠、青毛鼠、小泡巨鼠、小家鼠、黑线姬鼠等。

13. 耶氏厉螨 *Laelaps jettmaris* Vitzthum，1930

分布：四川（南充、马尔康、丹巴、巫山、木里、若尔盖、合川、灌县、广安、南江）、贵州、河北、山西、内蒙古、辽宁、吉林、黑龙江、江苏、安徽、福建、台湾、湖北、湖南、广东、青海、宁夏。

宿主：黑线姬鼠、大林姬鼠、奇氏姬鼠、大耳姬鼠、黄胸鼠、小家鼠、锡金小鼠、巢鼠、黑腹绒鼠、沼泽田鼠、莫氏田鼠、松田鼠、长尾仓鼠、喜马拉雅旱獭等。

14. 纳氏厉螨 *Laelaps nutalli* Hirst，1915

分布：四川（南充、南部、木里、广安）、贵州、云南、吉林、黑龙江、江苏、福建、台湾、湖北、湖南、广东、香港、广西、海南等。

宿主：褐家鼠、黄毛鼠、黄胸鼠、社鼠、大足鼠、小家鼠、锡金小鼠、黑线姬鼠、齐氏姬鼠、大林姬鼠、拟家鼠、黑家鼠、黑尾鼠、臭鼩、黄腹鼬等。

15. 特氏厉螨 *Laelaps traubi* Domrow，1962

分布：四川、云南（大理、云龙、剑川、盈江、勐海）、河北、陕西、福建、台湾、广东。

宿主：白腹鼠、刺毛鼠、社鼠、黄胸鼠、大齿鼠、高山姬鼠、西南绒鼠。

16. 土尔克厉螨 *Laelaps turkestanicus* Lange，1955

分布：四川（南部、马尔康、黑水、若尔盖）、贵州、云南、河北、江苏、福建、台湾、湖南、广东、广西、海南。

宿主：白腹巨鼠、大耳姬鼠、高山姬鼠、针毛鼠、褐家鼠、黄毛鼠、社鼠、大足鼠、黑线姬鼠、齐氏姬鼠、林姬鼠、鼩鼱、乌鸦等。

（六）鼠厉螨属 Genus *Mysolarlaps* Fonseca，1935

17. 高山鼠厉螨 *Mysolarlaps alpines* Guo，Pan *et* Yan，1999

分布：四川（西南部）。

（七）新曲厉螨属 Genus *Neocypholaelaps* Vitzthum，1941

18. 印度新曲厉螨 *Neocypholaps indica* Evans，1963

分布：四川、江西、广东、广西、台湾。

宿主：意大利蜜蜂。

（八）鼹厉螨属 Genus *Oryctolaelaps* Lange，1953

19. 比氏鼹厉螨 *Oryctolaelaps bibikovae* Lange，1955

分布：四川、贵州、河北、辽宁、吉林、台湾、湖南、广东、海南、广西。

宿主：缺齿鼹、海南鼹鼠、麝鼹、鼢鼠、褐家鼠。

（九）毛厉螨属 Genus *Tricholaelaps* Vitzthum，1926

20.　鼠颚毛厉螨 *Tricholaelaps myonyssognathus*（Grochovskaya *et* Nguen-Xuan-Hoe，1961）

分布：四川（南充、南部、巫山、米易、会理、西昌、双流、灌县、广安）、贵州、云南、福建、台湾、湖北、湖南、广东。

宿主：黑线姬鼠、大足鼠、褐家鼠、四川短尾鼩、黄胸鼠、板齿鼠、白腹巨鼠、灰麝鼩、黄毛鼠、针毛鼠、臭鼩。

血革螨亚科 Subfamuly HAEMOGAMASINAE

（十）血革螨属 Genus *Haemogamasus* Berlese，1889

21.　达呼尔血革螨 *Haemogamasus dauricus* Bregetova，1950

分布：四川（若尔盖）、贵州、云南、吉林、青海。

宿主：褐家鼠、红背鼠平、东北鼢鼠、草原鼢鼠。

22.　背颖血革螨 *Haemogamasus dorsalis* Teng *et* Pan，1964

分布：四川、云南（大理）。

宿主：白腹鼠、林姬鼠、西南绒鼠。

23.　峨眉血革螨 *Haemogamasus emeiensis* Zhou，1981

分布：四川（峨眉山）。

宿主：四川短尾鼩。

24.　伊氏血革螨 *Haemogamasus ivanoi* Bregetova，1956

分布：四川（若尔盖）。

宿主：长尾仓鼠。

25.　北野血革螨 *Haemogamasus kitaroi* Asanuma，1948

分布：四川（若尔盖）、黑龙江、辽宁、吉林、内蒙古、宁夏、青海、河北、山西。

宿主：长尾仓鼠、三趾跳鼠、子午沙鼠、长爪沙鼠、背纹毛蹠鼠、布氏田鼠、根田鼠、松田鼠、长尾仓鼠、黑线仓鼠、飞鼠、喜马拉雅旱獭。

26.　脂刺血革螨 *Haemogamasus liponyssoides* Ewing，1925

分布：四川（若尔盖）。

宿主：采自鼠巢。

27.　东北血革螨 *Haemogamasus mandchuricus* Vitzthum，1930

分布：四川（木里）、云南、河北、山西、内蒙古、辽宁、吉林、黑龙江、甘肃、青海、宁夏、新疆。

宿主：黑线仓鼠、背纹仓鼠、大仓鼠、五指跳鼠、布氏田鼠、东方田鼠、褐家鼠、子午沙鼠、长爪沙鼠、长尾仓鼠、大林姬鼠、根田鼠、小家鼠、高原鼠兔、间颅鼠兔、喜马拉雅旱獭等。

28. 山区血革螨 *Haemogamasus monticola* Wang *et* Li，1965

分布：四川（黑水、叙永、合川）、贵州、云南、福建、湖南。

宿主：褐家鼠、黑线姬鼠、黄毛鼠、针毛鼠、社鼠、大足鼠、黄胸鼠、小林姬鼠、黑腹绒鼠、西南绒鼠、猪尾鼠、松田鼠、四川短尾鼩、树鼩。

29. 南坪血革螨 *Haemogamasus nanpingensis* Zhou，Chen *et* Wen，1982

分布：四川（南坪县）。

宿主：鼩鼹。

30. 巢栖血革螨 *Haemogamasus nidi* Michael，1892

分布：四川（黑水、若尔盖）、贵州、吉林。

宿主：棕背䶄、根田鼠、松田鼠、高原鼢鼠、间颅鼠兔、香鼬。

31. 橄形血革螨 *Haemogamasus oliviformis* Teng *et* Pan，1964

分布：四川（马尔康、南江）、云南、贵州、青海。

宿主：大足鼠、白腹鼠、高山姬鼠、大绒鼠、四川短尾鼩、小林姬鼠、褐家鼠、黑线姬鼠、大耳姬鼠。

32. 拱胸血革螨 *Haemogamasus pontiger* Berlese，1903

分布：四川（宜宾、富顺）、云南、安徽、湖南。

宿主：采自米糠。

33. 赛氏血革螨 *Haemogamasus serdjuhovae* Bregetova，1940

分布：四川（马尔康）、黑龙江、吉林、辽宁、青海、河北、山西。

宿主：棕背䶄、红背䶄、大耳姬鼠、沼泽田鼠、社鼠、黑线仓鼠、黑线姬鼠、大林姬鼠、花鼠、根田鼠、褐家鼠等及乌鸦。

34. 四川血革螨 *Haemogamasus szechuanensis* Chang，1973

分布：四川、贵州、云南。

宿主：田鼠、针毛鼠。

35. 唐克血革螨 *Haemogamasus tangkeensis* Zhou，1981

分布：四川。

宿主：喜马拉雅旱獭、中华鼢鼠、藏鼠兔。

36. 梯形血革螨 *Haemogamasus trapezoideus* Teng *et* Pan，1964

分布：四川（马尔康）。

宿主：白腹鼠。

37. 三叉毛血革螨 *Haemogamasus trifurcisetus* Zhou *et* Jiang, 1987

分布：四川（木里）、云南。

宿主：绒鼠。

（十一）真厉螨属 Genus *Eulaelaps* Berlese，1903

38. 光滑真厉螨 *Eulaelaps iaevigatus*

分布：四川（炉霍）。

宿主：高山姬鼠。

39. 草原真厉螨 *Eulaelaps pratorum* Zhou，1981

分布：四川（若尔盖）。

宿主：鼠巢。

40. 拟上海真厉螨 *Eulaelaps pseudoshanghaiensis* Zhou，1981

分布：四川（西昌）。

宿主：高山姬鼠。

41. 森林真厉螨 *Eulaelaps silvestris* Zhou，1981

分布：四川（黑水）。

宿主：高山姬鼠、社鼠、白腹鼠。

42. 厩真厉螨 *Eulaelaps stabularis*（Koch，1836）

分布：四川、贵州、云南、西藏及全国大多数省。

宿主：黄毛鼠、黄胸鼠、社鼠、褐家鼠、小家鼠、黑线姬鼠、大林姬鼠、黑线仓鼠、长尾仓鼠、背纹仓鼠、大仓鼠、东方田鼠、花鼠等。

赫刺螨亚科 Subfamily HIRSTIONGSSINAE Evans *et* Till

（十二）赫刺螨属 Genus *Hirstionyssus* Fonseca，1848

43. 仓鼠赫刺螨 *Hirstionyssus criceti*（Sulzer，1774）

分布：四川（若尔盖）、河北、内蒙古、山西、辽宁、吉林、黑龙江、新疆。

宿主：大仓鼠、达乌尔黄鼠。

44. 淡黄赫刺螨 *Hirstionyssus isabellinus*（Oudenans，1913）

分布：四川（马尔康、南部、会理）。

宿主：褐家鼠。

45. 鼢鼠赫刺螨 *Hirstionyssus myospalacis* Zemskaja *et* Piontkovskaja，1957

分布：四川（若尔盖）。

宿主：采自鼠巢。

46. 新华赫刺螨 *Hirstionyssus neosinicus* Teng *et* Pan，1962

分布：四川（马尔康、壤塘）、云南。

宿主：白腹松鼠、大耳姬鼠、灰头鸦。

47. 鼠兔赫刺螨 *Hirstionyssus ochotonae* Lange *et* Petrova，1958

分布：四川（若尔盖）、西藏、青海。

宿主：藏鼠兔、红耳鼠兔、根田鼠、黄鼬。

48. 陕西赫刺螨 *Hirstionyssus shensiensis* Liu *et* Yuan，1963

分布：四川（若尔盖）。

宿主：中华鼢鼠。

49. 鮈鳈赫刺螨 *Hirstionyssus sunci* Wang，1962

分布：四川（马尔康、营山）、贵州、云南、河北、辽宁、黑龙江、浙江、福建、台湾、广东、广西、海南。

宿主：白腹巨鼠、褐家鼠、臭鮈、灰麝鮈、施氏屋顶鼠、黄胸鼠、社鼠、大足鼠、小家鼠、锡金小鼠、巢鼠、黑线姬鼠、大仓鼠、黑线仓鼠、林姬鼠、大林姬鼠、大耳姬鼠。

50. 四川赫刺螨 *Hirstionyssus szechuanicus* Teng *et* Pea，1963

分布：四川（马尔康）。

宿主：隐纹花松鼠。

51. 鼯鼠赫刺螨 *Hirstionyssus trogopteri* Teng *et* Pan，1962

分布：四川（马尔康）、广西。

宿主：复齿鼯鼠、小鼯鼠、高山鼯鼠。

下盾螨亚科 Subfamily HYPOASPIDINAE Vitzthum

（十三）下盾螨属 Genus *Hypoaspis* Canestrini，1885

52. 溜下盾螨 *Hypoaspis lubrica* Voigts *et* Oudemans，1904

分布：四川、贵州。

宿主：黑线仓鼠、黑线姬鼠、东方田鼠、子午沙鼠、达乌尔黄鼠。

53. 兵下盾螨 *Hypoaspis miles* Berlese，1892

分布：四川、云南、黑龙江、吉林、辽宁、陕西、浙江、湖北。

宿主：达乌尔黄鼠、草原鼢鼠、小家鼠、黑家鼠、五趾跳鼠、大仓鼠。

54. 巴氏下盾螨 *Hypoaspis pavlovskii* Bregetova，1956

分布：四川、贵州、黑龙江、吉林、辽宁、内蒙古、河北、山西、青海、江苏、福建。

宿主：黑线仓鼠、大仓鼠、大林姬鼠、社鼠、背纹毛蹠鼠、达乌尔黄鼠、长尾仓鼠。

鼠刺螨亚科 Subfamily MYONYSSINAE

（十四）鼠刺厉螨属 Genus *Myonyasus* Tiraboschi，1904

55. 鼠刺厉螨 *Myonyasus ingricus* Breg，1956

分布：四川（若尔盖）。

宿主：采自鼠巢。

二、皮刺螨科 Family DERMANYSSIDAE Kolenati

（十五）皮刺螨属 Genus *Dermanyssus* Duges，1834

56. 鸡皮刺螨 *Dermanyssus gallinae*（Degeer，1778）

分布：四川（米易）、吉林。

宿主：麻雀、白玉鸟巢。

三、巨螯螨科 Family MACROCHELIDAE Vitzthum，1930

（十六）巨螯螨属 Genus *Macrocheles* Latreille

57. 无色巨螯螨 *Macrocheles decoloratus* Koch，1839

分布：四川（若尔盖、黑水）。

宿主：采自喜马拉雅旱獭巢。

58. 光滑巨螯螨 *Macrocheles glaber* Muller，1860

分布：四川（若尔盖）。

宿主：中华鼢鼠。

59. 绒腹巨螯螨 *Macrocheles plumiventris* Hull，1925

分布：四川（黑水、木里）。

宿主：黑线仓鼠。

四、巨刺螨科 Family MACRONYSSIDAE

（十七）巨刺螨属 Genus *Macronyssus* Kolenati，1858

60. 红河巨刺螨 *Macronyssus hongheensis* Gu *et* Tao，1996

分布：四川。

宿主：蝙蝠。

61. 鲜渡巨刺螨 *Macronyssus xianduensis* Zhou *et* Wen，1982

分布：四川。

宿主：普通长翼蝠。

（十八）禽刺螨属 Genus *Ornithonyssus* Sambon，1928

62. 柏氏禽刺螨 *Ornithonyssus bacoti* Hirst，1913

分布：四川（南充、南部、米易）、重庆、贵州、云南、西藏及全国大多数省。

宿主：黑线姬鼠、褐家鼠、黄胸鼠、小家鼠等。

63. 囊禽刺螨 *Ornithonyssus bursa*（Berlese，1888）

分布：四川、重庆、贵州、云南及全国大多数省。

宿主：家鸽、家鸡等。

64. 杜氏禽刺螨 *Ornithonyssus agieli* Bregetova，1953

分布：四川（米易）。

宿主：褐家鼠。

（十九）肤刺螨属 Genus *Pellonyssus* Clark *et* Yunker，1956

65. 狭胸膜刺螨 *Pellonyssus stenosternus* Wang，1963

分布：四川（米易）。

宿主：采自鼠巢。

五、瓦螨科 Family VARROIDAE Delfinado *et* Baker，1974

（二十）瓦螨属 Genus *Varroa* Oudemans，1904

66. 大蜂螨 *Varroa jacobsoni* Oudemans，1904

分布：多数地区均有。

宿主：中华蜜蜂、意大利蜂。

第十四节 蚂蟥（环节动物门：蛭纲）

四川的蚂蟥有 6 科、11 属、21 种。

真蛭亚纲 EUHIRUDINEA Lukin，1956

吻蛭目 RHYNCHOBDELLIDA Blanchard，1894

一、舌蛭科 Family GLOSSIPHOIIDAE Vaillant，1890

（一）舌蛭属 Genus *Glossiphonia* Johnson，1816

1. 扁舌蛭 *Glossiphonia complanata*（Linnaeus，1758）

别名：腹平扁蛭、扁蛭

分布：四川。

2. 宽身舌蛭 *Glossiphonia lata* Oka，1910

别名：宽身扁蛭、宽扁蛭、阔节吻蛭、阔身舌蛭

分布：四川、贵州、云南、西藏。

3. 淡色舌蛭 *Glossiphonia weberi* Blanchard，1897

别名：魏柏氏扁蛭、苇氏扁蛭、川扁蛭

分布：四川、贵州、云南。

（二）蛙蛭属 Genus *Batracobdella* Viguier，1879

4. 蚌蛙蛭 *Batracobdella kasmiana*（Oka，1910）

别名：喀什米亚拟扁蛭、喀什米吻蛭、蚌蛭

分布：贵州、四川、云南。

5. 绿蛙蛭 *Batracobdella paludosa*（Carena，1824）

别名：四马丁扁蛭、四马丁拟扁蛭、碧蛭、绿蛭

分布：四川。

（三）副蛭属 Genus *Parabdella* Autrum，1936

6. 四目副蛭 *Parabdella quadrioculata*（Moore，1930）

分布：四川。

（四）盾蛭属 Genus *Placobdella* Blanchard，1893

7. 蛙盾蛭 *Placobdella okadai*（Oka，1925）

别名：冈田盾蛭

分布：四川。

（五）寡蛭属 Genus *Oligobdella* Moore，1918

8. 东方寡蛭 *Oligobdella orientalis* Oka，1925

分布：四川（盐源）。

无吻蛭目 ARHYNCHOBDELLIDA Blanchard，1894

医蛭形亚目 HIRUDINIFORMES Caballero，1952

二、医蛭科 Family HIRUDINIDAE Whitman，1886

（六）医蛭属 Genus *Hirudo* Linnaeus，1758

9. 日本医蛭 *Hirudo nipponia* Whitman，1886

别名：日本医水蛭、水蛭、稻田医蛭

分布：四川、贵州、云南、西藏。

三、黄蛭科 Family HAEMOPIDAE Sawyer，1986

（七）金线蛭属 Genus *Whitmania* Blanchard，1888

10. 光润金线蛭 *Whitmania laevis*（Baird，1869）

别名：金线蛭

分布：四川、贵州、云南。

11. 尖细金线蛭 *Whitmania acranulata*（Whitman，1886）

别名：茶色蛭、尖细黄蛭、秀丽黄蛭、秀丽金线蛭

分布：四川、贵州。

四、山蛭科 Family HAEMADIPSIDAE Blanchard，1893

（八）山蛭属 Genus *Haemadipsa* Tennent，1859

12. 日本山蛭 *Haemadipsa japonica* Whitman，1886

分布：四川（盐源）、云南（西部和西南部的西双版纳勐仑、勐养、普文、勐罕、勐海以及景洪曼金兰等地）。

13. 天目山蛭 *Haemadipsa tianmushana* Song，1977

分布：四川（峨眉山、盐边）。

14. 盐源山蛭 *Haemadipsa yanyuanensis* Liu *et* Song，1977

分布：四川（盐源、盐边）、云南（陇川）。

15. 盐边山蛭 *Haemadipsa yanbianensis* Tan *et al.*，1988

分布：四川（盐边）。

16. 广川山蛭 *Haemadipsa guangchuanensis* Tan *et al.*，1988

分布：四川（盐边）。

五、石蛭科 Family ERPOBDELLIDAE Blanchard，1894

（九）石蛭属 Genus *Erpobdella*

17. 被衣石蛭 *Erpobdella testacea*（Savigny，1822）

分布：四川、云南。

18. 泸沽石蛭 *Erpobdella luguensis* Lui，1984

分布：四川、云南（泸沽湖）。

石蛭形亚目 ERPOBDELLIFORMES Sawyer，1986

六、沙蛭科 Family SALIFIDAE Johansson，1910

（十）巴蛭属 Genus *Barbronia* Johansson，1918

19. 巴蛭 *Barbronia weberi*（Blanchard，1897）

别名：韦氏白勃石蛭

分布：四川、贵州、云南、西藏。

20. 齿蛭 *Odontobdella blanchardi*（Oka，1910）

别名：勃氏齿蛭

分布：贵州、四川。

（十一）掘蛭属 Genus *Scaptobdella* Blanchard，1897

21. 霍史掘蛭 *Scaptobdella horsti* Blanchard，1892

分布：四川（康定）。

第十五节 啮齿动物（啮齿目 RODENTIA）

四川的啮齿动物有 9 科、30 属、92 种及亚种。

一、仓鼠科 Family CRICETIDAE
仓鼠亚科 Subfamily CRICETIDAE

（一）仓鼠属 Genus *Gricetulus* Mile-Edwards，1867

1. 长尾仓鼠 *Gricetulus longicaudatus*（Milne-Edwards，1867）

    =*Cricetulus longicaudatus chiumalaiensis* Wang *et* Cheng，1973 长尾仓
    鼠曲麻莱亚种

分布：四川、西藏、河北、山西、内蒙古、辽宁、河南、陕西、宁夏、甘肃、青海、新疆。

栖息：高山草甸草原、沼泽草甸。

2. 藏仓鼠指名亚种 *Cricetulus kamensis kamensis*（Satunin，1903）

分布：四川（红原）、西藏（芝康、察雅）。

田鼠亚科 Subfamily MICROTINAE Miller，1906

（二）田鼠属 Genus *Microtus* Schrank，1798

3. 四川田鼠 *Microtus millicens* Thomas，1911

分布：西藏（察隅、林芝、江达县）、四川、云南。

栖息：耕地、灌丛。

4. 根田鼠甘南亚种 *Microtus oenomus flaviventris* Satunin，1903

分布：四川省（若尔盖、唐克、黑水、色达、理塘）。

5. 四川田鼠 *Microtus millicens* Thomas，1911

别名：川北田鼠

分布：四川（汶川）、西藏（察隅、林芝）。

6. 川西田鼠 *Microtus musseri* Lawrence，1982

分布：四川（汶川西部的邛崃山区）。

7. 沟牙田鼠 *Microtus bedfordi*（Thomas，1911）

别名：甘南田鼠

分布：四川（黑水）。

（三）松田鼠属 Genus *Pitymyg* McMurtrie，1831

8.　高原松田鼠 *Pitymys irene*（Thomas，1911）

别名：松田鼠、高原田鼠

分布：四川（西部和北部山区：泸定、康定、理塘、马尔康、木里、百里卖、稻城、炉霍）、云南西北部、西藏的东南部。

9.　松田鼠 *Pitymys irene*（Thomas，1911）

分布：四川、西藏、甘肃、青海、云南。

栖息：农田、草甸草原。

（四）䶄属 Genus *Clethrionomys* Tilesius，850

10.　棕背䶄 *Clethrionomys rufocanus*（Sundevall，1846）

分布：四川、河北、山西、内蒙古、黑龙江、吉林、辽宁、湖北、陕西、甘肃、新疆。

（五）绒鼠属 Genus *Eothenomys* Miller，1896

11.　西南绒鼠康定亚种 *Eothenomys custos hintoni* Osgood，1932

分布：四川（康定）。

12.　西南绒鼠宁蒗新亚种 *Eothenomys custos ninglangensis* Wang *et* Li

分布：四川（木里、盐源）、云南（宁蒗）。

13.　中华绒鼠 *Eothenomys chinensis*（Thomas，1891）

分布：四川、云南。

14.　中华绒鼠指名亚种 *Eothenomys chinensis chinensis*（Thomas，1891）

分布：四川（乐山、峨眉山、宝兴、二郎山、瓦山、天全、泸定、喜德、美姑、木里）。

15.　中华绒鼠康定亚种 *Eothenomys chinensis tarquinius*（Thomas，1912）

分布：四川西部（大渡河以西的康定地区）。

16.　滇绒鼠 *Eothenomys eleusis*（Thomas，1911）

别名：趋泽绒鼠

分布：四川、云南、贵州。

17.　滇绒鼠湖北亚种 *Eothenomys eleusis aurora*（Allen，1912）

分布：四川（武隆、南川、酉阳、石棉、美姑、西林、布拖、木里、渡口）、贵州（贵阳、绥阳、梵净山、雷山、安龙）。

18.　黑腹绒鼠 *Eothenomys melanogaster*（Milne-Edwards，1871）

别名：猫儿脑壳耗子（川西）

分布：四川、云南、贵州、西藏、安徽、浙江、江西、福建、台湾、湖北、广东、宁夏、甘肃。

栖息：常绿阔叶林带、针叶林。

19.　黑腹绒鼠指名亚种 *Eothenomys melanogaster melanogaster*（Milne-Edwards，1871）

分布：四川（宝兴、汶川、峨眉、灌县、美姑、温江、若尔盖、雅安）。

20.　黑腹绒鼠甘洛亚种 *Eothenomys melanogaster mucronatus*（G.Allen，1912）

分布：四川（甘洛、石棉）、云南（丽江）。

21.　黑腹绒鼠福建亚种 *Eothentomys melanogaster colurnus*（Thomas，1911）

分布：四川（南充、武隆、酉阳）、贵州（雷山、江口）。

22.　黑腹绒鼠成都新亚种 *Eothentomys melangaster chenduensis* Wang *et* Li

分布：四川（成都）。

23.　大绒鼠 *Eothenomys miletus*（Thomas，1914）

别名：嗜谷绒鼠

分布：四川西南部、云南、安徽、湖北。

24.　大绒鼠指名亚种 *Eothenomys miletus miletus*（Thomas，1914）

分布：四川（木里、渡口、德昌）、云南。

25.　克钦绒鼠 *Eothenomys cachinus*（Thomas，1921）

别名：绒鼠、小老鼠

分布：四川（武隆、酉阳、木里）、云南（贡山、碧江、泸水、梁河、陇川、宾川、景东）、贵州（绥阳）。

26.　西南绒鼠 *Eothenomys custos*（Thomas，1912）

分布：四川、云南。

27.　绒鼠 *Eothenomys eva*（Thomas，1911）

分布：四川、湖北、陕西、甘肃。

28.　玉龙绒鼠 *Eothenomys proditor* Hinton，1923

分布：四川、云南。

（六）绒鼾属 Genus *Caryomys* Thomas，1911

29.　洮州绒鼾 *Caryomys eva*（Thomas，1908）

别名：洮州绒鼠、甘肃绒鼠

分布：四川、青海、甘肃、宁夏、陕西、湖北。

30.　洮州绒鼾指名亚种 *Caryomys eva eva*（Thomas，1911）

分布：四川（平武、巫山）、青海、甘肃、宁夏、陕西、湖北。

31.　洮州绒鼾川西亚种 *Caryomys eva alcinous*（Thomas，1911）

分布：四川（汶川、宝兴、康定、马尔康、黑水、若尔盖）。

32. 岢岚䶅 *Caryomys inez*（Thomas，1908）

别名：岢岚绒鼠

分布：四川、河北、陕西、山西、甘肃、湖北。

33. 岢岚䶅陕西亚种 *Caryomys inez nux*（Thomas，1910）

分布：四川、陕西、甘肃、湖北、安徽。

鼢鼠亚科 Subfamily MYOSPALACINAE Lilljeborg，1866

（七）鼢鼠属 Genus *Myospalax* Laxmann，1769

34. 中华鼢鼠 *Myospalax fotanieri*（Milne-Edwards，1867）

分布：四川、河北、山西、内蒙古、吉林、山东、河南、陕西、宁夏、甘肃、青海。

35. 中华鼢鼠甘肃亚种 *Myospalax fontanieri cansus* Lyon，1907

分布：四川。

36. 秦岭鼢鼠高原亚种 *Myospalax rufescens baileyi* Thomas，1911

分布：四川（阿坝、甘孜）。

37. 罗氏鼢鼠 *Myospalax rothschildi* Thomas，1911

分布：四川（城口、万源、巫山）。

二、豪猪科 Family HYSTRICIDAE

（八）帚尾豪猪属 Genus *Atherurus* Cuvier，1829

38. 帚尾豪猪 *Atherurus macrourus* Linnaeus，1758

分布：四川（雷波）、云南、广东、广西。

（九）豪猪属 Genus *Hystrix* Linnaeus，1758

39. 豪猪 *Hystrix hodgsoni*（Gray，1847）

　　　　=*H.hodgsoni subcristata* Swinhoe，1870

分布：四川、贵州、西藏（聂拉木）、江苏、安徽、浙江、江西、福建、湖北、湖南、广东、广西、陕西、甘肃、云南。

栖息：常绿阔叶林带、杂草和箭竹丛中。

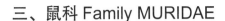

三、鼠科 Family MURIDAE

（十）姬鼠属 Genus *Apodamus* Kaup，1829

40．黑线姬鼠 *Apodamus agrarius*（Palls，1771）

分布：四川及全国（除青海、新疆外）

栖息：灌木丛。

41．高山姬鼠 *Apodamus chevrieri*（Milne-Edwards，1868）

分布：四川、贵州、云南、湖北、陕西、甘肃。

42．大林姬鼠青海亚种 *Apodamus qinghaiensis* Feng，Zheng *et* Wu，1983

分布：四川、云南、西藏（林芝、米林县）。

栖息：针阔混交林、灌木丛。

43．大林姬鼠 *Apodamus speciosus*（Temminck，1845）

分布：四川、河北、山西、内蒙古、黑龙江、吉林、辽宁、山东、安徽、浙江、河南、湖北、湖南、广西、陕西、宁夏、甘肃、云南。

44．小林姬鼠 *Apodamus sylvaticus*（Linnaeus，1758）

分布：四川、西藏、云南、河北、江西、福建、台湾、湖北、陕西、甘肃、新疆。

（十一）板齿鼠属 Genus *Bandicota* Gray，1873

45．板齿鼠 *Bandicota indica*（Bechstein，1800）

分布：四川、贵州、云南、江西、福建、台湾、广东、广西。

（十二）鼠属 Genus *Rattus* Fischer，1803

46．青毛巨鼠 *Rattus bowersi* Anderson，1879

分布：四川、贵州、西藏、安徽、浙江、江西、福建、湖南、广东、广西、云南。

栖息：针叶林、针阔混交林。

47．黑尾鼠 *Rattus cremoriventer indosinicus* Osgood，1932

分布：四川、西藏（樟木、聂拉木县）、广东、云南。

栖息：常绿针叶林。

48．白腹鼠 *Rattus coxigi andersoni* Thomas，1911

分布：四川、贵州、西藏、云南、浙江、江西、福建、台湾、广东、陕西、甘肃、青海。

栖息：常绿阔叶林、针叶林、林中倒木及河溪旁的灌丛石堆中。

49．白腹巨鼠 *Rattus edwardsi edwardsi* Thomas，1882

分布：四川、贵州、西藏、浙江、江西、福建、广东、陕西、甘肃、青海、云南。

栖息：针阔混交林、灌木丛。

50.　黄胸鼠 *Rattus flavipectus*（Milne-Edwards，1871）

分布：四川、贵州、西藏、江苏、安徽、浙江、江西、福建、河南、湖北、湖南、广东、广西、云南。

栖息：房屋顶、天花板上、仓库、灶房、畜厩及柴堆、农田。

51.　针毛鼠 *Rattus fulvescins*（Gray，1847）

分布：四川、贵州、西藏、安徽、浙江、江西、福建、湖南、广东、广西、云南。

栖息：针叶林、针阔混交林。

52.　大足鼠 *Rattus nitidus*（Hodgson，1845）

分布：四川、贵州、西藏、江苏、安徽、浙江、江西、福建、湖南、广东、广西、云南。

53.　社鼠 *Rattus niviventer*（Hodgson，1836）

分布：四川、贵州、西藏、河北、山西、内蒙古、山东、江苏、安徽、浙江、江西、福建、湖南、广东、广西、云南。

栖息：常绿针阔混交林、针叶林、灌木丛。

54.　褐家鼠 *Rattus norvegicus*（Berkenhout，1769）

分布：四川及全国。

栖息：仓库、住房、耕地。

55.　拟家鼠 *Rattus rattoides*（Hodgson，1845）

分布：四川、贵州、西藏、安徽、浙江、江西、福建、湖南、广东、广西、云南。

（十三）小家鼠属 Genus *Mus* Linnaeus，1758

56.　丛林鼠 *Mus famulus* Bonhote，1898

分布：四川、贵州、云南、广西。

57.　小家鼠 *Mus musculus bactrianus* Blyth，1846

分布：四川及全国。

栖息：房屋、农田、草堆、仓库。

（十四）巢鼠属 Genus *Micromys* Rehne，1841

58.　巢鼠 *Micromys minutus*（Pallas，1771）

分布：四川、贵州、西藏、河北、山西、内蒙古、黑龙江、吉林、辽宁、江苏、安徽、浙江、江西、福建、台湾、湖北、湖南、广东、陕西、新疆、云南。

栖息：针叶林、阔叶林、灌木丛、草甸、草丛。

四、鼯鼠科 Family PETAURISTIDAE

（十五）复齿鼯鼠属 Genus *Trogopterus* Heude，1898

59. 复齿鼯鼠 *Trogopterus xanthipes*（Milne-Edwards，1867）

分布：四川、西藏（亚东）、河北、山西、湖北、陕西、甘肃、云南。

（十六）毛耳飞鼠属 Genus *Belomys* Thomas，1908

60. 毛耳飞鼠 *Belomys pearsoni*（Gray，1842）

分布：四川、贵州、云南、福建、台湾、河南、广东、广西。

（十七）沟牙鼯鼠属 Genus *Aeretes* Allen，1938

61. 沟牙鼯鼠 *Aeretes melanopterus*（Milne-Edwards，1867）

分布：四川、河北。

（十八）箭尾飞鼠属 Genus *Hylopetes* Thomas，1908

62. 黑白飞鼠 *Hylopetes alboniger* Hodgson，1836

分布：四川、西藏、浙江、河南、广东、云南。

（十九）鼯鼠属 Genus *Petaurista* Link，1795

63. 红白鼯鼠 *Petaurista alborufus*（Milne-Edwards，1870）

分布：四川、贵州、云南、福建、台湾、湖北、广西、陕西。

64. 棕足鼯鼠 *Petaurista clarkei* Thomas，1922

分布：四川、云南。

65. 小鼯鼠棕足亚种 *Petaurista elegans clarkei* Thomas，1922

分布：四川、云南等地。

66. 大鼯鼠 *Petaurista*（*Petaurista*）*yunanensis*（Anderson，1875）

分布：四川、西藏、福建、台湾、广东、广西、陕西、云南。

栖息：针阔混交林、针叶林。

67. 黑足鼯鼠 *Petaurista xanthotis* Milne-Edwards，1872

分布：四川、西藏（丁青、察隅、墨脱、波密县）、甘肃、青海、云南。

栖息：针叶林、针阔混交林。

（二十）飞鼠属 Genus *Pteromys* Cuvier，1800

68. 飞鼠 *Pteromys volans*（Linnaeus，1758）

分布：四川、云南、河北、山西、内蒙古、黑龙江、吉林、辽宁、河南、陕西、甘肃、青海、新疆。

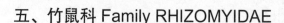

五、竹鼠科 Family RHIZOMYIDAE

（二十一）竹鼠属 Genus *Rhizomys* Gray，1831

69. 中华竹鼠 *Rhizomys sinensis* Gray，1831

分布：贵州、四川、云南、江西、福建、湖北、广东、广西、陕西、甘肃、浙江。

六、松鼠科 Family SCIURIDAE

（二十二）丽松鼠属 Genus *Callosciurus* Gray，1867

70. 赤腹松鼠 *Callosciurus eryfhraeus*（Pallas，1779）

分布：四川、贵州、西藏、山西、江苏、安徽、浙江、福建、台湾、广东、广西、云南。

栖息：常绿针叶林。

71. 赤腹松鼠四川亚种 *Callosciurus erythraeus bonhoti*（Wobinson *et* Wroughton，1911）

分布：四川（万县、峨眉山、汉源）、贵州（赤水）、湖北。

72. 赤腹松鼠栗色亚种 *Callosciurus erythraeus castaneoventris*（Gray，1842）

分布：四川、云南东南部、贵州、海南、广东、广西。

73. 赤腹松鼠金耳亚种 *Callosciurus erythraeus glovei* Thomas，1921

分布：四川（西南部金沙江以北）、云南（弥渡、中甸、邓川、金沙江以北、永德、耿马、双江、沧源、临沧、泸水、碧江）、西藏（东部芒康等县）。

（二十三）岩松鼠属 Genus *Sciurotamias* Miller，1901

74. 岩松鼠 *Sciurotamias davidianus*（Milne-Edwards，1867）

分布：四川、贵州、云南、河北、山西、辽宁、山东、安徽、江西、河南、湖北、陕西、甘肃。

（二十四）长吻松鼠属 Genus *Dremomys* Heude，1898

75. 珀氏长吻松鼠 *Dremomys pernyi*（Milne-Edwards，1867）

分布：四川、贵州、云南、安徽、福建、台湾、湖北、广东、广西、陕西。

76. 红颊长吻松鼠 *Dremomys rufigenis*（Blanford，1878）

分布：四川、贵州、云南、福建、湖北、广东、广西。

（二十五）花松鼠属 Genus *Tamiops* Allen，1906

77. 隐纹花松鼠 *T.swinhoei*（Milne-Edwards，1874）

分布：四川、贵州、西藏、河北、山西、安徽、浙江、江西、福建、台湾、河南、湖北、湖南、陕西、甘肃、广东、广西、云南。

栖息：针叶林、针阔混交林。

（二十六）花鼠属 Genus *Eutamia* Trouessart，1880

78.　花鼠 *Eutamia sibiricus*（Laxmann，1769）

分布：四川、云南、河北、山西、内蒙古、黑龙江、吉林、辽宁、江西、河南、陕西、宁夏、甘肃、青海、新疆。

（二十七）旱獭属 Genus *Marmota* Blumenbach，1779

79.　喜马拉雅旱獭 *Marmota himalayana*（Hodgson，1841）

分布：四川、西藏、甘肃、青海、新疆、云南。

医学意义：1967 ～ 1968 年于仲巴县隆格尔区，连续从其体内分离出鼠疫杆菌 8 株，证实为该地区鼠疫疫源地的主要保菌宿主。

栖息：高山草甸草原、荒漠草甸草原、灌木草甸草原、针叶林边缘。

七、林跳鼠科 Family ZAPODIDAE

（二十八）蹶鼠属 Genus *Sicista* Gary，1827

80.　中国蹶鼠 *Sicista concolor*（Buchner，1892）

分布：四川、云南、黑龙江、吉林、甘肃、青海、新疆。

81.　林跳鼠 *Sicista setchuarus* Pousagues，1896

分布：四川、云南、甘肃、青海。

兔形目（LAGOMRPHA）

八、兔科 Family LEPORIDAE

（二十九）兔属 Genus *Lepus* Linnaeus，1758

82.　草兔 *Lepus capensis* Linnaeus，1758

分布：四川、河北、山西、内蒙古、黑龙江、吉林、辽宁、山东、江苏、安徽、江西、河南、湖北、湖南、陕西、宁夏、甘肃、青海、新疆。

83.　灰尾兔 *Lepus oiostolus* Hodgson，1840（图片见云南灰尾兔）

分布：四川、贵州、西藏、广西、甘肃、青海、新疆、云南。

栖息：高原草原、高山草甸、荒漠、森林、灌丛、农田。

医学意义：已知我区人群感染野兔热，大多与接触高原兔有关。1971 年秋季仲巴县帕羊、岗久两区曾发生大量高原兔自毙，从其尸骨分离出土拉菌两株。

84. 短耳兔 *Lepus sinensis* Gray，1832

分布：四川、贵州、云南、江苏、安徽、浙江、福建、台湾、湖北、湖南、广东、广西。

九、鼠兔科 Family OCHOTONIDAE

（三十）鼠兔属 Genus *Ochotona* Link，1795

85. 间颅鼠兔 *Ochotona cansus* Lyon，1907

分布：四川、西藏（亚东）、陕西、甘肃、青海。

栖息：灌木丛草甸、针阔混交林。

86. 达乌尔鼠兔 *Ochotona daurica* Pallas，1776

分布：四川、西藏（亚东、定日）、河北、山西、内蒙古、陕西、宁夏、青海、新疆。

医学意义：在仲巴县鼠疫疫源地中，本种数量占优势，且同保菌宿主喜马拉雅旱獭关系密切，可能在该地区对传播鼠疫起一定的作用。

87. 川西鼠兔 *Ochotona gloveri* Thomas，1922

分布：四川。

88. 拉达克鼠兔 *Ochotona ladacensis* Gunther，1875

分布：四川。

89. 灰鼠兔 *Ochotona roylei*（Ogilby，1839）

分布：四川、西藏（米林、林芝、八宿县）、甘肃、青海、云南。

栖息：灌丛草甸、针叶林。

90. 红耳鼠兔 *Ochotona rutila*（Severtzov，1873）

分布：四川、甘肃、青海。

91. 藏鼠兔 *Ochotona thibetana*（Milne-Edwards，1871）

　　　　　=*Ochotona thasaenaia* Feng *et* Kao，1974

分布：四川、西藏（朗县、拉萨、仲巴、江达、察隅）、陕西、山西、甘肃、青海、云南。

栖息：高山草甸草原、针叶林、灌木、草甸草原。

92. 狭颅鼠兔 *Ochotona thomasi* Argyropulo，1948

分布：四川、甘肃、青海。

第十六节　食虫动物（食虫目）

四川的食虫动物有 4 科、15 属、35 种。

一、猬科 Family ERINACEIDAE

（一）猬属 Genus *Einaceus* Linnaeus，1758

1. 刺猬 *Einaceus europaeus* Linnaeus，1758
    =*Einaceus miodon* Thones，1908

分布：四川（城口、叙永）。

（二）鼩猬属 Genus *Neotetracus* Trouessart，1909

2. 中国鼩猬 *Neotetracus sinensis* Trouessart，1909

分布：四川（峨眉山、汶川、康定）。

二、鼩鼱科 Family SORICIDAE

（三）鼩鼱属 Genus *Sorex* Linnaeus，1758

3. 变通鼩鼱 *Soeex araneus* Linnaeus，1758

分布：四川（理塘）。

4. 山地纹背鼩鼱 *Sorex bedfordiae* Thomas，1911

山地纹背鼩鼱滇西亚种 *Sorex bedfordiae gomphus* Allen

分布：四川、云南（贡山、碧江、泸水）。

5. 纹青鼩鼱 Sorex *cylindricauda* Milne-Edwards，1871

分布：四川（宝兴、黑水、马尔康、木里、峨眉、美姑）。

6. 云南鼩鼱 *Sorex excelsus* Allen，1923

分布：四川、云南（中甸、丽江、剑川）。

7. 西藏鼩鼱 *Sorex thibetanus* Kastschenko，1905
    Sorex minutus Linnaeus，1766 小鼩

分布：四川（木里、康定）、云南。

8. 陕西鼩鼱 *Sorex sinalis*

分布：四川、陕西。

（四）肥鼩鼱属 Genus *Blarinella* Thomas，1911

9. 肥鼩鼱 *Blarinella quadraticauda* Milne-Edwards，1872

分布：四川（宝兴、峨眉、理县）、重庆（南川）。

10. 肥鼩鼱滇西亚种 *Blarinella guadraticauda wurdi* Thomas，1915

分布：四川（木里）、云南。

（五）长尾鼩鼱属 Genus *Soriculus* Blyth，1854

11. 长尾鼩鼱 *Soriculus caudetus* Horsfield，1851

=*S.c.sacratus* Thomas，1911

分布：四川（峨眉山）、云南。

12. 大褐鼩鼱 *Soriculus leucops* Horsfield，1855

分布：四川（川西南）。

（六）缺齿鼩鼱属 Genus *Chodsigoa* Kastschenko，1848

13. 川西缺齿鼩 *Chodsigoa hypsibius*（De Winton，1899）

分布：四川（黑水、丹巴、泸定、理县、汶川、平武）、云南（德钦、中甸）。

14. 大足缺齿鼩 *Chodsigoa salenskii*（Kasrschenko，1907）

分布：四川（平武）、云南（中甸）。

15. 云南缺齿鼩 *Chodsigoa parca* Allen，1923

分布：四川（木里）、云南（盈江、永平、丽江）。

16. 史密斯缺齿鼩 *Chodsigoa smithi* Thomas，1911

分布：四川（康定）。

17. 甘肃缺齿鼩 *Chodsigoa lamula*

分布：四川、甘肃。

（七）麝鼩属 Genus *Crocidura* Wagier，1832

18. 灰麝鼩 *Crocidura attenuate* Milne-Edwards，1872

分布：四川（宝兴、重庆、苍溪、阆中、城口、南江、峨眉、南充、成都、双流、彭县、金堂、南部、灌县、汶川、秀山、南充）、云南。

19. 小麝鼩 *Crocidura suaveolens*（Pallas，1811）

= *Crocidura suaveolens phaeopus* Allen 小麝鼩四川亚种

分布：重庆（南川、奉节）。

20. 白尾梢麝鼩 *Crocidura dracula* Thomas，1912

分布：四川（渡口、会东、雷波、峨眉）、云南。

21. 中麝鼩 *Crocidura russula* Hormann，1780

=*Crocidura russula rapax* G.Allen，1923

分布：四川（西昌、木里、泸定、珙县）。

22. 古氏麝鼩 *Crocidura gueldenst aedtii*

分布：四川。

（八）短尾鼩属 Genus *Anoweosorex* Milne-Edwards，1870

23. 微尾鼩 *Anourosorex squamipes* Milne-Edwards，1872

又名：四川短尾鼩、鳞无短尾鼩

分布：四川（成都、双流、彭县、金堂、南部、内江、黑水、雅安、城口、万源、南江、南充、宝兴、峨眉、汶川、灌县）、云南、重庆（巫山、奉节、南川、重庆市）。

（九）水鼩属 Genus *Chimmarogale* Anderson，1877

24. 喜马拉雅水鼩 *Chimmaroggle himalayica* Gray，1842

分布：四川（金堂、雷波、大邑、城口）、云南。

25. 灰腹鼩 *Chimmarogale styani* De Winton

分布：四川（黑水、石棉、宝兴、汶川）、云南。

（十）蹼鼩属 Genus *Nectogale* Milne-Edwards，1870

26. 蹼足鼩 *Nectogale elegans* Milne-Edwards，1870

分布：四川（黑水、木里、巴塘、宝兴）、云南。

三、鼹科 Family TALPIDAE

（十一）多齿鼩鼹属 Genus *Nasillus* Thomas，1911

27. 鼩鼹 *Nasillus*（*Uropsiluo*）*soricipes* Milne-Edwards，1872

分布：四川（宝兴、黑水、南江、汶川）。

28. 峨眉山鼩鼹 *Nasillus*（*Uropsiluo*）*andersoni* Thomas，1911

分布：四川（峨眉山、峨边、昭觉）。

29. 长吻鼩鼹 *Nasillus*（*Uropsiluo*）*gracilis* Thomas，1911

分布：重庆（金佛山）。

（十二）长尾鼩鼹属 Genus *Scaptonys* Milne-Edwards，1867

30. 长尾鼩鼹 *Scaptonyx fusicaudus* Milne-Edwards，1872

分布：四川（黑水、峨眉山）、重庆（南川）、云南。

31. 甘肃鼹 *Scapanulus oweni* Thomas，1912

分布：四川（黑水）、重庆（巫山）。

（十三）鼹属 Genus *Talpa* Linnaeus，1911

32. 长吻鼹 *Talpa longirostris* Milne-Edwards，1870

分布：四川（双流、彭县、雷波、芦山、石棉、汉源、成都、宝兴、峨眉、南江、马边、平武）、重庆（南川）。

33. 短尾鼩 *Talpa micrura* Hodgson，1841

分布：四川、云南。

（十四）白尾鼹属 Genus *Parascaptor* Gill

34. 白尾鼹 *Parascaptor leucurus*（Blyth，1850）

分布：四川（木里）、云南。

四、树鼩科 Family TUPAIIDAE

（十五）树鼩属 Genus *Tupaia* Yraffes，1821

35. 普通树鼩 *Tupaia glis* Diara，1820

                 Tupaia chinensis Anderso，1879

分布：四川（米易、木里、宁南、西昌、会东、德昌）。

第十七节 蝙蝠 CHIROPTERA（翼手目）

四川的蝙蝠有 4 科、16 属、35 种及亚种。

一、蹄蝠科 Family HIPPOSIDERIDAE

（一）蹄蝠属 Genus *Hipposideros* Gray，1831

1. 大蹄蝠 *Hipposideros armiger* Hodgson，1835

分布：四川（南充、峨眉、会东、乐山、巴塘）、重庆（万源）。

2. 普氏蹄蝠 *Hipposideros prattilylei* Thomas，1891

分布：四川（雷波）、重庆（万源）、云南。

（二）无尾蹄蝠属 Genus *Coelops*

3. 中华无尾蹄蝠 *Coelops frithi* Blyth，1848

                 =*Coelops frithi sinicus* G.Allen，1928

分布：重庆（万州）。

二、假吸血蝠科 Family MEGADERMATIDAE

（三）假吸血蝠属 Genus *Megaderma*

4. 印度假吸血蝠 *Megaderma lvra* Gecffroy，1810

                 = *M.l.sinensis* Anderson *et* Wroughton，1907

分布：重庆（城口）。

三、菊头蝠科 Family RHINOLOPHIDAE

（四）菊头蝠属 Genus *Phinolophus*

5.　中菊头蝠 *Rhinojophes affinis* Horsfield，1823
　　　　　　= *R.a.himalavanus* Andersen，1905

分布：重庆（万州）、云南。

6.　杏红菊蝠 *Rhinolophus rouxi* Tamminck，1835
　　　　　　= *R.r.sinicus* Andersen，1905

分布：重庆（万州）、云南。

7.　短翼菊蝠 *Rhinolophus lepodus* Blyth，1814
　　　　　　= *R.l.shortridgei* Andersen，1918

分布：重庆（万州）、云南。

8.　角菊头蝠 *Rhinolophus corrutus* Temminck，1835
　　　　　　= *Rhinolophus corrutus pumilus* Andersen，1905

分布：重庆（南川、金城山）。

9.　角菊头蝠四川亚种 *Rhinolophus corrutus szechwanus* Andersen，1918

分布：重庆（万州，1918；G.Allen，1923）

10.　大耳菊头蝠 *Rhinoophus macrotis* Blyth，1844
　　　　　　= *Rhinoophus macrotis episcopus* G.Allen，1923

分布：重庆（万州）、云南。

11.　贵州菊头蝠 *Bhinolophus rex* G.Allen，1923

分布：重庆（万州）。

12.　皮氏菊头蝠 *Rhinolophus pearsoni* Horsriald，1851

分布：四川（盐湖、木里）、贵州、云南。

13.　马铁菊头蝠 *Rhinolophus ferrumeouinum* Schreber，1774
　　　　　　= *Rhinolophus ferrumeouinum nippjon* Temminck，1835

分布：四川（峨眉、雷波）、重庆（城口）、云南。

14.　*Rhinolophus ferrumeouinum fragatus* Hodgson，1835

分布：四川（彭县）。

四、蝙蝠科 Family VESPERTILIONIDAE

（五）鼠耳蝠属 Genus *Myotis* Kaup

15.　西南鼠耳蝠 *Myotis altarium* Thomas，1911

分布：四川（峨眉）、云南。

16. 须鼠耳蝠 *Myotis mystacinus* Kukl，1819

          =*Myotis mystacinus moupinensis* Milne-Edwards，1872

分布：四川（峨眉、宝兴）。

17. 小鼠耳蝠 *Myotis daubentoni* Kuhl，1819

          =*Myotis daubentoni laniger* Peters，1871

分布：四川（会东）（彭鸿绶等，1962）、云南。

18. 大鼠耳蝠 *Myotis myotis* Borkhausen，1797

          =*Myotis myotis luctuosus* G.Allen，1923

分布：重庆（城口、万县）。

19. 大鼠耳蝠中华亚种 *Myotis myotis chinensis* Thomaw

分布：四川（会东）、云南。

（六）伏翼蝠属 Genus *Pipisterellus* Kaup

20. 灰伏翼 *Pipistrellus pulveratus*（Peters，1870）

分布：重庆（万县 G.Allen，1938）、四川（雅安）、云南。

21. 普通伏翼 *Pipistrellus abramus* Temminck，1840

分布：四川（南充、达县、雅安、成都、峨眉）、重庆（城口）、云南。

（七）棕蝠属 Genus *Eptesicus* Rafinesque

22. 棕蝠 *Eptesicus serotinus* Schreber，1774

        =*Eptesicus serotinus andersoni* Dobson，1871

分布：四川、云南。

23. 棕蝠甘肃亚种 *Eptesicus serotinus pallens* Miller，1911

分布：四川（会东）。

（八）南蝠属 Genus *Ia* Thomas

24. 长翅南蝠 *Ia longimana* Pen

分布：四川（会东）。

25. 南蝠 *Ia io* Thomas，1902

分布：重庆（万州）、云南。

（九）山蝠属 Genus *Nyctalus* Bowdich

26. 山蝠 *Nyctalus noctula* Schreber，1774

        =*Nyctalus noctula plancei* Gerbe，1880

分布：四川（雅安）。

27. 山蝠福建亚种 *Nyctalus noctula velutinus* G.Allen，1929

分布：四川（成都）、重庆（南江、金城山）、云南。

（十）斑蝠属 Genus *Scotomanus* Bobson

28. 斑蝠 *Scotomanes ornatus* Blyth，1851

=*Scotomanes ornatus sinersis* Thomas，1921

分布：四川（成都、南充）、云南。

（十一）阔耳蝠属 Genus *Barbastella* Gary

29. 宽耳蝠 *Barbastella leucomelas* Cretzschmar，1826

=*Barbastella leucomelas darjelingensis* Hodgson，1855

分布：四川（峨眉、灌县 Thomas，1911）、云南。

（十二）大耳蝠属 Genus *Plecotus*

30. 大耳蝠 *Plecotus auritus* Linaeus，1758

=*Plecotus auritus arlel* Thomas，1911

分布：四川。

（十三）蝙蝠属 Genus *Plecotus*

31. 大蝙蝠 *Vespertillo superans* Thomas，1899

分布：四川（峨眉）。

（十四）管鼻蝠属 Genus *Murina* Gray

32. 白腹管鼻蝠 *Murina leucogaster* Milne-Edwards，1872

分布：四川（雷波、峨眉、宝兴）。

33. 金管鼻蝠 *Murina aurata* Milne-Edwards，1872

分布；四川（宝兴）、云南。

（十五）彩蝠属 Genus *Kerivoula*

34. 哈氏彩蝠 *Kerivoula hardwickei* Horsfield，1824

=*Kerivoula depressa* Miller，1906

分布：四川（东南部）、云南。

（十六）长翼蝠属 Genus *Miniopterus* Bonaparte

35. 长翅蝠 *Miniopterus schreiberei* Kuhl，1819

=*Miniopterus fuliginosus* Hodgson，1835

分布：四川（盐湖）、云南。

第十八节　蛇类（爬行动物）

四川省目前已报道共有蛇类 5 科、33 属、80 种。

一、蟒科 Family BOIDAE

（一）蟒属 Genus *Python* Daudin，1803

1. 蟒蛇 *Python molurus bivittatus* Kuhl，1820

分布：四川（青川、内江）、贵州（紫云、望谟、罗甸）、云南（橄榄坝、景洪、陇川、盈江、勐养、孟连、勐腊、绿春、河口）、福建（诏安、云霄、漳浦、南靖、漳平、龙岩、永安、大田、永泰、闽侯、闽清、古田、南平）、海南（海口）、广西（龙津、大瑶山）。

二、游蛇科 Family COLUBRIDAE

（二）脊蛇属 Genus *Achalinus* Peters，1869

2. 美姑脊蛇 *Achalinus meiguensis* Hu *et* Zhao，1966

分布：四川（安县、洪雅、峨眉、宝兴、汶川、美姑）。

3. 黑脊蛇 *Achalinus spinalis* Peters，1869

分布：四川（青川、广元、宜宾、洪雅、峨眉、南川、南充、蓬安、岳池、万源、荥经、宝兴、茂汶、汶川）、贵州（印江、雷山）、云南（威信、镇雄）、江苏（南京）、浙江（杭州、临安、萧山、定海、镇海、天台、遂昌、龙泉）、安徽（祁门）、福建（福州、邵武、崇安、霞浦、周宁）、江西（九江、庐山）、湖北（宜昌）、湖南（长沙、平江、道县）、广西（龙胜）、陕西（商县、洛南、商南、山阳、柞水、宁陕、佛坪、宁强）、甘肃（华亭、天水、徽县、康县、文县）。

（三）瘦蛇属 Genus *Ahaetulla* Link，1807

4. 绿瘦蛇 *Ahaetulla prasina* Reinwardt，1827

分布：四川、贵州（罗甸）、云南（保山、腾冲、碧江、陇川、孟连、河口）、西藏（墨脱）、福建（闽侯、长汀、南靖、平和）、广东（广州、罗浮山、肇庆）、香港、广西（金秀、藤县、苍梧、天峨、环江、梧州、那坡、龙州、上思、防城）。

（四）腹链蛇属 Genus *Amphiesma* Dumeril，Bibron *et* Dumeril，1854

5. 锈链腹链蛇 *Amphiesma craspedogaster* Boulenger，1899

分布：四川（宜宾、雅安、万源、南江、泸定、天全、南川、灌县、峨眉、洪雅、威州、米易、汶川、彭县）、贵州（贵阳、赤水、印江、册亨、清镇、毕节、榕江、雷山、贵定、独山、龙里、江口、平坝）、山西、江苏（宜兴）、浙江（余杭、临安、安吉、宁波、

镇海、金华、东阳、武义、开化、天台、仙居、乐清、泰顺、缙云、龙泉、遂昌、庆元、台州、丽水、宁海）、安徽（祁门、黄山、东至、霍山、太平、青阳、宜城）、福建（崇安、邵武、泰宁、大田、德化、闽侯、泉州、周宁、南平、浦城、建阳、福安、福清、南安）、江西（萍乡、宜春、赣州、安福、上犹、龙南、铅山、景德镇）、河南（信阳、嵩县）、湖北（利川、通山）、湖南（武岗、长沙、衡山、衡阳）、广东（九峰）、广西（金秀）、陕西（太白、商南、宁强）、甘肃（文县）。

6. 棕网腹链蛇 *Amphiesma johannis* Boulenger，1908

分布：四川（峨眉、米易、冕宁、康定、九龙、石棉、会理）、贵州（威宁）、云南（昆明、武定、丽江）。

7. 瓦屋山腹链蛇 *Amphiesma metusia* Inger，Zhao，Shaffer *et* Wu，1990

分布：四川（洪雅瓦屋山）。

8. 腹斑腹链蛇 *Amphiesma modestum* Gunther，1875

分布：四川、云南、贵州、广西。

9. 八线腹链蛇 *Amphiesma octolineata* Boulenger，1904

分布：四川（洪雅、峨眉、冕宁、越西、昭觉、会理、天全、泸定、宝兴、苍溪）、贵州（印江、兴义、安龙、雷山、威宁）、云南（昆明、大理、丽江、东川、曲靖、景东、河口、金平、玉溪、西双版纳、呈贡、晋宁、澄江、通海、安宁、武定、陇川、盈江、腾冲、孟连、新平、双柏）。

10. 丽纹腹链蛇 *Amphiesma optata* Hu *et* Zhao，1966

分布：四川（峨眉、秀山）、贵州（印江、雷山、安龙、德江、江口、榕江、荔波）、湖南（宜章）、广西（大新、全州、融水）。

11. 棕黑腹链蛇 *Amphiesma sauteri* Boulenger，1909

分布：四川（峨眉、洪雅、周家沟、酉阳、苍溪、荥经）、贵州（绥阳、清镇、毕节、雷山、荔波、贵定）、安徽（黄山、祁门）、福建（南靖、大田、德化）、台湾（台北、南投、台南、高雄、花莲、桃园）、江西（寻乌）、湖南（宜章）、广东（连平）、香港、海南（白沙）、广西（全州、金秀、容县、北流、隆安、龙胜）。

12. 棕黑腹链蛇华西亚种 *Amphiesma maxima* Malnate，1962

分布：四川。

（五）林蛇属 Genus *Boiga* Fitzinger，1826

13. 绞花林蛇 *Boiga kraepelini* Stejneger，1902

分布：四川（宜宾、洪雅）、贵州（印江、雷山、赤水、绥阳、榕江、务川、荔波、遵义）、重庆、浙江（龙泉、吴兴、余杭、开化、天台、泰顺、松阳、景宁）、安徽（黄山、太平、旌德、祁门）、福建（德化、崇安、建阳、福清、建宁、惠安、漳州、建瓯、南平）、台湾（台北、北投、基隆、新竹、苗栗、南投、高雄、屏东、花莲、台东）、江西（铅山、新建、九江、庐山）、湖南（大庸、衡山）、广东、香港、海南（陵水）、广西（金秀、龙胜、桂林、南丹、全州）。

别名：大头蛇、绞花蛇、猫眼蛇。

形态特征：最长 100 cm 以上。头部宽大且略呈三角形，眼突出且瞳孔垂直，颈部与尾部细长，个体体背颜色变化很大，有琥珀色、棕色、淡褐色、黄褐、灰色、灰棕色、淡红褐和土黄色，上面有许多黑色、黑褐色或灰褐色具黄白色细边的不规则横斑，有些斑块会相接合成波浪状或锯齿状花纹。体鳞 21 列，肛鳞分裂，尾部极细长，逐渐缩小，末端尖细。在外形上某些特征与典型蝮蛇很相似。

生活习性：树栖蛇类，夜行性。多生活在丘陵、开垦地的树林，攀爬力强，常栖于溪沟旁灌木上，亦见于茶山矮树上。也发现于溪流中的岩石上。有时到住宅附近。多于夜晚活动。稍微具有神经质与攻击性，受到威胁会张口还击，垂直分布从 300 ~ 1100 m。

毒性：后沟牙类毒蛇，有轻微的毒性，咬后一般不会致人于死。

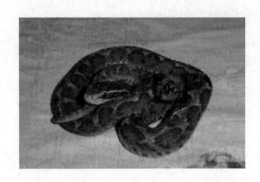 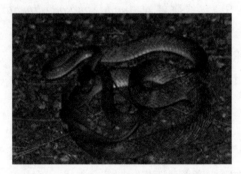

（六）两头蛇属 Genus *Calamaria* Boie，1826

14. 尖尾两头蛇 *Calamaria pavimentata* Dumerll，Bibron *et* Dumerll，1854

分布：四川（峨眉、宝兴、宜宾、洪雅）、贵州（雷山、望谟）、云南（河口、勐养、勐龙、景东、碧江）、浙江（杭州、天台、泰顺）、福建（崇安）、海南、广西（瑶山）。

15. 钝尾两头蛇 *Calamaria septentrionalis* Boulenger，1890

分布：四川、贵州、浙江、江苏、安徽、福建、江西、湖南、广西。

（七）翠青蛇属 Genus *Cylophiops* Boulenger，1888

16. 翠青蛇 *Cylophiops major* Gunther，1858

分布：四川（汶川、万源、岳池、蓬安、峨眉、灌县、巫山、洪雅、广元、达县、荥经、北川、平武、南充、苍溪、合川、酉阳、峨边、南平）、重庆（南川）、贵州（绥阳、正安、湄潭、仁怀、赤水、江口、印江、德江、松桃、兴义、望谟、册亨、毕节、金沙、榕江、从江、雷山、荔波、贵定、平塘、罗甸、龙里）、上海、浙江（武义、龙泉、乐清、四明山、

天目山、开化、临安、余杭、莫干山、泰顺、定海）、安徽（黄山、太平、霍山、金寨、潜山）、福建（德化、崇安、南靖）、江西（九江）、湖北（均县、利川）、湖南（宜章）、海南（陵水、琼中）、广西（金秀、龙胜）、陕西（佛坪、商南、秦岭）、甘肃（文县、康县）。

（八）链蛇属 Genus *Dinodon* Dumeril，1853

17. 黄链蛇 *Dinodon flavozonatum* Pope，1928

分布：四川、贵州、云南、浙江、安徽、福建、江西、湖南、广东、海南、广西。

18. 赤链蛇 *Dinodon rufozonatum* Cantor，1842

分布：四川（甘孜和凉山地区、马边、天全、青川、汶川、资阳、宜宾、安昌、桑枣、茶坪、三台、盐亭、安县、梓潼）、贵州、云南、河北、山西、辽宁、吉林、黑龙江、江苏、浙江、安徽、福建、台湾、江西、山东、河南、湖北、湖南、广东、海南、广西、山西、甘肃。

（九）锦蛇属 Genus *Elaphe* Fitzinger，1833

19. 双斑锦蛇 *Elaphe bimaculata* Schmidt，1925

分布：四川（甘孜、金沙江、松潘）、重庆、河北、江苏（南京、镇江、昆山、宜兴、无锡、松江、崇明）、浙江（杭州、余杭、天目山、安吉、上虞、宁波、诸暨、金华、天台、遂昌）、安徽（宁国、霍山、芜湖、当涂、繁昌、南陵、宣城、郎溪、广德、休宁、贵池、东至）、江西（庐山）、山东、河南（新乡、内乡）、湖北（武昌）、陕西（周至）、甘肃（合水、西峰）。

20. 王锦蛇 *Elaphe carinata* Gunther，1864

分布：四川（峨眉、巫山、昭觉、灵关、万源、南江、荥经、城口、达县、苍溪、合江、安县）、重庆（南川）、贵州（桐梓、金沙、务川、清镇、毕节、独山、雷山、印江、绥阳、正安、仁怀、赤水、江口、德江、松桃、兴义、榕江、贵定、龙里、威宁、惠水）、云南（昆明、腾冲、东川、丽江、贡山、西双版纳）、北京、天津、上海（金山、宝山）、江苏（南京、苏州、宜兴）、浙江（余杭、杭州、开化、金华、诸暨、武义、平阳、乐清、龙泉、温州、天台、台州、桐庐、富阳、天目山、松阳、瑞安、文成、永嘉、泰顺、宁波）、安徽（黄山、东至、石台、太平、霍山、潜山、泾县、宣城、广德、旌德）、福建（崇安、邵武、霞浦、周宁、福鼎、福州、永泰、闽侯、龙溪、长汀、福安、长乐）、台湾、江西（庐山、九江、萍乡、湖口、潜山、铜鼓、安福、上犹、井冈山）、河南（信阳、桐柏）、湖北（均县、利川）、湖南（宜章、衡山、长沙）、广东、广西（龙胜、融水、资源、全州、花坪、桂林）、陕西（商南、山阳、洛南、周至、柞水、宁陕、佛坪、石泉、洋县）、甘肃（徽县、文县）。

21. 白条锦蛇 *Elaphe dione* Pallas，1773

分布：四川（康定、若尔盖）、北京、天津、河北（秦皇岛）、山西（太谷、太原、五台山）、内蒙古（巴音浩特）、辽宁（沈阳、宽甸、鸭绿江、营口、凌源、千山、大连、大石桥、抚顺、本溪、北票、辽中、新宾、西山、深井子）、吉林（磐石、头道、兴安岭、双阳、辉南、土门岭、蛟河、江蜜蜂、松花湖）、黑龙江（松花江及乌苏里江流域、牡丹江流域、绥芬河）、上海（昆山、金山、松江、青浦、崇明）、江苏（苏州）、安徽（皖北）、山东（青岛、济南、潍县）、河南、湖北（汉口、孝感）、陕西（榆林、延安、千阳、武功、眉县、周至）、甘肃（天水、徽县、武山、武威、靖远、兰州）、青海（门源、西宁）、宁夏（固原、金山草原）、新疆（塔城、尼勒克、阿勒泰、哈巴河）。

22.　灰腹绿锦蛇 *Elaphe frenata* Gary，1853

分布：四川（米易）、贵州（绥阳、务川、独山、印江、雷山、江口、赤水）、浙江（龙泉、天目山）、安徽（霍山、宣城、黄山、佛子岭）、福建（崇安、邵武、南平、南靖、平和）、河南（信阳、内乡）、广东、广西（龙胜）。

23.　玉斑锦蛇 *Elaphe mandarina* Cantor，1842

分布：四川（峨眉、巫山、南江、宜宾、洪雅、阆中、南充、安县）、重庆（南川）、贵州（桐梓、务川、清镇、毕节、湄潭、印江、兴义、遵义、绥阳、仁怀、赤水、江口、松桃、贵定、雷山、榕江、望谟）、云南、西藏、北京、天津、辽宁（义县）、上海、江苏（苏州）、浙江（定海、普陀、宁波、嘉兴、天台、永嘉、诸暨、金华、东阳、开化、天目山、莫干山、杭州、余杭、景宁、龙泉、遂昌、泰顺、缙云）、安徽（黄山、太平、霍山、广德、白云）、福建（武夷山、浦城、崇安、邵武、建阳、周宁、福安）、台湾、江西（九江、铅山、井冈山）、湖北（均县）、湖南（宜章）、广东、广西（融水、资源、全州、花坪、桂平、上思、桂林）、陕西（周至、眉县、柞水、宁陕、佛坪、石泉、商南、山阳、洛南、洋县、秦岭）、甘肃（文县）。

24.　绿锦蛇 *Elaphe prasina* Blyth，1854

分布：四川、云南、贵州、海南。

25.　横斑锦蛇 *Elaphe perlacea* Stejneger，1929

分布：四川（雅安、泸定、汶川）。

26.　紫灰锦蛇 *Elaphe porphyracea* Cantor，1839

分布：四川（彭县、峨眉、平武、洪雅、城口、汶川）、重庆、贵州（威宁）、云南（昆明、景东、河口、西双版纳、陇川、腾冲、沧源、贡山、孟连、勐腊、丽江、大理、曲靖、永北）、贵州（绥阳、雷山、江口、兴义、赤水）、西藏（墨脱）、河南（新乡）、陕西（柞水、宁陕、佛坪、秦岭）、甘肃（文县）、江苏（宜兴）、浙江（宁波、四明山、天目山、开化、天台、文成、缙云、遂昌、松阳、龙泉、泰顺）、安徽（黄山、霍山）、福建（浦城、崇安、邵武、建阳、政和、长乐、松溪、福州、南靖、福清、永春、宁德、南平、松政、平和）、台湾、江西（九江、铅山、井冈山）、湖南（宜章、江永）、广东（罗浮山）、海南（五指山、琼中、那大）、广西（金秀、瑶山、西林、融水、资源、全州、花坪、防城）。

27. 紫灰锦蛇指名亚种 *Elaphe porphyracea porphyracea* Cantor，1839

分布：四川、云南、贵州、陕西、甘肃、西藏、河南。

28. 黑眉锦蛇 *Elaphe taeniura* Cope，1861

分布：四川（泸定、南川、南江、峨眉、成都、宜宾、洪雅、广元、城口、宝兴、荥经、遂宁、峨边、合川、兴文、阆中、达县、万源、平武、南充、彭水、安县、贡嘎山）、重庆、贵州（桐梓、遵义、务川、湄潭、龙里、荔波、印江、雷山、兴义、安龙、梵净山、绥阳、正安、仁怀、赤水、金沙、江口、德江、松桃、望谟、册亨、贵定、毕节、威宁）、云南（昆明、思茅、贡山、景东、漾濞、腾冲、云县、蒙自、永德、西双版纳、哀牢山）、西藏（察隅、墨脱、波密）、北京、天津、山西、上海、浙江（宁波、定海、普陀、杭州、余杭、莫干山、天目山、淳安、安吉、诸暨、金华、武义、文成、泰顺、景宁、龙泉、遂昌、缙云）、江苏（苏州、南京、柏州、兴化、宜兴、溧阳）、安徽（芜湖、大通、黄山、霍山、当涂、繁昌、南陵、泾县、宣城、郎溪、广德、宁国、旌德、绩溪、休宁、祁门、太平、石台、青阳、贵池、东至、金寨）、福建（崇安、浦城、邵武、南平、永泰、三明、大田、永安、尤溪、闽清、泉州、南安、南靖、德化）、台湾、江西（贵溪、九江）、河南（洛阳、新乡、商城）、湖北（均县）、湖南（宁乡、长沙、衡山、桑植、大庸、凤凰、武冈）、海南（陵水、罗蓬、琼中、毛祥、五指山）、广西（南宁、瑶山、资源、全州、融水、玉林、上思、东兴、龙州、凭祥、睦边）、陕西（眉县、柞水、宁陕、佛坪、商南、洛南、周至）、甘肃（天水、徽县、康县）。

（十）白环蛇属 Genus *Lycodon* Boie，1826

29. 双全白环蛇 *Lycodon fasciatus* Anderson，1879

分布：四川（甘孜和凉山地区、二滩库区）、浙江、福建、湖北、贵州、云南、陕西、甘肃。

30. 黑背白环蛇 *Lycodon ruhstrati* Fischer，1886

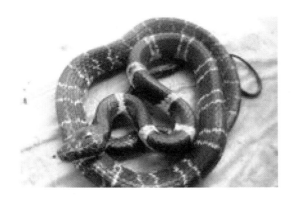
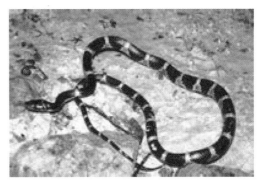

形态特征：体系长，头宽扁，吻钝，头颈区别明显，瞳孔圆形。背面黑色或黑褐色或黑灰色，头背面褐色，上唇白色；自颈至尾有波状横斑，此种斑在前部为白色，往后为灰绿色和浅绿色围以白色，至尾部则为完整环斑；前部横斑窄，间隔宽，向后横斑宽；腹面白色或黄白色或灰白色，中段以后散有黑点斑，向后此斑点密集，至尾下为灰黑色。

生态习性：生活于海拔 400 ~ 1000 m 的山区和丘陵地带，常在林中灌丛、草丛、田间、溪边、路旁活动。

毒性：后毒牙毒蛇，毒性以出血为主，弱毒性。

分布：四川（宜宾、茶坪、青川、二滩库区、安县、平武、岷山、龙门山、夹金山东南坡、大雪山东坡、九龙、稻城、乡城、巴塘南部）、贵州、江苏（宜兴）、浙江、安徽、福建、台湾、江西、湖南、广东、广西、陕西、甘肃。

（十一）颈棱蛇属 Genus *Macropisthodon* Boulenger，1893

31. 颈棱蛇 *Macropisthodon rudis* Boulenger，1906

分布：四川（甘洛、凉山、昭觉、西昌、会理、盐源）、贵州（雷山、毕节、榕江、威宁）、云南（昆明、西双版纳）、浙江、安徽、福建、江西、湖南、广西。

32. 方花丽斑蛇 *Maculophis bellus* Li，Wen *et* Guo，2009

分布：四川（攀枝花）。

（十二）小头蛇属 Genus *Oligodon* Boie，1827

33. 中国小头蛇 *Oligodon chinensis* Gunther，1888

分布：四川、江苏、浙江、安徽、福建、河南、广东、广西、贵州、云南。

34. 圆斑小头蛇 *Oligodon lacroixi* Angel *et* Bourret，1933

分布：四川、云南。

35. 横纹小头蛇 *Oligodon multizonatum* Zhao *et* Jiang，1981

分布：四川（泸定）、甘肃（天水）。

36. 饰纹小头蛇 *Oligodon ornatus* Van *et* Dengburgh，1909

分布：四川、浙江、福建（邵武、建阳、崇安）、台湾、江西、湖南、广西。

（十三）后棱蛇属 Genus *Opisthotropis* Gunther，1872

37. 山溪后棱蛇 *Opisthotropis latouchii* Boulenger，1899

分布：四川、贵州、浙江、安徽、福建、江西、湖南、广东、广西。

（十四）钝头蛇属 Genus *Pareas* Waglar，1830

38. 平鳞钝头蛇 *Pareas boulengeri* Angel，1920

分布：四川（彭县、安县、万县、汶川）、贵州（贵阳、绥阳、赤水、务川、湄潭、仁怀、德江、松桃、江口、印江、毕节、清镇、雷山、贵定、龙里）、云南（西双版纳）、江苏、浙江（宁波）、安徽（休宁、太平、霍山）、福建（崇安）、江西（九江、庐山）、广

东、广西（全州）、陕西（宁强）、甘肃（文县）。

39．钝头蛇 *Pareas chinensis* Barbour，1912

分布：四川、贵州、云南、浙江、安徽、福建、江西、广东、广西。

40．福建钝头蛇 *Pareas stanleyi* Boulenger，1914

分布：四川、浙江、福建、江西、贵州。

（十五）颈斑蛇属 Genus *Plagiopholis* Boulenger，1893

41．福建颈斑蛇 *Plagiopholis styani* Boulenger，1899

分布：四川（峨眉、洪雅、彭县）、浙江（余杭）、安徽（青阳、祁门、宁国）、福建（崇安）、江西（庐山）、广西（龙胜）、甘肃（文县）。

42．云南颈斑蛇 *Plagiopholis unipostocularis* Zhao *et* Huang，1979

分布：四川、云南。

（十六）斜鳞蛇属 Genus *Pseudoxenodon* Boulenger，1890

43．斜鳞蛇 *Pseudoxenodon macrops* Blyth，1854

分布：四川、贵州、云南、西藏、福建、台湾、河南、湖北、湖南、广西、陕西、甘肃。

44．花尾斜鳞蛇 *Pseudoxenodon stejnegeri* Barbour，1908

分布：四川、贵州、浙江、安徽、福建、台湾、江西、河南、广西。

（十七）鼠蛇属 Genus *Ptyas* Fitzinger，1843

45．滑鼠蛇 *Ptyas mucosus* Linnaeus，1758

分布：四川、贵州、云南、西藏、浙江、安徽、福建、台湾、江西、湖北、湖南、广东、香港、海南、广西。

（十八）颈槽蛇属 Genus *Rhabdophis* Fitzinger，1843

46．缅甸颈槽蛇 *Rhabdophis leonardi* Wall，1923

分布：四川（泸定、越西、苍溪、会理、米易、甘孜和凉山地区）、云南（腾冲、保山、景东、丽江、维西、泸水、永德、孟连、新平、双柏、西双版纳）、西藏（察隅）。

47．黑纹颈槽蛇 *Rhabdophis nigrocinctus* Blyth，1856

分布：四川、云南。

48．颈槽蛇 *Rhabdophis nuchais* Boulenger，1891

分布：四川、贵州、湖北、广西、陕西、甘肃。

49．九龙颈槽蛇 *Rhabdophis pentasupralabialis* Jiang *et* Zhao，1893

分布：四川（九龙、峨眉、洪雅、宝兴、天全、荥经、峨边、冕宁、甘洛、马边、九寨沟、二滩库区）、云南（武定）。

50．红脖颈槽蛇 *Rhabdophis subminiatus* Schlegel，1837

分布：四川、贵州、云南、福建、广东、香港、海南、广西。

51. 虎斑颈槽蛇 *Rhabdophis tigrinus* Boie，1826

分布：四川（青川、简阳、安岳、安昌、茶坪、坪上、天全、安县、北川、宜宾、二滩库区、岷山、龙门山、夹金山东南坡、大雪山东坡、九龙、稻城、乡城、巴塘南部）、贵州、云南、西藏、北京、天津、河北、山西、内蒙古、辽宁、吉林、黑龙江、上海、江苏、浙江、安徽、福建、台湾、江西、山东、河南、湖北、湖南、广西、甘肃、陕西、青海、宁夏。

（十九）剑蛇属 Genus *Sibynophis* Fitzinger，1843

52. 黑头剑蛇 *Sibynophis chinensis* Gunther，1889

分布：四川、贵州、云南、浙江、安徽、福建、湖南、海南、陕西、甘肃。

（二十）华游蛇属 Genus *Sinonatrix* Rossman *et* Eberle，1977

53. 环纹华游蛇 *Sinonatrix aequifasciata* Barbour，1908

分布：四川、贵州、云南、浙江、福建、江西、湖南、广东、香港、海南、广西。

54. 赤链华游蛇 *Sinonatrix annularis* Hallowell，1856

分布：四川、上海、江苏、浙江、安徽、福建、台湾、江西、湖北、湖南、广东、海南、广西。

55. 华游蛇 *Sinonatrix percarinata* Boulenger，1899

分布：四川、重庆、贵州、云南、上海、江苏、浙江、安徽、福建、台湾、江西、河南、湖北、湖南、广东、香港、海南、广西、陕西、甘肃。

56. 华游蛇指名亚种 *Sinonatrix percarinata percarinata* Boulenger，1899

分布：四川 、云南、贵州、西藏及中国大陆各地。

（二十一）温泉蛇属 Genus *Thermophis*

57. 四川温泉蛇 *Thermophis zhaoermii* Guo，Feng *et* He，2008

分布：四川。

（二十二）乌梢蛇属 Genus *Zaocys* Cope，1861

58. 乌梢蛇 *Zaocys dhumnades* Cantor，1842

分布：四川、贵州、云南、上海、江苏、浙江、安徽、福建、台湾、河南、湖北、湖南、广东、广西、陕西、甘肃。

59. 黑线乌梢蛇 *Zaocys nigromarginatus* Blyth，1854

分布：四川（会理、西昌）、云南（贡山、景东、大理、昆明）、西藏（墨脱、察隅）。

三、眼镜蛇科 Family ELAPIDAE
眼镜蛇亚科 Subfamily ELAPINAE

（二十三）环蛇属 Genus *Bungarus* Daudin，1803

60. 金环蛇 *Bungarus fasciatus* Schneider，1801

分布：四川（分布较为狭窄，目前仅在南充地区发现）、云南、福建、广西。

61. 银环蛇 *Bungarus multicinctus* Blyth，1861

分布：四川（南充、成都郊区）、贵州、云南、浙江、安徽、福建、江西、湖南、湖北、广东、广西。

62. 银环蛇指名亚种 *Bungarus multicinctus* Blyth

分布：四川、云南、贵州等我国广大地区。

（二十四）丽纹蛇属 Genus *Calliophis* Gray，1835

63. 福建丽纹蛇 *Calliophis kelloggi* Pope，1928

分布：四川、重庆、贵州、浙江、福建、江西、湖南、海南、广西。

64. 丽纹蛇 *Calliophis macclellandi* Reinhardt，1844

分布：四川（汶川、峨眉、岷山、龙门山、夹金山东南坡、大雪山东坡、九龙、稻城、乡城、巴塘南部、茶坪、坪上、甘孜和凉山地区）、重庆、贵州、云南、西藏、江苏、浙江、安徽、福建、台湾、江西、湖南、广东、海南、广西、甘肃。

（二十五）眼镜蛇属 Genus *Naja* Laurenti，1768

65. 眼镜蛇 *Naja naja* Linnaeus，1758

分布：四川、贵州、云南、浙江、安徽、福建、江西、湖北、湖南、广东、香港、海南、广西。

66. 眼镜蛇孟加拉亚种 *Naja naja kaouthia*

分布：四川（攀枝花、小凉山、南充、二滩库区）、云南、西藏。

（二十六）眼镜王蛇属 Genus *Ophiophagus* Gunther，1864

67. 眼镜王蛇 *Ophiophagus hannah* Cantor，1836

分布：四川（二滩库区）、贵州、云南、西藏、浙江、福建、江西、湖南、广东、海南、广西。

四、盲蛇科 Family TYPHLOPIDAE

（二十七）钩盲蛇属 Genus *Ramphotyphlops* Fitzinger，1843

68. 钩盲蛇 *Ramphotyphlops braminus*（Daudin，1803）

分布：四川（南充）、云南（孟连、勐阿、勐养、河口）、重庆、浙江（常山）、贵州（兴义、榕江）、福建（福州、南平、邵武、闽清、福安、霞浦、漳州、龙岩、云霄、龙海）、台湾、江西（南康、寻坞）、湖北（宜昌）、广西（龙津）、广东（广州）、海南（三亚）、香港。

五、蝰科 Family VIPERIDAE
白头蝰亚科 Subfamily AZEMIOPINAE

（二十八）白头蝰属 Genus *Azemiops* Boulenger，1888

69. 白头蝰 *Azemiops feae* Boulenger，1888

毒性：管牙类毒蛇，蛇毒属血循毒类。人被咬伤时，除局部剧痛、肿胀、少量出血外，还出现头昏、眼花、视力模糊、眼睑下垂，吞咽困难等症状。

分布：四川（宜宾、峨边、彭县、茶坪、坪上、安县、北川、二滩库区）、贵州、云南、西藏、浙江、安徽、福建、江西、广西、陕西、甘肃。

蝮亚科 Family CROTALINAE

（二十九）尖吻蝮属 Genus *Deinagkistrodon* Gloyd，1979

70. 尖吻蝮 *Deinagkistrodon acutus* Gunther，1888

分布：四川（宜宾地区、小凉山、南充）、重庆、贵州、云南、浙江、安徽、福建、台湾、江西、广东、湖北、湖南、广东、广西。

（三十）亚洲蝮属 Genus *Gloydius* Hoge and Romano-Hoge，1981

71. 短尾蝮 *Gloydius brevicaudus* Stejneger，1907

分布：四川（灌县、小凉山、南充等地，也是我国最常见和咬伤人最多的毒蛇之一）、贵州、北京、重庆（巫山、南江、万县、青川）、天津、河北、辽宁、上海、江苏、浙江、安徽、福建、台湾、江西、湖北、湖南、甘肃。

72. 高原蝮 *Gloydius strauchii* Bedriaga，1912

分布：四川（若尔盖、松潘、红原、瓖塘、色达、德格北部至石渠一线，川西分布于南坪、黑水、夹金山、贡嘎山、九龙至稻城、乡城、巴塘一线以北；北川、汶川、甘孜和凉山地区、九寨沟自然保护区。垂直分布海拔 1500 ~ 4500 m）、云南、西藏、陕西、甘肃、青海、宁夏。

（三十一）烙铁头蛇属 Genus *Ovophis* Burger，Hoge and Romano-Hoge，1981

73. 山烙铁头蛇 *Ovophis monticola* Gunther，1864

分布：四川（洪雅、峨眉、乐山、宝兴、平武、宜宾、汉川、宜宾、小凉山、南充、等地）、贵州、云南、西藏、浙江、安徽、福建、台湾、湖南、广东、香港、广西、甘肃。

（三十二）原矛头蝮属 Genus *Protobothrops* Hoge and Romano-Hoge，1983

74. 菜花原矛头蝮 *Protobothrops jerdonii* Gunther，1875

分布：四川（栖息于海拔 380 ~ 3200 m 的地区，岷山、龙门山、夹金山东南坡、大雪山东坡、九龙、稻城、乡城、巴塘南部、坪上、马边、凉山、安县、北川、平武、青川、天全、松潘、甘洛、安岳、宜宾均有分布）、贵州、云南、西藏、山西、河南、湖北、广西、陕西、甘肃。

75. 原矛头蝮 *Protobothrops mucrosquamatus* Cantor，1839

分布：四川、贵州、云南、浙江、安徽、福建、台湾、江西、湖南、广东、海南、广西、陕西、甘肃。

76. 乡城原矛头蝮 *Protobothrops xiangchengensis*

别名：乡城烙铁头。

形态特征：头长呈三角形，头长约为其宽的 1.5 倍。颈细，体长 1 m 左右。体背颜色棕褐，在背部中线两侧有并列的暗褐色斑纹，左右相连成链状。腹部灰褐色，有多数斑点。

生态习性：是中国的特有物种，主要栖息于海拔 3000 m 左右的横断山区以及草坡、树下阴湿处、灌溉渠边阴湿处、住宅附近乱石堆中等处，个别采于住房内。其生存的海拔范围为 2750 ～ 3200 m，模式产地四川乡城。

毒性：属血液循环毒素，由于分布地区人口密度小，少见咬伤报道。

分布：四川（乡城、九龙、康定、巴塘、岷山、龙门山、夹金山东南坡、大雪山东坡、稻城、巴塘南部）、云南。

（三十三）竹叶青蛇属 Genus *Trimeresurus* Lacepede，1804

77. 竹叶青蛇 *Trimeresurus stejnegeri* Schmidt，1925

分布：四川（宜宾、凉山、小凉山、南充、二滩库区、甘孜、达州、成都郊县）、贵州、云南、吉林、江苏、浙江、安徽、福建、台湾、江西、湖北、湖南、广东、海南、广西、甘肃。

78. 乡城竹叶青蛇 *Trimeresurus xiangchengensis* Zhao，Jiang *et* Huang，1978（图片见云南乡城竹叶青蛇）

分布：四川（乡城、九龙、康定、巴塘）、云南（德钦、中甸）。

79. 云南竹叶青蛇 *Trimeresurus yunnanensis* Schmidt，1925

分布：四川（会理）、云南（昆明、贡山、腾冲、陇川、孟连、新平、双柏）。

80. 竹叶青蛇指名亚种 *Trimeresurus stejnegeri stejnegeri* Schmidt，1925

分布：四川、云南、贵州、西藏及中国大陆各省。

第四十四章　西藏自治区重要医学动物

西藏自治区重要医学动物包括蚊、蠓、白蛉、蚋、虻、蝇、蚤、虱、臭虫、蜚蠊、蜱、恙螨、革螨、蚂蟥、啮齿动物、食虫动物、蛇等 17 大类共 858 种及亚种。西藏的蝙蝠，由于资料缺失，本章未予编写。

第一节　蚊类（双翅目：蚊科）

迄今，西藏的蚊类有 51 种及亚种，分属于 2 亚科、10 属。

蚊科 Family CULICIDAE
一、按蚊亚科 Subfamily ANOPHELINAE

（一）按蚊属 Genus *Anopheles* Meigen，1818

（按蚊亚属 Subgenus *Anopheles* Meigen，1818）

1. 巨型按蚊贝氏亚种 *Anopheles*（*Anopheles*）*gigas baileyi* Edwards，1929

分布：西藏（亚东、波密、墨脱、察隅）、安徽、河南、广西、四川、贵州、云南、台湾。

2. 巨型按蚊西姆拉亚种 *Anopheles*（*Anopheles*）*simlensis* James，1911

分布：西藏（亚东、波密、察隅）。

3. 林氏按蚊 *Anopheles*（*Anopheles*）*lindesayi* Giles，1900

　　　　　　Anopheles（*Anopheles*）*lindesayi* Japnics，1989 林氏按蚊日本亚种

分布：西藏（波密、樟木）、及全国（除吉林、黑龙江、青海、新疆、香港、澳门外）。

4. 最黑按蚊 *Anopheles*（*Anopheles*）*nigerrimus* Giles，1900

分布：西藏（墨脱）、福建、江西、广西、贵州、云南。

5. 中华按蚊 *Anopheles*（*Anopheles*）*sinensis* Wiedemann，1828

分布：西藏、云南（全省分布）、贵州、四川及全国（除青海、新疆外）。

孳生场所：稻田、水库、沼泽、堰塘、小水坑、雨水粪坑、河床积水、小溪、灌溉沟、泉水、水井、太平缸、石穴、竹筒、树洞、蹄印。

栖息场所：住室、牛房、空房、猪圈、鸡笼、柴堆、山洞、窖洞、坟洞、桥洞、草

丛、竹林。

6.　长浮按蚊 *Anopheles*（*Anopheles*）*chengfus* Ma，1981

分布：西藏（墨脱、察隅）及全国（除青海、新疆外）。

7.　带足按蚊 *Anopheles*（*Anopheles*）*peditaeniatus* Leicester，1908

分布：西藏、墨脱。

[塞蚊亚属 Subgenus *Anopheles*（*Cellia*）Theobald，1902]

8.　多斑按蚊 *Anopheles*（*Cellia*）*maculatus* Theobald，1901

分布：西藏（墨脱、察隅）、安徽、湖北、湖南、香港、澳门、广西、海南、贵州、云南。

9.　斯氏按蚊 *Anopheles*（*Cellia*）*stephensi* Liston，1901

分布：西藏（墨脱）、广西、海南、四川、贵州、云南。

二、库蚊亚科 Subfamily CULICINAE

（二）伊蚊属 Genus *Aedes* Meigen，1818

（伊状蚊亚属 Subgenus *Aedimorphus* Theobald，1905）

10.　刺扰伊蚊 *Aedes*（*Aedimorphus*）*vexans* Meigen，1830

分布：西藏（亚东、波密、墨脱、察隅）及全国（除内蒙古、青海、山西、湖南、澳门外）。

（纷蚊亚属 Subgenus *Finlaya* Theobald，1903）

11.　侧白伊蚊 *Aedes*（*Finlaya*）*albolateralis* Yheobald，1908

分布：西藏（墨脱）、福建、台湾、广西、海南、四川、贵州、云南。

12.　棘刺伊蚊 *Aedes*（*Finlaya*）*elsiae* Barraud，1923

分布：西藏（波密、樟木）、浙江、安徽、福建、江西、河南、广西、海南、四川、贵州、云南。

13.　台湾伊蚊 *Aedes*（*Finlaya*）*formosensis* Yamada，1921

分布：西藏（墨脱）、福建、广西、海南、四川、贵州。

14.　哈维伊蚊 *Aedes*（*Finlaya*）*harveyi* Barraud，1923

分布：西藏（墨脱）、福建、台湾、广东、广西、云南。

15.　新白雪伊蚊（新雪伊蚊）*Aedes*（*Finlaya*）*novoniveus* Barraud，1934

分布：西藏（墨脱）、广西、四川、贵州、云南。

16.　美腹伊蚊 *Aedes*（*Finlaya*）*pulchriventer* Giles，1901

分布：西藏（亚东、波密、墨脱、樟木）、陕西、广西、四川、贵州、云南。

17. 单棘伊蚊 *Aedes*（*Finlaya*）*shortti* Barraud，1923

分布：西藏（樟木、察隅）、四川。

18. 金叶伊蚊 *Aedes*（*Finlaya*）*oreophilus* Edwards，1916

分布：西藏（樟木）。

19. 北部伊蚊 *Aedes*（*Finlaya*）*tonkinensis* Galliard *et* Ngn，1947

分布：西藏（樟木）、广东、广西、贵州、云南。

（新黑蚊亚属 Subgenus *Neomelaniconion* Newstead，1907）

20. 窄翅伊蚊 *Aedes*（*Neomelaniconion*）*lineatopennis* Ludlow，1905

分布：西藏（墨脱）、辽宁、福建、香港、广西、海南、台湾、四川、云南。

（骚扰蚊亚属 Subgenus *Ochlerotatus* Lynch Arrilbalzaga，1891）

21. 拉萨伊蚊 *Aedes*（*Ochlerotatus*）*lasaensis* Meng，1962

分布：西藏（拉萨）。

22. 拉萨伊蚊吉隆亚种 *Aedes*（*Ochlerotatus*）*lasaenisis gyirongensis*

分布：西藏、吉隆、托当。

（覆蚊亚属 Subgenus *Stegomyia* Theobald，1901）

23. 白纹伊蚊 *Aedes*（*Stegomyia*）*albopictus* Skuse，1894

分布：西藏（察隅、墨脱）、河北、陕西、山西、辽宁、江苏、浙江、安徽、福建、江西、山东、河南、湖北、湖南、广东、香港、澳门、广西、四川、贵州、云南、台湾。

24. 圆斑伊蚊 *Aedes*（*Stegomyia*）*annandalei* Theobald，1910

分布：西藏（墨脱）、浙江、福建、台湾、广西、贵州、云南。

（三）阿蚊属 Genus *Armigeres* Theobald，1901

（阿蚊亚属 Subgenus *Armigeres* Theobald，1901）

25. 骚扰阿蚊 *Armigeres*（*Armigeres*）*subalbatus* Coquillett，1898

分布：西藏及全国（除内蒙古、辽宁、黑龙江、山东、宁夏、青海、新疆、香港、澳门外）。

（厉蚊亚属 Subgenus *Leicesteria* Theobald，1904）

26. 巨型阿蚊 *Armigeres*（*Leicesteria*）*magnus* Theobald，1908

分布：西藏、香港、澳门、海南、广西、贵州、云南。

（四）库蚊属 Genus *Culex* Linnaeus，1758

（库蚊亚属 Subgenus *Culex* Linnaeus，1758）

27. 二带喙库蚊 *Culex*（*Culex*）*bitaeniorhynchus* Giles，1901

分布：西藏（墨脱）及全国（除陕西、青海外）。

28．棕头库蚊 *Culex*（*Culex*）*fuscocephalus* Theobald，1907

分布：西藏（墨脱、察隅）、江苏、安徽、福建、台湾、江西、山东、湖北、湖南、广东、香港、澳门、广西、海南、四川、贵州、云南、甘肃、新疆。

29．拟态库蚊（斑翅库蚊）*Culex*（*Culex*）*mimeticus* Noe，1899

分布：西藏（亚东、波密、墨脱、察隅）及全国（除内蒙古、青海、新疆、澳门外）。

30．小拟态库蚊（小斑翅库蚊）*Culex*（*Culex*）*mimulus* Edwards，1915

分布：西藏（墨脱、樟木）、江苏、浙江、安徽、福建、台湾、江西、河南、湖北、湖南、广东、香港、广西、海南、四川、贵州、云南、陕西、甘肃。

31．东方库蚊 *Culex*（*Culex*）*orientalis* Edwards，1921

分布：西藏（墨脱）、辽宁、吉林、黑龙江。

32．致倦库蚊 *Culex*（*Culex*）*pipiens fatigans* Wiedemann，1828

　　　　　Culex（*Culex*）*pipiens* Fatigans，1982 尖音库蚊致乏亚种

分布：西藏（波密、察隅、墨脱）、江苏、浙江、安徽、福建、台湾、河南、广东、香港、澳门、广西、海南、四川、贵州、云南、陕西。

33．迷走库蚊 *Culex*（*Culex*）*vegans* Wiedemann，1828

分布：西藏（亚东、波密）及全国（除青海、新疆外）。

34．白霜库蚊（霜背库蚊）*Culex*（*Culex*）*whitmorei* Giles，1904

分布：西藏（墨脱）、辽宁、吉林、江苏、浙江、安徽、福建、江西、山东、河南、湖北、湖南、广东、香港、广西、海南、四川、贵州、云南。

35．黄氏库蚊 *Culex*（*Culex*）*huangae* Meng，1958

分布：西藏（察隅）、四川、贵州、云南。

36．伪杂鳞库蚊 *Culex*（*Culex*）*pseudovishnui* Colless，1957

　　　　　Culex（*Culex*）*vishnui*，1982 杂鳞库蚊

分布：西藏（墨脱、察隅）及全国（除内蒙古、辽宁、吉林、黑龙江、陕西、青海、新疆、澳门外）。

37．三带喙库蚊 *Culex*（*Culex*）*tritaeniorhynchus* Giles，1901

分布：西藏（樟木）及全国（除新疆外）。

（库状蚊亚属 Subgenus *Culiciomyia* Theobald，1907）

38．黑点库蚊 *Culex*（*Culiciomyia*）*nigropunctatus* Edwards，1926

分布：西藏（墨脱）、广西、海南、贵州、云南。

39．薛氏库蚊 *Culex*（*Culiciomyia*）*shebbearei* Barraud，1924

分布：西藏（察隅、樟木、波密、墨脱）、浙江、江苏、安徽、福建、江西、湖北、湖南、广东、香港、四川、云南。

（真黑蚊亚属 Subgenus *Eumelanomyia* Theobald，1909）

40. 冲绳库蚊 *Culex*（*Eumelanomyia*）*okinawae* Bohart，1953

分布：西藏（樟木）、台湾。

41. 细须库蚊 *Culex*（*Eumelanomyia*）*tenuipalpis* Barraud，1924

分布：西藏、广西、云南。

（簇角蚊亚属 Subgenus *Lophoceromyia* Theobald，1905

42. 贪食库蚊 *Culex*（*Lophoceromyia*）*halifaxia* Theobald，1903

         C.（*L.*）*vorax* Edwards，1921

分布：西藏（樟木、察隅）。

（包蚊亚属 Subgenus *Barraudius* Edwards，1921）

43. 凶小库蚊 *Culex*（*Barraudius*）*modestus* Ficalbi，1889

分布：西藏（察隅）、河北、山西、内蒙古、黑龙江、吉林、辽宁、山东、宁夏、甘肃、青海、新疆。

（五）脉毛蚊属 Genus *Culiseta* Felt，1904

44. 银带脉毛蚊 *Culiseta niveitaeniata* Theobald，1903

分布：西藏（樟木、亚东）、山东、台湾、湖南、甘肃、陕西、四川、贵州、云南。

（六）钩蚊属 Genus *Malaya* Leicester，1908

45. 肘喙钩蚊 *Malaya genurostris* Leicester，1908

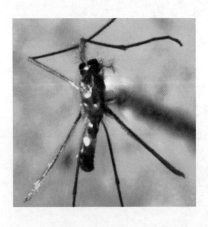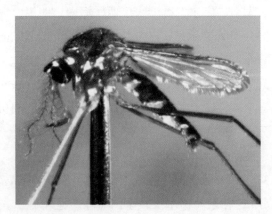

分布：西藏（墨脱）、福建、台湾、湖南、广东、广西、海南、云南。

（七）曼蚊属 Genus *Mansonia* Blanchard，1901

46. 常型曼蚊 *Mansonia uniformis* Theobald，1901

分布：西藏（察隅）、河北、山西、江苏、浙江、安徽、福建、江西、山东、河南、湖北、湖南、广东、香港、澳门、广西、海南、四川、云南、陕西、甘肃。

（八）小蚊属 Genus *Mimomyia* Theobald，1903

47. 吕宋小蚊 *Mimomyia luzonensis* Ludlow，1905

　　　　　　F.（*E.*）*luzonensis*，1982 吕宋费蚊

分布：西藏（墨脱）、江苏、福建、湖南、广东、香港、广西、海南、贵州、云南。

（九）局限蚊属 Genus *Topomyia* Leicester，1908

48. 胡氏局限蚊 *Topomyia houghtoni* Feng，1941

分布：西藏、广西、四川、贵州、云南。

（十）蓝带蚊属 Genus *Uranotaenia* Lynch Arribalzaga，1891

49. 白胸蓝带蚊 *Uranotaenia nivipleura* Theobald，1905

分布：西藏（察隅）、福建、广西、云南。

50. 双色蓝带蚊 *Uranotaenia bicolor* Leicester，1908

　　　　　　Uranotaenia bimacuiatus，1982 二斑蓝带蚊

分布：西藏（墨脱）、广东、广西、云南。

51. 新糊蓝带蚊 *Uranotaenia barraud*，1934

分布：安徽、浙江、福建、江西、台湾、河南、湖北、湖南、广东、广西、四川、贵州、云南。

西藏主要入室蚊种季节消长

据文献资料显示，察隅入室主要蚊种有伪杂鳞库蚊、刺扰伊蚊、常型曼蚊、白胸蓝带蚊。但常型曼蚊、白胸蓝带蚊数量少，危害不明显，伪杂鳞库蚊是当地优势蚊种。墨脱入室主要蚊种为伪威氏按蚊，伪威氏按蚊是当地优势蚊种。

1. 伪杂鳞库蚊　从 5～9 月均有活动，主要集中在 6～8 月，以 7 月份密度最高，随后逐渐下降，到 9 月下旬偶见活动。

2. 刺扰伊蚊　5～9 月均有活动，5 月份有一高峰期，6、7 月相对减少，8、9 月分别再次出现两个高峰期，9 月下旬蚊虫活动明显减少。

3. 伪威氏按蚊　4～12 月均有活动，7～10 月为高峰期。

优势蚊种与疾病的关系

蚊虫是多种虫媒病的传播媒介，与疾病关系密切，主要蚊传疾病有：疟疾、流行性乙型脑炎、登革热、丝虫病、黄热病等，文献报道西藏的蚊传疾病主要是疟疾、流行性乙型脑炎。登革热、丝虫病、黄热病等尚未见报道。

1. 疟疾

疟疾流行于藏东南及喜马拉雅山麓地区，主要分布在黑脱、察隅及"麦线"以南我国

境内海拔 1500 m 以下的河谷地带，在西藏已发现按蚊 10 种，与传播疟疾有关的蚊种是伪威氏按蚊、中华按蚊、多斑按蚊等，据潘嘉云报道墨脱的优势蚊种为伪威氏按蚊，占采集总数的 94.71%（5062/5345）在室内的平均叮人率为 15.80，具备在当地传播疟疾的媒介生物学条件。察隅也有多斑按蚊和巨型按蚊刺叮人血的报道。

2. 流行性乙型脑炎

比较明确的疫源地有察隅，1968 年 7 ~ 9 月间，察隅地区流行性乙型脑炎暴发，在昌都、当雄、拉萨、八宿、江达、波密、工布江达、那曲等地有过疫情报告。据张有植等 1989 年报告，察隅优势蚊种为伪杂鳞库蚊，占采集总数的 93.50%，15 分钟刺叮试验，平均叮人蚊虫高达 267 只。伪杂鳞库蚊虽然不是传播流行性乙型脑炎的主要蚊种，但是为当地入室主要蚊种，已具备在当地传播的流行性乙型脑炎媒介生物学条件，应视为重要医学昆虫进行病源学等相关研究并开展蚊虫防制工作。察隅刺扰伊蚊也是入室的主要蚊种，占采集总数的 4.09%，刺扰伊蚊为传播流行性乙型脑炎主要蚊种，是否为当地流行性乙型脑炎的传播媒介，还待进一步研究。

第二节　蠓类（双翅目：蠓科）

蠓作为一类医学媒介昆虫，在医学研究中占有十分重要的地位。它们的刺吸叮咬在影响人们正常生活和野外工作的同时，还传播多种疾病，严重危害人类健康。国内外学者都非常重视对它们的研究。1917 年 Malloch 建立蠓科（Geratopogonidae）以来至今，全世界已记载蠓类昆虫 5000 余种。

迄今，共记载西藏蠓科昆虫 4 亚科、14 属、33 亚属、153 种。其中，仅在西藏有分布并以西藏为模式产地的特有种为 101 种，占西藏已知蠓种的 66%。区系分析表明：在所报道的西藏蠓科 153 种中，古北界 15 种，占西藏蠓种总数的 9.8%，均分布于青藏区、青海藏南亚区。东洋界 138 种，占西藏蠓种总数的 90.2%；有 114 种分布于西南区、喜马拉雅亚区；有 18 种分布于西南区、西南山地亚区；有 8 种混杂分布于喜马拉雅亚区和西南山地亚区。两界均有分布的有 5 种。

蠓科 Family CERATOPOGONIDAE
一、细蠓亚科 Subfamily LEPTOCONOPINAE

（一）细蠓属 Genus *Leptoconops* Skuse，1889

（全蒙亚属 Subgenus *Holoconops* Kieffer，1918）

1. 溪岸细蠓 *Leptoconops*（*Holoconops*）*riparius* Yu *et* Liu，1990

分布：西藏（定日）、陕西、宁夏、甘薯、青海、湖北。

2. 西藏细蠓 *Leptoconops*（*Holoconops*）*tibetensis* Lee，1978
分布：西藏（定日）。

二、毛蠓亚科 Subfamily DASYHELEINAE

（二）毛蠓属 Genus *Dasyheleinae* Kieffer，1911
（毛蠓亚属 Subgenus *Dasyhelea*）
3. 多突毛蠓 *Dasyhelea*（*Dasyhelea*）*excelsus* Yu *et* Deng，2005
分布：西藏（樟木）。
4. 西方毛蠓 *Dasyhelea*（*Dasyhelea*）*hesperos* Yu *et* Yan，2005
分布：西藏（林芝、错那）。
5. 卑湿毛蠓 *Dasyhelea*（*Dasyhelea*）*paludicola* Kieffer，1925
　　　　　　　Dasyhelea paludicola Kieffer，1925
分布：西藏（樟木）、北京。
（前蠓亚属 Subgenus *Prokempia* Kieffer，1913）
6. 黑尾毛蠓 *Dasyhelea*（*Prokempia*）*clastrier* Rioux *et* Descous，1961
　　　　　　　Dasyhelea clastrier Rioux *et* Descous，1961
分布：西藏（隆子）、甘肃、北京。
7. 毛族毛蠓 *Dasyhelea*（*Prokempia*）*penicillatus* Yu *et* Liu，2005
分布：西藏（聂拉木）。
（类库亚属 Subgenus *Pseudoculicoides* Malloch，1915）
8. 小囊毛蠓 *Dasyhelea*（*Pseudoculicoides*）*miotheca* Yu *et* Deng，2005
分布：西藏（聂拉木）。
9. 钩突毛蠓 *Dasyhelea*（*Pseudoculicoides*）*uncinatus* Deng *et* Yu，2005
分布：西藏（聂拉木）。
10. 角翼毛蠓 *Dasyhelea*（*Pseudoculicoides*）*alula* Yu，2005
分布：西藏（错那）、云南、四川、北京、广东、海南。

三、铗蠓亚科 Subfamily FORCIPOMYIINAE

（三）裸蠓属 Genus *Atrihopogon* Kieffer，1906
（裸蠓亚属 Subgenus *Atrihopogon* Kieffer，1906）
11. 薄囊裸蠓 *Atrichopogon*（*Atrichopogon*）*lamellamarsipos* Yu，2005
分布：西藏（错那）。

12．大尾裸蠓 *Atrichopogon*（*Atrichopogon*）*largepenis* Yan，Zhang *et* Yu，1995

分布：西藏（林芝）。

（强蠓亚属 Subgenus *Impensukempia* Yu，2001）

13．帮起裸蠓 *Atrichopogon*（*Impensukempia*）*bangqiensis* Yan，Zhang *et* Yu，1995

分布：西藏（隆子）。

14．强壮裸蠓 *Atrichopogon*（*Impensukempia*）*impensus* Yu *et* Yan，2001

分布：西藏（定日）。

15．防风裸蠓 *Atrichopogon*（*Impensukempia*）*pastinaca* Yu，2005

分布：西藏（聂拉木）。

（肯蠓亚属 Subgenus *Kempia* Kieffer，1913）

16．双角裸蠓 *Atrichopogon*（*Kempia*）*biangulus* Yan，Zhang *et* Yu，1995

分布：西藏（隆子）、云南。

17．无力裸蠓 *Atrichopogon*（*Kempia*）*lassus* Yan，Zhang *et* Yu，1995

分布：西藏（隆子）。

18．高原裸蠓 *Atrichopogon*（*Kempia*）*montigenum* Yu *et* Yan，2001

分布：西藏（樟木）。

19．樟木裸蠓 *Atrichopogon*（*Kempia*）*zhangmuensis* Yu *et* Yan，2001

分布：西藏（樟木）。

（多赘亚属 Sungenus *Psilokempia* Eederlein，1936）

20．康南裸蠓 *Atrichopogon*（*Psilokempia*）*kangnani* Yan，Zhang *et* Yu，1995

分布：西藏（察隅、错那）。

21．聂拉木裸蠓 *Atrichopogon*（*Psilokempia*）*nielamuensis* Yu *et* Yan，2001

分布：西藏（聂拉木）。

（四）铗蠓属 Genus *Forcipomyia* Meigen，1818

（奇蠓亚属 Subgenus *Atopomyia* Yu *et* Liu，2000）

22．山地铗蠓 *Forcipomyia*（*Atopomyia*）*idaeu* Yu *et* Liu，2000

分布：西藏（聂拉木）。

（召蠓亚属 Subgenus *Caloforcipomyia* Saunders，1957）

23．多色铗蠓 *Forcipomyia*（*Caloforcipomyia*）*coloratus* Liu *et* Yu，2001

分布：西藏（错那）。

24．间断铗蠓 *Forcipomyia*（*Caloforcipomyia*）*confragosus* Liu *et* Yu，2001

分布：西藏（聂拉木）。

25. 光亮铗蠓 *Forcipomyia*（*Caloforcipomyia*）*illimis* Liu *et* Yu，2001

分布：西藏（聂拉木、错那）。

（载蠓亚属 Subgenus *Dycea* Debenham，1987）

26. 环形铗蠓 *Forcipomyia*（*Dycea*）*circinata* Liu *et* Yu，2001

分布：西藏（聂拉木）。

（尤蠓亚属 Subgenus *Eorcipomyia* Brethes，1914）

27. 富足铗蠓 *Forcipomyia*（*Eorcipomyia*）*largus* Liu *et* Yu，2001

分布：西藏（聂拉木）。

（铗蠓亚属 Subgenus *Forcipomyia* Meigen，1818）

28. 短毛铗蠓 *Forcipomyia*（*Forcipomyia*）*ciliola* Liu *et* Yu，2001

分布：西藏（聂拉木）。

29. 山脊铗蠓 *Forcipomyia*（*Forcipomyia*）*dirina* Liu *et* Yu，2001

分布：西藏（聂拉木）。

30. 分叉铗蠓 *Forcipomyia*（*Forcipomyia*）*divides* Liu *et* Yu，2001

分布：西藏（聂拉木）。

31. 长突铗蠓 *Forcipomyia*（*Forcipomyia*）*longiconus* Liu *et* Yu，2001

分布：西藏（错那）。

32. 巨囊铗蠓 *Forcipomyia*（*Forcipomyia*）*magnasacculus* Liu *et* Yu，2001

分布：西藏（聂拉木）。

33. 郊野铗蠓 *Forcipomyia*（*Forcipomyia*）*ruralis* Liu *et* Yu，2001

分布：西藏（错那）。

34. 萨哈铗蠓 *Forcipomyia*（*Forcipomyia*）*sahariensis* Kieffer，1923

　　　　Forcipomyia sahariensis Kieffer，1923

　　　　Forcipomyia onusta Remm，1980

分布：西藏（聂拉木）。

35. 芽突铗蠓 *Forcipomyia*（*Forcipomyia*）*surculus* Liu *et* Yu，2001

分布：西藏（错那）。

36. 扭曲铗蠓 *Forcipomyia*（*Forcipomyia*）*tortula* Liu *et* Yu，2001

分布：西藏（聂拉木）。

37. 樟木铗蠓 *Forcipomyia*（*Forcipomyia*）*zhangmuensis* Liu *et* Yu，2001

分布：西藏（聂拉木）。

（曲蠓亚属 Subgenus *Gampsohelea* Yu et Liu，2005）

38.　雅致铗蠓 *Forcipomyia*（*Gampsohelea*）*charis* Yu *et* He，2010

分布：西藏（樟木）。

39.　齿颈铗蠓 *Forcipomyia*（*Gampsohelea*）*dentapenis* Yu *et* Liu，2005

分布：西藏（聂拉木）。

（偏蠓亚属 Subgenus *Metaforcipomyia* Saunders，1957）

40.　困乏铗蠓 *Forcipomyia*（*Metaforcipomyia*）*defatigatus* Liu *et* Yu，2001

分布：西藏（林芝）。

41.　全整铗蠓 *Forcipomyia*（*Metaforcipomyia*）*totus* Liu *et* Yu，2001

分布：西藏（错那）。

（小蠓亚属 Subgenus *Microhelea* Kieffer，1917）

42.　尊贵铗蠓 *Forcipomyia*（*Microhelea*）*beatulus* Liu *et* Yu，2001

分布：西藏（聂拉木、错那）。

43.　双刺铗蠓 *Forcipomyia*（*Microhelea*）*bispinula* Liu *et* Yu，1997

分布：西藏（聂拉木）。

44.　叶茎铗蠓 *Forcipomyia*（*Microhelea*）*folipennis* Liu *et* Yu，1997

分布：西藏（聂拉木）。

45.　向光铗蠓 *Forcipomyia*（*Microhelea*）*phototropisma* Liu *et* Yu，2001

分布：西藏（聂拉木）。

（虱蠓亚属 Subgenus *Pedilohelea* De Meillon & Wirth，1980）

46.　双刀铗蠓 *Forcipomyia*（*Pedilohelea*）*bilancea* Liu *et* Yu，2005

分布：西藏（林芝）。

（盐蠓亚属 Subgenus *Saliohelea* Wirth and Ratanaworabhan，1978）

47.　具毛铗蠓 *Forcipomyia*（*Saliohelea*）*ciliates* Liu *et* Yu，2005

分布：西藏（聂拉木）。

48.　纵意铗蠓 *Forcipomyia*（*Saliohelea*）*infrensi* Liu *et* Yu，2005

分布：西藏（聂拉木）、四川（成都）。

49.　裂隙铗蠓 *Forcipomyia*（*Saliohelea*）*rima* Yu，2005

分布：西藏（聂拉木）。

（腺蠓亚属 Subgenus *Thyridomyia* Saunders，1925）

50.　双棘铗蠓 *Forcipomyia*（*Thyridomyia*）*bistorymus* Yu *et* He，2010

分布：西藏（樟木）。

（骚蠓亚属 Subgenus *Trichohelea* Goetghebuer，1920）

51.　光滑铗蠓 *Forcipomyia*（*Trichohelea*）*blandus* Yu *et* Liu，2005

分布：西藏（聂拉木）。

（五）蠛蠓属 Genus *Lasiohelea* Kieffer，1921

52.　孟氏蠛蠓 *Lasiohelea mengi* Yu *et* Liu，1996

分布：西藏（错那）。

53.　西藏蠛蠓 *Lasiohelea tibetana* Yu，2005

分布：西藏（错那）。

四、蠓亚科 Subfamily CERATOPOGONINAE

（六）库蠓属 Genus *Culicoides* Latreille，1809

（三囊亚属 Subgenus *Trithecoides* Wirth *et* Hubert，1959）

54.　巴沙库蠓 *Culicoides*（*Trithecoides*）*baisasi* Wirth *et* Hubert，1959

分布：西藏（察隅）、云南、海南。

55.　链接库蠓 *Culicoides*（*Trithecoides*）*concatervans* Liu *et* Yu，2005

分布：西藏（聂拉木）。

56.　肩宏库蠓 *Culicoides*（*Trithecoides*）*humeralis* Okada，1941

　　　　　　　Culicoides（*Trithecoides*）*humeralis* Okada，1941；Lee，1975

分布：西藏（察隅、错那、墨脱）、云南、海南、广西、广大、湖北、山东、台湾、福建、吉林、黑龙江。

57.　抚须库蠓 *Culicoides*（*Trithecoides*）*palpifer* Das Gupta *et* Ghosh，1956

　　　　　　=*Culicoides*（*Trithecoides*）*palpifer* Das Gupta *et* Ghosh，1956；

　　　　　　Lee，1978

分布：西藏（日喀则、错那、墨脱）、海南、广西、广东、台湾、福建。

58.　细须库蠓 *Culicoides*（*Trithecoides*）*tenuipalpis* Wirth *et* Hubert，1959

分布：福建、台湾、广大、云南、西藏（察隅）。

59.　樟木库蠓 *Culicoides*（*Trithecoides*）*zhangmensis* Deng *et* Yu，1990

分布：西藏（聂拉木、日喀则）。

（吉林亚属 Subgenus *Jilinocoides* Chu，1983）

60.　小窝库蠓 *Culicoides*（*Jilinocoides*）*minimaporus* Liu *et* Yu，2005

分布：西藏（察隅）。

（二囊亚属 Subgenus *Avaritia* Fox，1955）

61.　琉球库蠓 *Culicoides*（*Avaritia*）*actoni* Smith，1929

分布：西藏（墨脱、亚东）、陕西、云南、四川、广西、广大、湖北、山东、台湾、福建、安徽、黑龙江。

62.　白带库蠓 *Culicoides*（*Avaritia*）*albifascia* Tokunaga，1937

分布：西藏（樟木、墨脱、马尼翁）、黑龙江、台湾、四川、云南。

63.　有序库蠓 *Culicoides*（*Avaritia*）*comparis* Liu *et* Yu，2005

分布：西藏（聂拉木）。

64.　错那库蠓 *Culicoides*（*Avaritia*）*conaensis* Liu *et* Yu，1990

分布：西藏（错那）。

65.　似蕨库蠓 *Culicoides*（*Avaritia*）*filicinus* Gornostaeva *et* Gachegova，1972

分布：西藏（察隅）。

66.　可疑库蠓 *Culicoides*（*Avaritia*）*incertus* Yu *et* Zhang，1988

分布：西藏（樟木、曲乡）。

67.　连斑库蠓 *Culicoides*（*Avaritia*）*jacobsoni* Macfie，1934

　　　　　　　Culicoides（*Avaritia*）*jacobsoni* Macfie，1934；Yu，1982

　　　　　　　Culicoides buckeye Macfie，1937

　　　　　　　Culicoides kitaokai Tokunaga，1955

分布：西藏（错那、察隅、墨脱）、福建、台湾、广东、广西、海南、云南。

68.　长喙库蠓 *Culicoides*（*Avaritia*）*longirostris* Qu *et* Wang，1994

分布：西藏（亚东、聂拉木、郎县）。

69.　麻麻库蠓 *Culicoides*（*Avaritia*）*mamaensis* Lee，1979

分布：西藏（错那）、四川（康定）。

70.　墨脱库蠓 *Culicoides*（*Avaritia*）*motoensis* Lee，1979

分布：西藏（墨脱、樟木）。

71.　聂拉木库蠓 *Culicoides*（*Avaritia*）*nielamensis* Liu *et* Deng，2000

分布：西藏（聂拉木）。

72.　不显库蠓 *Culicoides*（*Avaritia*）*obsoletus* Meigen，1918

分布：西藏（察隅、樟木、错那、米林、友谊桥、曲乡）、山西、内蒙古、辽宁、吉林、黑龙江、福建、山东、四川、重庆、云南。

73.　黑色库蠓 *Culicoides*（*Avaritia*）*pelius* Liu *et* Yu，1990

分布：西藏（错那、察隅）。

74. 苏格兰库蠓 *Culicoides*（*Avaritia*）*scoticus* Downes *et* Ketlle，1952

　　　　　　　Culicoides（*Avaritia*）*scoticus* Downes *et* Ketlle，1952；Deng，

　　　　　　　Zhang *et* Zhang，1988

分布：西藏（樟木、曲乡）。

75. 苏岛库蠓 *Culicoides*（*Avaritia*）*sumatrae* Macfie，1934

　　　　　　　Culicoides（*Avaritia*）*sumatrae* Macfie，1934；Chu（曲逢伊），1959

分布：西藏（察隅）、福建、台湾、广东、广西、海南、云南。

76. 西藏库蠓 *Culicoides*（*Avaritia*）*tibetensis* Chu，1977

　　　　　　　Culicoides（*Avaritia*）*tibetensis* Chu（曲逢伊），1977；1995

分布：西藏（错那、亚东、吉隆、扎木、定日、当雄、拉萨）、四川（美姑、凉山、谷维、阿坝）。

77. 易贡库蠓 *Culicoides*（*Avaritia*）*yigongcnsis* Liu *et* Deng，2010

分布：西藏（林芝）。

（库蠓亚属 Subgenus *Culicoides* Latreille，1809）

78. 黑脉库蠓 *Culicoides*（*Culicoides*）*aterinervis* Tokunaga，1937

　　　　　　　Culicoides（*Culicoides*）*aterinervis* Tokunaga，1937；Lee，1978

分布：西藏（察隅、墨脱、樟木友谊桥、曲着、林芝）、吉林、福建、云南。

79. 多孔库蠓 *Culicoides*（*Culicoides*）*cylindratus* Kitaoka，1980

分布：西藏（樟木）、台湾。

80. 光胸库蠓 *Culicoides*（*Culicoides*）*impunctatus* Goetghebuer，1920

　　　　　　　Culicoides（*Culicoides*）*impunctatus* Goetghebuer，1920；Lee，1976

分布：西藏（错那）、河北、内蒙古、辽宁、吉林、黑龙江、山东、陕西。

81. 印度库蠓 *Culicoides*（*Culicoides*）*indianus* Macfie，1932

　　　　　　　Culicoides（*Culicoides*）*indianus* Macfie，1932；Lee，1988

　　　　　　　Culicoides aterinervis Lien *et al.*（连日清等），1998

分布：西藏（错那、郎县）。

82. 格林库蠓 *Culicoides*（*Culicoides*）*kilinensis* Lee，1976

分布：西藏（错那、察隅、墨脱、格林、樟木友谊桥）、黑龙江。

83. 日本库蠓 *Culicoides*（*Culicoides*）*nipponensis* Tokunaga，1955

分布：西藏（米林）、辽宁、吉林、江苏、浙江、安徽、福建、台湾、江西、山东、河南、湖北、湖南、广东、广西、海南、四川、重庆、云南、陕西、青海。

84. 灰黑库蠓 *Culicoides*（*Culicoides*）*pulicaris* Linnaeus，1758

分布：西藏（察隅、当雄羊八井）、内蒙古、辽宁、吉林、黑龙江、浙江、台湾、山

东、湖北、陕西、甘肃、宁夏、新疆。

85. 云南库蠓 *Culicoides*（*Culicoides*）*yunanensis* Chen *et* Liu，1978

分布：西藏（察隅）、广西、云南。

（屋室亚属 Subgenus *Oecacta* Poey，1851）

86. 远离库蠓 *Culicoides*（*Oecacta*）*absitus* Liu *et* Yu，1990

分布：西藏（错那）。

87. 盔状库蠓 *Culicoides*（*Oecacta*）*cassideus* Zhang *et* Yu，1990

分布：西藏（察隅）。

88. 定日库蠓 *Culicoides*（*Oecacta*）*dingriensis* Yu *et* Liu，2005

分布：西藏（定日）。

89. 显著库蠓 *Culicoides*（*Oecacta*）*distinctus* Sen *et* Das Gupta，1959

分布：西藏（察隅）、辽宁、台湾。

90. 秀茎库蠓 *Culicoides*（*Oecacta*）*festivipennis* Kieffer，1914

　　　　　Culicoides（*Oecacta*）*odibilis* Austen，1921；Yu（虞以新），1982

分布：西藏（察隅）、辽宁、吉林、黑龙江、浙江、福建、山东、四川、陕西、甘肃、宁夏、新疆。

91. 霍飞库蠓 *Culicoides*（*Oecacta*）*huffi* Causey，1938

分布：西藏（察隅）、江苏、四川、福建、台湾、广东、广西、海南。

92. 贵船库蠓 *Culicoides*（*Oecacta*）*kibunensis* Tokunaga，1937

　　　　　Culicoides cubitalis Edwards，1939

分布：西藏（错那、墨脱拿格）、河北、内蒙古、辽宁、吉林、黑龙江、江苏、福建、山东、四川、陕西、新疆。

93. 边斑库蠓 *Culicoides*（*Oecacta*）*margipictus* Qu *et* Wang，1994

分布：西藏（错那）。

94. 尖喙库蠓 *Culicoides*（*Oecacta*）*oxystoma* Kieffer，1910

分布：西藏（错那、察隅）及全国。

95. 高原库蠓 *Culicoides*（*Oecacta*）*petronius* Liu *et* Yu，2005

分布：西藏（错那）。

96. 色茎库蠓 *Culicoides*（*Oecacta*）*pictipennis* Staeger，1839

分布：西藏（错那）、辽宁、台湾。

97. 刺神库蠓 *Culicoides*（*Oecacta*）*spinoverbosus* Qu *et* Wang，1994

分布：西藏（错那）。

98.　短毛库蠓 *Culicoides*（*Oecacta*）*stupulosus* Zhang *et* Yu，1990

分布：西藏（聂拉木）。

99.　黑带库蠓 *Culicoides*（*Oecacta*）*tritenuifasciatus* Tokunaga，1959

分布：西藏（察隅）、广东、海南。

100.　阿克库蠓 *Culicoides*（*Oecacta*）*achrayi* Kettle *et* Lawson，1955

分布：西藏、黑龙江。

101.　梯库蠓 *Culicoides*（*Oecacta*）*furcillatus* Callot，Kremer *et* Paradis，1962

分布：西藏（亚东、樟木）、黑龙江。

102.　横断库蠓 *Culicoides*（*Oecacta*）*hengduanshanensis* Lee，1984

分布：西藏（日喀则）、云南（德钦）。

103.　硕大库蠓 *Culicoides*（*Oecacta*）*majorinus* Chu，1977

分布：西藏（墨脱、拿格、樟木）。

104.　冲绳库蠓 *Culicoides*（*Oecacta*）*okinawensis* Arnaud，1956

分布：西藏（樟木）、福建、台湾。

105.　亚单带库蠓 *Culicoides*（*Oecacta*）*subfascipennis* Kieffer，1919

分布：西藏（拉萨）、内蒙古、辽宁、黑龙江、山东、新疆。

106.　蓬帐库蠓 *Culicoides*（*Oecacta*）*tentorius* Austen，1921

分布：西藏（拉萨）。

107.　双棒库蠓 *Culicoides*（*Oecacta*）*bipalus* Yu *et* Deng，1991

　　　　　　　Culicoides biclavatus Ding *et* Yu，1990

分布：西藏（察隅）。

108.　多毛库蠓 *Culicoides*（*Oecacta*）*capillosus* Borkent，1977

　　　　　　　Culicoides（*Oecacta*）*hirtus* Xue *et* Yu，1990

分布：西藏（察隅）。

109.　顶端库蠓 *Culicoides*（*Oecacta*）*horridus* Yu *et* Deng，1988

分布：西藏（定日）。

110.　浪卡库蠓 *Culicoides*（*Oecacta*）*nagarzensis* Lee，1979

分布：西藏（浪卡子、聂拉木）。

111.　奥大库蠓 *Culicoides*（*Oecacta*）*odiatus* Austen，1921

　　　　　　　Culicoides lailae Khalaf，1961

分布：西藏（拉萨）、新疆（霍城）。

112.　骚扰库蠓 *Culicoides*（*Oecacta*）*vexans* Staeger，1839

分布：西藏（拉萨）。

113. 亚东库蠓 *Culicoides*（*Oecacta*）*yadongensis* Chu，1977

        Culicoides spinulosus Chu，1977

分布：西藏（亚东）。

114. 支英库蠓 *Culicoides*（*Oecacta*）*zhiyini* Yu *et* Liu，1990

分布：西藏（拉萨）。

（无室亚属 Subgenus *Nullicella* Lee，1982）

115. 拉萨库蠓 *Culicoides*（*Nullicella*）*lasaensis* Lee，1978

分布：西藏（拉萨）。

（傲蠓亚属 Subgenus *Fastus* Liu，2005）

116. 高峰库蠓 *Culicoides*（*Fastus*）*alpigenus* Yu *et* Liu，2005

分布：西藏（察隅）。

（带纹亚属 Subgenus *Beltranmyia* Vargas，1953）

117. 察雅库蠓 *Culicoides*（*Beltranmyia*）*chagyabensis* Lee，1982

分布：西藏（察雅、吉塘）。

118. 沟栖库蠓 *Culicoides*（*Beltranmyia*）*charadraeus* Arnaud，1956

分布：西藏（樟木友谊桥）、台湾。

119. 环斑库蠓 *Culicoides*（*Beltranmyia*）*circumscriptus* Kieffer，1918

        Culicoides（*Beltranmyia*）*matsuensis* Lien，Weng *et* Lin，1996（图

        片见云南环斑库蠓）

分布：西藏（拉萨、樟木）、河北、山西、内蒙古、辽宁、吉林、黑龙江、江苏、浙江、福建、山东、河南、湖北、广东、广西、海南、四川、重庆、云南、陕西、甘肃、青海、宁夏、新疆。

120. 昌都库蠓 *Culicoides*（*Beltranmyia*）*qubdoensis* Lee，1979

分布：西藏（昌都）。

（单囊亚属 Subgenus *Monoculicoides* Khalaf，1954）

121. 原野库蠓 *Culicoides*（*Monoculicoides*）*homotomus* Kieffer，1922

        Culicoides denmeadi Causey，1938

分布：西藏（察隅、工布江达）及中国所有省。

122. 稀见库蠓 *Culicoides*（*Monoculicoides*）*rarus* Das Gupta，1963

分布：西藏（错那、郎县）、海南。

（未列入亚属 Subgenus Systematic position uncertain）

123. 双角库蠓 *Culicoides bicornus* Liu *et* Yu，2005

分布：西藏（聂拉木）。

124. 沙玛库蠓 *Culicoides shamaensis* Yu *et* Deng，1990

分布：西藏（察隅）。

125. 点库蠓 *Culicoides stagetus* Lee，1979

分布：西藏（昌都、妥坝）、新疆（清河）。

126. 肿须库蠓 *Culicoides turgeopalpulus* Liu *et* Yu，1990

分布：西藏（错那）。

（七）埃蠓属 Genus *Allohelea* Kieffer，1917

127. 非常埃蠓 *Allohelea allocota* Yu *et* Zhang，2005

分布：西藏（聂拉木）。

128. 亚黑埃蠓 *Allohelea subnigripes* Yu *et* Deng，2005

分布：西藏（聂拉木）。

（八）阿蠓属 Genus *Alluaudomyia* Kieffer，1913

129. 角突阿蠓 *Alluaudomyia angulata* Wirth *et* Delfinado，1964

分布：西藏（聂拉木）、四川（峨眉山）。

130. 双刺阿蠓 *Alluaudomyia bispinula* Yu *et* Deng，2005

分布：西藏（聂拉木）。

131. 小袋阿蠓 *Alluaudomyia crumena* Yu *et* Liu，2001

分布：西藏（错那、聂拉木、易贡）。

132. 纽结阿蠓 *Alluaudomyia desma* Yu，2005

分布：西藏（错那）。

133. 烟色阿蠓 *Alluaudomyia fuscula* Yu *et* Liu，2005

分布：西藏（错那）。

134. 钩茎阿蠓 *Alluaudomyia rostrata* Yu *et* Deng，2005

分布：西藏（聂拉木）。

（九）短蠓属 Genus *Brachypogon* Kieffer，1899

（短蠓亚属 Subgenus *Brachypogon* Kieffer，1899）

135. 克氏短蠓 *Brachypogon*（*Brachypogon*）*kremeri* Szadiewski，1984

分布：西藏（聂拉木）。

136. 裂茎短蠓 *Brachypogon*（*Brachypogon*）*lobules* Yu，2005

分布：西藏（聂拉木）。

（十）单蠓属 Genus *Monohelea* Kieffer，1917

137. 中华单蠓 *Monohelea sinica* Yu *et* Deng，2005

分布：西藏（聂拉木）。

（十一）柱蠓属 Genus *Stilobezzia* Kieffer，1911

（棘蠓亚属 Subgenus *Acanthohelea* Kieffer，1917）

138．柔囊柱蠓 *Stilobezzia*（*Acanthohelea*）*flaccisacca* Yu，2005

分布：西藏（聂拉木）。

139．长囊柱蠓 *Stilobezzia*（*Acanthohelea*）*longisacca* Yu，2005

分布：西藏（聂拉木）。

（柱蠓亚属 Subgenus *Stilobezzia* Kieffer，1911）

140．山谷柱蠓 *Stilobezzia*（*Stilobezzia*）*bessa* Yu，2005

分布：西藏（聂拉木）。

141．曲线柱蠓 *Stilobezzia*（*Stilobezzia*）*blaesospira* Yu，2005

分布：西藏（聂拉木）。

（十二）前蠓属 Genus *Probezzia* Kieffer，1906

142．黄足前蠓 *Probezzia flaviped*a Yu，2005

分布：西藏（聂拉木）。

（十三）贝蠓属 Genus *Bezzia* Kieffer，1899

143．细茎贝蠓 *Bezzia tenuipennis* Yu，2005

分布：西藏（聂拉木）。

144．易贡贝蠓 *Bezzia yigonga* Yu *et* Yan，2005

分布：西藏（易贡）。

145．樟木贝蠓 *Bezzia zhangmuensis* Yu *et* Zhang，2005

分布：西藏（聂拉木）。

（十四）须蠓属 Genus *Palpomyia* Meigen，1818

146．粗股须蠓 *Palpomyia amplofemoria* Yu *et* Zhang，2005

分布：西藏（聂拉木）。

147．剪短须蠓 *Palpomyia curtatus* Yu *et* Deng，2005

分布：西藏（聂拉木）。

148．暗翅须蠓 *Palpomyia fumiptera* Yu *et* Zhang，2005

分布：西藏（聂拉木）。

149．棕胫须蠓 *Palpomyia fuscitibia* Yu *et* Deng，2005

分布：西藏（聂拉木）。

150．淡足须蠓 *Palpomyia pallidipeda* Yu *et* Liu，2005

分布：西藏（错那）。

151.　旋转须蠓 *Palpomyia reversa* Remm，1972

分布：西藏（错那）。

152.　褐足须蠓 *Palpomyia rufipes*（Meigen），1818

分布：西藏（聂拉木）。

153.　西藏须蠓 *Palpomyia xizanga* Yu *et* Liu，2005

分布：西藏（错那）。

西藏蠓类优势种群及生态习性

优势蠓类依次为：多斑库蠓、盔状库蠓、不显库蠓、双棒库蠓。为病媒生物及自然疫源性疾病的防治提供了科学依据（表 44-1 ~ 表 44-4）。

表 44-1　错那县不同场所的主要蠓种组成

| 场所
places | 蠓总数
total | 组成（%）composition（%） | | |
		多斑库蠓 *C.maculatus*	西藏库蠓 *C.tibetensis*	其他种 others
室内 room	2954	68.9	24.5	6.6
畜厩 pem	22 747	71.6	27.7	0.7
野外 open country	14 309	5.0	93.8	1.2

表 44-2　察隅县不同海拔高度的主要蠓种组成

| 海拔高度（m）
elevation（m） | 蠓总数
total | 组成（%）composition（%） | | | |
		盔状库蠓 *C.cassidus*	多斑库蠓 *C.maculatus*	西藏库蠓 *C.tibetensis*	其他种 others
1600（洞穷）	1073	50.3	17.3	12.8	19.6
1660（窘东）	602	7.3	66.1	1.3	25.3
1830（巴安通）	465	26.7	36.1	14.8	22.3
2400（吉公）	85	0	3.5	91.8	4.7

表 44-3　西藏错那县不同季节的主要蠓种组成（1988）

| 月
months | 蠓总数
total | 组成（%）composition（%） | | |
		西藏库蠓 *C.tibetensis*	多斑库蠓 *C.maculatus*	其他种 others
5 May	4432	99.3	0.4	0.3
6 June	8408	99.3	0.4	0.3
7 July	1206	45.9	46.3	7.8
8 August	199	40.7	49.7	9.6
9 Septembr	64	50	15.6	34.4

表 44-4　错那县 2 种库蠓的季节消长 1988

月 Months	旬 ten days	温度（℃） temperature（℃）	西藏库蠓 C.tibetensis	多斑库蠓 C.maculatus
5 May	上	15.0	39	14
	中	15.5	35	62
	下	16.0	250	16
6 June	上	17.5	84	14
	中	17.0	170	36
	下	18.0	74	320
7 July	上	17.5	0	263
	中	19.0	4	402
	下	18.0	4	84
8 August	上	19.0	1	38
	中	18.5	34	250
	下	16.0	21	216
9 september	上	16.0	7	302
	中	15.0	2	19

第三节　白蛉（双翅目：白蛉科）

西藏的白蛉仅发现 1 科、1 属、1 种。

白蛉科 Family PHLEBOTOMIDAE

白蛉属 Genus *Phlebotomus* Rondani，1843
（阿蛉亚属 Subgenus *Adlerius* Nitzulescu，1931）
四川白蛉 *Phlebotomus*（*Adlerius*）*sicuanensis* Leng *et* Yin，1983
分布：西藏（错那县勒乡）、四川、云南（会泽）。

第四节　蚋类（双翅目：蚋科）

蚋科 Family SIMULIIDAE Newman，1834
蚋亚科 Subfamily SIMULIINAE Newman，1834

西藏地处我国西南边陲，东与四川、云南、缅甸毗邻；南与印度、不丹、锡金、尼泊尔接壤；西邻克什米尔；北与新疆、青海相邻。其幅员辽阔，跨东经 78°30′ ～ 99°10′，北纬 26°36′ ～ 36°30′。地形极其复杂，堪称世界屋脊的喜马拉雅山脉就位于中印、中尼边境。著名的冈底斯山、唐古拉山居其腹地。最高海拔 8844.43 m（珠穆朗玛峰），终年积雪；最低海拔仅 800 m（墨脱）。每当雨季来临，或冰雪融化，到处飞泉瀑布，沟渠纵横，水流湍急。它是许多江河包括长江的发源地，著名的雅鲁藏布江横贯其中。由于蚋类孳生条件的特殊性，所有记载的蚋类均集中在西藏的东南部。高原东南部深受峡谷的切割，海拔较低，为典型的高山峡谷区。谷区底部，气候温和，水源十分丰富，且污染又少，给蚋类的孳生提供了非常丰富的条件。农业、畜牧业十分发达，为蚋类提供了充足的血源。蚋科种类十分丰富。自 1988 年作者首次报道西藏蚋类以来，经过近 20 年的调查研究，迄今，西藏共记载蚋类 9 亚属 41 种，占我国已知蚋类（约 250 种）的 16%。分布及区系分析表明：西藏的蚋类东洋界成分丰富，在所报道的蚋属 41 种中，东洋界种为 35 种，占蚋种总数的 85.4%；垂直分布特殊，亚东（2950 ～ 3800 m）南、错那（2500 m）、林芝（2250 ～ 2900 m）、波密、左贡（3500 m）至芒康一线以南的蚋类以东洋界成分占优势；亚东北、米林、易贡等高山峡谷地区（平均海拔 3000 m 以上）的蚋类以古北界成分居多；地方性明显，在所报道的 41 种蚋中，以西藏为模式产地的特有种 12 种，占总数的 29.3%；与邻近地区的相似性，特别是与印度、巴基斯坦的区系相似，在西藏已知的 41 种蚋中有 19 种在印度有分布，占其蚋种总数的 46.3%；有 7 种在巴基斯坦有分布，占其蚋种总数的 17.1%（两者合计 26 种占总数的 63.4%）。现将西藏蚋类名录、地理分布及区系分析叙述如下。

一、蚋属 Genus *Simulium* Latreille，1802

（一）真蚋亚属 Subgenus *Eusimulium* Roubaud，1906

1.　窄足真蚋 *Simulium*（*Eusinulium*）*angustipes* Edwards，1915

　　原名：*Simulium angustipes* Edwards，1915. Bull. Ent. Res. 6:40. 模式产地：英国。

　　1988 年 Crosskey 更名为 *Simulium*（*Eusinulium*）*angustipes* Edwards，1915

分布：西藏（察隅）、河北、辽宁。

（二）绳蚋亚属 Subgenus *Gomphostibia* Enderlein，1921

2.　西藏绳蚋 *Sinuliun*（*Gomphostibia*）*xizangense* An，Zhang and Deng，1990

分布：西藏（察隅）。

3.　察隅绳蚋 *Sinuliun*（*Gomphostibia*）*zayuense* An，Zhang and Deng，1990

分布：西藏（察隅）。

（三）喜山蚋亚属 Subgenus *Himalayum* Lewis，1973

4.　印度喜山蚋 *Sinuliun*（*Himalayum*）*indicum* Becher，1885

　　原名：*Sinuliun indicum* Becher，1885. J. Asia. Soc. Bengal. 53：199–200，模式产地：

印度阿萨姆。

1973 年 Lewis 更名为 *Sinuliun*（*Himalayum*）*indicum* Becher，1885

分布：西藏（察隅）。

（四）山蚋亚属 Subgenus *Montisimulium* Rubtsov，1974

5. 凹端山蚋 *Simulium*（*Montisimulium*）*concavustylum* Deng，Zhang and Chen，1995

原名：凹端真蚋 *Simulium*（*Eusinulium*）*concavustylum* Deng，Zhang and Chen
（邓成玉、张有植、陈汉彬），1995. Sichuan J.Zool. 14（1）：7–10. 模式产地：
西藏林芝。

1996 年由安继尧更名为 *Simulium*（*Montisimulium*）*concavustylum* Deng，
Zhang and Chen，1995

分布：西藏（林芝）、四川。

6. 库姆山蚋 *Simulium*（*Montisimulium*）*ghoomense* Datta，1975

原名：库姆真蚋 *Simulium*（*Eusinulium*）*ghoomense* Datta，1975. Proc.Indian
Acad. Sci. 81（2）：67–74. 模式产地：印度。

1988 年 Crosskey 更名为 *Simulium*（*Montisimulium*）*ghoomense* Datta，1975

分布：西藏（察隅）。

7. 林芝山蚋 *Simulium*（*Montisimulium*）*lingziiense* Deng，Zhang and Chen，1995

原名：林芝真蚋 *Simulium*（*Eusinulium*）*lingziiense* Deng，Zhang and Chen（邓成
玉、张有植、陈汉彬），1995. Sichuan J.Zool.14（1）：7–10. 模式产地：西藏林芝。

1996 年 An（安继尧）更名为 *Simulium*（*Montisimulium*）*lingziiense* Deng，Zhang
and Chen，1995.

分布：西藏（林芝）、四川。

8. 清溪山蚋 *Simulium*（*Montisimulium*）*kirgisorum* Rubtsov，1956

原名：清溪真蚋 *Simulium*（*Eusinulium*）*kirgisorum* Rubtsov，1956. 模式产地：
吉尔吉斯坦。

1988 年 Crosskey 更名为 *Simulium*（*Montisimulium*）*kirgisorum* Rubtsov，1956

分布：西藏（林芝）、北京、河北、云南。

9. 线丝山蚋 *Simulium*（*Montisimulium*）*nemorivagum* Datta，1973

原名：线丝真蚋 *Simulium*（*Eusinulium*）*nemorivagum* Datta，1973. 模式产地：
印度大吉岭（Darjeeling）。

1988 年由 Crosskey 更名为 *Simulium*（*Montisimulium*）*nemorivagum* Datta，1973

分布：西藏（亚东）。

10. 裂缘山蚋 *Simulium*（*Montisimulium*）*schizolomum* Deng，Zhang and Chen，1995

   原名：裂缘真蚋 *Simulium*（*Eusinulium*）*schizolomum* Deng，Zhang and Chen（邓成玉、张有植、陈汉彬），1995. Sichuan J. Zool. 14（1）：7–10. 模式产地：西藏林芝。

   1996 年由安继尧更名为 *Simulium*（*Montisimulium*）*schizolomum* Deng，Zhang and Chen，1995

分布：西藏（林芝）、四川。

11. 西藏山蚋 *Simulium*（*Montisimulium*）*tibetense* Deng，Xue，Zhang and Chen，1994

   原名：西藏真蚋 *Simulium*（*Eusinulium*）*tibetense* Deng，Xue，Zhang and Chen，1994，Sixtieth Anniversary Founding，China Zool.Soc.：10–16. 模式产地：西藏林芝。

   1996 年由 Crosskey，Adler，王遵明，邓成玉更名为：西藏山蚋 *Simulium*（*Monti-simulium*）*tibetense* Deng，Xue，Zhang and Chen，1994

分布：西藏（察隅）、四川。

（五）纺蚋亚属 Subgenus *Nevermannia* Enderlein，1921

12. 黄毛纺蚋 *Simulium*（*Nevermannia*）*aureohirtum* Brunetti，1911

   原名：*Eusinulium aureohirtum* Brunetti，1911. Rec.Ind.Mus. 4:287–288. 模式产地：印度阿萨姆。

   1988 年 Crosskey 更名为 *Simulium*（*Nevermannia*）*aureohirtum* Brunetti，1911

分布：西藏（察隅）、福建、广东、广西、海南、湖南、四川、贵州、云南。

13. 纤细纺蚋 *Simulium*（*Nevermannia*）*gracile* Datta，1973

   原名：纤细真蚋 *Simulium*（*Eusinulium*）*gracile* Datta，1973. Oriental Ins. 7（3）：368–371. 模式产地：印度大吉岭（Darjeeling）。

   1988 年 Crosskey 更名为 *Simulium*（*Nevermannia*）*gracile* Datta，1973。

分布：西藏（察隅）。

14. 新纤细纺蚋 *Simulium*（*Nevermannia*）*novigracile* Deng，Zhang and Chen，1996

   原名：新纤细真蚋 *Simulium*（*Eusinulium*）*novigracile* Deng，Zhang and Chen，1996. Acta ent.sin. 39（4）：423–425. 模式产地：西藏亚东。

   2003 年由陈汉彬、安继尧更名为新纤细纺蚋 *Simulium*（*Nevermannia*）*novigracile* Deng，Zhang and Chen，1996

分布：西藏（亚东）、四川。

15. 宽头纺蚋 *Simulium*（*Nevermannia*）*praetargum* Datta，1973

原名：宽头真蚋 *Simulium*（*Eusinulium*）*praetargum* Datta，1973. Oriental Ins. 7（3）: 365–368. 模式产地：印度达吉岭（Darjeeling）.

1988 年 Crosskey 更名为 *Simulium*（*Nevermannia*）*praetargum* Datta，1973

分布：西藏（察隅）。

16. 朴氏纺蚋 *Simulium*（*Nevermannia*）*purii* Datta，1973

原名：朴氏真蚋 *Simulium*（*Eusinulium*）*purii* Datta，1973. Oriental Ins. 7（3）: 371–373. 模式产地：印度大吉岭（Darjeeling）。

1988 年 Crosskey 更名为朴氏纺蚋 *Simulium*（*Nevermannia*）*purii* Datta，1973

分布：西藏（察隅、亚东）。

（六）欧蚋亚属 Subgenus *Obuchovia* Rubtsov，1949

17. 成双欧蚋 *Simulium*（*Obuchovia*）*biseriata* Rubtsov，1940

原名：*Simulium*（*Astega*）*biseriata* Rubtsov，1940. Blackflies，Fauna USSR，Diptera. 6（6）: 330. 模式产地：塔吉克斯坦。

1988 年 Crosskey 更名为 *Simulium*（*Obuchovia*）*biseriata* Rubtsov，1940。

分布：西藏（察隅）。

（七）逊蚋亚属 Subgenus *Schoenbaueria* Enderlein，1921

18. 黄色逊蚋 *Simulium*（*Schoenbaueria*）*favoantennatum* Rubtsov，1940

分布：西藏（察隅）、新疆。

（八）蚋亚属 Subgenus *Simulium* Latreille，1802

19. 阿拉蚋 *Simulium*（*Simulium*）*arakawae* Matsumura，1915

分布：西藏（察隅）、吉林。

20. 包氏蚋 *Simulium*（*Simulium*）*barraudi* Puri，1932

分布：西藏（察隅）。

21. 克氏蚋 *Simulium*（*Simulium*）*christophersi* Puri，1932

分布：西藏（察隅）。

22. 昌隆蚋 *Simulium*（*Simulium*）*chamlongi* Takaoka and Suzuki，1984

分布：西藏（察隅）、云南。

23. 细齿蚋 *Simulium*（*Simulium*）*dentatum* Puri，1932

分布：西藏（察隅）。

24. 地记蚋 *Simulium*（*Simulium*）*digitatum* Puri，1932

分布：西藏（察隅）、广东。

25. 格氏蚋 *Simulium*（*Simulium*）*gravelyi* Puri，1933

分布：西藏（察隅）。

26. 灰额蚋 *Simulium*（*Simulium*）*griseifrons* Brunetti，1911

分布：西藏（察隅）。

27. 汉彬蚋 *Simulium*（*Simulium*）*hanbini* Deng *et* An，2012

分布：西藏（察隅）。

28. 喜马拉雅蚋 *Simulium*（*Simulium*）*himalayense* Puri，1932

分布：西藏（察隅）。

29. 粗毛蚋 *Simulium*（*Simulium*）*hirtipannus* Puri，1932

分布：西藏（察隅）、福建、浙江、贵州。

30. 赫氏蚋 *Simulium*（*Simulium*）*howletei* Puri，1932

分布：西藏（察隅）。

31. 中柱蚋 *Simulium*（*Simulium*）*mediaxisus* An，Guo and Xu，1995

分布：西藏（亚东）。

32. 黑颜蚋 *Simulium*（*Simulium*）*nigrifacies* Datta，1974

分布：西藏（察隅）、四川。

33. 亮胸蚋 *Simulium*（*Simulium*）*nitidithoraz* Puri，1932

分布：西藏（亚东）、福建、海南、贵州、云南、四川。

34. 节蚋 *Simulium*（*Simulium*）*nodosum* Puri，1933

分布：西藏（察隅）、广东、广西、云南。

35. 淡股蚋 *Simulium*（*Simulium*）*pallidofemur* Deng，Zhang，Xue and Chen，1994

分布：西藏（察隅）。

36. 普拉蚋 *Simulium*（*Simulium*）*pulanotum* An，Guo and Xu，1995

分布：西藏（亚东）。

37. 五条蚋 *Simulium*（*Simulium*）*quinquestriatum* Shiraki，1935

分布：西藏（察隅）、辽宁、福建、江西、广东、广西、台湾、湖南、贵州、四川、云南。

38. 红色蚋 *Simulium*（*Simulium*）*rufibasis* Brunetti，1976

分布：西藏（察隅、易贡、亚东），辽宁、台湾、云南、湖北、湖南、贵州、四川、福建。

39. 角突蚋 *Simulium*（*Simulium*）*triangustum* An，Guo and Xu，1995

分布：西藏（亚东）。

40. 亚东蚋 *Simulium*（*Simulium*）*yadongense* Deng and Chen，1993

分布：西藏（亚东）。

（九）特蚋亚属 Subgenus *Tetisimulium* Rubtsov，1963

41. 沙特蚋 *Simulium*（*Tetisimulium*）*desertorum* Rubtsov，1938

   原名：*Simulium*（*Odagmia*）*desertorum* Rubtsov，1938. Vope. Kraevoi Parazit. 3:195–196．模式产地：西藏察隅。

   1989 年安继尧更名为 *Simulium*（*Tetisimulium*）*desertorum* Rubtsov，1938

分布：西藏、新疆、吉林。

第五节　虻类（双翅目：虻科）

西藏的虻科昆虫有 76 种，分属于 3 亚科、5 属。

虻科 Family TABNIDAE
一、斑虻亚科 Subfamily CHRYSOPSINAE

（一）斑虻属 Genus *Chrysops* Meigen，1803

1. 黄带斑虻 *Chrysops flavocinctus* Ricardo，1902

分布：西藏（察隅）、云南（潞西、个旧、沧源、勐腊、镇远）。

2. 插入斑虻 *Chrysops intercallatus* Wang *et* Xu，1988

分布：墨脱。

3. 副指定斑虻 *Chrysops paradesignatus* Liu *et* Wang，1977

分布：西藏（察隅）、云南（潞西、金平、勐海）。

4. 高原斑虻 *Chrysops plateauna* Wang

分布：西藏。

5. 宽条斑虻 *Chrysops semiignitus* Krober，1930

分布：四川（康定、西康、甘孜、炉霍、红原、唐克）、西藏（察雅、江达）、甘肃、青海。

6. 银脸斑虻 *Chysops silvifacies* Philip，1963

分布：西藏（墨脱）云南（耿马、勐海、金平、河口、丽江、景洪）、西藏（墨脱）。

7. 樟木斑虻 *Chrysops zhamensis* Zhu *et* Xu，1995

分布：西藏（樟木）。

二、距虻亚科 Subfamily PANGONINAE

（二）长喙虻属 Genus *Philoliche* Wiedemann，1828

8. 针长喙虻 *Philoliche longirostris* Hardwiche，1823

分布：西藏。

三、虻亚科 Subfamily TABANINAE

（三）麻虻属 Genus *Haematopota* Meigen，1803

9．芒康麻虻 *Haematopota mangkamensis* Wang，1982

分布：西藏（芒康）。

10．尼泊尔麻虻 *Haematopota nepalensis* Stone *et* Philip，1974

分布：西藏（樟木）、尼泊尔。

11．黑角麻虻 *Haematopota nigriantenna* Wang，1982

分布：西藏（隆子、易贡、察隅、波密、通脉）。

12．菲氏麻虻 *Haematopota philipi* Chvala，1969

分布：西藏（吉隆、樟木）、尼泊尔。

13．低额麻虻 *Haematopota ustulata* Krober，1933

分布：西藏（江达、察雅）、四川（刷经寺、石渠）、甘肃、青海。

（四）瘤虻属 Genus *Hybomitra*

14．黑须瘤虻 *Hybomitra atripalpis* Wang，1992

分布：西藏（吉隆）。

15．波拉瘤虻 *Hybomitra branta* Wang，1982

分布：西藏（芒康）、四川（康定、九龙、雅江、德格）、云南（迪庆、中甸）。

16．牦牛瘤虻 *Hybomitra bulongicauda* Liu *et* Xu，1990

分布：西藏（错那、隆子、曲松、琼结、措美）。

17．陈塘瘤虻 *Hybomitra chentangensis* Zhu *et* Xu，1995

分布：西藏（陈塘）。

18．克氏瘤虻 *Hybomitra chvalai* Xu *et* Zhang，1990

分布：西藏（樟木、亚东）。

19．科氏瘤虻 *Hybomitra coheri* Xu *et* Zhang，1990

分布：西藏（樟木）。

20．持续瘤虻 *Hybomitra echusa* Wang，1982

分布：西藏（察隅）。

21．膨条瘤虻 *Hybomitra expollicata*（Pandelle，1883）

分布：西藏（察雅）、四川（道孚、炉霍、唐克、红原、南平、巴西）、黑龙江、吉林、辽宁、内蒙古、陕西、宁夏、湖北、青海、新疆。

22．黄带瘤虻 *Hybomitra fulvotaenia* Wang，1982

分布：西藏（察隅）。

23．小黑瘤虻 *Hybomitra hsiaohai* Wang，1982

分布：西藏（曲松）。

24．棕斑瘤虻 *Hybomitra fuscomaculata* Wang，1985

分布：西藏（察隅、芒康、江达）、四川（乡城、雅江、康定、九龙、巴塘、理塘、甘孜）。

25．甘肃瘤虻 *Hybomitra kansui* Philip，1979

分布：西藏（察隅）、四川、甘肃。

26．拉萨瘤虻 *Hybomitra lhasaensis* Wang，1982

分布：西藏（拉萨、穷结）。

27．驼瘤瘤虻 *Hybomitra lamades* Philip，1961

分布：西藏（亚东）。

28．隆子瘤虻 *Hybomitra longziensis* Xu，1995

分布：西藏（隆子）。

29．泸水瘤虻 *Hybomitra lushuiensis* Wang，1988

分布：西藏（察隅）、云南。

30．李氏瘤虻 *Hybomitra lyneborgi* Chvala，1969

分布：西藏（樟木、亚东）。

31．白缘瘤虻 *Hybomitra marginialba* Liu *et* Yao，1981

分布：西藏（芒康）、四川（理塘、德格）、甘肃。

32．蜂形瘤虻 *Hybomitra mimapis* Wang，1981

分布：西藏（芒康）、云南（中甸、迪庆、白芒雪山）、四川（德格、马尔康）、陕西、青海、甘肃。

33．莫氏瘤虻 *Hybomitra mouchai* Chvala，1969

分布：西藏（樟木、陈塘）、尼泊尔。

34．铃胛瘤虻 *Hybomitra nola* Philip，1961

分布：西藏（芒康、察雅）、四川（二郎山、康定）。

35．林芝瘤虻 *Hybomitra nyingchiensis* Zhang *et* Xu，1991

分布：西藏（林芝、米林）。

36．黄茸瘤虻 *Hybomitra robiginosa* Wang，1982

分布：西藏（芒康、察雅、江达）、四川、青海。

37．圆腹瘤虻 *Hybomitra rotundabdominis* Wang，1982

分布：西藏（江达）。

38．亚波拉瘤虻 *Hybomitra subbranta* Xu *et* Zhang，1990

分布：西藏（樟木）。

39. 西藏瘤虻 *Hybomitra tibetana* Szilady，1926

分布：西藏（亚东）。

40. 维氏瘤虻 *Hybomitra wyvillei*（Ricardo，1911）

分布：西藏（察雅、工布江达、波密、察隅、错那）、印度。

41. 姚健瘤虻 *Hybomitra yaojiani* Sun *et* Xu，2007

分布：西藏（墨脱）。

42. 察隅瘤虻 *Hybomitra zayuensis* Sun *et* Xu，2007

分布：西藏（察隅）。

43. 张氏瘤虻 *Hybomitra zhangi* Xu，1995

分布：西藏（错那）。

（五）虻属 Genus *Tabanus* Linne，1758

44. 窄带虻 *Tabanus arctus* Wang，1982

分布：西藏（墨脱）。

45. 拟金毛虻 *Tabanus aurepiloides* Xu *et* Deng，1990

分布：西藏（樟木）。

46. 金毛虻 *Tabanus aurepilus* Wang，1994

分布：西藏（墨脱）。

47. 丽毛虻地东虻 *Tabanus aurisetosus didongensis* Wang *et* Xu，1988

分布：西藏（墨脱）、海南、广西。

48. 暗黑虻 *Tabanus benificus* Wang，1982

分布：西藏（波密）。

49. 双环虻 *Tabanus bianmularis* Philip，1960

分布：西藏（墨脱）、台湾、越南。

50. 陈塘虻 *Tabanus chentangensis* Zhu *et* Xu，1995

分布：西藏（陈塘）。

51. 中赤虻 *Tabanus fulvimedius* Walker，1848

分布：西藏（察雅）、云南（文山、勐腊、景洪、勐海、思茅、耿马、沧源、片马）、台湾。

52. 贵州虻 *Tabanus guizhouensis* Chen *et* Xu，1984

分布：西藏（墨脱）、贵州（威宁、盘县）、云南（迪庆、维西、昭通、曲靖、绥江）。

53. 拟矮小虻 *Tabanus humiloides* Xu，1980

分布：西藏（察隅）、贵州（息烽、关岭、金沙）、四川（峨眉山）、云南（水富、绥江、大关、宁蒗、维西、威信、永善）。

54. 卡布虻 *Tabanus kabuensis* Yao，1984

分布：西藏（墨脱）。

55. 光滑虻 *Tabanus laevigatus* Szilady，1926

分布：西藏。

56. 曼尼埔虻 *Tabanus manipurensis* Ricardo，1913

分布：西藏（墨脱）、云南（永善、维西）、四川（美姑、西昌）、贵州（盘县、纳雍、威宁）。

57. 墨脱虻 *Tabanus motuoensis* Yao *et* Liu，1983

分布：西藏（墨脱）。

58. 黑腹虻 *Tabanus nigrabdominis* Wang，1982

分布：西藏（墨脱）。

59. 棕胸虻 *Tabanus orphnos* Wang，1982

分布：西藏（墨脱）。

60. 副金黄虻 *Tabanus parchrysater* Yao，1984

分布：西藏（墨脱）。

61. 副微赤虻 *Tabanus pararobidus* Yao *et* Liu，1983

分布：西藏（墨脱、波密通麦）。

62. 朋曲虻 *Tabanus pengquensis* Zhu *et* Xu，1995

分布：西藏（陈塘）。

63. 前黄腹虻 *Tabanus prefulventer* Wang，1985

分布：西藏（察隅）。

64. 暗斑虻 *Tabanus pullomaculatus* Philip，1970

分布：西藏（墨脱）、贵州（赫章）。

65. 拟棕体虻 *Tabanus russatoides* Xu *et* Deng，1990

分布：西藏（樟木）。

66. 棕体虻 *Tabanus russatus* Wang，1982

分布：西藏（墨脱）、云南（片马）。

67. 稳定虻 *Tabanus stabilis* Wang，1982

分布：西藏（波密）。

68. 断纹虻 *Tabanus striatus* Fabricius，1794

       Tabanus hilaris Walker，1850

       Tabanus triceps Thunberg，1827

分布：西藏（墨脱）、四川（米易、美姑、渡口）、贵州（罗甸、兴义、兴仁、望谟）、云南（蒙自、麻栗坡、勐腊、孟连、蛮耗、耿马、永善、巧家、丽江）、福建、台湾、广东、香港、广西、海南。

69. 亚暗斑虻 *Tabanus subpullomaculatus* Xu *et* Zhang，1990

分布：西藏（察隅、墨脱）。

70. 亚棕体虻 *Tabanus subrussatus* Wang，1982

分布：西藏（墨脱）。

71. 铁生虻 *Tabanus tieshengi* Xu *et* Sun，2007

分布：西藏（墨脱）。

72. 威宁虻 *Tabanus weiningensis* Xu，Xu *et* Sun，2008

分布：西藏（察雅）、贵州（威宁、赫章）、云南（丽江、维西、宁蒗、曲靖、宣威、昭通、威信、永善、水富、绥江）。

73. 黄腹虻 *Tabanus xanthos* Wang，1982

分布：西藏（墨脱）。

74. 亚东虻 *Tabanus yadongensis* Xu *et* Sun，2007

分布：西藏（亚东）。

75. 察雅虻 *Tabanus zayaensis* Xu *et* Sun，2007

分布：西藏（察雅吉塘）、云南（中甸）。

76. 察隅虻 *Tabanus zayuensis* Wang，1982

分布：西藏（察隅）、云南（维西）。

第六节　蝇类（双翅目）

西藏的蝇类有 4 科、62 属、176 种。

一、花蝇科 Family ANTHOMYIIDAE
花蝇亚科 Subfamily ANTHOMYIINAE

（一）花蝇属 Genus *Anthomyia* Meigen，1803

1. 横带花蝇 *Anthomyia illocata* Walker，1856

分布：西藏（墨脱）、河北、山西、吉林、辽宁、山东、江苏、安徽、浙江、福建、台湾、河南、湖南、广东、广西、陕西、四川。

2. 雨兆花蝇 *A. pluvialis*（Linnaeus，1758）

分布：西藏（拉萨、林芝）、内蒙古、黑龙江、辽宁、青海、新疆。

（二）拟花蝇属 Genus *Calythea* Schnabl *et* Dziedzicki，1911

3. 陈氏拟花蝇 *Calythea cheni* Fan，1965

分布：西藏、辽宁、山东。

4. 草原拟花蝇 *Calythea pratincola*（Panzer，1809）

分布：西藏（拉萨、泽当）。

5. 黑胸拟花蝇 *Calythea setifrons* Ackland

分布：西藏（樟木）。

（三）蕨蝇属 Genus *Chirosia* Rondani，1856

6. 变色蕨蝇 *Chirosia variegata*（Stein，1907）

分布：西藏（拉萨）、青海。

（四）地种蝇属 Genus *Delia* Robineau-Desvoidy，1830

7. 类蓟地种蝇 *Delia carduiformis* Schnobl（N.R.）

分布：西藏（八宿）。

8. 毛踝地种蝇 *Delia florilega*（Zetterstedt，1845）

分布：西藏（安多）、青海。

9. 萝卜地种蝇 *Delia floralis*（Fallen，1824）

分布：西藏（昌都）、河北、山西、内蒙古、黑龙江、辽宁、青海、新疆。

10. 灰地种蝇 *Delia platura*（Mg.，1826）

分布：西藏（拉萨、日喀则、亚东、定日、泽当、隆子、错那、波密）、河北、山西、内蒙古、黑龙江、辽宁、江苏、安徽、浙江、福建、台湾、河南、陕西、甘肃、青海、新疆、四川。

11. 梯叶地种蝇 *Delia quadrilateralis* Fan

分布：西藏（安多）。

12. 隆缘地种蝇 *Delia rondoni*（Ringdohl，1913）

分布：拉萨。

13. 细阳地种蝇 *Delia tenuipenis* Fan

分布：西藏（安多）。

（五）粪泉蝇属 Genus *Emmesomyia* Malloch，1917

14. 锈颊粪泉蝇 *Emmesomyia latimubigena* Fan

分布：西藏（安多）。

（六）近脉花蝇属 Genus *Engyneara* Stein，1907

15. 瘦哚近脉花蝇 *Engyneara gracilior* Fan

分布：西藏（安多）。

（七）隰蝇属 Genus *Hydrophoria* Robineau-Desvoidy，1830

16. 端缨隰蝇 *Hydrophoria limboforceps* Fan

分布：西藏（安多）。

17. 斑翅隰蝇 *Hydrophoria maculipennis* Stein，1907

分布：西藏（拉萨）。

18. 暗胸隰蝇 *Hydrophoria melanea* Stein，1907

分布：西藏（拉萨）、辽宁、青海、新疆。

（八）球果种蝇属 Genus *Lasiomma* Stein

19. 扭叶球果种蝇 *Lasiomma octoguttatum pectinicrus* Hennig

分布：西藏（樟木）、北京、黑龙江、内蒙古、湖北、浙江。

（九）邻种蝇属 Genus *Paregle* Schnabl，1911

20. 亚黑邻种蝇 *Paregle aterrima* Hennlg，1967

分布：西藏（那曲、安多）、青海、新疆。

（十）泉蝇属 Genus *Pegomyia* Robineau-Desvoidy，1830

21. 藜泉蝇 *Pegomyia hyosyami*（Panzer，1809）

分布：西藏（拉萨、察隅）、河北、河南。

22. 拉萨泉蝇 *Pegomyia lhasaensis* Zhong，1985

分布：西藏（拉萨）。

23. 微端鬃泉蝇 *Pegomyia minutisetaria* Zhong，1985

分布：西藏（墨脱）。

24. 四条泉蝇 *Pegomyia quadrivittata* Karl

分布：西藏（樟木）。

25. 拟四条泉蝇 *Pegomyia quadrivittoides* Zhong，1985

分布：西藏（隆子）。

（十一）泉种蝇属 Genus *Pegohylemyia* Schnabl

26. 银额泉种蝇 *Pegohylemyia argyrometopa* Zhang，1985

分布：西藏（亚东）。

27. 盘叶泉种蝇 *Pegohylemyia cercodiscoides* Fan

分布：西藏（安多）。

28. 拟龙胆泉种蝇 *Pegohylemyia gentianaella* Zhong，1985

分布：西藏（拉萨）。

29. 长中叉泉种蝇 *Pegohylemyia longifurcula* Zhong，1985

分布：西藏（拉萨）。

30.　钩叶泉种蝇 *Pegohylemyia macra* Marl，1940

分布：拉萨、泽当、隆子。

31.　毛颊泉种蝇 *Pegohylemyia pilovibueca* Zhong，1985

分布：西藏（安多）。

32.　柳泉种蝇 *Pegohylemyia salicis* Ringdahl

分布：西藏（察隅）。

（十二）粪种蝇属 Genus *Scategle* Fan，1982

33.　天山粪种蝇 *Scategle alatavensis* Hennig

分布：西藏（措美、樟木）、新疆。

34.　粪种蝇 *Scategle cinerella*（Fallen，1825）

分布：西藏（拉萨、江达、日喀则、江孜、亚东、泽当、隆子、错那、波密、八宿、察隅）、河北、内蒙古、黑龙江、辽宁、山东、江苏、安徽、浙江、福建、台湾、河南、湖北、广东、陕西、宁夏、甘肃、青海、新疆、四川、云南。

35.　灰粪种蝇 *S.grisell*a（Pondani，1870）

分布：西藏（错那）、内蒙古、青海。

二、蝇科 Family MUSCIDES
厕蝇亚科 Subfamily FANNIINAE

（十三）厕蝇属 Genus *Fannia* Robineau-Desvoidy，1830

36.　夏厕蝇 *Fannia canicularis*（Linnaeus，1761）

分布：西藏（拉萨、江达、日喀则、江孜、亚东、泽当、隆子、错那、波密、八宿、察隅）、河北、山西、内蒙古、黑龙江、吉林、辽宁、山东、江苏、河南、陕西、宁夏、甘肃、青海、新疆、四川、云南。

37.　毛踝厕蝇 *Fannia manicata*（Mg.，1826）

分布：西藏（拉萨、日喀则、泽当、隆子、波密、那曲）。

38.　元厕蝇 *Fannia prisca* Stein，1918

分布：西藏（察隅）、河北、黑龙江、吉林、辽宁、山东、江苏、浙江、江西、福建、台湾、河北、河南、湖北、湖南、广东、广西、陕西、甘肃、四川、贵州、云南。

点蝇亚科 Subfamily AZELIINAE

（十四）巨黑蝇属 Genus *Megophyra* Emden，1965

39．翱巨黑蝇 *Megophyra volitanta* Feng *et* Xu，2008

分布：西藏（亚东）。

（十五）齿股蝇属 Genus *Hydrotaea* Robineau-Desvoidy，1830

40．刺足齿股蝇 *Hydrotaea armipes*（Fallen，1825）

分布：西藏（昌都）、内蒙古、新疆。

41．距胫齿股蝇 *Hydrotaea calcarata* Loew，1858

分布：西藏（墨脱）。

42．栉足齿股蝇 *Hydrotaea cinerea* Robineau-Desvoidy，1830

分布：西藏（察隅）、内蒙古。

43．常齿股蝇 *Hydrotaea dentipes* Fabricius，1805

分布：西藏（拉萨、江达、亚东、泽当、隆子、错那、八宿、昌都、安多）、河北、内蒙古、黑龙江、吉林、辽宁、山东、江苏、宁夏、青海、新疆。

44．隐齿股蝇 *Hydrotaea occulta*（Mg.，1826）

分布：西藏（隆子）、河北、内蒙古、辽宁、台湾、河南、陕西、青海、新疆。

秽蝇亚科 Subfamily COENOSIINAE

（十六）裸池蝇属 Genus *Brontaea* Kowarz，1873

45．花裸池蝇 *Brontaea tonitrui*（Wiedemann）

　　　　　　　Gymnodia tonitrui（Wiedemann）花裸池蝇

分布：西藏（樟木）、云南、江苏、浙江、福建、台湾、广东。

（十七）池蝇属 Genus *Limnophora* Robineau-Desvoidy，1830

46．喜马拉雅芳池蝇 *Limnophora himalayensis* Brunetti，1907

分布：西藏（墨脱）。

47．羽芒池蝇 *L.plumisota* Stein，1903

分布：西藏（墨脱）。

48．棕胫池蝇 *Limnophora brunneitibia* Tong *et* Xue，2004

分布：西藏。

49．瘦板池蝇 *Limnophora leptosternita* Tong *et* Xue，2004

分布：西藏。

50. 黑瓣池蝇 *Limnophora nigrisquama* Tong *et* Xue，2004

分布：西藏。

棘蝇亚科 Subfamily PHAONIINAE

（十八）芒蝇属 Genus *Atherigona* Rondani，1856

51. 小笠原芒蝇 *Atherigona bonineasis* Snyder，1965

分布：西藏（墨脱）。

（十九）重毫蝇属 Genus *Dichaetomia* Malloch，1921

52. 铜腹重毫蝇 *Dichaetomia bibax* Wiedemann，1830

分布：西藏、浙江、河南、广东、广西、四川。

（二十）纹蝇属 Genus *Graphomyia* Robineau-Descoidy，1830

53. 斑纹蝇 *Craphoyia maculate*（Scopoli）

分布：西藏（樟木）、黑龙江、吉林、辽宁、内蒙古、陕西、新疆。

54. 天目斑纹蝇 *Craphoyia maculata tienmushanensis* Ouchi，1936

分布：西藏（墨脱、亚东、波密通麦）。

（二十一）阳蝇属 Genus *Helina* Robineau-Descoidy，1830

55. 赘叶阳蝇 *Helina appendifolia* Feng *et* Xu，2004

分布：西藏（林芝）。

56. 锥肛阳蝇 *Helina conicocerca* Feng *et* Xu，2004

分布：西藏（樟木）。

57. 错那阳蝇 *Helina cuonaica* Feng *et* Xu，2004

分布：西藏（错那）。

58. 重阳蝇 *Helina duplicate* Meigen

分布：西藏（聂拉木）、新疆。

59. 春阳蝇 *Helina eara* Feng *et* Xu，2004

分布：西藏（亚东）。

（二十二）溜蝇属 Genus *Lispe* Latreille，1796

60. 异溜蝇 *Lispe assimilis*（Wiedemann，1824）

分布：墨脱。

61. 东方溜蝇 *Lispe orientali*（Wiedemann，1830）

分布：墨脱、亚东、隆子、错那、察隅。

62.　天目溜蝇 *Lispe quaerens* Villeneuve，1936

　　　　　　=*L.tieamuensis* Fan，1974（synon.nov）

分布：墨脱。

63.　螯溜蝇 *Lispe tentaculata*（De Geer）

分布：西藏（拉萨）、北京、辽宁、内蒙古、山东、新疆。

64.　西藏螯溜蝇 *Lispe tentaculata tibetana* Fan

分布：拉萨、泽当、隆子、错那。

（二十三）棘蝇属 Genus *Phaonia* Robineau-Desvoidy，1830

65.　瘦须棘蝇 *Phaonia angustipalpata* Xue，1996

分布：西藏（江达）。

66.　短须棘蝇 *Phaonia brevipalpata* Feng *et* Fan，1988

分布：西藏（墨脱）。

67.　江达棘蝇 *Phaonia jomdaensis* Xue，1996

分布：西藏（昌都、江达）。

68.　宽黑缘棘蝇 *Phaonia latimargina* Fang *et* Fan，1988

分布：西藏（墨脱）。

69.　球鼻棘蝇 *Phaonia nasiglobata* Xue *et* Xiang，1993

分布：西藏（阿里）。

70.　黑框棘蝇 *Phaonia nigriorbitalis* Xue，1996

分布：西藏（昌都）。

71.　瘤叶棘蝇 *Phaonia tuberosurstyla* Deng *et* Feng，1998

分布：西藏（察隅）。

72.　亚东棘蝇 *Phaonia yadongica* Feng *et* Xu，2004

分布：西藏（亚东）。

邻家蝇亚科 Subfamily REINWARDTIINAE

（二十四）腐蝇属 Genus *Muscina* Robineau-Desvoidy，1830

73.　牧场腐蝇 *Muscina pascuorum*（Meigen，1826）

分布：西藏（察隅）、吉林、辽宁、山东、江苏、浙江、河南、陕西、云南。

74.　厩腐蝇 *Muscina stabulans* Fallen，1823

分布：西藏、河北、山西、内蒙古、黑龙江、吉林、辽宁、山东、江苏、浙江、江西、福建、河南、湖北、湖南、陕西、宁夏、甘肃、青海、新疆、四川、云南。

家蝇亚科 Subfamily MUSCINAE

（二十五）毛蝇属 Genus *Dasyphora* Robineau-Desvoidy，1830

75.　白纹毛蝇 *Dasyphora albofasciata* Macquart

分布：西藏（察隅、波密、八宿）、北京、内蒙古。

76.　拟变色毛蝇 *Dasyphora paraversicolor* Zimin，1951

　　　　　　Dasyphora versicolor Emden，1965 变色毛蝇

分布：西藏、甘肃、青海、新疆。

77.　四鬃毛蝇 *Dasyphora quadrisetosa* Zimin，1951

　　　　　Dasyphora sinensis Ma，1979 中华毛蝇

　　　　　Dasyphora guiliensis Ni，1982 会理毛蝇

分布：西藏、山西、辽宁、四川、云南、陕西、甘肃、宁夏。

78.　蓝毛蝇 *Dasyphora cyanicolor kempi* Emden

分布：西藏（樟木）、黑龙江、辽宁。

79.　毛簇毛蝇 *Dasyphora penicillata* Egger

分布：西藏（聂拉木、樟木）。

80.　青海毛蝇 *Dasyphora qinghaiensis* Ni，1982

分布：西藏、四川、青海。

81.　西藏毛蝇 *Dasyphora tibetana* Fan

分布：亚东、林芝（雪巴）。

（二十六）优毛蝇属 Genus *Eudasyphora* Townsend，1911

82.　紫蓝优毛蝇 *Eudasyphora kempi* Emden，1965

　　　　　Dasyphora kempi Pont，1977；Fang *et* Fan，1988 紫蓝毛蝇

　　　　　Dasyphora qinghaiensis Ni，1982 青海毛蝇

分布：西藏、青海、四川、云南。

（二十七）墨蝇属 Genus *Mesembrina* Meigen，1826

83.　裸颊南墨蝇 *Mesembrina meridiana nudiparafacia* Fan，1965

分布：西藏（拉萨、安多）、青海、新疆。

84.　山墨蝇 *Mesembrina montana* Zimin

分布：西藏（东部）。

（二十八）莫蝇属 Genus *Morellia* Robineau-Desvoidy，1830

85．西藏林莫蝇 *Morellia hortorum tibetana* Fan，1974

分布：西藏［拉萨、林芝（雪巴）、隆子、波密、江达、八宿］。

86．中华莫蝇 *Morellia sinensis* Ouchi，1942

分布：西藏、江苏、上海、浙江、江西、四川、云南。

（二十九）家蝇属 Genus *Musca* Linnaeus，1758

87．北栖家蝇 *Musca bezzii* Patton *et* Cragg，1913

（＝*M.cinvexifrons* Fan，1965）（Thomson，1868）

分布：西藏（墨脱、亚东、察隅）、河北、山西、内蒙古、黑龙江、吉林、辽宁、山东、江苏、浙江、江西、福建、河南、湖北、湖南、陕西、宁夏、甘肃、青海、新疆、四川、云南。

88．逐畜家蝇 *Musca conducens* Walkerm，1859

分布：西藏（曲水、波密）、甘肃、宁夏、河北、辽宁、山东、江苏、安徽、浙江、江西、福建、台湾、河南、湖北、湖南、广东、广西、陕西、贵州、云南。

89．突额家蝇 *Musca convexifrons* Thomson，1868

分布：西藏（樟木）、四川、云南、北京、山东、河南、陕西、上海、江苏、浙江、湖北、湖南、台湾、福建、广东、广西。

90．家蝇 *Musca domestica domestica* Linnaeus，1758

分布：西藏（曲水、波密）及全国。

91．舍蝇 *Musca domestica vicina* Macquart，1850

分布：西藏（拉萨、江达、曲水、墨脱、亚东、隆子、错那、波密、察隅、八宿、昌都、林芝）、河北、山西、内蒙古、黑龙江、吉林、辽宁、山东、江苏、安徽、浙江、江西、福建、台湾、河南、湖北、湖南、广东、广西、陕西、宁夏、甘肃、四川、云南。

92．带纹家蝇 *Musca fasciata* Stein，1910

分布：西藏（察隅）、江苏、浙江、江西、福建、台湾、湖南、广西、云南。

93．黑边家蝇 *Musca hervei* Villeneuve，1922

分布：西藏（林芝、米林、墨脱、隆子、错那、波密、察隅、八卡）、河北、吉林、辽宁、山东、江苏、安徽、浙江、江西、福建、河南、湖北、湖南、广西、陕西、甘肃、四川。

94．牛耳家蝇 *Musca fletcheri* Patton *et* Senior-White，1924

分布：西藏、福建、海南、云南。

95．毛颧家蝇 *Musca malaise* Emden，1965

分布：西藏、四川、云南。

96.　毛堤家蝇 *Musca pilifacies* Emden，1965

　　　　　Musca dasyops Patton，1923 毛眼家蝇

　　　　　Musca hoi Fan，1965 何氏家蝇

分布：西藏、辽宁、陕西、甘肃、台湾、广东、香港、四川、云南。

97.　市蝇 *Musca sorbens* Wiedemann，1830

分布：西藏（墨脱）、河北、内蒙古、辽宁、山东、江苏、安徽、浙江、江西、福建、台湾、河南、湖北、湖南、广东、广西、陕西、宁夏、甘肃、新疆、四川、云南。

98.　西藏家蝇 *Musca tibetana* Fan，1978

分布：西藏（拉萨、林芝、隆子、波密）、云南。

（三十）翠蝇属 Genus *Neomyia* Walker，1859

99.　绿翠蝇 *Neomyia cornicina*（Fabricius，1781）

　　　　　Orthellia caesarion（Meigea，1826）绿翠蝇

分布：西藏（江达、亚东、隆子、波密、察隅、昌都、安多）、内蒙古、甘肃、青海、新疆。

100.　明翅翠蝇 *Neomyia claripennis* Malloch，1923

分布：西藏（墨脱、察隅）、浙江、台湾、广东、广西、云南。

101.　绿额翠蝇 *Neomyia coeruleifrons*（Macquart，1851）

分布：西藏（墨脱）、浙江、台湾、河南、广东、广西、云南。

102.　广西翠蝇 *Neomyia fletcheri* Emden，1965

分布：西藏、广西、四川、贵州、云南。

103.　紫翠蝇 *Neomyia gavisa* Walker，1859

　　　　　Orthellia chalybea（Wiedemann，1830）紫翠蝇

　　　　　Orthellia violacea（Macquart，1850）紫翠蝇

分布：西藏（亚东、墨脱、隆子、波密、察隅）、辽宁、江苏、安徽、浙江、江西、福建、台湾、河南、湖北、湖南、广西、陕西、甘肃、四川、云南。

104.　黑斑翠蝇 *Neomyia lauta*（Wiedemann，1830）

分布：西藏（察隅）、江苏、福建、台湾、广东、广西、云南。

105.　蓝翠蝇 *Neomyia timorensis* Robineau-Desvoidy，1830

分布：西藏（墨脱、波密、察隅）、河北、内蒙古、辽宁、山东、江苏、安徽、浙江、江西、福建、台湾、河南、湖北、湖南、广东、广西、陕西、宁夏、甘肃、四川、云南。

106.　云南翠蝇 *Neomyia yunnanensis* Fan，1965

分布：西藏（亚东、墨脱、波密、察隅）、云南。

（三十一）直脉蝇属 Genus *Polietes* Rondani，1866

107. 褐瓣白纹直脉蝇 *Polietes albolineatus fuscisquamosus* Emden

分布：西藏（樟木）。

108. 峨眉直脉蝇 *Polietes fusciquamosus* Van Emden，1965

（=*P.omeishanensis* Fan，1965）（synon.nov.）

分布：西藏（察隅）、四川。

109. 黑缘直脉蝇 *Polietes nigrolimbata*（Bonsdorff，1866）

分布：西藏（林芝、亚东、错那、波密、八宿、安多）、黑龙江、四川、青海、新疆。

（三十二）碧蝇属 Genus *Pyrellia* Robineau-Desvoidy，1830

110. 马粪碧蝇 *Pyrellia vivida* Robineau-Desvoidy，1830

=*Pyrellia cadauerina* Fan，1965（nec Linnseus，1758）马粪碧蝇

分布：西藏（波密）、河北、山西、黑龙江、吉林、辽宁、甘肃、青海、新疆。

螫蝇亚科 Subfamily STOMOXYDINAE

（三十三）螫蝇属 Genus *Stomoxys* Geoffroy，1762

111. 厩螫蝇 *Stomoxys calcitrans*（Linnseus，1758）

分布：西藏（拉萨、墨脱、波密、通麦、八卡、察隅）及全国。

（三十四）血蝇属 Genus *Haematobia*

112. 黄膝血蝇 *Haematobia sanguisugens* Austen，1909

分布：西藏（波密）。

（三十五）妙蝇属 Genus *Myiospila* Rondani

113. 欧妙蝇 *Myiospila meditabunda*（Fab.，1781）

分布：西藏（错那、八宿）。

114. 狭额妙蝇 *Myiospila meditabunda angustifrons* Malloch

分布：西藏（樟木）。

三、丽蝇科 Family CALIPHORIDAE
丽蝇亚科 Subfamily CALIPHORINAE

（三十六）阿丽蝇属 Genus *Aldrichina* Townsend，1934

115. 巨尾阿丽蝇 *Aldrichina grahami*（Aldrch，1930）

分布：西藏（波密、察隅、林芝、安多、墨脱）、四川（宜宾、松潘、红原、马尔康、

理县、甘孜、康定、泸定、贡嘎山、雅江、巴塘、乡城）、贵州、云南（德钦、丽江、维西、昆明、兰坪、云龙、泸水、保山、龙陵、墨江、永平、弥渡、石屏、楚雄、禄丰、建水、景东、蒙自、普洱、下关）、黑龙江、吉林、辽宁、内蒙古、河北、北京、天津、山西、河南、宁夏、甘肃、陕西、青海、安徽、江苏、上海、浙江、江西、湖北、湖南、福建、台湾、广东、海南、广西。

（三十七）丽蝇属 Genus *Calliphora* Robineau-Desveidy，1830

116. 棘叶丽蝇 *Calliphora alaskensis echinosa* Grunin，1970

分布：西藏（江达）、青海。

117. 青海丽蝇 *Calliphora*（*Acrophag*）*chinghaiensis* Van *et* Ma，1978

分布：西藏（墨脱那木拉）、四川（九寨沟、松潘、黄龙寺、红原、理县鹧鸪山、康定贡嘎山、巴塘）、云南（中甸大雪山、德钦白芒雪山、德钦梅里雪山）、青海。

118. 斑颧丽蝇 *Calliphora*（s. str.）*loewi* Enderlein，1903

分布：西藏（樟木曲乡 3300 m）、云南（德钦、丽江）、新疆。

119. 宽丽蝇 *Calliphora nigribarbis* Vollenhoven，1863

　　　　　Calliphora lata Coquillett，1898 宽丽蝇

分布：西藏（巴宿然乌、察隅、波密）、四川（康定跑马山）、黑龙江、吉林、辽宁、内蒙古、河北、陕西、台湾。

120. 天山丽蝇 *Calliphora tianshanica* Rohd

分布：西藏（察隅、波密、八宿、措美、泽当、拉萨、那曲、日喀则、亚东、聂拉木）、四川、云南、北京、黑龙江、吉林、辽宁、内蒙古、天津、山东、山西、河南、陕西、甘肃、青海、新疆、江苏。

121. 乌拉尔丽蝇 *Calliphora uralensis* Villeneuve，1922

分布：西藏（安多）、四川（红原、稻城）、西藏、内蒙古、河北、甘肃、青海，新疆。

122. 红头丽蝇 *Calliphora vicina* Robineau-Desveidy，1830

分布：西藏（芒康、波密、拉萨、江达、墨脱、郎县、林芝、日喀则、亚东、日土、噶尔、泽当、隆子、错那、察隅、那曲）、四川，贵州（松桃、绥阳、贵阳），云南（昆明、洱源、中甸、维西）、黑龙江、吉林、辽宁、内蒙古、河北、北京、天津、山西、山东、河南、陕西、宁夏、甘肃、青海、新疆、江苏、江西、湖北、湖南。

123. 反吐丽蝇 *Calliphora vomitoria*（Linnaeus，1758）

分布：西藏（拉萨、亚东、八宿）、四川、贵州、云南（昆明、保山、腾冲、思茅、德钦、丽江、维西、泸水片马）、黑龙江、吉林、辽宁、内蒙古、河北、天津、山西、山东、河南、陕西、宁夏、甘肃、青海、新疆、安徽、江苏、上海、浙江、江西、湖北、湖南、福建、台湾、广东。

（三十八）蓝蝇属 Genus *Cynomyia* Robineau-Desveidy，1830

124. 尸蓝蝇 *Cynomyia mortuorum*（Linnaeus，1758）

分布：西藏（聂拉木、错那、安多）、河北、山西、内蒙古、黑龙江、吉林、辽宁、新疆。

（三十九）拟蓝蝇属 Genus *Cynomyiomima* Rohdendorf，1924

125. 蒙古拟兰蝇 *Cynomyiomima stackelbergi* Rohdendorf，1924

分布：西藏（安多）、内蒙古、甘肃。

（四十）带绿蝇属 Genus *Hemipyrellia* Townsend，1918

126. 瘦叶带绿蝇 *Hemipyrellia liguriens* Aubertin，1931

分布：西藏、四川（成都、峨眉山、西昌、渡口、绵阳、重庆、梁平、金堂、巴中、雅安、宝兴、汉源、甘洛、西昌、康定、米易、石棉）、贵州、云南（六库、普洱、景东、金平勐腊、车里、芒市、河口）、陕西、河南、江苏、上海、浙江、江西、湖北、湖南、福建、台湾、广东、海南、广西。

（四十一）绿蝇属 Genus *Lucilia* Robineau-Desvoidy，1830

127. 狭额绿蝇 *Lucilia angustifrontata* Ye，1992

分布：西藏（芒康、海通）、四川（马尔康、刷经寺、康定）、青海。

128. 南岭绿蝇 *Lucilia bazini* Seguy，1934

分布：西藏（墨脱）、陕西、江苏、浙江、福建、台湾、江西、海南、贵州。

129. 铜绿蝇 *Lucilia cuprina*（Wiedemann，1830）（图片见云南铜绿蝇）

分布：西藏（墨脱）、四川、贵州、云南（昆明、思茅、保山、镇沅、河口、西双版纳、金平勐腊）、辽宁、山西、山东、河南、陕西、宁夏、甘肃、安徽、江苏、上海、浙江、湖南、江西、湖北、湖南、福建、台湾、广东、海南、广西。

130. 巴浦绿蝇 *Lucilia papuensis* Macquart，1842

分布：西藏（波密易贡、墨脱）、四川（理县、峨边、峨眉山），贵州，福建，台湾，广东，广西，云南（大理、下关、保山至永平、西双版纳）、河北、河南、陕西、宁夏、甘肃、安徽、江苏、上海、浙江、江西、湖北。

131. 紫绿蝇 *Lucilia porphyrina*（Walker，1856）

分布：西藏（亚东、察隅、错那、波密、易贡、墨脱）、四川（汶川、泸定、雅安、峨眉山、成都）、重庆、贵州、云南（维西、云龙、泸水、兰坪、昆明、西双版纳）、福建、台湾、广东、广西、山西、山东、河南、陕西、宁夏、甘肃、江苏、上海、浙江、江西、湖北、湖南。

132. 长叶绿蝇 *Lucilia regalis*（Meigen，1826）

分布：西藏（江达、米林、吉隆、隆子）、四川、内蒙古、甘肃、青海。

133.　丝光绿蝇 *Lucilia sericata*（Meigen，1826）（图片见云南丝光绿蝇）

分布：西藏（拉萨、日喀则、亚东、日土、噶尔、噶尔昆沙、泽当、隆子、波密、察隅、昌都、那曲）、河北、山西、内蒙古、辽宁、吉林、黑龙江、山东、江苏、安徽、浙江、江西、福建、台湾、河南、湖北、湖南、广东、广西、陕西、宁夏、甘肃、青海、新疆、四川、云南、贵州。

134.　沈阳绿蝇 *Lucilia shengyangensis* Fan，1965

分布：西藏（樟木）、四川（峨眉山、成都、昭觉）、贵州（习水、赤水、从江、安顺、德江、黔西）、云南（泸水）、黑龙江、吉林、辽宁、内蒙古、北京、山西、山东、河南、陕西、甘肃、宁夏、河北、北京、辽宁、黑龙江、山东、河南、陕西、甘肃。

孟蝇亚科 Subfamily BENGALIINAE

（四十二）孟蝇属 Genus *Bengalia* Robineau-Desvoidy，1830

135.　变色孟蝇 *Bengalia varicolor*（Fabricius，1850）

分布：西藏（墨脱背崩）、四川（峨眉山）、云南（屏边大围山、金平长坡头、金平勐喇、车里、景谷、西双版纳）、浙江、江西、福建、台湾、广东、海南。

金蝇亚科 Subfamily CHRYSOMYIINAE

（四十三）金蝇属 Genus *Chrysomyia* Rokineau-Desveidy，1830

136.　蛆症金蝇 *Chrysomyia bezziana* Villeneuve，1914

分布：西藏（墨脱）、台湾、广东、广西、云南。

137.　大头金蝇 *Chrysomyia megacephala*（Fabricius，1784）

分布：西藏（墨脱、察隅）、四川（广元、绵阳、绵竹、灌县都江堰、邱幢、主兴、泸定、康定、蜡眉山、石棉、汶川、映秀、盐源）、贵州、云南（泸水、六库）、黑龙江、吉林、辽宁、内蒙古、河北、北京、天津、山西、山东、河南、陕西、宁夏、甘肃、青海、安徽、江苏、上海、浙江、江西、湖北、湖南、福建、台湾、广州、海南、广西。

138.　广额金蝇 *Chrysomyia phaonis*（Seguy，1923）

分布：西藏（拉萨、波密、易贡、墨脱、亚东、西藏东南部）、四川（南坪、甘孜、巴塘、泸定、雅安）、重庆、贵州（德江、桐锌、习水、赤水、贵阳、安顺、兴义）、云南（昆明、大理、下关、德钦、中甸、维西、保山）、辽宁、内蒙古、河北、北京、天津、山西、河南、陕西、宁夏、甘肃、青海、江苏、湖北。

139.　肥躯金蝇 *Chrysomyia pinguis*（Walker，1858）

分布：西藏（易贡、墨脱、错那、波密）、四川（都江堰、名山、雅安、泸定、康定、二郎山、石棉、西昌、普格、攀枝花）、贵州、云南（永胜六德、泸水、片马、建水、西双版纳）、西藏（波密易贡、墨脱、错那）、辽宁、内蒙古、北京、山西、山东、河南、陕西、甘肃、宁夏、安徽、江苏、上海、浙江、江西、湖北、湖南、福建、台湾、广东、海南、广西。

伏蝇亚科 Subfamily PHORMINAE

（四十四）原丽蝇属 Genus *Protocalliphora* Hough，1899

140. 兰原丽蝇 *Protocalliphora chrysorrhoea*（Meigen，1826）

分布：西藏（安多）、辽宁、青海。

（四十五）原伏蝇属 Genus *Protophormia* Townsend，1908

141. 新陆原伏蝇 *Protophormia terraenovae*（Robineau-Desvoidy，1830）

分布：西藏［拉萨、日喀则、噶尔（扎锡岗、狮泉河）］、四川（马尔康、巴塘）、黑龙江、吉林、辽宁、内蒙古、河北、北京、天津、山西、山东、河南、陕西、宁夏、甘肃、青海、新疆、江苏、上海。

鼻蝇亚科 Subfamily RHINIINAE

（四十六）拟金彩蝇属 Genus *Metalliopsis* Townsend，1917

142. 喜马拟盘彩蝇 *Metalliopsis setosa* Townsend，1917

分布：西藏（墨脱）、云南（金平、屏边、西双版纳）、福建、广东。

143. 密鬃拟铜彩蝇 *Metalliopsis setosa* Townsend，1917

分布：西藏（墨脱）。

（四十七）阿里彩蝇属 Genus *Alikangiella* Villeneuve，1927

144. 三条阿里彩蝇 *Alikangiella vittata*（Peris，1952）

分布：西藏、云南、浙江、福建、广西。

（四十八）等彩蝇属 Genus *Isomyia* Walker，1860

145. 牯岭等彩蝇 *Isomyia oestracea*（Seguy，1934）

分布：西藏（墨脱）、云南（金平、永胜、泸水、西双版纳）、安徽、浙江、江西、福建。

（四十九）绿鼻蝇属 Genus *Chlororhinia* Townsend，1917

146. 铜绿鼻蝇 *Chlororhinia exempta*（Walker，1856）

分布：西藏（下察隅）、云南（思茅，金平、西双版纳）。

（五十）依蝇属 Genus *Idiella* Brauer *et* Bergenstamm，1889

147. 三色依蝇 *Idiella tripartita*（Bigot，1874）

分布：西藏（盐井、波密、易贡、墨脱）、四川（南坪、泸定、康定、峨眉山）、贵州、云南（德钦、永胜、泸水）、福建、广东、内蒙古、河北、北京、天津、山西、山东、陕西、宁夏、甘肃、青海、安徽、江苏、上海、浙江、江西、湖北、湖南。

148.　黑边依蝇 *Idiella divisa*（Walker，1856）

分布：西藏（墨脱）、云南、海南。

（五十一）口鼻蝇属 Genus *Stomorhina* Rondani，1861

149.　月纹口鼻蝇 *Stomorhina lunata*（Fabridus，1805）

分布：西藏（昌都、易贡、下察隅、林芝、背崩、墨脱、错那、亚东）、四川（汶川、峨眉山、西昌）、云南（昆明、宾川、永平、漾濞、碧江、中甸、贡山、丽江、玉龙山、维两、兰坪、泸水、片马、保山、腾冲、建水、江城、思茅、金平、勐腊、大勐陇）、台湾。

150.　异色口鼻蝇 *Stomorhina discolor*（Fabricius，1794）

分布：西藏（墨脱）、云南（昆明、开远、下关、泸水、片马、保山、孟定、车里、金平、漾濞、景东、勐腊）、浙江、江西、福建、台湾、广东、海南、广西。

151.　不显口鼻蝇 *Stomorhina obsoleta*（Wiedemann，1830）

分布：西藏（墨脱）、四川（成都、峨眉山、雅安、康定）、重庆、云南（石屏）、贵州（桐梓）、黑龙江、吉林、辽宁、内蒙古、河北、北京、天津、山西、山东、河南、陕西、宁夏、甘肃、安徽、江苏、上海、浙江、江西、湖北、湖南、福建、台湾、广东、广西。

（五十二）鼻蝇属 Genus *Rhinia* Robineau-Desvoidy，1830

152.　异色鼻蝇 *Rhini discolor*（Fab.，1794）

分布：西藏（察隅）。

153.　黄腹鼻蝇 *Rhini xanthogaster*（Wa.，1820）

分布：西藏（察隅）。

四、麻蝇科 Family SARCOPHAGIDAE
麻蝇亚科 Subfamily SARCOPHAGINAE

（五十三）拉麻蝇属 Genus *Ravinia* Robineau-Desvoidy，1830

154.　红尾拉麻蝇 *Ravinia pernix*（Harris，1780）

　　　　　　　Ravinia striata（Fabricius，1794）红尾拉麻蝇

分布：西藏（拉萨、林芝、江达、日喀则、江孜、亚东、波密、察隅、八宿、泽当、隆子、昌都）、河北、山西、内蒙古、黑龙江、吉林、辽宁、山东、江苏、河南、湖北、湖南、陕西、甘肃、青海、新疆、四川、云南、贵州。

（五十四）辛麻蝇属 Genus *Seniorwhitea* Rohdendorf，1937

155. 拟东方辛麻蝇 *Seniorwhitea princeps* Wiedemann，1830

Seniorwhitea reciproca Walker，1856 拟东方辛麻蝇

分布：西藏、江苏、浙江、江西、福建、台湾、山东、河南、湖北、湖南、广东、广西、海南、陕西、四川、云南。

（五十五）粪麻蝇属 Genus *Bercaea* Robineau-Desvoidy，1830

156. 红尾粪麻蝇 *Bercaea cruentata*（Meigen，1826）

Bercaea haemorrhoidalis（Fallen，1816）红尾粪麻蝇

分布：西藏（拉萨、墨脱、隆子、错那、波密、察隅、亚东）、河北、山西、内蒙古、江苏、上海、山东、河南、湖南、四川、云南、陕西、甘肃、宁夏、新疆。

（五十六）黑麻蝇属 Genus *Helicophagella* Enderlein，1928

157. 黑尾黑麻蝇 *Helicophagella melanura* Meigen，1826

分布：西藏（拉萨、林芝、日喀则、亚东、泽当、隆子、错那、波密、八宿、江孜）、四川、贵州及全国。

（五十七）别麻蝇属 Genus *Boettcherisca* Rohdendorf，1937

158. 棕尾别麻蝇 *Boettcherisca peregrina*（Robineau-Desvoidy，1830）

=*Boettcherisca fuscicauda* Boettcher，1912 棕尾别麻蝇（图片见云南棕尾别麻蝇）

分布：西藏（墨脱）、河北、山西、内蒙古、辽宁、吉林、黑龙江、江苏、安徽、浙江、江西、福建、台湾、山东、河南、湖北、湖南、广东、广西、海南、陕西、宁夏、甘肃、四川、云南、贵州。

（五十八）库麻蝇属 Genus *Kozlovea* Rohdendorf，1937

159. 侧突库麻蝇 *Kozlovea cetu* Chao et Chang，1978

分布：西藏（拉萨、察雅）、河北、辽宁、四川 。

160. 陋库麻蝇 *Kozlovea lopesi* Nandi

分布：西藏（吉隆）。

（五十九）亚麻蝇属 Genus *Parasarcophaga* Johnston et Tiegs，1921

161. 白头亚麻蝇 *Parasarcophaga albiceps*（Meigen，1826）

分布：西藏［墨脱、波密（通麦）、察隅］、河北、山西、内蒙古、辽宁、吉林、黑龙江、江苏、浙江、江西、福建、台湾、山东、河南、湖北、广东、广西、陕西、甘肃、四川、云南。

162.　酱亚麻蝇 *Parasarcophaga dux* Thomson，1869

　　　　　=*Parasarcophaga misera* Rohdendorf，1937 酱亚麻蝇

分布：西藏、河北、山西、内蒙古、辽宁、吉林、黑龙江、江苏、浙江、江西、安徽、福建、台湾、山东、河南、湖北、湖南、广东、广西、海南、陕西、甘肃、宁夏、四川、云南、贵州。

163.　肥须亚麻蝇 *Parasarcophaga crassipalpis* Macquart，1838

分布：西藏、河北、内蒙古、辽宁、吉林、黑龙江、江苏、山东、河南、湖北、陕西、宁夏、甘肃、青海、新疆。

164.　黄尸亚麻蝇 *Parasarcophaga jacobsoni* Rohdendorf，1937

分布：西藏、河北、内蒙古、辽宁、吉林、黑龙江、山东、宁夏、甘肃、青海、新疆。

165.　波突亚麻蝇 *Parasarcophaga jaroschevskyi* Rohdendorf，1937

分布：西藏、河北、山西、内蒙古、辽宁、吉林、黑龙江、山东、河南、陕西、宁夏。

166.　巨耳亚麻蝇 *Parasarcophaga macroauriculata*（Ho.，1932）

分布：西藏（墨脱）、河北、辽宁、吉林、黑龙江、江西、福建、河南、陕西、四川、云南。

167.　急钩亚麻蝇 *Parasarcophaga portschinskyi* Rohdendorf，1937

分布：西藏、河北、山西、内蒙古、辽宁、吉林、黑龙江、江苏、上海、山东、河南、陕西、宁夏、甘肃、青海、新疆、四川、云南。

168.　巨叉亚麻蝇 *Parasarcophaga scoparia*（Pand.）

分布：西藏（察雅）、黑龙江、吉林、内蒙古、新疆。

169.　褐须亚麻蝇 *Parasarcophaga sericea* Walker，1852

　　　　　=*Parasarcophaga knabi* Parker，1917 褐须亚麻蝇

分布：西藏、河北、山西、内蒙古、辽宁、吉林、江苏、福建、台湾、江西、山东、河南、湖北、湖南、广东、广西、陕西、宁夏、甘肃、四川、云南、贵州。

（六十）细麻蝇属 Genus *Pierretia* Robineau-Desvoidy，1830

170.　肯特细麻蝇 *Pierretia kentejana*（Rohdendorf，1937）

分布：西藏（拉萨、日喀则、泽当、工布江达）、内蒙古、吉林、青海、云南。

171.　拉萨细麻蝇 *Pierretia lasae* Fan，1964

分布：西藏（拉萨、工布江达）。

172.　犀斗细麻蝇 *Pierretia situliformis* Fan

分布：西藏（墨脱）。

（六十一）鬃麻蝇属 Genus *Tricholioproctia* Baranoff，1938

173. 羚足鬃麻蝇 *Tricholioproctia antilope* Bottcher，1913

分布：西藏（墨脱）、浙江、台湾、河南、广东、广西、云南。

174. 瘦钩鬃麻蝇 *T.gracilior* Chen，1975

分布：西藏（墨脱）、浙江、四川。

（六十二）污蝇属 Genus *Wohlfahrtia* Brauer *et* Bergenstamm

175. 钝叶污蝇 *Wohlfahrtia pavlovskyi* Rohd，1956

分布：西藏（安多）。

176. 毛足污蝇 *Wohlfahrtia bell*（Macq.）

分布：西藏（札达曲松）、内蒙古、甘肃、青海、新疆。

第七节 蚤类（蚤目）

西藏的蚤类有 7 科、36 属、102 种。

角叶蚤总科 CERATOPHYLLOIDAE
一、角叶蚤科 Family CERATOPHYLLIDAE Dampf，1908
角叶蚤亚科 Subfamily CERATOPHYLLINAE Dampf，1908

（一）倍蚤属 Genus *Amphalius* Jordan，1933

1. 卷带倍蚤指名亚种 *Amphalius spirataenius spirataenius* Liu，Wu *et* Wu，1966

分布：西藏（江孜）、云南（德钦、中甸、剑川、碧江）、四川（马尔康、若尔盖、南坪）、青海。

宿主：藏鼠兔、社鼠、西南绒鼠、黑唇鼠兔、间颅鼠兔、大耳鼠兔、狭颅鼠兔。

2. 哗倍蚤指名亚种 *Amphalius clarus clarus*（Jordan *et* Rothschild，1922）

分布：西藏、青海、甘肃等。

宿主：黑唇鼠兔、达乌尔鼠兔、大耳鼠兔、红鼠兔、红耳鼠兔、草原鼠兔、灰旱獭等。

（二）缩栉蚤属 Genus *Breictenidia* Liu *et* Li，1965

3. 西藏缩栉蚤 *Breictenidia xizangensis* Gao *et* Ma，1991

（三）盖蚤属 Genus *Callopsylla* Wagner，1934

（盖蚤亚属 Subgenus *Callopsylla* Wagner，1934）

4. 弧形盖蚤 *Callopsylla*（*Callopsylla*）*arcuata* Ge，Wang *et* Ma，1988

分布：西藏。

5．昌都盖蚤 *Callopsylla*（*Callopsylla*）*changduensis*（Liu，Wu *et* Wu，1966）

分布：西藏（昌都邦达草原）、青海。

宿主：达乌尔黄鼠、红耳鼠兔。

6．斧形盖蚤 *Callopsylla*（*Callopsylla*）*dolabris*（Jordan *et* Rothschild，1911）

分布：西藏（丁青、左贡、林周、拉萨、那曲、仲巴、安多、聂荣）、四川（纳摩、唐克、黑水、郎木等）、青海、新疆。

宿主：喜马拉雅旱獭、艾鼬、中华鼢鼠、雪豹、獾、齐氏姬鼠、根田鼠、长尾仓鼠、藏鼠兔、灰仓鼠、白腹巨鼠四川亚种、社鼠四川亚种、灰旱獭天山亚种。

7．端圆盖蚤 *Callopsylla*（*Callopsylla*）*kozlovi*（Wagner，1929）

分布：西藏（左贡、波密、那曲）。

宿主：高原鼠兔、社鼠、高原兔、橙腹长吻松鼠、白尾松田鼠、田鼠、斯氏高山䶄、黑唇鼠兔、短尾仓鼠、鹰。

8．细钩盖蚤 *Callopsylla*（*Callopsylla*）*sparsilis*（Jordan *et* Rothschild）

分布：西藏（江孜、拉萨、措美、日喀则、仲巴）、四川、云南、甘肃、青海。

宿主：藏仓鼠、白尾松田鼠。

9．西藏盖蚤 *Callopsylla*（*Callopsylla*）*xizangensis* Ge *et* Ma，1992

分布：西藏（昌都）。

（寄鸟蚤亚属 Subgenus *Orneacus* Jordan，1937）

10．双盖蚤 *Callopsylla*（*Orneacus*）*geminus* Ioff，1946

分布：西藏（拉萨、仲巴、萨嘎、比如）、青海、新疆、甘肃。

宿主：猫头鹰、鸨、岩鸽、褐背拟地鸦、喜马拉雅旱獭。

11．方缘盖蚤 *Callopsylla*（*Orneacus*）*waterstoni*（Jordan，1925）

分布：西藏（那曲、比如）、青海；苏格兰、爱尔兰、瑞士、尼泊尔、日本。

宿主：金腰燕、白腰雪雀（*Montifringilla taczanowskii*）、岩燕（*Ptyonoptogne rupestris*）、白腹雨燕、大耳鼠兔、喜马拉雅旱獭。

（副盖蚤亚属 Subgenus *Paracallopsylla* Ioff，1936）

12．扇形盖蚤 *Callopsylla*（*Paracallopsylla*）*kaznakovi*（Wagner，1929）

分布：西藏（巴青）、云南（德钦）、四川（若尔盖）、青海、甘肃。

宿主：喜马拉雅旱獭、赤狐、香鼬、艾鼬、藏仓鼠、红耳鼠兔、林姬鼠。

（四）角叶蚤属 Genus *Ceratophyllus* Curtis，1832

13．燕角叶蚤端凸亚种 *Ceratophyllus farreni claoi* Smit *et* Allen，1955

分布：西藏、福建、浙江、江苏、青海。

宿主：金腰燕。

14. 南山角叶蚤 *Ceratophyllus nanshanensis* Tsai, Pan *et* Liu，1979

分布：西藏（那曲）、青海。

宿主：金腰燕、白腰雨燕。

15. 短突角叶蚤 *Ceratophyllus olsufjevi* Scalon *et* Violovich，1961

分布：西藏、青海。

宿主：金腰燕、岩燕。

16. 甲端角叶蚤 *Ceratophyllus sclerapicalis* Tsai, Wu *et* Liu，1974

分布：西藏（那曲）、青海。

宿主：毛脚燕、白腰雨燕。

17. 禽角叶蚤欧亚亚种 *Ceratophyllus gallinae tribulis* Jordan，1926

分布：西藏（邦达）、四川（成都、铁布、若尔盖）、云南（弥渡、大理）、贵州（贵阳）、黑龙江、吉林、河北、甘肃、新疆、青海、山东、江苏、辽宁、内蒙古、山西、陕西、宁夏等。

宿主：麻雀、黄腹鹡鸰、喜马拉雅旱獭、灰眉岩鹀、黑腹沙鸡等。

18. 曲扎角叶蚤 *Ceratophyllus chutsaensis* Liu *et* Wu，1962

分布：西藏（八宿、那曲、亚东）、四川、青海、新疆、甘肃。

宿主：褐背拟地鸦、藏鼠兔、蒙古百灵、灰沙燕等。

19. 粗毛角叶蚤 *Ceratophyllus garei* Rothschild，1902

分布：西藏（那曲、安多、比如）四川、吉林、青海、甘肃、新疆、黑龙江、辽宁、河北。

宿主：棕背䶄、花鼠、百灵、喜马拉雅旱獭、岩鸽、喜鹊、山雀等。

20. 宽圆角叶蚤天山亚种 *Ceratophyllus eneifdei tianschani* Kunitskaya，1968

分布：西藏（比如）、四川、青海、新疆。

宿主：赭红尾鸲、朱雀、白顶溪鸲、灰眉岩鹀、藏鹀、岩鸽等。

（五）黄鼠蚤属 Genus *Citellophilus* Wagner，1934

21. 细钩黄鼠蚤 *Citellophilus sparsilis*（Jordan *et* Rothschild，1922）

分布：西藏（江孜、那曲）、四川（唐克）、云南（中甸）、青海。

宿主：大林姬鼠、藏仓鼠、仓鼠、松田鼠、青海田鼠、根田鼠、西南绒鼠、藏鼠兔、喜马拉雅旱獭、斯氏高山䶄等。

（六）蓬松蚤属 Genus *Dasypsyllus* Baker，1905

22. 禽蓬松蚤指名亚种 *Dasypsyllus gallinulae gallinulae*（Dale，1878）

分布：西藏（聂拉木）、湖北。

宿主：小林姬鼠、鹡鸰、草地、人体。

（七）大锥蚤属 Genus *Macrostylophora* Ewing，1929

23. 无值大锥蚤 *Macrostylophora euteles*（Jordan *et* Rothschild，1911）

分布：西藏（察隅）、四川（康定、峨眉山）、贵州、云南。

宿主：稳纹花松鼠、珀氏长吻松鼠、岩松鼠、长吻松鼠、红颊长吻松鼠、黑线姬鼠、黄喉姬鼠、小林姬鼠、大林姬鼠、赤腹松鼠、黄胸鼠、普通树鼩。

24. 福林大锥蚤 *Macrostylophora fulini* Wu，2003

分布：西藏（察隅）。

宿主：橙腹肠吻松鼠、安氏白腹鼠。

25. 不等单蚤 *Monopsyllus anisus*（Rothschild，1907）

分布：西藏（察隅）、云南、四川、贵州等（除新疆外）全国。

宿主：褐家鼠、黄胸鼠、黄毛鼠、大足鼠、青毛鼠、黑线姬鼠、薛氏姬鼠、小家鼠、赤腹松鼠、树鼩、灰麝鼩、鼬等。

（八）巨槽蚤属 Genus *Megabothris* Jordan，1933

26. 扇形巨槽蚤 *Megabothris rhipisoides* Li *et* Wang，1964

分布：西藏（那曲）、云南（德钦）、青海。

宿主：百灵、地鸦巢、喜马拉雅旱獭。

（九）副角蚤属 Genus *Paraceras* Wagner，1916

27. 獾副角蚤扇形亚种 *Paraceras melis flabellum*（Wagner，1916）

分布：西藏（拉萨）、四川（叙府）、贵州、黑龙江、吉林、内蒙古、甘肃、青海、湖北、江西等。

宿主：獾、喜马拉雅旱獭、大灵猫、狐、豺、猪獾、家狗、鹰等。

（十）病蚤属 Genus *Nosopsyllus* Jordan，1933

（病蚤亚属 Subgenus *Nosopsyllus* Jordan，1933）

28. 察隅病蚤 *Nosopsyllus*（*Nosopsyllus*）*chayuensis* Wang *et* Liu，1981

分布：西藏（察隅）。

宿主：不详。

29. 裂病蚤 *Nosopsyllus*（*Nosopsyllus*）*fidus*（Jordan *et* Rothschild，1915）

分布：西藏（聂拉木）、新疆、河北、内蒙古、北京、陕西、山西、宁夏。

宿主：小白鼠、灰仓鼠、小家鼠。

（十一）山蚤属 Genus *Oropsylla* Wagner *et* Ioff，1926

30. 谢氏山蚤 *Oropsylla silantiewi*（Wagner，1898）

分布：西藏、四川、新疆、青海、甘肃、内蒙古等。

宿主：灰旱獭、艾鼬、喜马拉雅旱獭、长尾旱獭、草原旱獭、狐狸、艾虎、香鼬、长尾黄鼠、达乌尔黄鼠宁夏亚种、灰仓鼠、长尾仓鼠、藏仓鼠藏南亚种。

二、蝠蚤科 Family ISCHNOPSYLLIDAE Wahlgren，1907

（十二）蝠蚤属 Genus *Ischnopsyllus* Westwood，1833

31. 印度蝠蚤 *Ischnopsyllus*（*Hexactenopsylla*）*indicus* Jordan，1931

分布：西藏（察隅、墨脱、波密）、四川（成都市）、贵州（贵阳市）、重庆、云南（昆明市、勐腊）、辽宁、河北、山东、甘肃、浙江、安徽、广东、湖北、湖南、台湾等。

宿主：山蝠、伏翼蝠、宽耳蝠、鼠耳蝠、菊头蝠。

（十三）米蚤属 Genus *Mitchella* Lewis，1970

Genus *Sternopsylla* Jordan *et* Rothschild 腹蚤属

32. 巨跗米蚤 *Mitchella megatarsalia*（Liu，Wu *et* Wu，1977）

分布：西藏（波密易贡）。

宿主：蝙蝠（未定种）。

33. 截棘米蚤 *Mitchella truncate*（Liu，Wu *et* Wu，1977）

分布：西藏（波密易贡）。

宿主：蝙蝠（未定种）。

34. 广窦米蚤 *Mitchella laxisinuata*（Liu，Wu *et* Wu，1977）

分布：西藏（波密易贡）。

宿主：蝙蝠（未定种）。

三、细蚤科 Family LEPTOPSYLLIDAE Baker，1905

（十四）双蚤属 Genus *Amphipsylla* Wagner，1909

35. 镜铁山双蚤 *Amphipsylla jingtieshanensis* Ma，Zhang *et* Wang，1979

分布：西藏（聂荣、洛隆、错那、错美、拉萨、仲巴）、甘肃、青海、新疆。

宿主：长尾仓鼠、松田鼠、藏仓鼠、根田鼠、藏鼠兔、红耳鼠兔、黑唇鼠兔、香鼬。

36. 青海双蚤 *Amphipsylla qinghaiensis* Ren *et* Ji，1979

分布：西藏（那曲）、四川（唐克、黑水）、甘肃、宁夏、青海、新疆。

宿主：仓鼠、灰仓鼠、长尾仓鼠、鼠兔、绵羊、褐家鼠、小林姬鼠、根田鼠、棕背䶄、小毛足鼠、喜马拉雅旱獭、子午沙鼠、中华鼢鼠、小家鼠。

37. 直缘双蚤指名亚种 *Amphipsylla tuta tuta* Wagner，1928

分布：西藏（亚东）、青海。

宿主：白尾松田鼠青海亚种、白尾松田鼠、根田鼠、达乌尔黄鼠、藏仓鼠、喜马拉雅旱獭。

38.　棘丛双蚤 *Amphipsylla dumalis* Jordan *et* Rothschild，1915

分布：西藏（察隅、那曲）、新疆、甘肃。

宿主：仓鼠、鼠兔、鼹形田鼠、灰仓鼠。

39.　方指双蚤 *Amphipsylla quadratedigita* Liu，Wu *et* Wu，1965

分布：西藏（比如、那曲、聂荣、丁青、拉萨、仲巴、措美、卜扎寺、膨波、加荣、普兰、托林、阿里）、四川（唐克、黑水、马尔康）、新疆、青海。

宿主：灰仓鼠、根田鼠、长尾仓鼠、白尾松田鼠、斯氏高山䶄、黑唇鼠兔、白腹巨鼠、青鼬、獾、喜马拉雅旱獭。

40.　似方双蚤指名亚种 *Amphipsylla quadratoides quadratoides* Liu，Tsai *et* Wu，1975

分布：西藏（比如、那曲）、四川（唐克）、青海。

宿主：长尾仓鼠、海鼹、根田鼠、松田鼠、獾、藏仓鼠、高山仓鼠、斯氏高山䶄、香鼬、青鼬。

41.　原双蚤指名亚种 *Amphipsylla primaries primaries* Jordan *et* Rothschild，1915

分布：西藏（左贡、那曲、林周、拉萨、措美、日喀则、亚东、仲巴）、四川（若尔盖）、新疆、青海、甘肃。

宿主：普通田鼠、银高山䶄、草原兔尾鼠、达乌尔鼠兔、根田鼠、黄兔尾鼠、黑唇鼠兔、艾鼬、白尾松田鼠、灰仓鼠、长尾仓鼠、藏仓鼠、黑线仓鼠、社鼠、五指跳鼠、灰旱獭、喜马拉雅旱獭、青鼬。

42.　矩形双蚤 *Amphipsylla orthogonia* Liu，Tsai *et* Wu，1975

分布：西藏（江孜、日喀则、那曲）、青海。

宿主：斯氏高山䶄、藏仓鼠。

43.　直缘双蚤指名亚种 *Amphipsylla tuta tuta* Wagner，1929

分布：西藏（亚东、察隅）、青海。

宿主：白尾松田鼠、根田鼠、达乌尔黄鼠、藏仓鼠、喜马拉雅旱獭。

44.　亚东双蚤 *Amphipsylla yadongensis* Wang *et* Wang，1988

分布：西藏（亚东）。

宿主：锡金小鼠。

（十五）额蚤属 Genus *Frontopsylla* Wagner *et* Ioff，1926

（额蚤亚属 Subgenus *Frontopsylla* Wagner *et* Ioff，1926）

45.　棕形额蚤指名亚种 *Frontopsylla*（*Frontopsylla*）*spadix soadix*（Jordan *et* Rothschild，1921）

分布：西藏（邦达、波密、左贡、察隅、亚东）、四川（黑水、马尔康、西昌、木里、康定）、云南（德钦、丽江、永胜、碧江、下关、保山、梁河、莲山、陇川）、青海。

宿主：小林姬鼠、黑线姬鼠、针毛鼠、黄毛鼠、黑尾鼠四川亚种、白腹巨鼠、黄胸鼠、丛林鼠、长尾仓鼠、五趾跳鼠等。

46. 西藏额蚤 *Frontopsylla*（*Frontopsylla*）*xizangensis* Liu *et* Liu，1982

分布：西藏（亚东）。

宿主：田鼠。

47. 异额蚤 *Frontopsylla*（*Frontopsylla*）*hetera* Wagner，1933

分布：西藏（阿里、那曲）、甘肃。

宿主：帕米尔田鼠（松田鼠）、长尾仓鼠、跳鼠、达乌尔黄鼠、喜马拉雅旱獭。

48. 升额蚤秃亚种 *Frontopsylla*（*Frontopsylla*）*elata glabra* Ioff，1946

分布：西藏（达布达）、新疆。

宿主：灰仓鼠、帕米尔田鼠（或松田鼠）。

49. 无裂板额蚤 *Frontopsylla*（*Frontopsylla*）*adixsterna* Liu，Shao *et* Liu，1976

分布：西藏（噶尔）。

宿主：黄鼬。

（鸟额蚤亚属 Subgenus *Orfrontia* Ioff，1946）

50. 前额蚤阿拉套亚种 *Frontopsylla*（*Orfrontia*）*frontalis alatau* Fedina，1946

分布：西藏（噶尔昆蓬）、青海、新疆、内蒙古、甘肃。

宿主：鼠兔、喜马拉雅旱獭、灰旱獭、长尾旱獭、褐背地鸦等。

51. 前额蚤贝湖亚种 *Frontopsylla*（*Orfrontia*）*frontalis* baikal Ioff，1946

分布：西藏（昌都、左贡、邦达）、新疆、内蒙古、青海。

宿主：达乌尔黄鼠、长尾旱獭、喜马拉雅旱獭、达乌尔鼠兔。

52. 前额蚤后凹亚种 *Frontopsylla*（*Orfrontia*）*frontalis postcurva* Liu，Wu *et* Wu，1983

分布：西藏（左贡、邦达）、青海。

宿主：达乌尔鼠兔。

53. 前额蚤灰獭亚种 *Frontopsylla*（*Orfrontia*）*frontalis baibacina* Ji，1979

分布：西藏（那曲）、四川（若尔盖）、宁夏、甘肃、新疆、青海。

宿主：百灵鸟、褐背地鸦、喜马拉雅旱獭、黑唇鼠兔、狭颅鼠兔、灰仓鼠、藏仓鼠、长尾仓鼠。

54. 角额蚤 *Frontopsylla*（*Orfrontia*）*cornuta* Ioff，1946

分布：西藏（那曲）、青海。

宿主：金腰燕、毛脚燕。

（十六）茸足蚤属 Genus *Geusibia* Jordan，1932

55. 无突茸足蚤西藏亚种 *Geusibia apromina xizangensis* Liu，Gao *et* Liu，1982

分布：西藏（比如、下曲卡）。

宿主：大耳鼠兔。

（十七）细蚤属 Genus *Leptopsylla* Jordan *et* Rothschild，1911

（细蚤亚属 Subgenus *Leptopsylla* Jordan *et* Rothschild，1911）

56. 缓慢细蚤 *Leptopsylla*（*Leptopsylla*）*segnis*（Schonherr，1811）

分布：西藏（拉萨）、四川（内江、自贡、成都、双流、黑水、南充）、云南（昆明、榕峰、下关、保山、麻栗坡、思茅、蒙自、金平）、重庆、青海、新疆、山东、江苏、浙江、福建等。

宿主：小家鼠、褐家鼠、黑家鼠、黄胸鼠、大足鼠、黑线姬鼠、小林姬鼠、四川段位鼩、麝鼩、家犬等。

（十八）眼蚤属 Genus *Ophthalmopsylla* Wagner *et* Ioff，1926

（眼蚤亚属 Subgenus *Ophthalmopsylla* Wagner *et* Ioff，1926）

57. 多鬃眼蚤 *Ophthalmopsylla*（*Ophthalmopsylla*）*multichaeta* Liu，Wu *et* Wu，1965

分布：西藏（拉萨）。

宿主：藏仓鼠。

（十九）怪蚤属 Genus *Paradoxopsyllus* Miyajima *et* Koidzumi，1909

58. 绒鼠怪蚤 *Paradoxopsyllus custodies* Jordan，1932

分布：西藏、四川（木里、巴塘）、云南（剑川、宣威、祥云、下关、弥渡、保山、昆明、楚雄、梁河）、甘肃。

宿主：褐家鼠、黄胸鼠、西南绒鼠、白腹巨鼠四川亚种、侧纹岩松鼠、四川短尾鼩、针毛鼠、社鼠、大足鼠、黑线姬鼠、田小鼠、岩松鼠、藏仓鼠、大耳鼠兔、黑唇鼠兔、树鼩。

59. 介中怪蚤 *Paradoxopsyllus intermedius* Hsieh，Yang *et* Li，1978

分布：西藏（昌都、邦达）、云南（中甸）、青海。

宿主：西南绒鼠、大足鼠、大耳鼠兔、红耳鼠兔、藏仓鼠、达乌尔鼠兔、长尾仓鼠、松田鼠、大林姬鼠、黑线姬鼠、黄毛鼠。

60. 长方怪蚤 *Paradoxopsyllus longiquadratus* Liu Ge *et* Lan，1991

分布：西藏（波密）。

宿主：白腹鼠。

61. 鬃刷怪蚤 *Paradoxopsyllus magnificus* Lewis，1974

分布：西藏（尼木、萨嘎）。

宿主：白尾松田鼠、姬鼠。

62. 纳伦怪蚤 *Paradoxopsyllus naryni* Wagner，1928

分布：左贡、洛隆、丁青、措美、日喀则、拉萨、仲巴、措那、隆子、亚东。

宿主：社鼠、彩头鼠兔、黑唇鼠兔、藏仓鼠、川西鼠兔。

63. 刺怪蚤 *Paradoxopsyllus spinosus* Lewis，1974

分布：西藏（阿里、当雄、仲巴、拉萨、日喀则）、新疆。

宿主：灰仓鼠、藏仓鼠、白腹鼠四川亚种、白尾松田鼠、达乌尔鼠兔、小家鼠。

64. 副昏暗怪蚤 *Paradoxopsyllus paraphaeopis* Lewis，1974

分布：西藏（拉萨）。

宿主：白腹巨鼠四川亚种。

65. 微刺怪蚤 *Paradoxopsyllus aculeolatus* Ge *et* Ma，1988

分布：西藏（波密、林芝）。

宿主：林姬鼠。

66. 隆子怪蚤 *Paradoxopsyllus longziensis* Liu，Ge *et* Wu，2006

分布：西藏（隆子）。

（二十）二刺蚤属 Genus *Peromyscopsylla* I. Fox，1939

67. 喜山二刺蚤中华亚种 *Peromyscopsylla himalaica sinica* Li *et* Wang，1959

分布：西藏（察隅）、云南（中甸）、浙江、福建、台湾。

宿主：大足鼠、黄胸鼠、黑线姬鼠、黄毛鼠、针毛鼠、大林姬鼠、白腹巨鼠、社鼠四川亚种、小泡巨鼠、黑腹绒鼠、林姬鼠台湾亚种等。

多毛蚤总科 HYSTRICHOPSYLLIDEA
四、栉眼蚤科 Family CTENOPHTHALMIDAE

（二十一）继新蚤属 Genus *Genoneopsylla* Wu，Wu *et* Liu，1966

68. 长鬃继新蚤 *Genoneopsylla longisetosa* Wu，Wu *et* Liu，1966

分布：西藏（左贡、江孜）、云南（德钦）、青海、河南。

宿主：白腹巨鼠四川亚种、藏仓鼠藏南亚种、达乌尔鼠兔、松田鼠、大耳熟兔、喜马拉雅旱獭、藏仓鼠。

69. 三角继新蚤 *Genoneopsylla thyxanota*（Traub，1968）

分布：西藏（仲巴）。

宿主：达乌尔黄鼠、灰鼠兔、达乌尔鼠兔、家鼠、大足鼠。

70. 窄指继新蚤 *Genoneopsylla angustidigita* Wu，Wu *et* Tsai，1980

分布：西藏（那曲）。

宿主：斯氏高山䶄、黑唇鼠兔、大耳鼠兔。

71.　支英继新蚤 *Genoneopsylla zhiyingi* Wu，2003

分布：西藏。

（二十二）新蚤属 Genus *Neopsylla* Wagner，1903

72.　细柄新蚤 *Neopsylla angustimanubra* Wu，Wu *et* Liu，1966

分布：西藏（拉萨、萨噶）、青海。

宿主：白腹鼠四川亚种、大林姬鼠、喜马拉雅旱獭、长尾仓鼠、藏仓鼠等。

73.　斯氏新蚤指名亚种 *Neopsylla stevensi stevensi* Rothschild，1915

分布：西藏（察隅）。

宿主：针毛鼠。

74.　特新蚤川藏亚种 *Neopsylla specialis sichuanxizangensis* Wu *et* Chen，1982

分布：西藏（波密、察隅）、四川（木里、查布郎、黑水、若尔盖）。

宿主：小林姬鼠、齐氏姬鼠、白腹氏四川亚种。

75.　不同新蚤指名亚种 *Neopsylla dispar dispar* Jordan，1932

分布：西藏（墨脱）、云南（云县、下关、江城、盈江）；缅甸、马来西亚、印度等。

宿主：青毛巨鼠、四川短尾鼩。

76.　特新蚤贵州亚种 *Neopsylla specialis kweichowensis*（Liao，1974）

分布：西藏（察隅、波密）、四川、贵州。

（二十三）古蚤属 Genus *Palaeopsylla* Wagner，1903

77.　海仑古蚤 *Palaeopsylla helenae* Lewis，1973

分布：西藏（波密、易贡）。

宿主：鼩鼱。

78.　内曲古蚤 *Palaeopsylla incurve* Jordan，1932

分布：西藏（察隅、波密、樟木）、云南（勐海、碧江、思茅）。

宿主：灰麝鼩、丛林鼠、黄胸鼠。

79.　尼泊尔古蚤钝突亚种 *Palaeopsylla tauberi makaluensis*（Brelis，1975）

分布：西藏（亚东阿桑村）。

宿主：田鼠、锡金长尾鼩、长尾鼩。

（二十四）副新蚤属 Genus *Paraneopsylla* Tiflov，1937

80.　棒副新蚤 *Paraneopsylla clavata* Wu，Lang *et* Liu，1982

分布：西藏（仲巴）、青海。

宿主：白尾松田鼠、根田鼠、大耳鼠兔等。

（二十五）纤蚤属 Genus *Rhadinopsylla* Jordan *et* Rothschild，1912

（角头纤蚤亚属 Subgenus *Actenophthalmus* C. Fox，1925）

81. 五侧纤蚤邻近亚种 *Rhadinopsylla*（*Actenophthalmus*）*dahurica vicina* Wagner，1930

分布：西藏（左贡、那曲）、四川、云南（西北部）、青海、新疆。

宿主：达乌尔黄鼠、白尾松田鼠、黑唇鼠兔、灰仓鼠、长尾仓鼠、藏仓鼠、根田鼠、喜马拉雅旱獭。

82. 圆截纤蚤 *Rhadinopsylla*（*Actenophthalmus*）*rotunditruncata* Wu，Li *et* Cai，1999

分布：西藏。

宿主：藏仓鼠。

（圆头纤蚤亚属 Subgenus *Ralipsylla*）

83. 腹窦纤蚤深广亚种 *Rhadinopsylla*（*Ralipsylla*）*liventricosa* Ioff & Tiflo，1946

分布：左贡、仲巴、那曲、班戈、聂荣、比如、吉隆。

宿主：喜马拉雅旱獭、高原鼠兔、黑唇鼠兔、小毛足鼠。

重要习性：本种在促巴县西乡占高原刀兔体外寄生蚤的33.3%。

医学重要性：1967年8月和1968年在仲巴县从本蚤先后各分离出1株鼠疫杆菌。

84. 乌兰纤蚤 *Rhadinopsylla ulangensis* Cai *et* Wu，1999

分布：西藏。

85. 西藏纤蚤 *Rhadinopsylla xizangensis* Cai，Li *et* Zhang，1999

分布：西藏。

（二十六）狭臀蚤属 Genus *Stenischia* Jordan，1932

86. 奇异狭臀蚤 *Stenischia mirabilis* Jordan，1932

分布：西藏（波密）、四川（木里、马尔康、黑水、巴塘）、云南（中甸）、贵州、西藏（波密）、河南、陕西、甘肃、青海、湖北、福建。

宿主：白腹巨鼠、大林姬鼠、松田鼠、藏仓鼠。

（二十七）狭蚤属 Genus *Stenopopnia* Jordan *et* Rothschild，1911

87. 喜马拉雅狭蚤 *Stenoponia himalayana* Brelih，1975

分布：西藏（聂荣）、青海。

宿主：中华鼢鼠、白尾松田鼠、锡金松田鼠。

（二十八）历蚤属 Genus *Xenodaeria* Jordan，1932

88. 后历蚤 *Xenodaeria telios* Jordan，1932

分布：西藏（亚东）、云南（碧江）。

宿主：丛林鼠滇南亚种、灰麝鼩、田鼠。

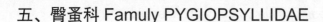

五、臀蚤科 Famuly PYGIOPSYLLIDAE

（二十九）远棒蚤属 Genus *Aviostivalius* Traub，1980

89. 近端远棒蚤 *Aviostivalius klossi*（Jordan *et* Rothschild，1922）

Stivalius klossi（Jordan *et* Rothschild，1922）近端延指蚤

分布：西藏（墨脱）、云南、贵州、浙江、福建、广东。

蚤总科 PULICOIDAE
六、蚤科 Family PULICOIDAE Stephens，1829

（三十）栉首蚤属 Genus *Ctenocephalides* Stiles *et* Collins，1930

90. 犬栉首蚤 *Ctenocephalides canis*（Curtis，1826）

分布：西藏（亚东）、内蒙古、新疆、辽宁。

（三十一）角头蚤属 Genus *Echidnophaga* Olliff，1886

91. 鼠兔角头蚤 *Echidnophaga ochotona* Li，1957

分布：西藏（吉塘）。

宿主：川西鼠兔。

（三十二）武蚤属 Genus *Hoplopsyllus* Baker，1905

（真武蚤亚属 Subgenus *Euhoplopsyllus* Ewing，1940）

92. 冰武蚤宽指亚种 *Huhoplopsyllus*（*Euhoplopsyllus*）*glacialis profugus* Jordan，1925

分布：西藏、内蒙古、甘肃、青海、新疆。

宿主：灰尾兔、蒙古兔。

（三十三）蚤属 Genus *Pulex* Linnaeus，1758

93. 人蚤 *Pulex irritans* Linnaeus，1758

分布：西藏及全国各省、区、市。

宿主：人、兽、鸟等15目、77属、130余种和亚种动物。

蠕形蚤总科 VERMIPSYLLIDEA
七、蠕形蚤科 Family VERMIPSYLLIDAE Wagner，1889

（三十四）鬃蚤属 Genus *Chaetopsylla* Kohaut，1903

（鬃蚤亚属 Subgenus *Chaetopsylla* Kohaut，1903）

94. 同鬃蚤 *Chaetopsylla*（*Chaetopsylla*）*homoea* Rothschild，1906

分布：西藏（仲巴、邦达、易贡）、四川（若尔盖）云南、辽宁、内蒙古、宁夏、甘肃、青海、新疆等。

宿主：狐、艾鼬、喜马拉雅旱獭、狗獾、猎犬、鼠兔等。

95.　近鬃蚤 *Chaetopsylla*（*Chaetopsylla*）*appropinquans*（Wagner，1930）

分布：西藏（仲巴）、新疆、黑龙江、吉林、陕西、甘肃、青海等。

宿主：獾、黄鼬、喜马拉雅旱獭等。

96.　园头鬃蚤 *Chaetopsylla*（*Chaetopsylla*）*globiceps*（Taschenberg，1880）

分布：西藏（仲巴）、四川（黑水）、内蒙古、青海、新疆。

（三十五）长喙蚤属 Genus *Dorcadia* Ioff，1946

97.　麀长喙蚤 *Dorcadia dorcadia*（Rothschild，1912）

分布：西藏、内蒙古、陕西、青海、新疆。

宿主：黄牛、山羊、绵羊等。

98.　羊长喙蚤 *Dorcadia ioffi* Smit，1953

分布：西藏（可共茶可）、新疆、青海、甘肃。

宿主：绵羊、山羊、藏羚羊。

99.　田氏长喙蚤新种 *Dorcadia tiani* Wu，2003

分布：西藏。

（三十六）蠕形蚤属 Genus *Vermipsylla* Schimkewitsch，1885

100.　似花蠕形蚤中亚亚种 *Vermipsylla perplexa centrolasia* Liu，Wu *et* Wu，1982

分布：西藏（洛隆孜托）、青海。

宿主：斑羚、山羊。

101.　平行蠕形蚤 *Vermipsylla parallela* Liu，Wu *et* Wu，1965

分布：西藏（林芝、东久、扎巴、鲁郎、波密）。

宿主：黄牛、牦牛。

102.　不齐蠕形蚤指名亚种 *Vermipsylla asymmetrica asymmetrica* Liu，Wu *et* Wu，1965

分布：西藏（澎波尼马沟）。

宿主：麝。

第八节 吸虱类（虱目 ANOPLURA）

虱类2科、2属、3种。

一、虱科 Family PEDICULIDAE

（一）人虱属 Genus *Pediculus*

1. 头虱 *Pediculus capitis* De Geer，1778

分布：西藏、四川、云南、贵州及全国各省。

宿主：人。

2. 体虱 *Pediculus corporis* De Geer，1778

分布：西藏、四川、云南、贵州及全国各省。

宿主：人。

二、阴虱科 Family PHTHIRIDAE

（二）阴虱属 Genus *Pthirus* Leach，1815

3. 阴虱 *Phthirus pubis* Linnaeus，1758

分布：西藏、四川、云南、贵州及全国各省。

宿主：人。

第九节 臭虫类（半翅目 HEMIPTERA）

臭虫仅1科、1属、1种。

臭虫科 Family CIMICIDAE

臭虫属 Genus *Cimex*

温带臭虫 *Cimex lectularis* Linnaeus，1758

分布：西藏、四川、云南、贵州及各省（区）。

宿主：人及家禽等。

第十节　蜚蠊（蜚蠊目 BLATTARIA）

西藏的蜚蠊有 3 科、4 属、6 种。

一、蜚蠊科 Family BLATTIDAE

（一）郝氏蠊属 Genus *Hebardina* Bey-Bienko，1938

1. 丽郝氏蠊 *Hebardina concinna* Hann，1842

分布：西藏、四川、贵州、云南、河北、北京、福建、广西。

孳生场所：室内厨房、下水道等，以野栖为主。

（二）大蠊属 Genus *Periplaneta* Burmeister，1938

2. 美洲大蠊 *Periplaneta americana* Linneaus，1758

分布：西藏、四川、贵州、云南、陕西、新疆、河北、北京、天津、内蒙古、辽宁、吉林、黑龙江、江苏、上海、浙江、福建、台湾、江西、山东、河南、湖北、湖南、广东、广西。

孳生场所：室内厨房、下水道、地沟、暖水沟、阴井等。

二、姬蠊科 Family BLATTELLIDAE

（三）小蠊属 Genus *Blattella* Caudell

3. 德国小蠊 *Blattella germanica* Linnaeus，1767

分布：西藏、四川、贵州、云南、重庆、新疆、河北、北京、天津、辽宁、吉林、台湾、江西、山东、湖北、湖南、广东、广西、海南。

孳生场所：火车、轮船、飞机、宾馆、饭店、学校、室内厨房、食堂等温暖潮湿的地方。

4. 拟德国小蠊 *Blattella lituricollis* Walker，1868

分布：西藏、贵州、云南、福建、江西、广东、广西。

孳生场所：习性与德国小蠊近似，多栖息生活在室内厨房等处。

三、地鳖科 Family POLYPHAGIDAE

（四）真地鳖属 Genus *Eupolyphaga* Chopard，1929

5. 云南真地鳖 *Eupolyphaga limbata* Kirby，1903

分布：西藏、四川、贵州、云南、甘肃。

孳生场所：室内厨房、粮仓、灶脚、车间墙边，室外阴暗潮湿的腐殖质丰富的松土中。

6. 西藏真地鳖 *Eupolyphaga thibetana* Chopard，1922

分布：西藏。

孳生场所：室内厨房、粮仓、灶脚、车间墙边，室外阴暗潮湿的腐殖质丰富的松土中。

第十一节 蜱类（寄型目）

西藏的蜱类有 2 科、9 属、44 种。

蜱总科 LXODOIDAE
一、软蜱科 Family ARGAIDAE

（一）钝缘蜱属 Genus *Ornithodoros* Koch，1844

1. 拉合尔钝缘蜱 *Ornithodoros lahorensis* Neumann，1908

分布：西藏（拉萨、日喀则）、甘肃、新疆。

宿主：绵羊、山羊、牛、骆驼、家犬。

二、硬蜱科 Family IXODIDAE Murrey，1877

（二）花蜱属 Genus *Amblyomma* Koch，1844

2. 爪哇花蜱 *Amblyomma javanense* Supino，1897

分布：西藏、浙江、福建、广东、云南。

3. 龟形花蜱 *Amblyomma testudinarium* Koch，1844

分布：西藏、中印边境东段传统习惯线以北非法的"麦线"以南印占区（以下简称"麦线"以南地区）、浙江、福建、台湾、广东、海南、云南。

（三）异扇蜱属 Genus *Anomalohimalaya* Hoogstraal，Kaiser *et* Mitchell，1970

4. 喇嘛异扇蜱 *Anomalohimalaya lama* Hoogstraal，Kaiser *et* Mitchell，1970

分布：西藏（隆子）。

宿主：藏仓鼠。

（四）牛蜱属 Genus *Boophilus* Curtice，1891

5. 微小牛蜱 *Boophilus microplus*（Canestrini，1887）

               Boophilus caudatus（Neumann，1897）微突牛蜱

               Boophilus sinensis Minning，1934 中华牛蜱

分布：西藏（波密、察隅、墨脱、"麦线"以南地区）及全国。

宿主：牛、羊、犬及野兔。

（五）革蜱属 Genus *Dermacentor* Koch，1844

6. 阿坝革蜱 *Dermacentor abaensis* Teng，1963

分布：西藏、四川、青海。

宿主：绵羊、黑熊、簧喉姬鼠。

7. 金泽革蜱 *Dermacentor auratus* Supino，1897

分布：西藏（察隅，"麦线"以南地区）、浙江、福建、台湾、江西、广东、海南、云南。

宿主：野猪、水牛、猪、黑熊、野鸡、家鸡、林鸡。

8. 西藏革蜱 *Dermacentor everestianus* Hirst，1926

分布：西藏（亚东）、青海。

宿主：绵羊、牦牛、马及野兔。幼蜱和若蜱寄生于啮齿类。

9. 草原革蜱 *Dermacentor nuttalli* Olenv，1928

分布：西藏（拉萨、比如、曲水、当雄、左贡、札囊、错那）、河北、内蒙古、黑龙江、吉林、陕西、宁夏、甘肃、青海、新疆。

宿主：牦牛、羊、马、喜马拉雅旱獭。

10. 银盾革蜱 *Dermacentor niveus* Neumann，1897

分布：西藏、内蒙古、甘肃、新疆。

宿主：牛、马、绵羊，也侵袭人。幼蜱和若蜱寄生于啮齿类及其他小型哺乳动物。

（六）血蜱属 Genus *Haemaphysalis* Koch，1844

11. 长须血蜱 *Haemaphysalis aponommoides* Warburton，1913

分布：西藏（亚东、错那、聂拉木、樟木、察隅及"麦线"以南地区）、台湾、福建、云南。

宿主：犏牛、牦牛、黑熊、黄牛。

12. 缅甸血蜱 *Haemaphysalis birmaniae* Supino，1897

分布：西藏（"麦线"以南地区）、台湾、云南。

宿主：黄牛。

13. 二棘血蜱 *Haemaphysalis bispinosa* Neumann，1897

分布：西藏（"麦线"以南地区）、江苏、湖南、浙江、湖北、福建、云南。

宿主：黄牛。

14. 具角血蜱 *Haemaphysalis cornigera* Neumann，1897

　　　　　　Haemaphysalis cornigera taiwana Sugimoto，1936 台湾具角血蜱

分布：西藏（"麦线"以南地区）、福建、台湾、广东、广西、海南、云南。

宿主：黄牛。

15. 褐黄血蜱 *Haemaphysalis flava* Neumann，1897

分布：西藏（墨脱）、江苏、台湾、湖北、四川、贵州、甘肃。

宿主：黑熊、黄牛、马、绵羊、犬、猪。

16. 台湾血蜱 *Haemaphysalis formosensis* Neumann，1913

分布：西藏（"麦线"以南地区）、福建、台湾、海南。

宿主：野猪、犬。

17. 加瓦尔血蜱 *Haemaphysalis garhwalensis* Dhanda *et* Bhat，1968

分布：西藏（洛扎）。

宿主：绵羊。

18. 豪猪血蜱 *Haemaphysalis hystricis* Supino，1897

分布：西藏（墨脱及"麦线"以南地区）、福建、台湾、广东、贵州、云南。

宿主：人。

19. 缺角血蜱 *Haemaphysalis inermis* Birula，1895

分布：西藏（波密）、四川。

宿主：黄牛、马、猪。

20. 长角血蜱 *Haemaphysalis longicornis* Neumann，1901

　　　　　　　　H.neumanni Donitz，1905

分布：西藏（波密、"麦线"以南地区）、河北、山西、辽宁、吉林、黑龙江、江苏、浙江、安徽、福建、台湾、山东、河南、湖北、四川、贵州、陕西、甘肃。

宿主：马、山羊、野兔、刺猬、黄牛、犬、猪、人。幼蜱主要寄生在花鼠等小型野生动物及环颈雉等鸟类。

21. 猛突血蜱 *Haemaphysalis montgomeryi* Nuttall，1912

分布：西藏（普兰）、四川、贵州、云南。

宿主：山羊、绵羊、黄牛、马、犬、水牛、人。

22. 嗜麝血蜱 *Haemaphysalis moschisuga* Teng，1980

分布：西藏（曲松、类乌齐、芒康）、四川、云南、甘肃、青海。

宿主：林麝、牦牛。

23. 尼泊尔血蜱 *Haemaphysalis nepalensis* Hoogstraal，1962

分布：西藏（樟木）。

宿主：犏牛、牦牛。

24. 青海血蜱 *Haemaphysalis qinghaiensis* Teng，1980

分布：西藏（昌都、察隅、米林）、四川、云南、甘肃、青海、宁夏。

宿主：犏牛、马、驴、高原兔。

25. 有沟血蜱 *Haemaphysalis sulcata* Canestrini *et* Fanzago，1877

分布：西藏（波密、洛扎、左贡）、新疆。

宿主：牦牛、黄牛、山羊。

26. 西藏血蜱 *Haemaphysalis tibetensis* Hoogstraal，1965

分布：西藏（错那、隆子、察隅、芒康）。

宿主：牦牛、绵羊、狗。

27. 汶川血蜱 *Haemaphysalis warburtoni* Nuttall，1912

分布：西藏（聂拉木、樟木）、四川。

宿主：马、鹿、黄牛牦牛、喜马拉雅塔尔羊、羚羊。

（七）璃眼蜱属 Genus *Hyalomma* Koch，1844

28. 嗜驼璃眼蜱 *Hyalomma dromedarii* Koch，1844

分布：西藏、新疆。

（八）硬蜱属 Genus *Ixodes* Latreille，1795

29. 锐跗硬蜱 *Ixodes acutitarsus*（Karsch，1884）

分布：西藏（聂拉木、樟木、墨脱、波密、"麦线"以南地区）、台湾、湖北、云南、甘肃。

宿主：林麝、犏牛、斑羚、黑熊、山羊、绵羊、犬、大熊猫、野猪、人。幼蜱和若蜱寄生于啮齿类和食虫类动物。

30. 嗜鸟硬蜱 *Ixodes arboricola* Schulze *et* Schlottke，1929

分布：西藏（樟木）、内蒙古、甘肃、青海、新疆。

宿主：鸟类如麻雀。

31. 草原硬蜱 *Ixodes crenulatus* Koch，1835

分布：西藏（左贡、林周、那曲、丁青、当雄、普兰）、内蒙古、吉林、黑龙江、四川、甘肃、青海、新疆。

宿主：喜马拉雅旱獭、狐、獾、香鼬、刺猬、马、獐、高原鼠兔及鸟中的麻雀。

32. 卵形硬蜱 *Ixodes ovatus* Neumann，1899

　　　Ixodes japonensis Neumann，1904 日本硬蜱

　　　I.taiwanensis Sugimoto，1937 台湾硬蜱

　　　I.shinchikuensis Sugimoto，1937 新竹硬蜱

分布：西藏（波密、亚东、墨脱、聂拉木、察隅、昌都、拉萨、樟木口岸）、福建、台湾、湖北、四川、贵州、云南、陕西、甘肃、青海。

宿主：黄牛、猪、狗、羊、人獐、针毛鼠、林麝、黑熊、犏牛、牦牛、马、羊。

33. 拟篦硬蜱 *Ixodes nuttallianus* Schulze，1930

分布：西藏（亚东、波密、樟木）、四川、新疆。

宿主：牛、马、驴、麝、黄鼬、猪、狗、羊、犏牛、鹿。

34. 粒型硬蜱 *Ixodes granulatus* Supino，1897

分布：西藏（樟木）、浙江、福建、台湾、湖北、广东、四川、贵州、云南。

宿主：獴、黑线姬鼠、针毛鼠、社鼠、长吻松鼠。

35. 克什米尔硬蜱 *Ixodes kashmiricus* Pomerantzev，1948

分布：西藏（波密）。

宿主：犏牛。

36. 嗜麝硬蜱 *Ixodes moscharius* Teng，1982

分布：西藏（聂拉木、樟木）。

宿主：林麝。

37. 寄麝硬蜱 *Ixodes moschiferi* Nemenz，1968

分布：西藏（聂拉木）、四川、青海。

宿主：林麝。

38. 拟蓖硬蜱 *Ixodes nuttallianus* Schulze，1930

分布：四川、西藏。

宿主：牛、山羊、犬、鹿、麝等。

39. 全沟硬蜱 *Ixodes persulatus* Schulze，1930

分布：西藏（普兰、亚东、波密、樟木）、河北、山西、内蒙古、吉林、黑龙江、宁夏、新疆。

宿主：大足鼠、社鼠、犏牛、牦牛、马、羊、人。

40. 西氏硬蜱 *Ixodes semenovi* Olenv，1929

分布：西藏（萨嘎）。

宿主：岩鸟、鹰。

41. 嗜貉硬蜱 *Ixodes tanuki* Saito，1964

分布：西藏（樟木）。

宿主：貉、香鼬。

42. 壤塘硬蜱 *Ixodes rangtangensis* Teng，1973

分布：西藏、四川、青海。

（九）扇头蜱属 Genus *Rhipicephalus* Koch，1844

43. 镰形扇头蜱 *Rhipicephalus haemaphysaloides* Supino，1897

分布：西藏（樟木）、江苏、浙江、安徽、福建、台湾、江西、湖北、广东、海南、贵州、云南。

宿主：水牛、黄牛、驴、犬、猪、野猪、野兔。

44. 血红扇头蜱 *Rhipicephalus sanguineus*（Latreille），1806

分布：西藏（樟木）、河北、山西、辽宁、江苏、福建、台湾、山东、河南、广东、海南、贵州、陕西、甘肃、新疆、四川、云南。

宿主：犬、绵羊、山羊、牛、猫、狐、兔等。

第十二节　恙螨（真螨目）

迄今，西藏共发现和记载恙螨 2 科、11 属、41 种。

一、恙螨科 FamilyTROMBICULIDAE（Ewing，1929）Ewing，1944
无前恙螨亚科 Subfamily WAKCHIINAW Ewing，1946
　　　　　　=GAHRLIEPIINAE Womersley，1952

（一）无前恙螨属 Genus *Walchia* Ewing，1931

（无前恙螨亚属 Subgenus *Walchin* Ewing，1931）

1. 藏南无前恙螨 *Walchia*（*Walchia*）*zangnanica* Wu *et* Wen，1984

分布：西藏（墨脱 背崩）。

宿主：大足鼠。

（二）棒六恙螨属 Genus *Schoengastiella* Hirst，1915

2. 喜山棒六恙螨 *Schoengastiella himalayana* Wu *et* Wen，1984

分布：西藏（聂拉木、樟木）。

宿主：黑家鼠黑鼠亚种。

3. 石滚半棒恙螨 *Schoengastiella lapivoluta* Zhang，Wang，Deng，Xue *et* Yu，1997

分布：西藏（樟木、友谊桥）。

宿主：拟家鼠、大足鼠。

4. 珠峰棒六恙螨 *Schoengastiella zhumulangma* Wu *et* Wen，1984

分布：西藏（聂拉木、樟木）。

宿主：黑家鼠黑鼠亚种。

5. 西藏棒六恙螨 *Schoengastiella xizangensis* Wu *et* Wen，1984

分布：西藏（墨脱、背崩）。

宿主：大足鼠。

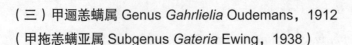

（三）甲逦恙螨属 Genus *Gahrlielia* Oudemans，1912

（甲拖恙螨亚属 Subgenus *Gateria* Ewing，1938）

6.　察隅甲逦恙螨 *Gahrlielia*（*Gateria*）*zayuensis* Wu *et* Wen，1984

分布：西藏（察隅、布宗）。

宿主：藏缅社鼠。

恙螨亚科 Subfamily TRONBICULINAE Ewing，1929

（四）纤恙螨属 Genus *Leptotrombidium*（Nagayo *et al.*，1916）

（纤恙螨亚属 Subgenus *Leptotrombidium* Nagayo *et al.*，1916）

7.　错那纤恙螨 *Leptotrombidium*（*Leptotrombidium*）*cuonae* Wang，Pan *et* Yan，1996

分布：西藏。

宿主：灰腹鼠。

8.　二肩纤恙螨 *Leptotrombidium*（*Leptotrombidium*）*dihumerale* Traub *et* Nadchatram，1967

分布：西藏、新疆。

宿主：斯氏高山䶄。

9.　德利纤恙螨（地理纤恙螨、地里恙虫）*Lepitotrombidium*（*Leptotrombidium*）*deliensis* Walch，1922

分布：西藏（墨脱、察隅、聂拉木）、上海、浙江、福建、湖南、广东、广西、四川、贵州、云南、陕西、台湾、香港。

宿主：家鼠、褐家鼠、黄胸鼠、社鼠、黄毛鼠、针毛鼠、青毛鼠、大足鼠、黑家鼠、斯氏家鼠、小家鼠、黑线姬鼠、高山姬鼠、花松鼠、赤腹松鼠、长吻松鼠、岩松鼠、大绒鼠、趋泽绒鼠、板齿鼠、臭鼩鼱、灰社鼩、大麝鼩、麝鼩、小毛猬、树鼩、沙獾、伏翼蝠、中蹄蝠、家鸡、黑脸噪鹛、灰树鹊、麻雀、人。

医学重要性：1973 年 7 月在墨脱县背崩村从采自大足鼠耳壳的本种分离出 2 株东方立克次体。

10.　横盾纤恙螨 *Leptotrombidium*（*Leptotrombidium*）*hengdun* Wu *et* Wen，1984

分布：西藏（聂拉木、樟木）。

宿主：黑家鼠黑鼠亚种。

11.　英帕纤恙螨 *Leptotrombidium*（*Leptotrombidium*）*imphalum* Vercammen-Grandjean *et* Langston，1975

分布：西藏、云南、福建、台湾。

宿主：大足鼠、青毛鼠、黑家鼠黑鼠亚种、黄胸鼠、黄毛鼠。

医学重要性：在云南恙虫病地区的黄兄鼠体上，从该恙螨分离出恙虫病立克次体。

12. 黑鼠纤恙螨 Leptotrombidium（Leptotrombidium）rattistae Wen et Xiang，1984

分布：西藏（那措）。

宿主：黑家鼠黑鼠亚种。

13. 岩栖纤恙螨 Leptotrombidium（Leptotrombidium）rupestre Trab et Nadchatram，1967

分布：西藏。

宿主：白尾松田鼠。

14. 蜀闽纤恙螨 Leptotrombidium（Leptotrombidium）shuminense Zhang，Wang et Deng，1996

分布：西藏（聂拉木）。

宿主：社鼠、大足鼠、拟家鼠、黑家鼠、橙腹长吻松鼠等。

15. 蝙蝠纤恙螨 Leptotrombidium（Leptotrombidium）vespertilum Zhang，Wang et Deng，1996

分布：西藏（亚东）。

宿主：蝙蝠。

16. 狭羽纤恙螨 Leptotrombidium（Leptotrombidium）xiayui Wen et Wu，1984

分布：西藏（樟木）。

宿主：黑家鼠黑鼠亚种。

17. 新疆纤恙螨 Leptotrombidium（Leptotrombidium）xinjiangense Shao et Wen，1984

分布：西藏（普兰）、新疆（和田）。

宿主：香鼬，白尾松田鼠。

18. 易盾纤恙螨 Leptotrombidium（Leptotrombidium）yidun Wen et Wu，1984

分布：西藏（波密、易贡）。

宿主：黄喉姬鼠。

19. 易贡纤恙螨 Leptotrombidium（Leptotrombidium）yigongense Wu et Wen，1984

分布：西藏（波密、易贡）。

宿主：大足鼠、黄喉姬鼠。

20. 友谊纤恙螨 Leptotrombidium（Leptotrombidium）youyi Zhang，Wang et Deng，1996

分布：西藏（聂拉木）。

宿主：大足鼠。

21. 樟木纤恙螨 Leptotrombidium（Leptotrombidium）zhangmuse Zhang，Wang et Deng，1996

分布：西藏（樟木）。

宿主：大足鼠。

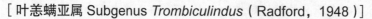

[叶恙螨亚属 Subgenus *Trombiculindus*（Radford，1948）]

22. 多棘纤恙螨 *Leptotrombidium*（*Trombiculindus*）*duoji* Wu *et* Wen，1984

分布：西藏（樟木）。

宿主：黑家鼠黑鼠亚种。

23. 虞式叶片恙螨 *Leptotrombidium*（*Trombiculindus*）*yui* Zhang，Deng *et* Wang，1997

分布：西藏（亚东、帕里镇）。

宿主：鼠兔。

24. 亚东叶片恙螨 *Leptotrombidium*（*Trombiculindus*）*yadongensis* Zhang，Deng *et* Wang，1997

分布：西藏（亚东、帕里镇）。

宿主：鼠兔、黑家鼠。

（五）囊棒恙螨属 Genus *Ascoschoengastia* Ewing，1946

25. 类齐囊棒恙螨 *Ascoschoengastia leechi* Domrow，1962

分布：西藏、四川、云南。

宿主：黄胸鼠、白腹巨鼠、树鼩。

26. 里氏囊棒恙螨 *Ascoschoengasia laurentella* Dormow，1962

分布：西藏（聂拉木、察隅）。

宿主：黑家鼠、社鼠。

27. 梭形囊棒恙螨 *A.spindalis* Wen *et* Wu，1984

分布：西藏（察隅）。

宿主：黑家鼠黑鼠亚种。

（六）微恙螨属 Genus *Microtrombicula*（Ewing，1950）

（微恙螨亚属 Subgenus *Microtrombicula* Ewing，1950）

28. 安式徽恙螨 *Microtrombicula*（*Microtrombicula*）*anjiyaoi* Zhang，Wang，Deng，Xue *et* Yu，1997

分布：西藏（樟木、友谊桥）。

宿主：拟家鼠、大足鼠。

（七）新恙螨属 Genus *Neotrombicula*（Hirst，1925）

29. 异样新恙螨 *Neotrombicula anax* Audy *et* Womersley，1957

分布：西藏。

宿主：帕米尔松田鼠、林姬鼠。

30. 长感新恙螨 *Neotrombicula longisensilla* Wang，Pan *et* Yan，1995

分布：西藏。

宿主：松田鼠。

31. 温代新恙螨 *Neotrombicula wendai* Wen *et* Wu，1984

分布：西藏（岗巴）。

宿主：田鼠（仓鼠科）。

32. 藏西新恙螨 *Neotrombicula zangxi* Shao *et* Wen，1984

分布：西藏（普兰）。

宿主：林姬鼠。

（八）毫前恙螨属 Genus *Walchiella* Fuller，1952

33. 西藏毫前恙螨 *Walchiella xizangensis* Wu *et* Wen，1984

分布：西藏（墨脱）。

宿主：青毛鼠。

34. 许氏毫前恙螨 *Walchiella xui* Wang，Pan *et* Yan，1995

分布：西藏。

宿主：锡金松田鼠。

35. 藏鼠毫前恙螨 *Walchiella zangshui* Wen *et* Wu，1984

分布：西藏（聂拉木、樟木）。

宿主：黑家鼠黑鼠亚种。

（九）新棒恙螨属 Genus *Neoschoengastia* Ewing，1929

（新棒恙螨亚属 Subgenus *Neoschoengastia* Ewing，1929）

36. 鸡新棒恙螨 *Neoschoengastia*（*Neoschoengastia*）*gallinarum*（Hatori，1920）

分布：西藏、河北、辽宁、上海、江苏、浙江、安徽、福建、江西、山东、河南、湖北、湖南、广东、广西、四川、贵州、云南、陕西、台湾、香港。

宿主：家鸡、环颈雉、吐绶鸡、白腹锦鸡、绿孔雀、鹧鸪、珠颈斑鸠、灰斑鸠、喜鹊、大嘴乌鸦、华南小鸦鹃、小杜鹃、麻雀、日本小翠鸟、林夜莺、家鸭、家鹅、欧兔等。

37. 野兔新棒恙螨 *Neoschoengastia*（*Neoschoengastia*）*lepusia* Zhang，Wang，Deng，Xue *et* Yu，1997

分布：西藏（昂仁）。

宿主：野兔。

38. 伏尔加新棒恙螨 *Neoschoengastia*（*Neoschoengastia*）*vulgaris* Schluger，1955

分布：西藏（托林）。

宿主：白尾松田鼠。

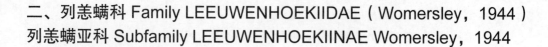

二、列恙螨科 Family LEEUWENHOEKIIDAE（Womersley，1944）
列恙螨亚科 Subfamily LEEUWENHOEKIINAE Womersley，1944

（十）螯齿恙螨属 Genus *Odontacarus* Ewing，1929

（螯齿恙螨亚属 Subgenus *Odontacarus* Ewing，1929）

39. 蜥蜴螯齿恙螨 *Odontacarus*（*Odontacarus*）*xiyi* Wu *et* Wen，1984

分布：西藏（聂拉木、樟木）。

宿主：蜥蜴。

（十一）多毛恙螨属 Genus *Multisetosa* Hsu *et* Wen，1963

40. 拉萨多毛恙螨 *Multisetosa lhasae* Wen *et* Yao，1984

分布：西藏（拉萨、尼木）。

宿主：白毛松田鼠、藏仓鼠。

41. 西藏多毛恙螨 *Multisetosa xizangensis* Wu *et* Wen，1984

分布：西藏（江孜）。

宿主：藏仓鼠。

第十三节　革螨（寄螨目：革螨股）

西藏的革螨有 5 科、11 属、22 种。

一、厉螨科 Family LAELAPTIDAE
厉螨亚科 Subfamily LAELAPTINAE

（一）血厉螨属 Genus *Haemolaelaps* Berlese，1910

1. 茅舍血厉螨 *Haemolaelaps casalis*（Berlese，1887）

分布：西藏（拉萨）、四川、云南、贵州及全国。

宿主：黄毛鼠、针毛鼠、社鼠、褐家鼠、黄胸鼠、小家鼠、黑尾鼠、黑线姬鼠、隐纹花松鼠、家燕等鸟类，也生活于鸡窝、草堆、稻谷、大麦、小麦、白糖等处。

2. 格氏血厉螨 *Haemolaelaps glasgowi* Ewing，1925

分布：西藏及全国。

宿主：黑线姬鼠、黄胸鼠、褐家鼠、小家鼠、麝鼩、大仓鼠、达乌尔黄鼠、花鼠、鼠兔等。

（二）厉螨属 Genus *Laelaps* Koch，1836

3.　阿尔及利亚厉螨 *Laelaps algiricus* Hirst，1925

分布：西藏（聂拉木）。

宿主：家鼠。

4.　毒厉螨 *Laelaps echidninus*（Berlese，1887）

分布：西藏（左贡、波密、墨脱）、四川、贵州、云南及全国。

宿主：社鼠、家鼠、大足鼠。

5.　巢鼠厉螨 *Laelaps micromydis* Zachvatkin，1948

分布：西藏（波密）。

宿主：巢鼠。

6.　土尔其斯坦厉螨 *Laelaps turkestanicus* Lange，1955

分布：西藏（波密）。

宿主：大足鼠、蝙蝠。

血革螨亚科 Subfamily HAEMOGAMASINAE

（三）血革螨属 Genus *Haemogamasus* Berlese，1889

7.　凹胸血革螨 *Haemogamasus concavus* Teng *et* Pan，1964

分布：西藏（仲巴）、云南、青海。

宿主：高原鼠兔、鼠兔、藏鼠兔、长尾仓鼠。

8.　荷氏血革螨 *Haemogamasus hodosi* Buiakova *et* Goncharova，1961

分布：西藏。

宿主：鼠兔。

9.　伊氏血革螨 *Haemogamasus ivanovi* Bregetova，1955

分布：西藏（左贡）。

宿主：社鼠。

10.　葫形血革螨 *Haemogamasus cucurbitoides* Wang *et* Pan，1994

（四）真厉螨属 Genus *Eulaelaps* Berlese，1903

11.　厩真厉螨 *Eulaelaps stabularis*（Koch，1836）

分布：西藏、四川、贵州、云南及全国大多数省。

宿主：黄毛鼠、黄胸鼠、社鼠、褐家鼠、小家鼠、黑线姬鼠、大林姬鼠、黑线仓鼠、长尾仓鼠、背纹仓鼠、大仓鼠、东方田鼠、花鼠等。

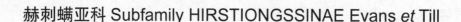

赫刺螨亚科 Subfamily HIRSTIONGSSINAE Evans *et* Till

（五）赫刺螨属 Genus *Hirstionyssus* Fonseca，1948

12. 错那赫刺螨 *Hirstionyssus cuonai* Wang *et* Pan，1994

分布：西藏（错那）。

13. 鼠兔赫刺螨 *Hirstionyssus ochotonae* Lange *et* Petrova，1958

分布：西藏、四川（若尔盖）、青海。

宿主：藏鼠兔、红耳鼠兔、根田鼠、黄鼬。

14. 后棘赫刺螨 *Hirstionyssus posterospinus* Wang *et* Yan，1994

分布：西藏（错那）。

二、巨螯螨科 Family MACROCHELIDAE Vitzthum，1930

（六）巨螯螨属 Genus *Macrocheles* Latreille

15. 无色巨螯螨 *Macrocheles decoloratus*（Koch，1839）

分布：西藏（仲巴）。

宿主：高原鼠兔。

三、巨刺螨科 Family MACROCHELLIDAE

（七）禽刺螨属 Genus *Ornithonyssus* Sambon，1928

16. 柏氏禽刺螨 *Ornithonyssus bacoti* Hirst，1913

分布：西藏、贵州、四川（南充、南部、米易）、重庆、云南及全国大多数省。

宿主：黑线姬鼠、褐家鼠、黄胸鼠、小家鼠等。

17. 囊禽刺螨 *Ornithonyssus bursa*（Berlese，1888）

分布：西藏、四川、重庆、贵州、云南及全国大多数省。

宿主：家鸽、家鸡等。

（八）肪刺螨属 Genus *Steatonyssus* Kolenati，1858

18. 围睫肪刺螨 *Steatonyssus perilepharus* Kolenati，1858

分布：西藏、青海。

宿主：蝙蝠。

四、蝠螨科 Family SPINTURNICIDAE

（九）蝠螨属 Genus *Spinturnixvon* Heyden，1826

19. 毛蝠螨 *Spinturnix setosus* Pan and Teng，1973

分布：西藏（墨脱）。

宿主：蝙蝠。

20. 藏蝠螨 *Spinturnix tibetensis* Teng，1981

分布：西藏（察隅）。

寄主：蝙蝠。

五、瓦螨科 Famify Varrcidae Delfinado *et* Baker，1974

（十）瓦螨属 Genus *Varroa* Oudemans，1904

21. 大蜂螨 *Varroa jacobsoni* Oudemans，1904

分布：多数地区均有。

宿主：中华蜜蜂、意大利蜂。

（十一）毛绥螨属 Genus *Lasioseius*

22. 亚东毛绥螨 *Lasioseius yadongensis* Ma *et* Wang，1997

分布：西藏（亚东）。

第十四节　蚂蝗（环节动物门：蛭纲）

西藏的蚂蝗有 4 科、8 属、10 种。

真蛭亚纲 EUHIRUDINEA Lukin，1956

吻蛭目 RHYNCHOBDELLIDA Blanchard，1894

一、舌蛭科 Family GLOSSIPHOIIDAE Vaillant，1890

（一）舌蛭属 Genus *Glossiphonia* Johnson，1816

1. 宽身舌蛭 *Glossiphonia lata* Oka，1910

别名：宽身扁蛭、宽扁蛭、阔节吻蛭、阔身舌蛭

分布：西藏 、贵州、四川、云南、黑龙江、吉林、辽宁、甘肃、内蒙古、陕西、河

北、山西、山东、河南、江苏、浙江、湖北、湖南、江西、广西、广东、福建、台湾。

（二）泽蛭属 Genus *Helobdella* Blanchard，1896

2. 静泽蛭 *Helobdella stagnalis*（Linnaeus，1758）

别名：宁静泽蛭、静蛭

分布：西藏、云南、黑龙江、吉林、辽宁、内蒙古、河北、北京、山东、江苏、山西、浙江、湖北、湖南、新疆。

（三）拟扁蛭属 Genus *Hemiclrpsis* Vejdovsky，1884

3. 缘拟扁蛭 *Hemiclrpsis marginata*（O.F.Muller，1774）

别名：鲤蛭、鳖蛭

分布：西藏、贵州、黑龙江、吉林、辽宁、内蒙古、河北、北京、山东、江苏、浙江、江西、湖北、湖南。

（四）盾蛭属 Genus *Placobdella* Blanchard，1893

4. 墨西哥盾蛭 *Placobdella mexicana* Moore，1898

分布：西藏。

（五）晶蛭属 Genus *Theromyzon* Philippi，1867

5. 整嵌晶蛭 *Theromyzon tessulatum*（O.F.Muller，1774）

别名：整嵌原扁蛭、变形蛭

分布：西藏、东北地区。

二、鱼蛭科 Family PISCICOLIDAE Johnson，1865

（六）鱼蛭属 Genus *Piscicola* Blainville，1818

6. 尺蠖鱼蛭 *Piscicola geometra*（Linnaeus，1758）

分布：西藏。

7. 橄榄鱼蛭 *Piscicola olivacea* Harding，1920

分布：西藏（南部）、江苏、黑龙江、湖北。

无吻蛭目 ARHYNCHOBDELLIDA Blanchard，1894
医蛭形亚目 HIRUDINIFORMES Caballero，1952

三、山蛭科 Family HAEMADIPSIDAE Blanchard，1893

（七）山蛭属 Genus *Haemadipsa* Tennent，1859

8. 珠峰山蛭 *Haemadipsa qomolangma* Song *et* Jiang，1977

分布：西藏（聂拉木县樟木）、云南。

9. 斯里兰卡山蛭，敏捷亚种 *Hamadipsa zeylanica agilis* Moore，1927

别名：敏捷山蛭

分布：西藏（聂拉木县樟木）。

石蛭形亚目 ERPOBDELLIFORMES Sawyer，1986

四、沙蛭科 Family SALIFIDAE Johansson，1910

（八）巴蛭属 Genus *Barbronia* Johansson，1918

10. 巴蛭 *Barbronia weberi*（Blanchard，1897）

别名：韦氏白勃石蛭

分布：西藏、四川、贵州、云南、黑龙江、吉林、辽宁、甘肃、内蒙古、陕西、山东、河南、江苏、浙江、江西、广西。

第十五节　啮齿动物（啮齿目 RODENTIA）

西藏的啮齿动物有 7 科、21 属、74 种及亚种。

一、仓鼠科 Family CRICETIDAE
仓鼠亚科 Subfamily CRICETIDAE

（一）仓鼠属 Genus *Gricetulus* Mile-Edwards，1867

1. 藏仓鼠 *Cricetulus kamensis* Satunin，1903

别名：西藏仓鼠、短尾仓鼠、拉达克仓鼠

分布：西藏（拉萨、林周、丁青、洛隆、江孜、措美 、珠峰地区、班戈、安多、聂荣、索县、比如、巴青、萨嘎、吉隆、昂仁县）、甘肃、青海。

栖息：草甸草原、农田耕地、灌丛。

2. 藏仓鼠指名亚种 *Cricetulus kamensis kamensis*（Satunin，1903）

分布：西藏（芝康）、四川（红原、察雅）。

3. 藏仓鼠藏南亚种 *Cricetulus kamensis lama* Bonhote，1905

分布：西藏（拉萨、墨竹工卡、当雄、聂拉木、定日）。

4. 藏仓鼠藏北亚种 *Cricetulus kamensis alticola* Thomas，1917

分布：西藏（阿里）。

5. 长尾仓鼠 *Cricetulus longicaudatus*（Milne-Edwards，1867）

　　　　Cricetulus longicaudatus chiumalaiensis Wang *et* Cheng，1973 长尾仓
　　　鼠曲麻莱亚种

分布：西藏（那曲、安多 、比如、巴青、隆子、措美）、河北、山西、内蒙古、辽宁、河南、陕西、宁夏、甘肃、青海、新疆、四川。

栖息：高山草甸草原、沼泽草甸。

田鼠亚科 Subfamily MICROTINAE

（二）田鼠属 Genus *Microtus* Schrak，1798

6. 克氏田鼠 *Microtus clarkei* Hinton，1923

分布：西藏（珠峰地区、亚东、定日、吉隆县）、云南。

栖息：灌丛草甸、草甸草原、农田。

7. 四川田鼠 *Microtus millicens* Thomas，1911

分布：西藏（察隅、林芝、江达县）、四川。

栖息：耕地、灌丛。

（三）松田鼠属 Genus *Pitymyg* Mc. Murtrie，1831

8. 白尾松田鼠 *Pitymyg leucurus*（Blyth，1863）

分布：西藏（西藏西部 、仲巴、拉萨、林周、措美、比如、安多、那曲、巴青、萨嘎、吉隆、昂仁县）、青海、新疆。

栖息：草甸草原、湿草甸。

9. 松田鼠 *Pitymyg irene*（Thomas，1911）

分布：西藏（班戈、安多、索县、那曲、巴青县）、甘肃、青海、四川、云南。

栖息：农田、草甸草原。

10. 锡金松田鼠 *Pitymyg sikimensis*（Hodgson，1849）

分布：西藏（波密、米林、聂拉木、亚东、定日县）。

栖息：灌木丛、针叶林、农田。

11. 帕米尔松田鼠 *Pitymys juldaschi*（Severtzov，1879）

别名：帕米尔田鼠、卡氏田鼠

分布：西藏（日土）。

栖息：高山草甸草原。

12. 高原松田鼠 *Pitymys irene*（Thomas，1911）

别名：松田鼠、高原田鼠

分布：西藏的东南部（左贡）、四川西部和北部山区、云南西北部。

（四）高山䶄属 Genus *Alticolla* Blanford，1881

13. 斯氏高山䶄 *Alticolla stoliczkanus*（Blanforsd，1875）

别名：斯氏山䶄、高山田鼠、高原高山䶄

分布：西藏（措美、日喀则、定日、仲巴、珠峰地区、隆子、江孜、康马）、甘肃、青海。

栖息：灌丛草原、高寒高原草原带、砾土堆、冰块石堆中。

14. 劳氏高山䶄 *Alticolla roylei* Gray，1842

分布：西藏（江孜、康马县）。

栖息：林间弃耕农田草丛、灌丛石缝中。

15. 库蒙高山䶄 *Alticolla stracheyi*（Thomas，1880）

分布：西藏（定日、聂拉木、隆子、江孜、吉隆县）。

栖息：灌丛草甸带、乱石堆中。

（五）绒鼠属 Genus *Eothenomys* Miller，1896

16. 黑腹绒鼠 *Eothenomys melanogaster libonotus* Hinton，1923

分布：西藏（密什米地区、墨脱、吉隆县）、安徽、浙江、江西、福建、台湾、湖北、广东、宁夏、甘肃、四川、贵州、云南。

栖息：常绿阔叶林带、针叶林。

二、豪猪科 Family HYSTRICIDAE

（六）豪猪属 Genus *Hystrix* Linnaeus，1758

17. 豪猪 *Hystrix hodgsoni* Gray，1847

分布：西藏（聂拉木）、江苏、安徽、浙江、江西、福建、湖北、湖南、广东、广西、陕西、甘肃、四川、贵州、云南。

栖息：常绿阔叶林带、杂草和箭竹丛中。

18. 印度豪猪 *Hystrix indica* Karr，1792

分布：西藏（察隅县）。

栖息：针阔混交林带。

三、鼠科 Family MURIDAE

（七）鼠属 Genus *Rattus* Fischer，1803

19. 青毛巨鼠 *Rattus bowersi* Anderson，1879

分布：西藏（墨脱 、亚东、察隅县）、安徽、浙江、江西、福建、湖南、广东、广西、四川、贵州、云南。

栖息：针叶林、针阔混交林。

20. 黑尾鼠 *Rattus cremoriventer indosinicus* Osgood，1932

分布：西藏（樟木口岸、聂拉木县）、广东、四川、云南。

栖息：常绿针叶林。

21. 白腹鼠 *Rattus coxigi andersoni* Thomas，1911

分布：西藏（波密、察隅 、林芝、米林、亚东）、浙江、江西、福建、台湾、广东、陕西、甘肃、青海、四川、贵州、云南。

栖息：常绿阔叶林、针叶林、林中倒木及河溪旁的灌丛石堆中。

22. 白腹巨鼠 *Rattus edwardsi edwardsi* Thomas，1882

分布：西藏（密什米地区、墨脱、察隅县）、浙江、江西、福建、广东、陕西、甘肃、青海、四川、贵州、云南。

栖息：针阔混交林、灌丛。

23. 灰腹鼠 *Rattus eha*（Wroughton，1816）

分布：西藏（珠峰南坡的卡玛河谷、吉隆、亚东、墨脱）、广西、云南。

24. 黄胸鼠 *Rattus flavipectus*（Milne-Edwards，1871）（图片见云南黄胸鼠）

分布：西藏（昌都、八宿、波密、米林、林芝、亚东、聂拉木县）、江苏、安徽、浙江、江西、福建、河南、湖北、湖南、广东、广西、四川、贵州、云南。

栖息：房屋顶天花板上、仓库、灶房畜厩及柴堆、农田。

25. 针毛鼠 *Rattus fulvescins*（Gray，1847）

分布：西藏（波密、察隅、亚东）、安徽、浙江、江西、福建、湖南、广东、广西、四川、贵州、云南。

栖息：针叶林、针阔混交林。

26. 大足鼠 *Rattus nitidus*（Hodgson，1845）

分布：西藏［亚东、林芝（雪巴）、墨脱、密什米地区］、江苏、安徽、浙江、江西、福建、湖南、广东、广西、四川、贵州、云南。

27．社鼠 *Rattus niviventer*（Hodgson，1836）

分布：西藏（察隅、波密、丁青、洛隆、昌都、左贡、拉萨、林芝、米林、亚东）、河北、山西、内蒙古、山东、江苏、安徽、浙江、江西、福建、湖南、广东、广西、四川、贵州、云南。

栖息：常绿针阔混交林、针叶林、灌木丛。

28．褐家鼠 *Rattus norvegicus*（Berkenhout，1769）

分布：西藏（林芝、米林县）及全国。

栖息：仓库、住房、耕地。

29．拟家鼠 *Rattus rattoides*（Hodgson，1845）

分布：西藏（错那）、安徽、浙江、江西、福建、湖南、广东、广西、四川、贵州、云南。

30．屋顶鼠 *Rattus rattus*（Linnaeus，1758）

分布：西藏（墨脱背崩、聂拉木、密什米地区、亚东、错那）、辽宁、山东、江苏、安徽、浙江、江西、福建、湖南、广东、广西、贵州、云南。

栖息：住房、仓库、灌丛。

（八）小家鼠属 Genus *Mus* Linnaeus，1758

31．小家鼠 *Mus musculus bactrianus* Blyth，1846

分布：西藏及全国。

栖息：房屋、农田、草堆、仓库。

32．锡金小鼠 *Mus pahari jacksoniae*（Thomas，1921）

分布：西藏（密什米地区、墨脱、察隅、亚东县）。

栖息：常绿针阔叶林、灌木丛。

33．麂色小鼠 *Mus cervicolor nagarum*（Thomas，1921）

分布：西藏（密什米地区）。

（九）姬鼠属 Genus *Apodamus* Kaup，1829

34．黑线姬鼠 *Apodamus agrarius*（Palls，1771）

分布：西藏（江达县）及全国（除青海、新疆外）。

栖息：灌木丛。

35．大林姬鼠青海亚种 *Apodamus qinghaiensis* Feng，Zheng *et* Wu，1983

分布：西藏（林芝、米林县）、四川、云南。

栖息：针阔混交林、灌木丛。

36．小林姬鼠 *Apodamus sylvaticus*（Linnaeus，1758）

分布：西藏、四川、云南、河北、江西、福建、台湾、湖北、陕西、甘肃、新疆。

37. 小林姬鼠中华亚种 *Apodamus sylvaticus draco* Barreu-Hamilton，1900

分布：西藏（洛隆、丁青、波密顷多、察隅、波密、易贡、江达、芒康县）。

栖息：灌丛、针阔混交林。

38. 小林姬鼠四川亚种 *Apodamus s.orestes* Thomas，1911

分布：西藏（密什米地区、波密、墨脱、察隅、芒康、江达县）。

栖息：针叶林、阔叶林、灌丛。

39. 大林姬鼠青海亚种 *Apodamus qinghaiensis*

分布：西藏（林芝、米林县）。

栖息：针阔混交林、灌木丛。

（十）巢鼠属 Genus *Micromys* Rehne，1841

40. 巢鼠 *Micromys minutus*（Pallas，1771）

分布：西藏（拉萨、朗县、波密 、错那、米林县）、河北、山西、内蒙古、黑龙江、吉林、辽宁、江苏、安徽、浙江、江西、福建、台湾、湖北、湖南、广东、陕西、新疆、四川、贵州、云南。

栖息：针叶林、阔叶林、灌木丛草甸、草丛。

（十一）巨齿鼠属 Genus *Dacnomys* Thomas，1916

41. 巨齿鼠 *Dmilardi wroughtoni* Thomas，1922

分布：西藏（密什米地区、墨脱、察隅县）。

栖息：针阔混交林。

四、鼯鼠科 Family PETAURISTIDAE

（十二）箭尾飞鼠属 Genus *Hylopetes* Thomas，1908

42. 黑白飞鼠 *Hylopets alboniger* Hodgson，1836

分布：西藏、浙江、河南、广东、四川、云南。

（十三）鼯鼠属 Genus *Petaurista* Link，1795

43. 丽鼯鼠 *Petaurista magnificus*（Hodgson，1836）

分布：西藏（喜马拉雅南坡、聂拉木、亚东、吉隆县）。

栖息：针叶林。

44. 大鼯鼠 *Petaurista*（*Petaurista*）*yunanensis*（Anderson，1875）

分布：西藏（密什米地区 、察隅、墨脱、亚东、吉隆、波密县）、福建、台湾、广东、广西、陕西、四川、云南。

栖息：针阔混交林、针叶林。

45. 小鼯鼠 *Petaurista elegans* Lindsay，1929

分布：西藏（波密、亚东县）。

栖息：针叶林、真阔混交林。

46. 黑足鼯鼠 *Petaurista xanthotis* Milne-Edwards，1872

分布：西藏（丁青、察隅、墨脱、波密县）、甘肃、青海、四川、云南。

栖息：针叶林、针阔混交林。

（十四）复齿鼯鼠属 Genus *Trogopterus* Heude，1898

47. 复齿鼯鼠 *Trogopterus xanthipes*（Milne-Edwards，1867）

分布：西藏（亚东）、河北、山西、湖北、陕西、甘肃、四川、云南。

五、松鼠科 Family SCIURIDAE

（十五）巨松鼠属 Genus *Ratufa* Gray，1867

48. 巨松鼠 *Ratufa bicolor*（Sparrmann，1778）

分布：西藏（密什米地区）、广东、广西、云南。

（十六）丽松鼠属 Genus *Callosciurus* Gray，1867

49. 赤腹松鼠 *Callosciurus eryfhraeus*（Pallas，1779）

分布：西藏（珠峰南麓的卡玛河谷下游、密什米地区、墨脱、芒康）、山西、江苏、安徽、浙江、福建、台湾、广东、广西、四川、贵州、云南。

栖息：常绿针叶林。

50. 赤腹松鼠金耳亚种 *Callosciurus erythraeus glovei* Thomas，1921

分布：西藏（东部芒康等县）、四川（西南部金沙江以北）、云南（弥渡、中甸、邓川、金沙江以北、永德、耿马、双江、沧源、临沧、泸水、碧江）。

栖息：针叶林。

51. 红腹松鼠缅甸亚种 *Callosciurus eryfhraeus sladeni*

分布：西藏（墨脱县）。

栖息：针阔混交林。

52. 蓝腹松鼠 *Callosciurus pygerythrus*（I.Geoffroy，1832）

分布：西藏（墨脱县）。

栖息：针叶混交林。

53. 蓝腹松鼠缅甸亚种 *Callosciurus pygerythrus stevensi* Thomas，1908

分布：西藏（墨脱县）。

栖息：针阔混交林。

（十七）长吻松鼠属 Genus *Dremomys* Heude，1898

54. 橙腹长吻松鼠 *Dremomys lokriah lokriah*（Hodgson，1836）

分布：西藏（波密、察隅、密什米地区、聂拉木、米林、错那县）。

栖息：针叶林、针阔混交林。

55. 珀氏长吻松鼠 *Dremomys pernyi*（Mille-Edwards，1867）

分布：西藏（察隅、洞穷、芒康县）。

栖息：针阔混交林、针叶林。

（十八）花松鼠属 Genus *Tamiops* Allen，1906

56. 明纹花松鼠 *Tamiops macclellandi*（Horsfield，1839）

分布：西藏（密什米地区、察隅、芒康县）、广西、云南。

栖息：针叶林、针阔混交林。

57. 隐纹花松鼠 *Tamiops swinhoei*（Milne-Edwards，1874）

分布：西藏（察隅、芒康）、河北、山西、安徽、浙江、江西、福建、台湾、河南、湖北、湖南、陕西、甘肃、广东、广西、四川、贵州、云南。

栖息：针叶林、针阔混交林。

（十九）旱獭属 Genus *Marmota* Blumenbach，1779

58. 喜马拉雅旱獭 *Marmota himalayana*（Hodgson，1841）（图片见云南喜马拉雅旱獭）

分布：西藏、甘肃、青海、新疆、四川、云南。除喜马拉雅南坡及东部海拔 3000 m以下的森林中，和羌塘高原北部以外，全区均有分布。日喀则地区西部、那曲及昌都地区北部，海拔 4000 ~ 5200 m 的牧区数量较多。

医学意义：1967 ~ 1968 年于仲巴县隆格尔区，连续从其体内分离出鼠疫杆菌 8 株，证实为该地区鼠疫疫源地的主要保菌宿主。

栖息：高山草甸草原、荒漠草甸草原、灌木草甸草原、针叶林边缘。

兔形目 LAGOMRPHA

六、兔科 Family LEPORIDAE

（二十）兔属 Genus *Lepus* Linnaeus，1758

59. 灰尾兔 *Lepus oiostolus* Hodgson，1840（图片见云南灰尾兔）

分布：西藏、广西、甘肃、青海、新疆、四川、贵州、云南。

栖息：高原草原、高山草甸、荒漠、森林、灌丛、农田。

医学意义：已知我区人群感染野兔热，大多与接触高原兔有关。1971 年秋季仲巴县帕羊、岗久两区曾发生大量高原兔自毙，从其尸骨分离出土拉菌两株。

60. 灰尾兔指名亚种 *Lepus oiostolus oiostolus*

分布：西藏（那曲、江孜、日土、康乌、浪卡子、吉隆县）。

栖息：疏林灌丛、森林、农田、草甸、草原。

61. 灰尾兔四川亚种 *Lepus oiostolus sechuenensis*

分布：西藏（八宿、芒康、察隅、江达、波密县）。

栖息：草甸草原、灌木丛、农田。

62. 灰尾兔兔曲松亚种 *Lepus oiostolus qusongenesis*

分布：西藏（米林、郎县、曲松、林芝）。

栖息：针阔混交林、灌丛、荒漠草原、农田。

七、鼠兔科 Family OCHOTONIDAE

（二十一）鼠兔属 Genus *Ochotona*

63. 间颅鼠兔 *Ochotona cansus* Lyon，1907

分布：西藏（亚东）、陕西、甘肃、青海、四川。

栖息：灌木草甸、针阔混交林。

64. 彩头鼠兔 *Ochotona brookel gallogeps* Pan *et* Feng，1962

分布：西藏（洛隆、丁青、类乌齐、昌都、亚东县）、云南。

栖息：针叶林、针阔混交林、灌木草甸。

65. 达乌尔鼠兔 *Ochotona daurica* Pallas，1776

分布：西藏（亚东、定日）、河北、山西、内蒙古、陕西、宁夏、青海、新疆、四川。

医学意义：在仲巴县鼠疫疫源地中，本种数量占优势，且同保菌宿主喜马拉雅旱獭关系密切，可能在该地区对传播鼠疫起一定的作用。

66. 喜马拉雅鼠兔 *Ochotona himalayapa* Feng，1973

分布：西藏（珠穆朗玛峰地区之南山地森林中、聂拉木、吉隆、亚东、察隅县）。

栖息：常绿阔叶林、林缘石隙、针叶混交林、片状乱石堆。

67. 科氏（突颅）鼠兔 *Ochotona koslowi*（Biichner，1894）

分布：西藏、新疆、青海。

68. 拉达克鼠兔 *Ochotona ladacensis*（Giinther，1875）

分布：西藏（北部可可西里山区、日土、葛尔县）、新疆。

栖息：草甸草原、稀疏的草地及灌丛草甸。

69. 大耳鼠兔 *Ochotona macrotis*（Giinther，1875）

分布：西藏（察隅、珠峰地区、比如、巴青、拉萨、那曲）、甘肃、青海、新疆。

栖息：裸岩地带、倒塌的砾土或山崖石缝。

70.　灰鼠兔 *Ochotona roylei*（Ogilby，1839）

分布：西藏（米林、林芝、八宿县）、甘肃、青海、四川、云南。

栖息：灌丛草甸、针叶林。

71.　藏鼠兔 *Ochotona thibetana*（Milne-Edwards，1871）

　　　　　Ochotona thasaenaia Feng *et* Kao，1974

分布：西藏（朗县、拉萨、仲巴、江达、察隅）、陕西、山西、甘肃、青海、四川、云南。

栖息：高山草甸草原、针叶林、灌木、草甸草原。

72.　黑唇鼠兔 *Ochotona curzoniae*

分布：西藏（那曲地区、江达、昌都、丁青、隆子、措美、八宿、浪卡子、江孜、亚东、聂拉木、日喀则、定日、仲巴县）。

栖息：高山草甸草原、荒漠草原、小灌丛。

73.　川西鼠兔青海亚种 *Ochotona gloveri brookei*

分布：西藏、青海。

74.　川西鼠兔云南亚种 *Ochotona gloveri calloceps* Pen *et* Feng

　　　原名：彩头鼠兔 *Ochotona brookei* G.Allen，1937

分布：西藏（丁青、类乌齐、洛隆、比如、江达、左贡、贡觉、八宿县）、云南。

栖息：针叶林带、灌木丛、乱石堆中。

第十六节　食虫动物（食虫目）

西藏的食虫动物有 1 科、5 属、6 种。

鼩鼱科 Family SORICIDAE

（一）鼩鼱属 Genus *Sorex* Linnaeus，1758

1.　小鼩鼱 *Sorex minutus* Linnaeus，1766

分布：西藏（羊卓雍湖西岸）。

（二）长尾鼩属 Genus *Soriculus* Blyth，1854

2.　锡金长尾鼩 *Soriculus nigrescens* Gray，1842

　　　　　Soriculus n.radulus Thomas，1922

分布：西藏（波密易贡、珠南麓的下卡玛河谷、喜马拉雅南坡地区）。

3.　长尾鼩 *Soriculus caudatus* Horsfield，1851

分布：西藏（波密易贡）。

（三）蹼麝鼩属 Genus *Nectogale* Milne-Ewards，1870

4.　蹼麝鼩 *Nectogale elegans sikkimensis* De Winton and Styan，1899

分布：西藏（密什米地区）。

（四）麝鼩属 Genus *Crocidura* Wagler，1832

5.　灰麝鼩 *Crocidura attenuata* Milne-Ewards，1972

分布：西藏（察隅）。

（五）臭鼩属 Genus *Suncus* Ehrenberg，1833

6.　斯氏臭鼩 *Suncus stoliczkauns* Anderson，1877

分布：西藏（错那勒布）。

第十七节　蛇类（爬行动物）

迄今，西藏的蛇类有 3 科、27 属、41 种。

一、游蛇科 Family COLUBRIDAE

（一）瘦蛇属 Genus *Ahaetulla* Link，1807

1.　绿瘦蛇 *Ahaetulla prasina* Reinwardt，1827

分布：西藏（墨脱）、贵州（罗甸）、云南（保山、腾冲、碧江、陇川、孟连、河口）、福建（闽侯、长汀、南靖、平和）、广东（广州、罗浮山、肇庆）、香港、广西（金秀、藤县、苍梧、天峨、环江、梧州、那坡、龙州、上思、防城）。

（二）腹链蛇属 Genus *Amphiesma* Dumeril，Bibron *et* Dumeril，1854

2.　卡西腹链蛇 *Amphiesma khasiensis* Boulenger，1890

分布：西藏（墨脱）、云南（孟连、陇川）。

国外：印度（阿萨姆）、缅甸、越南。

3.　双带腹链蛇 *Amphiesma parallela* Boulenger，1890

分布：西藏（墨脱）、云南（盏达、户撒、彭西）。

国外：锡金、印度阿萨姆、缅甸、越南。

4.　平头腹链蛇 *Amphiesma platyceps* Blyth，1854

分布：西藏（聂拉木、墨脱）。

（三）珠光蛇属 Genus *Blythia* Theobald，1868

5.　珠光蛇 *Blythia reticulata* Blyth，1854

分布：西藏（墨脱）。

（四）过树蛇属 Genus *Dendrelaphis* Boulenger，1890

6. 喜山过树蛇 *Dendrelaphis gorei* Wall，1910

分布：西藏（阿博）。

（五）链蛇属 Genus *Dinodon* Dumeril，1853

7. 黄链蛇 *Dinodon flavozonatum* Pope，1928

分布：西藏、四川、贵州、云南、浙江、安徽、福建、江西、湖南、广东、海南、广西。

8. 赤链蛇 *Dinodon rufozonatum* Cantor，1842

别名：火赤链、红斑蛇、燥地火链、红百节蛇

分布：西藏（察隅、波密、墨脱）、四川（甘孜和凉山地区、马边、天全、青川、汶川、资阳、宜宾、安昌、桑枣、茶坪、三台、盐亭、安县、梓潼）、贵州、云南、河北、山西、辽宁、吉林、黑龙江、江苏、浙江、安徽、福建、台湾、江西、山东、河南、湖北、湖南、广东、海南、广西、山西、甘肃。

（六）锦蛇属 Genus *Elaphe* Fitzinger，1833

9. 玉斑锦蛇 *Elaphe mandarina* Cantor，1842

分布：西藏、四川（峨眉、巫山、南江、宜宾、洪雅、南川、阆中、南充、安县）、重庆、贵州（桐梓、务川、清镇、毕节、湄潭、印江、兴义、遵义、绥阳、仁怀、赤水、江口、松桃、贵定、雷山、榕江、望谟）、云南、北京、天津、辽宁（义县）、上海、江苏（苏州）、浙江（定海、普陀、宁波、嘉兴、天台、永嘉、诸暨、金华、东阳、开化、天目山、莫干山、杭州、余杭、景宁、龙泉、遂昌、泰顺、缙云）、安徽（黄山、太平、霍山、广德、白云）、福建（武夷山、浦城、崇安、邵武、建阳、周宁、福安）、台湾、江西（九江、铅山、井冈山）、湖北（均县）、湖南（宜章）、广东、广西（融水、资源、全州、花坪、桂平、上思、桂林）、陕西（周至、眉县、柞水、宁陕、佛坪、石泉、商南、山阳、洛南、洋县、秦岭）、甘肃（文县）。

10. 紫灰锦蛇 *Elaphe porphyracea* Cantor，1839

分布：西藏（墨脱）、四川（彭县、峨眉、平武、洪雅、城口、汶川）、重庆、贵州（威宁）、云南（昆明、景东、河口、西双版纳、陇川、腾冲、沧源、贡山、孟连、勐腊、丽江、大理、曲靖、永北）、贵州（绥阳、雷山、江口、兴义、赤水）、河南（新乡）、陕西（柞水、宁陕、佛坪、秦岭）、甘肃（文县）、江苏（宜兴）、浙江（宁波、四明山、天目山、开化、天台、文成、缙云、遂昌、松阳、龙泉、泰顺）、安徽（黄山、霍山）、福建（浦城、崇安、邵武、建阳、政和、长乐、松溪、福州、南靖、福清、永春、宁德、南平、松政、平和）、台湾、江西（九江、铅山、井冈山）、湖南（宜章、江永）、广东（罗浮山）、海南（五指山、琼中、那大）、广西（金秀、瑶山、西林、融水、资源、全州、花坪、防城）。

11. 紫灰锦蛇指名亚种 *Elaphe porphyracea porphyracea* Cantor

分布：西藏、云南、贵州、四川、陕西、甘肃、河南。

12. 黑眉锦蛇 *Elaphe taeniura* Cope，1861

分布：西藏（察隅、墨脱、波密）、重庆、四川（泸定、南川、南江、峨眉、成都、宜宾、洪雅、广元、城口、宝兴、荥经、遂宁、峨边、合川、兴文、阆中、达县、万源、平武、南充、彭水、安县、贡嘎山）、贵州（桐梓、遵义、务川、湄潭、龙里、荔波、印江、雷山、兴义、安龙、梵净山、绥阳、正安、仁怀、赤水、金沙、江口、德江、松桃、望谟、册亨、贵定、毕节、威宁）、云南（昆明、思茅、贡山、景东、漾濞、腾冲、云县、蒙自、永德、西双版纳、哀牢山）、北京、天津、山西、上海、浙江（宁波、定海、普陀、杭州、余杭、莫干山、天目山、淳安、安吉、诸暨、金华、武义、文成、泰顺、景宁、龙泉、遂昌、缙云）、江苏（苏州、南京、柏州、兴化、宜兴、溧阳）、安徽（芜湖、大通、黄山、霍山、当涂、繁昌、南陵、泾县、宣城、郎溪、广德、宁国、旌德、绩溪、休宁、祁门、太平、石台、青阳、贵池、东至、金寨）、福建（崇安、浦城、邵武、南平、永泰、三明、大田、永安、尤溪、闽清、泉州、南安、南靖、德化）、台湾、江西（贵溪、九江）、河南（洛阳、新乡、商城）、湖北（均县）、湖南（宁乡、长沙、衡山、桑植、大庸、凤凰、武冈）、海南（陵水、罗蓬、琼中、毛祥、五指山）、广西（南宁、瑶山、资源、全州、融水、玉林、上思、东兴、龙州、凭祥、睦边）、陕西（眉县、柞水、宁陕、佛坪、商南、洛南、周至）、甘肃（天水、徽县、康县）。

（七）滑鳞蛇属 Genus *Liopeltis* Fitzinger，1843

13. 滑鳞蛇 *Liopeltis frenatus* Gunther，1858

分布：西藏（墨脱）、云南。

（八）小头蛇属 Genus *Oligodon* Boie，1827

14. 喜山小头蛇 *Oligodon albocinctus* Cantor，1839

分布：西藏（墨脱、察隅）、云南（陇川）。

（九）钝头蛇属 Genus *Pareas* Waglar，1830

15. 喜山钝头蛇 *Pareas monticola* Cantor，1839

分布：西藏（墨脱）、云南（泸水）。

（十）紫沙蛇属 Genus *Psammodynastes* Gunther，1858

16. 紫沙蛇 *Psammodynastes pulverulentus* Boie，1827

分布：西藏、贵州、云南、福建、台湾、湖南、广东、香港、海南、广西。

（十一）斜鳞蛇属 Genus *Pseudoxenodon* Boulenger，1890

17. 斜鳞蛇 *Pseudoxenodon macrops* Blyth，1854

分布：西藏、四川、贵州、云南、福建、台湾、河南、湖北、湖南、广西、陕西、甘肃。

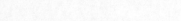

（十二）鼠蛇属 Genus *Ptyas* Fitzinger，1843

18. 滑鼠蛇 *Ptyas mucosus* Linnaeus，1758

分布：西藏、四川、贵州、云南、浙江、安徽、福建、台湾、江西、湖北、湖南、广东、香港、海南、广西。

（十三）颈槽蛇属 Genus *Rhabdophis* Fitzinger，1843

19. 喜山颈槽蛇 *Rhabdophis himalayanus* Gunther，1864

分布：西藏（墨脱、马尼翁、西工湖、察隅）、云南（贡山、马库）。

20. 缅甸颈槽蛇 *Rhabdophis leonardi* Wall，1923

分布：西藏（察隅）、四川（泸定、越西、苍溪、会理、米易）、云南（腾冲、保山、景东、丽江、维西、泸水、永德、孟连、新平、双柏、西双版纳）。

21. 虎斑颈槽蛇 *Rhabdophis tigrinus* Boie，1826

分布：西藏（墨脱，青藏线一带）、四川、贵州、云南、北京、天津、河北、山西、内蒙古、辽宁、吉林、黑龙江、上海、江苏、浙江、安徽、福建、台湾、江西、山东、河南、湖北、湖南、广西、甘肃、陕西、青海、宁夏。

（十四）剑蛇属 Genus *Sibynophis* Fitzinger，1843

22. 黑领剑蛇 *Sibynophis collaris* Gary，1853

分布：西藏（墨脱）、云南（泸水、腾冲、贡山、陇川、永德、孟连）。

（十五）华游蛇属 Genus *Sinonatrix* Rossman *et* Eberle，1977

23. 华游蛇指名亚种 *Sinonatrix percarinata percarinata* Boulenger，1899

分布：四川、云南、贵州、西藏及中国大陆各地。

（十六）渔游蛇属 Genus *Xenochrophis* Gunther，1864

24. 渔游蛇 *Xenochrophis piscator* Schneider，1799

分布：西藏、贵州、云南、西藏、江苏、浙江、福建、江西、台湾、湖北、湖南、广东、香港、海南、广西、陕西。

（十七）乌梢蛇属 Genus *Zaocys* Cope，1861

25. 黑线乌梢蛇 *Zaocys nigromarginatus* Blyth，1854

分布：西藏（墨脱、察隅）、四川（会理、西昌）、云南（贡山、景东、大理、昆明）。

（十八）温泉蛇属 Genus *Thermophis* Malnate，1953

26. 温泉蛇 *Thermophis baileyi* Wall，1907

分布：西藏（工布江达、墨竹工卡、当雄羊八井）。

（十九）坭蛇属 Genus *Trachischium* Gunther，1858

27. 山坭蛇 *Trachischium monticola* Cantor，1839

分布：西藏（墨脱）。

28. 小头坭蛇 *Trachischium tenuiceps* Blyth，1854

分布：西藏（聂拉木）。

二、眼镜蛇科 Family ELAPIDAE
眼镜蛇亚科 Subfamily ELAPINAE

（二十）丽纹蛇属 Genus *Calliophis* Gray，1835

29. 丽纹蛇 *Calliophis macclellandi* Rcinhardt，1844

分布：西藏、四川、重庆、贵州、云南、江苏、浙江、安徽、福建、台湾、江西、湖南、广东、海南、广西、甘肃。

（二十一）眼镜蛇属 Genus *Naja* Laurenti，1768

30. 眼镜蛇孟加拉亚种 *Naja naja kaouthia*

分布：西藏（墨脱）、四川（攀枝花、小凉山、南充、二滩库区）、云南。

（二十二）眼镜王蛇属 Genus *Ophiophagus* Gunther，1864

31. 眼镜王蛇 *Ophiophagus hannah* Cantor，1836

分布：西藏（墨脱）、四川、贵州、云南、浙江、福建、江西、湖南、广东、海南、广西。

三、蝰科 Family VIPERIDAE
白头蝰亚科 Subfamily AZEMIOPINAE

（二十三）白头蝰属 Genus *Azemiops* Boulenger，1888

32. 白头蝰 *Azemiops feae* Boulenger，1888

分布：西藏（昌都、江达、藏东南、察隅）、四川、贵州、云南、西藏、浙江、安徽、福建、江西、广西、陕西、甘肃。

蝮亚科 Family CROTALINAE

（二十四）亚洲蝮属 Genus *Gloydius* Hoge and Romano-Hoge，1981

33. 高原蝮 *Gloydius strauchii* Bedriaga，1912

分布：西藏、四川、云南、陕西、甘肃、青海、宁夏。

（二十五）烙铁头蛇属 Genus *Ovophis* Burger，in Hoge and Romano-Hoge，1981

34. 山烙铁头蛇 *Ovophis monticola* Gunther，1864

分布：西藏、四川、贵州、云南、浙江、安徽、福建、台湾、湖南、广东、香港、广

西、甘肃。

35. 山烙铁头蛇指名亚种 *Ovophis monticola monticola* Gunther，1864

分布：西藏（聂拉木）、云贵高原。

36. 察隅烙铁头蛇 *Ovophis zayuensis* Jiang，1977

曾用名：山烙铁头察隅亚种

形态特征：头呈三角形，与颈区分明显，躯体较粗短，尾较短；体尾背面黄褐色或红褐色，正背有一行不明显的似城垛状的暗褐色斑纹，或不连续的暗褐色斑。腹面黄白色，散有深棕色细点，在每一腹鳞上往往集结成若干粗大斑块，各腹鳞的斑块前后交织成网状。头背及头侧黑褐色，吻端、吻棱经眼上方向后达颌角，上唇缘为浅褐色，头腹浅褐色，散有不等的深棕色细点。

生活习性：西藏多见于山区阔叶林下，也常栖于耕地、茶山或住宅附近的灌丛或草中，有时也到院内或柴草堆中。

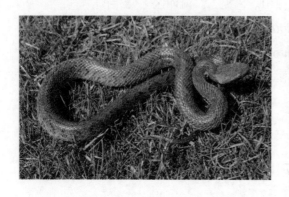
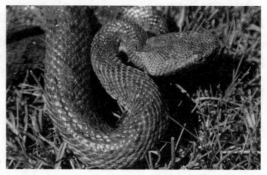

毒性：有颊窝的管牙类毒蛇，毒液属血循毒。中毒症状局部表现与竹叶青相似，但症状较竹叶青重。咬伤中毒局部红肿、剧烈灼痛；可出现五官及内脏出血，意识朦胧。

分布：西藏（察隅、墨脱）。

（二十六）原矛头蝮属 Genus *Protobothrops* Hoge and Romano-Hoge，1983

37. 菜花原矛头蝮 *Protobothrops jerdonii* Gunther，1875

分布：西藏、四川、贵州、云南、山西、河南、湖北、广西、陕西、甘肃。

38. 缅北原矛头蝮 *Protobothrops kaulbacki*

形态特征：眼较小，瞳孔直立椭圆形。通身暗绿色，正背有一列暗褐色粗大逗点状斑，两侧还各有一行较小点斑；腹面有灰、白间杂的斑块，头背色黑，有略呈"人"字形浅色细线纹。与菜花原矛头蝮部分地区标本色斑相似，主要区别是菜花原矛头蝮的头背斑为套叠圈纹，缅北原矛头蝮头背斑为略呈"人"字形浅色细线纹。

生活习性：喜欢在树阴、草丛、溪旁等阴凉场所生活栖息。

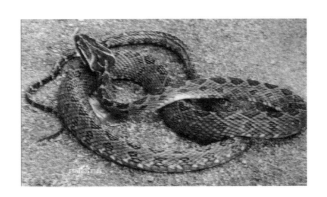

毒性：剧毒蛇，毒性主要含血液循环毒素。咬伤后主要引起伤肢疼痛、出血、坏死，引起全身出血、凝血功能异常。

分布：西藏（汉密、墨脱）。

（二十七）竹叶青蛇属 Genus *Trimeresurus* Lacepede，1804

39. 墨脱竹叶青蛇 *Trimeresurus medoensis* Zhao，1977

形态特征：头呈三角形，与颈区分明显，通身以绿色为主，躯体粗细正常，眼淡红色，尾背及末端焦红色，在体侧形成红白各半的纵细线，线纹开始于口角前方，断续达颞部，后延续止于前数对尾下鳞；腹面黄白色。头背绿色，上唇及头腹浅黄色。

生态习性：栖息于山区阴湿溪边，杂草灌木丛和竹林中，由于绿的体色和善于缠绕的尾巴，很适应树上生活，它们常吊挂或攀绕在溪边的树枝或竹枝上，体色与栖息环境均为绿色，极不容易被发现，有时也盘踞在石头上，头朝着溪流，若受惊扰就缓缓向水中游去。昼夜均活动，夜间更为频繁。

毒性：属血液循环毒素。竹叶青是常见的毒蛇，属有颊窝的管牙类毒蛇。刚出生的小蛇就有毒牙，也能伤人。

分布：西藏（墨脱）。

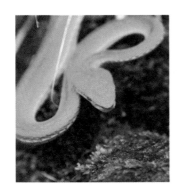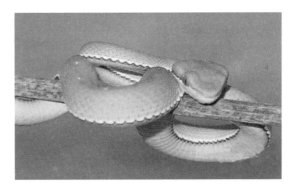

40.　竹叶青蛇指名亚种 *Trimeresurus stejnegeri stejnegeri* Schmidt，1925

分布：西藏、四川、云南、贵州及中国大陆各省。

41.　西藏竹叶青蛇 *Trimeresurus tibetanus* Huang，1982

形态特征：头侧有颊窝的管牙类毒蛇，头呈三角形，与颈区分明显，头背都是小鳞，只有鼻间鳞与眶上鳞略大；躯体粗细正常，尾具缠绕性，通身以绿色为主，正背有若干锈红色斑，尾尖绿色，本种颜色和斑纹的变异较大。

生态习性：常生活于喜马拉雅山南坡山区林中。陆栖生活，白昼活动。生活于海拔2060～3200 m处。

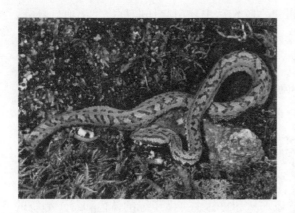
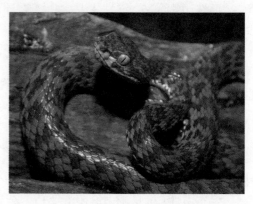

毒性：剧毒蛇，毒液属血液循环毒，人被咬伤后伤口局部剧烈灼痛，肿胀发展迅速，其典型特征为血性水泡较多见，且出现较早；一般较少出现全身症状。全身症状有恶心、呕吐、头昏、腹胀痛。部分患者有黏膜出血，吐血、便血，严重的有中毒性休克。

分布：西藏（聂拉木、樟木）。

参考文献

［1］二十九个省、市、自治区卫生防疫站协作组. 中国流行性出血热地理流行病学研究. 中华人民共和国卫生部，1990.

［2］唐家琪. 自然疫源性疾病［M］. 北京：科学出版社，2005.

［3］《流行性出血热防治手册》编写组. 流行性出血热防治手册［M］. 第2版. 北京：1998.

［4］吴光华，杨佩英，唐家琪. 八种重要传染病的防治［M］. 北京：人民军医出版社，2001：3-62.

［5］徐志凯，张芳琳. 汉坦病毒［M］//黄文林. 分子病毒学. 北京：人民卫生出版社，2002：304-318.

［6］严玉辰. 流行性出血热［M］//于恩庶. 中国人兽共患病学. 第2版. 福州：福建科学技术出版社，1996.

［7］唐家琪，吴光华，王长军. 肾综合征出血热［M］//唐家琪. 自然疫源性疾病. 北京：科学出版社，2005：58-93.

［8］王昭孝，卢大琦，吕太富，等. 贵州省流行性出血热流行病学研究［J］. 中华流行病学杂志，1989，10：1-5.

［9］王定明，王昭孝，童亦兵，等. 贵州省1984—2000年肾综合征出血热疫源地监测. 中华流行病学杂志，2003，24（8）：694-696.

［10］刘铭，王定明，童亦兵，等. 贵州省1997年肾综合征出血热宿主动物逐月监测［J］. 中国媒介生物学及控制杂志，1998，9（5）：373-374.

［11］童亦兵，王昭孝，卢大琦，等. 贵州宽阔水林区肾综合征出血热疫源地调查［J］. 中国媒介生物学及控制杂志，1999，10（3）：i-ii.

［12］周济华，张海林，张云智，等. 云南省2010年肾综合征出血热监测分析［J］. 医学动物防制，2011，27（10）：883-886.

［13］袁庆虹，张海林，张云智，等. 云南省2006年肾综合征出血热监测研究［J］. 中国热带医学，2007，7（8）：1404-1408.

［14］周济华，张海林，杨卫红，等. 云南省2008年肾综合征出血热监测研究［J］. 医学动物防制，2009，25（10）：734-737.

［15］杨卫红，张海林，周济华，等. 2009年云南省肾综合征出血热监测分析［J］. 疾病预防控制通报，2011，26（4）：24-27.

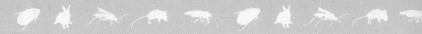

［16］张海林. 云南省肾综合征出血热流行特征及疫源地分布特点［A］. 第七次全国肾综合征出血热会议论文汇编［C］，2006：2.

［17］刘学成，张佳珂，陈丹林，等. 1984—2000 年四川省肾综合征出血热监测［J］. 预防医学情报杂志，2002，18（6）：496-498.

［18］袁伟，刘学成，张佳珂，等. 2007—2009 年四川省肾综合征出血热监测结果分析［J］. 预防医学情报杂志，2010，26（10）：776-779.

［19］袁伟，刘学成，张佳珂，等. 2010 年四川省肾综合征出血热监测［J］. 预防医学情报杂志，2011，27（10）：770-772.

［20］袁伟，刘学成，张佳珂，等. 2011 年四川省肾综合征出血热监测［J］. 预防医学情报杂志，2013，29（2）：110-112.

［21］陈国仕. 克里米亚-刚果出血热［M］//孟阳春，李朝品，梁国光. 蜱螨与人类疾病. 合肥：中国科技大学出版社，1955：88-91.

［22］冯崇慧. 克里米亚-刚果出血热［M］//自登云等. 虫媒病毒与虫媒病毒病. 昆明：云南科学技术出版社，1995：276-289.

［23］朱进，张云，吴光华. 克里米亚-刚果出血热［M］//唐家琪. 自然疫源性疾病. 北京：科学出版社，2005：108-129.

［24］王章焕. 云南一新疆出血热一例报告［C］. 昆明军区总医院医学资料选编，1984，116：8.

［25］何建华. 云南省新疆出血热血清抗体及病原体检查［J］. 中国鼠类防制杂志，1989，5（特刊 2 期）：126-127.

［26］侯宗柳，黄文丽，自登云，等. 云南蜱媒病毒的血清流行病学研究［J］. 中国媒介生物学及控制杂志，1992，3（3）：173-176.

［27］屠云人，张佳珂，阎侗有，等. 四川省新疆出血热血清流行病学研究［J］. 中国媒介生物学及控制杂志，1992，3（6）：381-383.

［28］袁庆虹，冯锡光，李兆祥，等. 云南大理和元阳人畜血清新疆出血热抗体调查［J］. 地方病通报，2002，17（1）：38-39.

［29］蔡淑清. 流行性乙型脑炎［M］//王季午. 传染病学. 上海：上海科学技术出版社，1998：158-167.

［30］傅希贤. 流行性乙型脑炎［M］//王德炳，张树基. 危重急症的诊断与治疗：内科学. 北京：中国科学技术出版社，1995：528-529.

［31］高树德，汪美先. 防疫检验手册［M］. 北京：人民卫生出版社，1982：217-224.

［32］楼方岑. 流行性乙型脑炎［M］//《中国内科年鉴》编辑委员会. 中国内科年鉴. 北京：人民卫生出版社，1987.

［33］潘庆超. 流行性乙型脑炎［M］// 史鹏达，潘庆超，余自立. 法定传染病防治手册. 广州：广东科学技术出版社，1994：278-279.

［34］秦一中. 日本乙型脑炎［M］// 杜平，朱关福，刘湘云. 现代临床病毒学. 北京：人民军医出版社，1991：503.

［35］周永兴. 军队传染病学［M］. 北京：人民军医出版社，1997.

［36］自登云，陈伯泉. 流行性乙型脑炎［M］// 自登云，陈伯泉，俞永新. 虫媒病毒与虫媒病毒病. 昆明：云南科学技术出版社，1995：151-163.

［37］房德兴，吴光华. 流行性乙型脑炎［M］// 唐家琪. 自然疫源性疾病. 北京：科学出版社，2005：162-176.

［38］王静林，张海林，周济华，等. 云南省乙型脑炎病毒基因分型研究［J］. 中国实验和临床病毒学杂志，2008，22（2）：87-90.

［39］Wang HY, Takasaki T, Fu SH, *et al*. Molecular epidemiological analysis of Japanese encephalitis virus in China. J Gen Virol, 2007, 88: 885-894.

［40］Chen WR, Tesh RB, Rico-Hesse R. Genetic variation of Japanese encephalitis virus in nature［J］. J Gen Virol. 1990 Dec; 71 (Pt 12): 2915-22.

［41］张海林，米竹青，张云智，等. 云南省边境地区蚊虫自然感染乙型脑炎病毒的研究［J］. 中国媒介生物学及控制杂志，2002，13（2）：101-104.

［42］张海林，自登云，施华芳，等. 云南三带喙库蚊分布特点及自然感染乙型脑炎病毒的调查［J］. 中国媒介生物学及控制杂志，1999，10（3）：192-194.

［43］芮莉萍，张丽，刘铭，等. 1971—2010年贵州省流行性乙型脑炎流行特征. 预防医学情报杂志［J］，2012，28（12）：966-968.

［44］赵苏晔，刘淳婷，叶绪芳，等. 贵州省2010年流行性乙型脑炎实验室监测结果分析［J］. 疾病监测与控制杂志，2011，5（7）：385-386.

［45］周兴余，刘学成，杨超美，等. 2000—2005年四川省乙型脑炎流行状况分析［J］. 现代预防医学，2006，33（12）：2450-2451.

［46］张佳珂，林世华，陈丹林，等. 2006—2007年四川省流行性乙型脑炎临床病例血清学分析［J］. 预防医学情报杂志，2008，24（12）：978-980.

［47］王丕宁，周红宁，张再兴，等. 云南省乙型脑炎流行与防治现状调查［J］. 中国病原生物学杂志，2008，3（1）：19-22.

［48］邓淑珍，张海林，刘晓强，等. 1976—2007年云南省流行性乙型脑炎流行病学特征分析［J］. 地方病通报，2009，24（3）：1-7.

［49］高莉. 云南省2001—2010年流行性乙型脑炎流行病学分析［J］. 实用预防医学，2012，19（3）：376-377.

［50］王伟军，刘洋. 2007 年重庆市流行性乙型脑炎流行病学特征分析与控制策略探讨［J］. 中国媒介生物学及控制杂志，2008，19（5）：458-460.

［51］陈爽，冯燕，赵婷. 重庆市 2006 年乙型脑炎流行情况分析［J］. 中国卫生检验杂志，2007，17（11）：2065-2066.

［52］陆宝麟. 中国登革热媒介及防治［M］. 贵阳：贵州人民出版社，1990：6-24.

［53］世界卫生组织编. 登革出血热：诊断治疗控制（中文版）［M］. 北京：人民卫生出版社，1988：1-57.

［54］杨道峰. 登革病毒的分子生物学［J］. 国外医学分子生物学分册，1992，14：69.

［55］杨佩英，秦鄂德. 登革热和登革出血热［M］. 北京：人民军医出版社，1999.

［56］自登云，陈伯权，俞永新. 虫媒病毒与虫媒病毒病［M］. 昆明：云南科学技术出版社，1994：164-177.

［57］范宝昌，杨佩英. 登革热［M］//唐家琪. 自然疫源性疾病. 北京：科学出版社，2005：198-211.

［58］李雪东，罗慧蓉，刘丽华，等. 从捕自云南省河口县的白纹伊蚊分离得 4 型登革病毒［J］. 病毒学杂志，1987，2（1）：76-77.

［59］自登云，张海林，施华芳，等. 西双版纳地区登革热热病原学和血清学研究［J］. 云南医药，1984，5（4）：122-127.

［60］张海林，张仁明，施华芳，等. 云南省登革热血清学调查［J］. 云南医药，1985，5（5）：310-312.

［61］雷心田. 四川省蚊类志［M］. 成都：成都科技大学出版社，1989：1-185.

［62］徐仁权，蔡恩茂，徐友祥，等. 上海地区白纹伊蚊监测与药物防制研究［J］. 中国媒介生物学及控制杂志，2003，14（4）：256-260.

［63］林立辉，黄兆鹏，白志军，等. 广东登革热媒介白纹伊蚊孳生容器类型及其防治效果研究［J］. 解放军预防医学杂志，2000，18（4）：261.

［64］王芹，殷文武，窦丰满，等. 2006 年中国登革热疫情监测分析［J］. 疾病监测，2009，24（1）：22-24.

［65］蒋维佳，周敬祝，唐光鹏，等. 贵州省部分县市健康人群登革热感染情况调查［J］. 贵州医药，2013，37（2）：164-165.

［66］李华宪，周红宁，杨沅川，等. 2004—2008 年云南省登革热流行现状［J］. 中国媒介生物学及控制杂志，2010，21（6）：576-577.

［67］王丕玉，吴超，张苍林，等. 云南部分地区登革热传播媒介调查［J］. 中国热带医学，2006，6（11）：1933-1934.

［68］张海林，自登云，龚正达，等. 云南省登革热流行病学调查分析［J］. 地方病通报，

1999，14（3）：50-54.

［69］李华昌，杨贵荣．云南临沧市首次本地感染登革热流行病学调查［J］．中国热带医学，2009，9（10）：2013-2014.

［70］丁雨生，吴超，蒋丽梅，等．云南瑞丽47例输入性登革热的临床特点［J］．云南医药，2010，31（2）：172-173.

［71］马丽，番绍虎，雷剑，等．云南省芒市2007—2010年登革热监测结果分析［J］．医学动物防制，2012，28（6）：657-660.

［72］李胜国．云南省腾冲县首例输入性登革热疫情调查［J］．职业与健康，2010，26（21）：2456-2457.

［73］侯宗柳，自登云，俞永新．森林脑炎［M］//自登云等．虫媒病毒与虫媒病毒病．昆明：云南科学技术出版社，1995：192-201.

［74］艾承绪．森林脑炎病毒［M］//陈宁庆．生物武器防护医学．北京：人民军医出版社，1991：619-629.

［75］刘瑞章．森林脑炎．见：耿贯一．流行病学．北京：人民卫生出版社，1997：782-799.

［76］张启恩，鲁志新，韩光红．我国重要自然疫源地与自然疫源性疾病［M］．沈阳：辽宁科学技术出版社，2003：195-204.

［77］房德兴．蜱传脑炎［M］//唐家琪．自然疫源性疾病．北京：科学出版社，2005：230-240.

［78］侯宗柳，黄文丽，自登云，等．云南蜱媒病毒的血清流行病学研究［J］．中国媒介生物学及控制杂志，1992，3（3）：173-176.

［79］黄文丽，侯宗柳，自登云，等．云南森林脑炎病毒生物学性状研究［J］．中国人兽共患病杂志，1992，8（2）：24-26.

［80］黄文丽，侯宗柳，自登云，等．云南森林脑炎病毒的调查［J］．中国预防兽医学报，2001，23（3）：231-233.

［81］自登云，张海林．基孔肯雅病［M］//自登云，陈伯泉，俞永新．虫媒病毒与虫媒病毒病．昆明：云南科学技术出版社，1995：87-93.

［82］王长军，唐家琪．基孔肯雅病毒病［M］//唐家琪．自然疫源性疾病．北京：科学出版社，2005：300-311.

［83］王昭孝，武凤兰，唐光鹏．贵州地区人群的虫媒病毒抗体调查［J］．中国媒介生物及控制杂志，1994，5（4）：277-279.

［84］张彦，刘起勇．我国基孔肯雅热的流行状况［J］．中国媒介生物学及控制杂志，2011，22（3）：289-292.

［85］张海林．基孔肯雅病研究现状和防制对策［J］．中国人兽共患病学报，2007，23（6）：

617-620.

［86］张海林，施华芳，刘丽华，等. 从云南省蝙蝠中分离基孔肯雅病毒及血清抗体调查［J］.病毒学报，1994，5（1）：31-36.

［87］张海林，施华芳，米竹青，等. 云南基孔肯雅病调查研究［J］. 中华实验和临床病毒学杂志，1994，8（2）：161-164.

［88］周淑新，刘莉. 亚洲再度浮现的基孔肯雅热［J］. 中国全科医学，2007，10（12）：987-989.

［89］张海林，自登云，米竹青，等. 云南白纹伊蚊分布特点及与虫媒病毒的关系［J］.中国媒介生物学及控制杂志，2001，12（2）：103-105.

［90］黄文丽，张海林，侯宗柳，等. 云南西双版纳发热病人血清虫媒病毒抗体调查［J］.地方病通报，2001，16（2）：29-30.

［91］米竹青，张海林，施华芳，等. 云南基孔肯雅病血清流行病学调查［J］. 中国人兽共患病杂志，1993，9（2）：36-37.

［92］施华芳，张海林，自登云，等. 云南首次从患者体内分离到基孔肯雅病毒［J］. 中国人兽共患病杂志，1990，6（1）：2-4.

［93］Powers AM, Brault AC, Tesh RB, *et al*. Re-emergence of Chikungunya and O'nyong-nyong viruses：evidence for distinct geographical lineages and distant evolutionary relationships. J Gen Virol, 2000, 81(2)：471-479.

［94］中国科学院青藏高原综合科学考察队. 西藏昆虫［M］. 北京：科学出版社，1982：157-163，281-286.

［95］陆宝麟. 中国重要医学动物鉴定手册［M］. 北京：人民出版社，1982：56-520.

［96］陆宝麟，陈汉彬，许荣满等. 中国蚊类名录［M］. 贵阳：贵州人民出版社，1988.

［97］苏发昌，李富华，屈坤忠等. 云南医学动物名录［M］. 云南：云南科学技术出版社，1989.

［98］陆宝麟. 中国蚊科志，昆虫纲，双翅目，蚊科（上卷）［M］. 北京：科学出版社，1997.

［99］陆宝麟. 中国蚊科志，昆虫纲，双翅目，蚊科（下卷）［M］. 北京：科学出版社，1997.

［100］陆宝麟，吴厚永. 中国重要医学昆虫分类与鉴别［M］. 郑州：河南科学技术出版社，2003.

［101］邓成玉，张国琪，张有植. 西藏樟木地区蚊类初步调查. 中国公共卫生增刊，1988，1：22.

［102］张有植，薛群力，邓成玉. 西藏常见蚊种生态习性研究. 吸血双翅目昆虫调查研究集刊，1988，2：23-29.

［103］周红宁，朱国君，卢勇荣. 局限蚊属一新种［J］. 寄生虫与医学. 昆虫学报，

1999, 6（2）: 107-111.

[104] 董学书, 周红宁, 董利民. 伊蚊属博文亚属一新种及一新记录（双翅目:蚊科）[J]. 昆虫分类学报, 1999, 02: 58-62.

[105] 董学书, 周红宁, 董利民. 云南杵蚊亚属一新种. 动物分类学报, 2001, 26（2）: 221-224.

[106] 董学书, 周红宁, 董利民. 云南伊蚊属奈蚊亚属一新种及二新记录种记述 [J]. 昆虫学报, 2002, 45（4）: 516-521.

[107] 董学书, 周红宁, 董利民. 阿蚊属一新种 [J]. 寄生虫与医学昆虫学报, 2002, 9（3）: 155-159.

[108] 董学书, 王学忠, 周红宁. 领蚊属一新种 [J]. 昆虫分类学报, 2002, 24（2）: 131-133.

[109] 董学书, 董利民, 周红宁. 蓝带蚊属一新种 [J]. 昆虫分类学报, 2003, 25（3）: 204-208.

[110] 董学书, 董利民, 周红宁, 等. 云南蚊科三新种 [J]. 昆虫学报, 2003, 46（4）: 519-532.

[111] 董学书, 周红宁, 董利民. 阿蚊属一新种 [J]. 昆虫分类学报, 2004, 26（2）: 123-124.

[112] 董学书, 董利民, 吴超. 中国蓝带蚊属一新种 [J]. 动物分类学报, 2004, 29（3）: 566-568.

[113] 董学书, 周红宁, 董利民. 领蚊属一新种 [J]. 昆虫分类学报, 2005, 27（3）: 209-211.

[114] 董学书, 吴超, 毛祥华. 局限蚊属一新种 [J]. 昆虫分类学报, 2006, 28（3）: 217-221.

[115] 董学书, 周红宇, 董利民, 等. 按蚊属一新种 [J]. 昆虫分类学报, 2007, 29（1）: 37-43.

[116] 武松, 潘嘉云, 王学忠等. 西藏墨脱县疟疾流行区多斑按蚊复合体种型鉴定 [J]. 中国寄生虫学与寄生虫病杂志, 2008, 26（4）: 286-289.

[117] 黄鹏. 西藏自然疫源性疾病及医学昆虫. 旅行医学科学, 1997, 3（4）: 156-157.

[118] 李铁生. 中国经济昆虫志（13）（双翅目:蠓科）[M]. 北京: 科学出版社, 1978.

[119] 虞以新. 中国蠓科昆虫名录及其检索表 [M]. 北京: 军事医学科学出版社, 2005: 1-187.

[120] 张有植, 薛群力, 邓成玉, 等. 西藏阿蠓属两新种 [J]. 四川动物, 2004, 23（4）: 317-318.

［121］刘国平，邓成玉．库蠓属一新种及瑞丽库蠓雄虫的描述（双翅目：蠓科）［J］．中国媒介生物学及控制杂志，2010，21（6）：578-579.

［122］虞以新，严格．云南蠓科昆虫二新种记述（双翅目：蠓科）［J］．四川动物，2010，29（2）：200-202.

［123］柯明剑，虞以新，张同昌，等．西藏樟木口岸蠓类调查及铗蠓属二新种（双翅目：蠓科）［J］．中国国境卫生检疫杂志，2010，04：254-256.

［124］吴家红，刘鉴，虞以新．中国柱蠓名录及柱蠓属一新种描述（双翅目，蠓科）［J］．四川动物，2011，01：45-47.

［125］邓成玉，廖忠友，张有植，等．峨眉山发现蠓类两新种及一新纪录［J］．寄生虫学与医学昆虫学报，2011，18（2）：115-119.

［126］邓成玉，陈庆红，薛群力，等．西藏蠓类名录、地理分布及区系分析（双翅目：蠓科）［J］．四川动物，2011，30（6）：903-910.

［127］冷延家，张玲敏，刘康南．西藏地区首次发现白蛉［J］．吸血双翅目昆虫调查研究集刊，1990，2：117-118.

［128］陈汉彬，安继尧．中国蚋科修订名录［J］．贵阳医学院学报，2002，27（2）：107-111.

［129］陈汉彬．中国蚋类的区系分析和地理区划［J］．动物分类学报，2002，27（3）：189-195.

［130］陈汉彬，安继尧．中国黑蝇（双翅目 蚋科）［M］．北京：科学出版社，2003.

［131］张春林，杨明．贵州省蚋类名录及一新种记述（双翅目：蚋科）［J］．贵州科学，2003，21（1，2）：46-50.

［132］黄丽，张春林，陈汉彬．四川省吸血蚋类分类研究初报（双翅目：蚋科）［J］．贵阳医学院学报，2004，29（6）：477-480.

［133］侯晓军，杨明，陈汉彬．四川西北部吸血蚋类调查研究初报（双翅目：蚋科）［J］．贵州科学，2006，24（4）：31-33.

［134］陈汉彬，张春林．云南绳蚋亚属一新种［J］．寄生虫与医学昆虫学报，2004，11（2）：87-90.

［135］陈汉彬，黄丽，张春林．四川首次发现山蚋亚属及二新种记述（双翅目，蚋科）［J］．动物分类学报，2005，30（1）：175-179.

［136］陈汉彬，张春林，黄丽．四川省蚋属纺蚋亚属一新种记述［J］．动物分类学报，2005，30（3）：625-627.

［137］邓成玉，薛洪堤，陈汉彬．云南省山蚋亚属一新种［J］．中国媒介生物学及控制杂志，2005，16（3）：191-192.

［138］陈汉彬，张春林，黄丽. 四川蚋属二新种记述［J］. 动物分类学报，2005，30（2）：430-435.

［139］温小军，陈汉彬. 四川山蚋亚属一新种［J］. 动物分类学报，2006，31（4）：880-882.

［140］张春林，陈汉斌. 四川省山蚋亚属一新种记述［J］. 动物分类学报，2006，31（3）：643-645.

［141］陈汉彬，张春林，刘丹. 四川省山蚋亚属分类纪要并二新种记述［J］. 动物分类学报，2008，33（1）：68-72.

［142］蔡茹，安继尧，李朝品. 四川省蚋亚属一新种（双翅目：蚋科）［J］. 寄生虫与医学昆虫学报，2008，15（2）：100-102.

［143］陈汉彬，修江帆，张春林. 中国贵州宽阔水自然保护区蚋类初报及三新种描述［J］. 动物分类学报，2012，37（2）：382 388.

［144］黄丽，张春林，陈汉彬. 中国四川碧峰峡蚋属一新种［J］. 动物分类学报，2013，38（2）：368-371.

［145］许荣满. 云南原蚋属新种记述［J］. 动物分类学报，1981，6（3）：308-314.

［146］许荣满，宋锦章，李忠诚. 四川蚋类调查报告（双翅目蚋科）［J］. 医学动物防治，1985，（4）：33-37.

［147］王天齐，许荣满. 西藏自治区蚋科一新种及一新亚种［J］. 西南农业大学学报，1988，03：267-269.

［148］许荣满，张有植. 中国西藏蚋科昆虫区系的初步分析［J］. 吸血双翅目昆虫调查研究集刊，1991，（3）：120-129.

［149］许荣满. 四川麻蚋属一新种记述（双翅目：蚋科）［J］. 昆虫分类学报，1991，01：61-63.

［150］陈汉彬，许荣满. 贵州蚋类志［M］. 北京：科技出版社，1992.

［151］陈汉彬，许荣满. 贵州蚋属五新种（双翅目：蚋科）［J］. 四川动物，1992，11（2）：7-12.

［152］杨建设. 云南省西北部的蚋类调查［J］. 医学动物防制，1994，10（1）：40-42.

［153］杨建设，吕玉田，曹安猛. 云南昭通地区吸血蚋类调查［J］. 医学动物防制，1995，11（4）：365-368.

［154］朱礼华，许荣满，张有植. 西藏樟木地区斑蚋属一新种（双翅目：蚋科）. 流行病学调查集刊. 北京：军事医学科学出版社，1995，01：104-106.

［155］张有植，卢登明，马仕金，等. 西藏察隅蚋科昆虫的调查. 流行病学调查集刊［M］. 北京：军事医学科学出版社，1996.

［156］杨建设，许荣满. 云南省虻类名录［J］. 华东昆虫学报，1997，6（2）：12-16.

［157］杨建设，许荣满，陈汉彬. 云南虻属一新种［J］. 动物学研究，1999，20（1）：60-61.

［158］许荣满，郭天宇. 云南虻科四新种［J］. 寄生虫与医学昆虫学报，2005，12（3）：171-176.

［159］许荣满，孙毅. 云南虻科三新种［J］. 寄生虫与医学昆虫学报，2005，12（4）：225-230.

［160］许荣满，郭天宇. 云南麻虻属新记录［J］. 寄生虫与医学昆虫学报，2005，12（1）：25-31.

［161］许荣满，孙毅. 中国虻属华丽虻组四新种［J］. 寄生虫与医学昆虫学报，2007，14（3）：174-181.

［162］许荣满，许保毅，孙毅. 中国虻属四新种［J］. 寄生虫与医学昆虫学报，2008，15（1）：51-54.

［163］范滋德. 中国经济昆虫志（37），（双翅目：花蝇科）［M］. 北京：科学出版社，1988.

［164］马忠余，薛万琦，冯炎，等. 中国动物志，昆虫纲（26），［双翅目：蝇科（二），棘蝇亚科（Ⅰ）］［M］. 北京：科学出版社，2002.

［165］周启富，冯炎. 四川有瓣蝇类区系分布研究［J］. 寄生充血与医学昆虫学报，2012，19（2）：110-115.

［166］邓国藩. 中国经济昆虫志（15），（蜱总科）［M］. 北京：科学出版社，1978.

［167］邓国藩. 蜱螨目. 硬蜱科. 西藏昆虫［M］.（2）. 北京：科学出版社，1982：449-461.

［168］中国人民解放军总后勤部卫生部编. 西藏地区流行病学与医学动物［M］. 北京：中国人民解放军战士出版社，1980.

［169］邓国藩. 蜱螨目. 硬蜱科. 西藏南迦巴瓦峰地区昆虫. 北京：科学出版社，1988：569-570.

［170］邓国藩，姜在阶著. 中国经济昆虫志（39），（蜱螨亚纲：硬蜱科）［M］. 北京：科学出版社，1991.

［171］许荣满，郭天宇，阎绳让，等. 西藏亚东地区蜱类调查报告［J］. 军事医学科学院院刊，1995，19（2）：107-109.

［172］许荣满，朱礼华. 西藏樟木的蜱类调查. 流行病学调查集刊（第1集）［M］. 北京：军事医学科学出版社，1995：59-60.

［173］张有植，李江，李晋川，等. 西藏易贡蜱类的初步调查. 西南国防医药，2007，

17（4）：封 3–封 4.

［174］张有植，李江，胡小兵，等．西藏易贡蜱类的初步调查［J］．西南国防医药，2007，17（4）.

［175］张有植，邓成玉，胡小兵，等．西藏蜱的种类及其地理分布［J］．中华卫生杀虫药械，2009，03：244–245.

［176］温廷桓．中国沙螨（恙螨）［M］．上海：学林出版社，1984，1–370.

［177］邓国藩，王敦清，顾以铭，等．中国经济昆虫志（40），蜱螨亚纲，皮刺螨总科．北京：科学出版社，1993.

［178］张有植，邓成玉，王敦清．西藏纤恙螨四新种（蜱螨亚纲：前气门目）［J］．华东昆虫学报，1996，5（2）：10–16.

［179］张有植，邓成玉，薛群力，等．中尼边境地区恙螨三新种（蜱螨亚纲:前气门目）［J］.华东昆虫学报，1997，6（1）：20–26.

［180］张有植，邓成玉，王敦清．西藏亚东叶片恙螨属二新种（蜱螨亚纲:前气门目）［J］.华东昆虫学报，1997，6（2）：8–11.

［181］张有植，邓成玉，薛群力，等．西藏自治区地厉螨属一新种（蜱螨亚纲:厉螨科）［J］.四川动物，1998，17（3）：99

［182］柳支英．中国动物志（昆虫纲：蚤目）［M］.北京：科学出版社，1986.

［183］龚正达，冯锡光．苍山古蚤属一新种和怒山古蚤雄性的记述［J］.动物分类学报，1997，22（2）：209–214.

［184］解宝琦，林家冰．西部狭臀蚤属四新种记述［J］.动物分类学报，1989，14（2）：229–238.

［185］解宝琦，杨光荣，田杰．云南省叉蚤属新种和新亚种记述［J］.动物分类学报，1991，02：240–247.

［186］李贵真，刘连珠．黑水多毛蚤属一新种［J］.动物分类学报，1994，16（4）：269–271.

［187］李贵真．蚤属一新种及雌蚤一例畸形［J］.动物分类学报，1995，20（1）：102–106.

［188］龚正达，冯锡光．古蚤属一新种［J］.昆虫学报，1997，40（1）：79–81.

［189］罗泽珣，陈卫，高武，等．中国动物志，兽纲（6），啮齿目（下册），仓鼠科．北京：科学出版社，2000.

［190］冯祚建．珠穆朗玛峰地区哺乳类鼠兔属一新种记述［J］.动物学报，1973，19（1）：69–73.

［191］冯祚建，高耀亭．藏鼠兔及其近似的分类研究［J］.动物学报，1974，20（1）：76–86.

［192］汪松，郑昌琳. 中国仓鼠科小志［J］. 动物学报，1973，19（1）：61–68.

［193］赵尔宓，黄美华，宋愉，等. 中国动物志，爬行纲：蛇亚纲（3）. 北京：科学出版社，1998.

［194］李德俊. 贵州蛇类新纪录［J］. 遵义医学院学报，1982，02：34–39.

［195］黄正一. 西藏蝮科蛇类一新种［J］. 复旦学报（自然科学版），1982，（1）：116–118.

［196］李德俊，李东平，王大忠. 贵州雷公山地区爬行动物调查研究. 遵义医学院学报，1989，12（1．2）：1–10.

［197］覃公平. 中国毒蛇学［M］. 南宁：广西科学技术出版社，1998：114–121.

［198］何晓瑞，刘国才. 云南建水燕子洞地区两栖爬行动物的考察研究［J］. 四川动物，2000，3：127–130.

［199］饶定齐. 西藏两栖爬行动物多样性的补充调查［J］. 四川动物，2000，19（3）：107–112.

［200］高红英，罗键. 重庆市游蛇一新记录—绞花林蛇［J］. 四川动物，2002，21（3）：185–186.

［201］何晓瑞，周希琴. 云南省爬行动物区系及地理区划［J］. 四川动物，2002，3：161–169.

［202］潘晓赋，周伟，周用武，等. 滇西北中甸的两栖爬行动物［J］. 四川动物，2002，2：88–91.

［203］魏刚，徐宁. 贵州各动物地理爬行动物分布聚类探讨［J］. 生物学杂志，2004，21（2）：38–41.

［204］龚桂烈. 六月寒散治疗毒蛇咬伤39例［J］. 四川中医. 2004，22（9）：84.

［205］王栋，宋昭彬，岳碧松，等. 四川美姑大风顶自然保护区的两栖爬行动物资源调查［J］. 四川动物，2004，23（3）：238–242.

［206］刘绍龙，岳碧松，何兴金，等. 四川龙滴水自然保护区的两栖爬行动物初步调查［J］. 四川动物，2005，24（3）：389–392.

［207］赵文阁，饶定齐，吕顺青，等. 西藏两栖爬行动物考察报告2. 墨脱［J］. 四川动物，2005，24（3）：250–253.

［208］李建立，李丕鹏. 西藏慈巴沟国家级自然保护区及两栖爬行动物［J］. 四川动物，2005，24（3）：260–262.

［209］李丕鹏，陆宇燕，李建立，等. 西藏两栖爬行动物考察报告1. 从拉萨到察隅和墨脱［J］. 四川动物，2005，24（3）：245–249.

［210］冯江超，余秀琼. 毒蛇咬伤中毒死亡6例临床分析. 川北医学院学报，2005，15（4）：74–75.

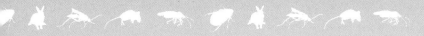
［211］胡建生，吴竹刚，江望高，等．云南省药山国家级自然保护区两栖爬行动物［A］．中国动物学会两栖爬行学分会．中国动物学会两栖爬行动物学分会 2005 年学术研讨会暨会员代表大会论文集［C］，2005：6.

［212］高正发．四川绵阳市两栖爬行动物区系及地理划分［J］．四川动物，2006，25（2）：317-319.

［213］孙厚成，吴慧芳，侯秋菊，等．四川马边大风顶自然保护区的两栖爬行动物调查［J］．四川动物，2006，25（2）：300-304.

［214］李成，顾海军，阳华，等．四川草坡和包座自然保护区的两栖爬行动物［J］．四川动物，2006，25（2）：305-307

［215］赵尔宓．中国蛇类［M］．合肥：安徽科学技术出版社，2006.

［216］白冰，周伟，李伟，等．云南高黎贡山自然保护区赧亢片区鱼和两栖爬行动物多样性调查报告［J］．四川动物，2007，2：370-373.

［217］魏刚，徐宁，张国防，等．贵州大沙河自然保护区两栖爬行动物多样性研究［J］．四川动物，2007，26（2）：347-350.

［218］徐宁，高喜明，武孔云，等．贵州省 8 个自然保护区爬行动物分布［J］．动物学杂志，2007，42（3）：106-113.

［219］罗建，高红英，罗钰．四川资阳市两栖爬行动物资源调查初报［J］．四川动物，2007，26（4）：822-826.

［220］孙厚成，刘绍龙，冉江洪，等．四川布拖乐安自然保护区两栖爬行动物多样性分析［J］．四川大学学报，2007，44（2）：410-414

［221］蓝海，陈远聪．中国毒蛇及蛇伤救治［M］．上海：上海科学技术出版社，2008.

［222］张伟，李红．毒蛇咬伤程序化救治与护理［J］．中国西部医学杂志，2008，23（2）：358.

［223］孙厚成，刘万成．四川剑阁县两栖爬行动物的多样性现状及保护策略［J］．中国生物学，2008，24（10）：51-53.

［224］谢伟，樊华，陈俊华，等．甘孜和凉山地区两栖类和爬行类动物多样性研究［J］．四川林业科技，2009，30（3）：64-69.

［225］何疆海，饶定齐．云南省蛇类新纪录—菱斑小头蛇．林业调查规划，2009，34（5）：67-68.

［226］李操，温涛，郭鹏．四川蛇类一新记录—方花丽斑蛇．动物学杂志，2009，44（2）：135-137.

［227］杨洪成．季德胜蛇药治疗蛇咬伤 27 例［J］．实用中医药杂志，2009，25（2）：76-77.

［228］姚刚，胡杰，杨志松，等. 四川甘洛马鞍山自然保护区两栖爬行类动物初步调查[J].
四川动物，2009，28（5）：760-763.

［229］肖剑，刘仙荣，陈文英，等. 重症毒蛇咬伤61例血液透析治疗分析［J］. 实用医
院临床杂志，2010，7（3）：97.

［230］戴诗贵，张景淙，江亚猛，等. 贵州柏箐喀斯特森林自然保护区两栖爬行动物多样
性研究［J］. 贵州科学，2010，28（1）：72-75.

［231］张雷，冉辉，梁琍，等. 梵净山国家自然保护区爬行动物资源调查［J］. 铜仁学院
学报，2011，13（4）：128-1320.

［232］张永宏，龚大洁，闫礼，等. 贵州从江县太阳山两栖爬行动物研究［J］. 安徽农业
科学，2012，40（1）：194-195.

［233］魏刚，郭鹏，徐宁，等. 贵州蛇类新纪录——银环蛇云南亚种［J］. 贵州农业科学，
2012，40（10）：128-129.

［234］冉辉，梅杰，禹真，等. 贵州省佛顶山自然保护区蛇类新纪录——龙胜小头蛇［J］
. 安徽农业科学，2012，40（1）：199-200.

［235］王忠立，曹小平，赵世桥，等. 中西医结合综合治疗毒蛇咬伤的疗效观察［J］. 中
国保健营养，2013，02：25-26.